질환별 물리치료

PHYSICAL REHABILITATION

Evidence-Based Examination Evaluation, and Intervention

This edition of **Physical Rehabilitation, 1e**
by Michelle Cameron, Linda Monroe is published by arrangement with Elsevier Inc.

Original Edition ISBN : 978-0-7216-0361-2
Translated Version ISBN : 978-89-6069-190-2(set)
Publication Date in Korea : August. 2010

Translated by Jungdam Media Publishing Co.
Printed in Korea

질환별 물리치료
Physical Rehabilitation

2010년 8월 5일 1판 1쇄 인쇄
2010년 8월 10일 1판 1쇄 발행

엮은이 | 김종만 외
펴낸이 | 김진환
펴낸곳 | **정담미디어** · (주) **학지사**
121-837 서울시 마포구 서교동 352-29 마인드월드빌딩
대표전화_ 02-330-5188 팩스_ 02-326-0338
등 록 | 2010년 2월 8일 제313-2010-36호
메 일 | jd6669@chol.com
홈페이지 | http://www.jdmpub.com

ISBN 978-89-6069-190-2(set) 90,000원
ISBN 978-89-6069-191-9(1권) 48,000원
ISBN 978-89-6069-192-6(2권) 42,000원

※ 정담미디어는 학지사의 자매회사입니다.

질환별 물리치료

PHYSICAL REHABILITATION

Evidence-Based Examination Evaluation, and Intervention

edited by

Michelle H. Cameron, MD, PT, OCS
Oregon Health Sciences University
Portland, Oregon

Linda G. Monroe, MPT, OCS
Lafayette, California

김종만 외 공역

SAUNDERS
ELSEVIER

정담미디어

대표역자

김종만 서남대학교

집필진

강정일 대불대학교
고태성 대원대학
구봉오 부산가톨릭대학교
구현모 영산대학교
국은주 서남대학교
권미지 광주보건대학
권오윤 연세대학교
권용현 영남이공대학
권혜정 동남보건대학
김경윤 동신대학교
김근조 김천대학
김기열 대원대학
김동대 극동정보대학
김상엽 광주보건대학
김석환 서강정보대학
김선엽 대전대학교
김성중 강원대학교
김성호 신구대학
김순자 안산1대학
김순희 용인대학교
김식현 선린대학
김연준 포항대학
김영민 충주대학교
김영희 강릉영동대학
김용권 한국국제대학교
김용남 남부대학교
김용수 신성대학
김원호 울산과학대학
김윤환 광양보건대학
김재현 신성대학
김지성 수원여자대학
김지원 백석대학교
김태호 대구보건대학
김현숙 여주대학
김형동 대구가톨릭대학교
김호봉 제주한라대학
김희탁 포항대학
남건우 춘해보건대학
남기원 동신대학교
남형천 경북전문대학
박소연 전주대학교
박재영 경운대학교
박정서 영동대학교
서현규 대구보건대학
손경현 한려대학교
송명수 원광보건대학
송주민 선린대학
송창호 삼육대학교
신헌석 연세대학교
심제명 김해대학
안덕현 인제대학교
양승훈 전주비전대학
오덕원 대전대학교
유영대 청암대학
유원규 인제대학교
윤나미 목포과학대학
윤범철 고려대학교
윤세원 광주여자대학교
이건철 경남정보대학
이경순 동주대학
이동엽 선문대학교
이문환 한국국제대학교
이문규 광주씨티재활병원
이상빈 남서울대학교
이상용 영동대학교
이완희 삼육대학교
이주상 한림성심대학
이창렬 영동대학교
이태식 동의과학대학
이한숙 을지대학교
이해정 신라대학교
이현민 호남대학교
이현주 건양대학교
이효정 충주대학교
임인혁 여주대학
임재길 가천의과학대학교
임재헌 전남대학병원
장원석 대원대학
장정훈 원광보건대학
정연우 광주여자대학교
정한신 군장대학
정형국 안산1대학
조남정 한려대학교
조화영 나드리 노인복지관
주 민 안동과학대학
채정병 마산대학
최병옥 을지대학교
최보경 서남대학교
최유림 대구과학대학
최진호 대구한의대학교
한경주 경애원
한동욱 신라대학교
한종만 전남과학대학
한진태 경성대학교
홍완성 동남보건대학
황보각 대구대학교

저자 머리말

Michelle Cameron의 'Physical Agents in Rehabilitation' 책을 편집하면서 이 책을 써야겠다는 영감을 받았습니다. 이 책은 Guide to Physical Therapist Practice (Guide)에서 제시한 용어를 그대로 사용하기 위해서 업데이트를 하게 되었습니다. Guide에서는 물리치료를 설명하고 보급하기 위한 틀을 제공하였지만, 특이적 관리 접근법을 위한 근거를 평가하지 않았고 물리치료를 받는 환자들에게 맞는 지침을 만들지 않았다는 것을 깨닫게 되었으며, 다른 책은 호흡물리치료에 대한 근거 있는 환자 관리지침을 제시하는 이 Guide의 구조와 용어를 사용하지 않았기 때문입니다.

이 책은 물리치료를 공부하는 학생들과 임상에 있는 물리치료사에게 근거중심의 검사, 평가, 그리고 중재를 통한 물리치료를 제공하고 있으며 물리치료사들에게 정보를 제공하고 그들에게 전문지식 이상의 관리를 제공하여 전문물리치료사가 될 수 있도록 이끌어가려고 하고 있습니다. 각각의 장과 동봉된 CD에 제공된 사례 연구들은 임상에서 보여주는 상황을 응용하여 나타내고 있습니다.

이 책은 한 파트마다 그 개념과 개념에 대한 장들에 대해 충분히 설명한 다음 근거에 바탕을 둔 실기를 소개하는 형식으로 구성하였습니다. 그 후에 이 책은 다양한 우선적 실기패턴에서 공통된 보조도구와 환경적응과 같은 중재를 설명하는 네 개의 장과 Guide에서 제시된 각각의 우선적 실기패턴에 대해 하나의 파트로 구성하였습니다. 이 책에 제시된 구조, 순서, 용어, 그리고 개념은 Guide에 바탕을 두었으며 이 책의 첫 번째 네 개의 장은 Guide의 우선적 실기패턴의 구분과 같으며 각각의 장은 병리학, 검사, 평가, 그리고 우선적 실기패턴과 관련된 중재를 포함시켰으며 이 책의 5개 파트는 많은 실기패턴과 겹치는 중재를 다루었고 따라서 좀 더 효과적인 토론이 가능하게 하였습니다. 모든 장들은 정보를 정확하고 손쉽게 이해하도록 하기 위해, 그리고 학습과 기억을 증진시키기 위하여 스타일과 구성방식을 일치시켰습니다. 또한, 모든 장들은 최신의 연구들이 참고 문헌으로 표시되어 있고, 실기의 특이적 부분과 관련한 부가적인 지식에 대한 정보가 있으며, 유용한 용어와 개념에 대한 사전이 있습니다.

또한, 이 책을 사용하는 강사들은 각각의 장과 전자 이미지 수집에 대한 실험 활동에 따라서 이전에 언급된 학생들의 지식을 온라인으로 평가할 수 있습니다. 우리는 이 책이 정확한 내용, 근거에 바탕을 둔 정보, 그리고 추천을 환자를 관리하는 데 필요한 학생들과 물리치료사에게 제공하기를 원하고 있으며 학생들과 물리치료사의 피드백은 다음 판에서 학생들을 위한 더 좋은 내용을 만들 수 있는 참고 자료가 될 것입니다.

감사의 말

우리는 이 프로젝트를 가능하게 했던 많은 분들께 감사를 드립니다.

먼저, 그들의 지식과 전문지식을 기꺼이 주신 각 장의 기고자분들께 감사의 마음을 표하고 싶습니다. 치료가 향상되고 환자의 삶을 더 좋게 해주기 위해 지식을 나눠주신 모든 이들에게 감사합니다. "...에 대한 장을 써주실 수 있나요?"라고 물었을 때 "네"라고 기꺼이 응해주신 것을 잘 알고 있습니다. 하지만 세부항목, 특히 마감기한까지 끝내는 데 매우 어려웠습니다. 우리는 당신의 힘든 일, 전념, 단련, 그리고 출판에 감사를 드립니다. 우리는 Joan Edelstein께 특히 더 감사합니다. Joan Edelstein는 세 개의 장의 기고자일 뿐더러 강사들의 설명서를 위해 실험 활동을 구성하신 분입니다. Joan은 질문했을 때 한결같이 더 많은 대답을 해주었고 더 많은 일들을 해주었으며, 우리가 원하는 것과 우리가 원하는 대로 항상 인도해주셨습니다. 고맙습니다, Joan.

또한 우리를 지원해주시고, 출판과정을 이끌어 주었으며, 우리를 신뢰해주고 다함께 진심으로 안심시켜 준 Elsevier 팀께도 감사드립니다. Marion Waldman은 이 분야에서 형태를 구체화시켜 줌으로써 예지력을 도와주었습니다. 또한 고위편집장인 Kathy Falk에게 감사드립니다. Kathy Falk는 절차가 느리다고 생각하여 이 프로젝트에 고삐를 쥐고 제작을 통해 이 프로젝트를 추진하기 위하여 좋은 팀과 함께 준비해 주었습니다. 특히 Megan Fennell에게 감사드립니다. Megan Fennell은 우리와 우리의 기고자들과 함께 끝까지 환자들에 대해 기록하고 침착하고 효율적으로 세세한 사항들을 모두 뒷바라지 해 주었습니다. 고맙습니다, Megan.

이미지, 질문, 형태, 그리고 다른 자료를 사용하여 삽화와 승인을 해주신 제조자 및 기타 다른 분들께도 감사하다는 말씀드리고 싶습니다. 모든 구성요소가 이 재료들을 더 풍성하게 해주었습니다.

우리의 파트너와 친구들의 지지에도 감사를 드립니다. 파트너와 친구들이 이 프로젝트가 완전하다 것을 알고 있습니다. "거의 다 되었다"는 끊임없는 말에도 끈기를 가져주고 물심양면으로 지지해 준 것에 감사를 드립니다. 우리는 우리의 시간보다 당신들의 시간을 더 보냈을 것입니다. 다음 판까지 조금 더 자유로운 저녁과 주말을 가져야 할 것입니다.

마지막으로, 우리의 우정의 끈기에 감사합니다. 우리가 서로 각자를 받아드릴 수 있고, 누군가 휴식과 방향전환을 필요로 할 때 어떻게든 우리들 중 한명이 항상 강하고 선두에 설 준비가 되어 있다는 것으로 강하게 유대감을 형성한 것이 그 증거입니다.

Michelle H. Cameron

Linda G. Monroe

역자 머리말

지난 십여 년간 우리 사회는 명확한 변화가 계속되고 있습니다. 산업재해 및 교통사고의 발생이 증가하면서 보건의료정책도 크게 달라지고 있습니다. 또한 인구의 고령화가 빠르게 진행되면서 노인의 요양이 가족만의 책임으로는 감당하기 어려운 사회적 문제로 대두되고 있습니다. 이러한 의료환경의 변화들이 물리치료에 대한 요구를 증가시키고 있습니다.

과학 분야의 발달과 함께 물리치료도 매우 빠르게 변화하고 있습니다. 전수형태에서 확고한 연구에 의해서 도출된 근거중심의 물리치료행위로 전환하면서 물리치료사의 역할도 과거와 다르게 변화되고 있습니다. 또한 물리치료사들의 학구열과 함께 신뢰할만한 측정도구의 개발과 결과 평가도구들의 발달로 인해 치료 접근법들과 중재 방안들이 빠르게 발달하고 있습니다.

지금까지 여러 질환별 물리치료학 책들이 출판되었지만, 근거중심의 검사, 평가 그리고 치료에 대해서 질환별로 정리한 책은 아직까지 없었습니다. 이 책은 미국 물리치료사 치료행위지침(APTA guide to physical therapist practice)에서 서술하고 있는 모든 범주의 질환들-근육골격계, 신경근육계, 심폐계, 피부계-에 대한 물리치료행위를 균형 있게 다루고 있습니다. 또한 참고문헌을 꼼꼼하게 표기하였기 때문에 이 책에서 제공하는 정보이외에도 추가적이고 상세한 정보를 문헌을 통해서 얻을 수 있도록 편집되어 있습니다.

이 책은 대학에서 각 질환에 대한 물리치료행위를 배울 때에 유행하는 치료접근법에 영향 없이 좀 더 과학적이고 객관적인 학습을 하는 데 도움을 줄 것입니다. 또한 임상에서 치료하는 치료사들에게는 환자분의 질병행동에 대해서 좀 더 포괄적인 이해와 효과적인 중재를 하도록 도움을 줄 것입니다.

이 책이 우리말로 번역되고 교정하는 데 있어 수고해 주신 김원호 교수님, 국은주 선생님, 김희탁 교수님과 이 책의 완성도를 높이는 데 참여해 주신 각 대학의 교수님들께 감사를 드립니다. 또한 이 책의 출판을 전적으로 지원해 주신 정담미디어 김진환 사장님과 편집부 직원들께 이 지면을 통해서 감사의 마음을 전하고 싶습니다.

2010년 7월

역자 대표

이학박사 **김 종 만**

차 례 contents

제1권 – 근육뼈대계, 피부계, 재활중재

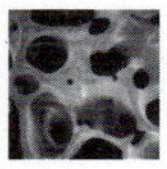

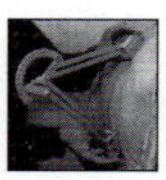

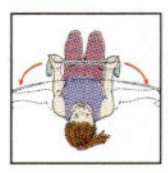

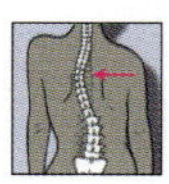

Part 2 피부계 399

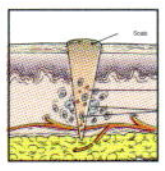

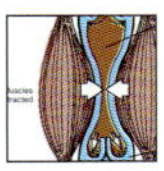

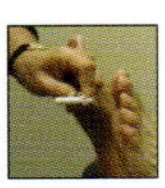

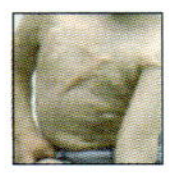

Part 3

재활이 필요한 다양한 상태에 대한 중재 537

제2권 – 신경계, 심폐계

Part 4 신경계 659

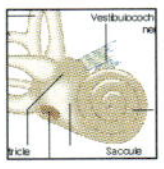

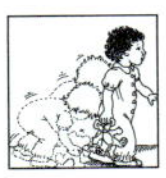

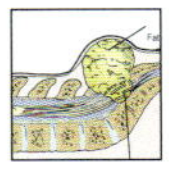

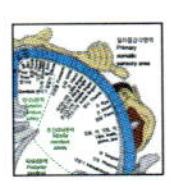

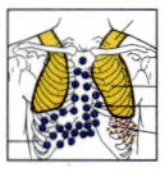

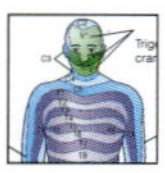

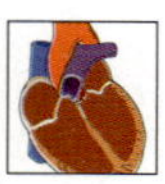

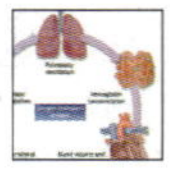

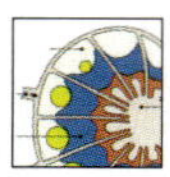

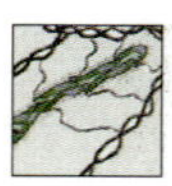

PART 4

신경계

Neuromuscular System

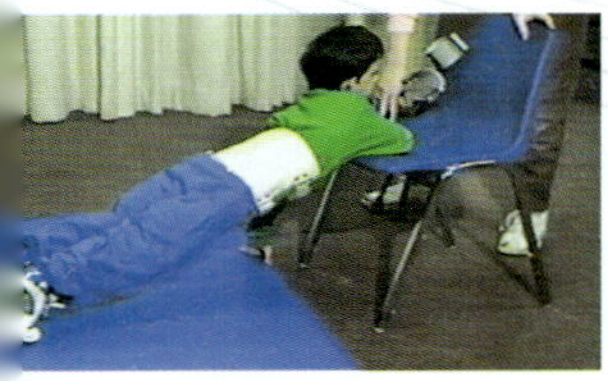

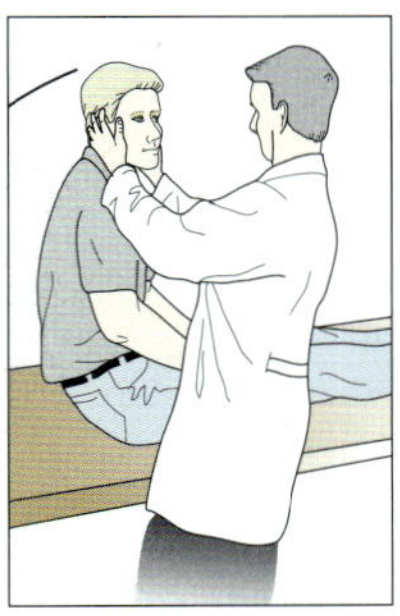

제 21 장

균형과 낙상위험

Balance and Fall Risk

학습개요

목적

병리현상

균형기능이상의 원인 / 균형저하와 자세조절 제한이 보행에 미치는 영향 / 균형에 영향을 주는 신경학적 질환

검진

병력 / 계통관찰 / 검진과 측정

평가, 진단, 예후

중재

유연성 운동 / 근력운동 / 감각훈련 또는 재훈련 / 지각훈련 / 자세인식훈련 / 과제-지향 훈련: 이동움직임 / 안뜰계 재활 / 반고리뼈관 재위치 치료 또는 방법 / 다면적 또는 다요인훈련 / 환자 또는 의뢰인 관련 지도: 교육과 안전 / 손상예방

사례연구

요약

추가정보

용어

참고문헌

학습목표

이 장을 읽은 후, 다음의 사항을 할 수 있어야 한다.

1. 균형장애와 낙상위험 사이의 관계를 확인한다.
2. 균형장애에 대해 물리치료에서 사용되는 용어를 정의한다.
3. 자세조절기전의 중추 및 말초요인을 이해한다.
4. 자세조절에서 시각, 평형감각, 몸감각의 역할을 비교한다.
5. 자세손상을 유발하는 병리현상을 구별한다.
6. 노인에서 낙상위험을 증가시키는 노화와 관련된 자세조절기전의 변화를 이해한다.
7. 낙상위험이 높거나 균형장애를 가진 환자의 관리에서 사용되는 검진방법을 기술한다.
8. 균형장애가 있는 경우, 상해를 평가하고, 물리치료의 진단과 예후를 확립하고, 치료관리를 설정하기 위해 검진결과를 이용한다.
9. 낙상위험이 높거나 균형상실이 있는 환자를 위해 낙상위험을 줄이고 균형능력을 향상하기 위한 적절한 중재를 선택한다.

균형저하와 낙상은 많은 사람의 삶에 부정적 영향을 준다. 65세 이상 노인의 1/3 이상이 매년 낙상을 경험한다.[1] 낙상을 하면, 20~30%는 엉덩골절 또는 머리외상 같은 중등도 이상의 손상을 입어 운동성과 독립성이 떨어지고 조기 사망의 위험이 높아진다.[2] 낙상으로 인한 심각한 손상의 위험은 노인과 뇌졸중, 파키슨병, 안뜰기능이상, 절단, 관절염, 머리외상 같은 질병이 동반된 사람일수록 높아진다. 낙상은 결국 통증, 손상, 장애를 유발하고, 낙상 후에는 개인적인 일상생활에 대한 자신감이 떨어지게 된다.[3] 비록 모든 낙상을 예방할 수 있는 것은 아니지만, 예방프로그램에 참여함으로서 낙상의 위험을 줄이거나 낙상으로 인한 손상의 심각성을 줄일 수 있다.

균형(balance)은 자신의 지지면(base of support) 내에 중력중심을 유지하는 능력을 말한다.[4,5] 감각과 운동계는 다양한 동적 및 정적 과제와 변하는 환경 내에서 똑바로 선 자세를 유지하는데 이용된다. 휴식 또는 움직이는 동안 신체의 위치와 자세를 조절하는데 관여하기 때문에 때로는 균형을 자세조절(postural control)이라고 표현하기도 한다. 자세라는 용어는 특정한 정적 위치를 유지하는 것을 의미한다(4장 참조). 이 장에서 사용되고 있는 자세조절과 균형이란 용어는 낙상 없이 다양한 환경에서 움직이는 능력을 말한다. 자세조절을 위해서는 환경에 대한 다양한 정보를 이용하고 적절한 움직임과 반응이 필요하다. 시각, 평형감각, 몸감각(somatosensory)은 신체와 관계된 환경의 움직임과 위, 특히 머리, 환경과 관련된 신체 움직임과 위치에 대한 정보를 제공한다.[3,6~9] 신경근육계와 근육뼈대계는 감각자극에 대한 수의적 또는 반응적 움직임을 만들어 낸다. 인지체계는 자세와 움직임측면에서 운동출력을 선택하고 조화롭게 만들기 위해 감각입력을 해석한다. 인지는 기능적 균형을 위해 특히 중요하다. 왜냐하면 인지는 과제요구와 환경변화에 따라 우리의 행동을 적응시키기 때문이다.[3] 다양한 체계가 있어 한 체계가 손상되더라도 보상을 할 수 있다.[2]

빛의 밝기, 안정성, 평탄하지 않은 바닥, 또는 역학적인 동요(perturbation) 같은 변화하는 과제요구에 반응하기 위해 자세조절이 필요하다. 환경에서 생활하고 움직이기 위해서, 사람은 효과적인 정적 균형, 자동적(automatic)이고 반응적 자세조절(reactive postural control), 선행조절, 의지적인 자세움직임이 있어야 한다.[4,10] (글상자 21-1). 자세조절요소 중 어느 하나라도 부족하거나 기능이상이 있으면, 특정 과제를 수행하는 능력이 떨어지게 되고 낙상위험이 높아진다.

낙상위험과 자세조절에 대한 평가를 위해서는 대상자가 흔히 하는 과제, 과제를 수행하기 위해 요구되는 자세조절 형태, 필요한 자세조절의 형태를 이용하는 능력에 대한 검진이 필요하다. 낙상위험은 나이, 성별, 낮은 신체질량지수, 인지손상, 이전의 낙상경험, 만성질병의 존재 유무, 약물복용 같은 내적인 요인에 영향을 받는다.[3,11~19] 또한, 옷 입기, 노인인 경우 양말과 신발신기,[20] 주거 상황, 사회적 상황 같은 과제와 환경상태에 관련된 외적 요

글상자 21-1 자세조절

정적 자세조절
- 정상적인 흔들림
- 반사적 반응
  - 바로서기반응(righting reaction)
  - VOR
  - VSR

자동적 또는 반응적 자세반응
- 자극에 대한 반응으로 발생
- 250ms 미만으로 빠르게 발생
- 4가지 흔한 자동적 자세전략:
  - 발목 전략
  - 엉덩이 전략
  - 현수(suspensory) 전략
  - 발 떼기 전략

선행적 자세반응
- 자동적 반응과 비슷하지만 실제적 자극이 있기 전에 발생
- 힘을 생성하기 위해 "자세설정(postural set)"이 있음
- 빠른 반응적 반응에서는 기능적인 선행반응이 어려움

의지적 자세움직임
- 의식적인 조절 하에 있음
- 체중이동
- 프로 스포츠 활동 또는 체조 같은 훈련된 반응

VOR, Vestibulo-ocular reflex(안뜰안구반사)
VSR, Vestibulospinal reflex(안뜰척수반사)

인도 낙상위험을 줄이거나 높일 수 있다.

물리치료사 치료행위지침(guide to physical therapist practice)은 우선적 치료행위 형태 5A(균형상실과 낙상을 위한 일차예방/위험 감소)로 규정하고 있다.[21] 이 치료행위형태는 특히 일차예방을 말하는 것으로, 낙상발생 이전에 예방하는 것이다. 이차 예방은 낙상이 발생한 후 더 이상의 낙상위험을 줄이는 것이고, 균형저하로 인한 기능에 미치는 결과를 줄이는 삼차예방은 낙상빈도와 기능적 결과를 줄이는데 도움이 된다(표 21-1). 낙상예방 또는 위험 감소를 위해서는 낙상위험이 증가되어 있는 환자를 위한 검진, 평가, 중재가 필요하다. 낙상위험에 대한 결정요인은 낙상위험이 있는 환자를 선별하고 낙상위험을 줄이기 위한 중재의 효과를 높이는데 기여한다.[13,22,23] 비록 균형 증진이 낙상위험을 줄일 수 있더라도, 특히 환경적 위험성 또는 내적인 변화가 있는 경우 낙상은 여전히 발생한다.

여러 형태의 병리와 상해가 자세조절에 영향을 줄 수 있다. 급성기관리, 만성관리, 입원재활병동, 외래 같은 상황에서 여러 가지 진단을 받은 환자는 낙상과 균형상실의 위험을 줄이는 중재를 통해 효과를 얻을 수 있다. 그림 21-1은 우선적 치료행위 형태 5A에 배치되어야 하는 환자와 균형상실 또는 낙상으로 인한 상해에 대한 개괄적인 흐름을 보여주고 있다.

1. 병리현상

균형기능이상의 원인

일반적인 환경에서 정상적인 과제를 수행하는 동안 균형기능이상은 자세조절기능이 부적절할 때 발생한다. 균형에 대한 현재의 이론은 많은 계통에 의해 균형이 조절된다는 계통적 접근이다. 이러한 계통 중 하나 또는 그 이상이 문제가 있을 때, 과제를 수행하는 동안 낙상을 방지하기 위해 가능한 다른 계통이 적응을 한다.

표 21-1 낙상위험이 있는 환자를 위한 낙상예방

환자 형태	예방형태	중재의 예
고령 노인	일차	다리를 중심으로 근력강화와 지구력훈련. 낙상위험을 높이는 환경적 위험요인을 줄이는 것에 대한 환자교육
낙상경력이 있는 사람	이차	자세조절에서 결핍을 보이는 요소와 형태를 중심으로 운동프로그램과 보행훈련. 가능한 환자의 환경수정 및 평가
만성 또는 진행성 균형결핍을 유발하는 중추신경계 질환이 있는 사람	삼차	필요에 따른 운동프로그램, 일상생활동작 지도, 보조도구를 이용한 보행훈련. 낙상예방과 안전에 대해 환자와 보호자에게 교육

Adapted from American Physical Therapy Association: Phys Ther 81:9-744, 2001.
CNS, Central nervous system(중추신경계)
ADL, activities of daily living(일상생활 활동도).

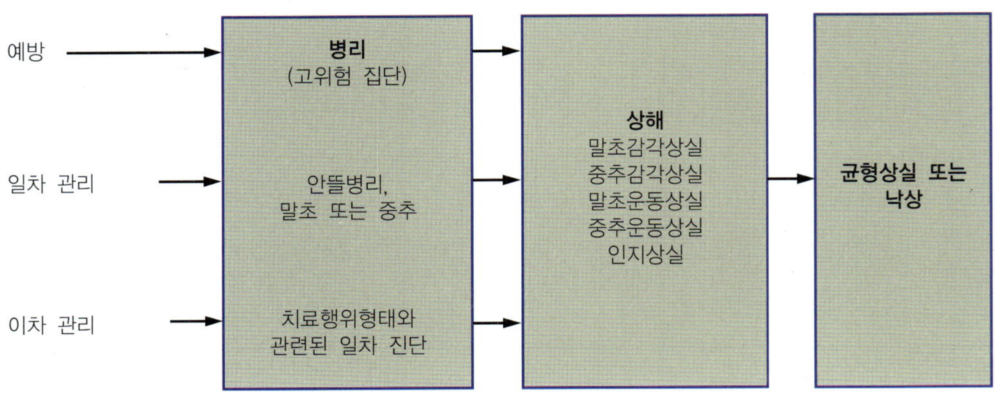

그림 21-1 환자들이 어떻게 우선적 치료행위 5A에 배치되는가를 보여주는 개요

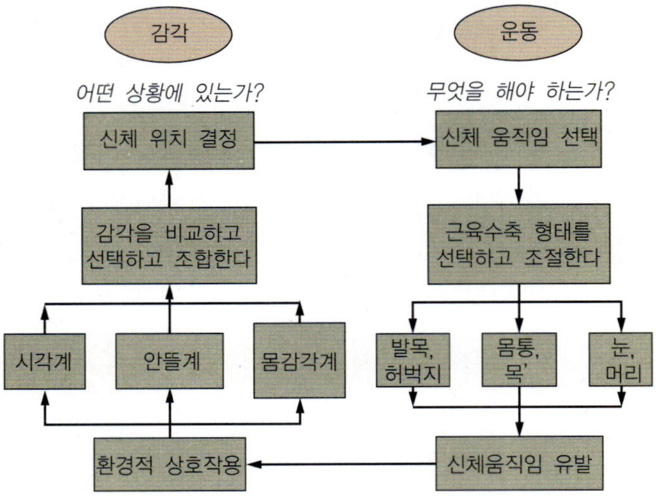

그림 21-2 균형조절에 대한 동적 평형이론
Courtesy NeuroCom.

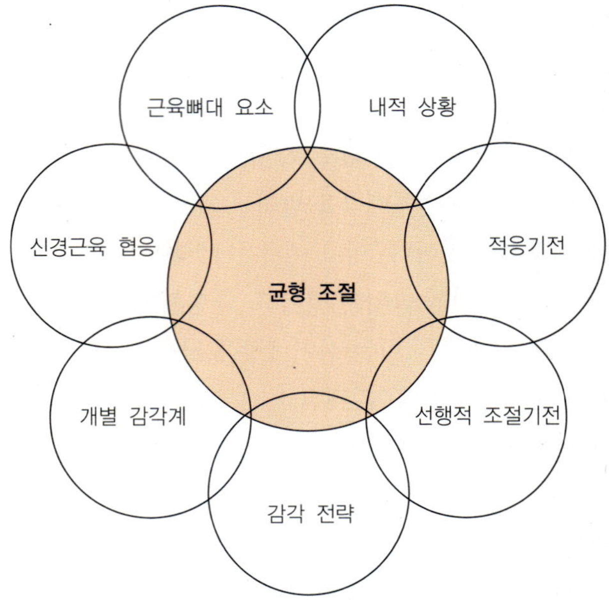

그림 21-3 균형조절에 영향을 주는 계통들간 상호작용
Redrawn from Shumway-Cook A, Woollacott MH: Motor Control: Theory and Practical Applications, ed 2, Philadelphia, 2001, Lippincott Williams & Wilkins.

균형조절에 대한 동적 평형이론에 의하면(그림 21-2),[10] 평형을 동적으로 조절하기 위해, 변하는 지지면 내에 중력중심을 유지하기 위해 감각계와 운동계가 상호작용을 한다.[24] 감각계는 환경에 대한 정보를 받아들이고, 신경근육계와 운동계는 이러한 정보에 반응하여 운동계획과 운동출력을 만들어 낸다. 이러한 상호작용은 사람이 변하는 환경에 대응하고 움직이기 위해 필요한 정적, 적응적, 선행적, 반응적 조절을 제공한다.[24] 이러한 계통에서 발생된 변화는 결국 균형상실 또는 낙상을 초래할 수 있기 때문에, 우선적 치료행위 형태 5A에 해당하는 사람에 대한 검진에는 근육뼈대계, 신경근육계, 감각계뿐만 아니라 이들의 상호작용도 포함되어야 한다(그림 21-3).

다양한 병리 또는 상해는 균형에 문제를 야기할 수 있다(표 21-2). 균형문제의 내적 원인은 5개의 범주로 분류된다((1) 말초감각, (2) 중추감각, (3) 말초운동, (4) 중추운동, (5) 인지).[25] 각 범주에 대해 자세히 알아보겠다.

표 21-2 균형문제의 원인

계통	영역	상해영역	결과
감각	말초	시각계 수용기 안뜰계 수용기 몸감각계 수용기: 기본적으로 다리	정적 또는 동적 환경에 대한 머리 또는 신체의 위치 또는 움직임을 감지하는 능력이 감소
	중추	감각정보의 통합과 해석을 담당하는 겉질(cortical)영역	관련된 감각입력 정보를 조합하는 능력이 떨어짐; 공간에 대한 지각, 수직 또는 수평에 대한 지각이 왜곡됨.
운동	말초	근육, 관절, 운동단위	균형전략실행 또는 자세 흔들림에 대한 반응 능력이 떨어짐.
	중추	운동조절을 계획하고, 조정하는 역할을 하는 중추신경계영역	정적 및 동적 상황 하에 자세조절을 위한 계획과 조절 능력이 떨어짐.
인지	중추	집중, 각성, 판단을 담당하는 겉질과 가장자리(limbic)영역	이전의 성공적인 전략에 대한 기억력, 또는 잠재적 위험 상황에 대한 집중과 판단력이 떨어짐.

CNS, Central nervous system(중추신경계).

말초감각 상해. 시각, 안뜰감각, 몸감각(somatosensation)은 자세조절에 영향을 주고, 만일 손상되면 균형기능이상을 유발한다. 시각계에는 시각 수용기를 가진 눈, 시신경, 뇌의 시각영역, 눈운동계에 속하는 시신경과 근육이 포함된다. 시각 수용기는 물체와 장애물을 확인하기 위한 빛 형태의 차이와 빛을 감지한다. 또한 시각은 환경의 상대적인 움직임을 감지하여 균형유지를 위한 지남력(orientation)을 제공한다. 중추시야는 공간에서 자신이 어디에 있는지를 알려주는 환경적 지남력을 위해 이용된다. 또한 말초시야는 환경에 대한 상대적인 움직임(머리움직임과 자세 흔들림이 포함)에 관한 정보를 제공한다.[9] 시각은 선행적 및 반응적 자세조절에 영향을 준다. 녹내장, 황반(macular)퇴행, 백내장, 겹보임(diplopia), 또는 시야차단 같은 시각손상은 균형을 저하시킬 수 있다(그림 21-4).[26]

머리가 움직이거나 고정되었을 때 움직이거나 고정된 물체를 관찰하기 위해 시각과 안뜰계는 함께 작용하여 눈을 움직인다. 이것은 똑바로 선 자세를 유지하는데 도움이 되고 공간에서 자신의 위치를 유지하는데 필요하다.[26]

비록 눈 움직임은 운동출력이지만, 시각과 안뜰계가 밀접하게 연결되어 있기 때문에 눈 움직임의 문제는 일반적으로 말초감각의 상해로 간주된다. 균형과 관련된 중요한 눈운동 기능은 동향(conjugation), 획보기 안구운동(saccades), 부드러운 추적, 안뜰 안구반사(vestibulo-ocular reflex, VOR), 눈떨림(nystagmus)이다. 이러한 눈 움직임 중 어떤 것이라도 손상되면 환경에 대한 지남력이 떨어진다. 이미지가 항상 두 망막의 동일 지점에 맺히기 때문에, 두 눈이 함께 움직이는 동향움직임이 나타나야 한다. 겹보임은 만일 한쪽 눈이 동일하게 움직이지 않을 때 발생한다. 획보기 안구운동은 감각정보를 빠르게 모으고 반응하기 위해 고정된 한 점에서 다른 점으로 빠르게 응시하는 것이다. 부드러운 추적은 망막중심에 이미지 상을 유지하면서 움직이는 물체를 따라 시각적으로 눈이 움직이는 것이다. 머리가 돌아갈 때 눈의 고정을 유지하는 VOR은 머리 움직임으로 유발되는 획보기 안구운동과 부드러운 추적의 혼합움직임이다. 달리는 애완견 또는 움직이는 차를 쳐다볼 때처럼, 자신의 머리는 움직이면서 움직이는 사물을 볼 때 정상인 경우 VOR은 억제된다. 눈떨림은 환경이나 자신이 회전하는 상황에서 이에 반응하기 위해 불수의적으로 눈이 앞뒤 또는 아래위, 돌림움직임이 일어나는 것이다. 회전 상황이후 몇 번의 눈떨림은 정상이지만, 자발적이거나, 특정 자세에 의해 유발되거나, 지속되는 눈떨림은 병적인 것이다. 표 21-3은 눈의 움직임과 상해를 요약한 것이다.

안뜰계(vestibular system)에는 미로와 미로수용기(말초요소), 안뜰신경(뇌신경 Ⅷ), 뇌줄기에 있는 안뜰핵, 소뇌로 가는 투사섬유와 안뜰겉질(중추요소), 안뜰핵에서 시작하여 척수에 있는 운동신경세포 풀(pool)에 영향을 주는 긴 신경로가 있다.

안뜰계의 말초요소는 속귀(inner ear)에 있고, 미로로 알려져 있다(그림 21-5). 여기에는 달팽이관(cochlea), 안뜰(vestibule; 여기에는 평형모래기관(otolithic organ), 둥근주머니(saccule), 타원주머니(utricle)가 있음), 반고리뼈관(semicircular canal)이 있다. 달팽이관은 청각 수용기를 위한 구조이다. 평형모래기관과 반고리뼈관에는 머리위치와 움직임에 반응하는 머리털 모양의 수용기가 있다.

평형모래기관에 있는 수용기는 칼슘염 결정체에 의해 덮여져 있고 아교질 덩어리에 의해 감싸져 있고, 머리 속도변화(가속도)에 반응하지만, 일정한 속도의 움직임에는 반응하지 않는다. 타원주머니 수용기는 수평 면에서 발생하는 직선적인 가속과 감속에 반응한다. 예를 들어, 공항에서 에스컬레이터에 첫 발을 딛었을 때 반응한다. 둥근주머니 수용기는 점프와 같은 동작처럼 수직적인 가속과 감속에 반응한다. 오른쪽과 왼쪽에 있는 평형모래기관이 함께 작용하기 때문에, 한쪽에서 이상이 생기면 균형에 문제가 발생한다. 일반적으로 신체는 자세 폄근을 수축시켜 평형모래 자극에 반응한다. 평형모래의 기능이상이 있으면 중력에 대항한 정적 자세를 유지하기 힘들어 진다.[24]

속귀에는 앞쪽, 뒤쪽, 수평방향으로 배치된 3개의 반고리뼈관이 있다. 각 반고리뼈관은 내림프(endolymph)로 채워진 팽대(ampulla)라 불리는 부풀어진 부분을 가지고 있다. 여기에는 평형모래기관의 구조와 비슷하게, 마루

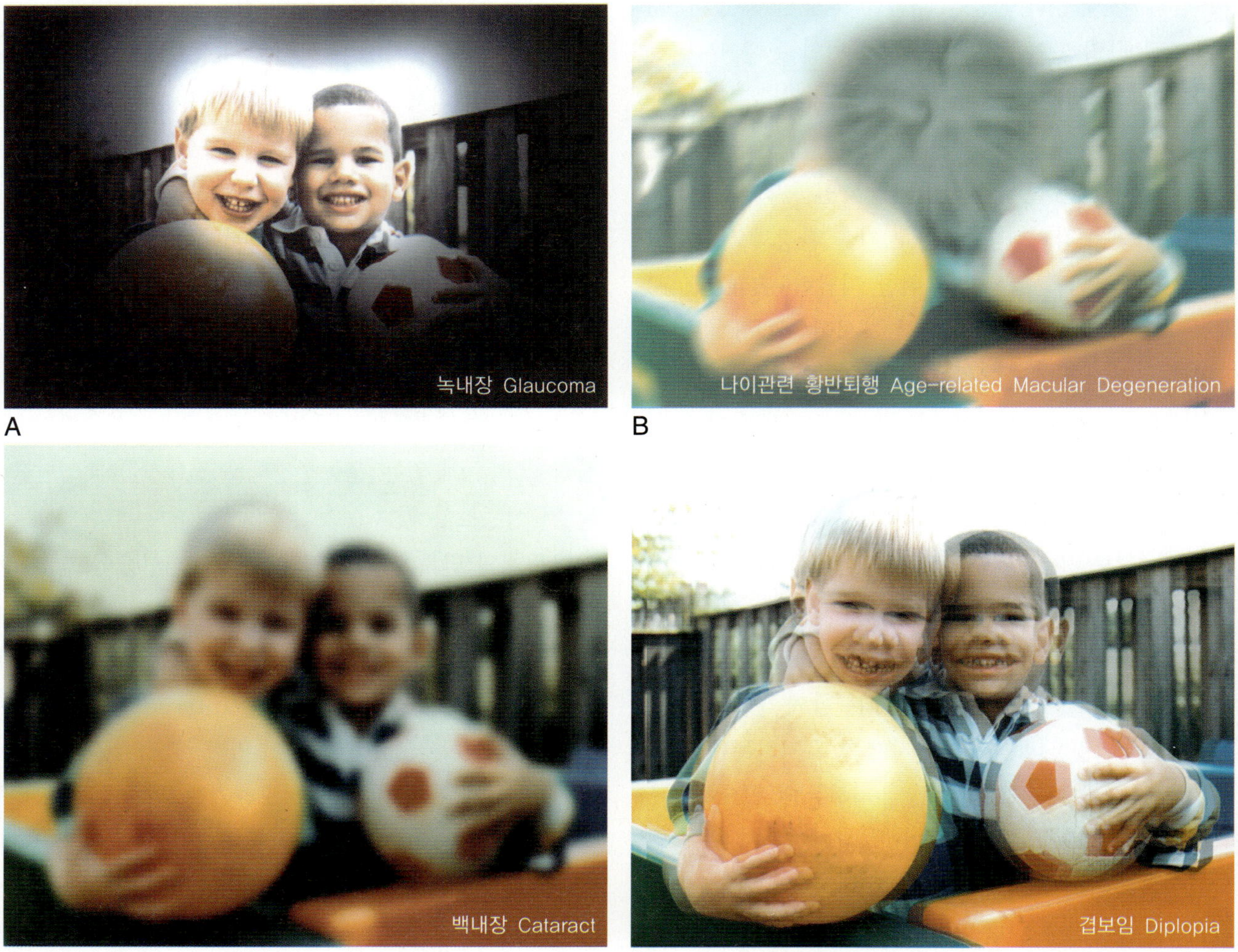

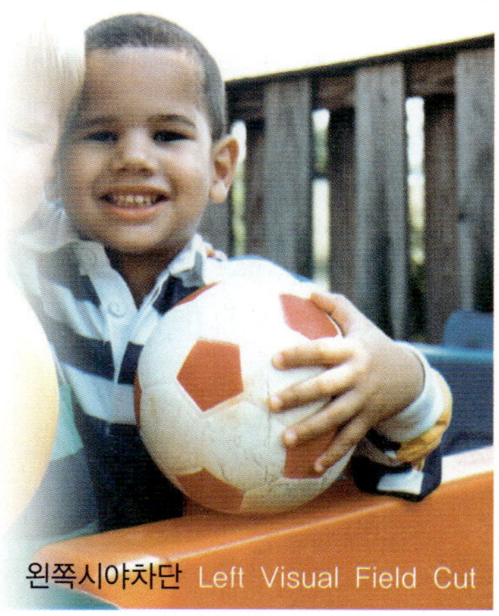

그림 21-4 다양한 시각 상해의 결과. A, 녹내장. B, 황반퇴행. C, 백내장. D, 겹보임. E, 왼쪽 시야 차단
Courtesy National Eye Institute, National Institutes of Health.

(cupula)속으로 돌출된 머리털과 칼슘염결정체가 있으며, 팽대입구에 걸쳐있다. 반고리뼈관의 수용기는 머리 움직임 특히 각 또는 회전 가속을 감지한다. 앞쪽과 뒤쪽 관은 수직으로 배치되어 머리의 아래 · 위 움직임(예: 끄덕임)과 가쪽 굽힘(lateral flexion)에 반응하며 수평 관(중간에 위치)은 머리 돌림(rotation)에 반응한다. 반고리뼈관은 함

표 21-3 정상적인 눈 움직임

형태	설명	균형상실 또는 낙상의 위험을 증가시키는 상해
동향운동 (conjugate)	시야를 가로질러 움직이는 물체를 따라가기 위해 동시에 두 눈 움직이는 것	한쪽 눈에 있는 바깥눈근육의 부전마비/마비, 겹보임
눈모음 (convergence)	얼굴에 가까이 접근하는 물체를 보기위해 두 눈이 다른 방향으로 움직이는 것	한쪽 눈에 있는 바깥눈근육의 부전마비/마비, 겹보임
부드러운 추적 (smooth pursuit)	머리 또는 이미지가 움직이거나 또는 둘 다 움직이는 경우에 물체를 보기 위해 눈이 움직이는 것	급성 안뜰병변으로 추적기능의 손상, 소뇌병변으로 협응의 결핍
획보기 안구운동 (saccades)	머리 또는 이미지가 움직이거나 또는 둘 다 움직이는 경우 눈이 물체를 놓친 후 다시 부드러운 추적을 재개하기 위해 빠르게 눈이 움직이는 것 (빠른 회복시기)	다발성경화증, 파킨슨병 같은 중추신경계 질환, 또는 말초 또는 중추의 결핍으로 느려진 눈 움직임
눈떨림 (nystagmus)	빠른 회복시기 후 율동적으로 산만하게 눈이 다양한 방향으로 느리게 움직이는 것(만일 정상이라면 눈의 움직임 끝 부위에서 발견되고 단지 몇 초만 지속)	보상되지 못하는 말초 또는 중추 안뜰결함으로 인한 정상적인 응시불능; 중추신경계 질환으로 인한 눈떨림은 수직 또는 사선방향임

VOR, Vestibulo-ocular reflex(안뜰안구반사) CNS, central nervous system(중추신경계) MS, multiple sclerosis(다발성경화증) PD, Parkinson's disease(파킨슨병).

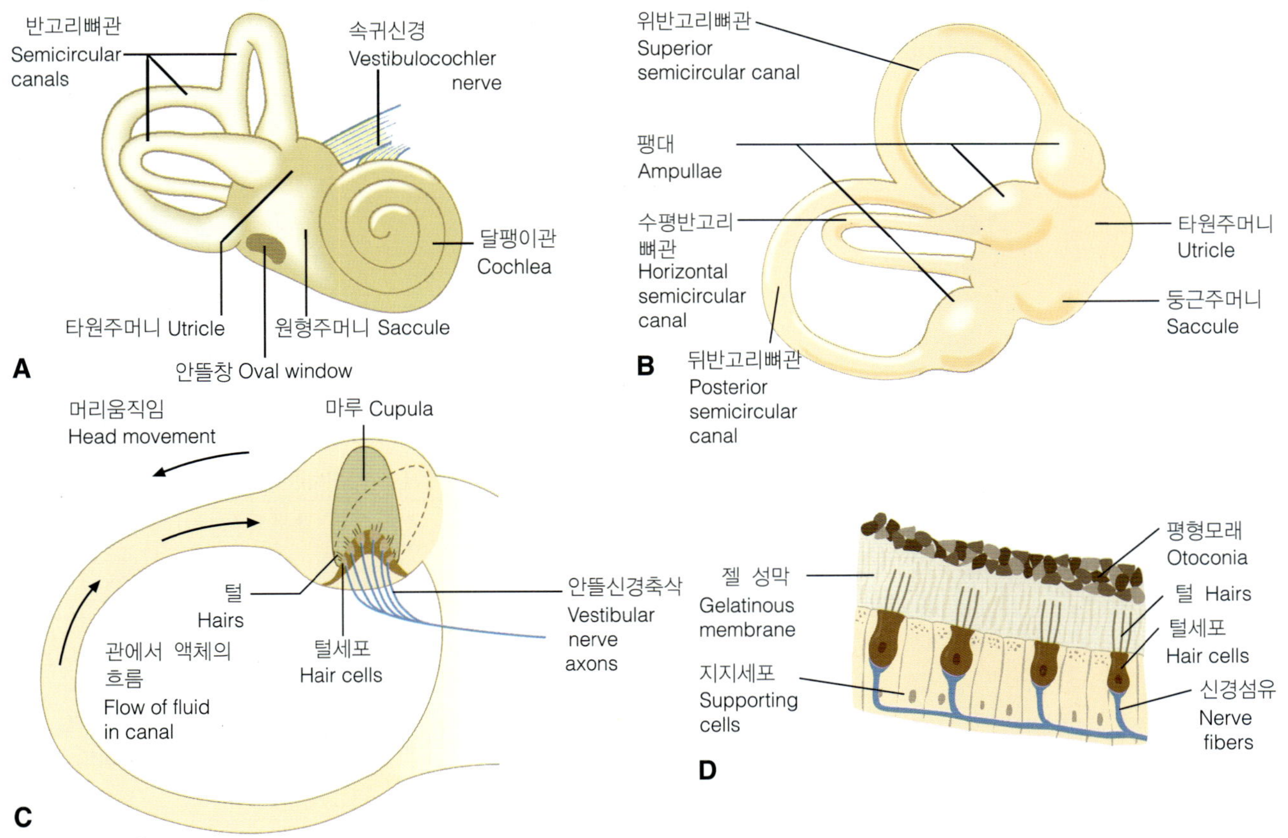

그림 21-5 안뜰계의 말초요소. A, 미로. B, 안뜰. C, 반고리뼈관. D, 수용기의 움직임

From Lundy-Ekman L: Neuroscience: Fundamentals for Rehabilitation, ed 2, St. Louis, 2002, Saunders.

께 작용하여 동적 움직임, 공간에서 신체와 머리의 배열, 시각적 응시와 눈 움직임을 조절하는데 기여한다.

안뜰장애는[24,25] 다양하지만 기본적으로 (1) 안뜰신경염, 미로염, 또는 청각신경암종으로 인한 결핍(deficiency)과 (2) 양성 발작체위성 어지러움(benign paroxysmal positional vertigo, BPPV)에서 발생하는 왜곡(distortion)의 두 범주로 분류할 수 있다. BPPV는 반고리뼈관 내에서 결정체가 분리되어 다른 위치로 이동하고 돌아다니는 반고리뼈돌증(canalithiasis) 또는 결정체가 마루에 유착되는 반고리관돌증(cupulolithiasis) 같은 반고리뼈관 기능이상에 의해 유발된다. 흔한 증상은 두 가지 범주로 구분할 수 있는데, 자신의 머리를 움직일 때 발생하는 어지러움(vertigo) 또는 균형저하이다.[27]

평형모래기관과 반고리뼈관 내에 있는 안뜰 수용기의 위치는 똑바로 선 자세 또는 바로 누운 자세에 있을 때 가장 잘 반응한다. 옆으로 누운 자세에서는 평형모래 섬모가 중력을 인지하지 못하기 때문에 최소자극만을 유발한다. 목을 굽히거나 머리를 돌리면 돌아가는 쪽의 수용기는 활성화되고 반대쪽에 있는 수용기는 억제된다. 양쪽 중 하나라도 손상이 있으면 방이나 자신이 핑핑 도는 느낌의 어지러움이 발생한다(그림 21-6). 다행히도, 이때 대부분의 환자들은 감각입력을 조정함으로써 어지러움 감각을 해결할 수 있다.

안뜰계의 중추요소는 말초요소로부터 정보를 받아들인다. 뇌신경 Ⅷ을 통해 안뜰핵에 전달되는 정보입력은 머리와 눈 움직임을 조정하고 평형을 조절하기 위한 소뇌에서 나오는 정보와 연결된다. 또한 안뜰계의 중추정보는 그물체(reticular formation)로 전달되어, 각성과 운동반응을 촉진시킨다. 이러한 연결은 결국 폄근과 자세반응을 증진시키고, 머리 위치를 위한 목근육을 활성화시키고, 눈 반사반응을 촉진시킨다.

안뜰계는 자세를 조절하는 신경계 요인 중 하나이다. 기본적 4가지 역할은 (1) 자신의 움직임을 감지하고 인식하기, (2) 수직에 대한 지남력, (3) 질량중심(center of mass)의 조절, (4) 머리의 안정화이다.[28] 자신의 움직임 인식인 경우, 안뜰계는 환경의 움직임으로부터 자신의 움직임을 구별하는데 도움을 주는데,[24] 이를 통해 다른 감각정보의 오류를 보상할 수 있다. 예를 들어, 눈을 통해

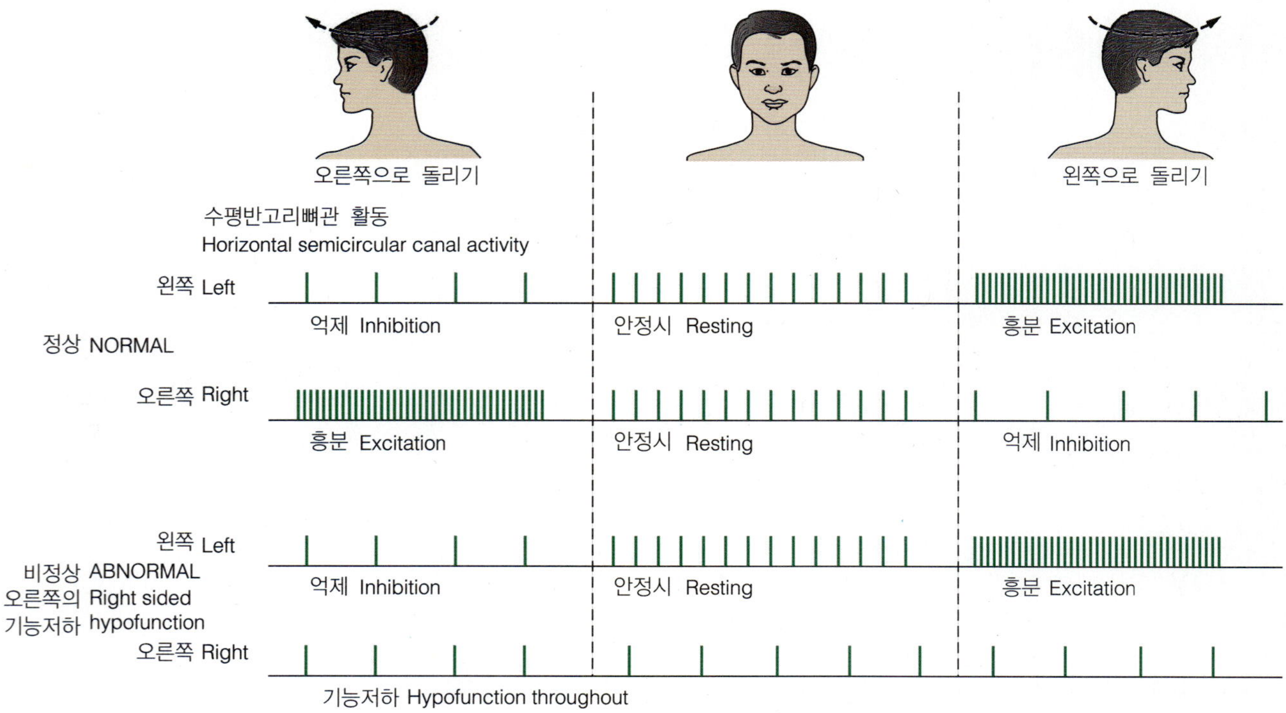

그림 21-6 머리를 오른쪽과 왼쪽으로 돌릴 때, 수평 반고리뼈관의 반응. 정상 기능(위)과 오른쪽 기능저하(아래).

환경이 움직이는 것을 보았지만, 미로에서 머리 움직임이 감지되지 않는 경우, 뇌는 시각정보에 의해 유발되는 자세조절의 시도를 중단하게 된다(그림 21-7). 감지, 통합, 운동반응 생성으로, 안뜰계는 수직적으로 머리와 신체를 배열할 수 있고, 항중력근육을 활성화시키고, 신체 질량중심과 머리의 안정성을 조절하는 자동적인 반응(automatic response)을 활성화시킬 수 있다.

근육길이, 긴장도, 수축과 통증, 온도, 압력, 관절위치에 대한 정보는 관절, 인대, 근육, 피부에 위치하고 있는 몸감각 수용기에 의해 제공된다. 이 정보는 자세조절에 필요한 환경에 대한 정보와 공간에서 자신의 위치에 대해 알 수 있게 만든다.[29] 특히 발, 발목, 무릎, 엉덩이, 허리와 목에 있는 수용기는 정적 및 동적 균형조절에 필요한 정보를 제공한다. 발바닥을 마취시킨 상태로 한 발로 서게 하면 균형을 잘 잡지 못한다.[30] 질병이나 외상은 말초감각수용기와 감각신경의 기능을 손상시키고 정보를 모으는 능력을 떨어뜨리거나 손상시켜 정보 이용능력을 저해한다. 또한 우선적 치료행위 형태로 진단받은 감각통합에 문제가 있는 환자는 낙상 또는 균형상실과 관련된 상해 또는 장애를 가질 수 있다.

안뜰계, 목에 있는 고유감각수용기, 시각, 몸감각으로부터 오는 정보를 이용하여, 뇌는 환경과 전신의 움직임 및 위치에 대한 지도를 만든다.[31] 우리는 주변 환경에 관한 정보를 시각정보, 머리 움직임에 대한 안뜰계정보, 신체 각 분절의 상대적 위치와 움직임, 지지면에 대한 정보

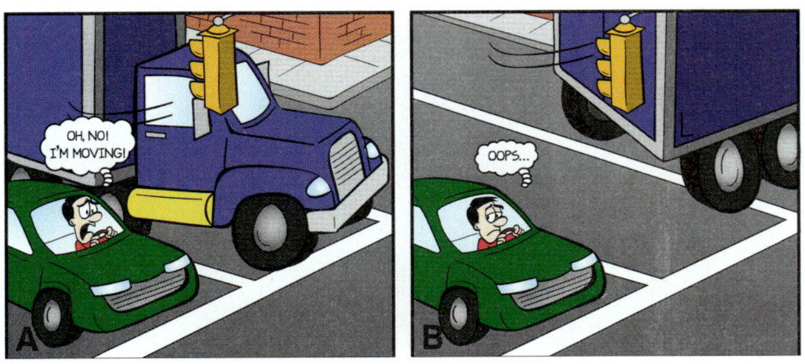

그림 21-7 정지신호에서 차를 멈추고 있을 때, 옆 차선의 트럭이 앞으로 움직이면 시각적 정보는 당신이 뒤로 움직인다는 정보를 주게 되고 따라서 차의 브레이크를 밟게 된다(A). 잠시 후, 미로에서 오는 정보에 의해 당신이 뒤로 움직이는 것이 아님을 알게 되고 발을 브레이크에서 떼게 된다(B).

를 통해 공간에서 자신의 움직임과 위치를 인식한다. 비록 이 모든 정보들이 밀접한 관련이 있어 각각의 역할과 영향을 분리하기 힘들지만, 한 계통이 기능이상이 있을 때, 각 계통에 대한 지식과 선별적인 검진과 평가는 낙상과 균형상실을 줄이기 위한 중재를 선택하는데 필요하다.

중추감각상해. 신체 양쪽에서 오는 시각, 안뜰감각, 몸감각을 포함한 말초감각정보는 중추신경계에서 통합된다.[5] 하나의 계통에서 오는 정보는 특정 신체 움직임과 위치를 구별하지 못하기 때문에 통합은 필요하다. 예를 들어, 몸감각에서 오는 정보만으로는 신체가 기울어졌는지 또는 지지면이 기울어졌는지를 구별할 수 없고, 시각 또는 안뜰정보 하나만으로는 환경에 대해 자신이 움직이는지 자신에 대해 환경이 움직이는지를 구별할 수 없다.[4] 만일 이 중추처리가 손상되면, 균형이 필요한 과제를 수행하기 힘들 것이다. 예를 들어, 신체 오른쪽 또는 왼쪽에서 오는 정보가 통합되지 않으면, 돌기 또는 비대칭적인 과제를 수행할 때 균형을 유지하기 힘들 것이다.

중추처리는 감각계통 사이 또는 내에서 갈등이 있을 때 특히 중요하다. 만일 계통 내 신체 양쪽에서 오는 정보가 왜곡된 경우에 갈등은 발생한다. 예를 들어, 만일 한쪽의 안뜰기능이 손상되면(그림 21-6), 대칭성 머리 움직임은 회전으로 인식되어, 부적절한 자세조절이 촉진되어 균형상실이 발생한다. 이 경우, 보상하기 위해 중추처리계는 다양한 머리 움직임에 따른 기대되는 정보입력형태를 재학습해야 한다.[32] 계통들 사이 갈등이 있을 때, 중추신경계는 운동반응을 만들기 위해 사용할 감각정보를 선택해야 한다. 만일 한 계통의 정보가 부정확하거나 다른 두 계통의 정보와 갈등이 생기면, 정보가 일치하는 두 계통에 의존하게 될 것이다. 그러나 만일 하나 이상의 계통이 부정확한 정보를 제공하거나, 감각갈등이 빠르게 해결되지 않으면, 적절한 운동반응의 선택이 힘들어지고 움직임 조절이 불량하거나, 불안정, 현기증(dizziness), 또는 낙상이 발생할 수 있다.

계단내려가기, 출퇴근시간에 걷기 또는 에스컬레이터에서 걷기, 울퉁불퉁한 길에서 걷기, 갑자기 돌기 같은 흔

한 환경 또는 활동들은 감각갈등을 유발한다. 이러한 환경은 하나 이상의 계통에서 오는 정보가 부정확한 사람인 경우 특히 위험하다.

뇌졸중, 다발경화증(multiple sclerosis), 뇌성마비 또는 뇌종양 같은 중추신경계 질병뿐만 아니라 외상은 중추신경계 처리기능에 부정적 영향을 준다. 특히 마루엽(parietal lobe)이 손상된 경우 그러하다.[24,28] 마루엽은 복잡한 감각과 지각정보를 처리하는데, 특히 몸감각, 공간 관련 감각, 신체도식(body schema), 운동학습과 관련된 정보를 처리한다.

말초운동상해. 말초운동계는 자세조절을 위해 필요한 모든 움직임을 실행한다. 자세조절을 위해 이용되는 전략은 과제 요구도에 따라 달라진다. 비록 대부분의 사람은 균형이 상실되면 팔반응을 이용하지만, 균형 동요(balance perturbation)에 반응하는 자세전략에 대한 연구는 3가지 형태의 다리전략(발목, 엉덩이, 발떼기(지지면 변경) 전략(그림 21-8))에 중점을 두고 있다.[30] 이러한 기본적인 전략은 다양한 과제 동안 낙상을 방지하기 위해 사용된다.[33]

발목전략(ankle strategy)은 선 자세 동안 기본적으로 신체 흔들림을 조정하는 것이다. 지지면 내에서 질량중심의 이동을 최소화하기 위해서 먼저 발등굽힘근(dorsiflexor)과

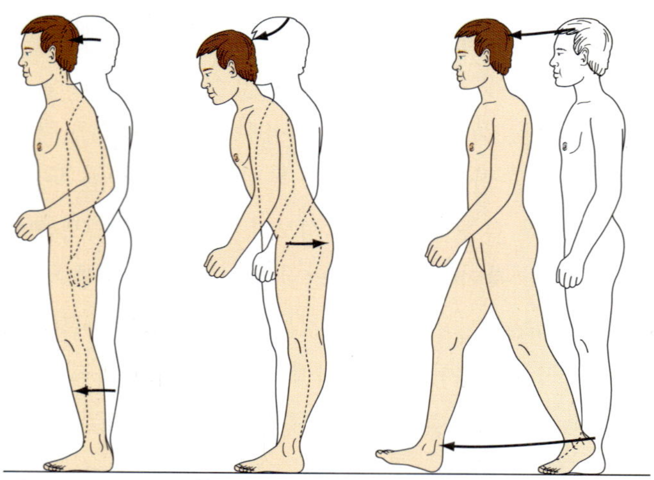

그림 21-8 균형유지를 위해 사용되는 전략. A, 발목 전략. B, 엉덩이 전략. C, 지지면 변경 전략

발바닥굽힘근(plantarflexor)이 활성화 되고 이후 엉덩이와 몸통의 근육이 동원된다. 일부 사람은 가만히 서 있는 동안에 발목전략을 사용하는데, 발목관절을 축으로 하여 상체와 하체가 같은 방향으로 움직인다. 발목주변 근육들은 느린 속도로 작은 가동범위 내에서 흔들림을 조절하기 위해 상대적으로 적은 힘을 사용한다.

중력중심이 예상 밖으로 지지면 내에서 크고 빠르게 이동할 때, 또는 흔들림이 클 때, 균형을 조절하기 위해 엉덩이전략(hip strategy)이 사용된다. 엉덩이전략에서는 먼저 엉덩이벌림근(abductor)을 포함한 엉덩이 주변 큰 근육이 동원되고 이후 발목근육들이 동원된다. 선 자세에서 엉덩이전략을 사용할 때, 균형을 유지하기 위해 상체와 하체는 반대방향으로 움직인다. 만일 갑자기 중력중심이 앞으로 이동하면, 몸통은 뒤로 움직이고 골반은 앞으로 움직일 것이며 균형이 다시 잡히기 전에 팔을 휘저을 수 있다.

발떼기전략(stepping strategy)은 안정성 한계를 초과하거나 도달했을 때 새로운 지지면을 확보하는 것이다.[30] 안정성 한계는 사람마다 다르므로 정상적인 한계를 가진 사람보다 한계가 줄어든 사람은 조그만 중력중심의 이동에도 발떼기전략을 사용한다. 발떼기전략을 사용하여, 사람들은 낙상을 피하기 위해 한발을 떼게 된다.

기능적으로 잘 작동하기 위해서는 전략마다 필요한 사항이 있다. 발목전략은 가동범위 중 중간범위(midrange)가 좋아야 하고, 발등굽힘근과 발바닥굽힘근의 힘이 세야 하고, 발목과 발의 감각이 온전해야 하며, 넓고 단단한 지지면이 있어야 한다. 엉덩이전략은 엉덩이와 몸통에 대한 몸감각과 함께 엉덩이근육의 힘과 가동범위가 확보되어야 한다. 가쪽엉덩이(lateral hip)전략은 특히 엉덩이 모음근(adductor)과 벌림근이 좋아야 한다. 발떼기전략은 한발 앞으로 나아가는 다리에서 체중지지를 위한 적절한 근력과 발목, 무릎, 엉덩이의 가동범위가 적절해야 한다. 움직임 시작을 위한 중추처리 속도와 움직임 시기의 협응 역시 중요하다.

근력약화, 가동범위 감소, 뼈대 비대칭 같은 근육뼈대계 문제는 균형을 감소시킨다.[34] 발목가동범위의 감소는

지역사회 여성 노인의 균형저하와 특히 상관이 높다.[34] 과거 2회 이상 낙상한 경험이 있는 시설에 거주하는 노인은 넘어지지 않은 노인보다 무릎굽힘근과 폄근, 발목근육이 약하였으며 낙상자의 경우 발목의 최고회전력이 비낙상자의 9.5%에 불과하였다.[35] 그림 21-9는 정상적으로 앞쪽과 뒤쪽으로 흔들리는 동안 균형유지를 위해 발목과 엉덩이전략에서 사용되는 근육을 보여주고 있다.[10] 비록 다리근육의 약화 또는 파워의 감소가 균형에 영향을 줄 수 있지만,[35,36] 팔을 올렸을 때 질량중심의 앞쪽 이동을 조절하는 어깨가슴안정화근 같이, 다른 근육의 좋은 기능은 기능적인 활동 동안 낙상을 방지하는데 중요한 역할을 한다.[37] 관절염 같이 불안정 또는 통증을 유발하는[38] 관절문제뿐만 아니라 다리절단 역시 균형저하를 초래하는 비대칭적 체중지지와 비정상적 체중이동의 원인이 된다.

중추운동상해. 중추신경계는 자세조절과 움직임 실행을 위해 말초운동계와 직접 연결되어 있다. 중추운동계는 균형에 필요한 반사적 움직임을 정제하고 수의적인 움직임을 조정한다. 중추신경계는 움직임 시간과 움직임 속도를 결정하고 움직임 형태를 억제하고 조절한다. 활동을 위해 운동 계획은 시기(timing), 순서, 힘 조절뿐만 아니라 사지, 관절, 근육을 선택한다.[4] 운동출력을 조절하는 운동겉질, 소뇌, 바닥핵(basal ganglia) 같은 중추신경계 영역의 문제는 정적, 선행적, 적응적, 반응적 자세조절을 어렵게 만든다.[4,39] 뇌의 이러한 영역에 영향을 주는 뇌졸중, 뇌손상, 또는 다발경화증이 있는 환자와 파킨슨병,[40] 소뇌성 실조(ataxia),[41] 헌팅톤병(Huntington's disease)[42] 같은 질병이 있는 사람은 일반적으로 균형능력이 떨어진다.

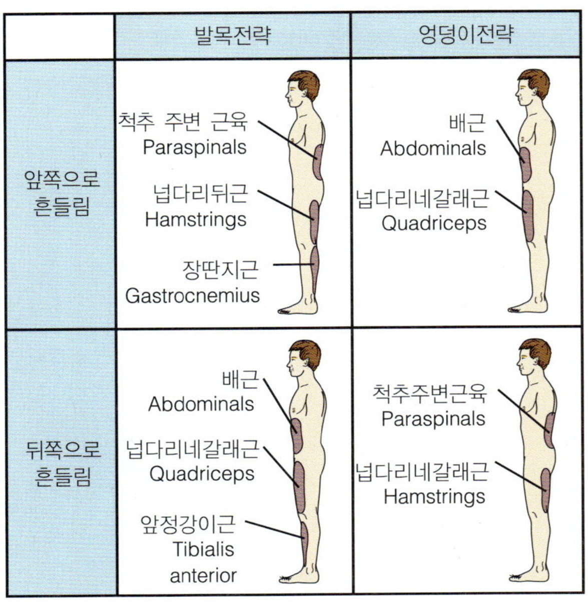

그림 21-9 앞과 뒤로 신체 흔들림이 있을 때 사용되는 근육. 균형을 유지하기 위한 발목전략과 엉덩이 전략

인지상해. 일단 학습이 되면 자세조절기능은 의식적인 노력 없이 자동적으로 발생한다. 그러나 인지, 집중력, 기억력은 여전히 균형에서 중요한 역할을 한다. 60명을 대상으로 한 연구에서, Hauer 등은 인지손상이 있는 사람과 이전에 낙상경험이 있고 인지손상이 없는 사람과 건강한 사람에 비해 이중과제를 수행하는 동안 자세조절능력이 감소함을 보고하였다.[43] 이들은 인지가 손상된 사람은 집중력이 떨어지기 때문에 추가적인 인지를 요구하는 경우 자세안정성이 떨어진다고 결론을 내렸다. 또한 이로 인해 인지손상이 있는 사람이 낙상의 발생빈도가 증가한다고 하였다.[43] 주변 환경에 대한 정보를 수집하는데 필요하기 때문에 집중력은 균형에서 중요하다. 또한 집중력 결핍으로 위험에 대한 인식이 떨어지기 때문에 선행적 조절도 어렵다. 잘못된 판단, 산만성, 여러-과제수행의 기술저하 같은 인지문제는 낙상위험을 증가시킨다.

인지문제는 균형에 영향을 줄 뿐만 아니라 균형기술에 대한 학습 또는 재학습을 어렵게 한다. Jensen 등은 간이정신상태검진(Mini-Mental State Examination, MMSE)에서 점수가 높은 사람들이 균형훈련중재 후 낙상 빈도가 더욱 줄어들었다고 보고하였다.[44] 이 연구는 387명의 노인을 대상으로 다요인적 낙상과 손상 예방프로그램의 영향을 비교하기 위해 맹검법 없이, 군락무작위 통제 실험을 한 것이었다. 뇌졸중, 머리손상, 여러 군데 뇌경색, 암, 또는 치매가 있는 대상자들은 유의하게 인지변화가 있었고, 낙상위험이 증가하였다.

균형저하와 자세조절의 제한이 보행에 미치는 영향

비록 균형에 대한 많은 연구들이 선 자세에서 시행되

었지만, 보행에서도 같은 원리가 적용된다. 보행은 매 걸음마다 신체를 안정성 한계로 이동시키고 이후 발떼기를 통해 새로운 안정성 한계를 만들면서 나아가는 것이다. 이전에 낙상한 경험이 있는 사람은 낙상하지 않은 사람에 비해 보행 중 입각기 동안 신체 흔들림이 빠르고 크다[10]. 또한 이들은 보행 동안 운동구성이 달라지고 운동반응도 느려진다. 고령에서 발견되는 것과 비슷한 근육뼈대계와 신경근육계의 변화와 여러 계통의 퇴행 같은 변화들은 결국 낙상 경험자들에서 나타나는 것과 비슷한 자세동요를 유발한다. 균형장애가 있는 환자와 노인들은 보행 동안 정확성을 높이기 위해 보행속도가 느려지고 입각기에서 동요가 발생했을 때 발목전략보다는 엉덩이전략을 흔히 사용한다. 중추감각, 중추운동, 인지상해로 인해 보행 동안 자세조절에 대한 계획과 실행이 느려지고 보행 중 위험상황이 발생했을 때 문제해결력이 떨어진다. 균형이 저하되면 보행속도가 느려지고, 한 발로 서 있는 시간이 줄어들고, 보행 중 유각기 시작이 지연되고, 걸음 길이(step length)가 짧아지고, 보행 중 유각기에서 발가락 처리(toe clearance)가 어려워진다.[3]

균형에 영향을 주는 신경학적 질환

많은 신경학적 질환은 균형에 부정적인 영향을 준다. 하나의 결함을 보상할 수 있는 다른 계통이 존재하더라도 노인에서 신경학적 문제들은 더욱 복잡하다. 그림 21-10은 흔한 신경학적 질환이 균형과 낙상에 미치는 영향을 요약한 것이다. 이 부분에서는 파킨슨병, 뇌졸중, 다발경화증, 소뇌퇴행, 말초신경병증, 당뇨병 같은 것에 의해 여러감각 평형장애(mutisensory disequilibrium)가 균형에 미치는 특수한 영향을 다루겠다.

파킨슨병(Parkinson's disease, PD)은 흑색질(substantia nigra)에서 도파민(dopamine)경로의 파괴로 인해 서서히 발병하는 진행성 질병이다(17장 참조). 떨

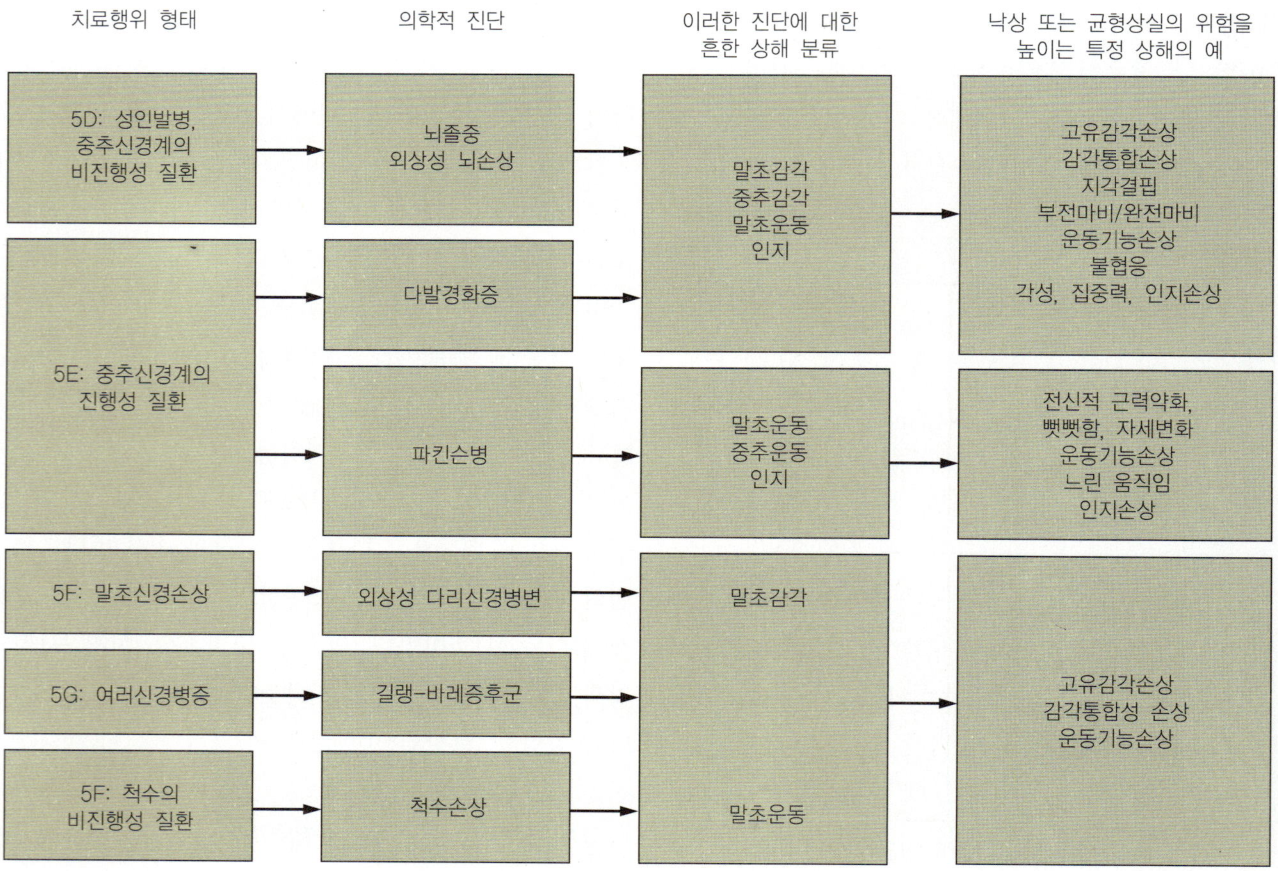

그림 21-10 신경학적 질환이 낙상과 균형에 미치는 영향. *CNS, Central nervous system.*

림(tremor), 강직(rigidity), 구부러진 자세, 느린 움직임(bradykinesia), 반응시간 지연과 낙상방지 및 균형전략 저하가 나타난다. 회전, 계단 오르내리기, 익숙한 외부 동요 등이 있을 때 반응시간이 느리기 때문에 PD들은 흔히 불안정성이나 신체 흔들림이 증가한다. 균형상실과 낙상은 PD 환자에서 흔한 일인데, 특히 뒤로 잘 넘어진다.[45~47]

소뇌퇴행은 만성알코올중독자에게서 잘 발생하고, 신진대사, 퇴행성 또는 유전적 질환이 있는 환자에서도 잘 발생한다.[41] 특히 수의적인 움직임에서 근육 불협응을 보이는 실조(ataxia)와 겨냥이상(dysmetria)은 소뇌병변이나 퇴행이 있는 환자에서 흔히 나타나는 것이다. 실조와 겨냥이상은 균형전략의 효과를 감퇴시키고 눈돌림(oculomotor) 조절을 손상시키고, 낙상의 위험을 증가시킨다. 소뇌 기능이상의 증상에는 지연되거나 과장된 자세반응, 보행 불안정성과 불평형(disequilibrium), 눈과 사지 움직임의 불협응, 눈떨림, 한쪽으로 기울어짐, 발을 넓게 벌리는 보행이 있다.[41]

뇌졸중 또는 머리손상 후(16장 참조), 환자들은 종종 균형과 낙상의 문제를 보인다.[48~50] 이는 불완전마비, 감각상실, 시야결함, 또는 공간지각손상 때문이다. 또한 안뜰핵에 영향을 주는 뇌줄기 병변은 어지러움, 불평형, 불협응을 유발하며 바닥핵(basal ganglia)의 병변은 느리거나 불수의적인 움직임의 원인이 된다. 소뇌병변은 실조를 유발한다.

다발경화증(multiple sclerosis, MS)은 중추신경계의 말이집탈락(demyelinating) 질병으로(17장 참조), 뇌와 척수의 다양한 부위에서 기능손상을 유발하여 균형에 영향을 준다.[51] 증상은 병변의 위치에 따라 달라지고 어지러움, 눈떨림, 중추 안뜰신경로 차단 또는 안뜰통합실패로 균형상실이 나타날 수 있다. 시각신경염은 결국 흐릿한 시각과 부정확한 시각정보를 만들 수 있으며 운동과 소뇌 신경로 차단은 근력약화, 불협응, 운동조절의 결함을 유발할 수 있다. 만일 MS가 척수뒤쪽기둥(posterior column)에 영향을 준다면, 몸감각이 손상되어 자세조절이 힘들어진다.

여러감각 불평형은 안뜰감각, 시각, 몸감각계 모두가 기능이상을 보이는 것이다. 당뇨는 안뜰신경병증, 망막병증, 말초신경병증을 유발하여, 결국 3개 감각 모두를 손상시킨다. 노화 역시 자세조절에 중요한 운동계와 함께 3가지 감각계를 손상시킬 수 있다.[52] 여러감각 불평형의 증상에는 특히 어두운 불빛이나 평탄하지 않은 바닥에서 걸을 때 균형상실, 다리와 발에서 저린감 같은 감각이상, 고유감각 저하, 안뜰기능 저하, 시력 저하가 포함된다.

2. 검진

균형상실과 낙상위험에 대한 검진에는 거시적 및 미시적 요소가 있다. 거시적 요소는 물리치료에 적절한지와 균형상실과 낙상과 관련된 우선적 치료행위 5A에 해당하는지를 확인하는데 도움이 된다. 미시적 요소는 균형상실 또는 낙상에 이르게 하는 상해 또는 기능적 제한을 찾아내는 것이다. 검진은 균형상실 또는 낙상의 원인을 평가하는 정보와 효과적인 중재를 선택하기 위한 정보를 제공한다. 여기에서는 균형상실과 낙상문제를 가진 환자와 관련된 검진요소를 다루겠다.

병력

환자기록이나 면접을 통해 자료를 얻는 병력에는 환자 나이같은 인구학적 정보뿐만 아니라 주거환경과 관련된 사항, 이전의 기능수준, 현재 기능상태에 대한 것이 포함되어야 한다. 또한 이전의 진단적 검진과 복용중인 약물과 같은 사회 및 의료적 경력도 포함되어야 한다. 치료사들은 낙상 또는 균형상실에 대한 가능한 모든 요인을 살펴야 한다. 말초 또는 중추감각 또는 운동계와 인지능력의 잠재적 손상에 대해 살펴보아야 한다.

약물의 형태와 몇 가지 약물을 복용하는지를 확인해야 한다. 혈압을 낮추는 약물은 과도하게 혈압을 낮추거나 기립(자세)저혈압을 유발할 수 있기 때문에 낙상의 위험을 증가시킨다. 진정수면제 역시 균형에 영향을 준다. 그러나 비록 낙상자들이 흔히 4가지 이상의 약물을 복용하고 있지만, 지역사회에 거주하는 노인들을 대상으로 한 연구에서 낙상을 경험한 사람과 경험하지 않은 사람 사이 진정수면제 복용에 따른 차이는 없었다.[13] 85명의 지역사회 거주 노인(평균나이 81세)을 대상으로 약물의 수에 대한 효과연구에서, 만성질환, 연령, 이전의 입원요인을 통제한 경우 약물복용 수가 적은 사람은 균형상실이 적었다.[53] 그러나 낙상위험에 대한 복용약물 수의 효과를 평가한 또 다른 연구에서는 낙상경험이 있는 사람과 없는 사람 사이의 복용약물 수의 차이는 없었다.[54] 비록 손상이나 실제 바닥에 넘어지지 않은 경우에도, 우선적 치료행위 형태에 속하는 사람에 대해 낙상 수, 시간, 낙상 또는 균형상실 환경 같은 낙상과거력을 확인하는 것이 중요하다. 이전의 낙상 회수는 다시 낙상할 위험과 직접적인 관계가 있다.[38] 또한 낙상시의 주변 환경에 대한 정보를 통해 치료사는 기능이상을 보이는 자세조절의 형태를 파악할 수 있다. 이는 필요한 중재를 결정하는데 도움이 된다. 예를 들어, 계단높이가 같고 밝은 환경에서 계단 오르는 동안 발이 걸리는 사람은 의지적인 자세조절을 힘들게 하는 발목과 엉덩이근육의 약화가 있을 수 있다. 반대로, 첫 계단보다 마지막 계단에서 자주 발이 걸리는 사람은 근력약화보다 지구력이 떨어짐을 짐작할 수 있다. 쇼핑카가 엉덩이에 부딪칠 때 넘어지는 사람은 반응적 자세조절이 잘 작동되지 않아 움직임 시작이 느려졌기 때문일 수 있다. 낙상 또는 균형상실이 있는 환자를 위한 목표는 명확해야 한다. 균형효능척도(balance efficacy scale, BES), 활동특이 균형자신감척도(activity-specific balance confidence scale, ABC), 현기증 장애 목록(dizziness handicap inventory, DHI) 같은 표준화된 자가기입식 도구들은 균형상실 또는 낙상에 대한 환자의 경력정보를 수집하기 위해 개발되어져 왔다.[3]

BES는 일상생활을 수행하는데 있어 자신감수준(0~100%) 정도를 알아보는 18개 항목으로 구성되어 있다. 신뢰수준이 높으면 "자가효능"이 큰 것으로 여겨진다. 낙상경험이 있는 노인이 8주간 균형훈련 후 BES는 향상되었고, 또한 다른 균형측정치도 향상되었다.[55]

ABC는 다양한 환경에서 균형을 유지하는 자신의 능력에 대한 응답자의 자신감 정도를 조사하는 것이다.[56~58] 16개의 항목으로 구성되어 있고 집안, 복잡한 거리, 얼음판 위에서 걷기 같은 다양한 환경이 있다. 2주에 걸쳐 노인을 대상으로 한 검진-재검진 신뢰도는 0.92이었다.[56] 엉덩이골절 후인 경우 ABC에서 낮은 자신감점수는 느린 보행속도와 균형저하와 상관이 있었고[59] 지역사회 거주 노인 경우 느린 보행속도와 자세 흔들림의 증가와 관련이 있었다.[57] 또한 ABC 점수는 이전에 낙상 경험이 있는 노인에서 낮게 나타났고, 낙상자와 비낙상자 사이 점수차이가 있다는 연구($p=0.03$)와[60] 없다는 연구가[57] 있다($p=0.06$). 노인에서 ABC에 대한 낙상자와 비낙상자 사이 구별한계는 중간정도의 민감도(낙상자의 51.9%)와 높은 특이성(비낙상자의 81.5%)을 보였다.[60] 은퇴한 노인을 대상으로 한 ABC점수에서, 낮은 자신감수준(<50%)과 상당한 운동성 제한(보행속도<0.5)이 연관이 있었고, 높은 자신감점수(>90%)와 만성적인 질환이 적은 것과 연관이 있었다.[58]

DHI는 안뜰계 질병이 미치는 신체적, 기능적, 정서적 영향에 대한 자기인식정도를 조사하는 것이다.[61] DHI는 25개의 항목이 있으며 채점은 0, 2 또는 4점으로 기록되고, 점수가 높을수록 자기가 인식하는 핸디캡이 많은 것으로 해석된다. 안뜰계 문제가 있는 106명을 대상으로 한 점수평균은 32.7 ± 21.9이었고, 100점이 최고 점수이며 이전에 어지러움 경험이 많을수록 점수가 높았다.[61] 검진-재검진 신뢰도(0.97)와 내적일치도(0.89)는 높다. 일부 연구자들은 18점 이상의 점수변화가 있으면, 자기가 인식하는 핸디캡에 상당한 변화가 있음을 시사하는 것이라고 주장한다.[61] 자가보고식 측정과 온도눈떨림검진(caloric test)은 상관성이 없었고,[61] 느린 속도와 빠른 속도의 의자회전검진과 낮은 상관성을 보였고,[62] 감각조직검진(sensory organization test, SOT)과 중간 정도의 상관성을 보였으며,[63] 자세동요와 높은 상관성을 보였으며 체위기록법(posturography)과 낮은 상관성을 보였다.[64,65]

환자병력으로부터 얻은 자료 또는 주요호소를 통해 치료사는 불균형, 현기증, 어지러움, 떨림보기(oscillopsia), 구역질 또는 구토, 근력 감소, 감각변화(이상감각 또는 저하), 청력상실, 귀울림, 또는 시력변화를 포함한 낙상위험을 감지해야 한다. 이런 호소가 있으면 특정 문제의 해부학적 범위, 기능적 상태, 시간적 특성, 질적인 차이 등을 결정하기 위한 질문을 치료사는 해야 한다.[66] 예를 들어, 환자가 현기증이 있다고 했을 때 몽롱함(lightheadedness) 인지 핑핑 도는 느낌인지를 확인하는 질문은 기립성 저혈압과 안뜰계 문제를 감별하는데 도움이 된다.[24] 자신 또는 주변환경이 움직이는 감각인 어지러움은 일반적으로 안뜰계 문제인 경우에 발생하고, 반면에 몽롱함은 대뇌 저혈압인 경우에 발생한다. 떨림보기는 시각적인 환각으로, 책을 읽는 동안 글씨가 튀어나오는 느낌은 일반적으로 소뇌의 문제이고, 머리 움직임에 의한 시각적 문제는 양쪽 VOR의 상실을 의미한다.

시간적인 특성에는 갑자기 발생하는지, 발생률, 기간, 멈춤, 상태악화와 경감에 대한 사항이 포함된다(표 21-4). 산발적이고 단시간 나타나는 증상은 BPPV, 기립성 저혈압, 일과성 허혈발작(tansient ischemic attack), 편두통, 공황발작(panic attack), 메니에르병(Méniére' s disease) 같은 상태에서 나타난다.[66] 길고 강하게 나타나는 급성 상

표 21-4 질환에 따른 균형 불편함의 특징

불편함	기간	기능적 상태	가능한 질환
어지러움, 몽롱함, 구역질	초	동적: 눕기, 앉거나 침대에서 돌아눕기, 앞으로 구부리기	양성 발작성 체위 어지러움
몽롱함	초	자세적: 앉은 자세에서 일어서기 또는 바로 눕기	기립성 저혈압
어지러움, 몽롱함, 불평형	분	자발적	일과성 허혈발작
어지러움, 현기증, 멀미	움직임 동안	일반적으로 움직임에 의해 발생	편두통
현기증, 구역질, 발한, 공포, 두근거림, 감각이상	분	자발적 또는 상황에 따라	공황발작
어지러움, 불평형, 청력상실, 귀울림	시간	자발적, 머리움직임에 의해 악화	메니에르병
심한 불평형, 어지러움, 구역질	2~3일 지속	휴식과 움직임 동안	급성 한쪽 말초안뜰기능저하
어지러움, 불평형	지속	머리움직임, 보행(어두운 상황이나 평탄하지 않은 곳에서 악화)	양쪽, 또는 만성 한쪽 말초 안뜰병증
불평형	비진행성 또는 진행성	돌기, 계단 오르내리기, 경험이 있는 외부 동요, 또는 과도기적 움직임 수행	다발경화증, 파킨슨병, 겉질 뇌졸중
불평형, 눈떨림 또는 떨림보기가 있을 수 있음	비진행성, 만일 퇴행변화라면 진행성	서 있는 동안 불평형; 독서 동안 떨림보기	소뇌질환
어지러움, 불평형, 측방돌진(lateropulsion), 떨림보기, 감각상실	비진행성	자발적, 머리움직임으로 악화	뇌줄기 뇌졸중

BPPV, Benign paroxysmal positional vertigo(양성 발작성 체위체위 어지러움). TIA, transient ischemic attacks(일과성 허혈발작). MS, multiple sclerosis(다발 경화증). PD, Parkinson's disease(파킨슨병).

태에는 미로염 또는 안뜰신경염 같은 말초안뜰질환이 포함된다. 진행성이든 비진행성이든, 좀 더 만성적인 증상은 일반적으로 다발경화증, 파킨슨병, 또는 뇌졸중 같은 신경학적 질환에서 발생한다.

또한 휴식, 움직임 동안 또는 둘 모두에서 불균형 또는 불평형이 발생하는지와 같이 문제가 발생하는 환경과 과제에 대한 정보를 수집해야 한다. 어두운 불빛, 평탄한 거리와 평탄하지 않은 거리에서 보행, 핑핑 도는 영상, 반짝이는 불빛의 영향과 균형을 위협하는 상황에 대해 평가를 해야 한다.

환자들은 어지러움, 균형상실, 낙상을 피하기 위해 자신의 활동을 변경하기 때문에, 정확한 정보를 얻기 위해서는 환자의 불편감에 대해 좀 더 세밀한 질문을 해야 한다. 환자들은 자신의 좋지 않은 운동전략을 요구하는 상황을 피하거나, 시각과 안뜰감각의 갈등이 생기면 눈을 감고 머리를 움직이지 않거나, 활동을 멈추려 할 것이다. 또한 환자는 질문에 의해 이런 상황이 드러날 때까지 자신의 보상행동에 대해 인식하지 못할 수 있다.

계통관찰

계통관찰은 합병증을 유발하는 영역을 확인하고 좀 더 정밀검진이 필요한 부분을 알아내기 위해 사용되고 검진과 중재과정 동안 주의해야 할 부분이 있는지 알아보기 위해 시행된다. 1장의 계통관찰부분을 참조한다.

검진과 측정

병력과 계통관찰을 통해 의심되는 균형상실 또는 낙상위험의 원인에 대한 가정을 확인하거나 버리기 위해 치료사는 특수검진과 측정을 선택한다. 축적된 검진소견을 통해 치료사는 평가하고, 진단하고, 효과적인 중재를 선택할 수 있을 것이다.

근육뼈대계

자세. 선 자세와 앉은 자세에서 지지면 내의 중력중심의 상대적인 위치(지지면 끝에 있는지 중심에 있는지)를 검진해야 한다.[10] (4장 참조). 보조도구를 사용하는 환자의 경우, 보조도구 사용과 보조도구 없이 선 자세를 검진해야 하고, 넓은 지지면과 좁은 지지면도 검진한다. 또한 중력중심을 낮게 한 경우와 높게 한 경우를 검진한다. 비록 안뜰기능저하가 있는 환자의 경우 불량한 선 자세와 힘판을 이용한 불안정성 사이의 관련이 없지만,[67] 문제이상은 중추신경계 질환 징후 또는 다양한 관절의 가동범위 감소를 보여주는 징후일 수 있다. 또한 자세 비대칭성과 비정상은 통증, 피로, 또는 다른 기능이상을 위한 실마리가 될 수 있다. 특히 눈의 돌림과 치우침을 동반한 머리 기울어짐은 안뜰질환과 수직에 대한 지각이상을 의미할 수 있다.

관절가동범위와 근육수행력. 계통관찰과 병력에서 근육뼈대 손상이 발견되면 관절가동범위와 근육수행력을 검진해야 한다. 불량한 선 자세를 보이는 경우, 발목에 대한 가동범위와 근육수행력을 검진해야 한다. 불량한 앉은 자세를 보이는 경우, 엉덩이 가동범위와 몸통근력을 검진해야 한다. 여성노인인 경우 발목가동범위는 선 자세에서 팔을 뻗는 과제와 보행능력과 중간 정도의 상관성이 있었고, 서기와 방향전환 과제와 중간 정도의 상관성을 보였다.[34] 입원중인 노인에서 한쪽 또는 양쪽 다리의 근력약화는 중요한 낙상위험요인이다.[36] 또한, 목의 가동범위는 머리를 움직이는 안뜰검진 이전에 검진되어야 한다.

신경근육계

각성, 집중력, 인지. 움직임 선택이 결과에 대한 기억과 지각에 의존하기 때문에 인지와 집중력은 균형에 영향을 준다. 비록 다양한 인지검진이 있지만,[68] 흔히 사용되는 표준화된 도구가 간이정신상태검진(mini-mental state examination, MMSE)이다.[69] MMSE는 빠르게 검진할 수 있는 도구로서, 지남력, 기억력, 읽기, 말하기, 그림 따라 그리기, 쓰기능력을 측정하며, 점수는 0~30점이다. 점수가 높을수록 인지기능이 좋다. 검진-재검진의 신뢰도는 0.89~0.99이며,[69] 성인지능검진(Wechsler Adult Intelligence Scale, WAIS)와 높은 상관성을 보이며 타당성이 검증된 도구이다.[69] MMSE가 18점 이하이면서 노인재활시설에 거주하는 노인은 점수가 높은 사람에 비해 2배 높게 낙상을 경험하였다.[70] MMSE는 인지뿐만 아니라 집중력, 또는 신체적 활동을 하면서 계산을 하는 이중과제와 관련이 있다. MMSE 점수가 낮은 노인과 비교하여, MMSE 24점 이상의 노인은 균형 활동 동안 이중과제 수행에 어려움을 보이지 않았다.[43]

또한 치료사는 다양한 과제를 환자에게 제시함으로서 직접적으로 집중력을 검진해야 한다. 보행을 하면서 동시에 말을 하는 과제를 통해 집중력을 측정한 방법이 있다.[71,72] 만일, 치료사와 함께 걸으면서 이야기를 할 때, 말을 하기 위해 걸음을 멈추면 양성으로 기록하고, 걸으면서 말을 하면 음성이라 기록한다. 걸으면서 말을 하지 못하는 노인인 경우, 이 사실 만으로도 83% 낙상을 예측할 수 있다. 말할 때 멈추지 않는 사람인 경우, 76%는 6개월 동안 낙상하지 않았다.[71]

뇌신경 통합성. 시각과 안뜰기능이 균형유지에 중요한 기여를 하기 때문에 뇌신경 통합성에 대한 검진은 낙상위험이 높고 균형이 저하된 사람을 위한 검진에서 중요한 부분이다.[66] 만일 환자가 겹보임이나 흐릿한 시각 또는 어두운 불빛에서 균형문제를 호소하면, 시력, 시야, 빛반사(직접과 동조), 조절(accommodation), 눈모음, 응시 같은 간단한 시각선별검진을 실시해야 한다. 문제가 있으면 적절한 조치를 취할 수 있지만, 만일 시각이 균형에 영향을 미치면 보상방법을 교육해야 한다. 응시 눈움직임에 대한 검진을 통해 부드러운 추적이 있는지 마지막 범위에서 눈떨림이 발생하는지를 살펴야 한다. 만일 눈떨림이 중심에서 약 30° 범위 내에서 방향이 바뀐다면, 만일 다른 문제가 없다면 이는 중추 안뜰문제를 의미한다.[63]

만일 환자가 청력상실 또는 귀울림을 호소하면, 청각선별검진을 수행해야 한다. 왜냐하면 안뜰감각과 청각은 뇌신경 Ⅷ을 공유하기 때문에 청각에 영향을 주는 병변은 안뜰에도 영향을 줄 수 있다.

만일 환자가 어지러움이나 떨림보기를 호소하거나 만일 시각검진 동안 눈떨림이 있다면, 안뜰검진을 실시해야 한다. 안뜰검진의 목적은 안뜰계 중 말초인지 중추인지를 파악하고 병변이 왼쪽에 있는지 오른쪽에 있는지를 알아보기 위함이다. 또한 증상유발검진 동안 증상의 심각성은 기초자료로서 기록되어야 하고 중재이후 어떻게 변했는가를 비교하는데 이용될 수 있다. 안뜰검진은 기능적 활동을 이용하는 것과 비슷한 움직임을 통해 환자의 증상이 유발되는지를 알아보는 것이다. 이러한 검진은 불편한 감각을 유발하기 때문에, 환자들은 검진을 반복적으로 받는 것을 싫어한다. 이 때문에 신뢰성에 대한 자료가 거의 없고 전문가와 비전문가의 검진 사이의 차이에 대한 자료도 거의 없다. 치료사는 환자의 증상이 발생되는 기능적인 상태와 시간에 대한 병력에 기초하여 이용 가능한 특수검진장비와 방법을 선택해야 한다. 정확한 물리치료적 진단을 위해서 특수장비가 구비된 기관으로 의뢰하는 것도 필요하다.

안뜰검진은 빛이 있는 방에서 어떤 자발적인 눈떨림과 눈 배열에 대한 관찰에서부터 시작된다.[63] 고정된 물체를 볼 때, 눈이 한쪽으로 치우치고 눈떨림이 있는 것은 대부분 말초안뜰계의 급성병변이 있는 경우에 발생한다. 눈이 치우치는 것(skewed deviation)은 한쪽 눈이 다른 쪽 눈보다 높은 위치에 있는 것을 말한다(그림 21-11). 비록 긴

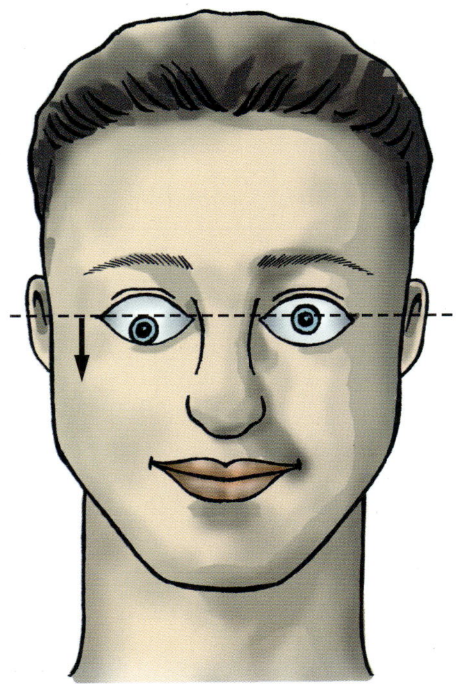

그림 21-11 왼쪽으로 치우친 눈의 위치

장성 안뜰입력(tonic vestibular input)이 상실되어 아래쪽에 있는 눈에 문제가 있지만, 위로 치우친 눈에 따라 이름이 붙여진다.[63]

머리돌리기검진(head thrust test)은 환자가 눈을 고정된 물체(예: 치료사의 코)에 응시하게 한 후 치료사는 환자의 머리를 수동적으로 느리게, 빠르게 돌리는 것이다.[27] 느린 움직임은 환자가 정상범위 내에서 부드럽게 눈을 움직일 수 있는지 확인하기 위해 수행되는 것이고, 빠른 움직임이 실제검진이다. 안뜰기능이 정상이라면, 속도에 관계없이 환자는 고정된 물체를 응시할 수 있다(그림 21-12,A). 한쪽에서 고정된 물체를 응시하지 못하고, 획보기 안구운동이 발생하면, 한쪽 병변이 있음을 시사한다(그림 21-12,B와 C). 반면에, 획보기 안구운동 움직임이 양쪽에서 발생하면 양쪽 병변이 있는 것이다. 이 검진의 특이성은 95%로 높은 편이지만, 안뜰기능저하가 있는 사람에서 이 검진의 민감성은 35%로 낮은데, 이는 머리 움직임 속도가 일정하지 않기 때문일 것이다.[72] 환자의 머리를 앞으로 30° 구부리고 환자가 예측하지 못하도록 방향과 시간을 무작위로 하면서 빠르게 돌리는 것이 검진의 특이성을 높이는데 도움이 될 것이다.[73]

프렌첼(frenzel)안경은 대상자가 눈을 고정하지 못하도록 하면서 치료사가 20배 또는 30배 확대된 렌즈를 통해 환자의 눈을 관찰할 수 있도록 만든 것이다. 이러한 안경

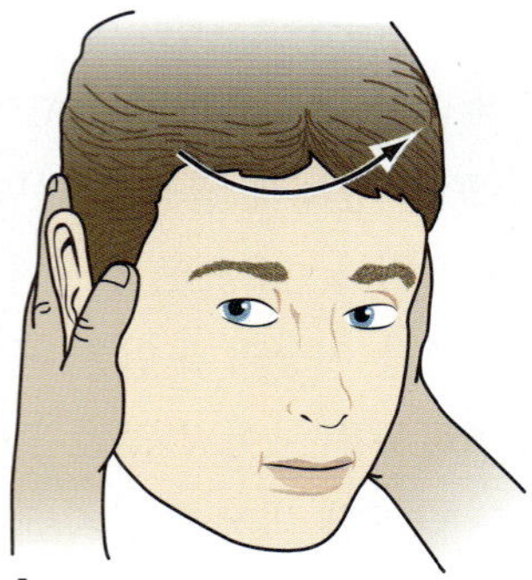

A

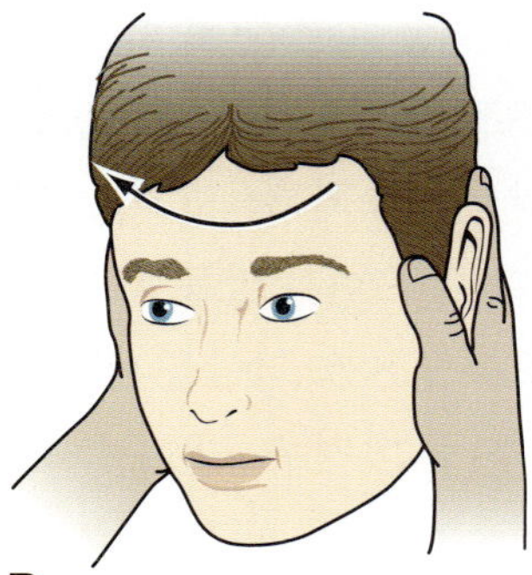

B

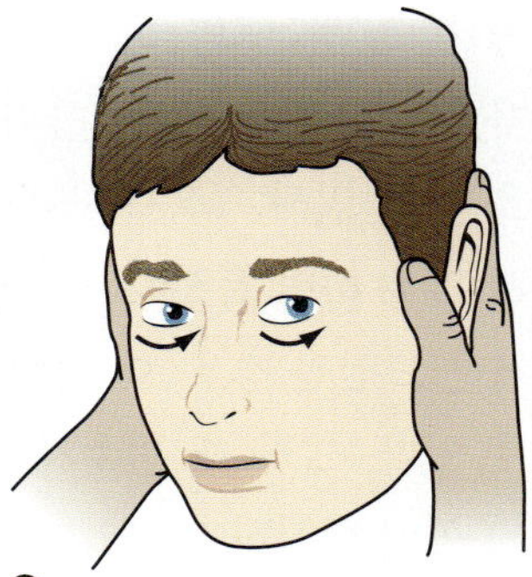

C

그림 21-12 머리돌리기검진. 대상자에게 고정된 물체를 응시하게 한 후, 검진의 민감성을 높이기 위해 머리를 약간 굽힌 상태에서 시작한다. A, 왼쪽으로 빠르게 머리 돌리기를 시행했을 때 정상적인 반응. B, 오른쪽으로 빠른 머리 돌리기에 대한 비정상적 반응. 머리움직임에 의해 목표물을 쳐다보지 못한다. C, 목표물을 다시 응시하기 위해 약간의 획보기 안구운동를 보임.

또는 어두운 방에서 환자의 시선고정을 억제한 후 적외선을 통해 환자의 눈을 관찰하는 방법은 눈떨림을 관찰

표 21-5 다양한 상태에서 안뜰병변과 관련된 눈떨림

	안뜰병변			
상태	말초	중추	한쪽	양쪽
자발적	급성에서만; 고정된 응시 없이 대개 정상쪽으로 빠르고 수평으로 발생	발병 2주 이상 밝은 환경에서 남아있음 순수 수직방향일 수 있고, 진자움직임일 수 있음	급성: 정상쪽으로 빠르게	없음
머리흔들기 검진	수평: 정상쪽으로 빠르게	수직, 진자움직임일 수 있음	수평: 정상쪽으로 빠르게	없음
Hallpike-Dix방법	침범 받은 관에 따라 위 또는 아래 떨림과 뒤틀림 또는 수평으로	짧은 시간 여러 번 검진이 반복되어도 지속됨, 수직방향, 잠복기가 없고 30~60초 지속	단지 한쪽방향에서만 발생	양쪽 방향에서 발생
회전의자 검진	정상보다 기간이 길다	다양한 형태, 진자움직임, 비율동적인 움직임		

하기 위해 사용될 수 있다.[74] 빠른 머리 움직임이나 가장자리 범위에서 2~3회 발생하는 눈떨림은 정상으로 간주되지만, 이를 제외한 눈떨림은 비정상으로 간주된다. 눈떨림은 머리흔들기(head-shaking)검진, Hallpike-Dix 방법, 또는 회전의자검진을 통해 평가될 수 있다. 눈떨림의 방향은 빠른 회보기 안구운동이 발생하는 방향이다. 표 21-5는 이러한 검진에 따른 눈떨림 방향에 대한 해석을 요약한 것이다.

머리흔들기검진인 경우, 환자는 눈을 감고, 프렌첼안경을 착용하고, 머리를 30° 앞쪽으로 굽힌 상태에서(수평 반고리뼈관을 바닥과 수평으로 배치하기 위해) 앉는다. 치료사는 40초 동안 환자 머리를 수동적으로 좌우로 돌린다. 이후 환자에게 눈을 뜨라고 지시한다. 한쪽 말초안뜰 문제가 있는 사람은 정상쪽을 향해 눈떨림이 발생할 것이다.[27]

Hallpike-Dix 방법은 두 가지 방법으로 수행될 수 있다.[27] 첫째, 환자는 무릎을 펴고 침상에 앉는다. 치료사는 환자의 머리를 수평으로 45° 으로 돌리고, 돌린 상태를 유지하면서 빠르게 환자를 바로 누운 자세로 만든다. 이때 머리는 침상바깥으로 나와 폄 30° 위치가 되게 만든다(그림 21-13,A). 두 번째 방법인 경우, 환자는 침상에 무릎을 걸쳐 앉는다. 치료사는 환자가 눕는 반대방향으로 머리를 45° 돌린 후, 돌린 상태를 유지하면서 빠르게 환자를 머리 돌린 반대방향으로 눕힌다(그림 21-12,B). Hallpike

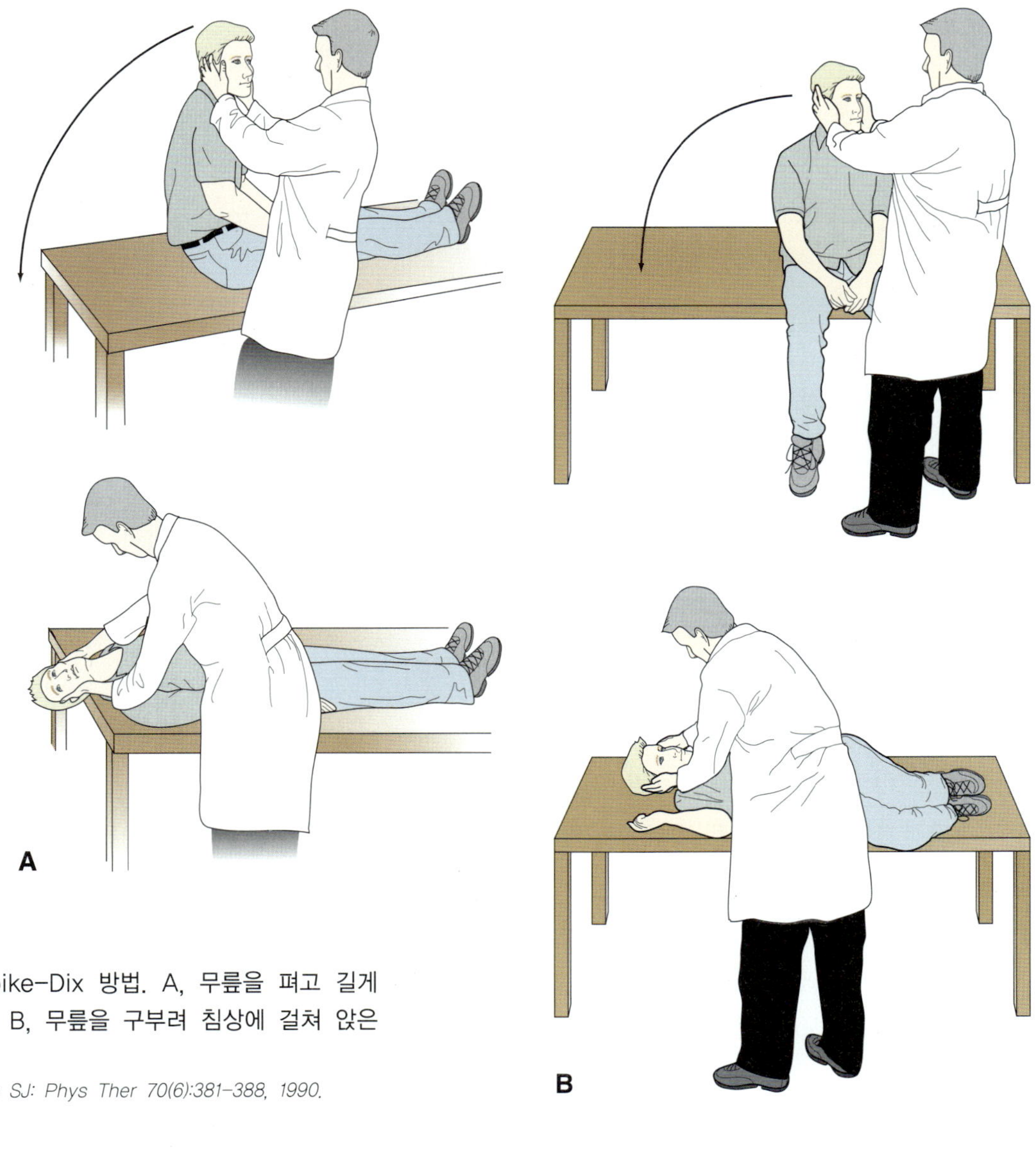

그림 21-13 Hallpike-Dix 방법. A, 무릎을 펴고 길게 앉은 자세에서 시작. B, 무릎을 구부려 침상에 걸쳐 앉은 자세에서 시작

Adapted from Herdman SJ: Phys Ther 70(6):381-388, 1990.

-Dix 방법에서 바닥에 가까이 있는 귀가 검진을 받는 쪽이다. 만일 뒤반고리뼈관이 손상되었다면(발생율=63~87%), 위떨림(up-beating)과 뒤틀림(torsion)이 발생하는 눈떨림이 있을 것이다. 아래떨림(down-beating)과 뒤틀림이 있으면 앞반고리관뼈가 손상된 것이고(발생율=12~36%), 수평으로 떨림이 있으면 수평반고리뼈관이 손상된 것 일 수 있다(발생률=1%). 이론적으로, 만일 위치변화 후 눈떨림이 수초 지속하다가 60초 이내에 없어지면 원인은 반고리뼈돌증(칼슘결정체가 반고리뼈관에 떠다니는 것)이다. 만일 자세가 유지되는 동안 계속 지속되면, 반고리관돌증(파편이 중력에 의해 마루에 유착된 것)이 더욱 의심스러운 상태이다.[27]

회전의자검진은 머리를 30° 앞으로 구부리고 회전하는 의자에 대상자를 앉게 한 후 20초 동안 10회 돌리는 것이다. 이때 눈떨림의 시간을 관찰한다. 의자를 돌리는 방향은 시계방향과 반시계방향이다. 대상자가 눈을 쉽게 고정할 수 있는 밝은 환경에서, 의자 회전 후 수 회이상 떨림이 지속되면 비정상이다. 최근에는 어두운 환경에서 컴퓨터와 연결되어 기계적으로 의자를 회전시키는 장비가 개발되어 이용되고 있다. 중요한 변수인 눈떨림의 시기(느리고 빠른)를 특수화된 장비를 통해 관찰할 수 있다.[74]

다른 안뜰검진에는 임상적 동적시력(dynamic visual acuity, DVA)검진과 Fukuda 걸음검진이 있다. 정적 시력검진은 머리가 고정된 채 시력표에 있는 숫자를 환자가 읽는 것이다. 동적시력검진은 대상자가 시각표를 보고 있는 동안 1초 이내에 치료사가 수동적으로 대상의 머리를 좌우로 돌리는 것이다. 만일 정적시력검진과 비교하여, 대상자의 시력이 시각표에 있는 숫자 줄 중 한 줄 이내에서 차이가 있으면 정상이지만, 3줄 이상 차이가 있으면 안뜰기능저하를 의미할 수 있다. 안뜰기능저하를 발견하는데 동적시력검진의 컴퓨터화된 버전은 민감성이 94.5%이고 특이성이 95.2%이다.[72]

Fukuda 걸음검진인 경우,[63] 대상자에게 먼저 눈을 뜬 상태에서 팔을 어깨 높이로 올리면서 제자리걸음 50회를 하게 한다. 이후 눈을 감고 50회 제자리걸음을 하게 한다. 처음 시작 자세에서 앞으로 50㎝, 30° 회전까지는 정상으로 간주한다. 안뜰척수로에 영향을 주는 한쪽 안뜰결핍이 있는 환자는 눈을 가릴 때 30° 이상 회전한다. 양쪽 안뜰결함이 있는 환자는 이 검진 동안 넘어지거나[72] 보조를 요구할 수 있다. 그러나 Fukuda 걸음검진은 거짓양성과 거짓음성률이 높기 때문에 이용하는데 제한이 있다.[63]

말초신경 통합성. 만일 병력이나 계통관찰을 통해서 운동 또는 감각상실이 있다고 여겨지면, 특히 다리에서, 말초신경 통합성이 검진되어야 한다(18장 참조).

운동기능조절과 학습. 근육뼈대계 요소에 대한 검진과 측정 동안 근육수행과 근력약화에 대한 검진뿐만 아니라, 치료사는 중추신경계 기능과 관련된 운동조절, 근육긴장도, 협응에 대한 검진을 실시해야 한다. 선별적 근육활성능력을 관찰해야 하며 뇌졸중 공동움직임(synergic movement)에 의존하는 경우 자세조절을 위한 전략이 제한을 받는다. 특히 예상되지 않은 환경적 장애물이 있는 경우 그러하다. 뇌졸중 운동회복에 대한 측정(예: Fugl-Meyer assessment)을 사용하여 뇌졸중 환자의 공동작용 의존성을 측정해야 한다.[75,76] Fugl-Meyer 측정에는 타당도와 신뢰성이 검증된 균형요소가 포함되어 있다.[77,78]

소뇌선별검진은 균형상실 또는 낙상에 대한 검진에서 중요한 요소이다. 똑바로 선 자세를 요하는 움직임을 포함한 모든 협응된 움직임은 소뇌에서 처리된다. 똑바로 선 자세를 요하지 않는 비평형(nonequilibrium)검진에는 거리측정이상(dysmetria)을 검진하기 위한 손가락코(finger-to-nose) 또는 발뒤꿈치정강이(heel-to-shin) 움직임, 또는 되풀이운동장애(dysdiadochokinesia)를 검진하기 위한 엎침뒤침 또는 발가락두드리기(toe-tapping) 움직임이 있다.

평형검진은 대상자가 똑바로 선 자세를 유지하면서 감각입력을 이용해 협응된 움직임을 만들어 내는 능력을 요구한다. 이런 개념에서 평형은 균형과 같은 용어로 생각할 수 있다. 불평형(dysequilibrium)은 이러한 검진을 잘 수행하지 못하거나 환자가 균형이 무너진다는 느낌을 호소할 때 사용하는 용어이다. 평형에 대한 흔한 검진에는 롬버그(Romberg), 일렬 롬버그(sharpened Romberg), 한발서기, 일렬걷기(tandem walking)가 있다. 처음 세 개는 정적 상태에서 시행되는 검진이다.[4] 롬버그검진은 감각적 균형의 임상검진(clinical test of sensory balance, CTSIB)의 첫 두 상황(눈을 뜬 상태와 감은 상태에서 두 발을 모으고 30초간 서기)과 기본적으로 동일하다. 롬버그검진에서 양성은 눈을 감은 상태에서 환자가 자세교정을 위한 시도 없이 넘어지는 것이다. 일렬 롬버그검진은 롬버그검진과 동일하지만 발을 일렬로 놓고 시도하는 것이다. 똑바로 선 자세를 유지하기 위해 발을 넓게 벌려 서는 사람인 경우는 이 검진을 수행하기 힘들 것이다. 특히 약한쪽 다리는 강한쪽 다리 뒤에 위치하기 어렵다. 한발서기검진은 최대30초 동안 얼마나 오래 한발로 서 있는가를 측정하는 것이다. 작은 지지면 내에 조절을 유지하는 능력이 떨어지는 사람은 이 검진에서 어려움을 보인다.[55] 비슷하게 실조(ataxia) 또는 보행시 넓은 지지면이 필요한 사람은 일렬보행검진에서 어려움을 보일 것이다. 입원 중인 노인 환자에서 낙상위험은 일렬보행검진의 결과와 상관이 있다.[36]

좁은 지지면에서 안정적으로 서는 것은 균형검진이고 중재기술의 약함과 손상협동연구(frailty and injuries cooperative studied of intervention techniques, FICIT)를 위해 표준화된 방법이다.[79] FICIT-3은 눈을 뜬 상태에서 정적 서기의 시간(10초까지)을 측정하는 3가지 상황은 (1) 발을 모은 상태로 서기, (2) 한발을 앞으로 뻗은 상태로 서기(stride stance), (3) 일렬 서기(tandem stance)의 세 가지이다. FICIT-4는 균형능력이 좋은 사람에서 천장효과를 줄이기 위해 한발서기를 추가하여 4가지 상태에서 검진하는 것이다(그림 21-14).[23] 검진에서 사용되는 조건은 어려운 순서로 되어있다. 따라서 한 상태에서 10초까지 수행하지 못하는 사람은 다음 단계를 수행하지 못할 것이다.

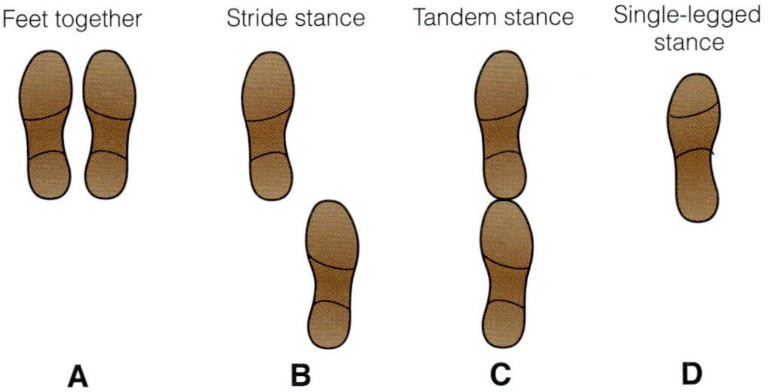

그림 21-14 A에서 C는 FICIT-3에서 사용되는 서기 자세. A에서 D는 FICIT-4에서 사용되는 서기 자세

Redrawn from Hasson S: Clinical Exercise Physiology, St. Louis, Mosby, 1994.

2,559명의 노인을 대상으로 FICIT를 적용한 결과에 따라, FICIT-3을 분류하면:

0= 대상자가 첫 번째 상태에서 실패하거나 거부한다(다음 단계는 시도가 안 됨).

0.5= 첫 번째 상황은 수행하지만(발 모으고 서기), 10초미만이다.

1.0= 10초 동안 첫 번째 상황을 수행하지만 두 번째 상황에서는 실패하거나 거부한다.

1.5= 10초 동안 첫 번째 상황을 수행하고 두 번째 상황을 수행하지만 10초 미만이다.

2.0= 10초 동안 첫 번째와 두 번째 상황을 수행하지만, 세 번째 상황에서는 실패하거나 거부한다.

3.0= 10초 동안 첫 번째와 두 번째 상황을 수행하지만, 세 번째 상황은 10초미만이다.

4.0= 10초 동안 첫 번째, 두 번째, 세 번째 상황을 수행한다.

FICIT-4인 경우에서 4.0인 경우는 세 번째까지는 수행하지만, 네 번째 상황에서 실패하거나 거부하는 것이다. 5.0은 모든 상황마다 10초 동안 유지하며 서는 경우이다.

예를 들어, 발을 모으고 10초 동안 설 수 있지만, 한 발을 앞으로 하고 10초 동안 서지 못하는 경우는 1.5점이다.[23] 이 검진의 평균 신뢰도는 0.66이다. 이 검진은 다른 균형검진과 보행측정치와 상관이 있었지만 낙상예측에 대한 타당도는 검정이 되지 않았다.

신경운동발달과 감각통합. 균형조절을 위한 시각, 안뜰감각, 몸감각계의 중추통합성을 위해서는 장비의 특성 때문에 "발포스펀지(foam)와 둥근 가리개(dome)" 검진

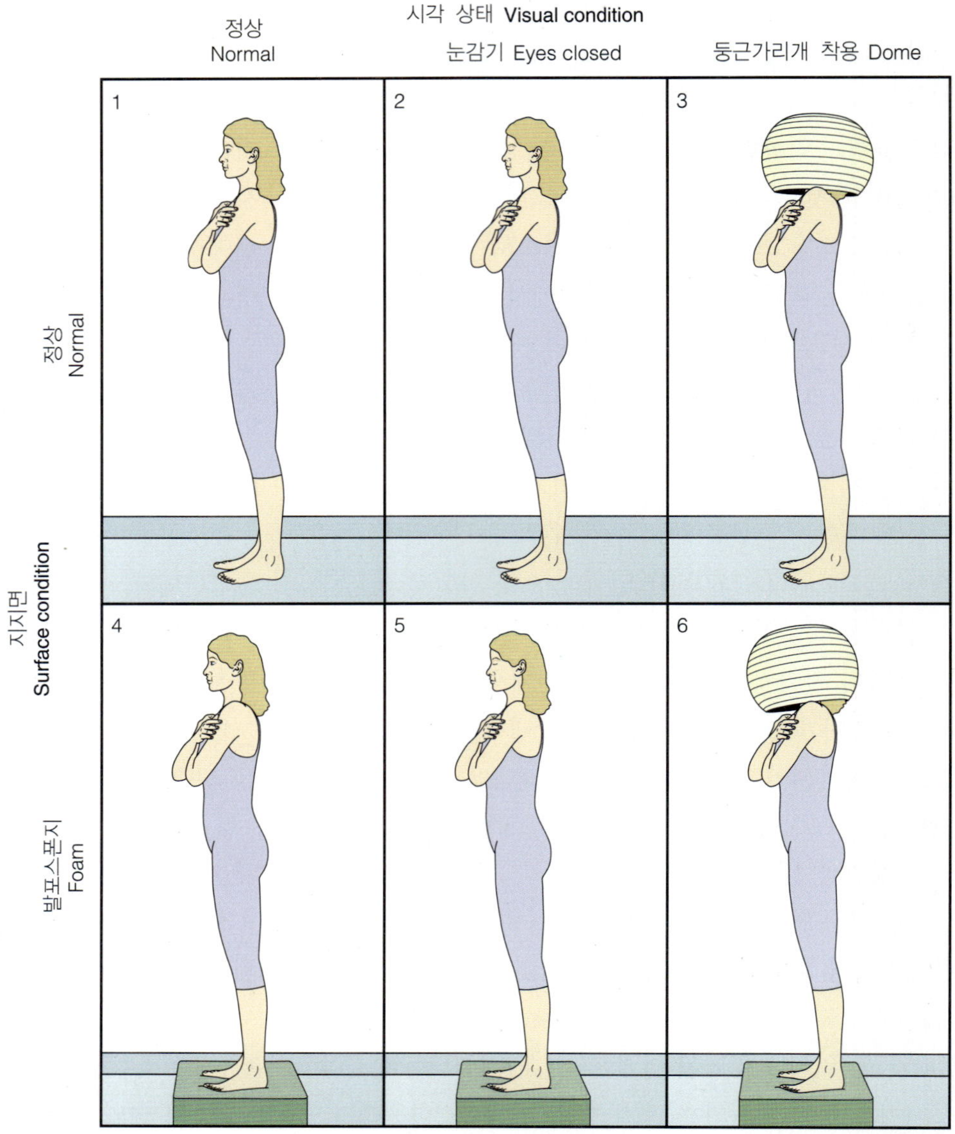

그림 21-15 CTSIB의 상황. 환자는 팔짱을 끼고 발을 모은 상태에서 30초 동안 선다. 6개의 상황마다 3회 반복 실시한다. 1, 정상 시각, 고정된 지지면. 2, 시각 차단, 고정된 지지면. 3, 둥근 가리개 착용(흔들림의 기준이 되는 시각), 고정된 지지면. 4, 정상 시각, 물렁한 지지면(발포스펀지 사용). 5, 시각 차단, 물렁한 지지면. 6, 물렁한 지지면, 둥근 가리개.

Redrawn from Hasson S: Clinical Exercise Physiology, St. Louis, 1994, Mosby.

으로 알려진 균형감각 통합임상검진(clinical test of sensory integration in balance, CTSIB)을 해야 한다(그림 21-15).[8] 발포스펀지는 환자에게 물렁한 지지면을 제공하기 위해 발포스펀지를 잘라 만든 것이다. 둥근 가리개는 우리나라의 호롱등 모양으로 만든 것으로 환자 머리를 덮는 것이다. 둥근 가리개는 환자의 머리와 신체가 움직일 때 환경이 움직이는 것으로 느끼게 만들어져 수평과 수직적인 실마리를 제거하는 기능을 한다. 둥근 가리개를 쓴 상태에서, 환경이 신체 흔들림과 같은 비율로 움직이기 때문에 환자는 신체 움직임에 대한 거짓정보를 제공받는다. 통합성이 있는 뇌는 거짓시각정보와 안뜰정보를 비교하고 실제 신체 흔들림 정도를 결정할 수 있다. 시각혼란과 더불어 환자가 물렁한 지지면에 서 있으면 신체 흔들림을 평가하는 몸감각도 간섭을 받는다. 안뜰계는 머리 움직임과 감각 착란 사이 조화를 만들어야 한다.

각 상태마다 자세 흔들림은 양적으로 측정된다. 검진을 통과하기 위해서는 각 상태에서 환자는 30초간 유지해야 한다. 팔 또는 발을 움직이거나, 눈을 감은 상태인 경우 눈을 뜨거나, 거의 넘어질 정도로 흔들림이 있는 경우 실험을 중지하고 시간을 측정한다. 수정된 CTSIB는 둥근 가리개가 필요한 상황인 3과 6을 제외하는 것이다.[63] CTSIB는 신뢰할만한 검진이다. 뇌졸중 환자에 대한 측정자간 일

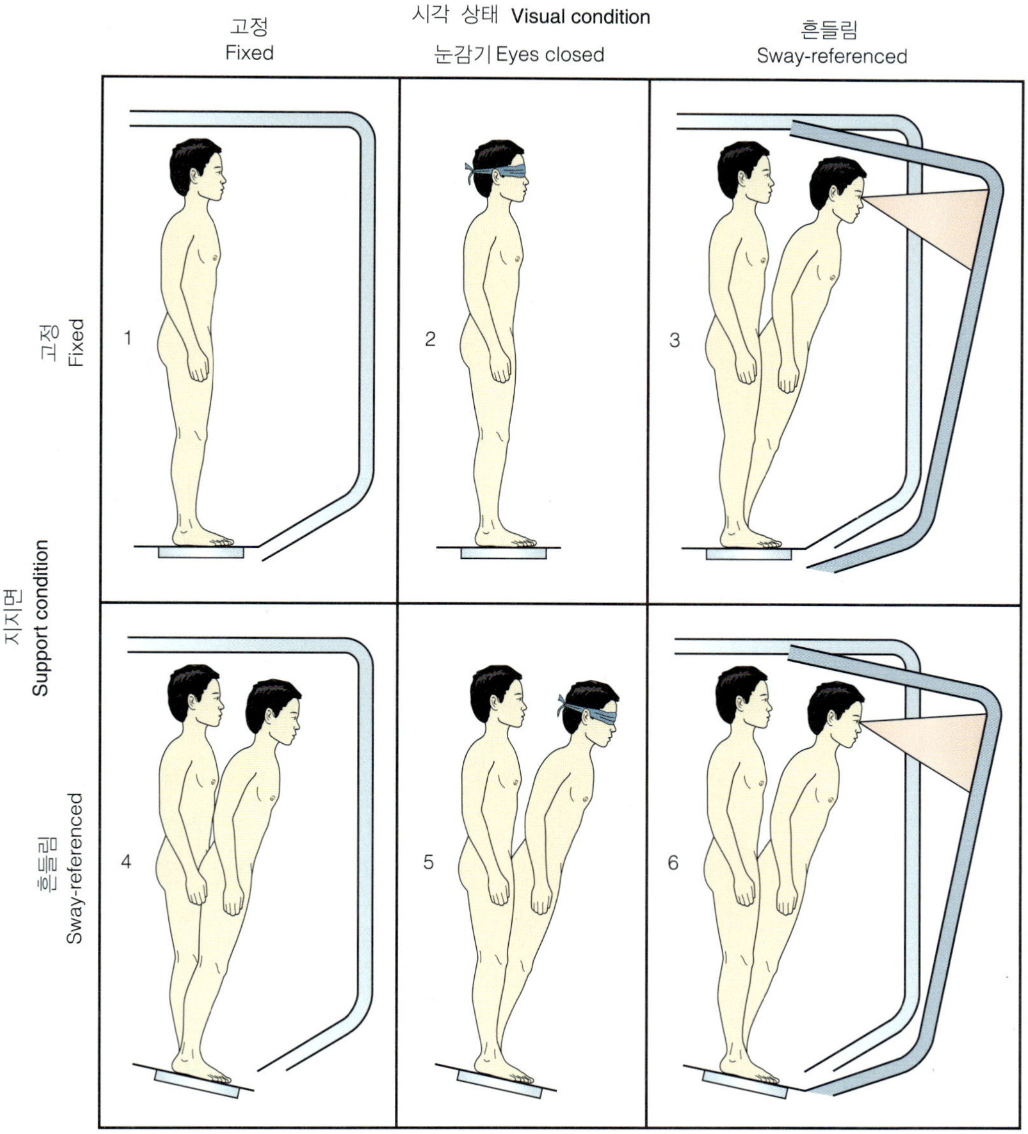

그림 21-16 SOT의 지지면과 시각 상태

치는 68~100%이고,[28] 안뜰질환이 있는 청년과 노인을 대상으로 한 측정자간과 측정자내 신뢰도는 99%이다.[6]

EquiTest로 알려진 SOT(sensory organization test)는 힘판과 동적 체위기록법을 이용하여 컴퓨터로 정보를 수집하는 CTSIB의 한 형태이다(그림 21-16). 안뜰질환이 있는 사람의 경우 CTSIB와 SOT의 점수는 상관성이 높게 나타났고,[80] 타당성이 높은 것으로 보고 되었는데, 47명의 지역거주 노인을 대상으로 한 연구에서, 6개월 이전에 2회 이상 낙상을 한 경험이 있는 사람은 낙상하지 않은 사람에 비해 SOT의 4~6 상태에서 서는 시간이 유의하게 짧았다.[29]

심혈관계. 만일 계통적 검진에서 활력징후가 결핍이 있다면 심혈관계검진을 실시해야 한다. 몽롱함과 균형상실의 원인이 되는 기립성 저혈압은 한 자세에서만 측정된다면 발견되지 않을 수 있다. 따라서 혈압과 심장박동수는 누운 상태에서 일어서기 전과 후에 측정되어야 한다. 혈압이 20mmHg 이상 떨어지거나 10회/1분 이상 심장박동수가 증가하면 기립성 저혈압이 존재함을 의미한다(22장 참조).

또한 현기증을 호소하는 사람은 척추동맥압박검진을 받아야 한다. 이 검진을 위해 환자는 머리를 펴고 바로 눕는다. 치료사는 머리를 한쪽으로 돌리고 이후 반대쪽으로

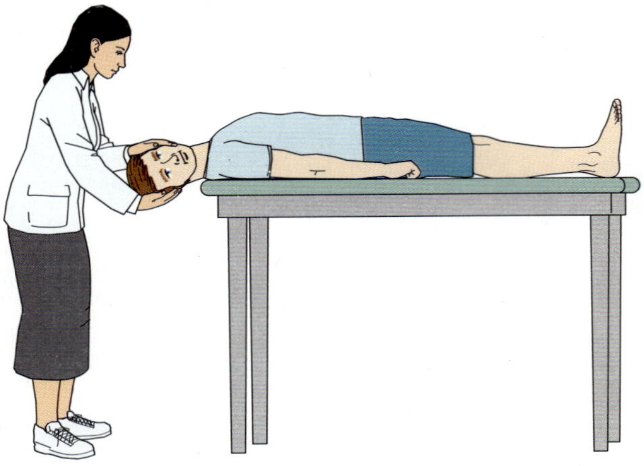

A

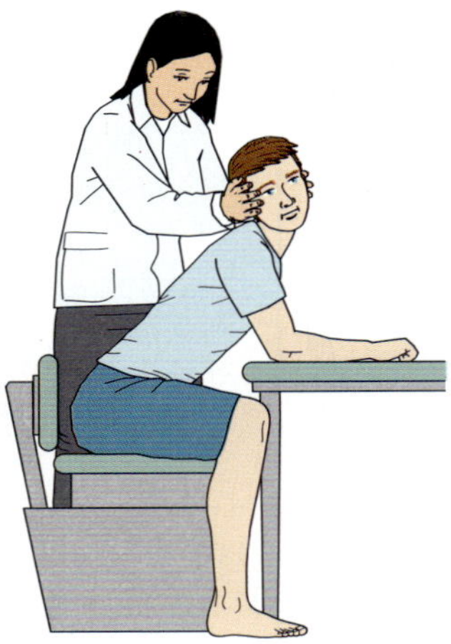

B

그림 21-17 A, 누운 자세에서 척추동맥압박검진. B, 앉은 자세에서 척추동맥압박검진

돌린다(그림 21-17,A). 증상이 재현되면 머리가 돌아가는 쪽에 척추동맥압박이 있는 것이다. BPPV와 척추동맥압박은 구별을 위해 목을 돌리기 전에 엉덩이를 굽혀 몸통을 앞으로 기대게 한 앉은 자세에서 다시 반복한다(그림 21-17,B). 만일 이 자세에서도 증상이 있으면 BPPV보다는 척추동맥압박에 의해 유발된 것으로 생각할 수 있다. 왜냐하면 이 자세에서 머리를 돌리는 것은 반고리뼈관에 영향을 주지 않기 때문이다.[81]

피부계. 피부통합성을 위해서는 발바닥을 관찰해야 하는데 통증영역이 있으면 환자의 지지면과 균형의 감소에 영향을 주기 때문이다.

기능

이동움직임과 균형. 낙상이 정적 상황보다는 동적인 상황에서 주로 발생하기 때문에, 낙상위험이 있는 환자인 경우 기능적인 검진이 중요하다. 균형의 기본적인 기능적 과제를 알아보기 위해서는 정적 균형, 선행적 자세조절(anticipatory postural control; 균형조절을 위해 환자 스스로 시작하는 움직임), 반응적 자세조절(균형조절을 위해 예상치 못한 자극에 대한 환자의 반응) 등의 많은 검진들이 필요할 수 있다.[10,82]

Tinetti의 수행지향 운동성 측정(performance-oriented mobility assessment, POMA)은[83] 특별히 노인을 위해 개발된 균형도구로 제한적으로 수많은 집단을 대상으로 이용되어 왔다.[84,85] 보행 관련 세부항목 7개와 균형관련 세부항목 9개로 구성된 도구이다. 항목에 따라 0, 1, 2 또는 0, 1로 점수를 매긴다. 평가되는 균형 활동에는 앉기, 눈뜨거나 감고 서기, 밀기검진, 일렬서기, 한발서기, 구부리기, 360° 돌기가 있다. 균형과 보행의 최고 점수는 28점이다. 19점 이하는 낙상위험이 높은 사람이다(19~24점은 중간 정도 위험을 의미한다).[83] 측정자간(85%일치) 및 측정자내 신뢰도가[86] 높고, 노인인 경우 POMA의 점수와 낙상위험 사이 상관이 높다.[87~89] 두 가지 형태의 POMA수정판이 있는데, 지역사회 노인을 위한 것(POMA-IA, 최고 40점까지 가능)과 허약하고 손상위험이 있는 노인을 위한 것(POMA II, 최고 54점까지 가능)이 있다.[12,90]

동적보행지수(dynamic gait index, DGI)는[10] 다양한 동적 상황 하에 보행을 평가하기 위해 개발된 것이다. 일상생활 동안 수행되는 8가지 보행 (1) 평탄한 바닥 걷기, (2) 보행속도를 변경하는 능력, (3과 4) 머리를 수직과 수평으로 움직임이면서 걷기, (5) 빠른 방향전환 동안 균형능력, (6과 7) 장애물 주변과 위로 통과하는 능력, (8) 계단 수행력으로 구성되어 있다. 각 항목은 0~3점으로 되어 있고 점수가 낮으면 기능이 떨어지는 것이다. 19점 이하는 이전 낙상경험 회수와 상관이 있다.[22,54] 측정자간 신뢰도(0.96)와 검진-재검진 신뢰도(0.98)는 높다.[22] 54명의 지역거주 노인을 대상으로 임계점을 19점으로 설정한 경우, 6개월 이전에 1회 이상 낙상을 한 사람을 확인하는

데 이 검진은 66.7%의 민감성과 61.5%의 특이성을 보였다.[60] 다른 연구에서 임계점을 동일하게 19점으로 설정한 경우, 6개월 이전에 2회 이상 낙상을 한 사람을 확인하는데 이 검진은 59%의 민감성과 64%의 특이성을 보였다.[54]

노인의 낙상위험을 평가하기 위해 DGI는 개발되었지만, 안뜰문제가 있는 사람에게도 사용되고 있다. 안뜰기능이상이 있는 사람을 대상으로 한 연구에서, DGI 점수 19점 이하인 사람은 10점 초과인 사람에 비해 지난 6개월 동안 낙상 경험이 $2\frac{1}{2}$배 높게 나타났다.[91] 저자들은 DGI가 연령에 관계없이 낙상과 안뜰기능이상을 확인할 수 있다고 결론을 내렸다. 그러나 안뜰질환이 있는 사람을 대상으로 하는 경우 중간 정도의 측정자간 신뢰도(전체 kappa=0.64)를 보인다.[92]

여러 기능을 혼합한 형태인 일어나서 걷기 시간(Timed Up and Go, TUG) 검진은[93~94] 일상생활 동안 환자들이 많이 하는 동작이다. 대상자는 표준 의자에서 일어나 바닥에 표시된 지점까지 편안하게 3m를 걷고 돌아서 시작지점으로 돌아와 의자에 앉는다. 측정자는 이 과제를 수행하는데 걸리는 시간을 초로 기록한다. 이 검진을 개발한 연구자는 입원 중인 환자 60명을 대상으로 한 측정자간 및 측정자내 신뢰도가 0.99라고 하였다.[94] 임계점을 20초로 설정한 경우, 6개월 이전에 2회 이상 낙상을 경험한 사람과 낙상 경험이 없는 사람을 구별하는데 이 검진의 특이성과 민감성은 87%이었다.[95] 비록 신경학적 상해가 없는 사람은 10초 이내에 이 검진을 수행할 수 있지만, 상해가 있는 사람의 경우는 검진을 수행하는데 걸리는 시간이 다양하다. 이 검진을 수행하는데 20초가 걸리는 사람은 독립적인 일상생활을 유지할 수 있지만, 30초 이상이 걸리는 사람은 일상생활에서 약간의 보조가 필요하다. 이 검진에서 20초 이상의 시간이 소요되는 사람은 낙상위험이 높은 것으로 여겨진다.[94] TUG 동안 부가적으로 인지(예: 100−3=, 97−3=) 또는 손동작(물 컵 나르기)을 요하는 경우 대상자들은 시간이 더욱 소요되지만 낙상위험을 정확하게 확인할 수 없다.[96] TUG가 개발된 이후, 다양한 진단을 가진 사람을 대상으로 운동성 기능을 검진하고 기록하기 위해 사용되고 있다.[86,96~99]

버그균형척도(Berg balance scale, BBS)는 노인을 위해 개발되었으며, 0~4점 척도로 다양한 앉기와 서기 활동을 검진하는 14개 항목으로 구성되어 있다.[100] 각 항목별 기준에 따라 활동을 수행할 수 있으면 4점, 수행할 수 없으면 0점을 부여한다. 최대 56점 중 45점 이하는 균형저하와 낙상위험 증가를 의미한다. 측정자간 신뢰도는 0.99이고, 측정자내 신뢰도는 0.98이다.[101] BBS는 치료사가 시행하는 거시적 균형등급과 높은 상관이 있고(r=0.81), 힘의 변화를 측정하는 균형판을 이용한 자세 흔들림과 중간 정도의 상관성이 있기 때문에 타당성이 있다.[101]

검진 6개월 후에 낙상 예측을 하는 도구로 이용될 때, BBS가 45점 이하인 사람의 민감도는 53%이고 특이성은 92%이었다.[102] 거주관리시설에 있는 대상자들은 4~6주 물리치료 후 BBS 점수가 평균 5~6점 향상되었고, 1달 정도 향상된 점수가 유지되었다.[104] 뇌졸중 환자인 경우 4주간 물리치료 후 평균 14점이 향상되었다.[49] 중추 균형기능이상을 가진 환자의 경우 안뜰 및 균형치료 후 BBS가 유의하게 향상되었다.[105]

BBS를 검진하는데 약 20분이 소요되며 Kornetti 등은 BBS에 대한 라쉬 분석(Rash analysis) 후 만일 기준이 되는 점수가 난이도를 위해 적절히 가중치를 부여하였다면, 모든 항목을 검진할 필요가 없다고 주장하였다.[103] 100명의 퇴역군인을 대상으로 한 연구에서, 만일 대상자가 일렬서기가 가능하고(4점으로), 동시에 다음의 3항목 중 2항목을 통과하면(의자에 교대로 발 놓기(3점으로), 한발 서기(2점으로), 선 자세에서 구부리기(2점으로)) 이들은 항상 45점 이상의 점수가 나오며, 다른 항목을 검진하지 않아도 낙상의 위험이 낮음을 알 수 있다.[103]

기능적 팔 뻗기검진(functional reach test)은 앞쪽방향으로 선행적 자세조절을 평가하는 도구로, 임상적으로 빠른 시간 내에 적용할 수 있다.[16] 줄자를 어깨 높이로 벽에 부착시킨 후, 벽에 기대거나 어떤 도움도 없이, 균형을 상실하거나 발을 떼지 않고 최대한 앞으로 팔을 뻗는다(그림 21-18). 대부분의 사람은 10인치(약 25.4cm) 이상 뻗을 수 있다. 6인치(약 15.3cm)미만으로 뻗는 사람은 기능적 활동에 제한이 있음을 의미한다. 21~87세의

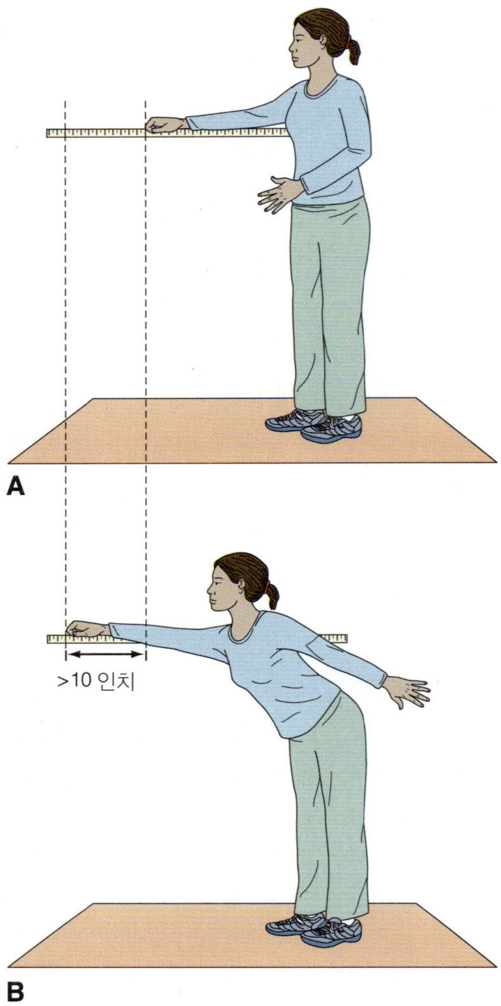

그림 21-18 기능적 팔 뻗기. A, 시작위치. B, 10인치(약 25.4cm) 이상 뻗는 것이 정상

성인 128명을 대상으로 한 연구에서, 검진-재검진 신뢰도는 0.81이고, 파킨슨병 환자인 경우 0.84이다.[106] 검진 동안 몸통을 비틀거나 신체 각이 형성되면 검진-재검진 신뢰도가 낮아진다. 따라서 가쪽 팔 뻗기(lateral reach)가 검진-재검진 신뢰도(>0.94)가 높기 때문에 더욱 추천되고 있다. 가쪽팔 뻗기의 시작자세는 양팔을 어깨높이로 벌리고 선 자세이다.[107]

신체수행력검진(physical performance test, PPT)은 수행하는데 15분이 소요되는 간단한 임상적 검진이다.[108] 7개 항목이 있는 경우는 문장쓰기, 먹기 흉내내기, 윗옷 입고 벗기, 책들기, 선 자세에서 360° 돌기, 바닥에 있는 펜 잡기, 50피트(약 15m) 걷기가 있다. 9개 항목이 있는 경우는 계단 수(4개까지)와 오르는데 걸리는 시간을 점수화 한다. 각 항목은 수행 정도와 수행시간에 따라 0~4점으로 점수를 부여한다. 점수가 높을수록 수행력이 높다. 측정자간 신뢰도는 높은 것으로 보고되지만, kappa 값으로 제시되지 않고 피어슨상관계수로 제시되었기 때문으로 보여진다.[87] 허약한 노인 84명을 대상으로 임계값을 14/28점으로 설정하였을 때, 낙상재발 예측을 위한 7개 항목 PPT의 민감성은 78%이었고 특이성은 71%이었다.[109] 노인병동에 입원한 노인을 대상으로 한 연구에서, 높은 점수를 받은 노인보다 낮은 점수를 받은 노인이 3배 정도 낙상이 많았다.[70]

3. 평가, 진단, 예후

균형이 떨어지는 사람에 대한 검진을 수행한 후, 치료사는 진단, 예후, 치료계획을 결정하기 위해 자료를 평가해야한다. 물리치료사 치료행위지침(guide to physical therapist practice)에 따르면,[21] 결국 낙상이나 균형상실 위험을 높이는 상태에는 고령, 시각, 청각, 또는 몸감각의 변화, 치매, 우울, 어지러움, 낙상에 대한 공포, 낙상이력, 약물, 근육뼈대계 질병, 신경근육계 질병, 장기간 비활동, 안뜰계 질환이 포함된다. 그러나 어떤 상태가 움직임 기능이상에 더 영향을 주는지에 대해 평가하기는 힘들다. 치료사는 부가적인 검진을 통해 특정 문제가 상해, 기능적 제한, 또는 장애와 같이 어느 수준에서 문제를 유발하는지 결정해야 한다. 균형저하와 낙상위험이 증가된 사람의 예후는 상태의 심각성, 복용하는 약물의 수, 전반적인 건강상태, 인지상태를 포함한 다양한 요인에 의해 달라진다. 만일 병이 경감되거나 해결된다면, 환자는 정상적인 기능수준으로 되돌아 올 수 있을 것이다. 그러나 대부분의 경우 치료적 운동, 균형훈련, 생활양식수정으로 균형 증진 또는 낙상위험 감소가 가능하지만, 낙상을 완전히 예방할 수 없다.

낙상위험 증가 또는 균형저하가 있는 사람을 위한 치료계획을 확립하는데 있어, 기본적인 목적은 상해를 줄이고 기능을 극대화하는 것이다. 물리치료사 치료행위지침

에 따르면,[21] 좀 더 구체적인 목표에는 (1) 상해 해결 또는 방지, (2) 기능적 균형 증진(특히, 보행 동안), (3) 낙상위험 감소, (4) 환경이 움직일 때 집중과 명확하게 보는 능력 증진, (5) 전반적인 신체활동과 활동 수준 증진, (6) 낙상에 대한 두려움으로 인한 사회적 격리 감소, (7) 환자의 불평형과 떨림보기 감소가 포함된다.

4. 중재

균형과 낙상예방을 위한 기본적인 현재 이론은 개인, 과제, 환경, 이들의 상호작용에 중점을 두고 있다.[10] 일반적으로, 개인능력 증진, 과제 또는 환경조작능력의 증진, 과제 난이도의 점진적 증진을 통해 균형을 증진시키고 낙상위험을 줄인다. 그러나 균형결핍이 있는 모든 환자에게 같은 중재를 적용하는 것은 아니다.[13,22,110]

유연성 운동

균형저하와 관절가동범위의 제한이 있는 환자를 대상으로 관절가동범위 증진을 위해 유연성 운동이 적용된다.[34,111] 균형문제가 있는 사람과 낙상위험이 높은 사람은 종종 몸통 굽힘근, 엉덩이굽힘근, 발목발바닥굽힘근이 단축되어 있어, 엎드린 자세에서 몸통 펴기와 엉덩이 펴기, 발목신장운동을 통해 근육을 늘려야 한다. 비록 균형에 유연성 운동이 미치는 효과를 연구한 논문은 적지만, 이러한 근육을 신장시키는 것은 균형을 증진시킬 수 있다. 그러나 파킨슨병 환자 46명을 대상으로 한 연구에서, 척주유연성을 증진하기 위한 점진적 운동을 10주간 받은 집단은 대조군보다 몸통회전과 기능적 팔 뻗기가 유의하게 증진되었다.[111] 또한 신장운동과 근력운동을 함께 시행하는 경우, 또는 다양한 요인을 고려한 중재들이 균형 증진과 낙상위험의 감소를 유발한다고 보고되고 있다.[13,105,113,114]

근력운동

많은 연구들이 근력강화운동이 균형에 미치는 영향을 보고하여 왔으며, 특히 노인인 경우 비록 근력강화운동이 근력을 향상시키지 못하지만 균형 증진 또는 낙상위험의 감소를 유발한다고 보고하고 있다.[37,114,115] 특정 근육을 개별적으로 강화하는 것보다는 기능적인 근육집단을 함께 강화하는 것이 더욱 효과적이다. 허약한 노인(나이 75~88세)을 대상으로 한 Brown 등의 연구에 의하면, 개별적인 근력강화는 균형과 상관이 없었지만, 기능적인 근육 집단(예: 엉덩이폄근, 무릎폄근, 발목발바닥굽힘근을 함께)에 대한 근력강화는 균형과 양호한 상관이 있었다.[37]

비록 많은 연구들이 근력강화로 근육의 힘이 변하였다고 보고하고 있지만(5장 참조), 일부는 특히 균형과 낙상위험의 변화와 관련이 있다. Douris 등은 11명의 노인을 대상으로 능동적 다리운동과 걷기 같은 다리운동(수중 또는 맨 바닥에서)이 BBS 점수를 유의하게 증진시켰다고 보고하였다.[116] 수중운동은 물 속에서 균형상실이 잘 발생할 수 있기 때문에 추가적인 지지가 필요하지만, 낙상으로 인한 손상은 줄어든다.

Buchner 등은 근력이 떨어지고 균형이 저하된 성인 105명(68~85세)을 대상으로, 근력강화와 지구력프로그램이 균형에 미치는 영향을 연구하였는데, 낙상 빈도뿐만 아니라 다른 측정치들도 함께 보고하였다.[115] 초기에 대상들은 균형문제로 인해 8발자국 이상 일렬보행(tandem gait)을 수행할 수 없었고, 자신의 키와 신장에 비해 무릎폄근이 백분위수 중 50 이하였다. 하지만 어떤 진단이나 알려진 문제는 없었다. 모든 운동은 주 3회 1일 1시간 동안 감독 하에 이루어졌다. 전체 운동기간은 24~26주이었다. 운동은 웨이트기구를 이용한 근력강화(n=25), 자전거를 이용한 지구력훈련(n=25), 근력과 지구력훈련(n=25), 또는 중재가 없는 대조군(n=30)으로 구성되었다. 중재 후 25개월까지 추적 관찰하였다.[115] FICSIT-3 검진, 넓은 폭의 들보와 좁은 폭의 들보에서 걷기, 기울어지는 균형판에서 20초간 서기를 이용하여 측정된 균형 측정치는 4집단간 차이가 없었다. 그러나 근력과 지구력훈련을 한 집단이 대조군보다 낙상빈도가 유의하게 낮았다. 운동집단의 낙상 백분율과 횟수가 유의하게 낮았는데 운동집단 중 첫 1년 이내에 낙상 경험은 42%이지만, 대조군은

60%이었고, 운동집단의 평균 낙상율은 0.49이었고, 대조군은 0.81이었다. 또한 운동집단에 포함된 사람의 의료기관 방문 횟수가 적었고($p<0.06$) 추적관찰 1년 동안 5,000달러 넘게 의료비를 지출하는 사람도 적었다($p<0.05$).[116]

균형저하와 낙상위험이 증가된 환자를 위한 근력강화운동은 다리를 중점으로 이루어지고 있는데, 특히 체중이동, 발판 위로 올라서기와 장애물 건너가기, 한발서기 또는 일렬서기 같은 특정 과제운동과 발목과 엉덩이근육에 초점을 두고 있다. 또한 평편하지 않은 바닥에서 서기는 발목주변 근육을 강화하기 위한 것이다. 근력뿐만 아니라 지구력운동 동안 지속적으로 활력징후와 스스로 인식할 수 있는 운동 강도를 관찰해야한다(5장의 다른 운동 형태와 22장과 23장에 있는 환자감시 참조).

감각훈련 또는 재훈련

감각훈련은 시각, 안뜰감각, 몸감각으로부터 들어온 정보를 최적화시켜 중추신경계가 이를 통합하여 균형조절에 이용할 수 있게 만드는 것이다. 비록 감각훈련과 재훈련이 다차원적 또는 다요인적 훈련을 포함한 여러 형태의 균형훈련을 포함하지만,[3,13,22,117] 감각훈련은 몇몇의 다른 형태의 중재와 결합시켜 사용되는 것이 효과적이다. 감각과 근육훈련이 균형에 미치는 영향을 알아본 연구에서(n=29), 실험군은 눈을 감은 상태에서 한발 들기 능력이 증가하였고, 동적인 자세 흔들림이 감소하였지만, 일반적인 운동을 시행한 집단은 유의한 차이가 없었다.[118] 시각(눈을 뜨거나 감고), 안뜰감각(머리 움직임 이용), 몸감각(물렁한 지지면에서 서기), 근육훈련(한발서기와 중력중심 이동활동)이 포함된 균형훈련을 12주 동안 주 2회, 1일 60분 동안 중재를 시행하였다.

감각계 기능이 불량하냐 아니면 정상이냐에 따라 감각훈련이 달라진다. 불량한 기능이 있는 감각계는 좀 더 활동적으로 만들기 위해 "강화"를 제공함으로서 균형능력을 훈련한다. 한 계통의 기능을 강화하기 위해, 다른 계통을 억제하거나 다른 계통을 통해 혼란정보를 제공한다. 따라서 VOR과 응시안정화 같은 시각계통을 증진하기 위해, 안뜰감각과 몸감각계의 잘못된 정보가 입력되어야 한다. 고유감각과 안뜰계가 불량한 환자는 눈을 감아 시각을 차단해야 한다. 특히 고유감각의 사용을 강화하기 위해, 환자는 눈을 감게 하거나 머리를 움직이면서 책을 읽게 하여 시각과 안뜰계를 제거하면서 단단한 지지면 위에 서게 한다. 안뜰계를 강화하기 위해, 눈을 감게 하거나 물렁한 지지면 위에 서게 하여 시각과 고유감각을 최소화하거나 잘못된 정보를 입력하게 만들어야 한다.

감각훈련 또는 재훈련을 위한 다른 흔한 방법은 특별한 균형활동을 하면서 다른 계통에서 오는 관련된 감각을 환자가 학습할 때까지 하나의 계통에 의해 제공되는 되먹임을 증진(enhance)하는 것이다. 예를 들어, 시각되먹임을 높이기 위해, 환자가 힘판 위에 서서 압력변화를 컴퓨터 모니터를 통해 보면서 자신이 얼마나 흔들리고 있는지를 확인하는 방법이다. 충분한 훈련 후, 환자는 외부 되먹임 없이 새롭게 학습된 과제를 수행할 수 있을 것이다. Sihvonen 등은 지역거주시설에 있는 허약한 노인여성들을 대상으로 4주간 균형을 증진하기 위한 시각되먹임프로그램을 수행한 집단과 훈련을 받지 않은 집단을 비교하였다.[119] 그 결과 실험군이 체중이동과 자세 흔들림에 대한 동적인 조절과 BBS 점수가 유의하게 향상되었다.

시각되먹임은 다른 되먹임보다 효과적이지 않은 것으로 보고되고 있다. Walker 등은 급성 뇌졸중이 있는 46명을 대상으로 시각되먹임이 균형에 미치는 효과와 체중이동 훈련 동안 구두와 촉각되먹임이 미치는 효과를 비교하였다.[120] 모든 대상자들은 주 5회, 1일 2시간 동안 물리치료와 작업치료를 받았다. 대상자 중 2/3는 부가적으로 시각되먹임 훈련을 받았다. 4주에 걸쳐 모든 대상자들은 보행속도, TUG 검진, BBS 점수가 향상되었다. 하지만 부가적인 시각되먹임을 받은 사람에서 부가적인 이점은 없었다. Geiger 등은 급성과 만성상태의 뇌졸중 환자 13명을 대상으로 한 연구에서 비슷한 결과를 보고하였다.[48]

보상전략은 한 계통이 기능적으로 작동하지 않거나 훈련되지 않을 때 사용된다. Simoneau 등은 머리가 뒤로 접혀졌을 때 자세흔들림 증가를 조절하지 못하는 환자인 경우 선반을 낮게 설치하는 것이 필요하다고 제안하였다.[9] 수직에 대한 실마리와 확실한 대조를 보이게 환경을 조정하는 것은 환자의 안정성을 유지하는 능력을 최적화할 수 있다.[9] 또한 보상전략에는 빛, 물체 경계면 가장자리에 붙여진 반사테이프, 또는 쇼핑카트, 지팡이 같은 환경적인 도움도 포함된다. 안뜰문제 또는 VOR기능이 떨어지는 환자는 20~30보 앞에 있는 물체를 응시함으로서 균형을 증진할 수 있다. 보행동안, 응시지점을 통과하면 다른 응시 물체를 선택해야 한다. 이 전략은 머리의 안정화에 도움이 되고 현기증을 줄일 수 있다.

지각훈련

균형문제가 있는 환자를 위한 지각훈련은 특정 환경 상태, 특히 중력과 관련된 수직지남력과 지지면과 관련된 지면지남력에 대한 감각정보를 통합하는데 중점을 둔다. 수직이나 지면에 대한 지각이 떨어지는 환자는 일반적으로 모든 가능한 정보를 이용하기 위해 자신의 자동적 자세반응을 재훈련해야 한다.

낙상위험이 있는 환자는 종종 수직에 대한 내적인 감각을 상실하고 신체중심선에서 움직임을 통제하는 부가적인 어려움을 보일 수 있다. 수직방향에서 움직임을 요하는 신체중심선 주변 활동, 또는 똑바로 선 자세에서 앞뒤로 움직이는 활동은 이러한 기능을 더욱 촉진한다. 점진적으로 지지면을 좁히고 중력중심을 높이는 활동으로 균형과제의 난이도를 조절할 수 있다. 신체 중력중심을 여러 방향으로 움직였다가 신체중심선으로 돌아오는 운동이 필요하다. 단단한 지지면 내에 눈 뜬 상태에서 눈 감은 상태로, 물렁한 지지면 내에 눈을 뜨고 눈 감은 상태로, 정적 및 동적 움직임, 균형과제를 수행하면서 손으로 물건을 조작하거나 조작하는 않는 상태로 점진적으로 난이도를 높인다.[121] 목표는 시각이나 시각암시에 의존하는 것이 아니라 수직과 신체중심선에 대한 내적 감각을 정확하게 하고 개발하기 위함이다.

수직에 대한 지남력을 찾기 위한 핵심 포인트

- 중력중심을 결정하기 위해 수직선(plumb line) 또는 전산화된 장비를 이용하여 자세평가를 수행한다.
- 언어적 실마리를 통해 감각인식을 증진시킨다:
  - 똑바로 앉기와 서기
  - 당신의 어깨 위에 귀가 위치하고 있는가?
  - 코의 위치가 상의의 단추와 일치하는가?
  - 체중이 양발에 균등하게 지지되는가?
- 시각암시를 이용하여 감각인식을 증진시킨다:
  - 수직에 대한 기준선을 제공하기 위해 문에 있는 수직선을 이용한다.
  - 거울을 이용하고 셔츠에 있는 수직 줄무늬나 단추를 보게 한다.
  - 전산화된 장비를 통해 시각 되먹임을 제공한다.
- 중심을 유지하고 사지를 움직인다: 팔을 먼저 움직이고 한번에 한 다리씩 점차 움직인다.
- 외부자극에 대항하여 안정된 자세를 유지한다.
- 눈을 감은 채 수직배열에서 멀어졌다 되돌아 온다. 눈을 뜬 후 수직이 유지되었는지 확인한다.

비슷한 전개를 통해 지지면에서 지면에 대한 지각을 높일 수 있다. 지면지남력운동은 단단한 지지면에서 물렁한 지지면으로 바꾸면서 활동을 수행하는 것에 초점을 두는 것이다. 매트, 흔들리는 판, Swiss 공 같은 도구를 사용하여 점진적으로 지지면을 변경하면서 균형훈련과 감각인식을 높이는 것이다. 시각과 안뜰정보를 최소화하기 위해 눈을 감게 하거나, 환자의 머리를 움직이거나 환경을 움직이는 것이 필요하다. 난이도를 높이기 위해 이들을 혼합할 수 있다.

자세인식훈련

자세인식을 높이는 훈련은 이전에 언급했던 감각 또는 지각훈련뿐만 아니라 똑바로 선 자세를 훈련하는 중력중심 훈련과 자세전략훈련과 혼합하여 사용되는 것이다.

중력중심훈련은 지지면 가장자리로 점차 이동하여 지지면을 좁게 만들고 이후 지지면을 벗어나는 활동을 하는 것이다. BBS 점수가 45점 미만인 60세 이상의 노인을 대상으로 이 방법을 6주간 주 2회, 1일 45분간 적용한 연구에서, 실험군과 이전의 운동을 그대로 시행 중인 집단 모두에서 낙상핸디캡목록, 낙상빈도, BBS 점수가 향상되었지만, 중력중심훈련을 시행한 집단에서만 보행

속도와 삶의 질 점수가 증가하였다.[122]

중력중심훈련을 위한 핵심 포인트

- 안정성이 유지되는 범위 안에서 지지면 위에서 체중이동. 쉬운 방향에서 어려운 방향으로 진행
  - 앞뒤
  - 가쪽
  - 앞쪽 대각선
  - 뒤쪽 대각선
- 중력중심에 점진적으로 영향을 주기 위해 처음에는 머리만 움직이고, 이후 몸통과 사지를 움직인다.
- 점진적으로 좁은 지지면에서 체중이동 활동을 수행한다.
  - 정상적 서기
  - 일렬 서기
  - 한발서기
- 점진적으로 물렁한 지지면 위에서 체중이동 활동을 시행한다.

자세전략훈련은 각 전략(발목, 엉덩이, 또는 발떼기; 그림 21-19)에서 요구되는 자세과제를 선택하는 것과 조절된 환경에서 먼저 과제를 수행하고, 이후 환경을 다양하게 하고 속도를 빠르게 하는 것이다.[10] 자세 전략훈련은 낙상 방지를 위해 의뢰인이 가장 효과적이고 효율적인 전략을 선택하고 이행하는 것을 돕기 위해 고안된 것이다. 과제, 지지면, 외부 자극을 다양하게 함으로서, 특정 전략을 선택하고 수행하는 능력을 증진시킬 수 있다. 예를 들어, 단단한 지지면에 가만히 서있는 것은 발목전략을 촉진하는데 도움이 되고, 불안정하거나 좁은 지지면에 서 있는 것은 엉덩이전략을 촉진할 것이고, 큰 외부자극은 지지면 밖으로 중력중심을 이동시키거나 낙상의 두려움을 유발하여 발떼기전략을 촉진할 것이다. 이런 활동 동안 특히 낙상 위험이 높은 의뢰인인 경우 보호를 위해 주의를 기울어야 한다. 노인들은 상실된 균형을 회복하기 위해 여러 번 발을 떼야 하고 비록 앞뒤 외부자극에서도 가쪽 불안정성을 보이기 때문에,[30] 가쪽 체중이동훈련, 빠르게 발 움직이기, 발을 교차하여 놓기 훈련이 특히 도움이 될 것이다.

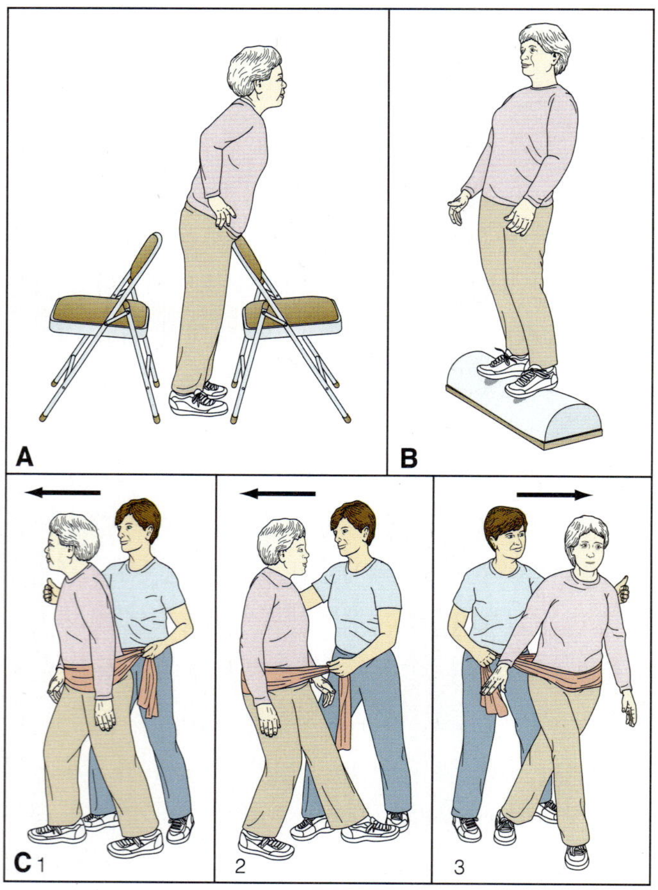

그림 21-19 자세전략훈련. A, 발목전략 사용. B, 엉덩이전략 사용. C, 한발 떼기 전략 사용: (1) 앞쪽, (2) 뒤쪽, (3) 가쪽.

자세 전략훈련을 위한 핵심 포인트

- 환자 가까이서 보호한다.
- 움직임에서 요구되는 관절가동범위가 확보되었는지 확인한다.
- 먼저 수의적으로 조절된 전략을 시작하고, 이후 환자의 능력 내에서 특정 행동을 요구한다.
- 불수의적 전략으로 점진적으로 나아가 나중에는 빠른 자동적 반응으로 진행한다. 환자의 능력 내에서 수행한다.
- 쉬운 방향에서 시작(일반적으로 앞쪽)하여 점차 어려운 방향으로 진행한다. 앞쪽, 뒤쪽, 가쪽, 대각선 방향 순서가 어렵다.

과제-지향훈련: 이동

이동(locomotion), 특히 보행은 고도의 자세조절이 필요하다. 보행 중 균형은 보행속도, 출발과 중지 횟수, 바닥의 변화, 시각 차단에 따라 난이도는 달라진다. 트레드밀은 보행속도를 변경하는데 사용되고 눈과 머리의 움직임은 이러한 활동 동안 난이도를 높이는데 사용된다. 난이도를 더욱 높이는 방법은 고정되거나 움직이는 장애물 주변을 걷기, 식품점 또는 마트 같은 복잡한 환경에서 걷기, 물건 나르기, 걸으면서 말하기 같은 이중과제 수행하

기 등이 있다. 66~98세의 외래 환자와 거주시설에 있는 노인 32명을 대상으로 6개월 동안 분리된 트레드밀(왼쪽과 오른쪽 벨트 분리)에서 보행훈련을 한 결과, 대조군에 비해 균형과 반응시간이 유의하게 향상되었다.[123] 또한 통계적으로 유의하지 않았지만 낙상이 21% 줄었다.

보조도구(33장 참조)는 균형문제가 있는 사람의 보행을 보조하기 위해 처방된다. 비록 보조도구가 지지면을 넓게 하여 균형에 도움이 되지만, 특히 가쪽으로 한발 떼기 같은 전략 시 움직임을 방해할 수 있다.[124] 여러 환자 집단을 대상으로 보행 보조도구가 균형과 체중지지 패턴에 미치는 영향을 조사한 연구들이 있다. Laufer는 30명의 뇌졸중 환자와 나이를 맞춘 20명의 대조군을 대상으로 일반 지팡이와 네발지팡이가 자세 흔들림과 체중지지에 미치는 영향을 조사한 결과,[125] 네발지팡이는 두 집단에서 건측 또는 환측 발이 앞쪽에 있을 때 자세 흔들림을 줄이는 역할을 하였지만, 일반 지팡이는 환측이 앞쪽에 있을 때만 자세 흔들림을 줄였고 뇌졸중 환자인 경우 지팡이 형태에 관계없이 비대칭적 체중지지를 변경시키지 못하였다. 이는 네발지팡이가 일반 지팡이보다 정적 자세에서 안정성을 더욱 높이는 것을 의미한다.

안뜰계 재활

안뜰계 재활은 불평형, 현기증, 균형상실, 또는 말초 또는 중추성 안뜰기능이상으로 인한 보행불안정성을 가진 환자를 관리하기 위해 폭넓게 사용되고 있다.[73] 비록 안뜰계 재활이 말초성 안뜰질환이 있는 경우 더욱 효과가 있지만, 말초와 중추성 안뜰기능이상을 가진 환자에게 도움이 된다는 수많은 연구들이 있다.[73,126~128]

중추성 또는 나이 관련 현기증이 있는 50세 이상의 환자를 대상으로 실시한 무작위통제실험에서, 환자들은 6주간 2회/주 균형과 안뜰재활을 받았다. 그 결과, 대조군에 비해 눈 감고 한발서기 능력이 유의하게 향상되었다.[129] 그러나 현기증을 포함한 다른 측정변수는 변화가 없었다.

안뜰상실로 인한 기능이상은 자발적인 세포회복, 안뜰계 적응, 보상, 습관화, 또는 반고리관뼈돌증 재위치(canalith reposition)로 해결될 수 있다. 안뜰계 재활은

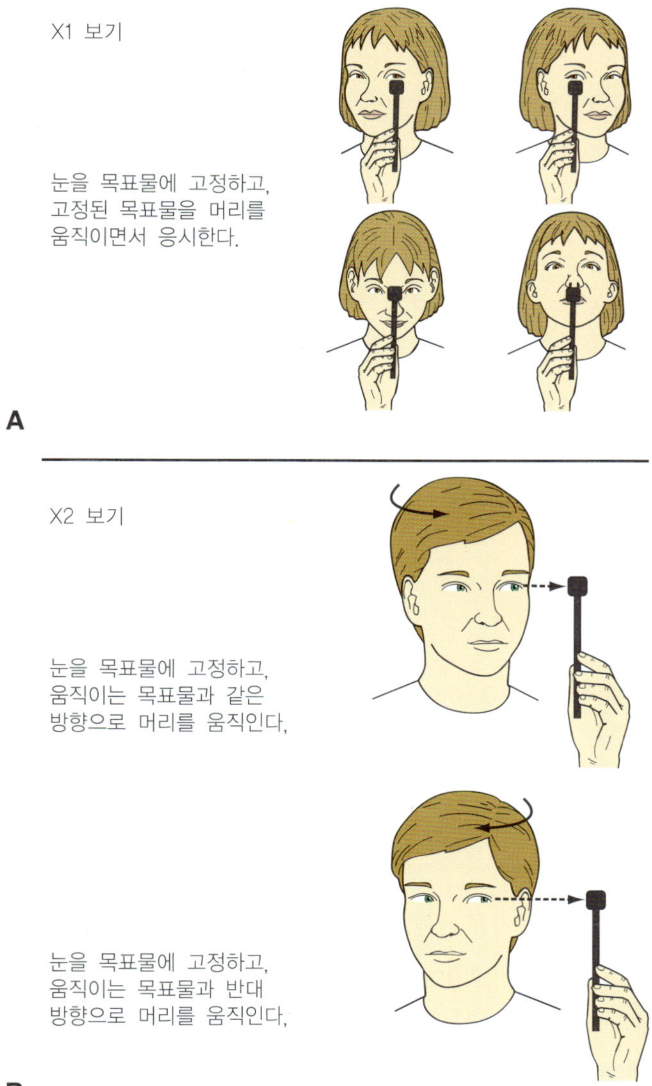

그림 21-20 A, X 1보기. B, X 2보기

자발적인 세포회복을 제외한 다른 모든 방법을 동원하는 것이다.

적응운동은 안뜰입력의 상실 또는 변화에 대해 신경계가 적응하도록 돕기 위해 고안된 것이다. 뇌는 머리 움직임방향을 알려주는 양쪽의 안뜰신호에 대해 재학습을 해야 한다. 머리와 눈의 움직임이 현기증을 유발하기 때문에 이런 움직임을 초기에는 회피하는데, 학습을 위해서는 반복적인 머리 움직임 연습이 필요하다. 환자의 순응을 높이기 위해, 초기에는 최소의 자극으로 시작하다가 점차 자극 강도를 높여나간다. 적응반응은 망막을 가로지르는 시각적 이미지의 움직임 같은 작은 자극에 의해 촉발될

수 있다.[24] 시각입력을 다양하게 하거나 머리 움직임을 통하여 난이도를 높여나가며 이로 인해 공간에서 자신의 머리위치에 대한 지남력을 지속적으로 증진시킬 수 있다. 적응운동은 X1과 X2보기로 불리는 움직임으로 수행될 수 있다. X1보기는 자신의 머리를 좌우와 아래위로 움직이면서 눈이 고정된 물체를 응시하는 것이다(그림 21-20, A). X2보기는 머리와 응시목표물이 같은 방향 또는 반대 방향으로 움직이는 것이다(그림 21-20,B). 이러한 운동은 앉은 자세, 선 자세, 걷는 동안 수행될 수 있고, 수평 또는 수직움직임은 작은 범위에서 큰 범위로, 느린 속도에서 빠른 속도로 진행할 수 있다.[24]

적응훈련을 위한 핵심 포인트

- 환자가 견딜 수 있게 1~2분간 실시한다. 증상은 유발되지 말아야 한다.
- 움직임 빈도와 머리 움직임 범위를 변경한다.
- 어두운 환경에서 상상훈련을 실시한다 - 효과는 있지만, 실제 머리와 눈 움직임의 효과와 동일하지 않다.
- 목표물을 응시하면서 증상을 환자가 관리할 수 있도록 하면서 운동을 수행해야 한다.

이전에 감각훈련에서 언급된 것처럼, 안뜰계가 잘 작동하지 않으면, 균형은 시각 또는 몸감각 같은 다른 감각계를 이용하여 보상한다. 특히 VOR 기능이상을 위한 보상에는 여러 전략들이 있을 수 있다(표 21-6).

응시안정화 운동은 머리 움직임 동안 망막중심에 이미지를 유지하는 것을 환자가 학습하는데 도움을 주기 위해 사용된다. 이러한 움직임은 머리 움직임 동안 눈의 획보기 안구운동을 줄이고 머리 움직임 전 또는 후에 눈을 움직임으로서 보상하기 위해 고안된 것이다. 환자에 따라 자신이 선호하는 전략이 있을 것이고 최상의 상황과 응시안정화 운동을 제공하기 위해 환자 자신이 적절한 전략을 선택해야 한다.[24,130] 응시안정화 전략은 훈련과 보상을 위해 적절한 것이다. VOR이 회복되지 않을 것 같은 상황, 양쪽 안뜰기능상실뿐만 아니라 환자가 적응훈련을 견디어 낼 수 없을 만큼 증상이 심한 급성 한쪽병변이 있는 초기 단계에 이 운동이 사용된다. 운동은 X1보기부터 시작할 수 있고(그림 21-20), 적응훈련인 경우는 대조되는 배경에 응시목표물을 배치하고 앉은 자세에서 1분 미만 동안 시행한다. 목표물 사이 거리 또는 목표물의 복잡성을 높이면서 점진적으로 운동 난이도를 높인다. 양쪽 안뜰기능상실이 있는 환자 중 단지 일부만이 X2보기를 수행할 수 있을 것이다.

표 21-6 VOR 기능이상을 위한 보상전략

대체 전략	방법
목-안구반사	매우 느리게 머리를 움직여 눈이 보상할 수 있게 한다.
획보기 안구운동 수정	획보기 안구운동을 보상전략으로 이용; 두 목표물 사이를 눈이 움직이고 이후 머리가 움직인다.
예측 과제 만들기	만일 예측 가능한 과제인 경우 중추적으로 미리 프로그램화가 가능하다.
시각 추적	머리 움직임 동안 응시안정화를 유지하기 위해 시각적 추적을 이용한다.
시각 고정	걷는 동안 환자는 20~30보 앞에 있는 물체를 응시한다. 만일 응시한 물체를 지나치면 시각 고정을 위해 다음의 목표를 응시한다.
먼저 눈을 움직임	회전할 때, 환자에게 먼저 눈을 움직이고, 목표물을 응시하고, 이후 머리를 돌리도록 교육한다.
중지	현기증이나 불균형이 시작될 때, 멈추고 물체를 응시하게 한다. 증상이 줄어든다.

응시안정화 운동의 전개

- 벽에 부착된 간단한 물체 또는 간단한 문자로 시작한다. 앉은 자세에서 환자는 가장 응시하기 쉬운 방향(좌우 또는 위아래)으로 머리를 움직이고 이후 두 방향으로 전개한다. 만일 운동 동안 획보기 안구운동이 발생하면, 머리움직임 속도를 느리게 한다.
- 두 목표물을 이용하여, 환자가 두 눈으로 한 목표물을 응시하게 하고 이후 다른 목표물을 응시하게 한 후 머리를 돌리게 한다. 말초시각 내에 두 물체가 배치되도록 두 물체간 거리는 충분히 가까워야 한다.
- 상상목표물 사용하기. 환자가 실제목표물을 응시하게 하고, 이후 눈을 감고 실제로 보는 것처럼 같은 목표물을 응시하게 한다. 이후 상상의 목표물을 응시하면서 머리를 약간 돌리게 한다. 눈을 뜨게 한 후 눈이 목표물을 잘 응시하고 있는지 확인한다.

습관화 운동은 움직임에 대한 병적인 반응을 줄이기 위해 증상을 유발하는 자극 또는 움직임에 반복적으로 노출시키는 것이다. 이러한 운동은 안뜰기능저하 또는 BPPV를 가진 환자에게 도움이 된다. 변경된 신호를 학습하도록 눈과 머리와 눈을 움직이는 적응훈련과는 반대로, 습관화는 일반적으로 전신 움직임에 초점을 두고 있으며, 환자가 자극에 대해 더 이상 부정적 반응을 보이지 않을 때까지 이러한 것에 반복적으로 노출시킨다. 환자는 기능적인 움직임 중 증상을 촉발하는 움직임을 정도(없음, 약간, 또는 많이)에 따라 표기한다.[7,24] 치료사는 중간 정도 증상을 유발하는 몇 개의 움직임을 선택한다. 이후 환자는 이 움직임을 반복적으로 수행한다. 목적은 이를 통해 모든 기능적 움직임 동안 증상이 없어지도록 일반화시키는 것이다.

습관화 운동을 위한 핵심 포인트

- 4가지 움직임을 선택한다.
- 1일 2회, 움직임을 2~3회 수행한다.
- 중간 미만의 증상을 유발하도록 하기 위해 충분한 범위와 빠르기로 움직인다. 증상에 따라 범위와 속도를 점진적으로 진행한다.
- 증상을 진정시키기 위해 각 움직임 사이 휴식을 취한다. 증상은 1분 이내 또는 적어도 5~10분 이내에 줄어들어야 한다. 만일 그렇지 않으면 속도와 범위를 높여서는 안 된다.
- 습관화 운동의 결과는 대개 4주 이내에 나타나고 2달 동안 지속된다.
- 심장에 비해 상대적으로 머리위치의 높이를 빠르게 변경해야 하는 경우 기립성 저혈압이 있는지 확인해야 한다.

반고리뼈관 재위치 치료방법

만일 검진결과가 BPPV와 일치하는 한쪽 안뜰문제로 드러난다면, 가장 효과적인 중재는 반고리뼈관 재위치(canalith reposition) 치료가 될 것이다. 검진에서 반고리뼈관에 대한 중재가 필요한 것으로 나타나야 한다. 반고리뼈관 내에서 결정체가 분리되어 다른 위치로 이동하고 돌아다니는 반고리뼈돌증(canalithiasis)인지 결정체가 마루에 유착되는 반고리관돌증(cupulolithiasis)인지를 결정하고 형태에 따라 움직임 속도와 방향을 달리해야 하며 반고리뼈관 재위치 치료, 분리기법, Brandt-Daroff 습관화 운동 3가지 형태의 중재가 사용된다.

반고리관뼈 재위치 치료(Epley 기법으로 알려짐)는 앞쪽과 뒤쪽의 반고리뼈관돌증에 사용된다. Hallpike-Dix는 먼저 증상을 유발하는 방향인 환측 방향을 향해 머리를 돌린 다음 바로 누운 자세가 되게 한다. 이 자세를 2~3분 유지하다가 머리를 건측으로 향해 서서히 돌려 잠깐 유지한다. 이후 머리를 45도 돌린 상태에서 몸을 돌려 옆으로 누운 자세를 만든다(코가 바닥으로 향함). 마지막으로 환자를 천천히 일으킨다. 환자에게 목 지지대(collar)를 착용시키고 머리를 움직이지 않도록 주의를 준다.[24] 파편이 다시 반고리뼈관으로 들어가는 것을 막기 위해 환자에게 잠자는 동안 머리를 높게 유지하기 위해 높은 베개를 사용하도록 교육한다. 수정된 반고리뼈관 재위치 치료는 환자의 머리를 수평면에 유지하기 위해 고안된 것으로, 바비큐 롤(barbecue roll)이라고 한다.

Semont 등에 의해 개발된 분리기법은 앞쪽과 뒤쪽의 반고리뼈돌증 또는 반고리관돌증을 치료하기 위해 사용된다.[132] 증상을 유발하는 자세를 결정한 후, 머리를 돌린 상태에서 증상을 유발하는 쪽으로 옆으로 눕는다. 이 자세에서 2~3분 유지한다. 치료사가 신체에서 머리위치를 유지하는 동안 환자는 반대쪽 귀가 아래로 가도록 몸을 돌리며 이때 반고리뼈돌증 또는 반고리관돌증을 의미하는 초기 눈떨림 여부에 따라 움직임 속도를 조절한다. 만일 검진에서 반고리관돌증이 있는 것으로 여겨지면, 마루에서 파편을 떨어뜨리기 위해 빠른 속도로 움직인다. 만일 반고리뼈돌증이 의심되면, 느리게 움직인다. 뒤쪽 반고리뼈관을 치료하기 위해서는 머리를 건측으로 돌리고 환측으로 눕고(코가 위로 향하게) 앞쪽 반고리뼈관을 치료하기 위해서는 머리를 환측으로 돌리고 환측으로 눕는다(코가 아래로 향하게). 이 기법을 적용한 후, 환자는 수직자세를 유지해야 하고 수면 시에는 베개를 높게 유지해야 한다. 48시간 동안 수직 자세를 유지해야 하고 치료 1주일 후까지 증상을 유발하는 자세를 피해야 하지만 현재는 이런 엄격한 자세제한이 불필요한 것으로 여기고 있다. 한번의 치료만 실시하면 되므로, 분리기법은 Brandt-Daroff 운동보다 좀 더 선호된다. 이 기법은 반고리뼈관

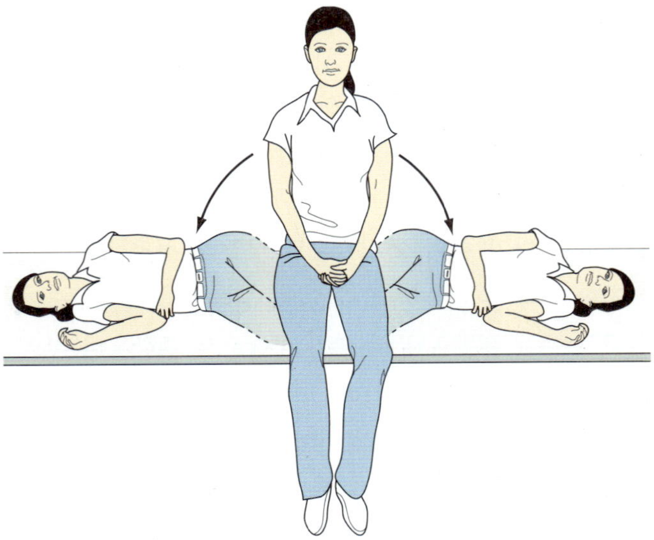

그림 21-21 Brandt-Daroff 운동. 환자는 어지러움이 발생하는 쪽으로 눕는다.
Redrawn from Brandt T, Daroff RB: Arch Otolaryngol 106:484-485, 1980.

표 21-7 다차원적 균형훈련의 요소	
운동과 전개	활동
균형운동 • 앉기 • 서기 • 걷기	• 균형회복 • 자세 지남력(중추 배열)을 위해 감각정보 이용하기 • 선행적 자세조절 활동 • 자세와 균형조절을 위한 감각과 운동전략 통합 • 기능적 활동
운동성 재훈련 • 외부동요 없이 보행 • 외부동요 하에 보행 • 이동 • 계단 오르기	• 다양한 빛 환경 • 산만성 없음 - 산만 • 다양한 바닥 • 머리움직임 없이 또는 머리움직임 • 인지과제 없이 또는 인지과제
상해를 기준으로 치료사에 의해 결정되는 특정 운동들	
근력약화	근력강화
피로	지구력 훈련
관절가동범의 제한	신장운동

에 파편이 떠다니는 것으로 여기고 있다.[24]

Brandt-Daroff 운동은 습관화 운동의 한 형태로서 개발된 것이다. 그러나 지금은 반고리뼈관으로부터 파편을 이동시키는데 도움을 주는 것으로 여기고 있다.[133,134] 분리기법은 치료실에서 시행되어야 하지만, 이 기법은 가정에서 환자 스스로 수행할 수 있다는 장점이 있다. 환자는 앉은 자세에서 어지러움을 유발하는 자세로 빠르게 옆으로 눕는다. 이후 어지러움이 멈추거나 감소할 때까지 이 자세를 유지한다. 이후 환자는 다시 빠르게 앉은 자세로 돌아온 후 30초간 유지한다(그림 21-21). 2일 연속 어지러움이 발생하지 않을 때까지 환자는 매 3시간마다 10회 운동을 실시한다.[24]

반고리뼈관 재위치 치료를 위한 핵심 포인트

- 손상된 반고리뼈관을 확인한다.
- 반고리뼈관돌증인지 반고리관돌증인지를 결정한다.
- 목 움직임 또는 관절보호를 위한 주의사항을 고려한다.
- 환자에게 치료기간 및 이후에 예상되는 결과에 대해 교육한다.

다면적 또는 다요인훈련

여러 가지 위험요인과 여러 가지 문제가 대부분의 낙상에 영향을 준다. 따라서 동시에 여러 가지 요인을 고려한 중재가 중요하다. 일반적으로 다면적 중재에는 보행훈련, 근력강화, 균형훈련, 적절한 보조 도구 사용에 대한 교육, 건강관리에 대한 분석(혈압 감시, 복용약물의 수, 시각교정, 치매에 대한 평가), 낙상위험에 대한 환자 및 간병인 교육 같은 집의 안전 환경 및 환경평가 또는 수정이 있다.[135] 검진에서 문제가 있는 것으로 드러난 특정 영역을 목표로 프로그램을 구성해야 한다. 여러 연구들은 낙상이 적절한 검진과 다차원적 중재를 통해 예방될 수 있는 것으로 보고하고 있다.[13,22,111,118] 이러한 중재는 개인별, 집단별, 지역사회(급성 관리 환경) 시설거주환경에서 검증되어져 왔다. 대부분의 연구들은 중재에서 비슷한 요소를 포함하였다(표 21-7).

다차원적 운동프로그램이 균형과 운동성에 미치는 영향을 알아보기 위해, Shumway-Cook 등은 지역사회에 거주하는 105명의 낙상자를 대상으로 전향적 임상조사를 실시하였다.[22] 대상자는 대조군, 완전 운동순응 집단, 부분 운동순응 집단의 3집단으로 분류되었다.[22] 운동집단들은 낙상위험이 줄어들었다. 완전 운동순응 집단은 33%, 부분 운동순응 집단은 11% 낙상위험이 줄었다. 대조군은

8% 낙상위험이 증가하였다. 흥미롭게도, 나이, 성, 복용 약물 수, 동반된 질환의 수, 주거상태, 균형과 운동성에 대한 임상적 측정치, 불균형의 수, 낙상경력은 운동에 대한 긍정적인 반응에 영향을 주지 못하였다. 따라서 다차원적 중재는 낙상을 줄일 수 있고 균형능력을 증진시킨다. 운동순응지표로서 보이는 한 가지 변수는 보행을 위해 사용하는 보조도구의 형태이다. 예를 들어 네발지팡이를 사용하는 사람은 일반 지팡이 또는 지팡이를 사용하지 않는 사람보다 운동을 잘 따라 하지 않는 것으로 나타났다.[22]

Rose는 낙상을 줄이고 균형을 증진하기 위한 이동과 보행기술 훈련에 비해 균형과 기능을 성취하기 위한 문제해결기술을 육성하는 것이 중요하다고 지적하였다. 그의 프로그램은 다양한 요구에 적응해야하는 자세전략 레퍼토리를 개발하기 위한 환경적 수행과 조작하는 과제에 초점을 두었다. 3가지 핵심 요소는 (1) 중력중심 조절훈련, (2) 전략훈련, (3) 다감각적 훈련이다. 이 중재는 기본적으로 전산화된 지지면을 이용하는 활동에 기초한 것이지만, 여러 연구에서 제시된 것처럼 비슷한 실제상황에서 대처될 수 있다.[22,13,118]

Hart-Hughes 등은 571명의 퇴역군인을 대상으로 낙상 및 낙상 관련 손상의 위험에 전문성을 가진 "낙상 임상 팀"의 효과를 검정하였다.[118] 퇴원 시와 3개월 추적결과 통계적으로 유의하게 낙상빈도가 감소하였다. 연구시작 시 3개월 이전에 낙상하지 않은 사람이 19%이었지만, 연구 종료 후 3개월 이전에 낙상을 경험 하지 않은 사람은 64%이었다.[118] 이 연구는 잡을 수 있는 난간, 샤워 의자, 안전한 집 환경을 만드는 다른 보조 기구들의 중요성을 지적하였다. 이러한 것들은 다요인적 중재에 흔히 포함되는 사항이다.

Tinetti 등은 낙상 위험요인이 있는 70세 이상의 지역거주 노인 301명을 대상으로 연구를 실시하였다. 대조군은 일반적인 방문 건강관리를 받았고,[13] 실험군은 약물 조정, 행동지도, 특정 위험요인에 따른 운동프로그램을 제공받았다. 1년 후, 낙상빈도는 실험군 37%, 대조군 47%이었다(p=0.04). 운동프로그램은 필요에 따라 보행 및 이동 훈련, 점진적 균형 및 근력강화운동으로 구성되었다. 대상자들은 1일 2회, 매회 15~20분간 운동을 실시하였다. 중재기간은 3개월이었다.[13]

Chang 등은 중재가 성인의 낙상예방에 미치는 영향에 대한 61편의 무작위조절실험연구에 대해 문헌고찰과 메타분석을 실시하였다.[114] 가장 효과적인 중재는 다요인적 위험요인의 평가와 관리프로그램이라고 결론을 내렸다.[114] 또한 근력강화와 균형훈련이 낙상위험요인의 감소에 효과적이라고 하였다. 다차원적 프로그램의 목적은 (1) 기본적인 상해를 해결하거나, 예방하거나, 또는 줄이는 것, (2) 효과적이고 효율적인 과제지향적 감각 및 운동전략을 이용하는 것, (3) 다양한 환경변화에 맞추어 기능적 과제를 수행할 수 있게 과제에 따른 전략을 훈련시키고 적응시키는 것이다.[22] 개인적(안정성 한계를 넘어서는 활동)훈련, 환경적 변화(어둡고, 울퉁불퉁한 바닥, 움직이는 환경), 과제의 복잡성(이중과제 등)을 통한 여러 계통을 동시에 자극하는 것은 실제상황과 좀 더 유사할 것이고 자세조절 및 균형 능력을 증진시키는데 좀 더 도움이 된다.

환자 또는 의뢰인 관련 지도: 교육과 안전

환자가 시간이 지남에 따라 자신의 자세조절능력이 향상되는 잠재력이 있더라도, 낙상의 위험이 높기 때문에 보상전략이 필요하다. 환자가 어지러움이나 불균형을 느끼면 안정된 지지면을 제공하고 운동을 중지하도록 교육한다. 어지러움을 줄이기 위해 눈을 먼저 돌리고 머리와 몸통을 돌리도록 교육한다.

모든 환자에게 가정과 지역사회에 있는 위험요인을 확인하도록 교육해야 한다. 어두운 조명, 울퉁불퉁한 바닥, 시각적 갈등을 유발하는 환경 같은 위험요인을 환자들은 확인해야 한다. 집 안정성 점검표는 환경적 위험요인을 평가하고 환자, 보호자, 가족을 교육하는데 사용되어야 한다. 안정성 점검표에는 낙상위험을 높이는 외적 요인과 내적 요인이 포함되어야 한다.

손상예방 또는 감소

낙상예방과 균형중재에 대한 일차적 초점은 낙상으로

부터 손상을 예방하거나 줄이는 것이다. 이전에 언급된 중재는 근력강화, 관절가동범위운동, 일반적 컨디션운동, 보조 도구의 사용, 감각 및 다감각적 훈련, 안뜰재활, 환자교육과 환경수정 등이 있으며 낙상으로부터 손상을 예방하거나 줄이기 위해 모두 사용된다. 낙상으로부터 손상을 줄이기 위한 외부 엉덩이보호대의 효과에 대한 연구는 아직 검증되지 않았다. 일부 연구는 이점이 있다고 하지만, 일부 연구는 이점이 없다고 한다. 네덜란드인 561명을 대상으로 시행된 무작위조절실험연구에서, 엉덩이보호대는 엉덩이골절을 예방하지 못하였다.[136]

낙상을 줄이기 위해 집 환경 수정할 때 가장 중요하게 고려해야 하는 것은 시각, 빛, 장애물, 활동에 대한 수정이다(35장 참조). 욕실에 난간을 설치하는 것은 낙상위험을 줄이는데 기여할 수 있다.[118] 그러나 일부 증거에 의하면, 친숙한 환경의 변화는 낙상위험을 높일 수 있다. 특히 만일 균형유지를 위해 가구를 이용하는 경우 가구 위치를 변경하는 것은 낙상위험을 높인다.

… 사례연구 21-1 …

1. 균형

1) 검진

(1) 환자병력

FA는 84세의 여성으로 3년 전 낙상으로 안경이 부러지고 왼쪽 위팔이 골절되기 전까지 운전을 포함한 모든 일상생활동작이 독립적이었다. 그녀는 왼쪽 위팔에 대해 개방성교정내고정(open reduction internal fixation, ORIF) 수술을 받았다. 안정성 골절이었다. 그녀는 flecainide (Tambocor)로 조절 가능한 부정맥이 있었다. 오른쪽 귀에 보청기를 착용하고 있었고 왼쪽도 보청기가 필요한 상태라고 하였다. 그녀는 작년에 녹내장 수술을 받았고, 모든 일상생활 동안 안경이 필요하였다. 그녀는 자신의 균형능력이 점차 떨어진다고 하였다. 그녀는 블록 또는 잔디로 된 안뜰 같은 바닥, 어두운 불빛에서 문제가 있었다. 또한 머리 뒤쪽을 씻고 다듬기 위해 눈을 감을 때 균형에 문제가 있다는 것을 알고 있었고 보조도구 없이 이동이 가능하지만 블록주변을 걸을 때 지팡이를 사용한다. 최근 낙상이 있기 전까지, 그녀는 하루에 30분씩 걸었다. 그녀의 ABC 척도의 점수는 70%이었다.

(2) 검진과 측정

❶ 근육뼈대계

자세. 약간 머리가 앞쪽으로 나오고 척주뒤굽음증이 있음. 중력중심은 상대적으로 앞쪽으로 이동되어 있음. 왼쪽 팔을 제외하고 전반적으로 정상범위에 있으나 발등굽힘은 10° 임

근육수행력. 다리: 4+/5. 예외: 종아리근육(peroneals), 발등굽힘근, 엉덩이벌림근, 엉덩이굽힘근 4-/5.

❷ 신경근육계

각성, 집중력, 인지. MMSE: 28/30

뇌신경통합성.

시력: 부드러운 추적과 획보기 안구운동: 정상

안뜰: 수평/수직 VOR 정상. 어지러움이나 눈떨림 없음

머리 돌리기검진: 눈떨림 또는 어지러움: 음성

DVA검진: 4줄까지 차이: 양성

감각통합성. 양측에서 가벼운 촉각 떨어짐; 왼쪽 엄지발가락에서 고유감각 상실; 양측에서 진동감각 떨어짐

운동기능의 조절과 학습. 정강이-발뒤꿈치, 손가락-코 검진에서 정상, 일렬 롬버그검진에서 양성

신경운동발달과 감각통합. 수정된 CTSIB 결과

상황	시간
눈뜨고 단단한 지지면	30초
눈감고 단단한 지지면	5초, 8초, 8초=7초
눈뜨고 발포 스펀지	20초, 23초, 26초=23초
눈감고 발포 스펀지	수행불가

❸ 기능 한발로 설 수 없음; 바닥에서 일어서기 위해 중간정도의 도움이 필요

Tinetti의 POMA: 18/28 = 낙상위험이 높음.

DGI: 18/24, <19은 낙상위험 증가와 관련됨.

TUG: 12초

보행. 조심스럽고, 불안정하며, 짧은 걸음, 앞으로 기울어진 자세. 균형상실 없이 60발자국 걸을 수 있으나 이후는 휴식이 필요. 머리를 돌릴 수 없고 이동경로를 유지할 수 없음. 앞쪽으로 기능적 팔 뻗기 4인치(약 10cm), 뒤쪽으로 2인치(약 2cm).

2) 평가, 진단, 예후

(1) 비정상적인 결과

1. 양쪽 엉덩이벌림근과 굽힘근, 발등굽힘근과 가쪽번짐근(evertor)의 약화
2. 균형유지를 위한 몸감각의 이용이 저하, 감각 떨어짐
3. 균형유지를 위한 안뜰정보의 이용이 저하
4. 팔 뻗기 시 안정성 한계가 떨어짐; 낙상위험이 증가
5. Tinetti의 POMA, DGI, 기능적 팔 뻗기 결과 낙상위험이 매우 높음
6. 기능적 보행이 제한됨; 머리를 돌리는 경우 보행속도 감소, 경로이탈, 균형상실을 의미

(2) 진단

근력 감소, 몸감각 저하, 안경 없는 경우의 시력 저하, 머리 움직이는 경우 시력 저하(+DVA)로 낙상위험이 높다. 이 환자는 우선적 치료행위 형태: 4G(골절과 관련된 관절가동성, 근육수행력, 관절가동범위 손상)와 5A(균형상실과 낙상을 방지하기 일차예방/위험 감소)에 분류된다.

(3) 치료계획

FA는 의학적으로 안정될 때까지 급성관리를 받을 것이다. 그녀는 집으로 돌아가기 전에 균형과 운동성 문제를 치료받기 위해 다른 관리 수준(예: 간호병동)으로 이동될 것이다. 급성관리에서 치료계획은 안전한 이동, 근력 증진, 균형을 위한 안뜰계 이용 증진, 안정성 한계 증진의 효과에 대한 교육을 하는 것이다.

(4) 목표

1. 환자는 1주일 이내에 모든 이동 동안 안전하고 적절한 보조도구를 사용할 수 있을 것이다.
2. 1주일 이내에 약간의 보조 하에 바닥에서 일어서기를 할 수 있다.
3. 1주일 이내에 눈을 감고 지지가 없는 상황에서 최소의 흔들림만 보이면서 평균 10초(3회 시도) 동안 서 있을 수 있다.
4. 1주일 이내에 앞쪽 팔 뻗기 6인치(약 15cm), 뒤쪽 팔 뻗기 4인치(약 10cm)를 보일 것이다.

3) 중재

1. 치료적 운동: 다리근력강화, 발목발바닥굽힘근 신장운동
2. 중력중심 훈련: 안정성 한계, 체중이동운동, 발목, 엉덩이, 발떼기전략 연습
3. 동적인 보행훈련: 장애물, 머리 돌리면서 보행훈련, 턱 넘는 훈련
4. 안뜰훈련: 울퉁불퉁한 바닥, 어두운 환경, 응시안정화 운동

(1) 결과

3일 후, 환자는 간호병동으로 이송되었고, 이후 조명을 변경하였고 집안의 턱에 발광 테이프를 붙인 집으로 퇴원하였다.

요약

이 장은 균형문제와 낙상위험이 있는 환자를 위한 검진, 평가, 진단, 중재에 대해 논의하였다. 균형저하는 활동의 감소와 낙상을 유발할 수 있다. 활동의 감소는 이차적으로 사회적 참여 감소와 건강문제를 유발할 수 있다. 특히 약한 뼈에서 낙상은 골절을 초래한다. 균형문제를 유발하는 원인에는 인지, 시력, 안뜰감각, 감각, 또는 운동기능이상이 있다. 이 장은 이러한 원인을 구별하는 검진과 적절한 중재를 선택하는 지침에 대해 논의하였다. 균형 증진을 위한 중재에는 검진에서 드러난 근육뼈대계

상해에 대한 운동과 특수 균형운동과 운동성 재훈련이 포함된다. 안정성과 손상예방에 대한 교육은 환자가 이러한 것을 수행하는데 도움이 된다. 특히 노인에서, 낙상과 균형상실의 위험을 줄이는데 재활중재가 기여한다는 증거들이 많이 있다.

추가정보

Useful Forms

Activities-Specific Balance Confidence (ABC) scale
Balance Efficacy Scale (BES)
Berg Balance Scales (BES)
Dizziness Handicap Inventory (DHI)
Dynamic Gait Index (DGI)
Fugl-Meyer Assessment
Mini-Mental Status Examination (MMSE)
Performance-Oriented Mobility Assessment (POMA)
Physical Performance Test (PPT)

용어

발목전략(ankle strategy): 특히 두 발을 어깨넓이로 벌리고 설 때 균형을 유지하기 위해 사용되는 작은 범위로 움직이는 조절된 반응

선행적 자세조절(anticipatory postural control): 질량중심의 이동이 예상될 때 균형을 유지하기 위해 움직임 프로그램이 실행되기 이전에 발생하는 활동

자동적 자세반응(automatic postural response): 예상하지 못한 어떤 일 또는 환경적 요구가 발생할 때 균형을 유지하거나 회복하기 위한 운동반응이며 반응적 자세반응으로 알려짐.

균형(balance): 정적 또는 동적 상황에서, 지지면 내에 질량중심을 유지하도록 조절하는 과정

지지면(base of support): 자신이 지지바닥과 접촉하고 면의 가장 바깥 부분을 경계로 하는 영역; 균형 활동 동안 질량중심은 지지면 내에서 이동한다.

질량중심(center of mass): 때로는 중력중심으로 알려진 것으로, 물체 또는 신체에서 모든 부분의 현재 위치와 질량의 중심점

안정성 원뿔(cone of stability): 서 있는 신체 주변의 근접 영역으로 지지면 주변의 영역은 원추처럼 영역이 작음. 지지면을 변경하지 않고 안정성을 유지할 수 있는 영역

불평형(disequilibrium): 똑바로 선 자세에서 신체 흔들림이 증가하고, 불안정하고 서툰 것

현기증(dizziness): 눈이 핑핑 도는 느낌, 휘청거리는 느낌, 실신, 몽롱함, 또는 어지러움을 표현하는 용어

엉덩이전략(hip strategy): 지지면이 좁거나 발목전략으로 교정할 수 없다고 인식될 때 균형을 유지하기 위해 사용되는 중간 범위로 움직이는 조절된 반응

몽롱한(lightheaded): 실신, 부적절한 대뇌 관류로 인해 전형적으로 유발

안정성 한계(limit of stability): 개인이 지지면의 변화 없이 최대로 기울일 수 있는 거리

떨림보기(oscillopsia): 시각적 움직임에 대한 환각

외부동요(perturbation): 균형을 흩트리기 위한 내적 또는 외적인 교란

자세조절(postural control): 특정 환경에서 신체를 유지하거나 움직이면서 효과적 및 효율적으로 신체를 관리하는 것

반응적 자세조절(reactive postural control): 자동적 자세조절로 알려짐. 예상하지 못한 어떤 일 또는 환경적 요구가 발생할 때 균형을 유지하거나 회복하기 위한 운동반응

몸감각(somatosensation): 피부와 내부의 외적 수용기와 고유감각 수용기로부터 들어오는 감각정보입력

발떼기전략(stepping strategy): 질량중심이 현재 지지면에서의 안정성 한계를 넘어섰을 때 균형을 유지하기 위해 사용되는 큰 범위로 움직이는 조절된 반응

어지러움(vertigo): 자신 또는 환경이 움직인다는 환각

안뜰계(vestibular system): 중력에 기초하여 머리위치와 움직임에 대한 감각을 제공하고, 머리움직임과 위치에 따른 일부 반응을 시작하는 해부학적 요소와 생리적 기능.

안뜰-안구반사(vestibulo-ocular reflex): 눈 움직임과 머리 움직임을 연결하는 감각운동연결로써, 머리의 위치 또는 움직임에 의해 기능적 시력이 방해받지 않도록 한다.

참고문헌

1. National Center for Injury Prevention and Control: Falls and hip fractures among older adults, August 5, 2004. Available at: http://www.cdc.gov/ncipc/factsheets/falls.htm.
2. Clark S, Rose DJ, Fujimoto K: Generalizability of the limits of stability test in the evaluation of dynamic balance among older adults, Arch Phys Med Rehabil 78:1078-1084, 1997.
3. Rose DJ: Fallproof: A Comprehensive Balance and Mobility Training Program, Champaign, Ill, 2003, Human Kinetics.
4. Allison L, Fuller K: Balance and vestibular disorders. In Umphred D (ed): Neurological Rehabilitation, ed 4, St. Louis, 2001, Mosby.
5. Nashner L: Sensory, neuromuscular, and biomechanical contributions to human balance. In Duncan PW (ed): Balance: Proceedings of the APTA Forum, Alexandria, Va, 1990, American Physical Therapy Association.
6. Cohen H, Blatchly CA, Gombash LL: A study of the clinical test of sensory interaction and balance, Phys Ther 73:346-354, 1993.
7. Shepard NT, Solomon D: Functional operation of the balance system in daily activities, Otolaryngol Clin North Am 33(3):455-469, 2000.
8. Shumway-Cook A, Horak FB: Assessing the influence of sensory interaction on balance, Phys Ther 66:1548-1550, 1986.
9. Simoneau GG, Leibowitz HW, Ulbrecht JS, et al: The effects of visual factors and head orientation on postural steadiness in women 55-70 years of age, J Gerontol 47(5):M151-158, 1992.
10. Shumway-Cook A, Woollacott MH: Motor Control: Theory and Practical Applications, ed 2, Philadelphia, 2001, Lippincott Williams & Wilkins.
11. Tinetti ME, Doucette JT, Claus EB: The contribution of predisposing and situational risk factors to serious fall injuries, J Am Geriatr Soc 43(11):1207-

1213, 1995.
12. Tinetti ME, Speechley M, Ginter SF: Risk factors for falls among elderly persons living in the community, N Engl J Med 319(26):1701-1707, 1988.
13. Tinetti ME, Baker DI, McAvay G, et al: A multifactorial intervention to reduce the risk of falling among elderly people living in the community, N Engl J Med 331(13):821-827, 1994.
14. Tinetti ME, Doucette JT, Claus EB, et al: Risk factors for serious injury during falls by older persons in the community, J Am Geriatr Soc 43(11):1207-1213, 1995.
15. Tromp AM, Pluijm SF, Deeg DH, et al: Fall-risk screen test: a prospective study on predictors for falls in community-dwelling elderly, J Clin Epidemiol 54(8):837-844, 2001.
16. Duncan PW, Weiner DK, Chandler J, et al: Functional reach: a new clinical measure of balance, J Gerontol 45(6):M192-197, 1990.
17. Urton MM: A community home inspection approach to preventing falls among elderly, Public Health Rep 106(2):192-195, 1991.
18. Boulgarides LK, McGinty SM, Willett JA, et al: Use of clinical and impairment-based tests to predict falls by community-swelling older adults, Phys Ther 2003;83(40):328-339.
19. Condron J, Hill K: Reliability and validity of a dual-task force platform assessment of balance performance; effect of age, balance impairment, and cognitive task, J Am Geriatr Soc 2002;50:157-162.
20. Koepsell TD, Wolf ME, Buchner DM, et al: Footwear style and risk of falls in older adults, J Am Geriatr Soc 2004;52(9):1495-1501.
21. American Physical Therapy Association: Guide to physical therapist practice, second edition, Phys Ther 81:277-294, 2001.
22. Shumway-Cook A, Gruber W, Baldwin M, et al: The effect of multidimensional exercise on balance, mobility, and fall risk in community-living older adults, Phys Ther 77:46-57, 1997.
23. Rossiter-Fornoff JE, Wolf SL, Wolfson LI, et al: A cross-sectional validation study of the FICSIT common data base static balance measures, J Gerontol 50A(6):M291-M297, 1995.
24. Herdman SJ: Vestibular Rehabilitation, ed 2, Philadelphia, 2000, FA Davis.
25. Whitney SL, Blatchly CA: Dizziness and balance disorders, Clin Manag 11(1):42-44, 46-48, 1991.
26. Whitney SL: Management of the elderly person with vestibular dysfunction. In Herdman SJ: Vestibular Rehabilitation, ed 2, Philadelphia, 2000, FA Davis.
27. Schubert MC, Herdman SJ: Vestibular rehabilitation. In O'Sullivan SB, Schmitz TJ (eds): Physical Rehabilitation: Assessment and Treatment, ed 4, Philadelphia, 2001, FA Davis.
28. DiFabio RP, Badke MB: Relationship of sensory organization to balance function in patients with hemiplegia, Phys Ther 70:543-548, 1990.
29. Anacker SL, Di Fabio RP: Influence of sensory inputs on standing balance in community-dwelling elders with a recent history of falling, Phys Ther 72:575-584, 1992.
30. Maki BE, McIlroy WE: The role of limb movements in maintaining upright stance: the "change-in-support" strategy, Phys Ther 77(5):488-507, 1997.
31. Horak F, Shupert C: Role of the vestibular system in postural control. In Herdman SJ: Vestibular Rehabilitation, ed 2, Philadelphia, 2000, FA Davis.
32. Herdman SJ, Whitney SL: Treatment of vestibular hypofunction. In Herdman SJ: Vestibular Rehabilitation, ed 2, Philadelphia, 2000, FA Davis.
33. Horak FB, Nashner LM: Central programming of postural movements: adaptation to altered support-surface configurations, J Neurophysiol 55(6):1369-1381, 1986.
34. Mecagni C, Smith JP, Roberts KE, et al: Balance and ankle range of motion in community-dwelling women aged 64 to 87 years: A correlational study, Phys Ther 80(10):1004-1011, 2000.
35. Wolfson LI, Judge J, Whipple R, et al: Strength is a major factor in balance, gait, and the occurrence of falls, J Gerontol A Biol Sci Med Sci 50A:64-67, 1995.
36. Chu L-W, Pei CKW, Chiu A, et al: Risk factors for falls in hospitalized older medical patients, J Gerontol 54A(1):M38-M43, 1999.
37. Brown M, Sinacore DR, Host HH: The relationship of strength to function in the older adult. J Gerontol A Biol Sci Med Sci 50A:55-59, 1995.
38. Nevitt MC, Cummings SR, Kidd S, et al: Risk factors for recurrent nonsyncopal falls. A prospective study, JAMA 261(18):2663-2668, 1989.
39. Hines C, Mercer V: Anticipatory postural adjustments: An update, Neurol Rep 21(1):17-22, 1997.
40. Morris ME, Iansek R: Gait disorders in Parkinson's disease: a framework for physical therapy practice, Neurol Rep 21(4):125-131, 1997.
41. Roller P, Leahy P: Cerebellar ataxia, Neurol Rep 15(4):25-29, 1991.
42. Quinn L, Rao A: Physical therapy for people with Huntington Disease: Current perspectives and case report, Neurol Rep 26(3):145-153, 2002.
43. Hauer K, Pfisterer M, Weber C, et al: Cognitive impairment decreases postural control during dual tasks in geriatric patients with a history of severe falls, J Am Geriatr Soc 51:1638-1644, 2003.
44. Jensen J, Nyberg L, Gustafson Y, et al: Fall and injury prevention in residential care—effects in residents with higher and lower levels of cognition, J Am Geriatr Soc 51(5):627-635, 2003.
45. Morris M, Lansek R, Matyas T, et al: The pathogenesis of gait hypokinesia in Parkinson's disease, Brain 117:1169-1181, 1994.
46. Morris M, Lansek R: Characteristics of motor disturbance in Parkinson's disease and strategies for movement rehabilitation, Human Move Sci 1996:649-669, 1996.
47. Morris M, Lansek R, Matyas T, et al: Abnormalities in the stride length-cadence relation in parkinsonian gait, Movement Dis 13:61-69, 1998.
48. Geiger RA, Allen JB, O'Keefe J, et al: Balance and mobility following stroke: Effects of physical therapy interventions with and without biofeedback/forceplate training, Phys Ther 81(4):995-1005, 2001.
49. Garland SJ, Willems DA, Ivanova TD, et al: Recovery of standing balance and functional mobility after stroke, Arch Phys Med Rehabil 84:1753-1759, 2003.
50. Cecchini AS: Functional assessment after traumatic brain injury, Neurol Rep 22(4):136-143, 1998.
51. Frzovic D, Morris ME, Vowels L: Clinical tests of standing balance: Performance of persons with multiple sclerosis, Arch Phys Med Rehabil 81:215-221, 2000.
52. Asher A: Disequilibrium in the elderly: two case studies, Neurol Rep 21(1):11-16, 1997.
53. Agostini JV, Han L, Tinetti ME: The relationship between number of medications and weight loss or impaired balance in older adults, J Am Geriatr Soc 52(10):1719-1723, 2004.
54. Shumway-Cook A, Baldwin M, et al: Predicting the probability for falls in community-dwelling older adults, Phys Ther 77:812-819, 1997.
55. Stuart ME, Rose DJ: The effectiveness of the Balance Efficacy Scale to measure changes in confidence associated with the completion of a balance intervention program, J Aging Phys Act 26, 1995.
56. Powell LE, Myers AM: The activities-specific balance confidence (ABC) scale, J Gerontol 50A(1):M28-M34, 1995.
57. Myers AM, Powell LE, Maki BE, et al: Psychological indicators of balance confidence: relationship to actual and perceived abilities, J Gerontol 51A(1):M37-M43, 1995.
58. Myers AM, Fletcher PC, Myers AH, et al: Discriminative and evaluative properties of the activities-specific balance confidence (ABC) scale, J Gerontol 53A:M287-M294, 1998.
59. Whitehead C, Miller M, Crotty M: Falls in community-dwelling older persons following hip fracture: impact on self-efficacy, balance and handicap, Clin Rehabil 17(8):899-906, 2003.
60. Riolo L, Satterwhite LG, Pickelsimer KD: Using the dynamic gait index and activities specific balance confidence scale to identify older adults at risk for falls. Veterans Affairs Administration, Research and Development [abstract]. January 5, 2005. Available at: http://www.vard.org/va/02/htm/rrds_feb_2002_confriolo1.htm.
61. Jacobson GP, Newman CW: The development of the dizziness handicap inventory, Arch Otolaryngol Head Neck Surg 116:424, 1990.
62. Jacobson GP, Newman CW, Hunter L, et al: Balance function test correlates of the Dizziness Handicap Inventory, J Am Acad Audiol 2(4):253-260, 1991.
63. Whitney SL, Herdman SJ: Physical therapy assessment of vestibular hypofunction. In Herdman SJ (ed): Vestibular Rehabilitation, ed 2, Philadelphia, 2000, FA Davis.
64. Robertson DD, Ireland DJ: Dizziness Handicap Inventory correlates of computerized dynamic posturography, J Otolaryngol 24(2):118-124, 1995.
65. Tusa RJ: Psychological problems and the dizzy patient. In Herdman SJ: Vestibular Rehabilitation, ed 2, Philadelphia, 2000, FA Davis.
66. Horn LB: Differentiating between vestibular and nonvestibular balance disorders, Neurol Rep 21(1):23-27, 1997.
67. Danis CG, Krebs DE, Gill-Body KM, et al: Relationship between standing posture and stability, Phys Ther 78(5):502-517, 1998.
68. Haase B: Cognition. In Van Deusen J, Brunt D (eds): Assessment in Occupational Therapy and Physical Therapy, Philadelphia, 1997, WB Saunders.
69. Folstein MF, Folstein SE, McHugh PR: Mini-mental state: a practical method for grading the cognitive state of patients for the clinician, J Psychiatr Res 12:189-198, 1975.
70. Cornali C, Franzoni S, Stofler PM, et al: Mental functions and physical performance abilities as predictors of falling in a geriatric evaluation and rehabilitation unit, J Am Geriatr Soc 52(9):1591-1592, 2004.
71. Lundin-Olsson L, Nyberg L, Gustafson Y: "Stops walking when talking" as a predictor of falls in elderly people, Lancet 349:617, 1997.
72. Gill-Body KM: Current concepts in the management of patients with vestibular dysfunction, Phys Ther 9(12):40-58, 2001.
73. Schubert MC, Tusa RJ, Grine LE, et al: Optimizing the sensitivity of the head thrust test for identifying vestibular hypofunction, Phys Ther 84(2):151-158, 2004.
74. Honrubia V: Quantitative vestibular function tests and the clinical examination. In Herdman SJ: Vestibular Rehabilitation, ed 2, Philadelphia, 2000, FA Davis.
75. Fugl-Meyer AR, Jaasko L, et al: The post-stroke hemiplegic patient. I. A

method for evaluation of physical performance, Scand J Rehab Med 7:21-31, 1975.
76. Fugl-Meyer AR: Post-stroke hemiplegia. Assessment of physical properties, Scand J Rehab Med Suppl 7:85-93, 1980.
77. Fugl-Meyer AR, Jaasko L: Post-stroke hemiplegia and ADL-performance, Scand J Rehab Med Suppl 7:140-152, 1980.
78. Duncan PW, Propst M, Nelson SG: Reliability of the Fugl-Meyer assessment of sensorimotor recovery following cerebrovascular accident, Phys Ther 63:1606-1610, 1983.
79. Buchner DM, Hornbrook MC, Kutner NG, et al: Development of the common data base for the FICSIT trials, J Am Geriatr Soc 41:297-308, 1993.
80. Weber PC, Cass SP: Clinical assessment of postural stability, Am J Otolaryngol 14:566-569, 1993.
81. Clendaniel RA: Cervical vertigo. In Herdman SJ: Vestibular Rehabilitation, ed 2, Philadelphia, 2000, FA Davis.
82. Woollacott MH, Tang P-F: Balance control during walking in the older adult: research and its implications, Phys Ther 77(6):646-660, 1997.
83. Tinetti ME: Performance-oriented assessment of mobility problems in elderly patients, J Am Geriatr Soc 34(2):119-126, 1986.
84. Trueblood PR: Partial body weight treadmill training in persons with chronic stroke, NeuroRehabilitation 16(3):141-153, 2001.
85. Behrman AL, Light KE, Miller GM: Sensitivity of the Tinetti Gait Assessment for detecting change in individuals with Parkinson's disease, Clin Rehabil 16(4):399-405, 2002.
86. VanSwearingen JM, Brach JSV: Making geriatric assessment work: Selecting useful measures, Phys Ther 81(6):1233-1252, 2001.
87. Tinetti ME, Williams TF, Mayewski R: Fall risk index for elderly patients based on number of chronic disabilities, Am J Med 80:429-434, 1986.
88. Galindo-Ciocon DJ, Ciocon JO, Galindo DJ: Gait training and falls in the elderly, J Gerontol Nurs 21(6):10-17, 1995.
89. Thapa PB, Gideon P, Brockman KG, et al: Clinical and biomechanical measures of balance as fall predictors in ambulatory nursing home residents, J Gerontol A Biol Sci Med Sci 51A(5):M239-246, 1996.
90. Tinetti ME: Yale FICSIT: Risk factor abatement strategy for fall prevention, J Am Geriatr Soc 41:315, 1993.
91. Whitney SL, Hudak MT, Marchetti GF: The dynamic gait index relates to self-reported fall history in individuals with vestibular dysfunction, J Vestib Res 10(2):99-105, 2000.
92. Wrisley DM, Walker ML, Echternach JL, et al: Reliability of the dynamic gait index in people with vestibular disorders, Arch Phys Med Rehabil 84(10):1528-1533, 2003.
93. Podsiadlo D, Richardson S: The timed "Up & Go": A test of basic functional mobility for frail elderly persons, J Am Geriatr Soc 39(2):142-148, 1991.
94. Mathias S, Nayak U, Isaacs B: Balance in elderly patients: The "Get-up and Go" test, Arch Phys Med Rehabil 67:387-389, 1986.
95. Shumway-Cook A, Brauer S, Woollacott MH: Predicting the probability for falls in community-dwelling older adults using the timed up & go test, Phys Ther 80(9):896-903, 2000.
96. Freter SH, Fruchter N: Relationship between timed 'up and go' and gait time in an elderly orthopaedic rehabilitation population, Clin Rehabil 14(1):96-101, 2000.
97. Stack E, Jupp K, Ashburn A: Developing methods to evaluate how people with Parkinson's Disease turn 180 degrees: An activity frequently associated with falls, Disabil Rehabil 26(8):478-484, 2004.
98. Sharp SA, Brouwer B: Isokinetic strength training of the hemiparetic knee: Effects on function and spasticity, Arch Phys Med Rehabil 78(11):1231-1236, 1997.
99. Hiroyuki S, Uchiyama Y, Kakurai S: Specific effects of balance and gait exercises on physical function among the frail elderly, Clin Rehabil 17(5):472-479, 2003.
100. Berg K, Wood-Dauphinee S, Williams JI: Measuring balance in the elderly: Preliminary development of an instrument, Physiother Canada 41:304, 1989.
101. Berg K, Wood-Dauphinee SL, Williams JI, et al: Measuring balance in the elderly: Validation of an instrument, Can J Pub Health 83:S7-11, 1992.
102. Thorbahn LDB, Newton RA: Use of the Berg Balance Test to predict falls in elderly persons, Phys Ther 76(6):576-585, 1996.
103. Kornetti DL, Fritz SL, Chiu Y-P, et al: Rating scale analysis of the Berg Balance Scale, Arch Phys Med Rehabil 85:1128-1135, 2004.
104. Harada N, Chiu V, Fowler E, et al: Physical therapy to improve functioning of older people in residential care facilities, Phys Ther 75(9):54-62, 1995.
105. Badke MB, Shea TA, Miedaner JA, et al: Outcomes after rehabilitation for adults with balance dysfunction, Arch Phys Med Rehabil 85(2):227-233, 2004.
106. Schenkman M, Cutson TM, Kuchibhatla M, et al: Reliability of impairment and physical performance measures for persons with Parkinson's Disease, Phys Ther 77(1):19-27, 1997.
107. Brauer S, Burns Y, Galley P: Lateral reach: A clinical measure of medio-lateral postural stability, Physiother Res Int 4(2):81-88, 1999.
108. Reuben DB, Siu AL: An objective measure of physical function of elderly outpatients: The physical performance test, J Am Geriatr Soc 38:1105-1112, 1990.
109. Van Swearingen JM, Paschal KA, et al: Assessing recurrent fall risk of community-dwelling, frail older veterans using specific tests of mobility and the physical performance test of function, J Gerontol 53A(6):M457-464, 1998.
110. Rose DJ: Balance and mobility disorders in older adults: Assessing and treating the multiple dimensions of balance, Rehab Manag 10(1):38, 40-41, 1997.
111. Schenkman M, Cutson TM, Kuchibhatla M, et al: Exercise to improve spinal flexibility and function for people with Parkinson's disease: A randomized, controlled trial, J Am Geriatr Soc 46:1207-1216, 1998.
112. Andersson C, Grooten W, Hellsten M, et al: Adults with cerebral palsy: Walking ability after progressive strength training, Develop Med Child Neurol 45(4):220-228, 2003.
113. Barnett A, Smith B, Lord SR, et al: Community-based group exercise improves balance and reduces falls in at-risk older people: A randomized controlled trial, Age Ageing 32(4):407-414, 2003.
114. Chang JT, Morton SC, Rubenstein LZ, et al: Interventions for the prevention of falls in older adults: A systematic review and meta-analysis of randomized clinical trials, Br Med J 328(7441):680-686, 2004.
115. Buchner DM, Cress ME, de Lateur BJ, et al: The effect of strength and endurance training on gait, balance, fall risk, and health services use in community-living older adults, J Gerontol A Biol Sci Med Sci 52A(4):M218-M224, 1997.
116. Douris P, Southard V, Varga C, et al: The effect of land and aquatic exercise on balance scores in older adults, J Geriatr Phys Ther 26(1):3-6, 2003.
117. Hart-Hughes S, Quigley P, Bulat T, et al: An interdisciplinary approach to reducing fall risks and falls, J Rehabil Res Dev 70(4):46-51, 2004.
118. Islam MM, Nasu E, Rogers ME, et al: Effects of combined sensory and muscular training on balance in Japanese older adults, Prev Med 39(6):1148-1155, 2004.
119. Sihvonen SE, Sipilä S, Era PA: Changes in postural balance in frail elderly women during a 4-week visual feedback training: A randomized controlled trial, Gerontology 50:87-95, 2004.
120. Walker C, Brouwer BJ, Culham EG: Use of visual feedback in retraining balance following acute stroke, Phys Ther 80(9):886-895, 2000.
121. Gentile AM: Skill acquisition: action, movement, and neuromotor processes. In Carr JH, Shepherd RB (eds): Movement Science: Foundations for Physical Therapy in Rehabilitation, ed 2, Gaithersburg, Md, 2000, Aspen.
122. Steadman J, Donaldson N, Kalra L: A randomized controlled trial of an enhanced balance training program to improve mobility and reduce falls in elderly patients, J Am Geriatr Soc 51:847-852, 2003.
123. Shimada H, Obuchi S, Furuna T, et al: New intervention program for preventing falls among frail elderly people: the effects of perturbed walking exercise using a bilateral separated treadmill, Am J Phys Med Rehabil 83:493-499, 2004.
124. Bateni H, Heung E, Zettel J, et al: Can use of walkers or canes impede lateral compensatory stepping movements? Gait Posture 20(1):74-83, 2004.
125. Laufer Y: The effect of walking aids on balance and weight-bearing patterns of patients with hemiparesis in various stance positions, Phys Ther 83(2):112-122, 2003.
126. Horak FB, Jones-Rycewicz C, Black FO, et al: Effects of vestibular rehabilitation on dizziness and imbalance, Otolaryngol Head Neck Surg 106(2):175-180, 1992.
127. Shepard NT, Telian SA, Smith-Wheelock M, et al: Vestibular and balance rehabilitation therapy, Ann Otol Rhinol Laryngol 102(3 Pt 1):198-205, 1993.
128. Herdman SJ, Clendaniel RA, Mattox DE, et al: Vestibular adaptation exercises and recovery: Acute stage after acoustic neuroma resection, Otolaryngol Head Neck Surg 113(1):77-87, 1995.
129. Hansson EE, M¨nsson N, H¨kansson A: Effects of specific rehabilitation for dizziness among patients in primary health care. A randomized controlled trial, Clin Rehabil 18(5):558-565, 2004.
130. Kasai T, Zee DS: Eye-head coordination in labyrinthine-defective human beings, Brain Res 144(1):123-141, 1978.
131. Ireland DJ: The Semont maneuver. Paper presented at Barany Society Meeting, Prague, Czechoslovakia, 1994.
132. Semont A, Freyss G, Vitte E: Curing the BPPV with a liberatory maneuver, Adv Otorhinolaryngol 42:290-293, 1988.
133. Brandt T, Daroff R: Physical therapy for benign paroxysmal positional vertigo, Arch Otolaryngol 8:151-158, 1980.
134. Herdman SJ: Treatment of benign paroxysmal positional vertigo, Phys Ther 70(6):381-388, 1990.
135. Moncada LV: Diagnosis and treatment of falls in the elderly, Resident Staff Physician 50(8):28-30, 2004.
136. van Schoor NM, Smit JH, Twisk JW, et al: Prevention of hip fractures by external hip protectors: A randomized controlled trial, JAMA 289(15):1957-1962, 2003.

제 22장

신경운동발달 손상

Impaired Neuromotor Development

학습개요

목적

소개

발달 용어 / 지연, 해리, 이상 / 핵심 발달개념 / 운동발달의 원리 / 운동이정표의 습득

검진

병력 / 계통관찰 / 검진과 측정

사례연구

요약

추가정보

용어

참고문헌

학습목표

이 장을 읽은 후, 다음의 사항을 할 수 있어야 한다.

1. 신경운동발달 손상을 정의할 수 있다.
2. 발달에 있어서 핵심개념과 운동발달의 원칙에 대해서 논의할 수 있다.
3. 기능, 장애, 건강에 대한 국제적인 분류를 적용하고 신경운동발달 손상이 있는 아동들을 검진하고 측정하기 위한 물리치료사 치료행위지침을 적용할 수 있어야 한다.
4. 주어진 목적, 나이, 진단에 따라 소아 환자를 위한 참여와 활동에 대한 적절한 검진과 측정을 할 수 있어야 한다.
5. 소아 환자를 위한 근육뼈대계, 신경근육계, 심혈관/폐와 관련한 신체구조와 기능을 측정할수 있다.
6. 운동발달의 전형적인 모습과 비전형적인 모습을 비교할 수 있다.
7. 중재계획을 위한 소견을 평가한다.

1. 소개

어린이는 어른과 다르다. 소아 환자를 임상적으로 다루기 위해서는 독특한 어린이의 특성을 고려해야만 하고, 진단에 관한 정확성과 어린이 관리에 관한 지식이 있어야 한다. 어른과 구별되는 어린이의 세 가지 중요한 특성은 다양한 기관과 계통의 성장과 성숙이 빠르고, 발달 이정표에 빠르게 도달하고, 기능적 능력의 범위가 매우 다양하다는 것이다. 정상적인 성장과 발달의 평가는 정상, 정상의 변이, 이상(deviance)이 무엇인지를 이해하는 것이 필요하다. 성장과 발달에 대한 지식은 소아 환자를 위한 검진, 평가, 중재의 이론적 기초를 제공하는데 사용된다. 나이 특이 변이(variation)는 장애가 있는 아동, 특히 신경근육질환이 있는 아동을 의미하는 지표이고, 환자의 평가와 치료적 중재를 계획하는데 기초로 사용된다.

이 장은 병리(pathology)에 관계없이 신경운동질환이 있는 소아 환자를 평가하고 검진하기 위한 기초지식을 제공한다. 전형적인 발달과 중요한 기능적 기술의 순차적 습득에 대한 개략적인 지식이 포함되어 있다. 발달개념, 운동 발달의 원칙, 신체구조와 기능, 활동, 참여가 포함되어 있다. 소아 환자를 위한 표준화된 검진과 측정 이것들이 평가과정에 미치는 영향을 논의할 것이다. 15장에서는 특정 상태에 있는 소아 환자를 위한 평가, 진단, 예후에 대한 정보를 제공한다.

발달용어

발달은 개개인의 나이와 관련 되어 행동 또는 능력이 변화는 과정이다.[1] 신경운동발달은 신체적 또는 운동 행동적인 영역이 발달하는 것이다. 따라서 신경운동발달 손상은 "정상 또는 전형적인" 발달에 반대되는 것이고 운동기술의 습득에서 문제가 있거나 비전형적인 움직임이 발생하는 것이다.

신경운동발달 손상은 일반적으로 중추신경계 · 말초신경계 손상 또는 기능이상에 의해 유발된다. 그러나 신경발달 손상의 원인으로써의 신경계 손상 또는 기능이상은 발달을 담당하는 다양한 계통들 사이의 상호작용을 역동으로 설명하기 힘들다. 신경운동의 손상은 근육뼈대계, 심폐계, 다른 계통에 심각하게 영향을 주고, 다시 신경근육의 발달에 영향을 줄 수 있다. 게다가, 발달은 아동, 과제, 과제를 수행하는 환경 사이의 상호작용에 의해 발생한다.[2]

지연, 해리, 이상

Aylward는 발달손상의 특징을 지연(delay), 해리(dissociation), 이상(deviance)의 3가지로 기술하였다.[3]

지연은 적절한 나이에 맞게 발달이정표에 도달하지 못할 때이고 해리는 두 가지 이상의 영역에서 발달이 다른 비율로 발전할 때이다. 예를 들면, 뇌성마비인 경우 인지기술은 운동기술보다 더 빨리 발달할 수 있다. 발달비율의 차이는 같은 영역에서도 발생할 수 있다. 예를 들면 뻗기, 잡기, 조작 같은 소운동활동(fine motor)은 운동성과 자세조절 같은 대운동활동(gross motor)보다 먼저 발달할 수 있다. 이상은 비전형적인 발달지표가 출현 또는 발달이정표에 도달하는 것에 상당한 차이가 있는 경우이다. 이상은 어떤 나이에서도 비정상이다. 이상을 대신하여 사용되는 용어는 비전형적, 비정상, 기능이상이 있다. 비전형적인 지표의 예에는 근육긴장도 변경, 상동적인(틀에 박힌) 움직임 패턴, 근력약화, 불협응이 있다.[4] 비록 Aylward의 체계가 발달 손상의 유형을 구별할 수 있어도 아동은 두 가지 이상의 분류에 속하는 특성을 동시에 보일 수 있다. 예를 들면 아동은 운동이정표 습득에서 지연을 보이면서 비전형적인 움직임 특성을 보일 수 있다.

핵심 발달개념(Core development concepts)

인간발달은 출생에서 죽음까지 인간에서 삶의 변화를 말하는 것이다. 발달은 일반적으로 나이와 관련되어 구분되는데, 아동기, 청년기, 성인기로 구분된다(표 22-1).[5] 청년기는 나이 자체뿐만 아니라 신체적 성장과 성적인 성숙의 변화로 구분된다. Tanner의 전통적인 척도는 청년기에서 신체발달을 5단계로 묘사하였다.[6] 여자인 경우, Tanner의 단계는 가슴크기와 음부 털의 분포에 기초하였다. 남자인 경우, 음경과 음낭의 크기와 모양, 음부 털

표 22-1 소아 발달시기

발달 시기	단계	시간
출산 전: 임신에서 출생	배아 중기 태아 말기 태아	첫 8주 9~24주 25주에서 출산
유아: 출생에서 2세	신생아 유아 말기 유아	출생에서 1달 1달에서 1세 1~2세
아동기: 2~10세, 여자 1~12세, 남자	초기 아동기/아동/학령기 전 중기 아동기/초등학교 나이	2~5세 6~10세, 여자 6~12세, 남자
청년기: 10~18세, 여자 12~20세, 남자	초기 청소년기(사춘기 전): Tanner 단계 1 중기 청소년기(사춘기): Tanner 단계 3 말기 청소년기(사춘기 후): Tanner 단계 5	10~13세, 여자 10.5~14세, 남자 11.8~14세, 여자 12.8~15세, 남자 14~17세, 여자 14.8~16세, 남자

From Valadian I, Porter D: Physical Growth and Development: From Conception to Maturity, Boston, 1977, Little, Brown; Solorio MR, Wyatt-Henriques L: Health care of the adolescent. In David AK, Johnson TA, Phillips M, et al (eds): Family Medicine: Principles of Practice, ed 6, New York, 2003, Springer-Verlag; STAT!Online Electronic Medical Library, http://online.statref.com/document.aspx?fxid=32&docid=113; posted 8/26/2003; date accessed 3/18/2004.

의 분포에 기초하였다.

초기 아동기 통합과학위원회(CISECD)는 초기 아동기 발달의 속성에 대한 10가지 핵심개념을 만들었다(글상자 22-1).[8] 핵심개념은 다음에 요약된 신경운동발달과 관련되어있다.

발달은 다면적이다. 인간발달은 복잡하고 4가지 차원(신체적, 인지적, 감정적, 사회적)으로 구분된다(표 22-2). 비록 각 차원은 독특한 발달차원이지만, 모든 차원이 서로 연결되어 있다. 예를 들어, 운동성은 구르기, 네발기기, 배밀이 또는 걷기 같은 활동은 신체적인 차원이다. 하지만 운동성은 다른 차원의 발달이 필요하다. 예를 들어, 빠르게 길을 건너는 것은 신체적 차원과 인지적 차원뿐만 아니라 걷는 과제를 안정하게 수행하기 위해 판단력과 사회성이 필요하다.

발달은 유전과 환경에 의해 영향을 받는다. 유전과 환경은 발달에 영향을 준다.[7] 일부 발달차원 특히 신체크기와 같은 성장변수들은 유전에 많은 영향을 받는다. 하지만 다른 발달 차원은 환경에 의해 많은 영향을 받는 것으로 보여 진다. 환경적인 영향은 병, 빈곤, 경험 또는 기회의 부족, 영양불량을 포함한 발달에 영향을 준다. 개개인의 발달을 위해 속성과 삶에 대한 경험은 지속적이고 역동적으로 서로 상호작용을 한다.

발달은 개인적 차이를 반영한다. 키, 몸무게, 신체적 능력을 포함한 많은 요인들의 발달시기와 비율은 아동마다 다양하여, 일시적 질환과 영구적인 상해로 인한 성숙지연과 정상적인 변이를 구별하는 것을 어렵게 만든다.[7] 발달에서 개인적 차이를 유발하는 가능한 원인에는 아동의 신념과 행위에 영향을 주는 문화적 차이, 움직임 기회부여에 영향을 주는 환경적 요인, 성별차이가 있다. 비록 아동마다 발달의 비율은 다르지만, 정상적인 발달범위와 시기가 있고, 발달지연, 활동제한, 참여제한을 확인할 뿐만 아니라 이러한 변이를 확인하는 다양한 표준참조검진(norm-reference test)이 있다. 예를 들어, Denver 발

글상자 22-1 발달에 대한 핵심개념

1. 인간발달은 생물학과 경험이 역동적이고 지속적으로 상호작용하여 만들어진다.
2. 문화는 발달의 모든 측면에 영향을 주고 건강을 촉진하기 위한 아동의 행위와 신념에 나타난다.
3. 자가조절의 성장은 초기 아동기 발달의 초석이 된다.
4. 아동은 자신의 발달에 능동적으로 참여하는데, 환경을 탐색하고 적응하는 인간본성을 보여주는 것이다.
5. 인간관계는 건강한 발달을 위한 초석이다.
6. 아동에서 다양한 차이는 일시적인 질환과 영구적인 상해로 인한 성숙지연과 정상적인 변이를 구별하는 것을 어렵게 만든다.
7. 아동 개개인의 발달경로는 연속성과 비연속성뿐만 아니라 일련의 과도기가 존재한다.
8. 인간발달은 약점과 장점이 서로 작용하여 이루어진다.
9. 초기 경험의 시기가 문제일 수 있는데, 아동은 발달하는 동안 위험에 노출되기 쉽고 보호에 영향을 받는다.
10. 발달과정은 보호와 위험 사이 균형을 변경하는 효과적인 중재에 의해 변경될 수 있다.

From Committee on Integrating the Science of Early Childhood Development: Ten core concepts of development. In Shonkoff JP, Phillips DA (eds): From Neurons to Neighborhoods: The Science of Early Childhood Development, Washington, DC, 2000, National Academy Press.

표 22-2 인간발달 차원

신체	인지	감정	사회
뼈대	지적과정	애정	가족
근육	생각	믿음	사회화
심폐	학습	안심감	관계
신경	기억	사랑	동료
감각	문제해결	감정	가족구성원
운동발달	언어	느낌	직업
운동성	의사소통	동기	놀이
자세조절	합리성	흥미	사회적 규범
뻗기, 잡기, 조작		욕망	문화적 규범
생식			
시각			
청각			
내분비			

달선별검진 II는 각 항목을 통과하는 표준%가 제시된 나이별 막대그래프가 있어 각 항목의 전형적인 변이를 확인할 수 있게 한다. 따라서 검진항목이 균형이 좋고 거의 넘어지지 않는 "잘 걷는다."인 경우, 아동 중 25%, 50%, 75%, 90%가 이 항목을 수행할 수 있는 연령이 막대그래프에 표시되어 있다(그림 22-1).

발달영향은 서로 상호작용을 한다. 연구자들은 아동발달에 성인과 환경의 영향을 강조하여 왔다.[5] 그러나 최근에는 아동발달에 아동 자신이 미치는 영향을 강조하고 있다. 아동들은 환경을 탐구하고 적응하려는 내적인 욕구에 의해 자신의 발달에 스스로 참여한다.[5] 인간발달은 모든 참여자들의 지속적인 상호작용에 의해 형성된다. CISECD는 아동발달이 그들의 부모의 안녕과 건강에 의해 가장 크게 영향을 받는다고 결론을 내렸다.[7] 아동은 사랑, 안정성, 반응관계, 탐구와 학습에 대한 독려를 제공하는 관계에서 발달한다. 상호영향은 부끄러움이 많고, 수동적이고, 염려심이 많은 성격일 때, 보호자에 의해 과잉보호를 받을 때 나타날 수 있다. 아이들의 행동은 새로운 환경의 탐험과 탐색에서 반응 제한을 촉발한다. 또한, 조기 경험은 뇌 발달에 영향을 주며 뇌는 경험에 의해 달라진다.[8,9]

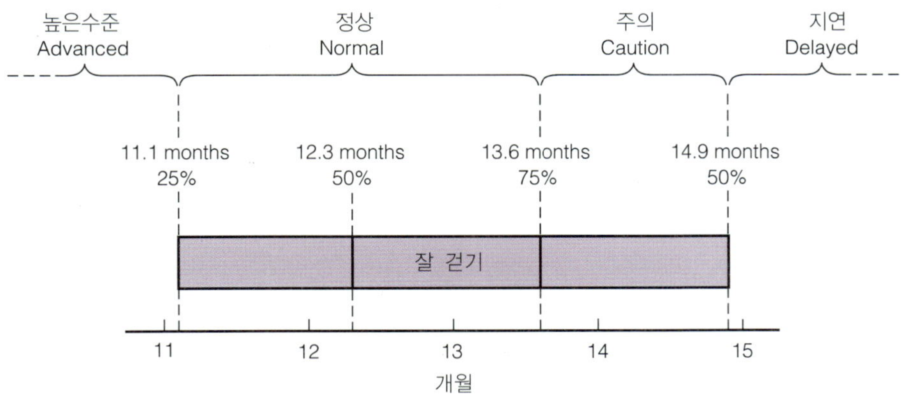

그림 22-1 Denver 발달선별검진 II 중"잘 걷기"검진항목. 해석: 높은 수준(advanced)=표준 표본 중 25%가 실패하는 항목을 통과(나이-11.1개월 이전); 정상(normal)=표준 표본 중 25~75%가 통과하는 항목을 아동이 통과(11.1~13.6개월); 주의(caution)=표준 표본 중 75%가 통과하는 항목을 아동이 실패함(13.6~14.9세); 지연=표준 표본 중 90%가 통과하는 항목을 아동이 실패함(14.9세 이후). *Modified from Frankenburg WK, Dodds J, Archer P, et al: Denver II Training Manual, Denver, 1992, Denver Developmental Materials.*

문화는 발달에 영향을 준다. 문화는 인간의 발달에 깊은 영향을 끼친다.[5,8] 가치, 포부, 기대, 행동들은 발달 경험을 구체화한다. 문화는 부모에 영향을 주고 장애 및 질병을 어떻게 인식하는가에도 영향을 주며 문화가 발달에 미치는 영향은 표준화된 검진의 해석에 관여한다. 왜냐하면 대부분의 검진들이 중산층, 유럽계통의 미국인, 이들의 가치에 기초하고 있기 때문이다. 대표적인 예는 식사도구이다. 발달검진들은 손가락이나 젓가락보다 칼, 숟가락, 포크에 더욱 가치를 두고 있다.

운동발달의 원칙

움직임을 관찰하고 운동발달의 이정표에 대한 기억은 일반적인 운동발달의 원칙이 적용될 때 쉬워진다.

전신적 움직임에서 국소적 움직임으로 전개한다. 첫 번째 원칙 중 하나는 큰 사지의 움직임과 같은 전신적인 움직임에서 각 부위의 개별적이고 섬세한 움직임으로 발달이 진행된다.

움직임은 안정성과 이동성 사이의 상호작용이다. 1960년대, 물리치료사 Margaret Rood는 운동발달을 운동성(mobility), 안정성(stability), 체중지지 자세에서 안정성과 운동성 결합(combined mobility and stability), 기술(skill)(그림 22-2)의 4단계로 제안하였다.[10] 운동성은 공간에서 신체 일부에 전달되는 움직임 범위와 속도가 포함되고 항중력적인 움직임 발달이 특징인 단계이다. 안정성은 중력에 대항하여 체중지지자세를 유지하는 능력이다. 체중지지자세에서 안정성과 운동성 결합은 먼쪽부위가 고정되고 몸쪽부위가 움직일 때이다. 예를 들어, 아동이 네발 기기 자세에서 사지가 체중을 지지하면서 고정되고 몸통이 앞과 뒤로 움직이는 행위이다. 체중지지자세에서 안정성과 운동성 결합은 닫힌사슬(closed chain)과 유사한 용어이다. 기술은 체중지지가 되지 않는 자세에서의 운동성과 안정성이 결합된 것이다. 사지는 체중지지를 하지 않으며 움직임은 안정된 몸쪽부위로부터 나온다. 앉은 자세, 기기 자세, 벽 짚고 걷는 자세 등에서 팔뻗기가 여기에 해당되는 예이다. 기술은 "열린사슬(open chain)"과 유사한 용어이다. Rood의 운동발달순서는 오늘날의 운동발달지식의 기본이 되었으나, 잘 연구되지 않아 움직임 분류를 위한 간단하고 직선적인 방법이 아직 제공되지 않고 있다(아동이 특정 위치(앉기 위치로 가기)로 움직일 수 있는가, 아동이 이 위치를 유지할 수 있는가(앉기 위치 유지하기), 아동이 사지로 지지하면서 이 위치에서 움직일 수 있는가(머리를 앞과 뒤로 움직이기), 아동이 사지지지 없이 움직일 수 있는가(앉은 위치에서 팔뻗기)).

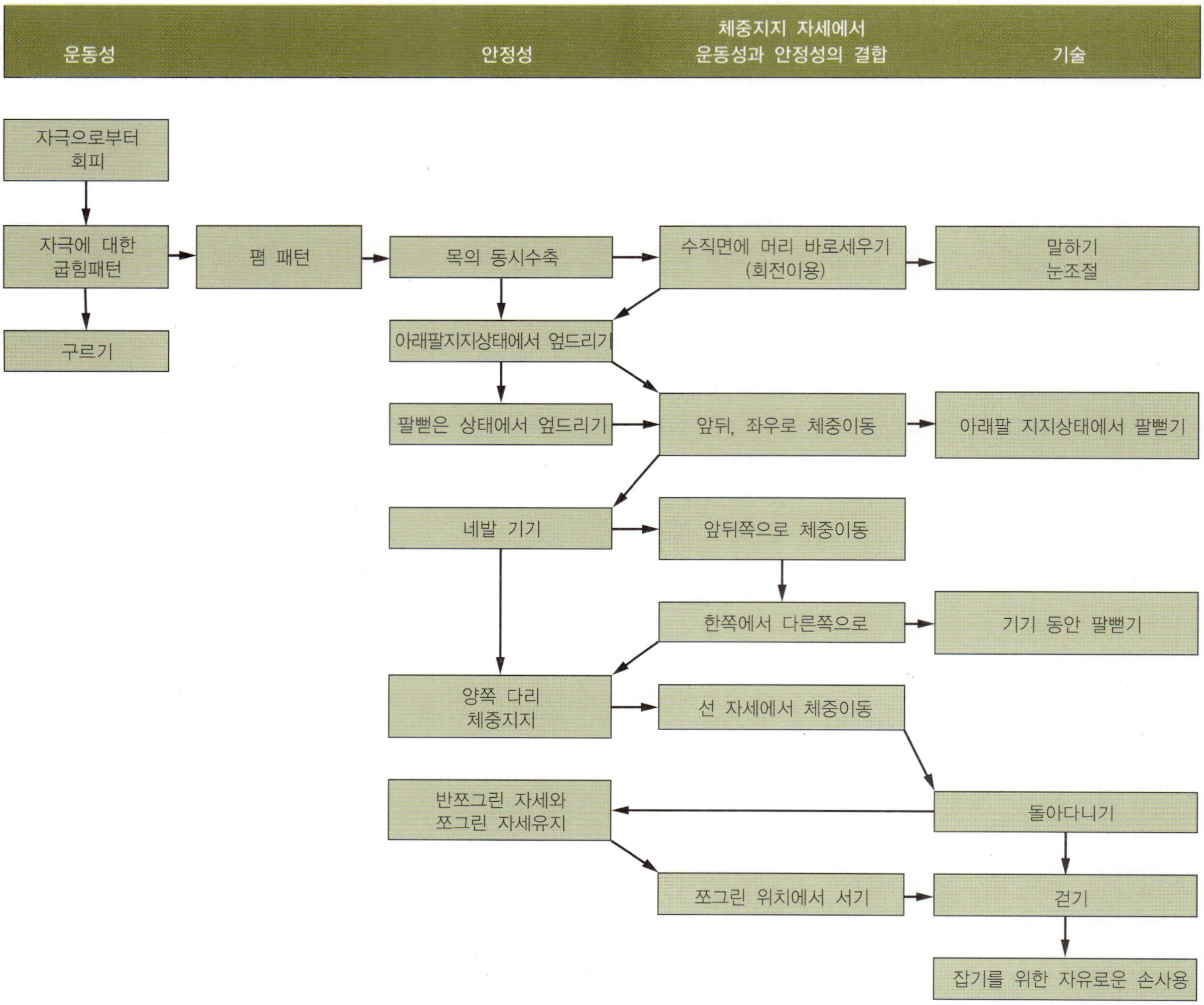

그림 22-2 Rood의 운동발달순서: 운동성, 안정성, 체중지지 자세에서 안정성과 운동성 결합, 기술. *Redrawn from Case-Smith J (ed): Occupational Therapy for Children, ed 4, St. Louis, 2001, Mosby.*

움직이는 방법은 여러 가지이다. 표준운동검진을 위한 통과기준과 중요한 발달이정표를 조사하는 연구에서, 특정 움직임을 위해서는 한 가지의 전형적인 방법이 있는 것으로 여겼다. 기준은 나이에 따른 활동을 위한 적절한 자세, 체중지지 위치, 팔과 다리의 위치이다. 그러나 아동은 다리 교차하여 앉기, 옆으로 앉기, 길게 앉기 또는 W자로 앉기를 포함한 다양한 방법으로 지지 없이 앉을 수 있어, 각 패턴의 기준은 다르다.

VanSant는 유아, 아동, 젊은 성인에서 누운 자세에서 일어나는 능력을 기술하였다.[11~14] 그녀는 신체 3부위별로 일어나기 과제를 수행하는 다양한 움직임 형태를 기술하였다. 팔 6가지, 다리 6가지, 몸통 5가지의 움직임 형태가 있고, 일어나기 과제를 수행하기 위해 이러한 움직임 형태들이 조합되어 다양하게 나타난다. 비록 생체역학적으로 가능하지는 않지만 수학적으로 210가지의 움직임 조합이 있을 수 있다. VanSant는 4~7세의 120명 아동에서 일어서기 움직임을 관찰하여, 비록 각 부위별 사용 빈도는 다양하지만 같은 연령대 내에서 및 각 개인간에도

다양한 움직임 형태가 있음을 보고하였다.[12]

비록 특정 상황에 따라 특정 움직임 패턴을 아동들이 사용하지만, 정상 또는 전형적인 움직임은 주어진 운동과제를 성취하기 위해 다양한 움직임 패턴을 수행하는 아동의 능력으로 생각된다.[9] 선택된 움직임 패턴은 과제, 환경, 개인에 의해 영향을 받을 수 있다. 임상적으로, 중재 프로그램을 계획할 때 하나의 운동과제를 위한 움직임 패턴 목록을 제시하는 것이 중요하다.

움직임은 여러 발달요소들의 결과물이다. 움직임은 환경과 개인적 제한으로부터 그리고 서로 작용하여 발생한다.[9] 다양한 요소들은 함께 발달하고(발달비율은 다르지만) 움직임을 촉진한다. 다양한 요소에는 다음의 사항이 포함된다.

- 감각: 환경으로부터 정보를 얻기 위한 접촉감각, 시각, 청각, 후각, 신체 위치, 힘, 움직임을 감지하기 위한 안뜰계와 근육, 피부, 관절에 있는 수용기들
- 움직임 생성, 힘 생성, 지구력을 포함한 뼈대근육의 생체역학
- 심폐 변수를 포함한 에너지
- 동기
- 인지
- 키, 몸무게 같은 인체측정학적 수치
- 지각: 동시적인 지각정보와 더불어 움직임을 협응시키는 것
- 중추 및 말초신경계 정보처리

이러한 각각의 요소들은 전형적인 움직임을 위해 필수적이다. 그러므로 많은 요인들은 과제수행에 영향을 주기 때문에, 개별 아동에 대한 다차원적 평가가 필요하다. 아동이 주어진 과제를 왜 수행하지 못하는가에 대한 원인적 추정은 피해야 한다.

운동이정표의 습득

이정표는 발달에서 중요한 시점 또는 발달과정 동안 성취해야 하는 중요한 기능적 능력이다. 발달전개는 자세반사, 자세조절, 운동성 기능, 팔 뻗기, 잡기, 조작을 포함한 개별적 운동요소들을 위해 묘사될 수 있다. 중요한 운동이정표를 위한 나이 관련 표준은 표 22-3에 제시되어 있다.

기능적 기술. 운동이정표의 습득은 유아 시 구르기, 앉기, 기기, 걷기 같은 특정 운동기술의 습득을 강조한다. 시간경과에 따라, 이정표의 강조점은 자신의 환경 내에서 기능적 활동능력으로 전환된다. 기능적인 활동은 자신의 자연스러운 집, 학교, 지역사회 환경 내에서 나이에 맞게 아동들이 수행해야 하는 기능적인 기술이다.[15] 기능적인 활동은 자신의 환경에 접근할 수 있게 하고 자신의 욕구에 맞게 행동할 수 있게 한다. 모든 아동들에게 흔히 있는 기능적 활동에는 자가관리, 운동성, 사회적 기능이다.[16] 기능적 활동의 특별한 예에는 먹기, 입기 같은 일상생활동작과 학교놀이 같은 수단적 일상생활동작이 있다. 가능한 안전하고 독립적으로 필수 기능적 활동을 수행하는 것이 아동에게 중요하다.[16]

2. 검진

아동에 대한 검진은 개별적 유능성에 대한 이해를 높이고 평가와 중재계획을 위한 기초자료를 획득하기 위한 과정이다.[17] 검진은 상해의 유무와 정도를 확인하고, 신경운동발달 측면에서의 참여제한과 활동제한을 결정하고, 적절한 중재계획을 결정하고, 아동의 신경운동 전개과정을 감시하기 위해 수행된다.

초기검진은 특정검진과 측정을 통해 특정한 시점에서 아동이 습득하고 있는 신경운동의 기술과 아동의 장점을 확인하는 것이다.[17] 그러나 검진과정은 반복되고 지속되면서 검진이 중재에 영향을 주고 중재가 검진에 영향을 준다.

Coster 등은 치료사에게 하향식(top-down)으로 검진을 시작할 것을 권장한다.[18] 즉, 집, 학교, 지역사회에서 현재 아동의 참여수준을 조사하고 현재 참여제한과 원하

표 22-3 운동발달 이정표

위치	이정표	유아 중 50%가 수행할 수 있는 나이	유아 중 90%가 수행할 수 있는 나이
엎드린 위치	머리 45° 들기(비대칭적, 잠시 유지)	0.5개월	2개월
	엎드린 위치에서 지지(손, 아래팔, 그리고 가슴; 어깨 뒤에 팔꿈치)	1.5개월	3개월
	팔 뻗어 지지(손, 아래 배, 허벅지)	4.5개월	6개월
	회전 없이 엎드린 위치에서 누운 위치로 구르기	6개월	8.5개월
	아래팔 지지상태에서 팔 뻗기	5개월	7개월
	축회전(pivot)	5.5개월	8개월
	회전으로 엎드린 위치에서 누운 위치로 구르기	7개월	9.5개월
	교차적인 배밀이(crawling, 배를 바닥에 대고)	7.5개월	9.5개월
	교차적인 기기(creeping, 배를 바닥에서 떼고)	8개월	11개월
누운 위치	중심선을 향해 머리 움직이기	출생 시	0.5개월
	손을 중심선에 가져오기	2.5개월	4개월
	손으로 발 만지기	4.5개월	6개월
	회전 없이 누운 위치에서 엎드린 위치로 구르기	5.5개월	9개월
	회전으로 누운 위치에서 엎드린 위치로 구르기	6.5개월	9개월
앉기	팔로 지지하면서 앉기(잠시)	2.5개월	4.5개월
	팔을 당겨 앉히기(pull to sit)	3.5개월	5개월
	팔 지지하여 앉기	4.5개월	6개월
	팔 지지 없이 앉기	6개월	8개월
	앉은 위치에서 회전하면서 팔 뻗기	7개월	8개월
	앉은 위치로 가기(누운 또는 엎드린 위치에서)	8.4개월	9.9개월
	앉은 위치에서 엎드린 위치로 가기	8개월	12개월
	앉은 위치에서 네발 기기 위치로 가기	7.5개월	9.5개월
서기	지지하고 서기(간헐적 체중지지)	출생 시	1개월
	가구 잡고 일어서기	8개월	9.5개월
	2초간 서기	10.2개월	11.6개월
	혼자 서기(10초 이상)	11.5개월	13.7개월
	쪼그린 위치에서 서기	11.5개월	14개월
	네발 기기 위치에서 서기	11.5개월	15개월
걷기/뛰기	회전 없이 돌아다니기	9개월	13개월
	5발자국 떼기	11개월	13.5개월
	혼자 걷기	11.5개월	14개월
	뒤로 걷기	13.8개월	16.6개월
	달리기	15.8개월	19.9개월
정적 서기 균형	각 발의 균형: 1초	2.5년	3.4년
	각 발의 균형: 2초	3.1년	4.0년
	각 발의 균형: 3초	3.3년	4.7년
	각 발의 균형: 4초	4.0년	5.1년
	각 발의 균형: 5초	4.3년	5.4년
턱/계단	계단 오르기	16.6개월	21.6개월

표 22-3 운동발달 이정표(계속)

위치	이정표	유아 중 50%가 수행할 수 있는 나이	유아 중 90%가 수행할 수 있는 나이
	턱 오르내리기	1.5~2.0년	2.0~2.5년
	침대 오르내리기	1.5~2.0년	2.0~2.5년
	어려움 없이 모든 계단 오르기	2.0~2.5년	3.0~3.5년
	어려움 없이 모든 계단 내려오기	2.0~2.5년	3.0~3.5년
	욕조에 들어가고 나오기	2.5~3.0년	4.0~4.5년
차기	앞으로 공차기	18.3개월	23.2개월
	협응있게 차기(다리를 앞과 뒤로 움직이면서)	–	4년
	앞으로 달려가 공차기	–	6년
점프/뜀뛰기	빠르게 달리기: 한 발이 앞서면서	–	6~7년
	점프(두 발을 바닥에서 떼기)	2.38개월	2.4년
	넓이 뛰기(약 8인치(약 20cm))	2.7년	3.2년
	한발로 뛰기(hop)	3.5년	4.2년
	연속 3회 점프	–	5~6년

Data from Piper MC, Darrah J: Motor Assessment of the Developing Infant, Philadelphia, 1994, WB Saunders; Frankenburg WK, Dodds J, Archer P, et al: DENVER II Training Manual, Denver, 1992, Denver Developmental Materials; PEDI Research Group: Pediatric Evaluation of Disability Inventory (PEDI) Development, Standardization and Administration Manual, Boston, 1992, PEDI Research Group; Brigance AH: Brigance Inventory of Early Development-II, North Billerica, Mass, 2004, Curriculum Associates.
LE, Lower extremity.
**Norms should be used as guidelines only. Clinically significant variations in rates of development exist between subgroups because of variables such as race, sex, maternal education, and place of residence.*

는 참여수준 사이의 간격이 생긴 원인을 확인하기 위해 활동 및 신체구조와 기능을 측정한다. 이 과정은 검진이 아동, 가족, 교사와 관련되고 의미 있는 기능적 운동기술에 초점을 두고 있는 것이다.[19]

신경운동발달은 일차원적이지 않기 때문에 아동의 운동수행력을 파악하기 위해 다차원적인 검진과 측정이 필요하다. 포괄적인 검진에는 기능, 장애, 건강에 대한 국제적인 분류(ICF)모형에 있는 모든 수준(참여, 활동, 신체구조와 기능, 환경적 및 개인적 배경요인)을 평가할 수 있는 타당하고 신뢰할 수 있는 검진들이 포함되어야 한다.[20] 또한, 구조적 및 기능적 제한은 근육뼈대, 심폐, 신경근육, 피부에 대한 하나 이상의 독립된 측정이 필요할 수 있다. 특정 아동을 위해 사용되는 검진과 측정을 결정하기 위해서는 아동의 나이, 진단, 의뢰 목적, 문화적 배경, 기대되는 기능이 발휘되는 환경, 현재 건강상태를 고려해야 한다. 또한 관련 법령과 검진과 측정의 장점과 단점을 고려해야 한다.

다양한 측정과 다양한 자원으로부터 얻은 정보는 아동의 수행력에 대한 이해를 높이기 위해 치료사에게 제공될 수 있다. 정보는 부모, 간병인, 학교교사, 관련 전문가로부터 얻을 수 있다.

병력

신경운동발달이 손상된 아동에 대한 병력은 의학적 자료, 교육기록, 아동과 부모 및 선생님에 대한 면접을 통해 얻을 수 있다. 부모를 치료 구성원으로서 받아들이고, 그들의 관점에서 아동의 장점, 힘든 점, 관심을 알아야 한다.[17] 부모는 일반적으로 발달 및 의학적 병력, 환경적인 요구, 공식적 및 비공식적 지지구조 같은 개인적 및 환경적인 배경에 대한 정보를 제공한다.

계통관찰

계통관찰은 검진과 중재 동안 주의해야 할 사항이 있는지 또는 합병증을 유발할 영역이 있는지를 알아보고 그리고 정밀검진이 필요한 부분이 있는지를 알아보기 위해 시행된다. 1장의 계통관찰을 참조한다.

검진과 측정

참여와 활동에 대한 표준화된 검진. 많은 표준화된 도구들은 아이들의 움직임과 발달의 상태를 측정하는 데 사용될 수 있다. 이러한 도구는 ICF 모형에 따라 수준을 평가하고, 다양한 평가들을 사용하고, 신경발달요소들을 평가하고, 다양한 결과점수를 보여주고 아동 수행력에 대한 해석을 돕는 역할을 한다. 하나의 "최고 검진"은 존재하지 않는다. 각 검진들은 아동의 요구에 맞는지 분석되어야 한다. 신뢰성과 타당성이 있는 검진에 대한 자세한 설명은 다음 부분에서 다루겠다. 물리치료사 치료행위지침에 따라 이러한 검진들은 자가관리와 집, 직장, 지역사회 관리, 여가활동에 대한 사항을 측정한다.

장애지수에 대한 소아 평가. 장애지수에 대한 소아 평가(Pediatric Evaluation of Disability Index, PEDI)는 1992년 소개되었으며, 통계적으로 복잡하고, 혁신적이며, 포괄적이고, 표준참조(norm-reference)진단검진이다.[16] 이 도구는 두 가지 이유에서 주목할 만하다. 첫 번째, 아동이 성취할 수 있는 것이 무엇인지에 초점을 맞추고 과제를 어떻게 수행하는지에 대한 정보를 제공하지 않는다. 두 번째, 아동에 대한 직접적인 관찰보다는 아동을 돌보는 사람으로부터 얻은 정보에 의존한다. PEDI는 1980년대 미국 인구를 대표하는 북동부지역(매사추세, 코네티컷, 뉴욕)에서 표본을 추출하고 표준화 되었다. 이 표본들은 나이 성, 인종, 부모교육수준, 지역크기에 따라 층화되었다.

표본 아동들(총 412명)은 5개월에서 7.5세 이었으며 6개월 단위로 하여 14개 집단(각 집단별 인원은 16에서 39명)으로 구분되었다. PEDI는 (1) 기능적 결핍이나 지연이 있는지를 알아보고, (2) 지연이나 결핍이 있는 정도와 영역을 결정하고, (3) 프로그램의 평가를 위해 결과를 측정하고 개인별 진행과정을 감시하기 위한 것이다. 검진은 6개월에서 7.5세의 아동에게 적용할 수 있고 예상되는 기능적 능력이 7.5세 이하인 경우에 적용될 수 있다. 주요하게 측정되는 것은 환경 내에서 아동이 안전하고 독립적으로 수행할 수 있는 일상생활동작이다. Nagi 모형은 PEDI를 위한 이론적 틀이 된다.

PEDI 측정은 (1) 기능적 기술을 등급화한 능력(capacity) (2) 간병인의 보조 정도를 점수화한 수행력(performance)을 3가지 영역(자가관리, 운동성, 사회적 기능)에서 알아보는 것이다. 활동제한을 측정하는 능력은 197가지 기능적 기술에 대해 평가한다. 참여제한을 측정하는 수행력은 20개의 항목으로 되어 있고 일상생활에서 간병인의 보조 정도를 평가한다. 참여는 자가관리, 운동성, 사회적 기능 영역에서 아동의 기능을 간접적으로 측정하는 것이다. 일상적인 기능적 활동에서 아동이 사용하는 장비와 환경변화는 수정된 척도로 점수화된다. 수정은 아동지향(발판, 컵), 재활장비(보행기, 보조기, 부목), 또는 확장 수정(수동 또는 전동 휠체어, 드는 장비)으로 구분된다. 표 22-4는 PEDI의 기준 점수를 보여주고 있다.

PEDI는 부모와 체계적인 면담으로 부모, 간병인, 교사, 또는 치료사에 의한 관찰을 포함한 다양한 방법으로 적용될 수 있다. 3가지 영역(자가관리, 운동성, 사회적 기능)에 대해 간병인 보조점수와 기능적 기술점수를 계산할 수 있고, 6가지 표준점수와 6가지 측정점수를 구할 수 있다. 사례연구 22-1에서 PEDI 운동성 영역의 점수 예시가 그림 22-3, 그림 22-4에 제시되어 있다. 표준자료에 기초하여, 기대되는 아동의 패턴과 그 항목에 대한 아동의 반응 패턴을 알려주는 적합도(goodness-of-fit) 점수 역시 계산될 수 있다. PEDI 안내책자에는 연령대별 표본 중 10%, 25%, 50%, 75%, 90%가 성취하는 기능적인 기술을 포함한 아동 수행력 해석을 위한 다양한 정보가 포함되어 있고, 쉬운 항목부터 어려운 항목 순으로 배열되어 있으며, 각 영역별로 난이도에 따라 각 항목이 시각적으로 표시되어 있다.

학교기능평가. 학교기능평가(School Function Assessment, SFA)는 1998년에 소개되었고, 학교 환경 내에서 아동을 검진하는 포괄적인 방법이다.[18] SFA는 효

표 22-4 소아평가 장애지수를 위한 점수 기준

자가관리, 운동성, 사회기능		
Ⅰ: 기능적 기술 (197개의 기능적 기술)	Ⅱ: 간병인 보조 (20개의 기능적 활동)	Ⅲ: 수정 (20개의 복합한 기능적 활동)
0=대부분의 상황에서 항목을 수행하는 능력이 제한되거나 할 수 없음	5=독립	N=수정이 필요 없음
1=대부분의 상황에서 각 항목을 수행할 수 있거나 항목을 이전에 이미 습득했고 더 높은 기능적 기술을 수행함	4=감독/관찰/자극	C=아동지향적
	3=약간 보조 2=중등 보조 1=최대보조 0=완전(total) 보조	R=재활장비 E=확장 수정

From PEDI Research Group: Pediatric Evaluation of Disability Inventory (PEDI) Development, Standardization and Administration Manual, Boston, 1992, PEDI Research Group.

과적으로 교육프로그램에 참가하기 위해 요구되는 신체적 요건에 대해 포괄적으로 분석할 수 있게 한다. SFA는 6단계를 통해 유치원아동을 위한 기준 참조(criterion-referenced), 여러 영역 중심, 판단 중심의 도구이다. SFA는 준거지향적 평가(절대 평가)이고, 폭넓은 연구이다. Nagi모형은 SFA에 이론적인 바탕이 된다.

SFA는 참여, 과제 지지, 활동 수행의 세 가지로 구성되어 있다. 참여 척도는 6가지 주요 학교환경(일반 또는 특수 교육 학급, 사설보육소, 또는 휴식시간, 학교로 이동수단, 욕조와 화장실 이용, 학급이동, 간식시간)에서 학생의 참여 수준을 검진하는 것이다. 과제의 지지는 4개의 척도로 구성되어 있고 아동이 학교와 관련된 기능적 활동을 수행할 때 아동에게 제공되는 2가지 형태(보조와 적응(특수장비와 적응물질 같은 프로그램이나 환경 수정))의 지지를 검진하는 것이다. 활동 수행은 21개의 척도로 되어 있고 학교와 관련된 특수 기능적 활동의 수행력을 검진하는 것이다.

SFA는 전형적인 학생의 활동과 비슷한 사항을 알아보고, 다양한 학교환경에서 학생을 관찰하고, 학생에게 제공되는 지지 수준을 알아보는 것이다. SFA는 아동이 과제를 어떻게 수행하는가보다는 활동을 수행할 수 있는가에 집중한다는 점에서 PEDI와 비슷하다. 점수는 같은 등급에 있는 전형적인 학생과 비교하여 아동의 참여, 지지 정도, 활동수행력을 나타낸다.

SFA는 기준점수(criterion score)로 전환되는 원점수(raw score)를 제공한다. 기준점수는 0~100점이다. 100점이 가장 높은 점수이다. 습득된 기준점수는 같은 연령대의 아동과 비교하여 아동의 수행력이 떨어지는지를 알아보기 위해 임계점수와 비교될 수 있다. 점수는 그래프로 제공되어 아동의 장점과 단점을 확인할 수 있고 비정상적인 수행력을 확인할 수 있다.

Alberta 유아운동척도. 1992년에 소개된 Alberta 유아운동척도(infant motor scale, AIMS)는 출생 후 18개월 이하인 유아의 운동발달을 평가하기 위한 표준참조 도구이다.[22] AIMS는 유아의 운동성숙(motor maturation) 결과를 측정한다. 검진의 초점은 운동성숙이 정상적인 패턴에서 이탈했는지와 아동이 할 수 있는 것을 확인하는 것이다. AIMS는 0~18개월의 Alberta 거주 유아 2,202명을 나이와 성별로 층화하여 표준화되었다. 인종에 대한 분석은 보고되지 않았다.

AIMS의 두 가지 목적은 (1) 미성숙, 지연, 또는 비정상적인 운동발달 패턴이 있는 유아를 확인하고, (2) 시간 경과에 따른 운동발달을 평가하는 것이다. AIMS는 정상

운동성(mobility) 영역 각 항목에서 해당되는 것에 체크표시를 하시오.
항목 점수 0=할 수 없음: 1=할 수 있음

A. 변기 옮겨가기	0	1
1. 장비 또는 간병인의 지지가 있는 경우 앉기		✔
2. 변기에 지지 없이 앉기		✔
3. 소아용 변기에 오르내리기		✔
4. 성인용 변기에 오르내리기		✔
5. 팔을 사용하지 않고 변기에 오르내리기	✔	

B. 의자/휠체어 옮겨가기	0	1
6. 장비 또는 간병인의 지지가 있는 경우 앉기		✔
7. 의자에 지지 없이 앉기		✔
8. 낮은 의자 또는 가구에 오르내리기		✔
9. 성인용 의자 또는 가구에 오르내리기	✔	
10. 팔을 사용하지 않고 의자에 오르내리기	✔	

C. 차 옮겨가기	0	1
11. 차 안으로 옮겨가기; 차 의자에 타고 내리기	✔	
12. 약간의 보조 또는 지시 하에 차 의자에 타고 내리기	✔	
13. 보조 또는 지시 없이 차 의자에 타고 내리기	✔	
14. 안전벨트 조작하기	✔	
15. 차에 타고 내리기와 차문 열고 닫기	✔	

D. 침상운동성/옮겨가기	0	1
16. 침상에서 앉은 자세로 일어나기		✔
17. 침상 가장자리에 앉기; 침상 가장자리에 앉아서 눕기		✔
18. 침상에 올라가고 내려오기	✔	
19. 팔을 사용하지 않고 침상에 오르내리기	✔	

E. 욕조 옮겨가기	0	1
20. 장비 또는 간병인의 지지가 있는 경우 욕조에 앉기		✔
21. 욕조에 지지 없이 앉고 욕조에서 움직이기		✔
22. 욕조에 들어가고 나오기	✔	
23. 욕조에서 앉고 서기		✔
24. 성인용 욕조로 옮겨가기	✔	

F. 실내 이동움직임 방법 (수행하면 1점)	0	1
25. 바닥에서 구르기, 기기		✔
26. 벽, 가구 등을 잡고 걷기		✔
27. 지지 없이 걷기	✔	

G. 실내 이동움직임: 거리/속도 (습득하면 1점)	0	1
28. 어렵게 방에서 움직이기(넘어짐; 나이에 비해 느림)		✔
29. 어려움 없이 방에서 움직이기	✔	
30. 어렵게 방과 방 사이 이동하기(넘어짐; 나이에 비해 느림)		✔
31. 어려움 없이 방 사이 이동하기	✔	
32. 50발자국 이동하기; 방문 열고 닫기	✔	

H. 실내 이동움직임: 밀기/물건 옮기기	0	1
33. 목적에 따라 신체 위치 변경하기		✔
34. 바닥을 따라 물건 이동하기		✔
35. 한 손으로 작은 물건을 잡고 옮기기		✔
36. 큰 물체를 두 손으로 잡고 옮기기	✔	
37. 약하거나 쏟아지는 물건 옮기기	✔	

I. 실외 이동움직임 방법	0	1
38. 벽, 가구, 보호자나 보조장치 등을 잡고서 걸을 수 있음		✔
39. 도움 없이 혼자서 걸을 수 있음	✔	

J. 실외 이동움직임: 거리/속도(만일 습득하면 1점)	0	1
40. 3~15m 이동할 수 있음(자동차 1~5대 서있는 거리)		✔
41. 15~30m 이동할 수 있음(자동차 5~10대 서있는 거리)		✔
42. 30~45m 이동할 수 있음		✔
43. 어려움이 있지만(비틀거리거나, 연령에 비해 느림) 45m 이상을 걸을 수 있음		✔
44. 어려움 없이 45m 이상을 걸을 수 있음	✔	

K. 실외 이동움직임: 바닥	0	1
45. 편평한 지면(포장된 인도나 차도)에서 걸을 수 있음		✔
46. 약간 울퉁불퉁한 지면(깨지거나 금이 간 보도)에서 걸을 수 있음		✔
47. 울퉁불퉁한 지면(잔디밭)에서 걸을 수 있음		✔
48. 경사로나 비탈길을 오르내릴 수 있음	✔	
49. 차도와 인도사이의 경계석(보도연석)을 오르내릴 수 있음	✔	

L. 계단 오르기 (아동이 이미 습득했으면 1점)	0	1
50. 몇 계단을 기어서 올라갈 수 있음(15계단 중에 1~11계단)		✔
51. 계단을 끝까지 기어서 올라갈 수 있음(12~15계단)	✔	
52. 몇 계단을 걸어서 올라갈 수 있음	✔	
53. 계단을 끝까지 걸어서 올라갈 수 있지만, 어려움이 있음 (나이에 비해 느림)	✔	
54. 어려움 없이 계단을 끝까지 걸어서 올라갈 수 있음	✔	

M. 계단 내려오기 (아동이 이미 습득했으면 1점)	0	1
55. 몇 계단을 기어서 내려갈 수 있음(15계단 중에 1~11계단)		✔
56. 계단을 끝까지 기어서 내려갈 수 있음(12~15계단)		✔
57. 몇 계단을 걸어서 내려갈 수 있음	✔	
58. 계단을 끝까지 걸어서 내려갈 수 있지만, 어려움이 있음 (나이에 비해 느림)	✔	
59. 어려움 없이 계단을 끝까지 걸어서 내려갈 수 있음	✔	

운동성 영역 합	30

모든 항목이 체크되어 있는지 확인하시오.

그림 22-3 장애지수에 대한 소아 평가: 사례연구 22-1에 기술된 운동성 영역의 수행. *Redrawn from Pediatric Evaluation of Disability Inventory (PEDI) Development, Standardization and Administration Manual, Score sheet, Boston, 1992, PEDI Research Group.*

점수요약

점수구성

영역		원점수	표준화된 점수	표준오차	척도화된 점수	표준오차	점수교정
자기관리	기능적 기술	53	30.6	1.9	63.9	1.7	
운동성	기능적 기술	30	17.4	3.9	51.4	2.1	
사회기능	기능적 기술	49	32.6	1.6	59.9	1.3	
자기관리	간병인 보조	24	35.0	2.9	60.1	3.5	
운동성	간병인 보조	16	<10		51.1	3.7	
사회기능	간병인 보조	15	33.1	3.9	61.3	4.6	

프로그램에 의해 계산됨

수정빈도

자가관리(8항목)				운동성(7항목)				사회기능(5항목)			
없음	아동	재활장비	확장	없음	아동	재활장비	확장	없음	아동	재활장비	확장
						3					

점수프로파일

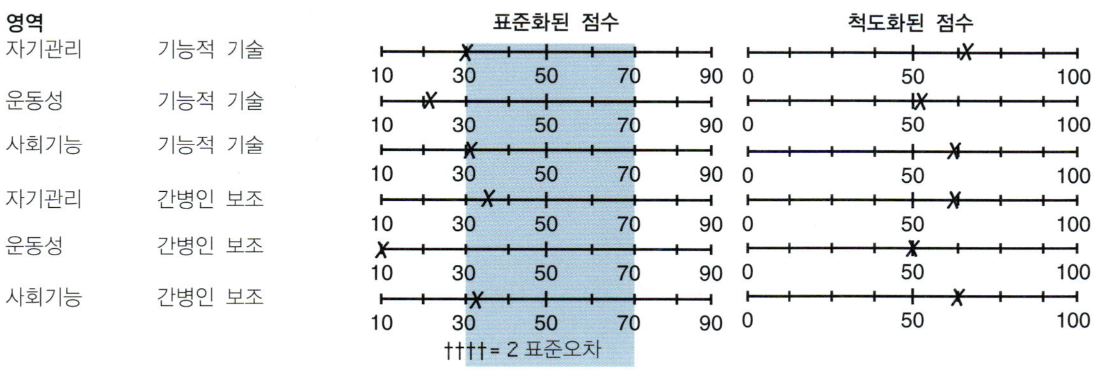

그림 22-4 사례연구 22-1에 기술된 아동을 위한 소아평가 장애지수의 합계. *Redrawn from Pediatric Evaluation of Disability inventory (PEDI) Development, Standardization and Administration Manual, Score sheet, Boston, 1992 PEDI Research Group.*

적인 운동발달을 보이는 유아, 발달지연의 위험요인이 있는 유아, 운동발달에서 미성숙이나 의심이 있는 유아에게 사용되기 위해 개발되었다. AIMS를 적용하는 유아진단의 예는 다운증후군, 태아알코올증후군, 간질질환, 발달지연이다. 이 검진은 뇌성마비 또는 척추갈림증 같은 질환으로 비정상적인 운동패턴이 있는 유아를 위해 개발된 것이 아니며, 유아수준의 운동발달을 보이는 아동을 위해 개발된 것도 아니다.

AIMS는 엎드리기(21 항목), 바로 눕기(9 항목), 앉기(12 항목), 서기(16 항목)의 4개의 항목으로 구분된 총 58개의 항목으로 되어 있다. 각 항목은 정상 유아 중 50%와 90%가 수행할 수 있는 나이를 보여주는 그래프, 사진, 만화로 제시되어 있다. 또한 질적 묘사로써의 체중지지, 자세, 항중력 움직임이 포함되어 있다(그림 22-5). 이 검진은 빠르고 쉽게 적용될 수 있고 관찰을 통해 시행할 수 있다. 비록 나이에 맞는 발달움직임을 독려하기는 하지만, 검진자는 아동의 자발적인 움직임을 관찰한다. 이러한 각 항목은 기준지침(관찰, 관찰되지 않은)을 이용하여 점수화된다. 유아에서 최고 성숙과 최저 성숙은 4가지 위치를 통해 각각 확인할 수 있다(그림 22-6). AIMS는 백분율 점수로 표시된다. 아동의 수행력은 다음과 같이 분류된다: 정상(평균에서 1 표준편차 아래까지의 백분율 점수), 의심(1에서 2표준편차 사이 백분율 점수), 또는 비정상(2표준편차 아래의 백분율 점수).

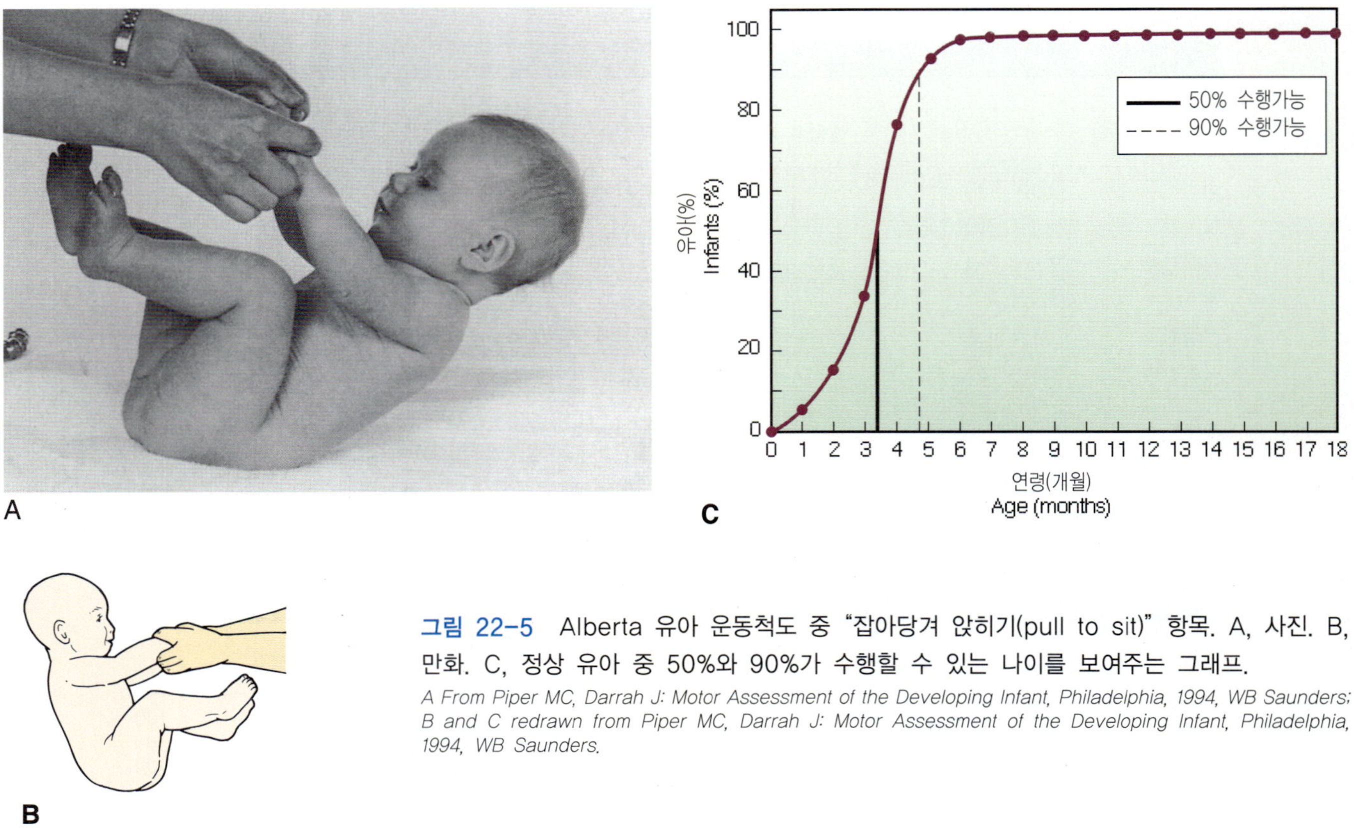

그림 22-5 Alberta 유아 운동척도 중 "잡아당겨 앉히기(pull to sit)" 항목. A, 사진. B, 만화. C, 정상 유아 중 50%와 90%가 수행할 수 있는 나이를 보여주는 그래프.

A From Piper MC, Darrah J: Motor Assessment of the Developing Infant, Philadelphia, 1994, WB Saunders; B and C redrawn from Piper MC, Darrah J: Motor Assessment of the Developing Infant, Philadelphia, 1994, WB Saunders.

Peabody 발달운동척도-2. Folio와 Fewell은 체육교육 내에서 운동패턴과 기술을 평가하고 프로그램화하는 방법을 체육교사에게 제시하기 위해 1983년에 원본 Peabody 발달운동척도(Developmental motor scale, PDMS)를 발표하였다.[23] 2000년에 2판이 수정되고 표준화되었다. PDMS-2는 검진과 치료(운동 활동 프로그램)을 위해 표준참고 소아진단도구로써 널리 사용되고 있다.

PDMS-2는 1997년 5세 이하의 아동을 대상으로 나이, 성, 인종, 지역, 지역사회 크기, 가족수입, 부모교육, 장애로 층화하여 표준화되었다. 출생부터 71개월까지 아동 2003명을 나이별로 6집단으로 구분하여 개발된 것이다.

PDMS-2의 목적은 (1) 또래와 비교하여 상대적인 운동능력을 평가하고, (2) 운동능력에서 불일치가 있는지를 알아보기 위해 대동작지수(gross motor quotient, GMQ)와 소동작지수(fine motor quotient, FMQ)를 비교하고, (3) 개별 기술에 대한 질적 및 양적 평가, (4) 진행정도에 대한 평가, (5) 다양한 집단에서 운동발달의 특성을 연구하기 위함이다. PDMS-2는 ICF 모형에서 활동수준을 측정하는 것이다.

대동작척도는 반사(8 항목), 고정성(30 항목), 이동(89 항목), 물건조작(24 항목)의 4개 하위항목이 있다. 소동작척도는 잡기(26 항목), 시각운동통합(72 항목)의 2개의 하위항목이 있다. 검진은 엄격한 절차에 따라 적용된다. 적용되는 항목의 수를 최소화하기 위해 연대(chronological) 나이에 기초하여 바닥과 천장수준이 사용된다. 검진설명서에는 적용절차, 활동모양, 점수의 기준이 담겨있다(그림 22-7). 지시형태, 시범, 구두지시가 각 항목별로 다양하게 제시되어 있다. PDMS-2는 GMQ, FMQ, TMQ(GMQ+FMQ), 6개 각 하위항목 점수의 다양한 표준점수가 있다. 아동의 소동작 및 대동작 수행력은 평균 이하(80~89), 불량(70~79), 또는 매우 불량(35~69)으로 분류된다.

대동작 운동기능 측정. 대동작 운동기능 측정(Gross Motor Function Measure, GMFM)은 1993년 처음 소개되었고 아동장애연구회인 CanChild Center에 의해 지

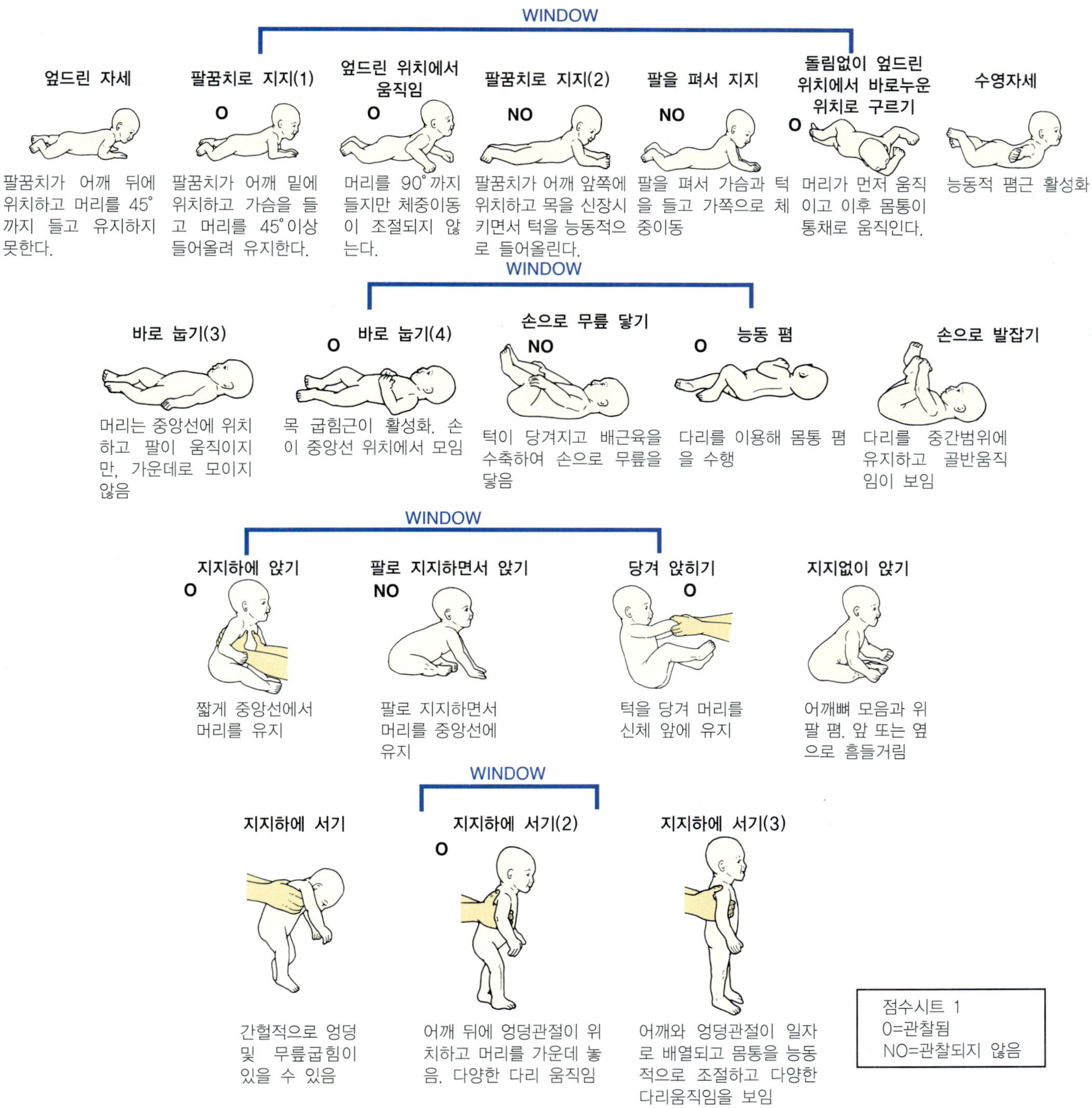

그림 22-6 AIMS 점수 시트에 대한 간단한 예. 관찰된 각 항목의 최저 성숙과 최고 성숙을 알 수 있다. 관찰된 항목 사이에 있는 항목들은 운동대(motor window)로 여겨진다.

From Piper MC, Darrah J: Motor Assessment of the Developing Infant, Philadelphia, 1994, WB Saunders.

속적인 연구가 진행되고 있다.[24] GMFM은 뇌성마비 아동을 대상으로 처음으로 대동작 기능을 측정하는 것이다. GMFM은 두 종류가 있는데, 원판은 88개의 항목이 있고(GMFM-88) 개정판(2002)은 66개의 항목이 있다(GMFM-66).[25] GMFM-88과 GMFM-66은 개별적으로 적용되고, 진단특이, 준거참고 소아평가검진이다. GMFM의 목적은 뇌성마비에서 대동작 운동기능을 측정하는 것이고 아동에서 중재 후 또는 시간경과에 따른 변화정도

항목 36: 서기와 균형 움직임
나이: 13개월
위치: 서기
절차: 아동을 선 위치에 놓는다. 아동 2피트(약 61cm) 앞에 장난감을 배치한다. "장난감을 짚어 나에게 가져와"라고 지시한다.
기준: 2 아동이 장난감을 짚어 선 후 3발자국을 넘어지지 않고 걷는다.
1 아동이 장난감을 짚어 선 후 넘어지기 전에 1~2발자국을 걷는다.
0 아동이 가만히 있거나 장난감을 짚을 때 넘어진다.

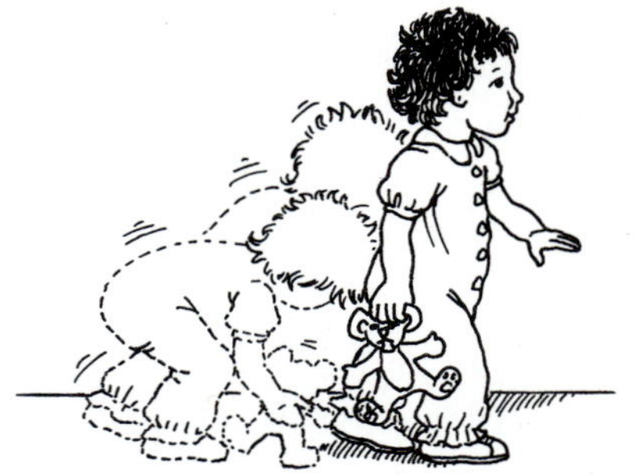

그림 22-7 PDMS-2에서 서기와 균형 움직임을 다루는 항목 36.
From Folio MR, Fewell RR: PDMS-2 Examiner's Manual, ed 2, Austin, 2000, Pro-Ed.

를 알아보기 위한 것이다. 이 검진은 출생에서 5세까지 아동에게 적용될 수 있고 5세 이상이지만 5세 이하의 기능적 능력을 가진 아동에게 적용될 수 있다. 이 검진의 모든 항목은 5세 이하의 정상 아동이 수행할 수 있는 대동작 운동기능으로 되어 있다.

GMFM은 얼마나 아동이 수행할 수 있는가를 알아보는 "대동작 운동기능"을 측정한다. 기본적인 2가지 항목은 동적 항목과 정적 항목이 있다. 동적 항목은 한 위치에서 다른 위치로 이동이 필요하다. 정적 항목은 특정 시간 동안 한 위치를 유지해야 한다. 또한 정적 항목과 동적 항목이 결합된 것도 있다. GMFM의 이론적 틀은 발달모형이다. GMFM은 ICF의 활동수준을 측정하는 것이다.

대동작 운동기능 측정-88. GMFM-88은 5가지 영역이 있다: 눕기(lying)와 구르기(rolling, 17 항목), 앉기(sitting, 20 항목), 기기(crawling)와 무릎 서기(kneeling, 14 항목), 서기(standing, 13 항목), 걷기(walking), 달리기(running), 뛰기(jumping, 24 항목).

각 영역의 항목들은 임상적 판단에 근거하여 쉬운 것부터 어려운 것으로 발달순서에 따라 배열되어 있다. 이 검진은 표준화된 적용이 필요한데, 안내책자에는 아동의 시작 위치, 지시, 점수기준이 자세히 표기되어 있다. 각 항목에 대한 점수는 "시작하지 못 한다"에서 "100% 수행한다"까지 4점 순서척도로 되어 있다. GMFM은 5 영역의 %점수와 전체 %점수가 있다. 각 영역은 전체 점수에서 동등하고, 전체 점수는 각 영역의 %점수를 더하고 5로 나눈 값이다.[25] 점수는 GMFM의 항목을 얼마나 잘 수행하는가를 보여주는 것이다. GMFM-88은 뇌성마비 아동의 변화를 평가하기 위해 임상 및 연구에서 널리 사용되고 있다.[25] 이 검진은 뇌성마비 아동을 위해 개발되었지만, 다운증후군,[26] 불완전뼈발생(osteogenesis imperfecta),[27] 급성림프모세포백혈병[28] 같은 다른 진단에도 적용되어져 왔다. GMFM-88은 (1) 눕기와 구르기 기능 수준에 있는 경우, (2) 심한 운동장애가 있는 아동, (3) 보조 또는 보조기를 사용하거나 사용하지 않는 상태에서 대동작 운동기능의 변화 평가, (4) 척도 특성의 차이가 문제가 되지 않은 아동의 능력, (5) 전산화 접근이 안 되는 경우에 사용되고 있다. GMFM-88은 (1) 동일한 %점수를 보이는 아동에서 매우 다양한 운동기능이 있을 수 있고 (2) 시간이 오래 걸리며 (3) 매우 낮거나 높은 점수의 아동에 대한 반응성이 떨어지는 단점이 있다.[25]

대동작 운동기능 측정-66. GMFM-66은 GMFM-88 중 일부 항목으로 구성되어 있으며 눕기와 구르기(4 항목), 앉기(15 항목), 기기와 무릎서기(10 항목), 서기(13 항목), 걷기, 달리기, 뛰기(24 항목)의 5영역으로 구분된다. GMFM-66은 GMFM-88의 임상적 유용성과 해석력을 높이기 위해 개발되었다. 목적, 적용절차, 항목 점수, 검진장비, 검진자의 숙련도, 이론적 배경, 연령대는 두 GMFM 모두 동일하다. 기본적인 차이는 검진 항목이 줄어들었고, 거부 또는 검진되지 않음의 점수가 있고, 수집된 자료가 어떻게 분석되는가이다. 또한 GMFM-66은 뇌성마비만을 위해 사용된다. GMFM-88인 경우, 관찰되지 않은 항목은 0점이며 GMFM-66인 경우, 관찰되지 않은 항목은 "검진되지 않음"

또는 빠짐(missing)으로 점수화된다. GMFM-66을 개발하기 위해 상대적인 난이도에 따라 순서척도를 간격척도로 전환하여 GMFM-88에 대해 라쉬(Rash)분석을 하였다. 또한 0, 1, 2, 3점 사이 거리(예: 각 단계의 어려움 수준)가 결정되었다. GMFM-88인 경우, 난이도는 전문가의 의견에 의해 배열되고 점수들 사이 거리는 동일한 것으로 가정된 것이다. 컴퓨터프로그램인 Gross Motor Ability Estimator (GMAE)는 GMFM-66을 계산하기 위해 필요하다. 이 프로그램은 검진안내지침을 제공한다. GMAE는 아동의 대동작 운동능력을 추정하는 점수를 계산한다. GMAE는 전체 점수와 표준오차에 따라 각 항목에 대한 상세설명을 만든다. 상세설명에서는 검진항목에서 추정되는 난이도를 시각적으로 보여주고 점수 단계를 보여준다.[25] GMFM-66 점수는 GMFM-88 점수와 다르다. 왜냐하면 간격척도로 되어 있기 때문이다.

GMFM-66은 다른 아동과의 비교를 하기 위해, 시간에 따른 아동의 변화를 알아보기 위해 사용된다. 검진 안내책자에는 운동발달 패턴에 대한 정보와 나이와 심각성 정도에 따른 뇌성마비 아동의 운동기능 변화에 대한 정보가 포함되어 있다.

준거 참고척도. 교과교정 기반, 여러 영역 통합적인 준거 참고척도(criterion-referenced scale)는 운동수행력을 검진하는 치료사에게 유용한 도구이다. Brigance inventory of early development-Ⅱ(IED-Ⅱ)[29], early intervention development profile(EIDP)[30], 유아와 아동을 위한 assessment · evaluation · programing system (AEPS)[31,32], Hawaii early learning profile(HELP)[33], Carolina curriculum for infant and toddlers with special needs(CCITSN)는[34] 교과과정 기반 평가도구의 예이다. 종종 척도들은 지적 또는 소동작 운동, 인지, 언어, 사회 또는 감정, 자가관리, 대동작 운동발달 같은 여러 발달영역에 대한 점검표를 가지고 있으며 상대적인 강점과 약점을 포괄적으로 묘사하기 위해 여러 검진자들에 의해 검진이 진행된다. 이러한 도구의 검진항목은 표준화된 검진도구로부터 선택된 항목을 사용한다. 간혹 이런 검진도구가 맞지 않은 연령에 사용되는 경우가 있고, 표준이 결정되지 않은 정보에 기초하여 재활서비스를 받는 아동에게 적용되는 경우가 있다. 이러한 준거 참고검진은 운동진단을 위한 일차적인 자료로 사용되기 위한 것이 아니다. 목적은 수많은 물리적 과제를 체계적으로 검진하고, 개별 강점과 약점을 분석하고 적절한 중재프로그램을 만들기 위함이다.

근육뼈대계

자세와 자세조절. 자세조절은 움직임을 위해 기본적이고 운동이정표의 발현과 섬세성을 위해 필수적이다.[4] 자세조절은 (1) 위치를 유지하고(안정성), (2) 한 위치에서 다른 위치로 움직이고(운동성), (3) 불안정성으로부터 회복하고, (4) 불안정성을 예측하고 미리 준비하기 위해 필요하며 안정적, 선행적, 반응적의 3가지 차원에서 기술될 수 있다. 안정상태에서 자세조절은 신체중심이 지지면 내에 유지하도록 하는 안정상태를 조절하는 움직임전략이 필요하다. 선행적 자세조절은 계획되고, 의지적인 움직임에 반응하여 안정성을 회복하기 위한 움직임전략이 필요하다. 반응적 자세조절은 예상하지 못한 외부 자극(얼음 위를 걷거나 평탄하지 않은 바닥을 걸을 때처럼)에 반응하여 안정성을 회복하는 움직임전략이 필요하다(자세한 내용 4장, 13장 참조).

자세조절은 발달과정에서 지속적으로 나타나고 기술습득을 위해 중요한 요소이다.[4] 출생 시, 유아의 움직임과 조절은 부족하지만 시간경과에 따라 머리조절이 나타나고 운동이정표가 습득되고, 독립적으로 앉기와 서기가 이루어진다. 자세조절의 발달은 머리에서 시작하여 머리꼬리 순으로 발달한다. 유아는 머리자세조절이 제한적이고 2세까지 자세 동요에 대한 머리조절반응이 잘 발달되지 않는다(그림 22-8).[35] 시간경과에 따라, 환경에 대한 신체위치의 감각입력은 신체위치를 조절하는 운동을 만들기 위해 통합된다. 시각은 머리조절을 위해 처음으로 사용되는 감각으로 여겨지는데 제태기간 32~34주에 태어난 유아는 머리를 중앙선에 배치하기 위해 단지 시각만을 이용하여 머리위치를 조정한다.[36]

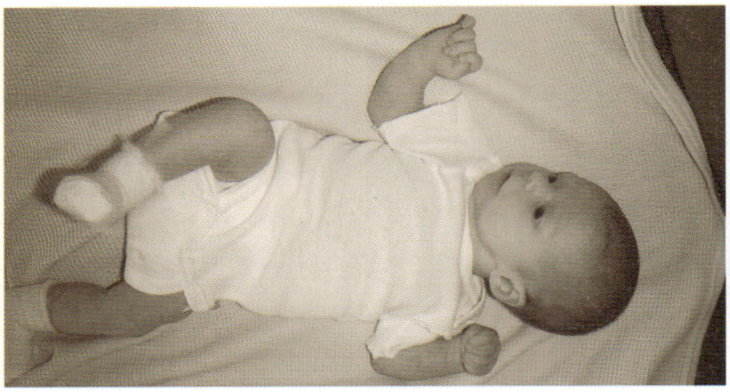

A

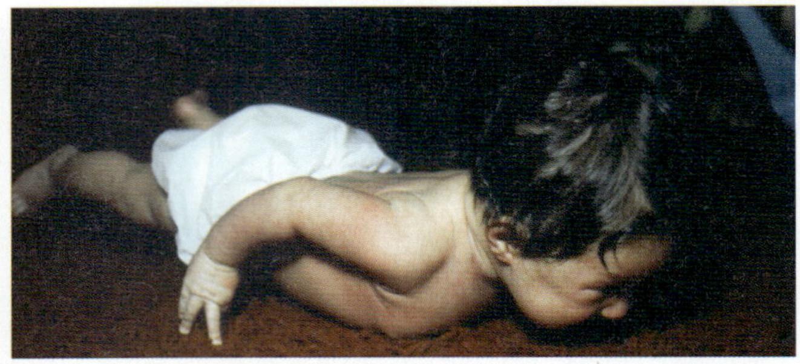

B

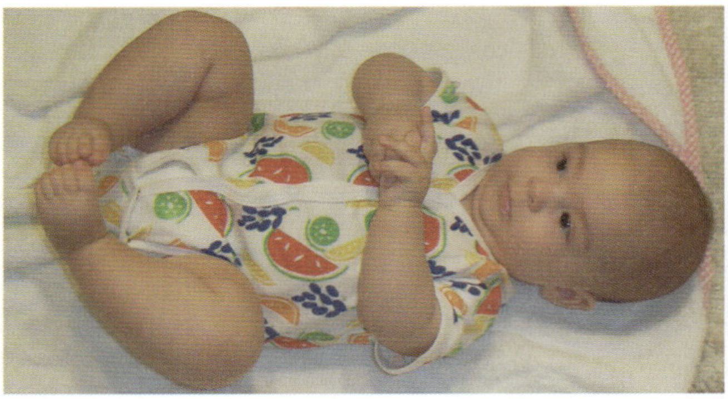

C

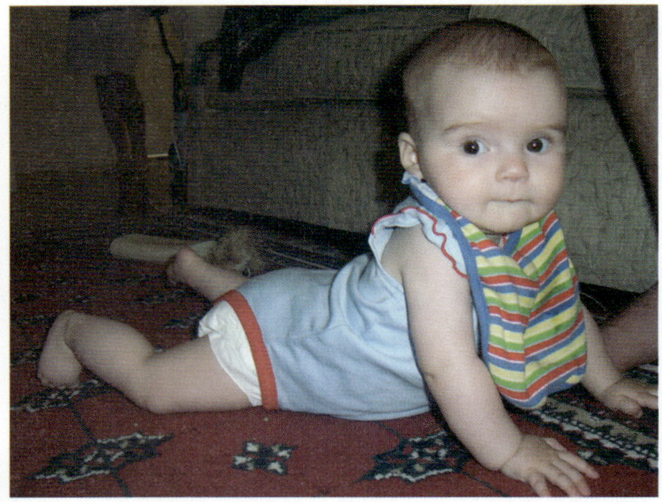

D

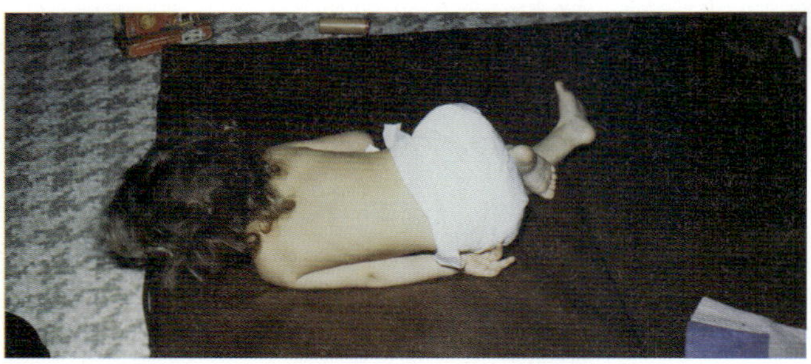

E

그림 22-8 머리조절의 발달. A, 바로 누운 위치, 유아는 머리를 한쪽 방향으로 유지하는 경향이 있다. B, 엎드린 위치, 2개월의 유아는 머리를 일시적으로 든다. C, 바로 누운 위치, 4개월의 유아는 머리를 중앙선에 유지할 수 있다. D, 엎드린 위치, 5개월의 유아는 머리를 똑바로 세울 수 있다. E, 엎드린 위치, 3세의 무정위형 뇌성마비는 일시적으로 머리를 들고 돌릴 수 있다.

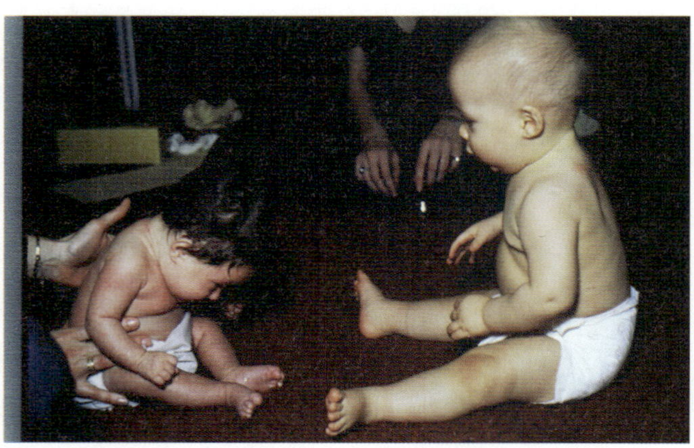

A

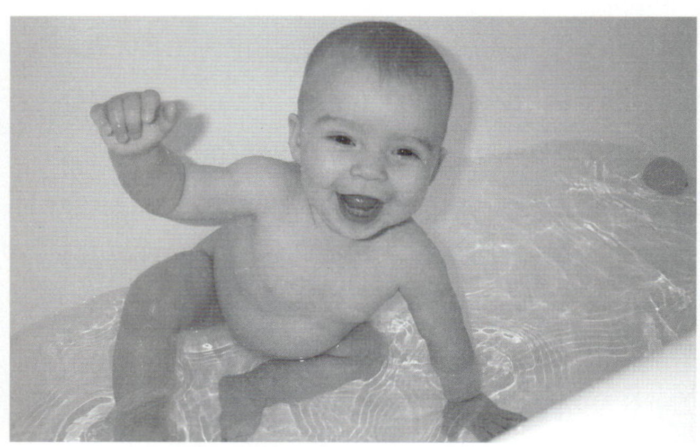

B

그림 22-9 앉기 발달. A, 신생아(왼쪽)와 6개월의 유아(오른쪽). B, 5개월의 유아는 팔을 뻗기 위해 한손으로 바닥을 지지하는 것이 필요하다.

똑바른 위치를 유지하면서 신체 흔들림을 조정할 수 있을 때인 약 6~8개월에 유아는 독립적으로 앉을 수 있다. 앉은 자세에서 운동발달은 서서히 진행되며 시간에 따른 진행 정도는 (1) 2개월의 유아는 적절한 운동반응이 없다. (2) 3~4개월 유아는 앉은 시간 중 40~60% 정도 협응된 머리반응을 보인다 (3) 5개월 유아는 앉은 시간 중 40% 정도 몸통반응을 보인다 (4) 8개월 유아는 앞뒤 흔들림을 조절하기 위해 협응된 머리와 몸통반응을 보인다(그림 22-9).[37]

유아는 작은 지지면 위에서 여러 자유도(degree of freedom)를 조절할 수 있을 때인 약 9~11개월에 독립적으로 설 수 있으며(그림 22-10) 앉기 자세와 같이 점진적으로 운동조절이 발달한다. 뒤로 넘어지는 것에 대한 반응인 경우, 2~6개월의 유아는 적절히 반응하지 못한다. 7~9개월의 유아는 발목에서 반응이 나타나고, 9~11개월의 유아는 먼쪽에서 몸쪽 순으로 발목, 허벅지, 그리고 몸통에서 완전한 공동패턴을 보인다.[38,39] 서기 자세를 조절하는 근육에 대한 시각적 도해(map)는 약 5~6개월에 발생하고, 8~9개월에 몸감각적 도해가 발생한다.[40] 외

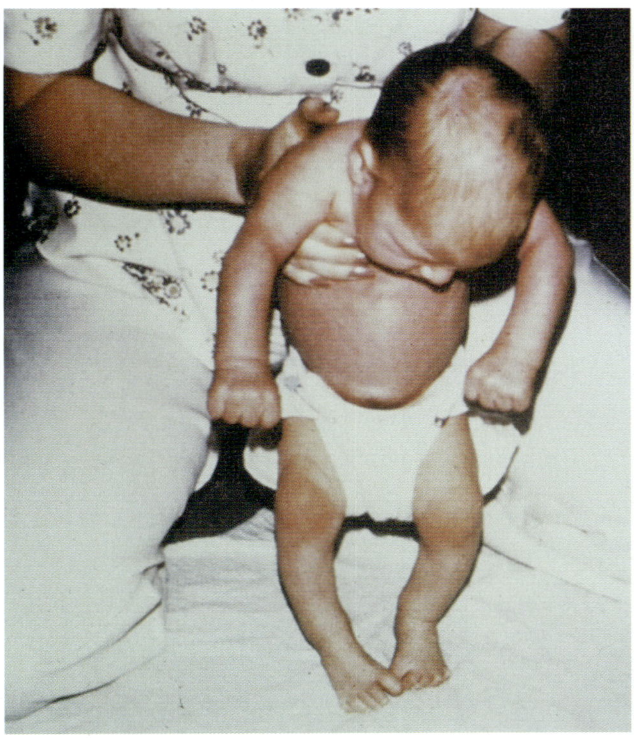

A

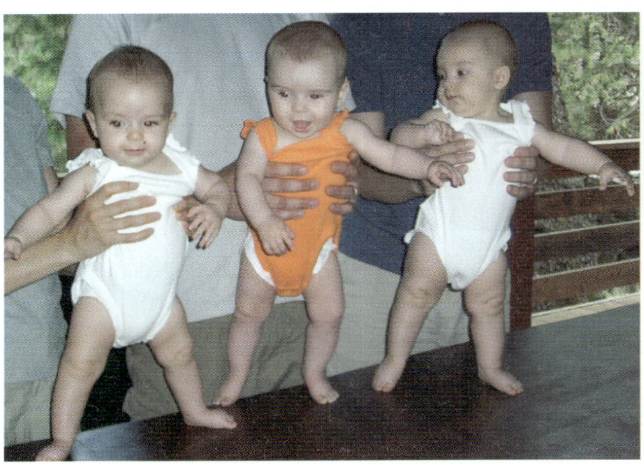

B

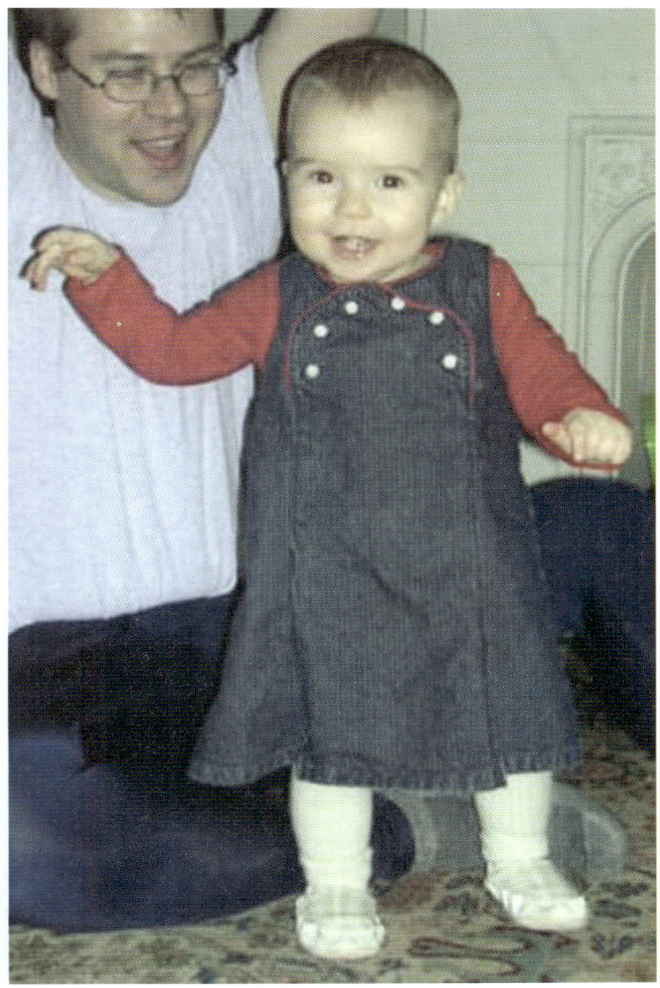

C

그림 22-10 서기 발달. A, 신생아는 완전 의존적이다. 간헐적으로 자신의 구부러진 다리를 통해 일부 체중을 지지한다. B, 8개월의 유아는 서기와 체중지지를 위해 지지가 필요하다. 머리와 몸통 조절은 가능하다. C, 12개월의 유아는 독립적으로 설 수 있지만 넘어짐 없이 발을 뗄 수 없다.

부 동요에 반응하여 선 위치를 유지하기 위한 적응인 발떼기 전략(stepping strategy)은 약 12~15개월에 나타난다. 약간 배근육이 활성화되는 엉덩이전략(hip strategy)은 걷기를 경험하는 3~6개월에 발달하기 시작하여 7~10세까지 지속적으로 발달한다.[41]

자세조절은 안정적, 선행적, 반응적 상태에서 연구되어져 왔다. 아동의 인체측정학적 특성은 성인의 자세조절과 다른 자세반응을 만든다. 아동들은 작고 사지에 비해 머리가 상대적으로 크다. 따라서 성인에 비해 무게중심(T12)이 높아 정적 균형을 유지하기 힘들다.[4] 아동은 성인보다 더 빨리, 더 멀리 신체를 움직이면서 이를 보상한다. 가만히 서있는 경우, 나이가 증가하면 흔들림의 크기와 변화가 적다. 아동에서 자발적인 흔들림은 눈 뜬 상태인 경우 약 9~12세에 성인과 비슷하고 눈 감은 상태인 경우 12~15세에 성인과 비슷하다.[42]

선행적 자세조절에서, 9개월의 유아는 대부분의 뻗기 움직임 전에 몸통자세근육을 활성화하면서 부모의 허벅지에 앉아 있을 수 있다.[4] 선 위치인 경우, 12~15개월의 유아는 팔 움직임 전에 자세조절을 활성화한다.[43] 4~6세까지, 서기 선행적 자세조절반응은 필수적으로 성숙되어야 한다.[44,45]

반응적 동요에 대한 자세조절의 연구는 성인에 비해 1 $\frac{1}{2}$에서 3세 아동은 잘 조직화된 근육반응을 보이지만 흔들림 크고 반응 잠복기가 길다고 보고한다.[46] 자세조절은 시간경과에 따라 점진적으로 발달하는데, 7~9세에 성인과 비슷한 반응적 자세조절을 보인다. 자세조절은 직선적으로 발달하지 않은데, 15개월에서 3세 집단에 비해 4~6세 아동들은 자세발달이 느리고 변화가 많다.[46] 이러한 자세발달의 불연속성은 아동의 신체성장의 결과 때문이라고 여겨진다.

비전형적인 자세조절. 자세발달의 지연 또는 비정상은 독립적인 운동성과 물건의 조작을 포함한 나이에 맞는 운동기술의 발달을 제한한다.[4] 자세조절에 포함되는 말초 및 중추신경계의 운동과 감각요소들의 손상 같은 다양한 문제들은 불량한 자세조절에 기여한다. 자세반응의 순서와 시기, 불량한 운동반응은 운동협응의 문제와 관련이 있다.[4] 경직형 반마비와 경직형 양다리 뇌성마비 아동들은 외부 동요에 대한 근육동원의 순서가 비정상적이다.[44] 정상 아동은 지지면과 가까운 근육들이 먼쪽에서 몸쪽으로 순으로 동원되는 반면에 양다리 뇌성마비 아동은 몸쪽에서 먼쪽 순으로, 머리에서부터 근육이 동원되는 경향을 보인다. 이런 비정상적인 근육동원은 신체 중심의 가쪽 이동을 높이고 회전력을 줄인다.

경직(spasticity)은 근육활성화의 지연, 불량한 동원과 운동신경세포의 발화(firing)조절과 관련이 있다.[47] 정상 아동(36ms)과 비교하여 다운증후군 아동(60~80ms)은 몸쪽 근육동원이 느리다.[48] 또한 뇌성마비와 다운증후군 아동들은 팔 움직임 전에 선행적 자세조절근육의 활성화가 되지 않는다.[44,48] 정상적인 경우, 팔을 움직이는 작용근이 수축하기 전에 몸통과 다리근육의 활성화가 먼저 발생한다. 또한 부적절한 근육의 동시수축이 뇌성마비와[41,44] 다운증후군[48] 아동에게서 보고되었다.

불량한 자세배열, 근육구조와 기능의 비정상, 근력 감소 같은 이차적인 근육뼈대계 문제는 중추신경계 손상 아동에서 흔히 관찰되며 자세조절을 어렵게 한다.[4] 또한, 발목의 위치와 움직임을 조절하기 위해 사용되는 단단한 발목 발 보조기(solid ankle-foot orthosis)는 발목전략을 어렵게 만들고 먼쪽 몸쪽 반응순서를 어렵게 한다.[49]

감각이상이 있는 아동은 자세조절이 어렵다. 감각문제는 과제 활동 시 변하는 시각, 안뜰감각, 몸감각에 적응하는 아동의 능력을 제한하고 자세조절을 위한 내적인 신체모형의 발달을 방해한다.

자세조절에 대한 검진. 자세조절에 대한 검진은 근육골계와 신경계에 대한 검진이 필요하다. 근육뼈대계의 문제, 불량한 자세배열, 근육구조, 기능, 근력의 변화는 운동과 감각에 대한 소견에 포함되어야 한다. 자세조절은 발달이정표와 기능적 기술을 함께 검진한다. 머리조절과 앉기와 서기 발달이정표는 안정적, 선행적, 반응적 상황에서 검진되어야 한다. 비록 자세조절을 알아보는 검진은 여러 가지가 있지만, 자세조절 중 단지 한 요소만 알아보는 경향이 있다. 전형적인 아동에서 기능적 균형을 알아보는 검진은 거의 없고 신경근육의 결핍이 있는 아동을 위한 검진도 거의 없다.[50] 흔한 자세조절의 측정은 반사와 반응에 대한 검진, 다차원적 검진의 한 요소로 균형, 아동에게 적용되는 성인용 검진(13장 참조)들이 있다.

아동을 위한 성인용 자세조절의 검진과 측정. 소아를 대상으로 사용되는 성인용 자세조절의 측정은 감각 상호작용과 균형을 위한 임상검진(clinical test for sensory interaction and balance, CTSIB)(그림 13-4 참조), 기능적 팔 뻗기 검진(functional reach test) (그림 13-8 참조), Berg 균형척도(balance scale, BBS)가 있다. (자세한 내용 13장 참조).

개정된 CTSIB는 2세 아동을 위해 사용된다.[46] 소아용 P-CTSIB는 4~9세의 아동을 대상으로 발을 모은 위치(feet-together)와 발을 일렬로 놓은 위치(heel-toe)에서 균형을 알아보기 위해 개발되었다.[51~53] 4~5세 아동인 경우(n-40), 발을 모은 위치에서의 P-CTSIB는 균형결핍이 있는 아동과 없는 아동을 구별할 수 있지만, 발을 일렬로 놓은 위치는 너무 어려워 이 나이대의 아동을 구별하는데 제한이 있다.[53] 일반적인 6~9세의 아동(n=109)은 발을 모은 위치에서 P-CTSIB의 모든 상황에서 균형을 유지할 수 있지만, 발을 일렬로 놓은 위치에서는 다양한 변이가 발생하였다.[52]

기능적 팔 뻗기검진(그림 13-18 참조)은 선 위치를 유지하면서 최대한 팔을 뻗어 이동한 거리를 측정하는 것이다. 이 검진은 20~87세의 성인을 대상으로 개발되었다.[54] 5~15세 사이의 일반적인 아동에서 기능적 팔 뻗기의 평균 거리와 임계수치가 조사되었다.[55] 이 검진의 개발자는 이 나이 대에 있는 아동의 균형을 신뢰성(측정자간 신뢰도, ICC 0.98) 있게 측정할 수 있다고 하였다. 그러나 연구 대상자의 수가 너무 적었고(n=116) 모든 집단을 대표하지 못하는 단점이 있다. 일반적으로, 기능적 팔 뻗기의 거리는 11~12세까지 나이가 증가하면 증가한 후 이후부터는 거의 일정하다. 평균 이동거리는 5~6세인 경우 21.2㎝, 11~12세인 경우 36.18㎝이다.[55]

BBS는 노인과 신경학적 결핍이 있는 사람을 위해 개발된 균형에 대한 기능적인 측정이다.[56] BBS는 앉은 위치에서 서기, 눈 감고 서기, 한발로 서기, 바닥의 물건 잡기 같은 행동을 정향화하고 기능에 초점을 두고 있다. 또한 BBS는 8~12세의 경직형 반마비 또는 양다리 뇌성마비를 대상으로 균형을 측정하기 위해 사용되어져 왔다.[50] BBS는 운동결핍이 미미한 아동 또는 약간 균형결핍이 있는 아동에게는 적합하지 않다. 중등도 균형 상해를 보이는 아동에게 유용하고 기능적 능력에서 차이가 있는 아동을 감별할 수 있는 것으로 보고 되고 있다.[50]

다차원적 검진의 한 요소로서 자세조절. 이 경우 균형으로 흔히 불리는 자세조절은 운동숙달에 대한 Bruininks-Oseretsky검진(BOT)의 한 요소이다.[57] BOT 균형 하위영역에는 다음과 같은 8개의 항목이 포함되어 있다.

1. 바닥에서 우세 다리로 서기
2. 균형 대(beam)에서 우세 다리로 서기
3. 눈 감고 균형 대에서 우세 다리로 서기
4. 보행 선(line)을 따라 앞으로 걷기
5. 균형 대에서 앞으로 걷기
6. 보행 선을 따라 발을 일렬로 배치(heel-to-toe)하여 걷기
7. 균형 대에서 발을 일렬로 배치하여 걷기
8. 균형 대에서 반응 변속기 밟기

각 과제는 특정 기준에 의해 적용되고 점수화된다. 점수 기준은 시간(1~3 항목), 발자국 수(4~7 항목), 또는 수행 능력(실패 또는 성공, 8항목)에 따라 결정된다. 균형점수는 나이를 맞춘 표준 집단과 비교될 수 있다.

인체측정학적 특성

뼈 발달. 긴뼈에서 연골은 임신 6주에 나나타고, 모든 뼈의 뼈되기(ossification) 중심은 12주, 척추뼈는 7~8주에 나타난다. 출생 시, 비록 뼈끝은 아직 연골로 되어 있지만 긴뼈에서 뼈몸통은 뼈로 되어 있다. 뼈되기는 25세까지 진행된다. 그림 22-11은 일차 및 이차 뼈되기 중심과 뼈끝의 융합 시기를 보여준다.

신체구성. 지방덩어리와 지방이 없는 부분의 비율인 신체구성은 1마일(약 16km) 달리기 걷기검진(MEWT)와[58] 팔근력검진[59] 같은 유산소와 근력적합검진에 영향을 준다.

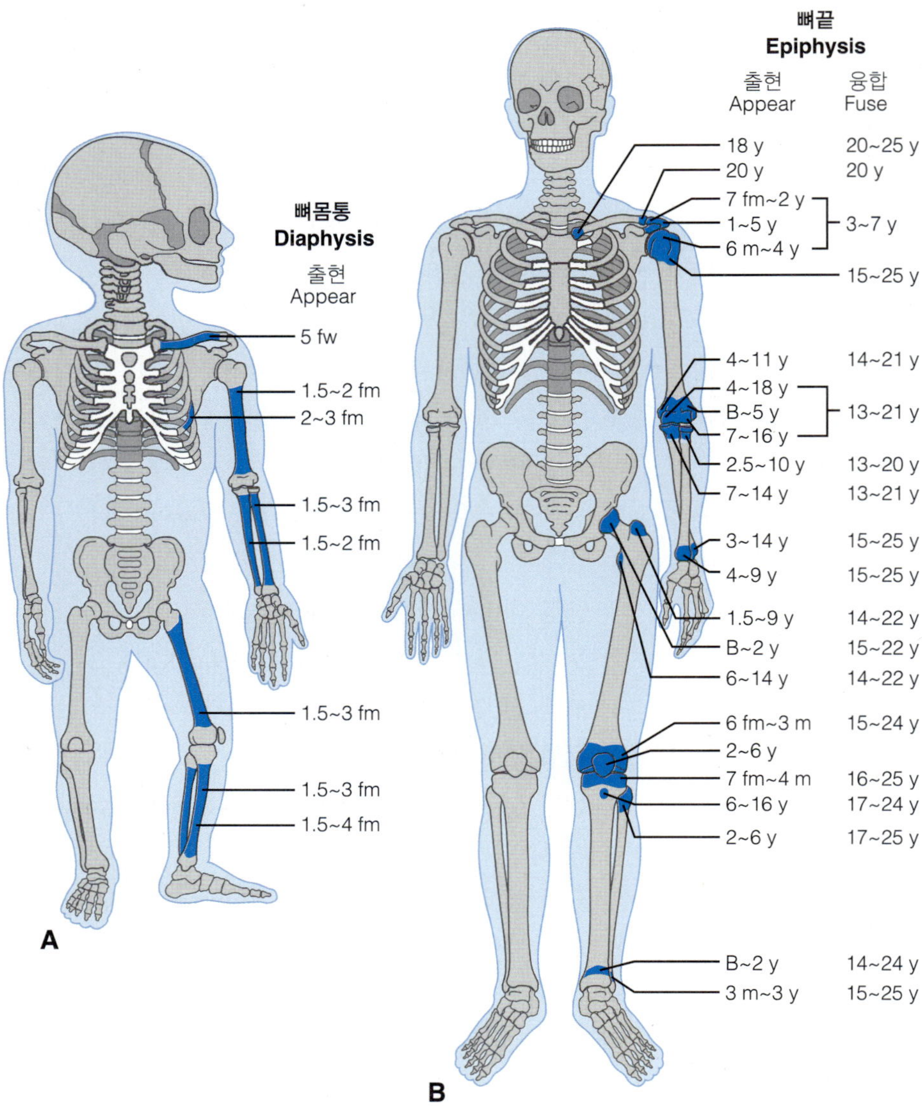

그림 22-11 일차 및 이차 뼈되기 중심. A, 뼈몸통. B, 뼈끝의 융합

Modified from Anson B: Morris' Human Anatomy, ed 12, New York, 1966, McGraw-Hill. In Cech D, Martin S: Functional Movement Development Across the Life Span, ed 2, Philadelphia, 2002, WB Saunders.

fm: fetal month(태아상태)
fw: fetal week(태아상태)
m: postnatal montf(생후)
y: year(면)
B, birth(출생)

비록 절대적인 최대산소섭취률은 정상아동에 비해 중등도 이하의 미만 아동이 같거나 약간 높지만, 체중당 최대산소섭취율과 체중지지상태에서 지구력검진은 더 나쁘다. 아마도 과도한 지방으로 인한 부담 때문일 것이다.[60] 신체적 활동이 제한되는 신경근육 상해가 있는 아동은 에너지섭취와 소비의 불균형으로 과다체중이 될 수 있다. 아동에서 체중관리는 중요한 것으로 아동시기의 미만이 성인으로 이어질 수 있기 때문이고, 심각한 건강문제를 유발할 수 있기 때문이다.[61]

신체구성을 측정하는 실험실방법은 물속에서 체중을 측정하는 방법이다. 비록 이러한 검진이 정확한 신체구성을 알려주지만, 비싸고 적용하기 불편하다. 임상에서 흔히 사용되는 측정법은 피부두께를 측정하는 방법과 신체질량지수(body mass index, BMI)를 계산하는 것이다. 비록 피부두께는 7곳에서 측정될 수 있지만, 표 22-5에 나열된 표준검진에서는 두 곳의 피부두께(위팔세갈래근과 장딴지 또는 어깨뼈아래)만 측정하여 신체지방을 추정한다. 검진 안내책자에는 나이와 성에 따른 표준 신체지방%가 제시되어 있다. 그림 22-12는 남자와 여자에서 피부두께와 이에 상응하는 신체지방 %가 제시되어 있다.

BMI는 자신의 체중을 키(m^2)로 나눈 값이다(kg/m^2). BMI는 근육은 지방의 비율을 고려하지 않기 때문에 성인과 다를 수 있지만 다른 측정법과 유의한 상관을 보인다.[62] 다른 방법이 가능하지 않을 때 BMI방법이 추천된다.

표 22-5 신경근육 상해가 있는 아동을 위한 신체 적합성(fitness) 검진목록들

연령	적합요소	검진항목	장애아동을 위한 수정	표준/기록방법	훈련프로그램
Prudential 적합측정[81]					
5~17+세	유산소 적합	MRWT, PACER-20m	수영 고정식 자전거 휠체어 밀기 걷기	일반 아동을 위한 준거참고표준 아동의 수행력은 "건강한 적합 영역" 또는 "요구"로 분류 일반 아동은 컴퓨터 프로그램으로 보고 장애 아동은 서면보고형식사용	적합훈련을 위한 최소일반지침이 검진안내책자에 제공된다.
	신체구성	피부두께(위팔세갈래, 장딴지)	신체 양쪽에서 피부두께 측정		
		BMI			
	근력과 지구력	배근육: 윗몸일으키기	근력측정을 위해 아동이 수행할 수 있는 모든 움직임 사용		
		상체: 몸통들기, 팔굽혀펴기 등			
	유연성	앉아 팔 펴기 (등 유연성), 어깨 신장			
Brockport 신체 적합 검진[82]					
10~17세	유산소능력	MRWT, PACER-20m	PACER-20m TAMT	일반 아동을 위한 준거참고표준 감각, 신경운동, 정형외과적 상해가 있는 아동을 위한 특수 표준 컴퓨터 프로그램으로 보고 서면보고형식 사용	완벽한 훈련지침이 포함되어 있음. 일부 특정 상태를 위한 지침이 있음
	신체구성	피부두께(위팔세갈래, 장딴지 또는 어깨뼈밑)			
		BMI			
	근력과 지구력	몸통들기, 팔굽혀펴기 같은 일반 아동에게 적용되는 항목이 추전	40m 밀기/걷기 벤치프레스 악력		
		선택적 검진항목으로 팔 당겨 올리기가 포함			
	유연성	앉아 팔 펴기(등 유연성)	수정 Apley검진 수정 Thomas검진		
		선택 항목: 어깨 신장			

*Criterion-referenced standards, determined by research or expert opinion, to indicate the level of performance believed to be compatible with good health and prevention of chronic diseases related to a sedentary lifestyle.
The BPFT manual lists optional test items for each component based on the child's diagnosis and capabilities, impairments, and activity restrictions.
The Modified Apley test assesses the flexibility of the shoulder girdle.
The Modified Thomas Test assesses length of hip flexor muscles.
||In the Target Stretch Test, the examiner scores joint motion on an ordinal scale by comparing the subject's active range of motion to expected values.
MRWT, 1-mile run-walk test; PACER, Progressive Aerobic Cardiovascular Endurance Run; BMI, body mass index (based on the formula weight [kg]/height [m2]); TAMT, Target Aerobic Movement Test (measures child's ability to exercise at or above a recommended target heart rate for 15 minutes).

관절가동범위. 태아시기 특히 임신 마지막 주 동안 자궁의 모양 때문에, 신생아는 심하게 굽혀지고 다리가 돌아간 위치에 있게 된다. 유아인 경우, 이러한 형태는 기본적인 돌봄, 중력, 짧아진 굽힘근육을 늘리고 폄근을 활성화시키는 근육작용으로 교정된다.[64] 관절가동범위는 성장하면서 상당히 많이 변한다. 표 22-6은 유아와 아동에서 다리의 관절가동범위를 보여주는 것이다. 정상적으로 태어난 유아인 경우, 비록 출생 시 팔꿉 폄이 약 30° 제한이 있지만 팔 가동범위는 성인과 비슷하다.[64]

뼈대와 개별 뼈의 기본적인 모양은 일생동안 비슷하지

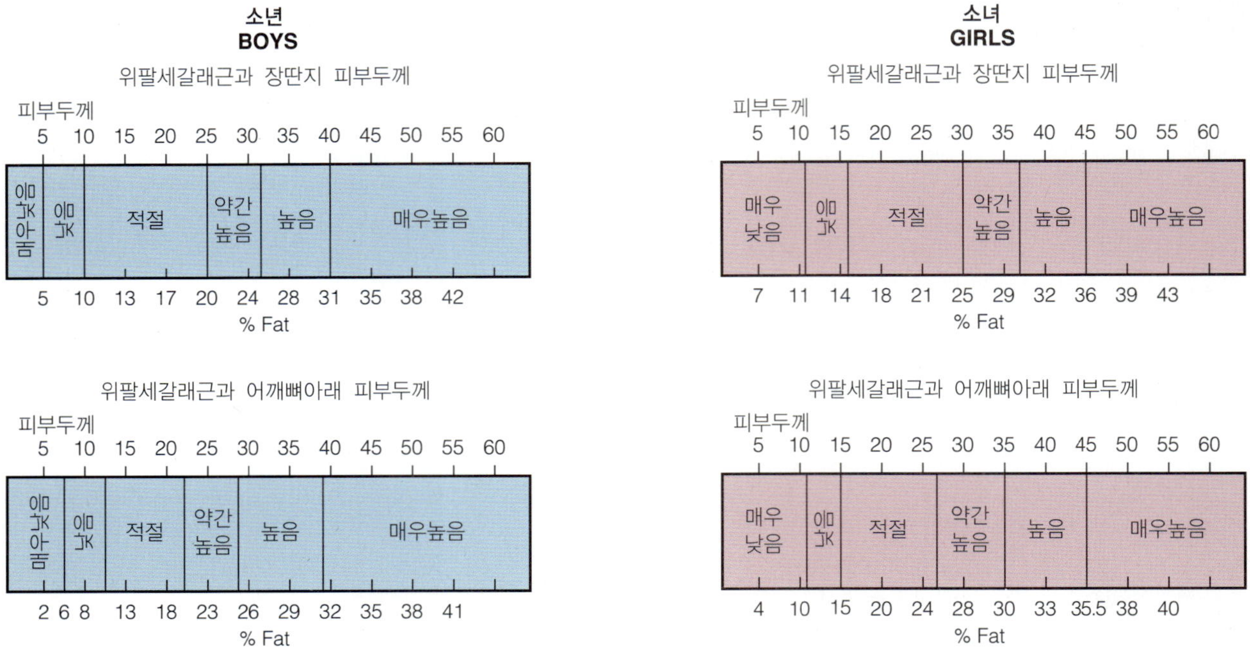

그림 22-12 피부두께 측정과 이에 상응하는 신체지방 %.

From Lohman TG: Measuring body fat using skinfolds (videotape), Champaign, Ill, 1987, Human Kinetics.

표 22-6 특정 나이별 다리의 수동 관절가동범위

움직임/평균±2 표준편차(범위)	신생아	12개월	24개월	3~5세	5~12	성인
엉덩 폄 제한	46° ±8.2° (21.7° ~68.3°)	9° ±4.8°	3° ±3.0°	0° ±5.0°	제한 없음	제한 없음
엉덩관절 굽힌 채 벌림	79.3° ±4.34° (63° ~80°)	59° ±7.3°	54° ±7.5°	60° ±7.1°	45° ~55°	남자: 45°
엉덩관절 편 채 벌림	39° ±5.11° (277° ~58°)	59° ±7.3°	54° ±7.5°	60° ±7.1°	45° ~55°	여자: 50°
엉덩관절 안쪽돌림	40° (20° ~60°)	44° ±9.1°	52° ±10.1°	50°	남자: 50° 여자: 55°	46° ±8.2°
엉덩관절 가쪽돌림	63° (45° ~89°)	58° ±8.8°	자료 없음	자료 없음	자료 없음	46° ±8.2°
무릎 폄 제한	21.5° ±4.7° (15° ~30°)	거의 12개월까지 ROM이 점진적으로 증가	2~3세에 15° 이상 과도함 폄	4~7세까지 과도 폄이 발생률이 감소	자료 없음	46° ±8.2°
발등 굽힘	58.9° ±7.9° (36.7° ~71.7°)	25° ~45°	38°	15° ±30°	자료 없음	46° ±8.2°
발바닥 굽힘	25.7° ±6.3° (10.0° ~41.7°)	45° ±50°	자료 없음	자료 없음	자료 없음	자료 없음

Data from Cusick, 2000; Forero et al., 1989; Giannestras et al, 1973; Katz et al, 1992; Kendal et al, 1993; Klevin et al, 1989; Phelps et al, 1985; Reade et al, 1984; Staheli, 1987; Stout, 2000; Sutherland et al, 1988; Tardieu and Tardieu, 1987; Waugh et al, 1983; Wong et al, 1998. PROM, Passive range of motion; SD, standard deviation; ROM, range of motion.

만, 뼈는 길이와 넓이 성장을 한다. 정상적인 생리적 범위 내에서 간헐적인 압박력, 뼈의 길이성장을 자극한다. 아동의 뼈는 기계적인 스트레스에 민감하게 반응한다.[61,65] 예를 들어, 넙다리뼈목과 몸통 사이 경사각은 유아 시 135~145°에서 성인 시 125°로 변하게 되고 넙다리뼈앞 굽힘(anteversion)은 출생 시 20~30°에서 성인 시 10~15°로 변하게 된다.

무릎의 모양과 관절 각 역시 아동기를 통해 변하게 된다(그림 22-13). 신생아에서 무릎관절은 정강넙다리 안쪽굽음(varum)이 평균 16°이고, 출생 후 1~2년에 점자 각이 줄어들어 0°가 되고, 3~5세에 바깥굽음(valgum)이 약 11°로 최고가 된다. 이후 6~12세에 바깥굽음이 5~7도로 된다. 성별에 따라 차이가 약간 있는데, 15세에 여자는 평균 4.4°이고 남자는 평균 5.5°가 된다.[67] 임상적으로 정강넙다리뼈바깥굽음은 아동이 무릎을 펴고, 무릎뼈가 시상면에 위치하고, 안쪽넙다리뼈융기가 맞닿아 있을 때 복사뼈 사이 거리로 추정할 수 있다. Cusick는 8세 이상의 아동에서 복사뼈 사이 거리가 >10㎝이고 바깥굽음이 >10°하는 경우 비정상이고 청소년기 또는 성인기에 통증과 역학적인 문제를 유발할 수 있다고 제안한다.[65]

근육뼈대 성장시기 동안 비정형적인 신경근육활동은 결국 관절의 기능이상과 기형을 유발하는 잘못된 외형을 초래한다. 예를 들어, 뇌성마비에서 절구의 모양은 종종 미성숙하고 유아시기의 앞 굽힘(anteversion)이 남아있고 넙다리뼈경사각이 커진 상태로 있어, 엉덩관절의 탈구와 아탈구가 흔히 발생한다. 대부분의 신생아는 Barlow 검진 또는 Ortolani검진을 통해 엉덩관절의 불안정성에 대한 선별검진을 받는다.[68] 다리길이의 차이, 다리에 있는 피부주름의 비대칭, 엉덩관절 벌림 제한, 또는 보행 시 Trendelenburg 징후는 한쪽 엉덩관절 불형성이 의심되는 사항들이다. 양쪽 엉덩관절탈구는 비대칭성이 없기 때문에 발견하기 더욱 힘들다. 그러나 과도한 허리척추앞굽음증(lordosis), 엉덩관절 벌림 제한, 그리고 넓은 샅(perineal)부위가 있을 수 있다.

다리 돌림기형 역시 신경근육질환이 있는 아동에서 흔하고 종종 발가락 외향(out-toeing) 또는 발가락 내향

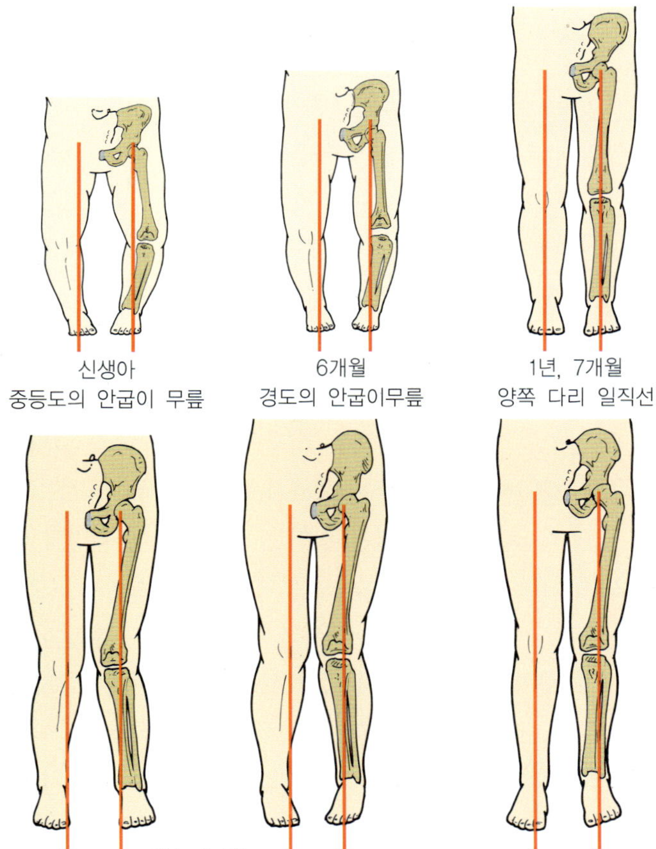

그림 22-13 유아와 아동기 동안 다리의 배열

Redrawn from Tachdjian MO: Pediatric Orthopedics, ed 2, Philadelphia, 1990, WB Saunders.

(in-toeing) 보행을 보인다. 이러한 상태는 다리에서 지속된 돌림기형, 비정상적 근육활동, 또는 습관적 앉기와 잠자는 자세에 의해 유발될 수 있다. 예를 들어, W 앉기 자세는 엉덩관절의 안쪽돌림, 정강이 안쪽비틀림(torsion), 발 앞쪽부위의 모음구축을 유발한다.[69,70] 이러한 복잡한 상태는 문제의 원인과 위치를 파악하기 위해 세밀한 검진이 필요하다.

Staheli는 아동에서 돌림기형의 여부를 평가하기 위한 6가지 측정방법을 개발하였다.[71] 이 검진에 있는 6가지 측정은 발 진행각도, 엉덩관절 안쪽 및 바깥돌림, 허벅지발 각도, 복사뼈통과 축의 각도, 발바닥의 모양이다. 마지막 두 가지 검진은 엉덩관절을 펴고 무릎관절을 90° 굽히고 아동이 엎드린 위치에서 수행된다. 표준적인 평균과 표준편차가 연구되어져 왔다. 평균에서 2표준편차 내에 있는

값은 정상적인 변이로 간주되지만, 이 범위를 넘어서면 비틀림 기형이 있음을 의미하는 것이다. 만일 비틀림 기형이 있는 아동이 발견되면, 중재방법과 비정상의 원인을 확인하기 위해 정밀검진을 적용될 수 있다.

근육수행력. 성, 나이, 신체크기, 가로면적, 근육섬유 형태 비율 같은 많은 요소들이 아동기와 청소년기 동안 근력발달에 영향을 준다. 아동기에 근력은 증가하고, 근력 증가는 키와 몸무게 증가곡선과 비슷하다. 근력이 계속 발달하는 3세까지 근력은 성별에 따라 차이가 있다.[61] 사춘기까지 남자는 근력이 직선적으로 발달하고, 사춘기 시 근력이 급격히 발달하는데 이는 남성호르몬의 영향 때문일 것이다. 청소년기에는 근력이 약간 증가한다. 반대로, 여자인 경우 사춘기까지 직선적으로 근력이 발달하거나 약간씩 발달한다. 그림 22-14는 성장기 동안 남자와 여자의 배근육 발달을 보여주는 것이다.

아동기와 청소년기 동안 나이와 성별에 따른 근력의 차이는 근육의 크기에 따라 달라진다. 근육기능의 변화는 근육의 크기변화에 의존하지만, 질적으로는 말이집화, 작용근과 협력근의 협응 발달, 운동단위 동원의 발달 같은 신경적인 변화에도 영향을 받는다.[72]

근육구조 또는 기능의 비정상은 임신기간 동안 신경근육의 발달 결핍과 혈액공급의 결핍, 영양, 또는 출생 시 신경지배를 포함한 여러 원인이 있을 수 있다. 질병, 부동, 불사용, 자세 불균형 역시 근육기능에 영향을 준다. 직접적인 근육 비정상은 근육퇴행변화 또는 선천성 복합관절굽음증 같은 상태에서 발생하지만, 저긴장도 같은 간접적인 변화는 뇌성마비 같은 비정상적인 신경활성화 때문일 수 있다. 정상적인 근육섬유의 분포 또는 섞임 형태의 변화(근육섬유의 크기 또는 형태의 변화)는 근력과 지구력을 변화시킬 수 있다. 예를 들어, 저긴장성과 근긴장도 퇴행이상이 있는 아동은 I형 근육섬유의 위축이 흔하고,[73] 반면에 류마티스관절염 같은 만성염증성 질환이 있는 아동은 II형 근육섬유의 위축이 흔하다.[74]

아동에서 근력측정. 신경근육질환이 있는 아동에 대한 근력측정은 활동제한에 영향을 줄 수 있는 결핍을 확인

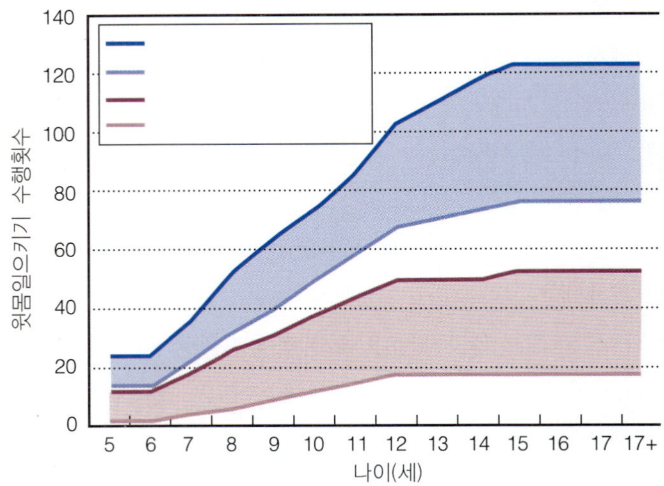

그림 22-14 여자와 남자에 대한 윗몸 일으키기 시 배근력의 점수. *Data from Prudential Health Fitness Standards.*

하는데 도움이 된다. 항중력 움직임에 대한 관찰은 유아와 아주 어린 아동에서 기능적 근력을 결정하는데 사용된다. 그림 22-15는 유아에서 목 폄근의 근력검진을 보여주고 있다.

아동 후반기에, 도수근력검진은 임상에서 근력을 측정하기 위해 사용된다(5장 참조). Florence 등은 검진자가 훈련을 받은 경우 Duchenn 근육퇴행위축이 있는 아동에 대한 도수근력검진이 믿을만하다고 제언한다.[75] 비록 1RM이 근력을 평가하는데 사용되지만, 사춘기 아동인 경우 6RM이 더욱 안정하기 때문에 흔히 사용된다.[76]

손잡이용장비 또는 등속성 장비를 포함한 근력측정을 위한 도구는 대부분의 아동에서 신뢰할만한 결과를 보인다.[77] 비록 등속성 장비로 근력을 측정 시 경직이 미치는 영향에 대한 논쟁이 있지만, 등속성 장비를 이용하여 근력측정으로 Wiley와 Damiano는 뇌성마비 아동에서 근력결핍을 확인하였다.[78] Bar-Or는 30초 동안 Wingate 무산소검진(전력주기검진)을 이용하여 뇌성마비 아동에서 최고 힘(peak force)의 측정이 신뢰성이 있음을 보고하였다.[79] 반대로, 신경근육 상해가 있는 아동에서 빠른 속도로 근육을 수축하는 것은 신뢰성이 떨어진다고 van der Berg-Emons 등이 보고하였다.[80]

저항으로서 신체를 이용하여 상대적인 근력을 측정하는 필드(field)검진은 학교에서 흔히 사용되며 Prudential

그림 22-15 유아에서 목 폄근의 근력평가

Redrawn from Connelly B: Testing in infants and children. In Hislop H, Montgomery J (eds): Daniels and Worthingham's Muscle Testing, ed 6, Philadelphia, 1995, WB Saunders.

검진위치	치료사의 손으로 아동의 가슴을 받쳐 유아를 들어올린다.	
기대되는 반응	2개월	아동이 머리를 중앙선에서 들고 2~3초간 유지한다.
	3개월	아동이 머리를 들어 목 폄을 한다.

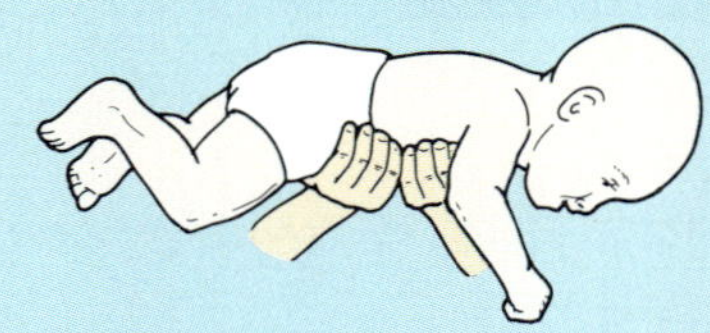

검진위치	아동이 엎드린 가세로 있고, 치료사는 아동의 머리 위에서 장난감을 흔든다.	
기대되는 반응	2개월	아동이 능동적으로 머리를 45° 든다.
	3개월	아동이 정중선에서 머리를 유지하면서 90° 든다.

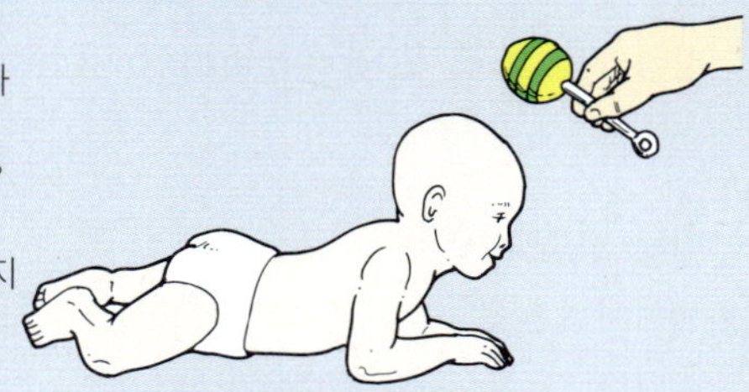

FITNESSGRAM과[81] Brockport 신체적합성(physical fitness)검진(표 22-5 참조)이 주로 사용된다.[82]

발달 중인 아동에서, 키, 몸무게, 지방%, 성별은 팔 당겨 상체 올리기(pull up), 철봉 매달리기, 팔굽혀펴기 같은 상체 근력검진에 영향을 준다. 대부분의 건강 관련 적합검진은 나이와 성별에 따라 준거참고표준을 제시하여 측정된 아동의 점수가 어느 정도인지를 알 수 있게 한다. Brockport 신체적합성검진은 뇌성마비와 척수손상이 있는 아동을 위한 표준점수를 제공한다.[82]

신경근육

반사통합성. 전통적으로, 반사는 자세조절에 대한 평가의 일부로써 검진되고 있다. 발달반사는 자세반사, 바로서기반응, 그리고 균형과 보호반응으로 구성된다.[83] 발달반사는 특정 자극에 대한 상동적인 반응이고 원시(primitive) 또는 반응적(reactive) 반사로 분류된다. 원시반사는 태아발달 또는 출생 시에 나타나고 출생 후 약 6개월 지나면 점차 사라지며 반응적 반사는 유아 또는 아동기에 나타나고 평생을 통해 지속된다. 발달반사들은 아동의 나이와 관련하여 언제 출현하고 소멸되는지가 평가된다. 예를 들어, 보호 폄반응(앞쪽)은 6개월 출현하고 평생 지속된다. 따라서 이 반응이 4개월에 없으면 정상이지만, 12개월에 없으면 발달지연 또는 비정상을 의미한다. 그러나 발달반사가 처음 출현하는 시기는 다양하기 때문에, 신중하게 정상 또는 비정상을 판단해야 한다.[84]

또한 발달반사에 대한 검진은 대칭성 관찰, 팔과 다리의 반응 비교, 머리와 몸통 반응, 자극 강도와 반응 크기의 관련성에 대한 표준화된 형식을 제공하고 기대되는 움직임이 부족한 유아에서 유용하다. 표 22-7은 발달반사에 대한 내용을 요약한 것이고, 그림 22-16, 그림 22-17, 그림 22-18은 각각 팔 보호신전, 비대칭적 긴장성 목반사, Landau 바로서기반응을 보여주는 것이다.

운동기능조절과 학습. 근육긴장도 비정상은 신경근육 상해가 있는 아동에서 흔하고 경직(spasticity)과 강직(rigidity)을 포함한 과긴장성에서 저긴장성까지 다양하다. 근긴장도 이상은 다운증후군, Prader-Will증후군, 정신지체 같은 인지 상해를 포함한 다양한 질환과 관련이 있다. 근긴장도 비정상은 뇌성마비의 위험이 있는 아동에서 예측 소견이 되고 뇌성마비 아동의 특징이기도 하다.[85,86] 경직은 뇌성마비가 있는 아동에서 가장 흔한 상해이고 선택적 운동조절의 제한, 비정상적임 움직임 패턴, 능동 움직임 제한, 자세반응과 근육활성화 시기 비정상과 관련이 있다.[87] 또한 유아에서 저긴장성은 신경근육 이상의 지표이다. 근긴장도 형태는 저긴장성에서부터 고긴장성까지 시간이 경과함에 따라 변한다. 첫 1년 동안 조산아에서 근긴장도는 정상적으로 변한다.[88]

비정상적인 근긴장도는 긴장도 수준(저긴장에서 경직),

표 22-7 발달반사와 반응

시간	위치	검진절차	반응
자세반사			
비대칭적 긴장성 목 반사(asymmetric tonic neck reflex)			
출생부터 6개월	바로 누운 위치	능동적 또는 수동적으로 머리를 한쪽 방향으로 돌림	"양궁자세" 턱쪽에서 사지 폄 뒤통수쪽에서 사지 굽힘
대칭성 긴장성 목 반사(symmetric tonic neck reflex)			
4/6개월에서 8/12개월	엎드린 위치	1. 머리 굽히기 2. 머리 펴기	1. 팔 굽힘과 다리 폄 2. 팔 폄과 다리 굽힘
긴장성 미로 반사			
출생에서 6개월	1. 엎드린 2. 바로 누운	1. 엎드린 위치 2. 바로 누운 위치	1. 모든 사지 굽힘 2. 모든 사지 폄
바로서기반응			
시각 바로서기반응(righting reaction)			
출생에서 평생	머리를 똑바로 세움	몸을 기울임: 앞. 뒤. 왼쪽 오른쪽	머리를 똑바로 세움 머리 폄 머리 굽힘 오른쪽으로 머리 굽힘 왼쪽으로 머리 굽힘
미로바로서기반응			
출생에서 평생	머리를 똑바로 세움	시각 차단, 몸을 기울임: 앞. 뒤. 왼쪽 오른쪽	머리를 똑바로 세움 머리 폄 머리 굽힘 오른쪽으로 머리 굽힘 왼쪽으로 머리 굽힘
머리 위 몸통(body-on-head) 바로서기반응			
출생/2개월부터 5년까지	엎드린	엎드린 위치	머리를 들고 한쪽으로 돌림
몸통 위 머리(head-on-body) 바로서기반응			
신생아: 34주 제태기간에서 2개월	바로 누운	수동적으로 머리를 한쪽으로 돌림	신생아: 머리와 배열을 맞추기 위해 몸 전체를 돌림(log roll)
성숙: 4/6개월에서 5년	바로 누운	수동적으로 머리를 한쪽으로 돌림	성숙: 머리와 배열을 맞추기 위해 몸을 돌림
몸통 위 몸통(body-on-body) 바로서기반응			
신생아: 34주 제태기간에서 4/5개월	바로 누운	몸통을 가로질러 다리 굽힘과 돌림	신생아: 머리와 배열을 맞추기 위해 몸 전체를 돌림(log roll)
성숙: 4/6개월에서 5년	바로 누운	몸통을 가로질러 다리 굽힘과 돌림	성숙: 머리와 배열을 맞추기 위해 몸을 돌림
Landau 바로서기반응			
3개월에서 12/24개월	엎드린	수평으로 들어올림	머리, 사지, 몸통을 폄
균형과 보호반응			
보호 폄: 팔			
앞: 6개월에서 평생 왼쪽/오른쪽: 7개월에서 평생 뒤: 9/10개월에서 평생	1. 공간에서 신체 지지 2. 앉은 위치 3. 앉은 위치	몸통을 앞으로 던짐 옆으로 ala 뒤로 ala	넘어짐으로부터 신체를 보호하기 위해 팔을 벌리고 폄: 앞, 왼쪽/오른쪽, 뒤

표 22-7 발달반사와 반응(계속)

시간	위치	검진절차	반응
기움(tilting) 반응			
엎드린: 5개월에서 평생	엎드린	판을 한쪽으로 기울임	불안정한 상태에서 평행을 유지함
바로 누운: 7/8개월에서 평생	바로 누운	판을 한쪽으로 기울임	머리 돌림, 몸통 기움,
앉기: 7/8개월에서 평생	앉기	판을 한쪽으로 기울임	판의 위쪽으로 팔을 뻗음
서기: 12/21개월에서 평생	서기	판을 한쪽으로 기울임	

Data from Barnes MR, Crutchfield CA, Heriza CB: The Neurophysiological Basis of Patient Treatment, Morgantown, WVa, 1978, Stokesville.
UE, Upper extremity; LE, lower extremity.

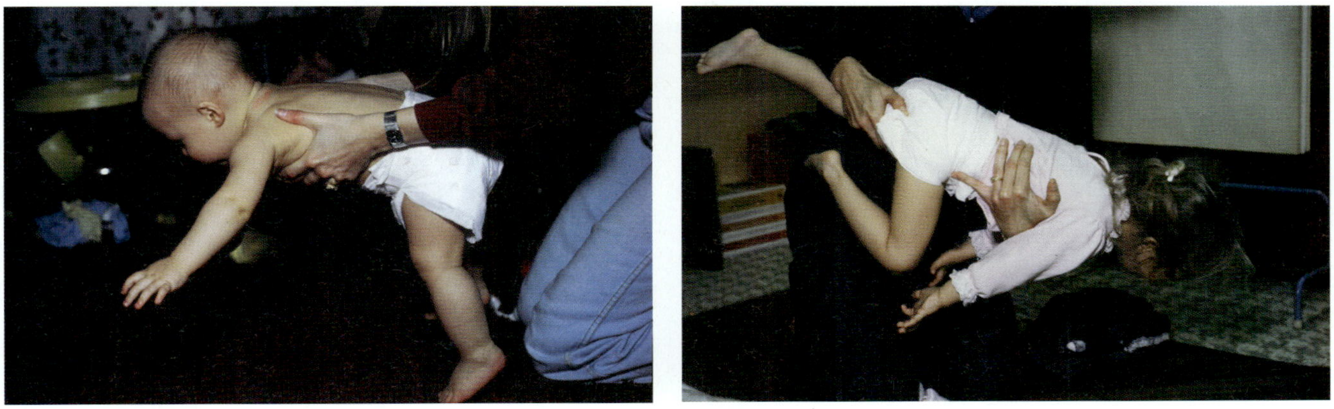

A B

그림 22-16 팔의 앞쪽 보호 폄 반응. A, 8개월 된 유아에서 신체를 보호하기 위해 팔을 뻗는 정상적인 반응. B, 3세의 무정위형 뇌성마비 아동에서 반응이 안보임

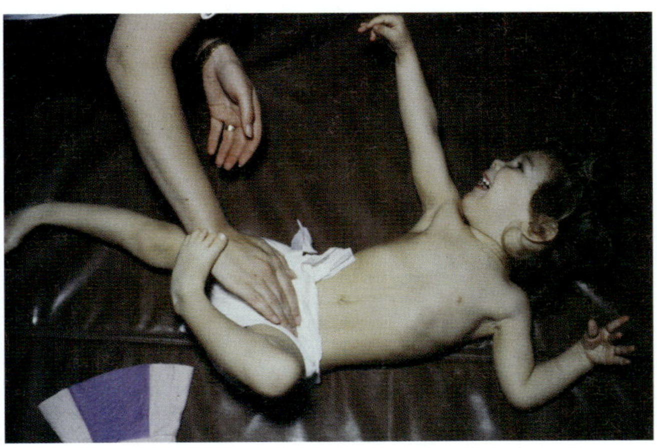

그림 22-17 3세의 무정위형 뇌성마비 아동에서 나타나는 비대칭적 긴장성 목 반사

강도(심각성), 분포 정도에 따라 표현된다.[89] 이 모든 것을 한번에 측정하는 도구는 없다. 고반응성 신장반사, 비정상적인 사지의 위치, 연합반응, 클로누스(clonus), 상동적인 움직임 패턴은 경직과 관련된 현상이다. 수정된 Ashworth 척도는 성인에서 근긴장도변화를 검진하기 위해 흔히 사용되는 도구이다.[90,91] 수정된 Ashworth 척도는 근긴장도 증가에 초점을 두고 있다. 따라서 저긴장성을 평가할 수 없다. Howle는 저긴장성(-3: 심한 저긴장성)과 과긴장성(+3: 심한 과긴장성)을 함께 측정하는 척도를 제안하였고, 수동 및 능동 움직임으로 평가한다.[85]

근긴장도평가(tone assessment) 역시 다면적 검진의 일부이다. 일반적으로, 다양한 검진들이 있지만, 조작적 정의, 점수기준, 검진절차가 다르다. 움직임평가척도(movement assessment infants, MAI),[92] 신생아행동평가척도(neonatal behabior assessment sclae, NBAS),[93] 유아발달에 대한 Bayley 척도-Ⅱ(Bayley scale of infant development-Ⅱ, BSID-Ⅱ)에[94] 근긴장도를 평가하는 것이 포함되어 있다. MAI는 중력에 반응하기 위한 근육의 준비성으로 근긴장도를 정의하고 있다. NBAS는 일반적인 긴장도와 근긴장도의 균형 2가지 항목의 근긴장도를

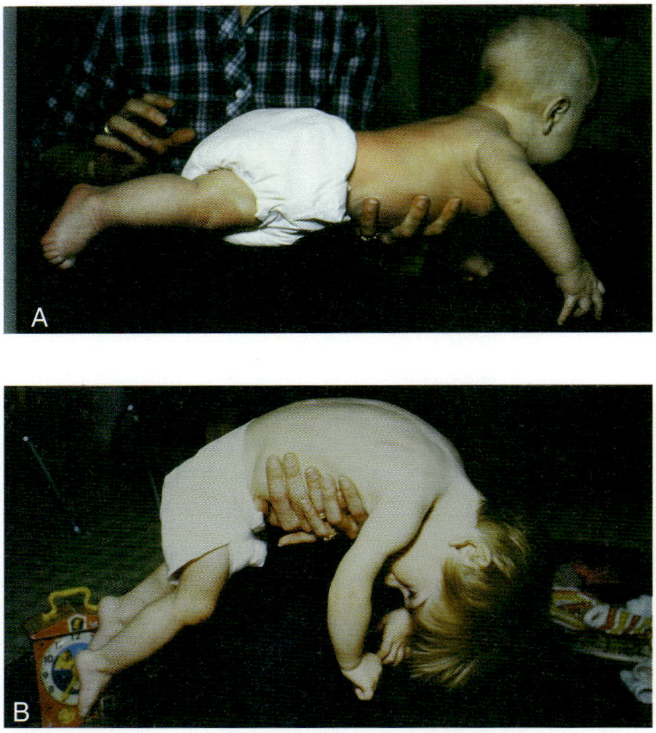

그림 22-18 Landau 정위반응. A, 6개월에서 유아에서 정상반응(머리, 몸통, 사지에서 폄); B, 경직형 양다리 마비 아동에서 반응이 안보임.

평가한다. BSID-Ⅱ는 운동의 질(저긴장성과 과긴장성)에 대해 5점 척도로 평가를 한다.[94] 또한 근긴장도는 신생아에서 제태나이에 대한 임상평가에도 들어있다.[95] 자세, 오금의 가동범위와 발등 굽힘, 엎드린 위치에서 들기가 포함되어 있다.

움직임의 질. 재활평가와 중재를 위해 아동이 어떻게 움직이는가를 알아보는 것은 중요하다. 움직임의 질은 Bobath에 의해 소개된 신경발달치료(neurodevelopmental treatment, NDT)에서 중요시한다. 불행히도, 움직임 질을 평가하기 위해 어떤 움직임요소가 관찰되고 분석되고 분석되어야 하는지에 대한 공통된 의견이 없다. 나이에 따라 전형적인 움직임이 변한다는 사실이 이를 더욱 복잡하게 만든다. 성인처럼 유아는 부드럽고 협응된 움직임을 보이지 못한다. 나이에 맞는 움직임은 가장 효율적이라 생각되고 이차적인 합병증을 최소화 시킬 것이라 생각된다.[96]

일관성, 융통성, 효율성의 개념은 움직임의 방법을 기술하는데 사용되어져 왔다.[97] 일관성은 일관되게 성공적으로 기술을 수행하는 능력이다. 융통성은 다양한 환경조건 하에서 기술을 수행하는 능력이다. 효율성은 심혈관계와 근육뼈대계의 에너지 소비를 최소화하면서 기술을 수행하는 능력이다.

비전형적이거나 질적으로 낮은 움직임에 대한 묘사는 손상에 대한 ICF 범주에 따른다. 질적으로 좋지 않은 움직임은 미성숙이거나 비전형적일 것이다. 미성숙한 움직임은 정상적인 발달을 하는 어린 나이에 있는 아동에서 관찰된다. 비전형적인 움직임은 정상적인 발달을 하는 아동에게는 관찰되지 않는다. 미성숙하거나 비전형적인 움직임에 영향을 주는 움직임요소에는 부분마비, 비정상적인 근긴장도, 비정상적인 공동 패턴, 협응문제, 느리거나 빠른 움직임, 움직임을 멈추는 능력이 없음, 불수의적인 움직임, 연합반응, 몸감각 결핍, 지각이상이 포함된다. 신경운동발달에 손상이 있는 아동은 움직임전략이 일정하고 움직임의 융통성과 적응성이 없다.[98]

움직임의 질을 검진하는 잘 짜여진 도구는 없다. 움직임의 질은 이야기체로 자세하게 기록된다. 표준화된 검진은 종종 개별적인 검진항목 내에 질적인 요소가 포함되어 있다. 검진항목은 어떻게 움직임이 수행되어야 하는가를 기술한다. 예를 들어, AIMS에서 당겨서 앉히기(pull to sit)는 팔, 엉덩관절, 무릎관절이 굽혀지고, 엉덩이와 허리에 체중이 가해지고, 턱이 당겨지고, 머리가 정중선에 있는 경우로 기술되어 있다(그림 22-5 참조).

GMPM은 뇌성마비 아동에서 움직임 질의 변화를 측정하기 위한 관찰적 도구로 개발되었다.[99] 신체정렬, 협응, 해리움직임, 안정성, 체중이동은 아동이 GMPM에 있는 항목을 수행하는 동안 개별적으로 점수가 매겨진다.[100]

영·유아 운동평가(toddler and infant motor evaluation, TIMF)에는 아동의 움직임을 질적으로 평가하는 3가지 하위항목 요소분석, 질적 등급화, 비적형적인 위치가 있다.[86] 이 검진은 4개월에서 $3\frac{1}{2}$세 아동을 위해 사용되는 것으로 요소분석은 머리와 목, 몸통, 팔, 다리, 체중지지와 체중이동, 각 위치에서의 움직임을 포함한 신체 각 분절의 움직임 성숙 정도를 측정한다. 요소분석은 바로 누운, 엎드린, 네발 기기, 무릎 서기, 서기, 균형, 달리기 각 7가지 상황에서 시행된다. 질적인 등급화는 근긴장도, 반사통합, 균형, 굽힘과 폄 사이 균형에서 이상을 기술한다. 비전형적인 위치는 비정상적인 움직임 패턴의 수와 심각성을 기록한다. 그림으로 묘사된 비전형적인 패턴은 안내지침에 포함되어 있다.

심혈관 · 폐. 활력기능과 운동수행력에 대한 기본적인 검진은 신경운동발달에서 손상이 있는 아동에게 필수적인 것이다. 검진에는 심장박동수, 호흡수, 혈압이 포함된다(22장 참조).

순환. 유아의 맥박은 넙다리동맥 또는 위팔동맥에서 측정된다. 통증, 울음, 심장비정상, 일부 약물은 빠른 맥박(tarchycardia)을 유발할 수 있다. 느린 맥박은 저산소증, 심장질환, 일부 약물에 의해 유발될 수 있다.[101]

환기와 호흡 및 가스교환. 1분 동안 가슴확장의 수를 계산함으로써 유아 또는 아주 어린 아동의 호흡수를 측정할 수 있다. 신생아, 특히 미숙아인 경우는 짧은 시간(5~10초) 무호흡을 보이면서 불규칙적인 호흡패턴을 종종 보인다.[102] 20초 이상 지속되는 무호흡은 비정상적이고 중추신경계 출혈, 패혈증, 또는 호흡곤란을 의미할 수 있다.[101] 건강한 유아에서 들숨 동안 갈비뼈가 들어가는 것이 흔히 관찰된다. 그러나 들숨 시 배가 안으로 들어가고 가슴우리가 바깥으로 나오는 모순호흡(paradoxical breathing)은 호흡근육의 피로가 있음을 의미하는 것이다. 이 경우 유아는 정밀검진을 위해 소아과 의사에게 의뢰되어야 한다.[102]

치료사는 기도청결을 위한 자발적인 재치기능력을 검진해야 한다. 유아들은 이물질을 제거하기 위해 효과적인 기침을 할 수 있다. 폐에 대한 청진은 거품소리(crackle, 폐에 과도한 체액이 있음), 쌕쌕거림(wheezing, 기도폐쇄로 인한 공기흐름 제한의 징후), 또는 폐 소리 감소(무기폐 또는 기도 좁아짐)를 포함한 우발성(adventitious) 폐 소리 유무를 확인하기 위해 필요하다(24장, 26장 참조). 폐기능에 대한 검진에는 가슴운동성 제한을 유발하는 척추옆굽음증(scoliosis) 또는 척추뒤굽음증(kyphosis)에 대한 선별검진과 물렁조직 구축 또는 근력약화로 인한 어깨운동성 제한을 위한 선별검진을 실시해야 한다. 왜냐하면 이것들이 가슴확장을 방해할 수 있기 때문이다.[101]

유산소능력 및 지구력. 운동 동안 아동의 유산소 적합성과 에너지 소비에 대한 주기적인 검진은 중재의 효과를 알아보고 중재계획을 수립하는데 유용하다. 절대적인 최대산소섭취율은 성장과 더불어 증가한다.[103] 체중당 최대산소섭취율로 표현되는 유산소능력은 6~16세의 남자인 경우 평균 50~53mℓ/kg^{-1}/min^{-1}로 안정되게 유지된다. 반면에, 여자는 아동기와 청소년기를 거쳐 상대적인 최대산소섭취율은 감소한다. 체중당 최대산소섭취율이 상대적으로 안정됨에 불구하고, 아동기 동안 최대하 운동 시 효율은 점진적으로 증가한다. 유산소 지구력에 대한 1마일(약 1.6km) 걷기 달리기검진(MRWT)을 수행하는데 걸리는 시간은 5~13세까지 남자와 여자에서 모두 감소한다.[104]

필드에서 유산소수행력에 대한 검진은 일반적으로 9분 걷기 달리기검진 또는 12분 걷기 달리기검진과 더불어 일정한 거리를 걷거나 달리는데 걸리는 시간을 측정하는 검진들이 있다. 비록 시간은 신체구성, 최고 근력을 포함한 최대산소섭취율보다 다른 요인에 의해 영향을 받는 것으로 여겨지지만, MRWT와 12분 걷기 달리기검진은 최대산소섭취율을 측정하는 타당성이 있는 검진으로 보고되고 있다.[105] 5~13세까지 아동들은 MRWT와 9분 걷기 달리기 검진 능력이 점진적으로 향상된다.

뇌성마비와[91] 근육퇴행위축(muscular dystrophy)이[106] 있는 아동에 대한 연구결과, 유산소능력이 감소하고 기본적인 일상생활 동안 많은 에너지를 소모하는 것으로 나타나 에너지효율이 적었다. 구조(심장, 폐, 근육조직) 또는 생리적 기능의 비정상으로, 결국 조직의 산소추출능력이 불량할 뿐만 아니라 자세조절 또는 근육긴장도 이상으로 자세를 유지하는데 많은 에너지가 소모된다. 또한 신경근육의 손상이 있는 아동은 근지구력이 불량하여 운동내성

표 22-8 10세 뇌성마비 여자에서 생리적 적합소견의 예시

분야	검진항목	측정단위	점수	적합성 표준
유산소능력	9분 걷기 달리기검진	yd(야드)	900yd	1,480yd
신체구성	위팔세갈래와 어깨뼈밑 피부두께 합	㎜	36㎜	18~41㎜
	신체질량지수	kg/m^2	26	16.6~23.5
근력	상체: 끌어올리기(pull-up)	회수	2	4(최소기준)
	몸통: 윗몸일으키기(curl up)	회수	8	13
	하체: 40미터 걷기	시간 심장박동수	90초 심장박동수:150회	60초 심장박동수<125회
유연성	앉아 앞으로 숙이기	in(인치)	5인치	9인치
	어깨 신장검진	in(인치)(통과/실패)	손가락 끝이 등 뒤에서 만남	손가락 끝이 등 뒤에서 만남

*Standards from Physical Best: The AAHPERD Guide to Physical Fitness Education and Assessment, Reston, Va, 1990, AAHPERD; Winnick J, Short F: The Brockport Physical Fitness Test Manual, Champaign, IL, 1999, Human Kinetics. General standards are shown for all measures except the 40-meter walk, for which specific standards for a child with CP are shown.
9MRWT, 9-minute run-walk test; BMI, body mass index; HR, heart rate; bpm, beats per minute.

이 떨어진다. Bar-Or는 건강한 아동에 비해 뇌성마비와 신경근육의 손상이 있는 아동이 근력과 근지구력이 떨어진다고 하였다.[79]

여러 표준화된 적합성 검진도구(표 22-5 참조)에는 유산소 지구력 측정으로 MRWT를 기본적으로 이용하고 있으며, 일부 도구들은 선택사항으로 다른 검진들을 추가적으로 적용하고 있다. 측정된 아동의 점수는 성과 나이에 기초한 준거참고 건강적합성 표준과 비교된다.[79]

생리적 에너지 소비지수(physiological cost index, PCI)는 신경근육 손상이 있는 아동을 위한 또 다른 유산소수행력 검진이다. 아동은 이동식 심장박동측정기를 착용한다. 5분간의 휴식 동안 심장박동수를 측정하고(RHR), 특정 거리를 자신에게 편안한 속도로 걷는 동안 심장박동수(WHR)를 측정한다. PCI=WHR-RHR/평균보행속도이다. 아동과 청소년에서 미터 당 PCI가 0.47인 경우는 건강한 경우이다.[107] 뇌성마비 아동은 보행속도가 느리고 보행 시 심장박동수가 높기 때문에 PCI가 높게 나온다.[108] 표 22-8은 정상적으로 건강한 표준과 비교하여 뇌성마비가 있는 10세 여자에서 생리적 적합정도를 보여주는 것이다.

··· 사례연구 22-1 ···

1. 뇌성마비

이 사례는 이 장에서 토의된 원리를 적용한 것이다. 이 사례는 어떻게 보고식 형식으로 검진을 기술하고 중재를 선택하는지에 대해 보여주고 있다. 이 사례는 (1) 부모의 관심을 반영하기에 가장 좋은 검진과 측정이 무엇인지, (2) 참여, 활동, 상해 수준에서 검진을 통해 확인된 특정 문제가 무엇이고 우선순위는 무엇인지, (3) 아동의 수행력을 제한하는 과제, 환경, 개인적 문제를 파악하고, (4) 미래의 위험요소를 파악하는 것의 4가지 중요한 의사결정 관점이 있다.

1) 검진

(1) 환자병력

ST는 경직성 뇌성마비로 양쪽마비(diplegic)이고 뇌실주위 백혈구연화증(leukomalacia)이 있고, 오른쪽보다 왼쪽 중추신경계 소견이 더 큰 5년 8개월 된 Ⅲ수준의 여자이다. 그녀는 일반 공립학교 1학년이고 모든 시간 학교에서 그녀를 신체적으로 도와주는 도우미가 있다. 그녀는

최근 집에서 물리치료를 주 3회 받고 있으며, 학교에서 주 2회 물리치료와 주 3회 작업치료를 받고 있으며, 1회 치료시간은 1시간이었다. ST는 임신기간 32주로 조산아로 태어나, 출생 시 몸무게는 1.67㎏이었다. 그녀는 신생아 집중치료실(NICU)에서 5주간 지냈고 무호흡과 빈맥을 경험했었다. 인공호흡기는 필요하지 않았다. 그녀의 발달이정표는 지연되었다. 그녀는 6개월에 엎드린 위치에서 바로 누운 위치로 구르기를 하였고 16개월에 독립적으로 앉을 수 있었다. ST는 4세 때 다리의 경직 때문에 선택적 뒤뿌리절제술(selective dorsal rhizotomy)을 받았다. 그녀는 의학적으로 안정되어 있고 약을 복용하지 않는다. 그녀는 양쪽에 난시가 있어서 교정안경을 착용하였다. ST는 학교나 밖에서 이동할 때 후방보행기(posterior walker)를 사용하였고 집에서는 양쪽 네발지팡이를 사용하였다. 긴 거리를 이동할 때는 유모차를 이용하였다. 그녀는 육체적인 과제에 쉽게 피곤함을 호소하였다. 그녀는 필요할 때만 움직였고, 앉아서 활동하기를 좋아하였다. 육체적인 어려움에도 불구하고, ST는 학업 공부에 협조적으로 잘 순응하였다.

❶ 부모의 관심: ST의 부모님은 두 가지에 관심을 가지고 있었다. 첫째는 의자, 차, 욕조, 등으로 ST를 옮기는데 점점 힘들어진다는 것과 두 번째는 ST가 점차 안전한 학교생활을 하기 힘들어 학교장이 다른 학교로 전학 보내기를 권장한다는 것이었다.

❷ 학교생활 이력: 학급교사와 물리치료사(PT)는 ST가 학교에서 많은 어려움을 보인다고 말하였다. 그녀는 신체적 장애가 있는 첫 번째 학생이고 학교에 등교하는데 있어 접근성에 어려움이 있었다. 학교입구는 난간이 없는 4개의 계단이 있었고, 화장실은 난간 없이 교실로부터 60피트(약 18m) 떨어져 있으며, 미술교실과 편의점은 아래층으로 내려가야 하고, 복도는 복잡하고 길며, 모래놀이통은 ST의 교실로부터 약 300피트(약 91m) 떨어져 있었다. 비록 ST가 학업을 완전하게 수행할지라도, 그녀의 담임선생님은 교육시간에서 있어서 주로 학교에서의 안전, 특히 계단에서의 안전주의와 사회적 독립성에 대해 지도할 시간이 없어 염려하고 있었다. ST는 화장실을 가는데 약 1시간이 걸리고 교실을 이동하는데 10~20분이 걸렸다. 그녀는 체육 활동과 야외 활동에 참여하지 못하였다. 표 22-9는 환자병력으로부터의 정보를 바탕으로 선택된 검진과 측정을 보여주고 있다.

(2) 검진과 측정

❶ 기능

PEDI. PEDI 중 기능성. 기술과 간병인 보조운동성 영역의 표준점수는 ST가 나이에 비해 상당히 수행력이 떨어지고 간병인 보조가 상당히 필요함을 보여준다. 그녀는 후방보행기, 양쪽 네발지팡이, 양쪽 발목 발 보조기를 사용하고 있다. 그녀는 위생관리가 좋고, 대소변을 조절할 수 있으며, 먹기 위해 여러 도구를 사용하고 있다. 양치질과 세수를 할 수 있지만, 머리빗기와 옷 입기에서 제한을 보인다. 앞쪽에 구멍이 있는 셔츠를 입고 벗을 수 있지만, 단추, 지퍼, 벨트를 조작할 수 없다. ST는 바지를 입거나 벗을 수 없다. 신발은 벗을 수 있지만 발 보조기는 제거할 수 없다. 신발 끈을 맬 수 없지만 벨크로는 사용가능하다.

옮겨가기. ST는 팔을 사용하여 성인용 변기를 오르내릴 수 있다. 보조장비를 사용하여 낮은 가구에 앉거나 일어설 수 있다. 차로 옮겨가기(벨트 착탈, 차문 열고 닫기 포함)에서 최대보조가 필요하다. 침상에서 움직일 수 있고, 가장자리에서 앉을 수 있지만, 혼자 침대로 올라가고 내려오지 못한다. 그녀는 욕조 주변 내에서 안전하게 독립적으로 움직일 수 있지만, 욕조 안 또는 밖으로 발을 내딛지 못한다.

실내 이동. 거리에 제한 없이 양쪽 네발지팡이를 이용하여 아파트 내에서 걸을 수 있다. ST는 문을 열고 닫지 못한다. 한 손으로 작은 물건을 나를 수 있고 보조장비를 잡을 수 있다.

실외 이동. ST는 네발지팡이나 후방보행기를 이용하여 독립적으로 실외에서 걸을 수 있다. 그녀는 보행기를 이용하여 더 빨리 더 멀리 걸을 수 있다. 평탄하지 않은 지면을 걸을 수 있고 경사로를 이용할 수 있다.

계단. ST는 불안을 보이면서 기어서 계단을 느리게 오

표 22-9 의사결정 시 주요 고려사항: 부모의 관심을 반영하는 검진과 측정은 무엇인가?

관심	의문영역	검진	정보의 근원
1. 부모는 환자를 들거나 옮기지 못한다.	참여: 간병인의 보조 형태와 정도, 필요한 수정	PEDI 간병인 보조와 수정 척도	부모면담
	활동: 집에서 능력	1. PEDI 기능기술: 자가관리, 운동성, 사회기능 2. GMFM-88	1. 부모면담 2. PT
	신체구조와 기능: 근육뼈대계 신경근육계	1. ROM 선별검진 2. 근력과 유연성을 위한 필드검진 (Prudential 적합검진) 3. 근육긴장도평가(Howle[85]) 4. 자세조절 점검	PT
2. 학교 내와 주변을 돌아 다니지 못함	참여: 간병인의 보조 형태와 정도, 필요한 수정	SFA: 참여, 과제지지(보조와 적응)	학교관계자 (교사, 보조교사, PT, OT)
	활동: 학교에서 능력	SFA: 활동수행력, 신체적 과제, 인지/행동 과제	학교관계자 (교사, 보조교사, PT, OT)
	신체구조와 기능: 근육뼈대계 신경근육계심폐계	위의 검진에 아래항목추가: 1. 9분 걷기 달리기검진 2. PCI 3. BMI 4. 피부두께: 위팔세갈래와 어깨뼈밑	PT

PEDI, Pediatric Evaluation of Disability Index; GMFM, Gross Motor Function Measure; ROM, range of motion; SFA, School Function Assessment; PT, physical therapist; OT, occupational therapist; 9MRWT, 9-minute run-walk test; PCI, physiological cost index; BMI, body mass index.

르내릴 수 있다. 그녀는 계단을 느리게 올라가지만 내려올 때는 불안 때문에 타인에게 의지하기를 선호한다.

사회적 기능. ST는 복잡한 문장과 지시를 이해한다. 그녀는 효과적으로 자신의 생각과 의견을 표현한다. 그녀는 문제에 봉착했을 때 바로 도움을 구하며, 어른과 놀기를 좋아한다. 다른 아동과 교류는 하지 않으며, 다른 아동들의 놀이를 구경하는 것을 좋아한다.

학교 기능평가

참여. ST의 참여수준은 식사시간에 가장 높고 놀이시간에 참여가 저조하고 많은 제한을 보였다. 다른 모든 활동에 ST는 감독 하에 참여하였다.

과제지지. ST는 신체적 과제에서 많은 도움이 필요하였고, 인지와 행동과제에서 도움이 덜 필요하였다.

활동수행력. ST는 수행력에서 변이가 크다. 강점은 위생, 먹기, 재료이용, 의사소통, 자세 유지와 변경 영역이다. ST는 사회적 규범과 행동을 잘 이해하고 따른다. 또한 종이, 붓, 가위를 사용할 수 있다. 제한점은 여가활동, 계단 이용하기, 움직임 조절하기이다.

동료관계. ST는 동료와 거의 교제하지 않는다. 동요와 이야기하지 않으며 놀이에 참여하지 않는다. 그녀의 짝꿍은 ST를 보조하는데 관심을 가지고 있다.

이동과 여가활동. 그녀는 학교 내에서 이동하는데 비정상적으로 많은 시간이 걸린다. 학교 내에 안전시설이 없기 때문에 평가 시 안정에 초점을 두고 있다. 그녀는 걷기, 달리기, 차기 같은 활동에 참여하지 않고 있다.

조작움직임. ST는 한 손으로 또는 두 손으로 물건을 운반할 수 없다. 왜냐하면 손으로 보조장비를 잡아야 하기 때문이다. 그녀는 책 또는 점심도시락을 운반할 수 없다. 또한 학교 문을 열거나 닫을 수 없다. 문들이 무겁거나 공기 압축 스프링이 있기 때문이다.

계단. ST는 두 손으로 도우미를 잡고 계단을 오르내릴 수 있다. 학교에는 여러 개의 계단들이 있지만, ST는 한

계단만 이용한다. 이 계단은 좁고 양쪽에 난간이 있다. 불행히도 이 계단은 멀리 있어 이동하려면 많은 거리를 걸어야 한다. ST는 계단 이용 시 엎히기를 원하지만, 이는 학교방침과 반대되는 것이다.

❷ 근육뼈대

자세. ST는 골반 뒤쪽 경사, 몸통 굽힘, 둥근 어깨, 앞으로 기울어진 어깨뼈, 앞쪽과 오른쪽으로 기울어진 머리, 과도한 목 폄 자세로 앉는다. 또한, 섰을 때 오른쪽 골반 상승, 양쪽 엉덩관절 굽힘, 안쪽돌림, 모음, 젖힌무릎(genu recurvatum)을 보인다.

관절가동범위. ST는 넙다리뒤근이 과도하게 짧아져 있고(앉아서 앞으로 숙이기=5인치, 표준거리=9인치) 어깨에서 유연성이 떨어져 있다.

근육수행력

근력. ST는 양쪽 다리의 약화, 왼쪽보다는 오른쪽이 더 약한 것으로 관찰되지만, 공식적으로 검진되지 않았다. 양쪽 엉덩 및 무릎 폄근(중력에 대항하여 움직이지 못함)을 제외하고 전반적으로 다리는 3/5 정도이었다. ST는 엉덩 굽힘을 수행하기 위해 엉덩 벌림과 바깥돌림을 이용한 보상행동을 하였고, 또한 안정성을 위해 무릎을 완전히 핀 위치로 만들고 팔을 이용하는 보상전력을 사용하였다. Prudential 적합검진 상 ST의 점수는 몸통 들기 1점, 수정된 신체 끌어올리기(pull-up) 1점, 윗몸일으키기 1점으로 표준 이하이었다.

지구력. 9분 걷기 달리기 검진에서 450야드(약 411m)이었다. PCI가 3.65로 일상동작 시 동료 아동에 비해 많은 에너지를 소모하고 있었다. BMI는 18이었다. 피로 없이 ST는 바로 누운 위치, 엎드린 위치, 앉은 위치에서 네발 기기 위치로 옮겨갈 수 있었다.

❸ 신경근육

반사통합. 머리와 몸통의 바로서기반응은 모든 방향에서 나타났지만, 근육반응이 느리고 반응시간이 증가하였다. 작은 외부충격에도 신체 흔들림이 컸었다. 보호 폄 반응은 앞쪽과 가쪽에서 존재하였지만, 뒤쪽은 없었다. ST는 자신의 신체배열을 위해 바로서기반응보다는 보호 폄 반응에 의존하고 있었다. 서 있는 경우, 기립위치를 유지하기 위해 발 떼기전략을 사용하였지만, 외부자극이 큰 경우 반응시간이 느리고 부적절하였다.

운동기능

대동작기능측정-88. FMFM-GMFM-88의 점수는 눕기와 구르기 96.08%, 앉기 93%, 기기와 무릎 서기 78.57%, 서기 28.21%, 걷기, 달리기, 점프하기 16.67%이었다. 전체점수는 62.57%이었고 GMFM-66 전체점수는 50.62% (95%신뢰구간 48.33~52.91%)이었다.

눕기와 구르기. ST는 모든 항목을 빠르고 효과적으로 수행하였지만, 2개 항목이 부족하였다: 전 범위를 통해 왼쪽과 오른쪽 다리 굽히기. 그녀는 바로 누운 위치와 엎드린 위치에서 움직일 때 자신감을 보였다.

앉기. ST는 37개 중 (1) 앉은 위치에서 엎드린 위치로 조절하면 이동하기, (2) 앉은 위치에서 팔사용 없이 90° 축회전하기, (3) 큰 벤치에 앉기의 3항목에서 어려움이 있다. 그녀는 팔을 사용하지 않고 W-앉기, 옆으로 앉기, 길게 앉기, 다리 겹쳐 앉기 등 다양한 위치로 바닥에 앉을 수 있다. 그녀는 지지면이 넓은 앉기를 좋아하여 W-앉기를 선호한다. 지지면을 벗어난 팔 뻗기 시 팔을 이용한 지지가 필요하였다. 팔과 발 지지에 관계없이, 앉혀주면 큰 벤치나 작은 벤치에 앉을 수 있다. 그녀는 작은 벤치에 앉는 것을 힘들어하고, 성공적인 전략을 찾기 전에 4회 정도 연습이 필요하였다. 일단 성공하면, 빠르게 그 과제를 수행하였다. ST는 독립적으로 성인용 의자에 앉을 수 없다. 자신을 의자에 끌어올리기 위해 단지 팔만 사용한다.

기기와 무릎 서기. ST는 편안하게 네발 기기로 이동할 수 있고, 방 안에서 빠르게 기어다닐 수 있다. 그녀의 네발 기기 자세는 좋지 않은데, 양 다리가 벌어지고, 체중이 뒤쪽으로 이동되어 엉덩이가 발에 닿을 정도이고, 허리척추앞굽음증이 증가되어 있다. 그녀는 2가지 기는 방법을 가지고 있다: 교대적인 기기와 비교대적인 기기. ST는 느리지만 안정되게 4계단을 이동할 수 있다. 계단 오르내리기는 학교 및 집에서도 기능적이거나 효과적이지 못하였다. 그녀의 넙다리가 안쪽돌림된 상태로 무릎서기를 한다. 무릎서기 위치에서 반 무릎서기 위치로 이동할 수 없다.

서기. 서기는 ST에게 매우 힘든 자세이다. 그녀는 가장 어려운 수준의 1가지 항목만 수행하였다. 그녀는 "나는 할 수 없어, 도와죠"와 같은 말을 하면서 불만을 표시한다. ST는 발목 발 보조기, 네발지팡이, 보행기를 이용하여 독립적인 서기를 할 수 있다. 그녀는 가구를 잡고 팔을 당겨서 힘들게 천천히 일어날 수 있다. 그녀는 비효율적인 좁은 지지면을 만들면서 다리를 동시에 편다. 그녀는 네발지팡이나 후방보행기를 사용하여 설 수 있다. 그러나 성공하기 전에 몇 번 시도를 한다. 일단 일어서면, 어렵게 발 떼기, 손을 보조장치에서 떼서 앞으로 뻗기, 바닥에 물체를 집기 같은 몇 가지 움직임을 힘들게 수행할 수 있다. 바닥에 떨어진 장난감을 집는 유일한 방법은 무릎을 꿇는 것이다.

걷기, 달리기, 점프하기. ST는 24가지 중 5가지 항목을 부분적으로 수행할 수 있다. ST는 작은 탁자 주위를 양손으로 잡고 돌 수 있고, 가끔 탁자 위에 상반신 전체를 엎드리고 쉴 수 있다. 그녀는 후방보행기로 능숙하게 장거리를 걸을 수 있다. 네발지팡이는 덜 능숙하며, 단지 단거리 실내에서만 사용한다. 그녀는 팔에 상당히 의존하고 다리에 체중부하를 하지 않고, 다리를 부수적으로 사용한다. 그녀는 두 손을 잡고는 잘 걷지만, 한 손을 잡고는 4~5발자국 정도 걸을 수 있다.

근긴장도. 긴장도는 수정된 Ashworth 척도 상 1+에 해당되고 Howe 평가 상 2+정도이다.

운동조절. ST 움직임의 질은 나쁜 편이다. 그녀는 선택적인 운동조절이 좋지 못하고(팔과 다리 폄 공동패턴과 다리 교차움직임에 어려움을 보임), 협응이 떨어지고(운동완만증, 운동반응 지연, 약한 근력) 특히 중간 가동범위에서 단계적인 운동반응이 불가능하고, 움직임 중 돌림(rotation)움직임이 부족하였다.

신경근육발달

안정 상태. ST는 팔을 사용하지 않더라도, 넓은 지지면에서 안정되게 앉은 자세를 유지할 수 있다. 외부 보조가 없으며 잠시라도 선 자세를 유지할 수 없다. 불량한 자세배열 때문에 선 위치에서 지지면이 좁아진다. 비슷하게 둥근 어깨와 안쪽돌림 때문에 지팡이를 지지하더라도 지지면이 좁다.

선행적 상태. ST는 팔 길이 범위 내에서 팔을 뻗을 때 안정되게 앉은 자세를 유지할 수 있다. 지지면을 벗어나면서 팔을 뻗을 때, 그녀는 다른 손을 이용하여 바닥을 짚어 지지면을 넓힌다. 선 경우, 잠시라도 보조장비에서 한 손을 떼지 않으려고 하고, 지지면을 넘어 팔을 뻗지 않는다. 걷는 경우, 그녀는 체중이동이 적절하지 않아 반대쪽 다리를 앞으로 진행하는데 어려움을 보인다. 균형을 상실할 때, 그녀는 발을 고정하고 보조장비에 의존하면서 몸통과 엉덩이 전략이 심하게 나타난다. 그녀는 2회 넘어졌는데, 앉은 위치에서 장난감을 만지기 위해 팔을 뒤로 뻗는 순간 뒤로 넘어졌고, 보행기를 이용하여 일어서는 동작 중 넘어졌다.

반응적 상태. 반응적 자세조절은 조심스럽게 진행되었다. 앉은 위치에서, 외부 자극에 반응하여 약간 흔들리면서 앉은 자세를 유지하였다. 선 위치에서, 약한 외부 자극에 공포를 느끼고 싫어하였지만 기립위치를 유지하였다. 복잡한 복도에서, 그녀는 매우 천천히 걸으면서 '길을 비켜주세요' 라고 말하였다.

표 22-10은 검진결과에 대한 평가와 문제목록이다. 표 22-11은 우선순위에 있는 문제목록과 제한요소들이다. 이 분석은 중재프로그램을 설정하는데 사용된다.

요약

신경근육발달 손상이 있는 아동은 종종 참여제한, 활동제한, 근육뼈대, 신경근육, 심폐, 피부두께 중 1~2 영역에서 일차 또는 이차 상해를 보인다. 이 장은 전형적 및 비전형적 신경운동발달을 검토하였고 준거참고 및 표준참조 검진과 측정을 검진방법을 살펴보았다. 치료사는 아동 문제에 대한 가설을 세우고, 인식된 문제를 직접적으로 측정하기 위해 적절한 검진과 측정을 선택하고, 검진결과를 평가하기 위해 검진을 수행한다. 평가는 근거중심 중재를 통해 효과적으로 문제를 다루는 방법을 결정하는데 이용된다.

표 22-10 의사결정 시 고려사항 2: 참여, 활동, 신체구조/기능 수준에서 검진에서 드러난 특수한 문제는 무엇인가?

검진결과	문제목록
참여	
PEDI, SFA, 사회이력 의자에 앉은 상태에서 학용품을 사용할 때 및 인지/행동과 사회적 과제에서 약간 도움 또는 도움이나 수정이 필요 없음. **참여제한** 1. 도료에 비해 학교와 집에서 운동성을 위해 상당히 많은 간병인의 보조가 필요하다. 2. 집과 학교에서 육체적 과제(수단적 및 기본 일상생활동작)와 운동성을 위해 많은 수정(modification)이 필요하다.	1. 과도한 간병인 보조 필요성 때문에 가족 외출의 수와 형태가 제한된다. 2. 학교와 지역사회에서 또래와의 교류의 질과 양이 제한적이다. 3. 운동성과 일상생활동작을 위해 많은 도움이 필요하여 학업 시간이 많이 제한된다. 4. 환경적 제한 때문에 학교와 지역사회의 접근이 제한된다. 5. ST의 진단, 능력, 보조에 대한 학교관계자의 이해가 부족하다. 6. 적절한 평가의 부족 때문에 학교에서 신체적 안정성에 대한 관심이 필요하다.
활동	
PEDI, GMFM-88, SFA, 학교면담 1. 누운, 엎드린, 앉은, 그리고 네발 위치에서 육체적 과제를 수행할 때 운동성은 좋다. 2. 자세지지를 제공하였을 때 자가관리와 조작과제를 수행할 수 있다. **활동제한** 1. 운동성 과제가 기대 나이보다 상당히 떨어진다. 2. 휴식, 자유시간, 체육시간에 활동에 제한이 있다. 3. 무릎서기, 서기, 걷기에서 육체적 과제를 수행할 때 운동성이 제한된다.	1. 무릎서기, 반 무릎서기, 서기, 걷기를 보조 도구 없이 독립적으로 수행하지 못한다. 2. 성인용 변기, 의자, 욕조, 차로 옮겨가기를 하지 못한다. 3. 계단을 이용하지 못한다. 4. 문을 열고 닫는 조작을 하지 못한다. 5. 학교운동장 기구를 이용하지 못한다. 6. 걷기, 달리기, 차기 또는 던지기 놀이를 하지 못한다. 7. 걷는 동안 물건을 운반하지 못한다.
신체구조/기능	
1. BMI: 18 2. 피부두께: 26㎜ 3. 모든 방향에서 머리와 몸통 바로서기반응이 있음. 4. 앞쪽과 옆쪽으로 보호 폄 반응이 있음. 5. 안정 시 앉기 자세조절은 좋음. 6. 선 위치에서 선행적 및 반응적 자세조절이 손상됨. 7. 모든 관절의 가동범위가 정상범위 내에 있지만, 넙다리뒤근의 유연성만 감소. 앉아 앞으로 숙이기: 5인치(약 12cm) 8. 근력: 오른쪽-팔 4+/4, 다리 3/5; 왼쪽-4+/5. 수정된 끌어올리기(pull up): 1(표준 2~7). 윗몸일으키기: 1(표준 2~10) 몸통 들기: 4인치(약 10cm)(표준 6~12인치(약 15~30cm)) 9. 근긴장도: 2+(Howle[85]) 10. 9분 걷기-달리기:4500야드(약 411m)(표준 1,200야드(약 1km)) PCI: 3.65bpm	1. 나이와 키에 비해 체중 증가. 2. 신체배열의 손상. 3. 특히 선 위치에서, 안정적, 선행적, 반응적 자세조절의 손상. 4. 넙다리뒤근의 유연성 감소. 5. 근력약화, 특히 오른쪽 하지. 6. 근육지구력 감소. 7. 근긴장도 증가. 8. 선택적 운동조절의 손상. 9. 유산소지구력 수행력 손상. 10. 최대하 활동 시 에너지 소비 증가.

PEDI, Pediatric Evaluation of Disability Index; SFA, School Function Assessment; ADLs, activities of daily living; GMFM-88, Gross Motor Function Measure-88; BMI, body mass index; UE, upper extremity; LE, lower extremity; PROM, passive range of motion; WFL, within functional limits; 9MRWT, 9-minute run walk test; PCI, physiological cost index.

표 22-11 의사결정 시 고려사항 3: 아동, 과제, 환경 측면에서, 아동의 수행력을 방해하는 잠재적인 제약은 무엇인가?

우선순위 문제	아동	과제요구	환경
학급에서 일상생활동작을 위해 과도한 시간이 소요된다.	1. 보행속도 감소 2. 다리와 몸통 근력약화 3. 근육지구력 감소 4. 선택적 운동조절 손상 5. 유산소능력 불량 6. 보행 시 높은 에너지 소비 7. 자세조절 손상	1. 복잡한 복도에서 걷기 2. 무거운 문 열고 닫기 3. 배변을 위해 선 위치에서 옷을 벗고 입기	1. 학교접근성이 떨어짐 2. 욕실에서 학급까지 60피트(약 18m)거리 3. 혼잡한 복도 4. 무거운 문
학교, 집, 지역사회에 접근하기 위해 간병인의 보조가 필요하다.	위와 동일	1. 계단 이용하기 2. 학교운동장 기구 이용하기 3. 긴 거리 걷기	1. 운동장까지 300피트(약 91m) 2. 높이 있는 모래놀이통 3. 난간 없는 계단 4. 복잡한 계단
옮겨가기 시 간병인의 보조가 증가한다.	1. 다리와 몸통 근력약화 2. 자세조절 손상 3. 선택적 운동조절 손상	1. 높은 지지면 오르내리기 2. 신체위치 수정하기와 움직임 동안 자세조절하기	1. 가구, 차, 욕조의 크기, 모양, 높이

ADLs, Activities of daily living; LE, lower extremity.

추가정보

Useful Forms

Pediatric Evaluation of Disability Inventory (PEDI)
Alberta Infant Motor Scale (AIMS)
School Function Assessment (SFA)
Peabody Developmental Motor Scales-2 (PDMS-2)
Gross Motor Function Measure (GMFM), (GMFM-66), (GMFM-88)

Web Sites

National Institute of Neurological Disorders and Stroke (NINDS): www.ninds.nih.gov/disorders/
Children's Hemiplegia and Stroke Association (CHASA): www.chasa.org
National Dissemination Center for Children with Disabilities: www.nichcy.org
National Downs Syndrome Society: www.ndss.org

용어

신체질량지수(body mass index): 자신의 체중을 키(m^2)로 나눈 값(kg/m^2)으로 신체구성을 측정하는 것이다.

준거 참고검진(criterion-referenced test): 특정 영역을 반영하여 개인의 수행력 수준 또는 특정 기술 습득 정도를 나타내는 검진 형태

지연(delay): 나이에 맞는 발달이정표를 습득하는데 상당히 지체되는 것. 지연은 신체, 인지, 감정, 사회 영역에서 일어날 수 있다.

발달(development): 임시에서 사망까지 개인의 삶에서 발생하는 변화

발달이정표(developmental milestone): 나이에 맞는 기술, 능력, 또는 신체적 기능

이탈(deviance): 운동이정표에서 비정형적 또는 비정상적인 형태.

해리(dissociation): 2 영역 이상에서(예: 인지영역이 신체영역보다 발달함) 발달비율이 차이가 있음.

기능적 능력(functional activities): 개인적 환경 내에서 나이에 맞는 일상생활을 수행하는 기술

신경운동발달 손상(impaired neuromotor development): 운동기술의 습득에서 지연 또는 비전형적인 움직임 형태

표준 참고검진(norm-referenced test): 숫자적으로 순위를 매기고 표준자료와 비교하는 검진형태

일차 상해(primary impairment): 신체 특정 구조와 기능에 질병 또는 병리현상이 직접적으로 영향을 주는 것. 뇌성마비의 일차 상해는 불충분한 근력형성, 경직, 과도한 반사이다.

반응(reaction): 특정 자극에 대한 상동적인 반응

반사(reflex): 말초에 적용된 자극에 대한 불수의적 반응

이차 상해(secondary impairment): 일차 상해로 인해 간접적인 신체구조와 기능의 변화

표준화된 검진(standardized test): 동일한 검진절차

참고문헌

1. VanSant A, Goldberg C: Normal motor development. In Tecklin JS (ed): Pediatric Physical Therapy, ed 3, Philadelphia, 1999, JB Lippincott.
2. Shumway-Cook A, Woollacott MH: Motor control: Issues and theories. In Shumway-Cook A, Woollacott MH (eds): Motor Control: Theory and Practical Applications, ed 2, Philadelphia, 2001, Lippincott Williams & Wilkins.
3. Aylward GP: Conceptual issues in developmental screening and assessment, J Dev Behav Pediatr 18(5):340-349, 1997.
4. Shumway-Cook A, Woollacott MH. Constraints on motor control: An overview of neurological impairments. In Shumway-Cook A, Woollacott MH: Motor Control: Theory and Practical Applications, ed 2, Philadelphia, 2001, Lippincott Williams & Wilkins.
5. Rice FP: Human Development, Upper Saddle River, NJ, 2001, Prentice Hall.
6. Tanner J: Growth at adolescence, London, 1962, Blackwell.
7. Committee on Integrating the Science of Early Childhood Development: Ten core concepts of development. In Shonkoff JP, Phillips DA (eds): From Neurons to Neighborhoods: The Science of Early Childhood Development, Washington, DC, 2000, National Academy Press.
8. Shonkoff JP: From neurons to neighborhoods: Old and new challenges for developmental and behavioral pediatrics, J Devel Behav Pediatr 24(1):70-76, 2003.
9. Thelen E: Motor development: A new synthesis, Am Psychologist 50(2):79-95, 1995.
10. Stockmeyer SA: An interpretation of the approach of Rood to the treatment of neuromuscular dysfunction. Paper presented at the Proceedings of Northwestern University Special Therapeutic Exercise Project (NUSTEP): An exploratory and analytical survey of therapeutic exercise, Evanston, Ill, 1967.
11. VanSant A: Rising from a supine position to erect stance: description of adult movement and a developmental hypothesis, Phys Ther 68:185-192, 1988.
12. VanSant A: Age differences in movement patterns used by children to rise from a supine position to erect stance, Phys Ther 68:1330-1339, 1988.
13. Marsala G, VanSant A: Age-related differences in movement patterns used by toddlers to rise from a supine position to erect stance, Phys Ther 78:149-159, 1998.
14. VanSant A: Life-span development in functional tasks, Phys Ther 70:788-798, 1990.
15. Hinojosa J, Kramer P: Developmental perspective: Fundamentals of developmental theory. In Kramer P, Hinojosa J (ed): Frames of Reference for Pediatric Occupational Therapy, ed 2, New York, 1999, Lippincott Williams & Wilkins.
16. Haley SM, Coster WJ, Ludlow LH, et al: Pediatric Evaluation of Disability Inventory (PEDI): Development, Standardization, and Administration Manual, Boston, 1992, New England Medical Center Hospital, PEDI Research Group.
17. Greenspan SI, Meisels SJ: Towards a new vision for the developmental assessment of infants and young children. In Meisels SJ, Fenichel E (eds): New Visions for the Developmental Assessment of Infants and Young Children, Washington, DC, 1996, Zero to Three.
18. Coster WJ, Deeney T, Haltiwanger J, et al: School Function Assessment, San Antonio, Tex, 1998, The Psychological Corporation.
19. Campbell SK: Models for decision making in pediatric neurologic physical therapy. In Campbell SK (ed): Decision Making in Pediatric Neurologic Physical Therapy, New York, 1999, Churchill Livingstone.
20. The International Classification of Functioning, Disability and Health (ICF): Geneva, Switzerland, 2001, World Health Organization.
21. American Physical Therapy Association: Guide to Physical Therapist Practice, second edition, Phys Ther 81(1):6-746, 2001.
22. Piper M, Darrah J: Motor Assessment of the Developing Infant, Philadelphia, 1994, WB Saunders.
23. Folio M, Fewell R: Peabody Developmental Motor Scales and Activity Cards, Austin, Tex, 1983, Pro-Ed.
24. Russell D, Rosenbaum P, Gowland C, et al: Gross Motor Function Measure Manual, ed 2, Hamilton, Ontario, 1993, McMaster University/CanChild.
25. Russell D, Rosenbaum P, Avery L, et al: Gross Motor Function Measure (GMFM-88 & GMFM-66) User's Manual, New York, 2002, Mac Keith Press.
26. Russell D, Palisano RJ, Walter S, et al: Evaluating motor function in children with Down syndrome: Validity of the GMFM, Dev Med Child Neurol 40:693-701, 1998.
27. Ruck-Gibis J, Rosenbaum P, Lane M, et al: Reliability of the Gross Motor Function Measure for children with osteogenesis imperfecta, Physiother Canada 53(1):S16, 2001.
28. Wright M, Halton J, Matrin R, et al: Long-term gross motor performance following treatment for acute lymphoblastic leukemia, Med Pediatr Oncol 31:86-90, 1998.
29. Brigance AH: Brigance Inventory of Early Development-II, North Billerica, Mass, 2004, Curriculum Associates.
30. Rogers S, D'Eugenio D: Assessment and application. In Schafer D, Moersch M (eds): Developmental Programming for Infants and Young Children, vol 3, Ann Arbor, Mich, 1977, The University of Michigan Press.
31. Bricker D, Pretti-Frontezak K: Assessment, Evaluation, and Programming System (AEPS) for Infants and Children: AEPS Measurement for Three to Six years, vol 3, Baltimore, 1996, Paul H. Brooks Publishing.
32. Bricker D, Wadell M: Assessment, Evaluation, and Programming System (AEPS) for Infants and Children: AEPS Curriculum for Three to Six Years, vol 4, Baltimore, 1996, Paul H. Brooks Publishing.
33. Corporation V: Hawaii Early Learning Profile (HELP): HELP for Preschoolers (3-6), Palo Alto, Calif, 1992, VORT Corporation.
34. Johnson-Martin N, Jens K, Attermeier S, et al: The Carolina Curricula: The Carolina Curriculum for Infants and Toddlers with Special Needs, vol 2, Baltimore, 1991, Paul H. Brooks Publishing.
35. Prechtl H: Prenatal motor development. In Wade M, Whiting H (eds): Continuity of Neural Functions from Prenatal to Postnatal Life, vol 94, Oxford, 1986, Blackwell Scientific.
36. Jouen F: Early visual-vestibular interactions and postural development. In Bloch H, Bertenthal B (eds): Sensory-Motor Organizations and Development in Infancy and Early Childhood, Dordrecht, 1990, Kluwer.
37. Woollacott M, Debu B, Mowatt M: Neuromuscular control of posture in the infant and child: is vision dominate? J Motor Behav 19:167-186, 1987.
38. Woollacott M, Sveistrup H: Changes in the sequencing and timing of muscle response coordination associated with developmental transitions in balance activities, Hum Mov Sci 11:23-36, 1992.
39. Sveistrup H, Woollacott M: Longitudinal development of the automatic postural response in infants, J Motor Behav 28:58-70, 1996.
40. Foster E, Sveistrup H, Woollacott M: Transitions in visual proprioception: a cross-sectional developmental study of the effect of visual flow on postural control, J Motor Behav 28:101-112, 1996.
41. Woollacott M, Burtner P, Jensen J, et al: Development of postural responses during standing in healthy children and in children with spastic diplegia, Neurosci Biobehav Rev 22:583-589, 1998.
42. Taguchi K, Tada C: Change of body sway with growth of children. In Amblard B, Beerthoz A, Clarac F (eds): Posture and Gait: Development, Adaptation, and Modulation, Amsterdam, 1988, Elsevier.
43. Forssberg H, Nashner L: Ontogenetic development of postural control in man: Adaptation to alter support and visual conditions during stance, J Neurosci 2:545-552, 1982.
44. Nashner L, Shumway-Cook A, Marin O: Stance posture control in select groups of children with cerebral palsy: Deficits in sensory organization and muscular coordination, Exp Brain Res 49:393-409, 1983.
45. Woollacott M, Shumway-Cook A, Nashner L: Aging and posture control: changes in sensory organization and muscular coordination, Int J Aging Hum Dev 23:97-114, 1986.
46. Shumway-Cook A, Woollacott M: The growth of stability: postural control from a developmental prospective, J Motor Behav 17:131-147, 1985.
47. Sahrmann S, Norton B: The relationship of voluntary movement to spasticity in the upper motor neuron syndrome, Arch Neurol 2:460-465, 1977.
48. Shumway-Cook A, Woollacott M: Postural control in the Down's syndrome child, Phys Ther 9:211-235, 1985.
49. Burtner P, Woollacott M, Qualls C: Stance balance control with orthoses in a select group of children with and without spasticity, Dev Med Child Neurol 41:748-757, 1999.
50. Kembhavi G, Darrah J, Magill-Evans J, et al: Using the Berg balance Scale to distinguish balance abilities in children with cerebral palsy, Pediatr Phys Ther 14(2):92-99, 2002.
51. Crowe T, Deitz J, Richardson P, et al: Interrater reliability of the Pediatric Clinical Test of Sensory Integration for Balance, Phys Occup Ther Pediatr 10(4):1-27, 1990.
52. Deitz J, Richardson P, Atwater S, et al: Performance of normal children on the Clinical Test of Sensory Interaction for Balance, Occup Ther J Res 11:336-356, 1991.
53. Richardson P, Atwater S, Crowe T, et al: Performance of preschoolers on the Pediatric Clinical Test of Sensory Interaction for Balance, Am J Occup Ther 46(9):793-800, 1992.
54. Duncan PW, Weiner DK, Chandler J, et al: Functional reach: A new measure of balance, J Geronotol 45:192-197, 1990.
55. Donohue B, Turner D, Worell T: The use of functional reach as a measurement of balance in typically developing boys and girls ages 5-15 years, Pediatr Phys Ther 6:189-193, 1994.
56. Berg K, Maki B, Williams J: Clinical and laboratory measures of postural balance in an elderly population, Arch Phys Med Rehabil 73:1073-1083, 1992.
57. Bruininks R: Examiner's Manual for Bruininks-Oseretsky Test of Motor Proficiency, Circle Pines, Minn, 1978, American Guidance Service.
58. Boileau R, Lohman T: The measurement of human physique and its effect on

physical performance, Orthop Clin North Am 8:563-572, 1977.
59. Woods J, Pate R, Burgess M: Correlates to performance on field tests of muscular strength, Pediatr Exerc Sci 4:302-311, 1992.
60. Rowland T: Effects of obesity on aerobic fitness in adolescent females, Am J Dis Child 145:464-468, 1991.
61. Rowland T: Developmental Exercise Physiology, Champaign, Ill, 1990, Human Kinetics.
62. Roche A, Siervogel R, Chumlea W, et al: Grading fatness from limited anthropometric data, Am J Clin Nutr 34:2831-2838, 1981.
63. Lohman T: Assessment of body composition in children, Pediatr Exerc Sci 1:19-30, 1989.
64. Long T, Toscano K: Handbook of Pediatric Physical Therapy, ed 2, New York, 2002, Lippincott Williams & Wilkins.
65. Cusick B: Lower extremity musculoskeletal development. In Wadsworth C (ed): Orthopedic Interventions in Pediatric Patients: Home Study Course 10.2.1, LaCrosse, Wis, 2000, Orthopedic Section, American Physical Therapy Association.
66. Salenius P, Vankka E: The development of the tibiofemoral angle in children, J Bone Joint Surgery Am 57:259-261, 1975.
67. Morley A: Knock-knee in children, BMJ 976-977, 1957.
68. Staheli L: Fundamentals of Pediatric Orthopedics, New York, 1998, Lippincott Williams & Wilkins.
69. Tachdjian M: Pediatric Orthopedics, vol IV, ed 2, Philadelphia, 1990, WB Saunders.
70. Farkas-Bargeton E, Barbet J, Dancea S, et al: Immaturity of muscle fibers in the congenital form of myotonic dystrophy: Its consequences and its origin, J Neurol Sci 83:145-159, 1998.
71. Staheli L: Torsional deformity, Pediatr Clin North Am 33:1373-1383, 1986.
72. Blimkie C: Age and sex-associated variation in strength during childhood: Anthropometric, morphological, neurologic, biomechanical, endocrinologic, genetic, and physical activity correlates. In Perspectives in Exercise Science and Sport, Indianapolis, 1989, Benchmark Press.
73. Brooke M, Engel W: The histographic analysis of human muscle biopsies with regard to fiber types: Children's biopsies, Neurology 19:591-605, 1969.
74. Edstrom L, Nordemar R: Differential changes in type I and type II muscle fibers in rheumatoid arthritis, Scand J Rheumatol 3:155-160, 1974.
75. Florence J, Pandya S, King W, et al: Clinical trials in Duchenne dystrophy: standardization and reliability of evaluation procedures, Phys Ther 64:41-45, 1984.
76. Kraemer W, Fleck S: Strength Training for Young Athletes, Champaign, Ill, 1993, Human Kinetics.
77. Effgen S, Brown D: Long-term stability of hand-held dynamometric measurements in children who have myelomeningocele, Phys Ther 72:458-465, 1992.
78. Wiley M, Damiano D: Lower-extremity strength profiles in spastic cerebral palsy, Dev Med Child Neurol 40:100-107, 1998.
79. Bar-Or O: Pathophysiological factors which limit the exercise capacity of the sick child, Med Sci Sports Exerc 18:276-282, 1986.
80. van der Berg-Emons R, van Baak M, de Barbanson D, et al: Reliability of tests to determine peak aerobic power, anaerobic power and isokinetic muscle strength in children with spastic cerebral palsy, Dev Med Child Neurol 38:1117-1125, 1996.
81. The Prudential FITNESSGRAM Test Administration Manual, Dallas, 1994, The Cooper Institute for Aerobics Research.
82. Winnick J, Short F: The Brockport Physical Fitness Test Manual, Champaign, IL, 1999, Human Kinetics.
83. Barnes M, Crutchfield C, Heriza C: The neurophysiological basis of patient treatment. Vol II: Reflexes in motor development, Morgantown, W Va, 1978, Stokesville.
84. Capute A, Accardo P, Vining E: Primitive Reflex Profile, Baltimore, 1978, University Park.
85. Howle JMW: Cerebral palsy. In Campbell SK (ed): Decision Making in Pediatric Neurologic Physical Therapy, New York, 1999, Churchill Livingstone.
86. Miller LJ, Roid GH: The T.I.M.E. Toddler and Infant Motor Evaluation: A Standardized Assessment, San Antonio, 1994, Therapy Skill Builders.
87. Holt KG, Butcher R, Fonseca S: Limb stiffness in active leg swinging of children with spastic hemiplegic cerebral palsy, Pediatr Phys Ther 12(2):50-61, 2000.
88. Amiel-Tison C: Neurological examination of the maturity of newborn infants, Arch Dis Child 43:89, 1968.
89. Pierson SH: Outcome measures in spasticity management. In Brin M (ed): Spasticity: Etiology, Evaluation, Management, and the Role of Botulinum Toxin Type A, New York, 1997, John Wiley & Sons.
90. Bohannon R, Smith M: Inter-rater reliability of a modified Ashworth scale of muscle spasticity, Phys Ther 67:206-207, 1987.
91. Hoofwijk M, Unnithan V, Bar-Or O: Maximal treadmill performance of children with cerebral palsy, Pediatr Exerc Sci 7:305-313, 1995.
92. Chandler L, Andrews M, Swanson M: Movement Assessment of Infants—A Manual, Rolling Bay, Wash, 1980, Chandler, Andrews, and Swanson.
93. Brazelton T: Neonatal behavioral assessment scale, Clin Dev Med 50, 1973.
94. Bayley N: Bayley Scales of Infant Development, ed 2, San Antonio, 1993, Psychological Corporation.
95. Dubowitz L, Dubowitz V, Goldberg C: Clinical assessment of gestational age in the newborn infant, J Pediatr 77, 1985.
96. Schoen SA, Anderson J: Neurodevelopmental treatment frame of reference. In Kramer P, Hinojosa J (eds): Frames of Reference for Pediatric Occupational Therapy, ed 2, New York, 1999, Lippincott Williams & Wilkins.
97. Quinn L, Gordon J: Functional Outcomes: Documentation for Rehabilitation, St. Louis, 2003, WB Saunders.
98. Kamm K, Thelan E, Jenson J: A dynamical systems approach to motor development. In Rothstein J (ed): Movement Science, Alexandria, Va, 1991, American Physical Therapy Association.
99. Gowland C, Boyce W, Wright V, et al: Reliability of the Gross Motor Performance Measure, Phys Ther 75:597-602, 1995.
100. Boyce W, Gowland C, Rosenbaum P, et al: The gross motor performance measure: Validity and responsiveness of a measure of quality of movement, Phys Ther 75:603-613, 1995.
101. Gould A: Cardiopulmonary evaluation of the infant, toddler, child, and adolescent, Pediatr Phys Ther 3:9-13, 1991.
102. Tecklin J: Pulmonary disorders in infants and children and their physical therapy management. In Tecklin J (ed): Pediatric Physical Therapy, ed 3, New York, 1999, Lippincott Williams & Wilkins.
103. Krahenbuhl G, Skinner J, Kohert W: Developmental aspects of maximal aerobic power in children, Exerc Sport Sci Rev 13:503-538, 1985.
104. Rowland T: Exercise and Children's Health, Champaign, Ill, 1990, Human Kinetics.
105. Mahon A, Del Corral P, Howe C, et al: Physiological correlates of 3-kilometer running performance in male children, Int J Sports Med 580-584, 1996.
106. Carroll J, Hagberg J, Brooke G, et al: Bicycle ergometry and gas exchange measurements in neuromuscular diseases, Arch Neurol 36:457-461, 1979.
107. Rose J, Gamble J, Lee J, et al: A method to quantitate and compare walking energy expenditure for children and adolescents, J Pediatr Orthop 11:571-578, 1991.
108. Rose J, Mederios J, Parker R: Energy cost index as an estimate of energy expenditure of cerebral palsied children during assisted ambulation, Dev Med Child Neurol 27:485-490, 1985.

제23장

소아 비진행성 중추신경계 질환

Pediatric Nonprogressive Central Nervous System Disorders

학습개요

목적
뇌성마비
병리현상 위험요인 / 분류 / 임상적 유형 / 뇌성마비의 심각성
검진 병력 / 계통관찰 / 검진과 측정
평가, 진단, 예후
뇌성마비를 위한 의학 및 수술적 중재 의학적 관리 / 정형외과적 관리
척추솔기형성이상
병리현상 열린 척추솔기형성이상 / 닫힌 척추솔기형성이상 / 발생학 / 원인 / 출생전후 검진과 예방
검진 병력 / 계통관찰 / 검진과 측정
평가, 진단, 예후
뇌성마비와 척수막탈출증을 위한 재활중재
일반적인 중재원리 / 건강 증진과 이차 합병증 예방 / 중재의 초점
사례연구
요약
추가정보
용어
참고문헌

학습목표

이 장을 읽은 후, 다음의 사항을 할 수 있어야 한다.

1. 뇌성마비의 병리현상과 과정을 설명하고 뇌성마비가 전형적인 발달과 운동조절에 어떠한 영향을 미치는지 서술한다.
2. 뇌성마비 아동의 운동수행에 영향을 미치는 필수적인 근육뼈대계, 신경근계, 심혈관/호흡계, 피부계의 임상적 징후를 설명한다.
3. 뇌성마비 소아를 위한 적절한 근거중심중재를 선택하고 치료가 상해, 기능적 제한, 장애에 미치는 영향을 설명한다.
4. 열린 척추솔기형성이상, 척수막탈출증의 병리현상과 병력에 대하여 설명하고 척수막탈출증이 어떻게 전형적인 발달과 운동조절에 영향을 미치는지 서술한다.
5. 척수막탈출증 아동의 운동수행에 영향을 미치는 필수적인 근육뼈대계, 신경근계, 심혈관/호흡계, 피부계의 임상적 징후를 설명한다.
6. 척수막탈출증 소아를 위한 적절한 근거중심중재를 선택하고 치료가 상해, 기능적 제한, 장애에 미치는 영향을 설명한다.

소아에서 비진행성 중추신경계 질환은 뇌성마비(cerebral palsy), 다운증후군(Down syndrome)과 같은 유전증후군과 열린 및 닫힌 척추솔기형성이상(open and closed spinal dysraphism), 수막염(meningitis), 외상성 뇌손상(traumatic brain injury)이 있다. 각 진단은 독특한 상해, 기능적 제한, 장애를 유발하고 재활서비스를 통해 효과를 얻을 수 있다. 물리치료사를 위한 실행지침에는[1] 우선적 치료행위 패턴 5C(중추신경계의 비진행성 질환과 관련된 운동기능과 감각통합성 손상(선천성 또는 후천성))로 분류되어 있다.

이 장은 임상에서 만날 수 있는 뇌성마비와 척추솔기형성이상(척추갈림증)의 한 형태인 척수막탈출증(myelomeningocele)을 중심으로 다루어져 있다. 뇌성마비는 가장 일반적인 신경학적 질환으로 치료사들이 가장 많이 볼 수 있고 소아 만성운동장애의 가장 일반적인 형태이다.[2,3] 뇌성마비 환자는 다양한 운동발달의 지연과 운동기능의 손상을 보인다. 척수막탈출증은 직접적으로 운동마비를 유발하고 간접적으로 일생동안 여러 계통에서 발생할 수 있는 합병증을 유발한다.[4] 이 장은 14장에 제시되어 있는 환자평가의 개념을 적용하였고 뇌성마비와 척수막탈출증이 있는 소아를 위한 병리현상, 평가, 중재를 다루었고, 이러한 질환을 위한 임상적 결정사항에 대해 다루어져 있다.

뇌성마비

1. 병리현상

뇌성마비는 하나의 질병이라기보다 출생 동안, 출생 전 또는 직후에 발생하는 운동상해로, 발달하고 있는 중추신경계의 손상으로 자세와 움직임 비정상이 비진행성으로 나타나는 복합상태로 정의된다.[5,6] 비록 뇌성마비의 특성이 시간이 지남에 따라 달라지지만, 이러한 변화는 추가적인 중추신경계의 손상때문이 아니다. 뇌성마비는 뇌에서 문제가 발생하는 것으로 만성적인 운동상해를 유발한다. 비록 운동 기능이상이 뇌성마비의 특성이지만, 뇌성마비는 정신지체 또는 학습장애(50~75%), 언어장애(65%), 청각상해(25%), 발작(25~35%), 시각장애(25%)가 동반되어 나타난다.[7] 현재, 동반장애가 줄어드는 경향이 있는데, 이는 산전 및 산후 관리기술이 향상되었기 때문이다.[8] 하나 이상의 동반장애가 있는 뇌성마비 아동은 보다 다양한 서비스가 필요할 것이다.[8] 뇌성마비의 유병률은 출생아 1,000명 당 2~3명으로 추정되고 있다.[8] 시간경과에 따른 유병률의 변화는 나라마다 다른 양상을 보이는데 스웨덴과 미국의 자료에 따르면, 스웨덴에서 1960년대와 1980년대 중반까지 뇌성마비 유병률은 1,000명당 1.3~2.5명이었고, 1년 생존율은 1,000명당 1.7~2.0명이었다.[8~10] 이와는 대조적으로 오스트리아는 시간경과에 따른 유병률의 변화는 없었다.[11] 유병률의 차이는 진단방법 또는 기준의 변화 차이 또는 산모와 신생아 관리에서 차이 때문일 것이다.

위험요인

비록 뇌성마비가 다양한 원인이 있더라도, 모든 원인은 중추신경계의 손상 또는 중추신경계 성숙이상과 관련되어 있을 것이다. 뇌성마비의 병인은 복잡하고, 각각 병인별 상대적 기여도가 불확실하기 때문에 예방하기 힘들다.[5,13] CT와 MRI 같은 영상기술의 발달은 뇌성마비가 일어날 수 있는 원인을 알아보고 발달중인 뇌의 기형을 확인하는데 도움을 주었다.[14,15] 뇌성마비의 위험요인은 출생 전, 후, 출생 시처럼 시기별로 분류되어져 왔다. 과거, 난산이 뇌손상을 유발하는 가장 주된 요인으로 여겨졌다.[14] 그러나 최근 결과에 의하면 뇌성마비 아동들은 종종 출산 전 뇌병증이 있는 것으로 나타난다.[16] 의식 이상, 근긴장도와 반사 이상, 먹기와 호흡곤란, 발작이 나타나는 신생아 뇌병증(neonatal encephalopathy)은 영구적인 신경학적 손상을 유발하거나 유발하지 않을 수 있다. 그러나 신생아 뇌병증은 뇌성마비 진단의 전조로 받아들여지고 있다.

조기출산과 저체중. 비록 만기출산 또는 거의 만기출산인 유아는 뇌성마비의 위험이 낮지만, 뇌성마비 아동의 약 반이 출산시기와 관련이 있다.[2] 조기출산(>37주)과 저체중(>2,500gm)인 경우 위험이 커지고, 뇌성마비 아동의 25~35%가 출산 시 1,500gm 이하였다.[8] 조기출산(premature)은 태아에게 뇌 손상을 유발하기 쉽고 자궁내에서 정상적인 뇌 발달을 방해하는 요인이다.[19]

출생 시 뇌졸중. 조기출산과 저체중과 더불어 출생 시 뇌졸중 역시 뇌성마비의 위험을 증가시킨다.[2] 출생 전 또는 출생 1달 후 발생하는 동맥 허혈성 뇌졸중은 약 1/4,000 신생아에서 발생하고,[20] 뇌졸중이 있는 신생아 중 50% 이상은 뇌성마비로 발전한다. 이는 반불완전마비형 뇌성마비의 원인일 수 있고, 경직성 사지마비형 뇌성마비의 주요 원인일 수 있다.[2,14] 신경해부학에 기초하여 분만 시 저산소 허열 뇌손상의 5가지 유형은 다음과 같다. (1) 시상면주변(parasagittal), (2) 바닥핵(basal ganglia), (3) 뇌실주위백색질(periventricular white matter), (4) 국소/여러곳(locla/multifocal), (5) 선택적 신경괴사.[14] 이러한 세부 유형은 단독 또는 다른 형태와 결합되어 발생한다. 손상의 속성(심한 대 간헐적 허혈)과 혈관과 신경학적 발달 단계는 결과적인 기능적 상해와 병변의 범위에 영향을 준다. 시상면주변 손상은 임신기간 34주 후 출산되는 유아에서 흔히 발생한다. 반면에 뇌실주위백색질 손상은 조기에 출산되는 유아에게서 흔하다.[14]

자궁내 감염. 임신 동안 태반(placental)감염은 만기출산과 거의 만기출산에 가까운 유아에서 뇌성마비의 위험 증가와 관련이 있다.[21] 자궁내 감염은 임신 전이나 임신 동안 알 수 있다. 산모감염, 특히 독소포자충증(toxoplasmosis), 풍진(rubella), 거대바이러스(cytomegalovirus), 대상포진(herpes)은 자궁내 태아에 영향을 끼칠 수 있고, 또한 조기출산과 뇌성마비 위험 증가와 관련이 있다.[18] 감염은 적어도 신생아가 생존 가능한 임신기간에 가장 흔히 조기출산의 원인이며, 경직성 뇌성마비 중 12%가 산모감염에 의한 것이다.[17] 사지마비는 태반감염의 증거가 있는 유아에게서 흔히 발견되고 있다.[17] 혈전증과 응고병증과 함께 감염은 특히 백색질 손상과 뇌성마비와 관련이 있다.[22]

흔히 연쇄구균(streptococci), 대장균(escherichia), 리스테리아균(monocytogenes)과 같은 산소균(aerobic bacteria) 또한 임신 9주의 태아 또는 신생아의 뇌수막염, 수막뇌염(meningoenoephalitiss), 뇌염(cerebritis)을 포함한 중추신경계감염을 유발할 수 있다. 이것은 결국 뇌성마비를 포함한 장기간의 신경학적 결핍을 초래한다.

다산. 뇌성마비의 발생률은 외둥이(singletons)보다 쌍둥이나 세쌍둥이에서 더 높고, 비록 다산이 흔하지 않지만, 뇌성마비 중 약 10%를 차지한다.[23] 많은 임신은 뇌성마비의 독립적인 위험요소이고, 위험은 두융모막(dichorionic) 쌍둥이보다 하나의 원형질막이 태아 둘 다를 덮고 있는 홑융모막(monochorionio) 쌍둥이에서 두드러지게 높다.[14] 많은 임신과 관련된 위험 증가는 주로 조기출산과 관련이 있다.[2] 적어도 한 아이가 뇌성마비가 될 가능성은 쌍둥이 1,000명당 15명, 세쌍둥이 1,000명당 80명, 네쌍둥이 1,000명당 429명이다.[22,23] 시험관수정과 다른 형태의 배아이식은 다산의 빈도를 높인다. 시험관수정을 통해 태어난 아동들은 특히 뇌성마비와 같은 신경학적 문제로 발전할 가능성이 높고, 이러한 위험은 쌍둥이 임신, 저체중, 조기출산의 위험을 높인다.[24]

출산 질식. 출산 질식(birth asphyxia)은 뇌성마비 위험을 높이는 또 다른 요소이다. 산모, 자궁태반, 또는 탯줄순환을 통해 전달되는 혈액과 산소의 변화는 태아 저산소증을 유발한다.[14] 예를 들어, 태반분열(placental abruption), 꽉 끼는 목덜미 탯줄(nuchal cord), 산모충격, 태반경색은 심하게 태아에게 산소운반을 방해할 수 있다.[2] 출산기록에 대한 사례대조연구에서, Nelson과 Grether는 꽉 끼는 목덜미 탯줄이 대조군보다 더 뇌성마비의 위험을 높이는 것으로 보고하였다.[25] 더 나아가, 꽉 끼는 목덜미 탯줄은 경직성 사지마비형 뇌성마비와 운동이상증(dyskinesia)이 동반된 아동이 출산할 가능성을 높였다.[26] 뇌성마비를 유발하는 저산소증의 수준과 출산 시

사망에 이르게 하는 수준 사이 간격이 좁았으며, 저산소증 후 생존한 유아 중 단지 몇 명만 뇌성마비가 되었다. 저산소증 정도와 신경학적 손상 사이의 용량반응 관련성은 일관성이 없다.[14] 여러 기술의 발달과 연구에도 불구하고 분만 시 저산소증에 의한 뇌성마비 예방은 아직 요원한 목표로 남아 있다. 뇌성마비 유병률은 제왕절개로 감소되지 않거나 분만 동안 부작용을 감시하기 위한 태아감시로 감소되지 않는다.[2]

출생 후 위험요소. 출생 후 기간은 출생 후 몇 시간 또는 며칠에서 첫 몇 년을 의미한다.[27] 아틀란타 발달장애 연구소에서는 뇌성마비가 있는 아이들의 약 16%가 출생 후에 발생한다고 보고했다.[28] 출생 후 뇌성마비가 있는 아동은 선천적 뇌성마비를 가진 아동과 비교해 주로 흑인이고 남자였다. 뇌성마비는 박테리아에 의한 뇌수막염(meningitis), 바이러스에 의한 뇌염(encephalitis)과 같은 뇌 감염(infections), 추락 · 운동 · 교통사고 · 어린이 폭행에 의해 머리손상, 또는 익사에 의해 발생할 수 있다. 유아와 아동에서 신경학적 손상의 위험은 적절한 헬멧과 안정좌석 등과 같은 다양한 중재를 통해 줄일 수 있다.[2] 질병예방과 조절센터는 자료를 분석하여 3~10세 아동에서 발달장애를 유발하는 주요 출산 후 원인이 박테리아성 수막염과 아동폭행에 의한 것이라고 1991년에 발표하였다.[29]

분류

뇌성마비는 발현이 비균질적(heterogeneous)이다.[2] 일반적으로 심각성(경도, 중등, 중증도 또는 대동작운동분류체계), 임상적 형태(경직성, 운동기능이상, 실조, 저긴장성), 침범부위(반마비, 양쪽마비, 사지마비)로 분류된다.[30] 완벽한 진단은 각 요소를 가장 잘 묘사하는 것이다. 예를 들어, 등급 V(심한), 경직성 양쪽마비형 뇌성마비로 기록하는 것이다.

임상적 유형

1956년에 Minear는 뇌성마비를 위한 분류체계를 개발했다.[31] 이 체계는 현재 문헌에서도 널리 사용되고 있다. 뇌성마비에 대한 7가지 생리적인(운동) 유형을 경직성(spastic), 느린비틀림성(athetotic), 강직성(rigid), 떨림성(tremor), 저긴장성(hypotonic), 혼합(mixed), 분류되지 않은 것으로 묘사하였다. 이중 뇌성마비의 경직성은 침범부위별로 세분화되며 주요 뇌성마비 형태는 각각 다른 병인이 존재한다.

경직성 뇌성마비. 경직성 뇌성마비의 특징은 과긴장성(hypertonicity)으로 움직임 동안 근육이 과도하게 뻣뻣해진다. 경직성 뇌성마비를 가진 아동은 과긴장성, 과대반사(hyperreflexia), 클로누스(clonus), Babinski 징후와 같은 위운동신경세포 징후를 보이며 사지에서 비정상적인 자세(굽힘근 또는 폄근의 비정상적인 공동패턴), 선택적 조절 제한, 근육의 동시수축, 비정상적인 자세반응과 비정상적인 근육 동원시기 등이 나타났다.[17,30] 경직성 뇌성마비는 중추신경계의 감각운동 대뇌겉질과 운동겉질 또는 뇌의 백색질 돌기가 침범되어 발생된다. 경직성 뇌성마비는 뇌성마비의 일반적인 유형이고 뇌성마비 아동 중 약 75%를 차지한다.[30]

침범부위. 경직성 뇌성마비는 반마비(hemiplegia), 양쪽마비(diplegia), 또는 사지마비(quadriplegia)로 분류될 수 있다. 경직성 반마비는 주로 신체의 한쪽이 침범을 받는다. 경직성 반마비의 전형적인 임상적 특징은 아래팔 엎침, 팔꿉 · 손목 · 손가락 굽힘, 엉덩관절 안쪽돌림 · 모음 · 굽힘, 무릎굽힘, 발바닥 굽힘 같은 비전형적인 자세를 보인다(그림 23-1). 경직성 반마비의 일반적인 병인은 혈관성(26.5%), 뇌실주위백질연화증(periventricular leukomalacia, PVL; 14.7%), 대뇌발육이상(13.2%), 질식(11.8%) 및 알려지지 않은 것(19.1%)이 있다.[5] 병인이 중간대뇌동맥혈관의 영역에 있을 때, 팔이 다리보다 더 침범을 받고 먼쪽이 몸쪽보다 더 침범을 받는다.[17] 조기출산 유아에서 뇌실주위출혈에서 유래된 경직성 반마비는 팔보다 다리가 더 침범을 받는데, 다리를 위한 내림신경로가 뇌실주변에 더욱 가까이 있기 때문이다.[17]

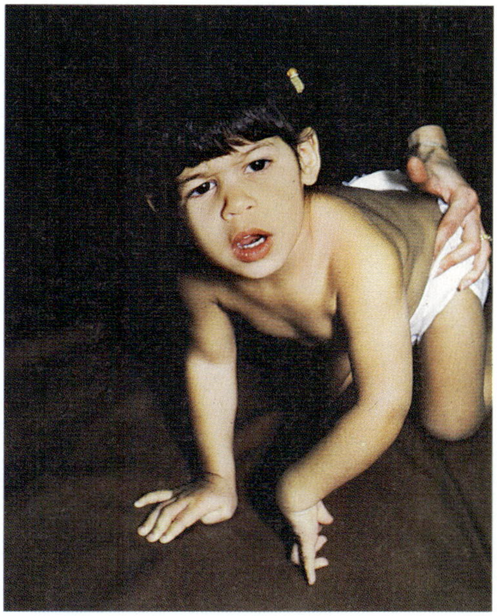

그림 23-1 왼쪽 경직성 반마비가 있는 뇌성마비. 아래팔 엎침, 팔꿈치, 손목, 손가락 굽힘, 엉덩관절 모음과 굽힘 자세를 취한다.

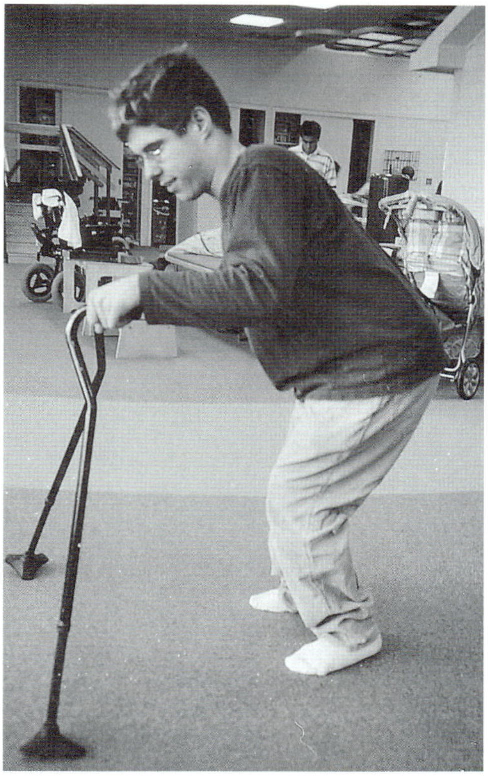

그림 23-2 경직성 양쪽마비가 있는 뇌성마비. 엉덩관절 굽힘, 안쪽돌림, 모음, 무릎굽힘, 말발을 보이면서 쪼그려 서 있다.

경직성 양쪽마비는 모든 신체가 침범을 받지만, 다리가 팔보다 더 침범을 받는다. 경직성 양쪽마비가 있는 아동은 흔히 조기출산 아동이며, 기본적인 병인은 PVL이다. 이 아동들은 종종 몸통이 약하고 운동성과 자세에서 어려움을 보이는 정도가 다양하다. 심한 운동성 제한이 있는 아동은 휠체어가 필요하고, 중등도 어려움이 있는 아동은 네발지팡이 또는 보행기 같은 이동도구가 필요하다. 경도 운동성 제한이 있는 아동은 이동보조도구가 필요하지 않지만, 달리기, 뛰기 등과 같은 높은 수준의 기능적 동작에서 어려움을 보인다. 중등도 이상 침범된 아동은 서기와 걷기 시 흔히 "쪼그린 자세"를 취하는데, 엉덩관절 안쪽돌림, 굽힘, 모임, 무릎관절 굽힘, 말발형태를 보이는 것이 특징이다(그림 23-2).[32] 팔 상해는 결국 소동작(fine motor)에서 어려움을 유발한다. Shevell 등은 경직성 양쪽마비의 원인이 PVL 53.9%, 뇌출혈 15.4%, 질식 12.8%, 독소 7.7%이며 구체적으로 밝혀지지 않은 원인이 41%라고 보고하였다.[5]

경직성 사지마비는 비교적 비슷한 정도로 모든 사지가 침범을 받은 것이다(그림 23-3). 경직성 사지마비가 있는 아동은 반마비와 양쪽마비 아동보다 상해가 더 심하다. 엉덩이 아탈구 또는 탈구, 구축과 척추옆굽음증(scoliosis)도 발생할 수 있다. 양쪽 겉질숨뇌섬유(bilateral corticobulbar fiber)는 입, 혀, 인두의 조절을 불량하게 하여 결국 삼킴과 호흡곤란, 침 흘림과 조음장애를 유발한다.[7,33] 경직성 사지마비는 유일하게 뇌의 혈액공급 중단과 관련된 것이고 흔히 시상면 주변 중추신경계 손상과 관련이 있다.[14] 경

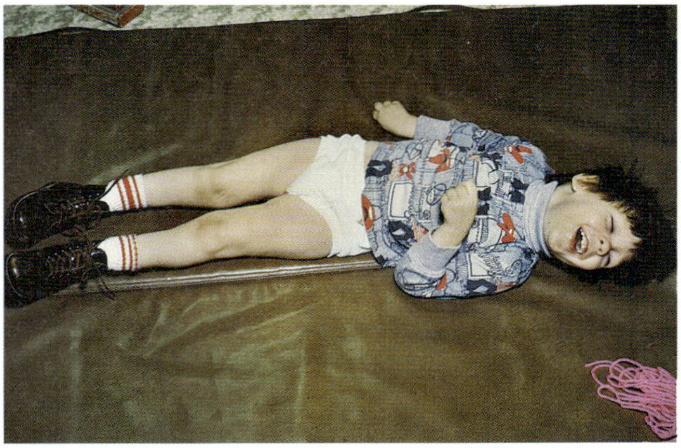

그림 23-3 경직성 사지마비가 있는 뇌성마비

직성 사지마비의 가장 흔한 원인은 질식(32.5%), PVL(29.9%), 머리내출혈 또는 감염(14.3%), 알려지지 않은 것(9.1%)이 있다.[5]

운동기능이상형 뇌성마비. 운동기능이상(dyskinetic) 뇌성마비의 특징은 모든 신체에 영향을 주는 조절되지 않고 목적 없는 움직임으로 인식되는 의지적인 활동의 손상이다. 뇌성마비와 관련된 운동기능이상에는 느린비틀림(athetosis), 강직(rigidity), 떨림(tremor)이다. 느린비틀림은 사지, 얼굴, 목, 몸통에서 느리고, 불규칙적이고, 꿈틀거리는 불수의적인 움직임을 말한다.[17] 느린비틀림형은 자세조절을 손상시키고, 움직임 개시를 어렵게 하고, 입운동기능이상의 원인이 되어 결국 조음장애를 유발한다.[30,34,35] 뇌성마비 아동 중 약 20%에서 발생하는 느린비틀림은 운동기능이상 중 가장 흔한 형태이다.[30] 강직형은 수동적인 움직임 동안 작용근과 대항근에서 지속적인 저항이 발생하는 것이다. 이 형태는 고긴장성이고 "납 파이프(lead pipe)" 강직으로 불린다. 강직은 느린비틀림보다 흔하지 않다.[30] 떨림형은 뇌성마비 형태 중 가장 빈도가 적다.[30] 운동기능이상은 바닥핵과 이마엽앞(prefrontal)과 운동앞(premotor) 영역 손상과 관련이 있다. 특히 운동기능이상이 학습곤란과 관련이 있을 때, 유전적 원인이 있고 분만 시 손상과 관련이 적은 편이다.[5,14]

실조성 뇌성마비. 실조성(ataxic) 뇌성마비의 특징은 협응, 보행, 사지 먼쪽부위의 빠른 움직임에서 기능이상이 있는 것이다.[17] 실조성 뇌성마비는 기본적으로 자세조절과 협응움직임의 시기에서 문제가 있다.[30] 실조는 소뇌 손상이 원인이며, 조음장애, 거리측정이상(dysmetria), 상반운동반복장애(dysdiadochokinesia)가 특징이다. 또한 실조는 일반적으로 저긴장성과 관련되어 있다. 뇌성마비 중 약 10%가 실조성이고, 유전적 원인이 있는 경우는 91.7%이다.[14]

저긴장성 뇌성마비. 저긴장성(hypotonic) 뇌성마비의 특징은 휴식 시 근긴장도가 감소되어 있는 것이다. 저긴장성 뇌성마비는 과도한 관절가동범위, 자세 불안정성, 일반적으로 수의적 근육 힘 생성능력이 떨어진다.[36] 저긴장성의 경우 종종 발달 동안 일시적으로 나타나며, 경직 또는 느린비틀림 형태의 전조로 여겨진다. 특정 부위의 상해와 관련이 없으며 흔히 유전적 원인이 있다.[14]

혼합형 뇌성마비. 앞에 설명된 뇌성마비의 형태 중 하나 이상의 징후를 보이는 아동은 흔한 편이다. 가장 일반적인 혼합형 뇌성마비는 느린비틀림과 경직이 함께 나타나는 것이며, 다른 종류끼리의 결합도 나타날 수 있으며 대부분 혼합형 뇌성마비의 병인은 질식(50%)과 독소 노출(16.7%)이다.[5]

뇌성마비의 심각성

뇌성마비의 심각성은 경도(mild), 중등도(moderate), 중증도(severe)로 구분된다. 그러나 이러한 용어는 일반적으로 옳게 정의된 것은 아니며, 보편적이지 않고 대부분 개인적인 검진자의 지식에 의한 것이므로 신뢰성과 타당성에 문제가 있다. Minear는 뇌성마비 환자의 손상 정도를 다음의 4등급으로 구분하였다.[31]

등급Ⅰ: 활동에 실질적인 제한이 없음
등급Ⅱ: 약간에서 중등도의 활동제한
등급Ⅲ: 중등도 이상의 심한 활동제한
등급Ⅳ: 모든 신체의 활동을 수행할 수 없음

이 단계는 임상적인 판단에 많이 의지하며, 따라서 신뢰성과 타당성에 의문이 생긴다.

뇌성마비를 위한 대동작기능분류체계(Gross Motor Function Classification System, GMFCS)는 뇌성마비의 심각성을 분류하는 새로운 체계법이며, 다섯 등급으로 구분된다.[38]

등급Ⅰ: 제한 없이 걷는다, 보다 높은 수준의 움직임에서 제한이 있음
등급Ⅱ: 보조기구 없이 걷는다, 실외와 지역사회에서 보행 제한
등급Ⅲ: 보조기구를 이용한 보행, 실외와 지역사회에서

보행 제한

등급Ⅳ: 자가운동성에 제한, 아동은 실외와 지역사회에서 이동 시 타인에 의해 옮겨지고 전동 장치를 이용

등급Ⅴ: 자가운동성에 보조장비를 이용하더라도 매우 제한적

각 등급은 4개의 연령군(1~2세, 2~4세, 4~6세, 6~12세)에 따라 설명되어져 있다. GMFCS는 뇌성마비 아이의 기능적 능력을 분류하여 나타낸 것으로, 전 세계의 보건 분야에서 널리 사용되고 있다.[39] GMFCS는 2~12세 사이의 아동들을 대상으로 여러 전문가에 의해 측정되었을 때 신뢰성과 타당성을 보였다.[39]

2. 검진

병력

소아 환자를 위한 병력에는 기능, 장애, 건강에 대한 국제 분류모델(International Classification of Functioning, Disability, and Health, ICF)의 모든 사항에 대한 포괄적인 평가가 포함되어야 하며, 환자에게 나타나는 문제의 발달과 환자의 활동 및 참여에 미치는 영향에 초점이 맞추어져야 한다.

계통관찰

계통관찰은 합병증을 유발하는 영역을 확인하고 좀 더 정밀검진이 필요한 부분을 알아내기 위해 사용되고 검진과 중재과정 동안 주의해야 할 부분이 있는지 알아보기 위해 시행된다. 1장의 계통관찰부분을 참조한다.

검진과 측정

검진과정 중 마지막 단계는 적합한 검진과 측정을 선택하고 적용하는 것이다. 환자의 병력과 계통관찰을 통해 검진과 측정은 치료사가 진단, 예후, 중재계획을 결정하는데 도움을 준다. 14장에 각 아동에게 적합한 검진과 측정방법이 자세히 제시되어져 있다.

3. 평가, 진단, 예후

비록 심한 장애가 있더라도, 뇌성마비 아동의 생존확률은 높아져 왔고,[40] 성인까지 생존할 것으로 여겨진다.[41] Evans 등은 뇌성마비 환자들의 생존율은 평균과 가깝다고 하였으나[42] 장애의 심각성에 따라 생존율은 달라진다.[43,44] 사망위험은 지적 상해가 크고, 운동상해가 심하고, 여러 상해가가 있을 때 높아진다.[41] 호흡문제, 특히 흡인폐렴(aspiration pneumonia)은 주요 사망원인이다.[41]

뇌성마비 아동에서 대동작장애의 심각성은 미래의 장애 심각성을 강하게 알려주는 GMFCS에 의해 판단된다.[45] 활동성취에 제한이 많을수록, 간병인보조가 더 많이 필요하고, 일상생활에 참여제한이 많아진다.[45] 보조도구는 일상생활의 수행을 돕고 관리의 부담을 덜어준다.[46] Bottos 등은 1934~1980년 사이에 태어난 뇌성마비 환자 72명을 대상으로 연구를 시행했다.[47] 뇌성마비 환자들은 성인이 되어서도 75%가 부모와 함께 살았으며, 88%는 결혼을 하지 않았고, 66%는 직장이 없었으며, 16%는 보호작업장에서 근무하였다. 44.8%는 성인 이전에 보행을 하였으나 성인기에 보행기능을 상실하였다. 13명 중 9명은 20~40세 사이에 보행기능을 상실하였고, 2명은 40세 이후에, 2명은 20세 전에 보행기능을 상실하였다. 보행기능의 유지는 진단과 운동상해와 관련이 있었다. 또한 Bottos 등은 비록 성인기에 변형이 더 심해졌지만, 건강과 재활서비스를 접할 기회가 더욱 줄어들었다고 보고하였다.[47] Murphy 등은 비정상적인 생체역학적 힘과 움직임불능이 과도한 신체적 스트레스와 스트레인을 유발하고, 과사용증후군을 초래하여, 관절변형과 기능 감소를 더욱 촉진한다고 주장하였다.[48]

캘리포니아 발달장애자료를 이용해 수행된 뇌성마비에 대한 연구도 비슷한 결과를 보고하였다.[49] 역시 성인기 후반에 대상자들의 보행기능이 유의하게 상실되었다. 나이가 많은 대상자들은 비록 대중식당에 음식을 주문하는 능

력, 언어, 먹기 같은 기능이 보존되어 있었지만 혼자 옷입기 기술은 상당히 떨어졌다. 대부분의 젊은 대상자는 부모와 함께 살거나 개인 그룹홈에 거주하였다. 60세 중 18%만이 독립적 또는 부분적으로 독립적으로 생활을 하였고, 41%는 의료관리센터에 거주하였다.

4. 뇌성마비를 위한 의학 및 수술적 중재

외과적 의료중재는 뇌성마비 아이들의 기능을 개선하는데 도움을 줄 수 있다. 여기에서는 간단하게 기술하고자 한다. 척수수막탈출증(myelomeningocele)과 뇌성마비를 위한 재활중재는 후반부에 다루어져 있다.

의학적 관리

뇌성마비 아동은 종종 경직(spasticity)으로 인해 의지적인 움직임 동안 비정상적인 협응패턴과 동시수축(co-contraction)을 보이고, 다양한 감각자극에 과도하게 반응하며, 불완전마비, 자동자세반응의 지연을 보인다.[50,51] 비록 경직이 의지적인 움직임을 제한하는 일차 요소는 아니지만, 경직은 자세조절(바로서기반응, 평형반응, 보호반응)과 자세정렬에 영향을 주는 근육수축의 순서와 과도기적(transitional) 움직임을 손상시킨다. 경직에 대한 의료적 관리에는 약물 및 신경외과적 관리가 있다.

경직에 대한 약물적인 관리. 성인과 아동에서 경직을 줄이기 위해 입으로 투여되는 몇몇 약물이 흔히 사용되고 있다. 가장 흔한 것은 diazepham(Valium)과 baclofen (Lioresal)이다. Diazepam은 중추신경과 척수연접경로에 작용하여, 연접전 신경세포에서 억제성 신경전달물질인 gamma-aminobutyric acid(GABA)의 분비를 자극한다.[51,53] Baclofen은 척수에 있는 연접후신경세포에서 GABA처럼 작용한다.[51] 입을 통해 복용되는 Baclofen과 Diazepam은 경직을 감소시키며 종종 진정작용을 유발한다.[54] Diazepam은 금단발작(withdrawal seizure)의 위험 때문에 투약을 갑자기 중단해서는 안된다.

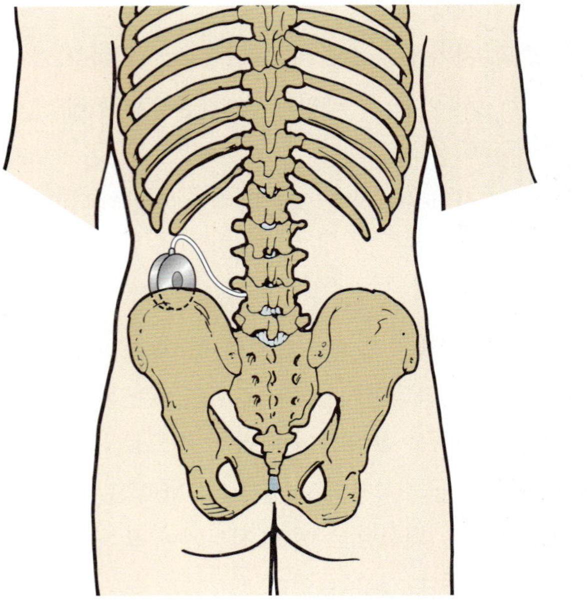

그림 23-4 지속적으로 수막내(intrathecal)로 주입되는 Baclofen

Baclofen은 지속적인 수막내(intrathecal) 주입을 통해 적용될 수 있다(continuous intrathecal infusion, CIBI). Baclofen은 T6의 높이에 매달려 있고 L1~L2 위치의 수막공간으로 삽입되어 있는 도관을 통해 펌프로부터 척수체액까지 적은 양이 주입되도록 조절된다(그림 23-4). CIBI 치료의 일차 적응증은 운동기능과 자조활동을 방해할 만큼 충분히 경직이 심한 경우이다.[55] CIBI는 약물의 작용을 국소적으로 할 수 있다는 장점이 있지만 펌프삽입부위에서 감염과 관련된 위험이 있다.

뇌성마비 아동에서 항경직약물의 유용성에 대한 논란은 아직 존재한다. Cochrane은 뇌성마비에서 이들 치료의 효과를 검토하고 있다. 일부 아동에서 경직 감소가 기능 증진에 기여하지만 반드시 경직 감소가 기능 증진에 영향을 주는 것은 아니다. 사지에서 경직 감소는 기능을 높일 수 있지만, 몸통에서 경직 감소는 종종 부작용을 초래한다.

보톨리늄 독소 A(botulimum toxin A, BtA)는 뇌성마비아의 근긴장도와 경직을 감소시켜 ROM을 증가시키고 또한 기능을 향상하기 위해 사용될 수 있다. 클로스트리듐 보툴리늄(clostridium botulinum)의 신경독소에서 정화된 BtA는 신경근접합부에서 마비된 근육의 아세틸콜린 분비를 억제시킨다.[51,56] 뇌성마비 환자에서, BtA는 근육활동성에서 용량 의존성 감소를 유발하기 위해 특정 근육집단에 투여된다. 예를 들면, BtA는 가자미근의 활성으로 인한 말발(equinus)을 치료하거나 쪼그린 보행을 치료하기 위해 넙다리뒤근(hamstring)에 주입된다. BtA의 효과는 대략 12~16주 정도이며, 그 기간 동안 물리치료, 보조기 및 정형외과적 수술이 도움이 될 것이다.[57,58] 경직이 없는 대항근강화와 생체되먹임 같은 운동훈련은 BtA 주입효과를 높일 수 있다.[51] 고착된 구축(fixed contracture)에는 연속 석고붕대와 BtA를 함께 적용할 수 있다. 2~11세의 뇌성마비 3명에게 다리 경직을 줄이기 위해 적용된 BtA의 효과와 안정성에 대한 체계적 고찰에서, 3편의 무작위임상실험들은 단기간 동안 BtA를 각기 다른 용량으로 장딴지근육에 주입하였다.[58~62] 기능 증진을 위한 BtA의 효과를 지지하는 증거는 약하다고 연구자는 보고하였다. BtA는 안전하지만, 주입부위에서 약한 통증이 발생하였다.[59] 뇌성마비 아동을 대상으로 팔의 경직을 줄이기 위해 BtA를 적용한 2편에 연구에 대한 체계적 고찰한 결과, 연구자는 팔기능 증진에 대한 BtA의 효과를 지지할 만한 증거 또는 반박할 만한 증거는 없다고 하였다.[63]

경직에 대한 신경외과적 관리. 경직에 대한 약물중재와 반대되는 수술적 중재는 일반적으로 영구히 비가역성의 변화를 초래한다. 선택적 신경뿌리절제술(selective dorsal rhizotomy)은 허리와 엉치부위에 있는 감각신경뿌리를 절제하여 다리의 경직을 줄이는 것이다. 이 수술은 비정상적인 반응을 보이는 신경잔뿌리를 제거한다. 결과적으로 경직이 줄어들고 일시적 또는 영구적 근력약화가 발생한다. 선택적 신경뿌리절제술은 1980년 중반에 유행했지만, 더 좋은 가역성의 약물중재가 발견되어 점차 줄어들고 있다. 다리 항중력근강화와 운동기능을 증진하기 위한 치료는 일반적으로 이 수술 후에 적용된다. 무작위임상실험을 실시한 3편의 연구에 대한 메타분석 결과, 선택적 신경뿌리절제술 후 9~12개월에 임상적으로 유의한 변화가 있었다.[64] 물리치료만 적용한 경우와 선택적 신경뿌리절제술와 함께 물리치료를 적용한 경우를 GMFM 점수로 비교하였다. 연구자들은 선택적 신경뿌리절제술 시행에 관계없이 같은 수준(3~8세, GMFCS Ⅲ에서 Ⅳ)에 있는 아동에서 4% 점수 향상은 물리치료의 적절성에 달려있다고 결론을 내렸다.

정형외과적 관리

정형외과 수술은 뇌성마비 아동의 기능을 최적화하기 위해 뼈의 역학적 정렬과 변형을 교정하고, 개별 관절에서 경직의 영향을 조절하고, 탈구와 구축을 교정하는데 적용된다.[65] 뇌성마비에서 전형적인 정형외과적인 수술은 넙다리뼈 앞당김(anterversion) 또는 정강뼈 뒤틀림(torsion)이나 엉덩관절 탈구 또는 아탈구 같은 신체변형을 교정하는 것이다.[51] 근육을 늘리거나, 절제하거나, 이동시키는 수술 역시 사용될 수 있다. 이러한 수술은 방추속(intrafusal) 근육방추의 긴장도를 변경시켜 신장반사에서 반응을 줄일 수 있다. 근육을 늘리는 수술은 근육이 좀 더 효과적으로 작용할 수 있는 위치에 관절을 배치함으로서 또는 관절 주변의 근육균형을 개선함으로서 경직을 줄일 수 있다. 수술은 하나의 목적으로 시행되지만, 최근 여러 목적을 한번에 달성하기 위해 수술이 적용되고 있다.[66] 예를 들어, 10세의 경직성 뇌성마비 여자에게, 양쪽 넙다리뼈 앞당김을 교정하기 위한 뼈절제술, 먼쪽 넙다리뒤근을 늘리는 수술, 왼쪽 엉덩허리근을 늘리는 수술이 동시에 적용된다. 이러한 수술은 변형재발을 줄일 수 있고, 보행형태를 향상시킬 수 있고 관절가동범위를 넓일 수 있고, 수술 시 출혈을 줄이는 장점이 있다.[67,68] 수술 후 일반적으로 3~6주간 석고붕대를 하고 부동자세를 취하고, 이후 보조기가 적용된다. 수술 후 재활운동은 검진소견에 따라 수동 및 능동관절가동범위운동, 근력강화, 기능적 훈련, 보행훈련이 일반적으로 시행된다. 대동작 기능은 수술직후 일반적으로 떨어지는 경향이 있는데, 이는 절제된 근육의 약화, 신체 적합성 감소, 부동 때문이고, 기능적 능력은 몇 달 후에 회복된다.[69] 일반적으로 수술 6개월 후에 가장 호전되고, 비록 호전이 느리게 진행되지만 12개월까지 좋아진다.[69]

뇌성마비 아동에서 정형외과적인 수술의 효과는 아직

논쟁적이다. 엉덩관절 아탈구가 있는 뇌성마비에 대한 모음근 절제술의 효과를 알아본 27편의 연구를 고찰한 결과,[27] 결과측정에서 기능 증진보다 변형교정을 중심으로 이루어져 있었다.

척추솔기형성이상

1. 병리현상

척추갈림증(spina bifida)으로 알려져 있는 척추솔기형성이상(spinal dysraphism)은 피부, 근육, 척추, 수막, 신경조직의 비정상을 포함한 척주(spine)와 척수의 기형이다. 척추솔기형성이상의 발생률은 1,000명당 0.5~0.25%이다.[73] 형성이상장애는 임신 2개월 안에 척추 결합이 실패하였을 때 발생한다. 대부분 신경관결함(neural tube defect)으로 산전 장애를 유발하며 2001년 미국에서 70,000명(10만 명 출생 당 20.09명) 정도가 있다.[74,75] 1996~2001년 동안 척추솔기형성이상의 발병률은 24% 감소했는데, 이는 어머니가 아이를 낳기 전에 엽산 복용을 증가시킨 결과이다.[76]

목뼈나 가슴뼈부분에 병변이 생겨도 일반적으로 허리엉치척주에 비정상이 있다. 척추솔기형성이상은 열린 척추솔기형성이상(open spinal dysraphisms, OSD) 또는 닫힌 척추솔기형성이상(closed spinal dysraphisms, CSD)으로 분류된다(그림 23-5). OSD는 선천적인 뼈의 결함으로 신경조직과/또는 뇌척수막이 노출되어있는 것이다. CSD는 피부의 반점, 많은 털, 모세관의 혈관종, 움푹패임, 위축, 피부밑 큰 덩어리가 보이지만 신경조직을 피부가 덮고 있는 것으로, 이 경우 50%에서 솔기형성이상이 의심되거나 있는 경우이다.[77] CSD는 OSD보다 흔하며, 사례 중 64.2%가 OSD이다.[78]

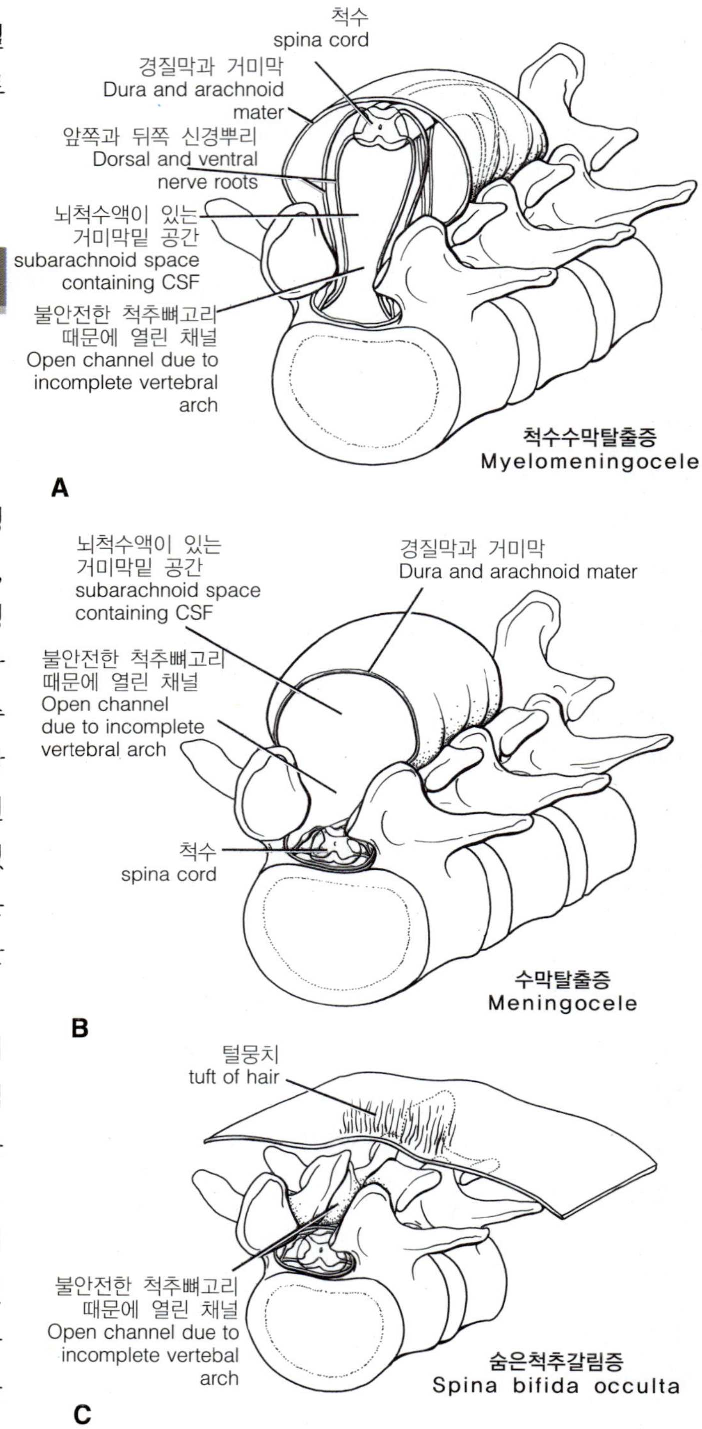

그림 23-5 척추솔기형성이상. A, 척수수막탈출증: 척수와 수막이 들어있는 주머니가 있는 열린 척추솔기형성이상. B, 수막탈출증. 수막으로 만들어진 주머니가 있는 닫힌 척추솔기형성이상. C, 숨은척추갈림증(spina bifida occulta). 척추뼈 결함과 피부에 털이 있는 닫힌 척추솔기형성이상

From Larsen W: Human Embryology, ed 3, Philadelphia, 2001, Churchill Livingstone.

열린 척추솔기형성이상

열린 척추솔기형성이상에는 척수수막탈출증

(myelomeningocele), 척수갈림증(myeloschisis), 반척수수막탈출증(hemimyelomeningocele), 반수막탈출증(hemimyelocele)의 4가지 종류로 분류한다.[71] 척수막탈출증은 가장 흔한 것으로 전체 척추솔기형성이상 중 98% 이상이라고 추정된다. 열린 척추솔기형성이상은 일반적으로 허리뼈와 허리엉치부위에서 가장 흔하다. 척수수막탈출증은 산모의 혈청 생화학검진(serum biochemical tests)과 초음파 진단을 통해 임신기간 동안 확인할 수 있다.

척수수막탈출증. 척수막탈출증은 척추뼈 가운데 결핍으로 척수와 수막이 돌출되어 외부에 노출되는 열린 척추솔기형성이상 중 하나이다(그림 23-5, A 참조). 척수막탈출증은 정상 출산아 1,000명당 0.6명 정도이고 남자보다 여자가 약간 더 빈번히 발생한다.[71] 혈청 알파태아단백(alpha-fetoprotein)과 초음파는 제태기간 16~20주에 척수수막탈출증이 있는 태아인지를 확인하기 위해 사용된다. 척수수막탈출증의 발생률은 임신기간 중 또는 전에 엽산을 복용하거나 출산 전에 척수수막탈출증을 진단받은 경우 출산을 포기함으로써 유럽에서 점차 줄어들고 있다.[71,74] 척수수막탈출증을 진단받고서도 출산을 원하는 경우 노출된 신경손상을 줄이기 위해 제왕절개가 권장된다.

출생 직후, 노출된 조직의 감염과 궤양을 피하기 위해 열린 부분을 수술적으로 복원한다. 경질막결함의 폐쇄는 뇌척수액의 흐름을 변하게 하여, 결국 불충분한 배액과 물뇌증(hydrocephalus)을 유발할 수 있다. 물뇌증은 척수수막탈출증인 아동 중 70~90%에서 발생하고 출생 전 또는 척추기형에 대한 복원 수술 48~72시간 내에 발생할 수 있다. 물뇌증은 뇌실복강션트(ventriculoperitoneal shunting)로 치료될 수 있다. 1994년 이후 척수수막탈출증에 대한 자궁 내 복원이 수행되어져 왔다.[78] 태아 수술이 마름뇌(hindbrain) 이탈을 줄이고 출생 1년 동안 물뇌증으로 인한 뇌실복강션트의 필요성을 줄이는 것으로 여겨져 왔다.[74] 확장된 척수관 내에 체액이 증가하는 물척수증(hydromyelia)은 척수수막탈출증을 위해 수술을 받은 유아 중 80%에서 발생하고 이로 인해 신경학적 퇴행이 발생하게 된다.[71] 아동은 물뇌증으로 인한 뇌 손상의 결과로 지적 및 심리적 문제가 발생할 수 있다.

척수수막탈출증이 있는 아동에 대한 검진소견에는 다리의 감각운동 결핍, 대소변 실금과 마름뇌 기능이상이 있을 수 있다. 척수수막탈출증이 있는 아동은 척수와 뇌의 상해가 있다는 것이 척수손상 아동과 다르다. 각 아동마다 상해, 기능적 제한, 장애의 심각성은 다르다. 일부 아동들은 거의 정상인 반면, 다른 아동들은 다리가 심하게 마비되고 심한 인지손상이 있을 수 있다.

Chiari Ⅱ형 기형. Chiari Ⅱ형 기형(Chiari II malformation)은 열린 척추솔기형성이상과 100% 관련이 있다. Chiari Ⅱ형 기형은 다음의 특징이 있는 마름뇌 비정상이다:

(1) 큰구멍(foramen magnum)을 통하여 소뇌가 아래로 이동되어 있다.
(2) 넷째뇌실의 변화도 있다.
(3) 아래쪽에 있는 뇌신경의 압박 가능성이 동반되면서 숨뇌가 아래로 이동되어 있다.
(4) 정상보다 좀 더 큰 큰구멍과 더 작고 짧은 뒤쪽오목(posterior fossa)이 있다(그림 23-6).[73,79]

Chiari Ⅱ형 기형의 심각성은 거의 정상 크기의 뒤쪽

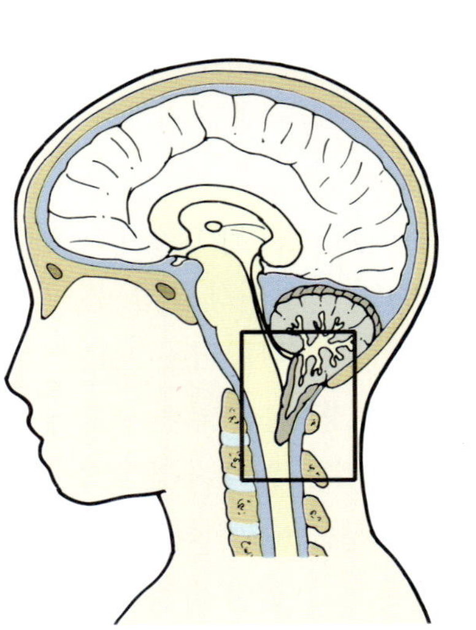

그림 23-6 Chiari Ⅱ형 기형. 특징은 큰구멍을 통해 소뇌가 아래로 이동되어 있다.

오목에서 숨뇌 기능이상의 결과로써 호흡기능상실 같은 생명을 위협하는 증상을 유발하는 심한 비정상까지 다양하다. 흔한 초기증상은 특히 들숨 시 호흡 협착음(그렁거림)으로, 출생 1~2주 후 발생한다. 그렁거림은 후두와 기관지의 막힘과 관련된 높은 음의 소음성 호흡이다(26장 참조). 그렁거림은 일반적으로 며칠 내 사라지지만 3개월까지 지속될 수도 있다. 숨뇌 기능이상에 의한 그렁거림은 삼킴곤란과 간헐적 무호흡과 연관되어 있다. 이러한 경우, 척추의 뒤쪽뼈고리를 수술적으로 제거하여 마름뇌 압박을 해결하는 것이 고려된다.

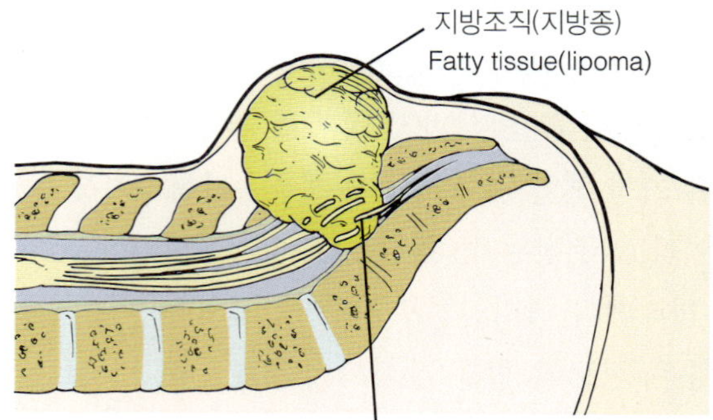

그림 23-7 지방척수갈림증. 결박척수에 지방종이 있고 허리엉치부위에 있는 물렁조직이 부풀어 올라 있다.

닫힌 척추솔기형성이상

많은 척추솔기형성이상들은 닫힌 척추솔기형성이상이다. 결박척수증후군(tethered cord syndrome) 같은 일부 닫힌 척추솔기형성이상은 태어날 때 임상적인 증거가 있는 것은 아니다. 그러나 가슴 또는 허리뼈 위의 비정상적인 털과 같은 피부징표들은 기본적으로 척수기형이 있음을 암시한다(그림 23-5,C).[72] 허리 또는 허리엉치부위 피부밑 덩어리는 2가지 흔한 기형인 지방척수갈림증(lipomyeloschisis)과 지방척수수막탈출증(lipomelomeningocele)과 관련이 있다. 흔하지 않은 닫힌 척추솔기형성이상에는 수막탈출증과 척수주머니탈출증(myelocystocele)이 있다.

지방척수갈림증과 지방척수수막탈출증. 지방척수갈림증(lipomyeloschisis)과 지방척수수막탈출증(lipomyelomeningocele)은 허리엉치부위 있는 표피와 중배엽조직으로부터 유래된 지방종(피부밑 지방덩이)이 있는 열린 척추솔기형성이상 종류이다. 지방척수갈림증인 경우, 지방종은 척추관(spinal canal) 내에 있고, 지방척수수막탈출증인 경우는 척추관 바깥에 있다. 지방종은 척추가 결핍된 부위를 통해 자라고 척수를 결박시켜 종종 신경조직의 형성을 방해한다(그림 23-7). 경질막결핍이 있는 지방종은 모든 열린 척추솔기형성이상 중 87.4%를 차지한다.[71] 이러한 질환이 있는 유아 중 90% 이상은 허리엉치부위에 있는 척추 위에 물렁조직이 부풀어 올라 있을 것이고, 출생 몇 달 내에 신경학적 증상을 유발할 것이다.[80] 결박척수에 의해 유발된 신경학적 증상은 빠르게 성장하는 동안 지방이 신경조직을 압박하여 발생한다.[80] 임상적인 증상에는 다리에서 근력약화 및 변형과 대소변 기능이상이 있다. 근력약화는 대칭적이거나 비대칭적일 수 있다. 비록 수술이 기능을 향상시키지 못하더라도, 척수에 붙은 지방을 제거하는 수술은 유아가 2개월이 되었을 때 시행하는 것이 좋다.[80] 척수 지방종 제거 수술에 대한 연구에 의하면, 19%는 기능이 향상되었고, 6%는 악화되었으며, 75%는 변화가 없었다.[80]

수막탈출증. 수막탈출증(meningocele)은 척추 뒤쪽부위의 결함으로 인해 경질막과 거미막에 있는 뇌척수액 주머니가 탈출하는 것이 특징이다(그림 23-5,B). 대부분 허리엉치 또는 허리부위에 있는 결핍은 척추의 가시돌기가 하나 이상으로 분리되는 것으로,[71] 척추다리(pedicle) 사이 공간이 넓어지게 된다.[81] 척수 자체는 구조적으로 정상이고, 병변은 신경손상 또는 마비와 관련이 없다. 척수막탈출증은 희귀하고 모든 닫힌 척추솔기형성이상 중 2.4% 정도 차지한다.[73]

발생학

척추솔기형성이상은 창자배형성(gastrulation; 2~3주) 때 임신기간 2주와 6주 사이, 일차 신경관형성(3~4

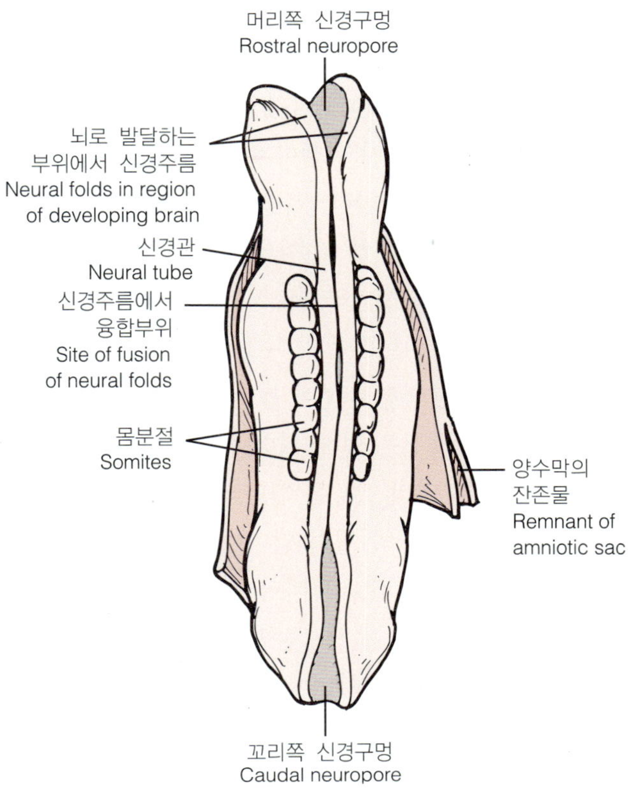

그림 23-8 8-몸분절 배아의 뒷모습

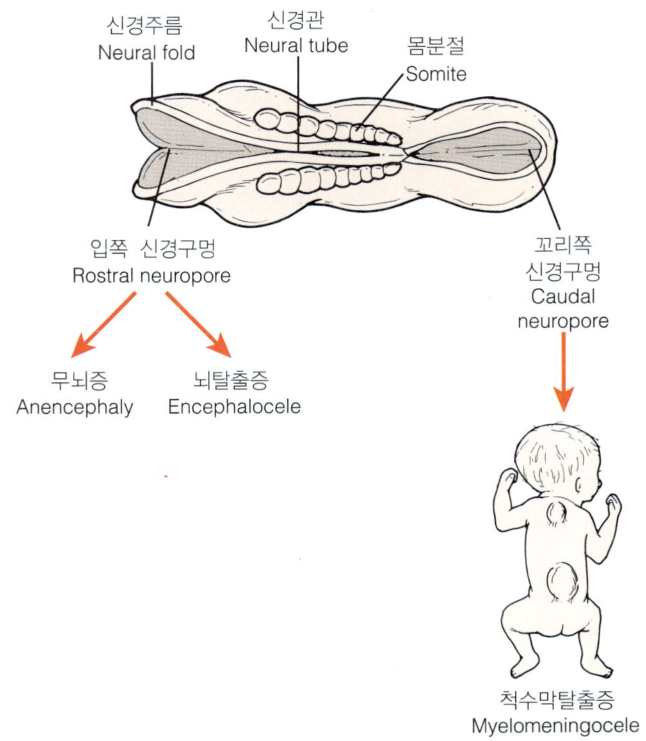

그림 23-9 신경관결핍의 발생학적 배경. 꼬리쪽 신경구멍의 닫힘결함으로 발생하는 척수막탈출증

주), 이차 신경관형성과 역행분화(5~6주)가 발생할 때 배아발달에 문제가 생겨 발생한다. 창자배형성은 2겹으로 된 배아를 3겹(외배엽, 중배엽, 내배엽)으로 변환시킨다.[82] 일차 신경관형성은 결국 신경관, 미래의 뇌, S2까지의 척수를 형성한다. 일차 신경관형성은 미래의 머리목부분이 만나는 지점에서 시작하여 머리와 꼬리쪽으로 진행하고, 머리쪽은 약 25일쯤에 닫히고 꼬리쪽은 약 27일쯤에 닫힌다(그림 23-8).[71] 꼬리쪽의 신경관이 닫힌 후, 전체 신경계는 피부로 덮이고 이차 신경관형성 시 S3~S5까지 꼬리쪽 신경이 발달한다. 역행분화는 역행, 퇴행, 최종 척수원뿔(conus medullaris)과 종말끈을 만드는 분화가 결합되어 나타나는 것이다.[71] 척수원뿔은 태아발달을 통해 배란기 43~48일후 또는 심지어 출생 후 1년까지 인접한 척주에서 꼬리쪽으로 이동한다.[83]

신경관결핍은 위에 언급된 배아기 동안 어떤 오류나 문제로 인해 뇌, 척수 또는 수막의 불완전한 발달을 유발한다(그림 23-9). 신경관결함은 3가지가 발생하며 그 형태는 무뇌증(anecephaly), 뇌탈출증(encephalocele), 척추솔기형성이상이다. 무뇌증은 닫힌 신경관결핍으로 결국 대뇌반구가 작아지거나 없어진다. 뇌탈출증은 열린 신경관결핍으로 피부로 덮인 주머니 내에서 뇌가 뒤통수부위로 탈출하는 것이다. 이전에 언급하였듯이 척수막탈출증은 신경관 발달에서 완전히 닫히지 않고 비정상적인 중배엽조직의 발달로 인해 발생하는 일차 신경관형성질환으로 여겨진다. 일부 목가슴부위 척수막탈출증은 창자배형성 동안 정중선(midline) 통합의 문제로 유발되는 것으로 제안되고 있다.[83] 또한 경질막결함과 함께 척수 지방종은 일차 신경관형성 동안 비정상 때문에 유발되는 것으로 여겨진다. 피부 외배엽은 신경외배엽으로부터 분리되지 못한다. 수막에 대한 배아기 시 원인은 밝혀지지 않았다.

원인

신경관결핍의 원인은 알려지지 않았지만, 아마 다양할 것이다. 임신에서 척수원뿔의 이동, 신경관 닫힘에 대한 분

자생물학, 유전과 환경의 영향까지 신경발달의 기본적 힘은 아직 명확하게 밝혀지지 않았다.[82] 신경관결함은 배아기 시 다양한 손상과 다양한 기전에 의해 유발될 수 있다.

유전과 환경요인 사이 상호작용에 대한 4가지 증거가 있다.[82] 첫째, 신경관결핍의 발생률은 가까운 친족에서 더 높아진다. 신경관결핍이 있는 아동의 부모가 신경관결핍이 있는 둘째 아이를 낳을 위험은 2~3% 높아지고, 셋째에서 신경관결핍이 발생할 위험은 10% 이상 높아진다.[84] 둘째, 신경관결핍의 발생률은 인종에 따라 다양하다. 아프리카 흑인은 10,000명당 1명이 태어나고, 켈트족(동부 아일랜드인, 동부 스코틀랜드인, 웨일스인)은 80명당 1명이다.[85] 셋째, 일란성 쌍생아 중 3.7~18%가 둘 모두에서 신경관결핍이 발생한다.[86] 넷째, 신경관결핍은 유전증후군(Waaedenburg증후군)과 염색체 비정상(13과 18에서 3염색체증)과 관련이 있다.[82]

신경관결핍이 있는 쥐 60마리 이상이 유전 돌연변이가 확인되었고, 이 돌연변이는 특정 형태의 신경관결핍과 관련이 있었다.[87] 신경관결핍의 병인으로 영양물섭취 역할, 특히 엽산의 결핍(통합수용성 B-비타민)은 잘 알려져 있다. 무작위위약통제연구를 통해, 임신 전에 엽산보충은 신경관결핍의 발생률을 줄이는 것으로 밝혀졌다.[78,88,89] 그러나 신경관결핍의 30~50%는 엽산보충과 관련 없는 요인에 의해 유발된다.[82] 알코올과 특정 약물을 포함한 다양한 기형유발물질은 신경관결핍의 발생률을 높이는 것으로 알려지고 있다.

출생전후 검진과 예방

임신 전과 임신 3분기 동안 엽산(매일 0.4μg 즉,0.4mg)을 섭취한다면 약 50~70%의 척추솔기형성이상을 예방할 수 있다고 추측된다.[90] 따라서 미국보건당국은 임신 가능성이 있는 여성에게 매일 엽산을 섭취할 것을 권장하고 있다. 또한 신선한 과일, 녹색 채소(시금치, 브로콜리, 아스파라거스), 오렌지주스, 곡류 같이 엽산이 풍부한 식이요법이 추천된다. 1998년 미국식품안전청은 모든 곡물 알갱이로 된 음식에 엽산추가를 강화할 것을 지시하였다.[91] 엽산보강이후 척추솔기형성이상의 발생률이 24% 감소하였고, 무뇌증 발생률이 21% 감소되었다.[78]

자궁내 조기 검진은 척추솔기형성이상진단을 예방하는 또 다른 방법이다. 대부분의 신경관결핍은 이전에 출산결핍 병력이 없는 가족에서 발생하기 때문에 선별검진을 통해 위험성을 파악해야 한다. 신경관결핍과 염색체결핍의 비정상을 확인하기 위해 알파태아단백질, 에스트리올(estriol), 융모막생식샘자극호르몬의 수준을 알아보는 간단한 검진이 임신 15~22주 사이에 시행된다.[92]

혈청 알파태아단백질 수준이 높아진 경우, 태아는 초음파로 신경관결핍검진을 받게 된다. 열린 척추솔기형성이상, 무뇌증, 다른 머리 결핍은 일반적으로 초음파를 통해 시각화될 수 있다. 만약 혈청 알파태아단백질 수준이 높은 여성에서 초음파검진 시 척수결핍 또는 머리변형의 징후가 보이지 않는다면, 신경관결핍의 위험은 95% 감소한다.[93] 초음파로 진단이 불확실한 경우, 양수검진으로 양수의 알파태아단백질을 측정한다. 양수에서 아세틸콜린분해효소가 존재하고 알파태아단백질이 상승하는 것은 신경관결핍의 가능성을 지지하는 증거이다.[93] 닫힌 척추솔기형성이상은 양수검진이나 산모 혈청을 통해 발견되지 않는다.

2. 검진

병력

척수수막탈출증이 있는 아동들은 다양한 상해, 기능적 제한, 장애를 가지고 있다. 우선적 치료행위 5H인 비진행성 척수손상(20장 참조)은 척수수막탈출증을 가진 아동들을 위한 물리치료의 본보기가 된다. 그러나 척수손상은 척수수막탈출증과 다르다. 왜냐하면 척수수막탈출증이 있는 아동은 척수뿐만 아니라 뇌와 숨뇌를 포함한 다양한 부위에 잠재성 중추신경계침범이 있기 때문이다. 척수수막탈출증의 복잡하고 어려운 문제는 나이에 맞는 중재와 다양한 팀원들의 중재가 필요하다. 척수수막탈출증의 상해에는 마비, 근육뼈대 변형, 감각결핍, 뇌신경결핍, 인지 · 언어기능이상, 시 · 지각 결핍, 신경성 방광과 창자, 뼈엉성증, 비만과 피부파괴가 있다. 지속적이고 객관적인 관찰은 시간경과에 따른 상해 수준의 증가에 따른 적절한 의학적 관리를 제공하는데 필수적이다. 뇌척수액 지름술 막힘, 물척수증, 수술부위의 지방종 커짐, 척수의 거미막밑 주머니, 결박 척수, 또는 다른 알려지지 않은 원인 때문에 퇴행이 발생한다. 점진적인 퇴행은 신경외과적인 중재를 통해 교정될 수 있다.

계통관찰

계통관찰은 좀 더 정밀검진이 필요한 계통을 확인하고 합병증이 발생할 수 있는 영역 또는 검진과 중재과정 동안 주의해야 할 사항을 알아보기 위해 시행된다. 1장을 참조한다.

검진과 측정

근육뼈대계

자세. 척수수막탈출증이 있는 사람에서 척추와 사지 변형과 관절구축은 흔하다.[4] 엉덩관절 탈구 또는 아탈구를 유발하는 엉덩관절 굽힘, 모음, 안쪽돌림 구축은 흔하다. 많은 근육뼈대의 변형은 출생 시에 존재하고 아동이 성장함에 따라 중력의 영향으로 더욱 악화된다.[94] 척수수막탈출증에서 근육뼈대의 변형은 근육 불균형, 스트레스의 영향, 자세와 중력, 운동성 부족, 동반된 선천적 기형에 의해 유발된다.[94] 다리 변형의 형태와 정도는 활성과 비활성 근육집단 사이 불균형에 따라 다른데, 병변의 수준에 따라 크게 영향을 받는다. 예를 들어, 만일 중간 허리부위에서 침범을 받았다면, 엉덩허리근(iliopsoas)과 모음근이 강하고 폄근과 벌림근이 약하기 때문에 누워 있을 때 유아의 엉덩관절은 굽혀지고 모아질 것이다.[95] 이는 결국 엉덩 굽힘근과 모음근의 단축을 유발할 것이다.[96]

척수수막탈출증이 있는 아동은 흔히 다리관절과 척주에서 근육뼈대 변형이 있다. 이러한 변형은 특히 앉기와 서기 같은 활동에 영향을 주고 자세조절 기전을 변경시킨다. 낮은 척수 수준에서 척수수막탈출증이 있는 아동 중 60~90%는 발 변형이 발생한다.[97] L4~5수준에서 병변이 있는 아동 중 41%는 발꿈치뼈 변형이 있다. 이는 앞정강근과 발가락 폄근과 같은 발등 굽힘근이 강하고 발가락 굽힘근과 장딴지/가자미근 같은 발바닥 굽힘근이 약하기 때문에 발생한다. 앞정강근을 뒤꿈치뼈에 붙이는 수술은 이 변형을 줄이는데 사용되며, 4~7세 아동에게 적용될 때 가장 효과가 좋다.[79] 아래쪽 엉치수준의 병변은 휜발(cavus)을 유발한다. 변형이 경도인 경우, 보조기 신발삽입물이 적용될 것이다. 그러나 심한 경우 발허리뼈절제술 또는 관절고정술이 필요할 수 있다.

무릎굽힘과 폄 구축은 흔하다. 무릎굽힘구축은 기본적으로 이동을 위해 휠체어를 사용하는 아동에서 발생한다. 무릎 폄구축은 수술 후 또는 압박궤양으로 침상안정이 필요한 시기에 발생한다.[98] 무릎구축의 심각성과 빈도는 나이와 침범수준에 따라 다양하다. 가슴과 위쪽 허리부위에 병변이 있는 환자 중 65~70%는 6~8세까지 무릎구축이 발생하였고, L4~5수준의 병변 환자 중 20~25%는 9~12세까지 무릎 구축이 발생하였고, 엉치수준의 병변이 있는 환자 중 일부가 무릎구축이 발생하였다.[99] 척수막탈출증이 있는 청년 과 성인 중 $\frac{1}{4}$이 만성 통증 또는 무릎 불안정성을 호소하였다.[79]

엉덩관절 탈구는 가슴수준에서 L2수준에 병변이 있는 중 $\frac{1}{4}$~$\frac{3}{4}$까지 나타나고, L4수준의 병변인 경우 $\frac{1}{2}$정도 발생하고, 병변수준이 낮은 경우 흔하지 않았다. 출생 후 첫 10년까지 안정적인 엉덩이가 이후 탈구되는 경우는 거의 없다. 엉덩관절 탈구는 통증을 유발하지 않거나 앉기를 방해하지 않는다. 또한, 척수수막탈출증이 있는 아동에서 이동을 위해 엉덩관절 교정 수술이 필요하지 않다.[79] 수술적 관리는 의사와 의료기관마다 다른데, 병변의 위치, 넙다리근의 근력, 탈구가 한쪽인지 양쪽인지에 따라 결정될 수 있다. 수술 후 잠재적인 부작용에는 엉덩관절 구축, 재탈구, 상처 합병증 등이 있다.

척수수막탈출증과 연관된 척추변형은 척추옆굽음증(sciliosis), 척추뒤굽음증(kyphosis), 척추앞굽음증(lordosis)이다(그림 23-10)(4장 참조). 병변수준에서 명확한 척추와 갈비뼈변형은 척추안정성에 영향을 미친다. 또한 허리뼈뒤굽음증은 원천적 변형의 결과로써 나타날 수 있다.[94] 척추옆굽음증은 출생 시 척추 비정상의 결과로

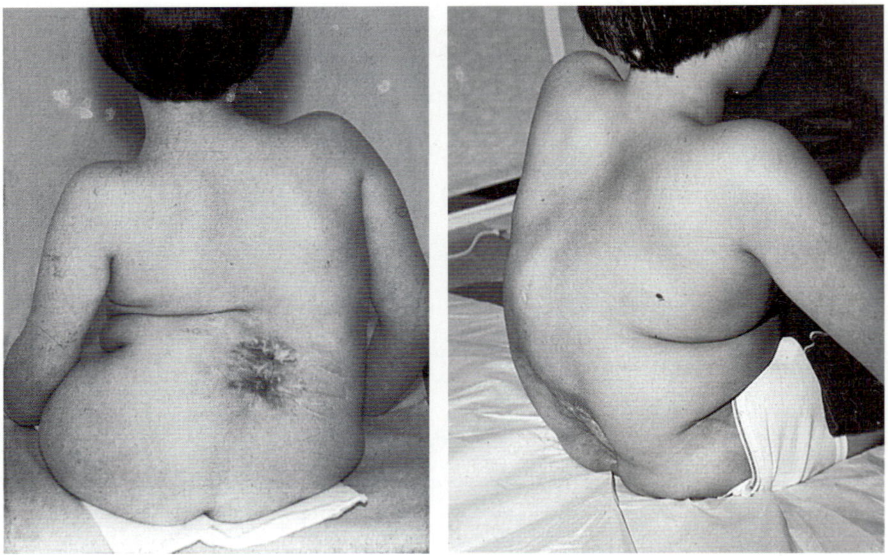

그림 23-10 척수수막탈출증이 있는 아동에서 근육뼈대 변형. 척추옆굽음증과 척추뒤굽음증을 확인한다.

From Hinderer KA, Hinderer SR, Shurtleff DB: Myelodysplasia. In Campbell S, Vander Linden D, Palisano RJ (eds): Physical Therapy for Children, ed 3, St. Louis, 2006, WB Saunders.

써 또는 근육불균형으로 후천적으로 발생할 수 있다. 점진적인 척추옆굽음증은 척수막탈출증의 가장 심한 합병증 중 하나이다.[95] 척추옆굽음증은 병변수준이 높은 경우에 흔히 발생하고 성장함에 따라 심해진다.[4] 과도한 척추앞굽음증 또는 척추앞굽음옆굽음증은 청년에서 흔하고 엉덩관절 굽힘 변형과 척추결함과 관련이 있다. 척추 보조기 또는 전체 접촉 재킷(total contact body jacket)은 성장기 동안 또는 수술 후에 적용될 수 있다(34장 참조).

교정되지 않은 변형은 관절구축과 변형, 근력약화, 불량한 관절정렬, 근육뼈대 통증을 유발할 수 있고, 결국에는 기능적 제한을 유발한다.[4] 또한, 근육뼈대 변형은 자세, 신체이미지, 앉기와 서기 시 체중지지, 일상생활동작, 에너지 소비, 운동성에 부정적으로 작용한다.[4]

척수수막탈출증과 관련된 근육뼈대 변형에 대한 관리는 재활팀원(물리치료사, 작업치료사, 보조기사, 수술의사) 사이 협력이 필요하다. 중재의 목적은 선천적 변형과 이차적인 변형을 줄이는 것이다. 자세취하기, 수동 관절가동범위운동, 신장운동, 적응적인 기능훈련, 보호자 교육을 포함한 규칙적이고 잘 짜여진 프로그램을 적용해야 한다.

인체측정학적 특징

뼈엉성증. 뼈엉성증(osteoporosis)은 척수수막탈출증이 있는 아동에서 일어날 수 있다. 마비, 불용(disuse), 부동, 다리 뼈에 대한 부하 감소는 뼈광물밀도에 영향을 주고 뼈엉성증적 골절 위험을 높인다. Parsh는 척추갈림증이 있는 1,400명의 아동 중 12.2%가 골절을 입었다고 보고하였다.[100] 골절은 경미하고 통증 없는 외상(감각 결핍 때문), 수술 후 부동, 또는 피부파괴를 치료하기 위해 침상안정을 취한 후 발생한다.[95] 흔히 수술 후 석고붕대를 착용한 채 부동자세를 취한다. 따라서 조기 서기와 부동 시간을 짧게 하는 것이 필요하다.[100] 골절된 부위가 흔히 붉어지고 부종이 있지만, 아동은 감각부족으로 인해 통증이 없을 수 있다. 수동적인 체중지지프로그램은 척수막탈출증이 있는 아동에서 골절 위험을 줄이지 못할 수 있다. 아마도 뼈밀도는 능동적인 근육수축에 의해 유지되기 때문일 것이다.[4,101] 그럼에도 불구하고, 기립자세와 운동성은 중요하다. 하지만 골절위험의 두려움으로 활동에 제한이 있는 아동에게는 적응증이 아니다.[4]

비만. 척수수막탈출증을 가지고 있는 아이들 중 약 $\frac{2}{3}$는 현저한 과체중이 있다.[98] 척수수막탈출증을 가지고 있는 아이들 특히, 높은 수준의 병변(가슴뼈에서 L2까지)이 있는 아동은 신체활동의 감소와 다리근육의 위축 때문에 비만 위험이 높다.[4] 이러한 아동에서 비만을 위한 가장 적절한 선별검진은 어깨뼈밑 피부두께와 팔 폭(arm span)을 측정하는 것이다.[85] 척수수막탈출증이 있는 아동은 작기 때문에 체중 대 키 비율은 적절하지 않다. 체중조절을 돕기 위해, 영양조절과 함께 아동이 즐겁게 참여할 수 있는 신체적 활동을 치료사가 선택하는 것이 필요하다. 또한 집과 학교에서 수행할 수 있는 신체 적합성 프로그램을 개발하는 것이 필요하다.

근육수행력. 척수수막탈출증의 가장 명확한 상해는 척수기형의 결과인 다리마비이다.[4] 병변이 목뼈에 있는 경우 팔약화도 있을 수 있다. 마비는 완전절단, 불완전 병변, 도약(skip) 병변에 따라 다르게 나타난다. 척수 완전절단이 있는 환자는 병변 아래에서 이완성 마비, 감각상실, 반사상실이 발생한다. 불완전 병변이 있는 환자는 경직과 이완성 마비 같은 위운동신경세포 및 아래운동신경세포증후군이 함께 나타난다. 도약 병변은 마지막 기능적 수준 아래에서 근육기능이 따로 존재하거나 신경지배를 받는 근육집단 중 아래쪽보다 위쪽에 있는 근육집단이 부적한 근력을 보일 수 있다. 또한 척수수막탈출증이 있는 아동은 비대칭성(오른쪽과 왼쪽이 다름)을 보일 수 있고, 시간경과에 따라 위운동신경세포와 아래운동신경세포의 소견이 변할 수 있다. 또한 운동 수준과 감각수준이 일치하지 않을 수 있다.[95] 국제 척수형성이상증 연구학회는 도수근력검진을 이용하여 운동수준을 판단하는 기준을 발표하였다.[103] 운동 수준은 온전한 기능을 보이는 가장 낮은 신경근육분절으로, 이 분절 아래에서는 온전하지 않다. 표 23-1은 운동 수준과 흔한 근육기능이상을 보여주는 것이다.

근력검진은 마비범위를 결정하기 위해 사용된다. 하지만 검진방법은 아동의 나이와 인지능력에 따라 다양하다. 신생아에서 어린 아동기인 경우, 자발적인 움직임과 자세 형태를 관찰하고 근육을 촉진하여 평가한다. 도수근력검진은 아동이 지시를 따를 수 있는 시기, 약 4~5세 아동에게 적용된다.[94] 관찰해야 할 핵심 움직임은 엉덩관절 굽힘과 모음, 무릎굽힘과 폄, 발등 굽힘과 발바닥 굽힘이다.[95] 근력검진은 6개월~1년마다 수술 전과 후에 실시되어야 한다.[94]

신경근육계

각성, 집중, 인지. 특수 및 일반적 학습문제와 정신지체는 일반적으로 척수수막탈출증과 연관이 있다. 물뇌증에 대한 합병증, 감염이 있는 지름술에 의한 뇌 감염, 출산전후 물뇌증이 원인이다.[104,105] 물뇌증이 없거나 물뇌증으로 인한 합병증이 없는 척수수막탈출증 아동의 $\frac{3}{4}$이 정상 지능을 보인다.[106] 중추신경계 감염이 없는 아동은 있는 아동보다 지능이 높으며[107] 높은 수준에 병변이 있는 아동보다 허리와 엉치에 병변이 있는 아동이 지능이 높다.[107] 그러나 척수수막탈출증 아동이 정상 지능을 가져도 학습문제와 학업성취도가 떨어지는 경향이 있는데, 이는 지각능력, 구조화능력, 집중력, 합리성, 민첩성, 기억력, 손 기능에서 결핍이 있기 때문일 것이다.[94,108,109]

척수수막탈출증과 물뇌증이 있는 아동에서 관찰되는 언어 기능이상은 화법이상(엉뚱한 내용의 빈도가 높다), 과도하게 말이 많음, 추상력 부족이 특징이다.[4,110] 척수수막탈출증 아동의 10%는 언어결핍이 있고 전도 또는 감각신경 상해로 인한 청력상실의 빈도가 13.4%이다.[35]

뇌신경 통합성. 물뇌증, Chiari II 기형 또는 숨뇌 형성이상증에 의해 뇌신경 결핍이 발생한다. Gaston은 척수수막탈출증이 있는 아동을 6년 동안 관찰한 결과 332명 중 27%만이 정상 시력을 보였고, 42%는 사시(squint), 29%는 눈돌림신경(oculomotor nerve)의 마비나 마비로 인한 눈떨림(nystagmus)을 보였고, 14%는 시각신경 유두부종, 17%는 시각신경의 위축을 보였다.[111] 인두와 후두 기능이상에는 쉰 목소리와 삼킴곤란이 있고, 이는 혀인두신경과 미주신경의 손상으로 발생한다.[4] Chiati II 기형과 관련된 다른 증상으로는 성대마비, 협착음(특히 들숨 시), 울거나 밤에 발생하는 무호흡 또는 기관지 흡입이 있다.[96]

감각 통합성. 척수수막탈출증은 마비뿐만 아니라 감각결핍도 유발한다. 비록 감각수준은 흔히 운동수준과 일치하지 않지만, 감각과 운동 수준에 대한 검진은 척수병변의 수준을 결정하는데 도움이 된다.[96] 감각결핍은 완전, 불완전 또는 도약결핍이 있을 수 있기 때문에, 모든 피부분

표 23-1 척수수막탈출증이 있는 아동에서 운동수준과 관련된 근육기능이상

운동수준	근육의 기능	근육뼈대계 변형	운동성 선택사항	필요 장비
T10	기능: 목 팔, 어깨이음대, 위쪽 몸통근육상실 또는 약화 (>등급 3): 하위 몸통근육약화 의지적인 다리 움직임 상실	척추뒤굽음증; 선천성 엉덩관절 탈구 또는 아탈구, 흔히 양쪽; 엉덩관절 벌림과 바깥돌림 구축; 곤봉발(club feet)	운동으로 이동훈련 어린 아동기에 실내에서 이동 (짧은 거리) 실내와 지역사회에서 기능적 이동을 위해 바퀴 있는 보행기	서기 틀 (Parapodium), THKAO, TLSO, 야간 부목
T12	기능: 누운 자세와 앉은 자세에서 일부 골반움직임 조절(배와 척추 주변 근육)-상실 또는 약화 (>등급 3): 엉덩관절 올리기(허리네모근, 등급 2)			
L2	위의 기능에 추가하여: 엉덩관절 올리기 엉덩관절 굽힘(엉덩허리근, 넙다리 빗근, 등급 3 또는 그 이상) 엉덩관절 모음 (등급 3 또는 그 이상)	선천성 엉덩관절 탈구 또는 아탈구(L1, L2), 척추옆굽음증,뒤꿈치뼈 -바깥굽음(calcaneus -valgus), 엉덩관절 굽힘구축	운동으로 이동훈련 어린 아동기에 실내에서 이동 (짧은 거리) 실내와 지역사회에서 기능적 이동을 위해 바퀴 있는 보행기	*서기 틀 (Parapodium), THKAO, RGO, KAFO, 팔지지 (목발, 보행기)
L3	위 기능에 추가되어; 강한 엉덩관절 굽힘과 모음 약간의 무릎관절 폄 (넙다리근; 등급 3 또는 그 이상)	선천성 엉덩관절 탈구 또는 아탈구(L1, L2), 척추옆굽음증, 뒤꿈치뼈 -바깥굽음(calcaneus -valgus), 엉덩관절 굽힘구축)	어린 아동기에 실내에서 이동 (짧은 거리) 지역사회에서 기능적 이동을 위해 바퀴 있는 보행기	*RGO 또는 HKAFOs, 팔지지 (아래팔 목발)
L4	위 기능에 추가되어: 강한 무릎관절 폄(안쪽 넙다리뒤근; 등급 3 또는 그 이상) 약간의 발등 굽힘과 안쪽번짐 (앞정강근; 등급 3 또는 그 이상) 약한 셋째종아리근(peroneus tertius)	뒤꿈치뼈 변형, 무릎 발목 바깥굽음 변형	실내와 지역사회 이동 먼 거리, 스포츠 활동을 위한 바퀴 있는 보행기	표준 AFO 또는 KAFOs RGO 팔지지(목발)
L5	위 기능에 추가되어: 안쪽번짐을 동반한 강한 발등 굽힘 강한 무릎굽힘(가쪽 넙다리뒤근; 등급 3 또는 그 이상) 다음 중 하나: • 안쪽번짐을 동반한 강한 발바닥 굽힘(셋째종아리근; 등급 4 또는 그 이상) • 뒤정강근(등급 3 또는 그 이상) 약한 엉덩관절 폄과 벌림 (작은볼기근; 등급 2)	뒤꿈치뼈 변형, 발 뒷부분 바깥굽음 (hindfoot valgus), 후기 엉덩관절 탈구, 허리척추앞굽음증	실내와 지역사회 이동 먼 거리, 스포츠 활동을 위한 바퀴 있는 보행기	*표준 AFO 양쪽 팔지지
S1	위 기능에 추가하여:	뒤꿈치뼈 안쪽굽음	지역사회 이동	AFO, SMO, 또는

표 23-1 척수막탈출증이 있는 아동에서 운동수준과 관련된 근육기능이상(계속)

운동수준	근육의 기능	근육뼈대계 변형	운동성 선택사항	필요 장비
	다음의 사항 중 적어도 2가지 추가: 엉덩관절 안정성 향상 장딴지/가자미근(등급 2 또는 그 이상) 중간볼기근(등급 3 또는 그 이상) 큰볼기근(등급 2 또는 그 이상)			발의 정렬 또는 안쪽과 가쪽 발목안정성을 위한 신발삽입물
S2	위 기능에 추가되어: 장딴지/가자미근(등급 3 또는 그 이상) 중간볼기근(등급 4 또는 그 이상)	갈퀴 발가락	지역사회 이동	* AFO, SMO 또는 발의 정렬과 중앙, 가쪽 발목 안정성에 적절한 신발삽입물
S2–S3	*등급 4에 해당되는 하나 또는 두 근육집단을 제외하고 모든 근육이 등급 5	없음	지역사회 이동	AFO, SMO 또는 발의 정렬과 중앙, 가쪽 발목 안정성에 적절한 신발삽입물

THKAO, 가슴엉덩무릎발목발 보조기(thoracic hip-knee-ankle-foot orthoses); TLSO, 가슴허리엉치 신체 보조기(thoracolumbosacral body orthoses); KAFO, 무릎발목발 보조기(knee-ankle-foot orthoses); AFO, 발목발 보조기(ankle- foot orthoses); SMO, 복사뼈위 보조기(supramalleolar orthoses); RGO, 교차보행 보조기(reciprocating gait orthoses); HKAFO, 엉덩이무릎발목발 보조기(hip-knee-ankle-foot orthoses).

절뿐만 아니라 같은 분절 내에서도 여러 부위를 검진하는 것이 필요하다.[4] 또한, 다양한 감각(가벼운 접촉, 압력, 고유감각, 통증 등)을 검진하는 것이 필요한데, 이는 각 감각들이 다른 척수신경로를 통해 전달되기 때문이다.

감각검진은 아동의 나이와 인지능력에 따라 달리 적용되어야 한다. 유아인 경우, 통증에 대한 반응은 얼굴의 표정을 관찰해야 한다. 검진순서는 낮은 수준 신경지배부터 시작하여 높은 수준으로 진행한다. 살펴보면 항문주변, 엉덩이, 뒤쪽 허벅지와 종아리를 따라 아래로 진행, 앞쪽 종아리와 허벅지, 배부위 순으로.[94] 어린 아동인 2~7세인 경우, 아동이 검진에 호응할 때 통증과 함께 고유감각을 검진한다 진행된다.[94] Schneide와 Gabriel은 적절한 반응과 검진의 신뢰성을 높이기 위해 게임을 이용한 검진방법을 제시한다.[94] 예를 들어, "인형이 너와 닿을 때 나에게 말하라." 7세부터는 온열과 2점-식별감각을 검진해도 신뢰성이 있는 결과를 보인다.[94]

감각결핍에 대해 척수수막탈출증 아동과 부모에게 교육하는 것은 관리차원에서 중요하다. 감각이 없는 부위에 대한 보호와 주의가 필요하다. Shurtleff는 척추갈림증이 있는 아동 중 95%가 성인기에 도달하기 전에 피부파괴의 경험이 있다고 보고하였다.[112] 감각이 없는 사람들은 앉은 위치에서 피부문제가 발생할 수 있는데, 이는 체중이동을 할 수 없거나, 자세변경을 할 수 없거나, 압력제거를 할 수 없기 때문이다.[96] 피부파괴는 흔히 큰돌기, 발뒤꿈치, 궁둥뼈, 엉치뼈 같은 뼈돌출부에서 발생한다. 창자와 방광 결핍은 기저귀를 착용하고 있는 부위에 피부짓무름을 유발한다. 무릎과 발의 피부 찰과상은 아동이 기어 다닐 때 발생한다. 적절한 보조기와 신발 역시 찰과상과 압박궤양을 피하기 위해 필수적이다. 아동을 욕조에 넣기 전에 항상 물의 온도를 측정해야 한다. 압력제거와 피부 관찰에 대해 조기부터 교육해야 한다.[4]

운동기능조절과 학습

신경인성 창자와 방광. 방광(bladder)과 곧창자(rectum)는 척수분절 S2~4에 의해 지배를 받는다. 이러한 신경은 아래쪽에 있는 엉치뼈에서 척수를 떠나 나오기 때문에, 방광과 창자 기능이상은 대부분의 척수수막탈출증 환자에게 발생하며, 단지 5%만이 소변과 조임근 조절을 할 수 있다.[113] 비록 엉치 수준의 병변이 있는 아동일지라도 방광과 창자의 문제를 보일 수 있다.[102] 방광의 주요 기능은 콩

팔에서 생성된 소변을 저장하고 가득 찬 경우 소변을 배출하는 것이다. 척수수막탈출증이 있는 아동은 여기에 문제가 있어 결국 실금이 발생한다.[114] 방광을 불완전하게 비우게 되면, 요로감염과 콩팥손상을 유발할 수 있다. 따라서 정규적인 비뇨기계 평가가 필요하다. 위운동신경세포와 아래운동신경세포에 영향을 척수병변의 수준에 따라 다양한 형태의 방광이 있을 수 있다.[79] 무반사성 방광은 계속 소변이 세고, 반면에 반사성 방광은 결국 방광의 크기가 줄어들게 된다. 비뇨학적 관리의 목적은 콩팥 손상을 예방하고 사회적으로 수용 가능한 상태로 실금을 조절하는 것이다.[95] 방광훈련프로그램은 규칙적으로 간헐적 도관을 사용하여 방광을 비우는 것이다. 6~8세 아동은 도관삽입방법을 습득할 수 있다.[4] 충수방관연결술(appendicovesicostomy)은 방광을 비우기 위한 최근 방법이고 옷을 제거하지 않고 방광을 비울 수 있는 이점이 있다.[79]

신경인성 창자 기능이상은 신경인성 방광 기능이상과 관련이 있다. 창자문제는 창자의 조화롭지 않은 꿈틀운동, 비효율적인 항문 조임근, 곧창자 감각 부족에 기인한다.[102] 항문 조임근은 이완성이거나 경직성일 수 있고, 배변 동안 다양한 형태의 기능이상을 초래한다. 항문곧창자의 감각결여는 급한 창자 움직임에 대한 정보를 차단하여 대변실금을 초래할 수 있다.[4] 변비와 대변 막힘 역시 흔하다.[102] 망울해면체근반사(bulbocavernosus reflex) 또는 항문피부반사로 검진되는 조임근에 대한 아래운동신경세포의 신경지배는 창자훈련프로그램의 성공여부를 알려주는 지표이다.[115] 창자훈련프로그램은 학령기전 또는 초등학교 초기에 시행하는 것이 좋으며 성공률이 높은 편이다.[79]

창자훈련을 촉진하는 재활방법에는 배근육강화, 창자운동성 증진을 위한 휠체어에서 팔꿉혀펴기, 피부 관찰에 대한 교육, 목욕 · 옷 입기 · 화장실 이용 같은 일상생활동작 훈련, 적응장비 추천, 휠체어 쿠션과 화장실 수정, 기능적 옮겨가기 훈련이 포함된다.

기능

보행, 이동, 균형. 척수수막탈출증이 있는 아동에게 운동성 성취는 두발보행(bipedal ambulation)에 초점이 맞춰진 연구들이 대부분이다(그림 23-11). 이 집단에서, 운동성은 단순한 보행의 개념에서 아동이 쉽게 환경을 탐구할 수 있는 효율적인 수단과 독립적으로 교육과 여가활동을 수행할 수 있도록 하는 개념까지 확대되어야 한다.[99] 지구력, 효율성, 효과, 안전성, 독립성 정도, 접근성은 침상 운동성, 바닥 운동성, 휠체어 운동성, 이동, 옮겨가기를 포함한 다양한 형태의 운동성을 위해 평가되어야 한다.[4] 운동성에 대한 선택 시 신체변화와 환경변화를 고려해야 한다. 특정 시기에서 적절한 이동보조도구와 보조

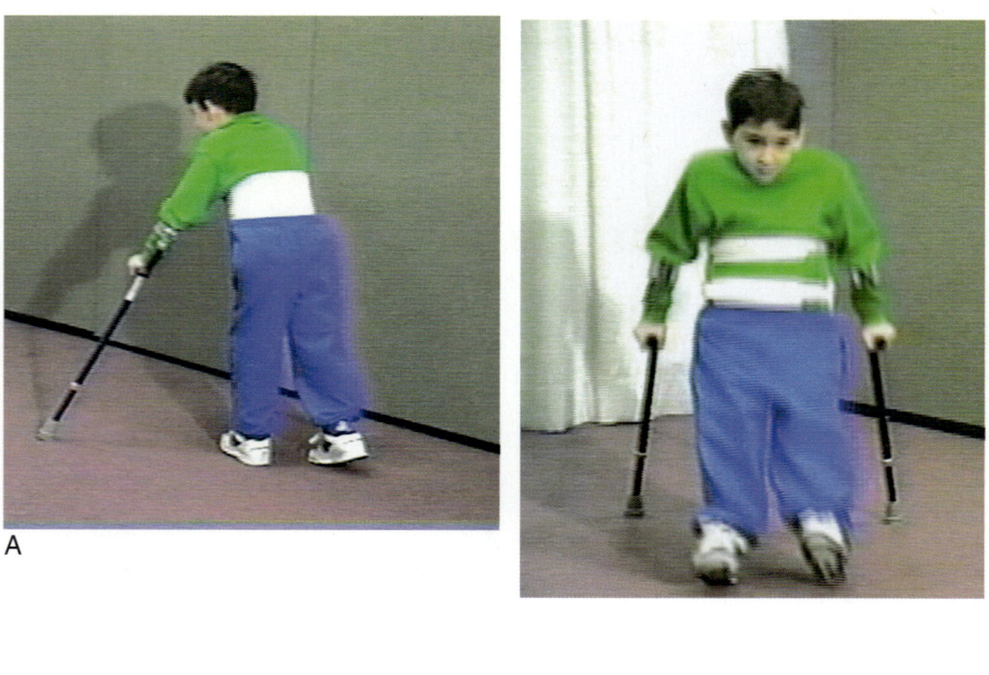

A B

그림 23-11 T12 척수막탈출증이 있는 아동이 교차보행 보조기와 Lofstrand 목발을 이용하여 이동하는 모습

기에 대한 선택은 치료사의 주요 역할 중 하나이다(33, 34장 참조).

척수수막탈출증이 있는 아동의 보행 예후는 마비의 정도와 위치 및 관련 근력약화뿐만 아니라 의학적 합병증과 인지수준, 손 기능, 시공간, 감정적인 기능이 영향을 준다.[95,116] 높은 수준에 병변이 있는 아동은 근력약화가 더욱 많아 보행하기 더욱 힘들다. 척수수막탈출증이 있는 대부분의 아동은 이동수단으로 먼저 배밀이를 배운다. 강한 엉덩관절 굽힘근과 일부 무릎의 움직임이 있는 아동은 네발기기자세로 이동할 수 있을 것이다. 엉치에 병변이 있는 아동은 일반적으로 2~3세에 보조기를 사용하거나 없이 걷는 것을 배울 수 있다. L3수주에 병변이 있는 아동은 팔지지를 위한 보조장비와 보조기가 종종 필요하다. 가슴 수준이나 위쪽 허리 수준에 병변이 있는 아동을 기립대와 운동 목적으로 많은 지지를 제공하는 보조기를 사용하여 걷는 것을 연습할 수 있다. 휠체어는 허리 수준의 병변이 있는 청소년을 위해 기본적인 이동수단이 된다. 왜냐하면 빠르고 에너지효율이 높기 때문이다. 24개월의 발달수준에 있는 아동은 전동 휠체어를 조작을 배울 수 있다.

궁둥허리근, 큰볼기근과 중간볼기근, 넙다리근, 앞정강근, 넙다리뒤근은 지역사회에서 이동에 큰 영향을 준다.[117] McDonald 등은 291명의 척수수막탈출증 아동을 대상으로 이동성과 근력 사이 관련성을 연구하였다.[117] 엉덩허리근이 3등급 이하인 경우는 부분적으로 또는 완전히 휠체어에 의존하였다. 엉덩허리근과 넙다리근이 4~5등급인 경우는 지역사회에서 이동할 수 있고 휠체어에 의존하는 아동이 없었다. 4~5등급의 볼기근과 앞정강근이 있는 아동은 지역사회에서 이동할 수 있고 이동 시 보조기 또는 보조도구가 필요하지 않았다. 또한, 중간볼기근의 근력은 보행 보조도구와 보조기 사용에 대한 지표로서 작용하였다. 중간볼기근의 근력이 4~5등급인 경우는 11.2%가 이동 시 보조기 또는 보조 도구가 필요하였지만, 2~3등급인 경우 72.2%가 필요하였고, 0~1등급인 경우 95.7%가 필요하였다.

에너지 소비 또한 척수수막탈출증이 있는 아동에서 이동수단을 결정하는데 중요한 요소이다. Duffy 등은 엉덩관절 벌림근이 약하거나 마비가 된 경우 정상보다 더 많은 에너지 소비가 있다고 보고하였다.[118] 척수수막탈출증이 있는 아동은 정상인에 비해 빨리 피로를 호소하였다. 이는 자신의 보행패턴이 에너지소모를 촉진하기 때문이다. 에너지 소비 증가는 먼 거리를 이동을 제한하는 요소가 된다.[95] 높은 에너지 소비에 적응하기 위해, 척수수막탈출증이 있는 아동은 보행속도를 줄이고,[119] 짧은 거리를 걷고, 이동 중 휴식시간을 자주 가진다.[120] 보행능력은 성장하면서 신체가 커지고, 비만해지고, 근육뼈대 변형이 발달하면서 점차 떨어진다.

자가관리와 집관리. 척수수막탈출증이 있는 아동은 대동작과 소동작에서 발달지연을 보이고 일상생활동작에서 기능적 제한을 보인다.[121,122] 앉기와 서기 달성 이전에 상당한 지연이 발생한다. 1983년, Sousa 등은 3개월에서부터 19살까지의 척수막탈출증이 있는 200명을 대상으로 부모 면담 또는 직접검진을 통해 기술습득 정도를 연구하였다.[122] 모든 아동의 지능이 70 이상이었고, 물뇌증이 조절되고 있었으며, 경직과 다른 중요 장애가 없었다. 일반 아동의 20%, 50%, 80%가 첫해에 수행할 수 있는 일상생활동작(먹기, 옷 입기, 빗질하기, 개인적 사회기술)과 운동기술을 4가지 척수수준에 따라 L2 이상, L3과 L2~L4에서 부분적으로 신경지배를 받는 혼합 병변, L4~5, S1 이하로 나누어 조사하였다. 일반적으로 모든 척수병변 아동은 기술습득이 지연되었다. L2~L4에서 부분적으로 신경지배를 받는 혼합 병변과 L4~5수준의 아동은 비슷하였지만, S1 이하의 아동은 기술발달이 더 빨랐다.[122] 높은 수준에 병변이 있는 경우 기술습득지연이 더 많았다. 또한, 같은 수준에서도 개인간 변이가 있었으며, 이런 변이는 높은 수준의 병변이 있는 경우 더 많았다. 예를 들어, 운동이정표 중 "엎드린 위치에서 바로 누운 위치로 구르기"항목에 대한 20%, 50%, 80%가 습득하는 개월은 L2수준의 병변인 경우 각각 5, 9, 19개월이었다(평균 13개월). 이에 비해, 엉치수준의 아동은 4, 5, 6개월에 습득하였다(평균 2개월). 정상아동인 경우 Denver 선별검진Ⅱ를 적용하면, 2개월(25%), 4개월(50%), 5.5개월

(90%)에 구르기를 습득한다. 병변집단별 발달비율의 차이는 과제가 복잡하거나 2세 이후에 습득되는 기술인 경우 더욱 커진다. 예를 들어, "네발 기기"인 경우 정상인은 7.5~9.5개월(50%, 90%)에 습득하지만, L2 이상인 아동은 23개월(20%), 30개월(50%), 35개월(80%)에 습득한다.[99] 운동발달 지연은 척수병변의 범위와 수준, 뇌 침범, 근육뼈대 변형, 인지 지체, 습관적 훈련, 부모 기대, 연습능력을 포함한 다양한 요인에 영향을 받는다.

척수막탈출증이 있는 아동은 전형적으로 자신에게 필수적인 일상생활동작 기술을 수행할 수 있다. 조화롭지 않고 미숙한 손 기능, 수행속도 감소, 시각지각과 시각운동 기술의 결핍은 정상인에 비해 왜 척수막탈출증이 있는 아동이 팔을 이용한 기술이 떨어지는지를 설명하는 요인이다. Sousa 등이 수집한 발달정보는 척수수막탈출증 아동이 독립적으로 성취할 수 있는 기술에 대한 지침을 제공한다.[121,122] 그러나 원본 자료는 척수수막탈출증이 있는 동질집단에서 적은 표본을 대상으로 만들어진 것이다. 또한 자료가 최근의 사회기술적인 변화를 반영하고 있지 않다.

직장, 지역사회, 여가활동. 척수수막탈출증이 있는 사람들을 위한 재활의 목적은 스스로 직접 활발한 사회생활(community)을 영위하게 하는 것이다.[79] 불행하게도 문헌에 의하면, 척수수막탈출증이 있는 사람은 지역사회 참여(participation)에 제한을 보인다. Bowman 등은 20~25살의 척수갈림증이 있는 71명의 결과를 알아보았다.[123] 척수수막탈출증이 있는 아동 중 적어도 75%는 성인기까지 도달할 것으로 예상되며 95%는 적어도 한번의 재 지름술이 필요하고, 32%는 결박 척수에 대한 수술이 필요하고, 49%는 척추옆굽음증이 있다. 81%는 고등학교·대학에 다니거나 졸업을 한다. 현재 고려해야 하는 사항은 20대 중반에 생기는 독립성 상실, 기능상실, 통증 경험을 해결하기 위한 새로운 네트워크를 확립하는 것이다. 현재 척추갈림증이 있는 사람에 대한 교육과 고용환경에 대한 정보가 없다.[124] 척추갈림증협회는 다양한 분야에 척추갈림증이 있는 사람이 고용되어 있다고 보고한다. 대부분의 경우, 직업선택은 성인기의 장애수준에 달려있다. 현재 장애인을 위한 고용법률이 있어 평등한 취업기회를 제공하고 있다. 1987년 Brown과 Gordon은 뇌성마비와 척수수막탈출증을 포함한 장애 아동의 활동패턴을 보고하였다.[125] 장애가 있는 아동은 활동의 다양성이 적고 느리며, 의존적 활동에서 많은 시간을 보내며, 사회적 활동에 참여가 적다. 7~16세의 척추갈림증 아동 113명을 대상으로 나이, 병변 수준, 이동상태에 따라 체육교육과 스포츠 참여를 조사하였다.[126] 90.2%는 체육수업에 참여하였지만 초등학교에 있는 대상자 중 휠체어에 완전 의존하는 아동은 체육수업에서 배제되었다. 82.6%는 스포츠에 참여한다고 하였다. 보조도구 없이 보행할 수 있는 아동은 학교스포츠가 아닌 다른 스포츠에 참여하는 것이 적었고, 9.2%는 스포츠를 위해 또는 미래에 휠체어를 사용하는 것이 유익하다고 생각하였다.

3. 평가, 진단, 예후

검진을 수행한 후, 치료사는 진단, 예후, 개별적 관리계획을 결정하기 위해 수집된 자료에 기초하여 임상적 판단을 해야 한다. 평가과정을 통해 치료사는 (1) 참여, 활동, 상해 수준에서 어떤 특정 문제가 있고 우선순위는 어떻게 되는가 (2) 아동의 수행력을 방해하는 환경, 과제, 아동의 능력은 무엇인가 (3) 미래에 다가올 이차적 상해의 위험을 줄이기 위해 다루어져야 할 위험요인은 무엇인가 등의 내용을 결정해야 한다. 뇌성마비와 척수수막탈출증이 있는 아동은 지침에 따라[1] 우선적 치료행위 패턴 5B(비진행성 중추신경계질환과 관련된 신경운동발달 손상) 또는 5C(비진행성 중추신경계질환과 관련된 운동기능과 감각통합성 손상) 중 하나에 해당한다.

4. 뇌성마비와 척수수막탈출증을 위한 재활중재

척수수막탈출증과 뇌성마비가 있는 아동을 위한 중재

표 23-2 신경근육질 환자들을 위해 평생 동안 다루어져야 하는 질문들

질문	중재의 의미
유아(infant)	
아동의 연대나이란 무엇인가? 아동의 제태나이란 무엇이며, 조숙에 적응된 나이란 조기출산아를 위해 어떻게 나이가 교정되는가?	치료사들은 적절한 교육프로그램을 제공하기 위하여 조숙아와 정상아의 발달상 차이를 반드시 숙지하여야 한다. 28주에 태어난 아동들은 만삭 아동과 비교했을 때, (1) 전반적으로 저긴장증이거나 (2) 어깨와 팔꿈치, 엉덩이 및 무릎에서 관절가동범위 또는 유연성이 증가되어 있거나 (3) 사지의 위치가 펴지거나 벌어져 있거나 (4) 정중선에 대한 지남력이 떨어져 있다.
병을 악화시키는 의학적 요소들은 무엇인가?	환경에 상호작용하는 아동의 능력은 의학적 상태에 의해 심각하게 위협을 받을 수 있다(예: 미숙한 혹은 손상된 폐나 선천적 청색증 심장병). 물리치료 동안 반드시 달성할 수 있는 목표들을 설정하고 계획해야 하며 새로운 활동들을 차근차근 진행시키기 위한 관리가 필요하다.
아동이 과다하게 자극받는가?	촉각, 시각, 청각적 자극이 동시에 주어지게 되면 아동은 과다하게 자극을 받을 수 있는데, 이때 피곤함의 징후가 나타난다(예: 눈을 감음, 하품, 딸꾹질, 호흡속도의 변화). 한 번에 한 가지 자극을 주는 것은 과다 자극을 줄이는 방법이다. 다른 자극을 주기 전에 피부접촉과 목소리에 적응하도록 하는 것이 좋다.
아동에게 너무 빠르게 혹은 너무 강하게 치료가 적용되지 않았는가?	아동의 수행능력에 따라 교육방법을 설정한다.
(비록 작더라도)보상작용이 수정되었는가?	너무 이른 보상전략은 나중에 문제를 일으킬 수 있다. 예를 들면 머리의 정중선 조절을 통합하는 능력이 부족하면 시각적인 지각과 움직임 능력의 발달에 영향을 미칠 수 있다. 조기교육은 부적절한 보상전략이 습관화되는 것을 예방할 수 있다.
감각운동의 탐구가 장려되고 있는가?	아이들은 움직이는 것을 통해 배우지만 또한 감각체계를 통해 새로운 정보를 생성하기도 한다. 촉각과 안뜰자극은 움직임과 운동기능의 작용을 빨리 습득시킬 수 있다.
아동의 관심사가 유지되고 있는가?	유아에게 흥미를 일으키는 장난감 또는 활동이 선정되었는가?
아장아장 걷는 시기(toddler)	
이 시기의 교육은 특히 어려울 수 있다. 그렇지만 치료사의 융통성과 창의성은 아동들에게 놀라운 경험을 시킬 수 있다. 아동의 첫째 목표는 노는 것이다. 때 묻지 않은 인지(cognition)를 지닌 아이들에게 있어 이 시기는 놀기 위한 최고의 시간이 될 수 있는 것이다.	
아동의 움직임 레퍼토리가 어떠한가?	아동이 앉기만 한다거나 한 자세로만 놀 수 있다면 치료사는 대안이 될 수 있는 자세를 가르쳐야 한다. 아동이 독립적으로 그 자세를 배울 수 없다면 아동의 보호자가 새로운 자세를 익히도록 조력할 수 있어야 할 것이다.
치료사가 발달수준을 알고 있는가?	이 시기는 급격한 성장의 시기이다. 이 시기에 다리가 정렬된다. 정상적인 변화들이 경험이 없는 치료사에게는 비정상적으로 보일 수도 있다.
아동이 능동적으로 자세를 조절하는가?	이 시기에는 아동이 스스로 자세를 조절하기 시작한다. 외부의 지원에 의존하는 것을 최소화시켜야 한다.
독립적으로 행동하게 하는 기회를 제공했는가?	이 시기에는 아동이 독립적으로 움직이게 하기 위해 가능한 한 많은 기회를 제공해야 한다. 힘든 움직임에 노출시키고, 장난감 스위치와 세발자전거를 탐험하게 하고, 연령대에 맞는 치료 목표에 따라 바닥에서 활동하게 한다.
유아가 능동적으로 도전하는 것을 인정해주는가?	유아는 책임감을 느끼는 것을 좋아한다. 아동의 선택을 중심으로 중재가 진행될 때 그 효과는 극대화될 것이다.

표 23-2 신경근육질 환자들을 위해 평생 동안 다루어져야하는 질문들(계속)

질문	중재의 의미
아동기	
근육의 길이가 유지되고 있는가?	이 시기는 치료 빈도가 줄어들거나 근육길이를 유지하는 것에 관심이 떨어지는 시기이다.
과도한 사용으로 인한 손상 가능성을 다루고 있는가?	독립적으로 움직이는 아이들은 자주 취하는 움직임의 패턴이 근육뼈대계에 지나친 압박을 주는지 그 여부를 명확하게 알 수 있도록 일관된 기준으로 평가되어야 한다.
뼈의 변형이나 비정상적 근육조절로 인해 정렬이상이 유발되는가?	비정상적인 근육조절로 인한 정렬이상은 치료를 통해 교정될 수 있다.
아동의 목표를 구체화시켰는가? 아동의 목표가 현재와 미래, 먼 훗날까지 볼 때 적절한 것인가?	프로그램을 계획하는 데 아동이 동참하게 한다. 동기부여가 된 아동의 가능성을 과소평가하지 않는다.
청소년기(adolescence)	
환자가 자신의 특이성(Uniqueness)을 이해하고 수용하는가?	청소년들은 고유한 개인으로서의 자부심과 자기수용력이 계발되어 있어야 하며 역할에 최선을 다하고 지속하는 책임감을 가져야 한다.
근육길이가 유지되고 있는가?	이 시기는 성장이 급속히 이루어지기 때문에 근육길이를 유지하거나 증진시키는 것을 좀 더 강조해야 한다.
과도한 사용으로 인한 손상을 예방했는가?	근육길이를 유지하고 과도한 사용으로 인한 손상의 위험을 감소시키기 위해 근육조절력을 계속적으로 강화시켜야 한다.
환자를 튼튼하게 하고 있는가?	체력이 급격하게 발전하는 이 시기를 잘 이용하라.
평생 건강을 장려하는 활동에 참여하도록 격려하고 있는가?	치료프로그램과 다양한 여가활동들을 통해서 심장혈관의 훈련과 지구력을 관리할 수 있다.
성인기(adulthood)	
직업을 가지는 것, 고등교육, 가정생활, 건강유지와 건강 증진에 대비하여 적절하게 준비한 의뢰인들은 일반적으로 언제 치료가 필요할 것인지 알고 있다. 많은 의뢰인들은 신경근육질환을 가진 아동을 치료해 온 물리치료사들이 일생동안의 장애에 대해 최상의 관점을 가지고 있다는 것을 알고 있다.	
근본적인 문제를 염두에 두고 있는가?	근육뼈대의 정렬이상은 기능을 손상시키며 지속적으로 다루어져야 한다. 근육길이는 평생에 걸쳐 유지되어야 한다.
철저하게 작업분석을 하고 있는가?	개개인이 어떤 활동이나 작업을 수행하는 데 어디서 왜 어려움을 겪는지 알기 위해 기능을 철저하게 조사하고 평가해야 한다.
지구력을 다루고 있는가?	이 집단에서 종종 간과하는 부분이지만 장기적인 독립활동을 위해서는 필수적인 것이다.
환경에 적응하기 위한 다양한 방법들을 제공하고 있는가?	힘든 움직임, 손 움직임을 위해 다양한 보조기구들이 필요할 것이다.
건강한 생활을 증진시키기 위한 현실적 목표를 가지도록 조력하고 있는가?	영양에 대한 지식, 기능적인 작업환경의 조성, 주변 헬스클럽으로의 참여 촉진 등은 이 집단에 필수적인 것들이다.

PT, physical therapist

는 검진과 치료사의 평가에 기초하여 선택되어야 한다. 소아 재활중재프로그램은 영향을 받을 수 있는 여러 계통(근육뼈대, 신경근육, 심폐, 피부), 운동기술습득의 발달경과, 다루어야 할 결과 수준(상해, 기능적 제한, 장애)을 고려해야 한다. 왜냐하면 비진행성 중추신경계질환이 있는 아동은 다양한 임상 증상을 보여주기 때문에 여러

표 23-3 삶 전반에 걸친 척수수막탈출증 아동을 위한 중재프로그램의 주요 요소들

상해 (Impairment)	목적 (Goal)	검진과 측정 (Tests and Measures)	중재 (Intervention)
유아			
마비 또는 근력 감소	• 근육기능에 대한 기초선 확립 • 신경지배받는 근육의 근력 증진	• 근육기능 등급화: 관찰, 촉진, 다른 발달위치에서 움직임에 대한 저항: 안뜰감각(애기가 좌우로 , 흔들다) 촉각, 청각 시각(장난감으로 시선을 유도)자극을 통해서 움직임 유발. • 위치 등 폐쇄 전: 옆으로 눕기 등 폐쇄 후: 바로 눕기, 옆으로 눕기, 앉기, 서기 최적의 각성상태: 각성, 울음, 배고픔	• 다른 위치에서 근육기능 검진 • 움직임 촉진 • 가능한 움직임에 대해 부모교육
관절가동범위 (ROM) 감소	• 관절가동범위에 대한 기초선 확립 • 연령에 맞는 ROM 유지하거나 증가 • 신생아에서 엉덩관절과 무릎관절의 35도 굽힘은 정상	• 각도기(goniometer)로 ROM측정	• 기저귀를 갈 때 위치, 부드러운 신장운동, 물렁조직의 가동술에 대해 부모교육 • 밤에 부목이나 보조기 착용
감각의 결핍이나 감소	• 통증에 대한 감각상실 영역을 확인	• 통증감각검진: 얼굴을 찡그리거나 우는 것을 관찰한다. • 아래로는 엉치수준에서부터 위로는 가슴뼈까지 검진 • 최적의 각성상태: 편안할 때 • 피부분절차트를 기록	• 손상을 피하는 것과 감각이 상실된 부위에 대해 부모교육(아기가 욕조에 넣기 전에 물 온도를 검진, 뜨거운 물건 가까이 유아를 놓지 않기), 성장발달 동안에는 무릎과 발을 보호한다(배밀이, 걷기). • 피부검진에 대해 부모교육
근육뼈대계 기형 (엉덩관절 탈구, 발 변형)	• 근력과 관절가동범위에 대한 기초선 확립 • 불균형을 보이는 근육 기록	• 근력과 ROM검진 관절정렬검진	• 의사 지시에 따라 부모 보조 • 위치(탈구된 엉덩관절을 위한 이중 기저귀) • 연속 석고붕대, 발목 변형을 위한 부목
대동작과 소동작 발달지연	• 발달기능수준 확립 • 연령에 맞는 운동능력 성취(머리와 몸통 조절; 똑바로 앉기, 서기; 조기 구르기, 배밀이)	• 다음 중의 하나 선택(14장 참조) PED(pediatric Evaluation of Disability Index) GMFM-88(Gross Motor Function Measure-88) PDMS-2(Peabody Developmental Motor Scales-2)	• 연령적절한 운동기술 촉진(위치, 움직임, 움직이는 표면, 장난감 잡고 놀기) • 적절한 적응장비 권장 • 유아를 다루고 상호작용하는 것에 대한 부모교육

표 23-3 삶 전반에 걸친 척수수막탈출증 아동을 위한 중재프로그램의 주요 요소들(계속)

상해 (Impairment)	목적 (Goal)	검진과 측정 (Tests and Measures)	중재 (Intervention)
일상생활동작 기술의 지연	• 연령에 적절한 일상생활 동작 수준의 확립(병 잡기, 손가락으로 음식 섭취하기, 수저 사용하기) • 연령에 적절한 ADL을 독립적으로 수행	• PEDI	• 연령에 적절한 일상생활 동작 기술 촉진 • 발달에서 독립성의 중요성에 대해 부모교육
아장아장 걷는 시기 및 유치원			
마비 또는 근력 감소	• 근육기능의 안정성 결정 • 신경지배받는 근육의 근력 증진	• 기능성 과제에 대한 관찰(발뒤꿈치 발가락 걷기, 계단 오르내리기, 한 다리로 서기, 쪼그린 위치에서 서기, 교각운동(bridging), 윗몸일으키기) • 손잡이형 측정기(hand-held dynamometry) (4살 이상)	• 다른 위치로 움직이기 (장난감 밀고, 당김) • 기능적 전기자극 • 생체되먹임
관절가동범위 감소	• 고착 또는 유연성 구축 확인 • 연령에 맞는 ROM 늘리고 유지하기	• 각도기로 ROM 측정	• 신장운동 지속 • 자세취하기
감각상실 또는 저하	• 촉각상실부위 확립 • 감각 안정성 확인	• 촉각검진 • 접촉된 부위 지적하기(2세 이상)	• 피부관찰과 피부 안정성에 대해 아동에게 교육 • 압박제거방법에 대해 교육 • 필요한 장비를 구매 (쿠션) • 관절 보호기술 교육
근육뼈대계의 변형	• 고착 또는 유연성 구축 확인		• 의사 지시에 따라 부모와 아이를 보조 • 자세취하기와 신장운동
대동작 및 소동작 발달지연	• 표준 준거 참고검진으로 운동기술능력 평가 • 연령에 적절한 운동능력을 성취(독립적으로 앉기, 옮겨가기, 기기, 무릎 서기, 서기)	• 가능하다면 기술에서 습득정도를 재평가하기 위해 유아에게 사용된 검진을	• 연령에 적절한 운동기능 촉진 • 균형과 몸통조절, 기립 자세, 잡고 서기를 촉진
운동성 지연	• 운동성 능력 수준검진 (예: 침상 운동성, 휠체어 사용) • 독립적, 짧은 거리 효과적으로 집안에서 이동하기	• 상해, 기능적 제한, 장애에 대한 정보 통합 • 아이와 부모가 바라고 필요했던 것들에 관하여 면담 • 환경장벽에 대한 검진	• 적합한 장비, 보조기, 상지지지, 휠체어 추천 • 아이에게 적합한 이동 장비를 추천 • 이동 훈련 • 2살 이상 된 아동을 휠체어훈련 (앉는 균형, 팔 근력강

표 23-3	삶 전반에 걸친 척수수막탈출증 아동을 위한 중재프로그램의 주요 요소들(계속)		
상해 (Impairment)	목적 (Goal)	검진과 측정 (Tests and Measures)	중재 (Intervention)
			화), 휠체어 추진, 전동 스위치 작동, 안전, 환경 탐구)
일상생활동작 기술 지연	• 일상생활동작 능력 재평가 • 나이에 맞는 일상생활동작을 독립적으로 성취	• 유아에 맞는 검진으로 재평가, 가능하다면 새로 습득된 일상생활동작을 평가	• 독립적인 증진의 중요함을 부모들과 아이들에게 계속해서 가르치기 • 나이에 맞는 ADL 기술 촉진(보조기 채우고 벗기, 먹기, 옷 입기, 샤워하기) • 독립을 증진시키기 위해 적응할 수 있는 장비를 권하기
환경탐색 저하	• 아이들의 주위 환경에 대한 탐험을 촉진		
학령기			
마비, 근력 감소, 감각상실, 관절가동범위 감소	• 진행성 신경학적 기능 이상의 징후를 계속 감시	• 손잡이형 측정기 • 각도기 측정 • 피부분절 차트 • 근력과 유연성 검진(Prudential FITNESSGRAM) • 일상생활동작, 옮겨가기, 이동, 휠체어 추진 동안 관절스트레스 평가	• 근력강화 및 신장운동 지속 • 피부궤양과 피부관찰 강화 • 학교에서 적절한 자세취하기 • 관절보호법 교육
먼 거리 이동능력 감소	• 지역사회 이동능력검진 • 독립적, 먼 거리 효과적으로 이동하기 • 독립적, 짧은 거리 효과적으로 집안에서 이동하기 • 에너지 소비검진	• 건물장벽검진 • 이동 시 에너지 소비검진	• 이동과 휠체어훈련 • 환경과 장비에 적응하기
사회화와 동료와 상호관계 떨어짐	• 집, 학교, 지역사회장벽 검진	• 학교기능평가 • 아동과 부모 면담 • 환경 및 사회장벽검진	• 담임/체육교사와 상담 • 체육수업, 스포츠 활동 참여 • 독립적 참여를 위해 과제, 환경, 장비 수정 • 지역사회활동 참여 독려
일상생활동작 기술 감소	• 기본 및 수단적 일상생활동작검진 • 나이에 맞는 일상생활동작 능력평가		• 나이에 맞는 표준적인 일상생활동작 교육

표 23-3 삶 전반에 걸친 척수수막탈출증 아동을 위한 중재프로그램의 주요 요소들(계속)

상해 (Impairment)	목적 (Goal)	검진과 측정 (Tests and Measures)	중재 (Intervention)
지구력 감소	• 신체 적합성 검진 • 지구력, 유산소능력 유지 및 증진	• 생리적 에너지 소비지수 • 신체질량지수 • 피부 두께 측정 • 1마일(약 1.6km) 걷기 달리기	• 신체 적합성 프로그램 개발 • 여가활동 증진
청소년기에서 성인기			
지역사회 내에서 먼 거리 이동능력 떨어짐	• 지역사회 이동능력검진 • 필요한 이동수단 재검진 • 독립적이고 효과적이며 효율적이며 안전한 장거리이동	• 속도, 접근성, 소요 에너지 조사	
일상생활동작 기술 지연	• 수단적 일상생활활동 능력 검진 • 연령대에 적합한 일상생활 활동능력에서 효과적이고 효율적인 독립성 성취	• 기능적 활동평가 • 생활기술에 대한 Kohlman평가	• 휠체어, 적용장비, 환경적 적응재평가 • 다른 환경(고등 교육, 고용, 독립적 생활)에서 필요한 이동 및 운동기술 준비
운동기술 및 이동의 퇴화	• 성장지표, 신체구성검진 • 진행성 신경학적 기능 이상의 징후에 대한 지속적 관찰 • 기본적 독립과 지역사회 이동 성취	• 체중, 팔길이, 신체질량지수 • 악력계 • 각도계 • 피부분절 차트 • 근력과 유연성 검진	• 모든 치료과정 재점검(근력, 관절운동범위, 운동기술) • 앉기, 서기 자세조절의 개선 • 거리와 장애에 대한 환경들 조사 • 진전된 지역사회기술 교육
2차 합병증에 의한 부동(정형외과 수술, 골절, 궤양)	• 통합적 검진(근력, 지구력, ROM, 운동능력, 자세조절, 이동) • 상위 수준의 독립성 성취 • 2차 합병증예방(비만, 고혈압, 뼈엉성증, 요로감염, 피부상처)	• 위와 동일	• 2차합병증예방)을 위한 교육(피부보호, 압력완화, 운동이득) • 필요장비 재점검 • 보조기의 정확한 착용 점검 • 여가 활동 증진 • 적용 장비의 유지교육 • 신체적 적응프로그램 지도
퇴행성 관절 변화(특히 체중 유지 관절)와 과사용증후군	• 정형외과적 검진 • 이동과제와 연관하여 퇴행성 관절변화의 분포평가 • 퇴행성 관절변화의 진행을 예방	• 정형외과 검진 및 측정 • 통증 • 지속적 악력 평가	• ROM 및 근력훈련 • 신장운동 • 적절한 신체역학 교육 및 훈련(식료품, 세탁물, 책을 들어올리고 옮기기)

ROM, Range of motion; PEDI, Pediatric Evaluation of Disability Index; ADL, activities of daily living; GMFM-88, Gross Motor Function Measure-88; PDMS-2, Peabody Developmental Motor Scales-2; SFA, School Function Assessment; PE, physical education; BMI, body mass index; PCI, physiological cost index.

분야에서 협력하여 중재를 제공해야 한다.[127]

신체재활중재프로그램은 운동발달과 운동학습의 원리, 과제분석, 전형적 및 비전형적 운동발달에 대한 지식, 근력강화 같은 치료적 운동에 대한 지식에 기초하여 운동수행력을 높임으로서 삶 동안 아동의 모든 측면에서 독립성을 최적화시키는 것이 목적이다. 뇌성마비 또는 척수수막탈출증과 관련된 기능적 제한이 있는 환자는 평생 동안 재활서비스가 필요하다. 성공적인 중재를 위해서는 치료사가 환자별 목적과 특정 문제를 인식하고 있어야 한다. 중재프로그램은 종종 여러 분야로 구분되어 있지만 체계적으로 통합되어야 한다. 독립성을 증진하기 위해 활동중심(activity-focused)중재와 상해중심(impairment-focused)중재가 적용될 수 있다.

척수수막탈출증이 있는 병변 수준과 뇌성마비 유형과 심각성은 운동이정표 성취와 관련된 중재선택과 운동성을 위한 대안적 장비와 도구를 선택하는데 영향을 준다. 비록 특정 나이에 따른 일반적인 중재전략과 목표가 있지만, 치료사는 아동의 환경 적응, 효율성, 독립성을 증진하기 위해 다른 중재전략을 선택할 수도 있다. 치료를 시작하기 전, 지금 시행하기 있는 치료가 아동의 장기결과와 역할참여에 얼마나 영향을 줄 수 있는지를 고려해야 한다. 표 23-2는 척수수막탈출증과 뇌성마비를 위한 재활중재 시 고려되어야 할 지침을 제공한다. 표 23-3은 척수수막탈출증 아동을 위한 주요 중재요소들이다.

중재프로그램은 중요한 일차 및 이차 합병증을 다루는지, 미래의 욕구를 반영하는지, 점진적인 신경학적 기능이상의 징후를 관찰할 수 있는지, 압박궤양과 비만 같은 피할 수 있는 상해를 고려하고 있는지를 확인하기 위해서 정확하고 객관적인 기록이 필요하다.

병원, 외래센터, 가정, 학교, 주간보호센터에서 치료는 효과적이고, 잘 통합되고 잘 적응된 중재를 구성하는 것이 필요하다. 조기 아동기 발달에 대한 과학통합위원회는[127] 잘 정의된 목표와 더불어 세심하게 설계된 중재가 보호자와 아동에게 긍정적인 영향을 줄 수 있다고 결론을 내렸다. 즉, 아동중심과 아동과 보호자 사이 상호작용과 관계형성을 중시한 프로그램은 큰 영향을 줄 수 있는 것이다.[19]

일반적인 중재원리

모든 발달영역(domain)을 고려한다. 운동능력은 아무것도 없는 상태에서 습득할 수 없다. 발달은 정서적, 인지적, 사회적 기술의 발달에 따라 달라진다. 운동은 인지와 지각발달을 증진시킨다. 마찬가지로 인지와 지각은 운동발달을 증진시킨다.[128] 따라서 모든 발달영역은 뇌성마비 또는 척수수막탈출증 아동을 위한 중재프로그램을 설계 시 고려해야 한다. 아동의 생활연령과 운동발달의 수준과 관계없이 아동의 인지수준에 목표를 두어 활동과 놀이도구를 다루어야한다. 예를 들어, 15세이고 등급 1의 경직성 양쪽뇌성마비(약간 운동능력 침범)이지만 심각한 인지장애가 있다면 일반적으로 유아를 위한 장난감을 이용하는 것이 필요하다. 반면에 15세이고 등급 Ⅳ 경직성 양쪽 뇌성마비지만 나이에 맞는 인지능력이 있다면 아마도 스포츠에 적응 할 수 있을 것이다.

목표지향적, 기능적, 의미 있는 중재를 선택한다. 아이를 교육하기 위해서는, 목표와 관련성이 있어야 하며, 더 나은 발전을 위해 적극적이고 자발적으로 할 수 있도록 유도해야 한다.[129~131] 아이에 평소 생활에 맞게 목표를 정해야 하고, 아이가 목표를 달성할 수 있도록 아동과 가족의 생활도 달라져야 하며 아이의 목표를 설립할 때 연령, 성별, 상해의 정도 및 종류, 문화적 배경, 인지수준 및 관심사, 이 모든 것을 고려해야 한다. 또한, 목표는 도전적이기에 충분히 어려워야 하지만 실행 될 수 없을 만큼 어려우면 좌절과 실망의 원인이 된다. 목표는 또한 단시간에서 달성이 가능해야 한다.[131,132] 유아 또는 나이에 비해 기능이 떨어지는 아동인 경우, 자발적으로 뛰어오르고 내리기, 앞뒤로 흔들기, 발로 차기 같은 활동은 목적이 분명하지 않은 것 같지만 그들은 실제로 똑바로 움직이기 위해, 발전하고 있는 것이다.[30]

연습을 격려한다. 일반적으로, 연습할수록 더 배울 수 있으므로, 치료시간마다 여러 차례에 걸쳐 매일 반복해야 한다.[133] 각 연습을 시도할수록 아이는 운동학습 및 운동능력을 최적화할 수 있다.[131] 연습은 행동의 효율성, 안정성, 유연성을 증가시킨다.[30] 반복운동은 근육강화, 시행착오를 통한 효과적인 행동 전략의 생성, 균형한계의 실험, 안정성과 운동성을 위해 빠르게 생성된 힘을 운영하는 방법을 학습할 수 있다.[128] Adolph와 Eppler는 전형적인 7~17개월 유아(n=210)에 대해 점검표, 전화상담, 발 스위치를 이용하여 보행발달에 연습이 미치는 효과를 연구했다.[134,135] 걷는 유아들은 선 자세유지와 운동균형을 위해 하루에 6시간 이상 연습하였다. 그들은 하루에 시간당 평균 500~1,500 걸음을 걸어 하루 총 걸음수는 9,000걸음이었다.[134,135] 유아는 매일 엄청난 운동을 연습했다. 순차적 연습(blocked practice)을 통해 훈련은 진행되었다. 순차적 연습은 다른 과제가 시작되기 전에 한 과제를 계속 반복하는 것으로, 학습 초기 단계에 빠르게 기술을 학습할 수 있는 방법이다.[137] 다양한 과제를 무작위로 실시하는 무작위(random)연습은 장기학습효과를 높이고 학습된 기술을 다른 환경에서도 적용될 수 있게 하는 훈련형태로, 대체로 학습의 마지막 단계에서 사용된다.[133] Adolph 등은 전형적인 유아에서 걷기 경험이 자신이 하루에 걸은 거리에 의존하고, 긴 시간 휴식과 짧은 시간 걷기를 시도함을 보고하였다.[136] 또한, 유아의 걸음 경험은 다양한 장소와 다양한 지면상태에서 축척된다.[138]

시기와 강도를 평가한다. 신경근육장애가 있는 아동에서 중재시작 나이, 빈도, 기간, 강도에 대한 연구들은 복잡하고 하나의 결론을 내리지 못하였지만, “더 많이” 그리고 “더 일찍” 중재를 시작하는 것이 운동발달을 촉진할 수 있다고 믿고 있다.[127,139] 동일 시간 동안 치료회수는 흔히 정부정책이나 치료사에 의해 결정된다.[131] 예를 들어, 학교환경인 경우 치료는 주당 2~3회, 30분 정도이지만, 급성기 병원환경인 경우 치료는 매일 30분씩 적용된다. 또한 권장되는 치료강도는 침범의 심각성과 관련이 있다.[140] 치료강도에 대한 연구들은 아직 결론적인 방안을 보고하지 못하고 있다. 일부 연구들은 치료빈도가 높을수록 더 나은 운동기능을 획득할 수 있다고 하지만,[141~144] 다른 연구에서는 이점이 없다고 하였다.[139] 치료사는 치료강도를 결정하기 위해 아동의 나이, 상해의 형태와 심각성, 과제요구, 기술 수준을 고려해야 할 것이다.

건강 증진과 이차 합병증 예방

아동재활에 대해 하나의 목표는 기능적 목표와 지역사회의 참여를 촉진하고 장기간 유지하는 것이다. 어린 나이에 발생한 만성장애는 일차 상해뿐만 아니라 나이가 증가함에 따라 이차적인 문제를 유발할 수 있다. 이차 문제는 (1) 이미 약화된 신경근육계의 과사용, (2) 잘못된 움직임, 고정, 상태악화에 의한 과소사용이나 잘못된 사용, (3) 운동결핍 또는 영양부족과 같은 나쁜 생활양식, (4) 예방 서비스에 대한 접근과 사회참여 및 건강 증진 활동의 기회를 제한하는 환경 및 태도 장벽[145] 등의 다양한 원인으로 발생할 수 있다. 움직임 질이 떨어지는 아동은 보상움직임 패턴을 습득하게 될 것이고, 시간이 지남에 따라 근육뼈대계 변형, 피부파괴, 뼈엉성증, 관절통증이 유발될 것이다. 중재전략은 비록 움직임 질이 부족해도 기능을 촉진하는 것과 더 높은 수준의 움직임 질을 목표로 하는 것을 상호보완하는데 중점을 두어야 한다.[146] Campbell은 치료사들에게 아이들이 보상작용을 사용하는 것과 현재와 미래의 욕구를 위한 목표 지향적 중재를 신중하고 현명하게 고려하는 것이 필요하다고 권고한다.[128]

전형적인 노화 관련 변화와 질환과 관련된 기능 감소를 극복하기 위해 일반 아동보다 더 높은 수준의 신체 적합성이 신경근육질환이 있는 사람에게 필요하다고 제의되어져 왔다.[147] 물리치료사 치료행위지침은 물리치료 중재프로그램 내에 일차 예방과 위험요인을 줄이는 전략이 포함되기를 강조한다.[1] 신체적합성(fitness) 증진과 신체활동의 습관화는 성인기에서 질병을 예방하고 건강을 증진시킨다.[148] 신경근육질환이 있는 아동을 위한 신체적합성 프로그램은 심혈관 지구력, 근력과 지구력, 유연성, 이상적인 신체정렬 같은 내용이 포함되어야 한다. 훈련 특이성, 강도, 빈도, 시간을 포함한 효과적인 상태개선프로그램의 원리는 신경근육질환 아동을 위한 중재프로그램과 함께 실행되어야 한다(23장 참조).

중재의 초점

신경근육질환이 있는 아동을 위한 중재를 선택할 때, 결핍이 없는 아동에 비해 왜 아동들이 자신의 환경 내에서 움직이기 힘든가와 일상생활과제를 수행하기 어려운가를 고려해야 한다. 전반적인 목표는 자신의 환경(집, 학교, 지역사회)에 집중하면서 신체의 균형을 잡고 팔을 자유롭게 이용할 수 있는 것이다. 중재프로그램은 일생 동안 유지되어야 하는 목표를 다루는 것이다. 글상자 23-1은 중재프로그램을 설정할 때 일반적으로 고려해야 하는 영역들이다.[146]

Valvano는[149] 신경근육질환이 있는 아동을 위해 활동중심중재(activity-focused intervention)와 상해중심중재(impairment-focused intervention)를 중재모델로 제시하고 있다. 활동중심중재는 기능적 활동에 대해 체계적 훈련과 반복을 수행하는 것이다. 상해중심중재는 운동학습에 영향을 주고 이차 상해를 유발할 수 있는 신체구조와 기능을 다룬다.

활동중심중재는 과제지향접근과 유도억제움직임 치료를 포함한 체계적 방법이다. 활동중심중재는 종종 볼과 받침대(bolster)를 같은 치료적 장비 또는 보조장비를 이용하여 물리적 환경에 적응시킨다.

상해중심중재는 신경발달치료(neurodevelopmental treatment), 근력강화, 치료적 기구, 생체되먹임, 유산소 훈련이 포함된다.

수동적 상해중심중재는 일차 또는 이차 근육뼈대계 상해를 줄이는데 목적이 있다. 수동적 상해중심중재에는 도수치료기법, 아동이 잠자는 동안 적용되는 치료적 전기자극, 특정 자세취하기, 목적 있는 상황에서 적용되지 않는 관절가동범위운동과 유연성 운동이 포함된다.

감각통합은 기본적으로 신경근육질환이 있는 아동에게 작업치료사가 적용하는 중재접근이다. 전도교육(Conductive education)과 교육을 통한 움직임 기회를 주는 접근법은 신경근육질환이 있는 아동을 위한 적응교육프로그램이다. 이 두 접근은 치료사보다는 교사에 의해 적용된다.

현재, 뇌성마비 아동을 대상으로 실시된 몇 편의 체계적 고찰, 메타분석, 또는 무작위임상실험연구들이 있다. 척수수막탈출증를 대상으로 의학적 중재의 효과를 알아본 연구는 다수 있지만, 재활과 관련해 근거중심연구는 거의 없다.

글상자 23-1 일생을 고려한 중재프로그램의 특징

- 일생에서 의미 있는 삶을 영위하기 위하여 운동, 적절한 영양과 수분, 체중조절, 스트레스관리, 에너지 보존과 같은 적합성 증진을 위한 활동참여를 촉진한다.
- 자신의 건강에 대해 책임감을 가지고, 자신의 건강상태를 인식하며, 자신의 욕구를 표현하는 능력을 증진시킨다.
- 프로그램은 아이들이 비록 실패하더라도 어려운 목표를 이루기 위한 동기유발을 지지해준다.
- 프로그램은 자아감 육성 같은 개인적으로 의미 있는 목표의 성공적 성취와 자가조절에 대한 인식을 개발한다.
- 프로그램은 단기 및 장기에 걸쳐 만성근육뼈대의 문제가 유발되지 않도록 하여야 하며, 의미 있는 활동에 참여하는 것을 방해할 만큼의 심한 피로를 유발하지 말아야 한다.
- 프로그램은 기능을 증진하기보다 상해 증가를 예방하는 방향으로 조성되어야 한다.

Data from Campbell SK: Phys Occup Ther Ped 17(1):10–15, 1997.

활동중심중재

과제지향접근. 일상 과제에 참여하고 독립성을 증가시키는 운동과제를 강조하는 과제지향(task-orientated) 운동접근은 현재 뇌성마비 같은 신경근육질환이 있는 아동에게 강조되고 있지만 이 훈련을 지지하는 증거는 아직 부족하다. 또한 뇌성마비를 위한 하나의 중재로서 과제지향중재를 받아들이지 않고 있다. 대신에, 치료사들은 운동학습, 운동조절, 운동발달과 학습이론을 혼합하여 임상에서 적용하고 있다. 이 이론은 의미 있고 기능적인 기술의 사용, 학습자의 능동적 역할, 학습에서 되먹임의 역할, 훈련과 경험의 형태와 양, 한 과제에서 기술습득이 다른 환경과 과제로 전이되는 것을 강조한다(16장 참조). 과제지향접근법은 척수수막탈출증 아동에게 적용하는데 제한점이 있다. 왜냐하면 척수와 말초신경이 온전하다는 가정 하에 반복 연습을 통해 마비된 부위를 학습시키기 때

글상자 23-2 임상에서 과제지향접근법을 적용하는 일반적인 지침

- 아동이 수행하기 힘들어하는 중요하고 의미 있는 과제를 확인한다.
- 학습을 하는 아동의 능력 내에서 합리적인 중재에 초점을 두는 과제를 선정한다.
- 가능하면 자연스러운 환경 내에서 아동의 과제수행력을 관찰하고 환자의 능력수준을 기록한다.
- 과제의 필요조건, 특성을 분석한다.
- 과제가 수행되는 환경적 요구와 특성을 분석한다. 신체적 특징, 조절상태 및 사회문화적인 배경을 고려한다.
- 과제에 대한 아동의 수행력을 검진하고 평가하며 아동이 할 수 있는 것과 할 수 없는 것을 결정해야 한다. 성공적인 행동을 방해하는 과제와 환경제한을 파악하고, 성고적인 수행력을 유발할 수 있는 과제와 환경요인을 파악한다.
- 근육뼈대, 신경근육, 심혈관, 피부계에 대한 영향을 고려하면서 제한을 줄일 수 있는 중재전략을 확인한다: 환경과 과제, 되먹임 형태, 훈련스케줄을 수정한다.
- 아동에게 특별한 조건에서 과제를 수행하게 하고, 되먹임을 제공하고, 수행력을 기록한다.

Data from Kaplan M, Bedell G: Motor skill acquisition frame of reference. In Kramer P, Hinojosa J (eds): Frames of Reference for Pediatric Occupational Therapy, ed 2, New York, 1999, Lippincott Williams & Wilkins.

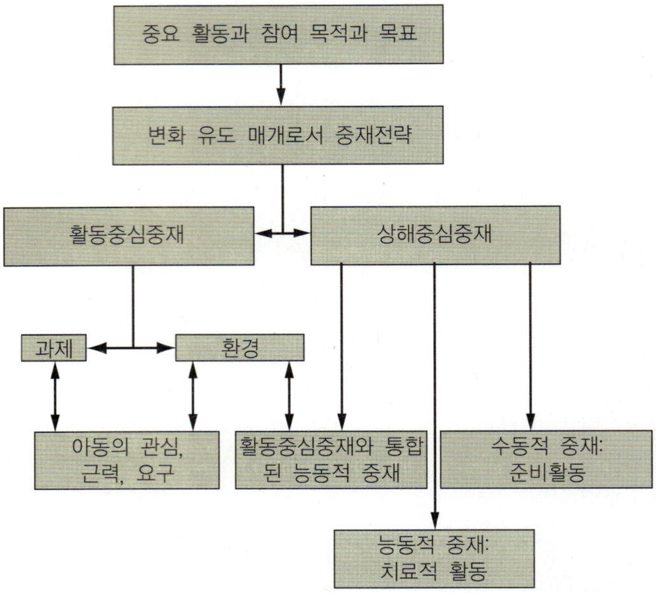

그림 23-12 신경학적 질환이 있는 아동을 위한 활동중심중재 모형

문이다. 글상자 23-2는 임상에서 과제지향접근법을 적용하는 일반적인 지침이 제시되어 있다.[150]

활동중심중재에 대한 Valvano의 모형에는 활동관련목표와 목적개발, 수행되는 환경과 과제에 기초한 활동중심 중재계획, 완벽한 중재계획을 작성하기 위해 상해중심중재와 통합하기가 포함되어 있다(그림 23-12).[151] 목적은 아동이 집, 학교, 지역사회의 참여도를 높이고 기능을 증진시키는데 초점을 둔다. 이러한 목적을 방해하는 근력 및 관절가동범위 감소 같은 요소는 평가되어야 한다. 활동중심중재에는 움직임 질이나 패턴보다 전반적인 목적과 관련된 결과를 유발하는 행동연습이 포함된다. 중재는 운동학습지침에 따라 계획되고, 아동의 근력과 학습요구를 고려해야 한다. 훈련은 다양하거나(여러 형태의 연습) 일관되게(한 형태의 반복연습) 실시될 수 있고 일반적으로 과제수행력을 높이기 위해 지도(신체적 안내, 과제 필요조건에 대한 집중력강화)를 통해 강화시킬 수 있고 과제수행에 대한 되먹임과 과제결과에 대한 되먹임을 제공할 수 있다. 활동중심중재 내에는 상해중심중재가 통합되어 다루어져야 한다.

신경근육질환이 있는 아동을 위한 과제지향접근의 효과에 대한 연구는 부족한 상태이고 결과해석이 복잡하다.[152] 다음의 2편의 연구가 이를 잘 반영한다.[153,154] Trope와 Valvano는 새로운 운동기술을 학습하는 동안 뇌성마비 아동에게 강화된 되먹임을 적용하고 효과를 알아보았다.[153] 6~12세이고 등급 Ⅲ의 뇌성마비 13명을 무작위로 3가지 형태의 훈련집단(되먹임 없음, 수행에 대한 되먹임, 인지전략을 이용한 수행에 대한 되먹임)으로 할당하였다. 과제는 치료적 자전거의 페달을 뒤로 돌리는 것이었다. 수행에 대한 되먹임은 구두로 제공되었다("다리가 너무 구부러졌어", "양쪽 무릎이 너무 가까워"). 인지전략은 표시에 맞는 그림을 아동에게 보여주었다. 예를 들어, "군인처럼 똑바로 서기"라는 표시에 똑바로 선 장난감 군인의 사진을 보여주었다. 치료기간 동안 모든 대상자들은 수행력이 향상되었으나 8명만이 향상된 기술을 유지하였다. 8명 중 1명은 훈련만 수행하였고, 2명은 수행에 대한 되먹임을 받은 아동이고, 나머지 5명은 인지전략을 이용한 경우였다. 연구자는 운동과제를 학습시키는데 인지전략을 이용한 방법이 효율적이라고 결론을 내렸다.

Ketelaar 등은 중등도 이하의 뇌성마비 55명을 대상(나이 2~7세)으로 보편적인 물리치료와 기능적 물리치료의 효과를 비교하였다.[154] 무작위블록설계가 사용되었고, 중재 전, 6, 12, 18개월 후 측정하였다. 측정변수는 GMFM 점수와 PEDI의 자가관리, 운동성과 보조영역이었다. 중재는 중요한 과제를 습득하기 위해 도움이 되는 과제지향접근을 기본으로 적용하였다. 이 접근의 주요 특징은 기능적 목표의 확립, 기능적 상황에서 문제 있는 운동기술의 반복훈련, 아동의 능동적 역할, 부모의 능동적 참여였다. 보존적인 물리치료는 정상적인 움직임을 촉진하는 신경발달치료였다. 아동의 상해와 기능적 제한이 차이가 심해 아동별 치료내용은 차이가 있었다. 중재의 강도는 연구기간 동안 일정하지 않았고 확인하기 어려웠다. 보존적인 치료인 경우, 초기치료 시 빈도는 평균 3.8회/달이었으나 마지막에는 4.2회/달로 증가하였다. 기능적 훈련의 빈도는 처음 3.4회에서 2.4회로 점차 줄어들었다. 두 집단 사이의 치료빈도는 유의한 차이가 있었다($p < 0.001$). 치료시간은 1회당 45분 이었다. 두 치료는 모두 GMFM 점수를 향상시켰지만 향상 정도는 집단간 사이가 없었다. 기능적 훈련집단은 PEDI의 자가관리와 운동성 영역에서 기능이 더 많이 향상되었다. 연구자는 정상적인 움직임에 중점을 두는 치료보다 기능에 초점을 두는 치료가 중등도 이하의 뇌성마비 아동의 기능 증진을 위해 더욱 효과적이라고 결론을 내렸다.

일반적으로, 과제지향접근법에 참여한 아동들이 더욱 기능이 향상되지만, 잘 설계된 연구를 통해 입증한 연구는 부족하다. 따라서 한 치료가 다른 치료보다 우위에 있거나 더욱 효과적이라고 단정내리기 힘들다.

치료적 장비. 치료사는 매트, 의자, 받침대, 계란 모양의 공, 땅콩 모양의 공과 같은 다양한 기구들을 사용할 수 있고(그림 23-13), 엎드린 위치에서 바로 누운 위치로 구르기, 엎드린 위치에서 앉기 등과 같은 운동기술을 연습

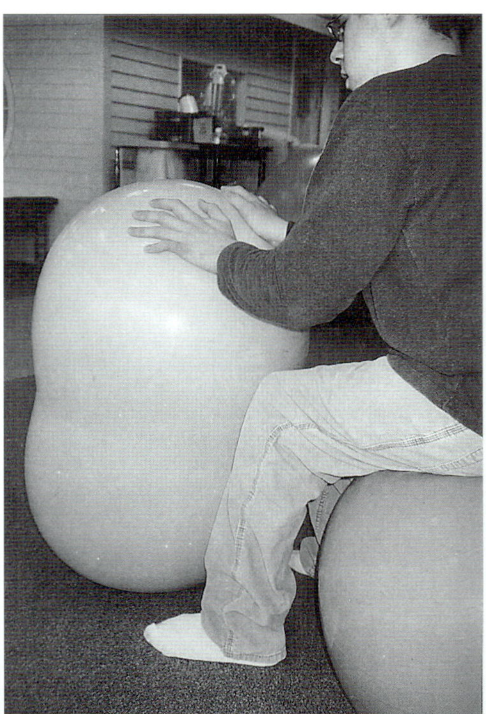

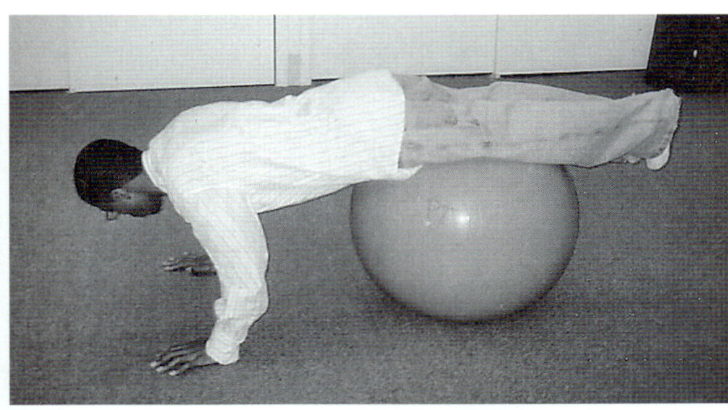

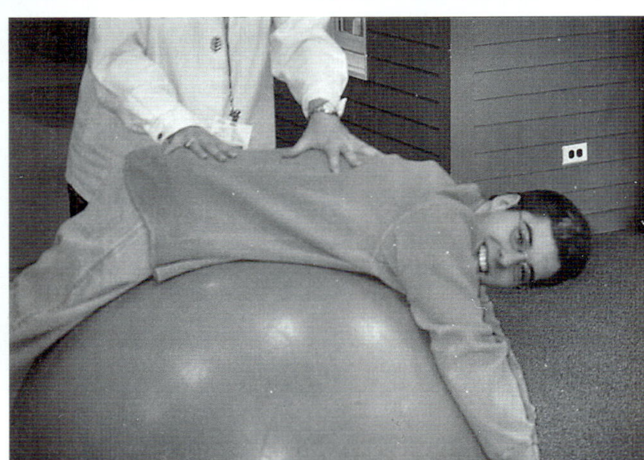

그림 23-13 다양한 모양과 크기의 볼을 이용한 중재

하는 동안 물리적 환경을 수정하여 움직임을 지지할 수 있다.[149] 이러한 장비를 이용한 치료사는 움직임 정도를 조절하거나, 움직임 시 불안정성을 유발하거나, 항중력 활동을 유발하기 위해 기구의 움직임 정도와 방향을 조절한다.[155]

이동 보조장치. 활동중심중재의 성공은 종종 기능적이고 에너지효율적인 움직임을 돕는 적절한 장비의 사용에 의존된다. 어린이를 기능적이고 효율적인 에너지 움직임으로 도와주는 이러한 장치들은 보행자, 목발, 지팡이, 휠체어, 자전거, 세발자전거와 같은 것들이 포함된다(33장 참조). 어린이에게 보조기구가 필요하다고 판단되면, 치료사는 기구를 정해야 한다. 알맞게 어린이를 지지하는지, 과사용증후군 같은 이차 합병증을 최소화하는지, 요구되는 거리를 효율적으로 이동할 수 있게 에너지를 제공하는지, 어린이의 가정, 학교, 지역사회 등에서도 유용한 보조기구인지를 결정해야 한다. 신체비율과 환경적 요구가 변함에 따라 이동을 위해 보조도구에 대한 재평가가 필요하다.[4]

보행기(walker)의 위치(앞쪽 대 뒤쪽), 바퀴 수와 위치, 팔의 위치는 아동의 기립 자세, 신체정렬, 중력중심을 결정하기 위해 평가되어야 한다. Park 등은 10명의 경직성 뇌성마비를 대상으로 앞쪽과 뒤쪽 보행기를 사용할 때 에너지소모와 보행형태 변수를 비교하였다.[156] 산소소비량으로 측정된 에너지 소비는 앞쪽 보행기보다 뒤쪽 보행기를 사용하는 경우 유위하게 낮았으며 보행속도는 유의한 차이가 없었다. 이전의 연구들은 어떤 보행기가 선호되고 있는지를 결정하지 못하였다;[157~159] 그러나 Park은 뒤쪽 보행자가 더 똑바로 걷는데 용이하고 지탱하는 시간이 더 감소된 것을 보고하였다.[156]

지팡이(cane)나 목발(crutch) 같은 제한이 적은 장비들은 어린이들이 좁은 공간을 이동할 수 있게 한다. 이러한 장비들의 무게와 길이는 그 장비가 얼마나 많이 지지를 줄 수 있는지, 팔의 방향, 어린이들의 무게중심에 영향을 줄 것이다. Lofstrand 목발, 네발지팡이, 세발지팡이, 뒤로 편향된(offset) 지팡이 순으로 체중을 지지해주는 양이 줄어들고, 아동의 조절능력이 향상됨에 따라 보조 장비를 이용한 체중지지 정도는 줄여야 한다(그림 23-14).

세발자전거와 두발자전거는 걸을 수 없는 아동의 이동성을 위해 적용될 수 있는 유용한 장비이다. 자전거를 선정할 때는 페달을 돌리기 쉬운지, 이동시키기 쉬운지를 평가해야 한다. 자전거타기는 골반을 통한 체중이동, 양쪽 다리의 해리움직임, 양손 사용 시 기립자세 유지, 나이 맞는 이동수단, 사회접촉의 기회를 제공한다.

Palisano 등은[160] 온타리오와 캐나다에서 뇌성마비 아동들이 집, 학교, 야외에서의 이동수단을 조사하였다. 아동들은 나이와 대동작기능분류체계(Gross Motor Function Classification System, GMFCS)로 나누어 졌다. 연구결

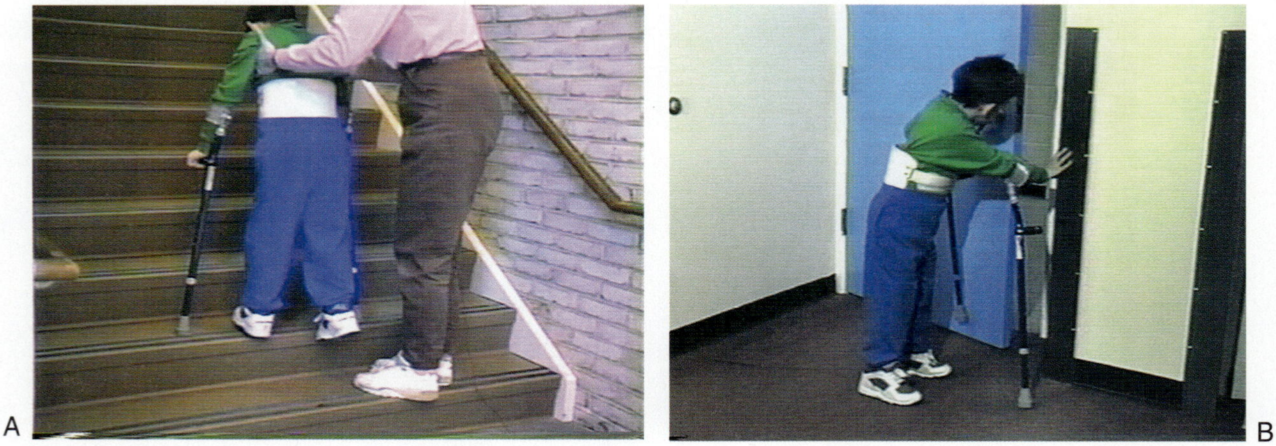

그림 23-14 기능적인 과제 동안 Lofstrand 목발을 이용하는 T12번의 척수막탈출증 아동. A, 계단 오르기; B, 문 열기

과, 아동은 나이와 침범의 심각성에 따라 이동방법이 다양하였다. 예를 들어, 2~3세의 GMFCS 등급 I 뇌성마비 아동들은 모든 상황에서 혼자 걸을 수 있었다. 같은 나이의 GMFCS 등급 II 뇌성마비 아동들은 가끔 혼자 걸을 수도 있었지만, 대개 어른들이 유모차나 휠체어를 밀어 주거나, 바닥에서 구르거나, 기어 다니거나, 걸음마를 하거나, 도움을 받으며 이동하였다. 아동들은 집에서보다 실외 또는 지역사회에서 이동할 때 더 많이 보호자에게 의존하였다. 이 연구는 이동수단을 선택할 때 모든 상황에서 이동성, 환경의 물리적 특성, 보호자의 신체 능력을 치료사가 고려해야 한다고 제의하였다. 또한 상황에 따라 다른 이동방법을 고려해야 한다고 주장하였다.[160]

억제유도운동치료(constraint-induced movement therapy, CIMT)는 뇌졸중에 의해 유발된 반불완전마비가 있는 성인을 위해 개발되었다(16장 참조). 이 치료는 뇌성마비 아동들을 위해 사용될 수 있다. 뇌성마비 아동들을 위한 CIMT의 효과는 7개월~8세까지의 한쪽 불완전마비가 있는 뇌성마비 18명을 대상으로 무작위임상실험(clinical trial)을 통해 연구되었다.[161] 대상자는 소아 CIMT 또는 보존적인 치료로 무작위로 할당되었다. 소아 CIMT는 2단계가 있었다. 먼저 손상이 덜 된 아이의 팔을 위팔에서 손가락 끝까지 석고붕대를 하였다. 석고붕대는 피부통합성 확인과 관절가동범위를 위해서만 제거되었다. 치료는 불완전마비가 있는 팔을 매일 6시간씩 21일 동안 계속 실시하였다. 치료는 물리치료사, 작업치료사에 의해 제공되었다. 치료는 아동에게 유용하고 흥미를 가지는 활동으로 하였으며, 즉시, 자주, 반복적인 보상을 제공하였다. 이용된 활동에는 손 뻗기, 쥐기, 유지하기 또는 사물을 손으로 조작하기, 옷 입기, 먹기, 목욕하기, 몸단장하기와 같은 기능적인 일을 수행하는 것이 있다. 보존적인 치료집단은 평균 주 2.2시간 동안 기존의 물리치료와 작업치료를 받았다. 측정변수는 행동발현척도(Emerging Behaviors Scale), 소아운동활동로그(Pediatric Motor Activity Log), toddler(아장아장 걷는 시기) 팔 사용검진이었다. 대조군보다 CIMT 집단이 운동기술에서 향상되었다. 즉, 마비측 사용빈도와 시간이 더욱 많았다. 이러한 효과는 6개월간 유지되었다. 9명 중 4명의 부작용이 있었는데, 피부홍반, 발진, 가려움이 발생하였으나 효과적으로 관리되었다. 하지만 CIMT의 효과인지 운동량의 증가에 의한 것인지 명확하게 구분할 수 없었다(하루 6시간과 주당 2.2시간 비교).

상해중심중재

신경발달치료법. 신경발달치료(neurodevelopmental treatment, NDT)는 신경근육질환이 있는 아동에게 적용된다. 신경근육질환이 있는 성인들과 아동에게 가장 널리 사용되고 있는 치료적 접근 중 하나이다(16장 참조). 신경발달치료는 1940년대에 Berta와 Karel Bobath로부터 처음 소개되었고 발전해 왔다. 신경발달치료는 운동조절, 운동학습, 발달이론의 변화에 따라 지속적으로 변화하고 있다. 신경발달치료는 전형적 및 비전형적 발달과 움직임과 자세조절의 요소에 대한 포괄적인 이해를 필요로 하는 발달 틀을 사용한다.

신경발달치료 원리를 이용하여 뇌성마비아동을 치료하는 치료사들은 이 기술을 습득함에 따라 먼저 아이들의 기능적 능력의 특징을 설명할 수 있어야 하고, 움직임의 질을 분석할 수 있어야 한다. 신경발달치료의 핵심전제는 비정상적인 움직임 패턴이 중추신경계로 들어가는 감각입력의 변화에 의해 변경될 수 있다는 것이다.[162] 감각입력(sensory input) 변화를 위해 사용되는 기법을 '다루기(handling)' 라 부르고 운동안내(guided movement)로 알려져 있다. 이것은 특정 움직임을 유발하고 촉진하기 위해 아동의 신체 특정부위(핵심조절로 알려짐)에 점진적인 감각입력을 치료사가 제공하는 것이다.[162] 핵심조절은 몸쪽부위(어깨이음대, 몸통, 골반) 또는 먼쪽부위(손 또는 발)일 수 있다. 다루기는 기능적인 활동에 맞는 적절한 운동반응을 촉진할 수 있는 것으로 여겨진다. 글상자 23-3은 임상에서 신경발달치료를 적용하는 일반적인 원리가 제시되어 있다. 치료사들은 신경발달치료를 경험이 있는 고참치료사 또는 훈련자격이 있는 치료사를 통해 습득한다(평균 2일에서 8주 과정).

뇌성마비치료 시 신경발달치료의 효과는 많은 연구들

글상자 23-3 임상에서 신경발달치료를 적용하는 일반적인 원리

- 다양한 위치에서 다양한 움직임 패턴을 아동이 경험할 수 있도록 아동의 움직임을 안내한다. 안내된 움직임은 능동적이며 아동은 안내된 움직임 내에서 움직임을 따라한다.
- 정렬향상, 선행적 자세조절, 선택적인 조절, 근력, 지구력, 다양한 반응이 발달할 수 있게 보조한다.
- 원하지 않는 보상패턴을 억제한다. 보상패턴은 이차 상해 또는 변형을 유발하여 기능적 수행력을 떨어뜨린다.
- 아이들의 독립기능을 향상시키고, 효과적으로 더 움직이게 하기 위해 아이에 대한 보호를 줄인다.
- 지구력과 근력을 향상시키고 의미 있는 활동을 촉진하는 놀이와 과제를 제공한다.
- 다양한 상황에서 훈련을 통해 전이효과를 높인다.

From Howle JM: Neuro-Developmental Treatment Approach: Theoretical Foundations and Principles of Clinical Practice, Laguna Beach, Calif, 2003, Neuro-Developmental Treatment Association.

에 의해 평가되어져 왔다. 뇌성마비와 발달의학을 위한 미국협회(AACPDM)는 2001년에 이러한 연구논문들에 대한 체계적인 고찰연구를 발표했다.[163] 고찰된 논문은 21편이었고 연구대상자는 뇌성마비와 101명의 정상인을 합해 총 416명이었다. 측량변수에는 반사움직임(reflex activity), 체중이동, 자세정렬, 구축의 정도, 다양한 수준의 검진들이 있었다. 21편의 논문 중 14편은 등급 1(제한적) 또는 등급 2(모한한)의 근거로 분류되었다. 이 연구에서는 대다수의 논문이 신경발달치료가 어떠한 대안적 이점을 제공한다는 증거가 없다고 결론을 내렸다. 신경발달치료가 비정상적인 운동반응을 억제하거나, 구축을 지연시키거나 예방하거나, 기능적 활동 동안 좀 더 전형적인 움직임 패턴을 촉진한다는 일관된 근거는 없다. 신경발달치료 직후 동적인 관절가동범위가 개선된다는 일관된 증거가 있지만 부족하다. 비록 그 증거가 일관되긴 하지만, 다음과 같은 약점이 있었다. (1) 표본의 크기가 작아 효과에 대한 의문이 있음. (2) 뇌성마비의 유형과 손상정도, 관련된 장애, 치료 나이 등의 임상양상이 매우 다름. (3) 변화를 감지하기 위한 민감성과 타당성 측면에서 측정이 의문스러움. (4) 치료시간과 치료사 사이 변이.

근력훈련. 근력훈련은 뇌성마비와 아동을 위한 중재프로그램 중 구성요소가 될 수 있다. Dodd, Taylor, Damiano는 뇌성마비 환자들이 근력훈련동안의 효과를 평가한 연구들에 대한 체계적인 고찰연구를 발표했다.[164] 대상 논문은 10편이었고 4~47세 사이의 뇌성마비 130명이었다. 대상들의 나이, 보행의 상태, 뇌성마비의 분류는 다양하였다. 1편은 무작위임상실험이었고 나머지 9편은 관찰적 연구(반복측정, 사례연구)였다. 훈련변수는 연구마다 다양하였다. 운동은 일반적으로 주 3회, 6~10주 동안 수행되었다. 과부하를 주기 위해 저항을 점진적으로 늘렸다. 6편은 개인별 운동프로그램을 적용하였고, 1편은 집단운동 프로그램을 적용하였고, 나머지는 언급이 없었다. 3편은 운동을 집과 치료실에서 시행하였고, 1편은 체육관에서 적용하였다. 대상자와 운동프로그램의 다양한 변이에도 불구하고, 근력훈련은 부작용 없이 기능(GMFM으로 측정)을 향상시켰다. 또한, 경직이 증가되지 않았으며, 관절가동범위도 늘어났다.

근력강화운동은 척수수막탈출증 아이들에게도 도움을 줄 수 있다. 근력강화는 신경지배를 받지만 기능적으로 약한 근육에 적용된다. 병변의 수준에 따라 근력강화를 시행해야하는 근육이 결정된다.[4] 팔근력강화는 옮겨가기, 휠체어 추진하기, 이동보조도구를 사용하기에 중요하다. 몸통근력강화는 정적, 선행적, 또는 반응적 자세조절을 위해 중요하다. 다리근력강화는 이동, 보행, 가능한 보조도구의 사용을 줄이기 위해 필수적이다.[4]

전기적 자극. 감각이나 운동수준 강도의 전기자극은 뇌성마비와 척수수막탈출증이 있는 어린이의 근력과 기능을 높이는데 사용되어 왔다. 신경근육전기자극(neuromuscular electrical stimulation)은 피부를 통해 운동신경을 자극하여 반복적인 근육수축을 유발하는 것이다. 기능적 전기자극(functional electrical stimulation)은 기능적 활동 동안 움직임을 전기로 자극한다. 이와는 대조적으로, 치료적 전기자극이라고 불리는 역치전기자극(threshold electrical stimulation)은 감각신경만 자극하지만, 아이가 잠들어 있는 긴 시간 동안 집에서 자극을 할 수 있다.

역치전기자극은 위축된 근육을 크게 하고 부가적으로 운동기능의 향상시키는 것으로 여겨지고 보고 되고 있다.

Kerr, McDowell, McDonough은 뇌성마비 아동의 운동기능을 강화시키거나 개선시키는 전기자극에 대한 고찰을 하였다.[165] 12편의 논문이 NMES를 적용하였으며, 1편은 효과를 보지 못하였고, 1편은 결론을 내리지 못하였고, 나머지 연구에서는 기능이나 근력이 향상된다고 하였다. 등급 I 의 잘 조절된 연구보다 사례연구와 통제되지 않은 연구에서 긍정적인 효과가 있었다. 6편의 역치전기자극 연구를 살펴본 결과, 2편의 사례연구에서는 유의한 향상을 보고하였고, 2편은 통계적 유의한 차이가 없었고, 나머지 2편은 기능향상을 보고하였다. 연구자들은 역치전기자극보다 신경근육전기자극이 다 효과적이라고 하였다. 그러나 전기자극 형태에 따른 효과를 잘 조절된 연구를 통해 보고한 연구는 희박하다.

적응장비. 적응장비는 일반적으로 자세교정, 운동성 증진과 과제와 움직임 촉진, 약하거나 비효율적인 관절이나 근육지지, 일상생활동작의 기술을 증진시키기는데 사용된다.[1,166] 예를 들면, 특수의자, 앉기 장치(seating system), 휠체어 테이블, 기립 틀(standing frame), 세발자전거들이 있으며(그림 23-15) 여러 가지 상용화 된 장비들과 맞춤용 장비들이 있다. 또한 새로운 장치들이 계속적으로 계발되고 있다. 환자 개인에 요구에 가장 잘 맞게 고안된 장치는 환자에게 많은 것을 보조해 주지만 복잡하다는 단점이 있어서 특정 문제를 위해 사용되는 장비의 선택에 대한 과학적이고 객관적인 지침은 거의 없다.[166]

뇌성마비와 척수수막탈출증이 있는 아동에서 올바른 자세는 기능과 참여 수준을 증진시킨다. 또한 머리조절을 향상시키고, 팔 사용을 더욱 촉진하며, 식사와 옷 입기 같은 일상생활동작을 촉진한다. 이외에도 자세정렬을 향상

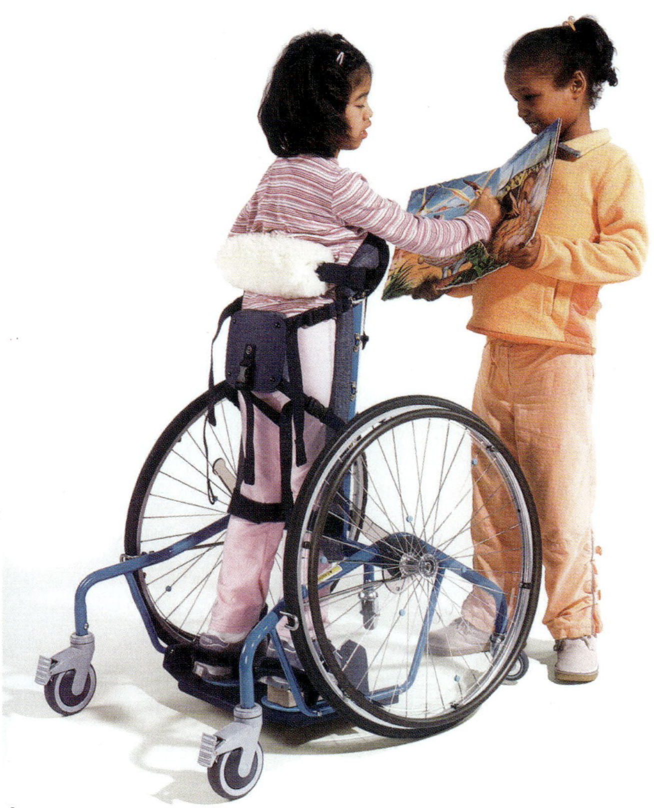

A

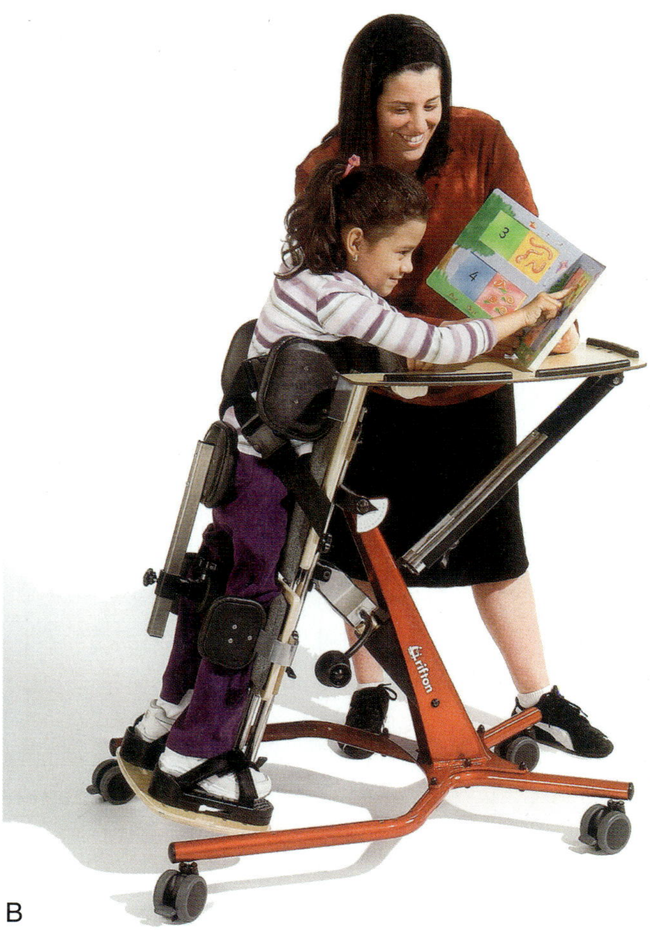

B

그림 23-15 적응장비. A, 움직이는 서기 장치. B, 테이블이 부착된 기립 틀

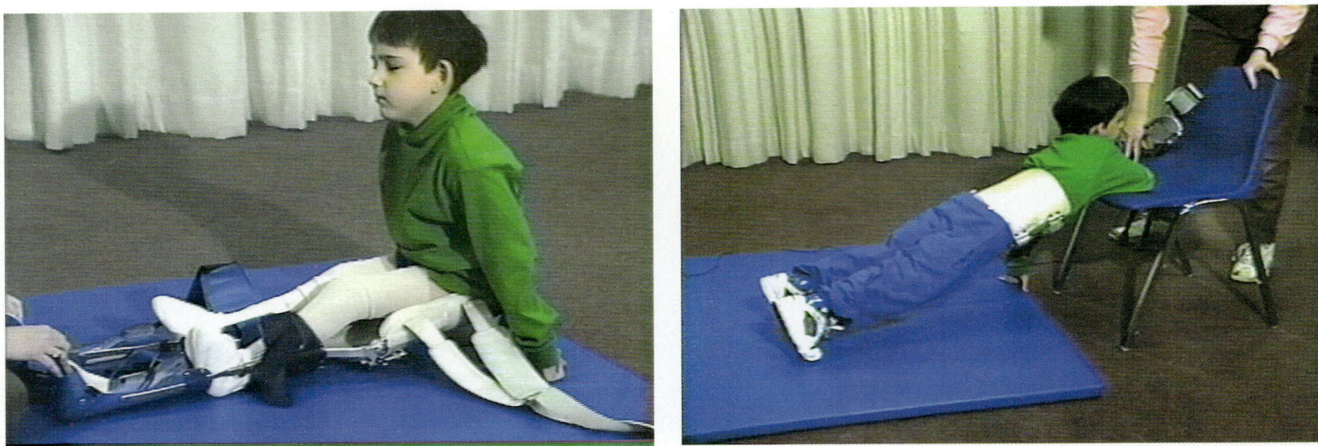

A B

그림 23-16 T12 척수수막탈출증이 있는 아동. A, 교차 THKAFO를 착용하고 있는 모습. B, 교차 THKAFO를 착용하고 바닥에서 일어나는 모습

시키고, 압박에 대한 관리를 용이하게 하여 궤양의 위험을 감소시키고, 관절가동범위를 증대시키고, 피로를 감소시킨다.[167] 자세유지 기구에는 바로 누운 위치, 엎드린 위치, 옆으로 누운 위치와 바로 선 위치를 지지해주는 것들이 있다. 뒤로 기울어지는 장치들은 종종 하루에 다양한 자세를 취하기 힘든 심한 장애와 기능적 제한이 있는 아동들에게 사용하게 된다. 예를 들어, 옆으로 눕기를 지지해 주는 장치(sidelyer)는 자연스러운 위치를 촉진하고, 체중지지를 받는 부위가 늘어나게 하고, 중앙에서 손이 모이게 한다.

똑바로 앉기 장치(upright seating system)에는 등과 좌석 쿠션 같은 장치, 머리, 몸통, 다리를 지지해 주는 장치들이 있다. 앉기 장치들이 필요한 아동들은 전반적인 자세정렬과 기능을 고려하여 신중하게 평가되어야 한다.

서기 장치(upright standing system)에는 아이들이 서 있는 동안 손으로 여러 가지 놀이를 할 수 있도록 테이블이나 판(tray)이 부착되어 있다. 서 있는 것은 무릎과 엉덩이 굽힘근과 발바닥 굽힘근들의 신장을 도우며, 뼈밀도를 유지하거나 높이며, 대칭적인 다리 체중부하를 높이고, 엉덩이, 무릎, 발목관절의 근력향상을 촉진시키는데 도움을 줄 수 있다.[168] 아이들이 다리를 통해 무게를 받아들일 수 있고 올바른 자세를 취할 수 있다면 체중지지의 경험을 해주어야 한다.

보조기. 보조기는 사지 정렬, 운동성 증진, 과제와 움직임 촉진, 약한 근육이나 관절을 지지하기 위해 사용되는 것이다.[1] 다리 보조기는 신발 교정에서부터 ,몸통-엉덩이-무릎-발목-발 보조기(trunk-hip-knee-ankle-foot orthoses, THKAFO 그림 23-16)까지 다양하다.[169] 34장에서는 사지와 몸 보조기의 선택, 착용, 사용법에 대해 상세한 정보를 제공하고 있다. 척수수막탈출증 아동에 대한 다리 보조기 선택 시 다양한 요인, 즉 운동수준, 동기, 학습능력, 동기부여, 환자의 목표 같은 사항을 고려해야 한다. 다리 보조기는 S1 수준인 경우 복사뼈위 발 보조기(supramalleolar foot orthoses), L3~L4 수준인 경우 무릎-발목-발 보조기(knee-ankle-foot orthoses, KAFA), L1 수준인 경우 몸통-엉덩-무릎-발목-발 보조기가 사용된다. 만약 아동이 발목지지를 통해 잡고 일어서기가 가능하다면, 발 보조기는 때때로 대략 12~15개월에 추천된다.[170] 이 서기 장치들은 보조기를 이용한 서기 이전에 아동이 체중지지를 할 수 있도록 도와준다. 뇌성마비 아동인 경우, 다리 보조기는 발의 정렬을 도와 과도한 근육 부담을 줄이고 움직임의 자유도를 줄이는 역할을 한다.

뇌성마비 환자에 대한 다리 보조기의 효과를 알아본 연구에 대한 고찰연구가 2002년에 발표되었다.[171] 이 연구에 분석된 논문은 27편이었고 대상자는 모두 450명이었으며 대부분 경직성 뇌성마비였다. 보행변수, 서기 균형, 계단 오르기, GMFM 점수, 특정 관절의 가동범위, 발과 발목의 정렬 같은 다양한 변수들이 측정되었다. 저자는 뇌성마비 아이에서 보조기가 약한 활동을 보조하고 신체변형을 예방해주는 증거가 있다고 결론을 내렸다.[171] 주요 결과는 다음과 같다. (1) 무릎까지 연장된 보조기는 말발(equinus)변형을 예방할 수 있다. (2) 발바닥 굽힘을 방지하는 것은 보행관련 변수와 보행효율성을 높인다. (3) 근긴장도를 줄이는 복사뼈위 보조기는 말발을 예방하지 못한다. 하지만 이 연구의 단점은 다음과 같다. (1) 뇌성마비 아동의 특성에 대한 묘사가 부적절하다. (2) 사용된 보조기의 유형에 대한 묘사가 일관되지 않다. (3) 근육뼈대계 성장에 따른 영향을 다루는 장기 연구가 부족하다.[171]

Duffy 등은 척수수막탈출증이 있는 9명의 아이들(9~16세)에게 발목-발 보조기(AFO)를 적용한 경우와 맨발 보행을 한 경우를 비교한 결과,[118] 보조기를 착용하였을 때 산소소비량, 보행속도, 걸음길이, 발목의 힘 생성이 증가된다고 하였다. 발목 힘 생성의 증가는 보조기의 탄성력에 의한 결과일 것이다.

··· 사례연구 23-1 ···

1. 뇌성마비

1) 출생부터 4세까지의 검진

TQ는 1살 때 뇌성마비 진단을 받은 이후 재활서비스를 받아왔다. 재활관리는 연령에 따라 매우 다르다.

(1) 환자병력

TQ는 뇌성마비 중 경직성 양쪽 마비, 대동작기능분류체계(GMFCS)에서 Ⅱ등급을 진단받았다. 그는 엄마 뱃속에서 32주 만에 태어난 조기출산 아동으로 태어날 당시 몸무게는 2파운드 15온스(약 1.3kg)였다. 태어나서 3개월 동안은 신생아 호흡곤란증후군(respiratory distress syndrome) 으로 병원에 있었다. 1세 때 외래재활 환자 센터에 등록되었다.

(2) 1세 때 검진과 측정

❶ 근육뼈대

자세. 앉은 자세에서, TQ는 골반 뒤쪽 기움과 척추뒤굽음증이 있었다.

관절가동범위. TQ는 수동적 무릎 펴고 다리 들기(SLR), 발등 굽힘, 엉덩관절 폄이 감소하였다.

❷ 신경근육

반사통합성. TQ는 양쪽에서 클로누스(clonus)가 있었고 오른쪽보다 왼쪽이 심하였다. 또한 Babinski 징후가 있었다. 보호 폄반응은 앞쪽과 옆쪽에서 나타났지만 뒤쪽은 보이지 않았다. 평형반응은 출생 시부터 있었지만, 골반과 다리, 어깨와 팔에서 해리움직임이 없었다.

운동기능조절과 학습. TQ는 현재 양쪽 다리에서 경직이 있고 근육 뻣뻣함이 증가된 상태로서, 오른쪽보다 왼쪽이, 몸쪽부위보다 먼쪽부위가, 굽힘근보다 폄근에서 더 심각하였다. 팔은 가벼운 경직성 굽힘이 나타나는데, 오른쪽보다 왼쪽이 더 심각하였다.

❸ 기능

보행, 이동, 균형. TQ는 엎드려 있다가 회전 없이 몸을 뒤집을 수 있고, 양쪽 팔을 지지하고서 혼자서 앉을 수 있다. 그러나 다리에 체중지지를 할 수 없다.

2) 평가, 진단, 예후

TQ는 운동이정표의 지연, 비대칭적인 경직, 자세조절의 지연, 비정상적인 신체정렬을 보인다. TQ의 진단은 우선적 치료행위 패턴 5C(비진행성 중추신경계 질환과 관련된 운동기능과 감각통합의 손상)이다(선천적 또는 유아 또는 아동기에 후천적으로 발생).

3) 중재

TQ는 매일 하루에 한번 30분씩 외래 환자 치료프로그램에 참석했다. 재활프로그램은 발달하에 맞는 운동이정표와 자세조절을 증진시키고, 움직임의 질을 향상하고, 관절가동범위(ROM)를 증가시키기 위해 활동과 상해에 따른 중재가 사용되었다. 회전을 통한 구르기, 혼자서 앉기와 함께 기능적인 팔 뻗기, 놀이와 서기 시 양손 사용하기, 팔을 이용한 계단 오르기 등의 활동을 치료시간 동안 훈련하였다. 기립자세에서 엉덩이 폄근의 능동적 사용이 중요하기 때문에 서기프로그램은 다리 체중지지를 촉진하고 엉덩이와 무릎굽힘근 및 발등 굽힘근을 늘리기 위해 적용되었다. TQ는 하루에 30분 동안 엎드린 자세로 있었다. 엉덩모음근을 신장시키기 위해 이용한 A형 틀과 장딴지근과 넙다리뒤근을 신장시키기 위해 사용된 양쪽 고정형 발목 보조기는 야간에 2~3시간 동안 적용되었다. 또한 보조기는 학교생활 동안 발목관절의 정렬을 위해 적용되었다. 복사뼈위 보조기(supramalleolar orthoses)는 TQ가 체중지지 시 능동적으로 발등 굽힘과 발바닥 굽힘을 시작할 수 있도록 하기 위해 놀이시간과 치료시간 동안 사용되었다.

4) 4세 때 검진

(1) 환자병력

TQ는 30개월 정도에 양쪽 넙다리뒤근의 구축을 치료하기 위해, 양쪽 넙다리뒤의 신장술과 피부경유모음근 이완술을 받았다. 밤에도 근육신장을 위해 고정형 발목 보조기와 A형 틀을 지속적으로 사용하였다.

(2) 검진과 측정

❶ 근육뼈대

자세. TQ의 직립자세는 개선됐다. 그는 더 이상 척추 뒤굽음증 없이 앉은 자세를 유지하였고, 골반이 중립위치에 유지되었다.

관절가동범위. 수동적인 관절운동범위는 정상범위였다.

근력. 다리의 근력은 모든 근육에서 3+에서 4+/5 정도였다.

❷ 신경근육

반사통합성. 앉은 자세에서 뒤로 팔을 가져가는 보호반응과 평형반응이 나타났다. 서기반응도 출현하였다.

운동기능조절과 학습. 긴장도는 모든 다리 근육에서 현저하게 감소되었다.

❸ 심혈관/폐

유산소능력과 지구력. TQ는 긴 시산 동안 휴식을 취하면서 아주 짧은 시간만 걸을 수 있었다.

❹ 기능

보행, 이동, 균형. 수술 전에 TQ는 고정형 발목 보조기를 착용하고 앞에 두 개의 바퀴가 달린 보행기를 사용하여 걸었다; 그러나 그는 장난감 쇼핑카트를 사용하여 걷는 것을 선호했다. 한걸음(step)이 짧고 발가락이 먼저 바닥에 닿는 보행패턴을 보였다. 운동성은 맞춤형 세발자전거(물방석, 안전띠, 발판, 위로 향한 손잡이) 이용 시 향상되었다. 수술 후 얼마 지나지 않아 TQ는 네발지팡이와 관절이 있는 발목-발 보조기(AFO)를 이용하여 걸을 수 있었고, 수술 3개월 후에 독립적으로 어떠한 보조 장치 없이도 걸을 수 있었다. 그는 지금 바닥에서 팔을 이용하여 반 무릎서기를 할 수 있다. 또한 던지기, 잡기, 공차기, 운동장 기구 이용하기 등을 시작하고 있다. 그는 미끄럼틀을 오르내리고 그네타기도 가능하다.

5) 평가, 진단, 예후

TQ는 운동이정표 상 지연이 있고 서있는 상태에서 자세조절도 지연되어 있다. 또한 다리 근육약화도 있다.

6) 중재

TQ는 계속 외래 치료프로그램을 하루에 30분씩 매일 수행하였다. 재활프로그램의 초점은 나이와 발달상 적당한 활동, 유익한 자세관리, 근력 증가에 맞춰져 있었다. 특별 활동으로 치료시간에 바닥에서 일어나 걷기; 편평한 지면과 불규칙한 지면 걷기; 실내와 실외에서 걷기; 좀 더 빠른 속도로 더 많은 거리 걷기; 계단과 경사면 오르내리기를 수행하였다. 이러한 능력은 유치원에서 독립을 위해 매우 중요하다. 모든 자세에서 다리의 독립적인 움직임을 증진시키도록 하였다. 다리의 근력과 지구력강화는 맞춤형 세발자전거 프로그램을 적응시켜 집에서 하루 30분 수행하였고, 수영장 치료프로그램을 일주일에 30분씩 3번 하도록 했다. 관절이 있는 발목 보조기는 치료이외에 사용하였으며, 복사뼈위 보조기는 치료 시 엉덩관절 폄상태에서 발 엎침과 뒤침을 조절하고 기립자세를 조절하기 위해 사용되었다.

7) 9세 때 검진

(1) 환자병력

TQ는 경직 감소, 발뒤꿈치 닿기 동안 클로누스 제거, 발뒤꿈치-발가락 보행(heel-toe gait) 패턴 촉진을 위해 양쪽 장딴지-가자미근에 2회에 걸쳐 보톨리늄독소를 받았다. 최근의 주사는 검진 3주 전이었다.

(2) 검진과 측정

❶ 근육뼈대

관절가동범위. ROM은 무릎 과도 폄(오른쪽 0~20°, 왼쪽 0~30°)을 제외하고 정상범위 내에 있었다.

근력. 장딴지근과 가자미근의 약화가 보톨리늄독소 주사이후 발생하였다.

❷ 신경근육

반사통합성. 비록 왼쪽에서 외부 동요에 반응이 오른쪽보다 느리지만, 작은 범위 내에서 자세반응이 발달하고 있었다.

운동기능-조절과 학습. 근긴장도가 주사를 맞은 근육에서 현저하게 감소되었다. TQ는 기능적 과제를 수행할 때 "느슨함"을 느끼고 더 자유롭게 움직일 수 있다고 하였다.

❸ 심혈관/폐

유산소능력과 지구력. TQ는 또래 아이들과 비슷한 속도로 종일 걸어 다닐 수 있다. 거리제한은 더 이상 없었다.

❹ 기능

보행, 이동, 균형. TQ는 무릎 과도 폄이 오른쪽보다 왼쪽이 더 심하며, 중간입각기 동안 발 위로 정강뼈가 앞으로 진행하기 위해 정강뼈 가쪽 밀림(lateral thrust)이 나타났다.

직장, 지역사회, 여가생활. 지역사회에서 보행능력은 개선되었다. 또한 운동장에서 노는 것도 잘 적응하였다. 미끄럼틀, 그네타기, 정글짐과 시소를 이용하는 것을 즐겼다. 비록 멈추는 것은 어렵지만 롤러브레이드도 탈 수 있었다. 그러나 계속되는 무릎 과도 폄(genu recurvatum)은 나중에 2차적인 합병증과 통증으로 발전할 가능성이 있다. 또한 수업 종료 후에 뻣뻣해짐을 느낀다고 호소하였다.

8) 평가, 진단, 예후

TQ는 지역 사회와 학교에서의 참여가 제한되어 있으며, 다리의 약화, 자세조절의 예측과 반응성 감소, 비정상적인 보행 패턴을 보인다.

9) 중재

TQ는 집에서 일주일에 3회, 회당 1시간씩, 외래병원에서 일주일에 1회, 1시간씩 치료를 받았다. 치료는 다리 근력강화, 지역사회 통합, 이차적 합병증 예방에 초점이 맞춰져 있다. 다리강화는 기능적 활동을 통하여 이루어졌다. 무릎 과도 폄에는 보조기, 테이핑, 강화운동이 적용되었다. 발목관절이 조절되는 발목 보조기는 굽힘모멘트를 증가시키고 가쪽 밀림을 교정하기 위해 발등 굽힘이 증가된 상태로 설정되었다.

TQ에게 학교수업 후 활동에 참여하도록 권장하였다. 그는 야구팀에 참여하였고 위치는 외야수였다.

10) 15세 때 검진

(1) 환자병력

TQ는 현재 고등학교 2학년생이며 일반 학급에서 공부하고 있다.

(2) 검진과 측정

❶ 심장혈관계/폐기능

유산소능력과 지구력. 그의 보행 지구력과 속도는 또래 친구들과 유사하다. 자전거를 탔을 때의 지구력과 속도는 평균 이하이지만 꾸준히 증가하고 있다.

❷ 기능

보행, 이동, 균형. TQ는 항상 도움이나 보조장비 없이 걸어 다닌다.

직업, 지역사회, 여가활동. TQ는 일반 운동반에 참여하고 있다. 그는 스카우트활동을 매우 활발히 하는 중이고 최근에 17마일(약 27km)의 도보여행을 완주했다. 그가 꼴찌가 아니라는 것을 자랑스러워했다.

11) 평가, 진단, 예후

TQ는 대학에 진학하기에는 신체적 건강과 기능적 기술이 낮은 상태이다.

12) 중재

TQ는 주 1회 1시간 동원 외래 환자로 치료를 받았고 주당 2번은 집에서 치료를 받았다. 이 프로그램은 다리와 몸통근육의 과도한 사용을 막고, 다리의 관절가동범위와 척주의 움직임을 유지하고, 다리의 분리된 움직임 조절을 촉진하고, 신체의 체력을 증진시키고, 고등학교 대학생활에서 필요한 높은 수준의 운동기술 획득에 중점을 두었다.

TQ는 지구력강화와 활동적인 것에 흥미가 있다. 나이-표준에 맞는 속도와 거리로 20분 동안 트레드밀 훈련을 하고 15~20분을 학교에서 고정식 자전거를 타고 있다. 그렇지만 그는 페달을 일관되게 돌리는데 어려움을 느낀다. 또한 치료는 기능적 기술들을 습득하도록 구성되었다. TQ는 춤을 배우는 것과 요가를 하는 것, 활동적인 운동에 참여하는 것을 좋아하는데 특히 도보여행과 레프팅, 농구를 좋아한다. 이러한 활동에 대한 분석은 그의 능력 수준을 결정하고, 실수한 부분을 연습하여 기술을 습득하도록 하는데 적용되었다. 이러한 일을 수행하게 될 때, 체중이동, 엉덩관절 안정성, 활성화된 다리근육의 분리된 조절들이 강조되었다. 자전거 모임에 참여할 수 있도록 하기 위해 개조된 어른용 세발자전거를 TQ에게 소개하였다. TQ는 대학환경의 완전한 참여를 위해 필요한 운동기술과 그의 운동성을 유지할 수 있는 기술을 계속 탐구하고 있다.

··· 사례연구 23-2 ···

1. 척수수막탈출증

1) 출생부터 6개월까지의 검진

(1) 환자병력

JM은 T12에서 척수수막탈출증(meningomyelocele, MM), 정지성 물뇌증(arrested hydrocephalus), 완치된 물콩팥증(hydronephrosis)(콩팥 안쪽에서 확장)의 진단을 받은 6세 아이이다. 그는 뇌실복강션트(ventriculo - peritoneal shunt, VP), 방광창냄술을 하였다. 그의 병력은 Chiari II 기형과 오른쪽 엉덩관절의 아탈구, 뒤꿈치뼈 기형과 함께 양쪽 바깥말발(equinovalgus)이었다. 그는 한달 일찍 태어난 조숙아이고, 그의 척수수막탈출증은 태어난 날 치료되었다.

(2) 6개월 때 검진과 평가

❶ 근육뼈대

관절가동범위. JM의 팔관절가동범위는 정상범위 이내이다. 다리는 엉덩관절 굽힘과 모음이 오른쪽으로 치우친 경향이 있다. 엉덩관절 벌림과 바깥돌림은 약간의 제한이 있다. 발바닥 굽힘은 양쪽 발의 기형으로 인해 제한이 있다.

❷ 신경근육. JM은 T12 이하에서 이완성 마비를 보이며, 운동능력은 왼쪽보다 오른쪽이 좀 더 좋다. 발가락에서 근육다발수축(fasciculation)이 있다. 다리에서 자세조절반응은 없다.

❸ 피부. 척수수막탈출증 수술부위, 지름관 삽입(shunt insertion)부위와 방광창냄술(cystostomy)부위의 흉터는 잘 치료가 되었다.

❹ 기능. JM은 엎드려서 팔을 구부리고 지지하여 앞으로 기는 자세를 할 수 있다. 스스로 앉지는 못한다.

2) 평가, 진단, 예후

JM은 나이에 맞는 적절한 운동이정표보다 지연되어 있으며, T12 이하의 이완성 마비, 비대칭성, 자세조절지연, 비정상적인 신체정렬 등을 보인다. 진단은 우선적 치료행위 패턴 5C(비진행성 중추신경계질환과 관련된 운동기능과 감각통합성 손상)이다.

3) 중재

JM은 생후 6개월에 조기중재를 받기 시작하였다. 그는 집에서(일주일에 매일 1시간씩) 치료를 받았다. 외래 환자로 조기중재프로그램에 참여하였다(일주일에 3번). 재활프로그램은 다리관절가동범위 유지와 대동작운동기술촉진을 위해 활동(activity)과 상해 수준중재를 적용하였다.

오른쪽 엉덩이에 약간의 근육활동이 남아 있기 때문에 치료는 엉덩근육의 균형유지와 엉덩이 구축(contracture)을 예방하는데 중점을 두었다. 활동수준중재는 JM가 손 뻗기와 양손을 이용한 움직임 동안 골반 위에 몸통을 유지하면서 앉지 균형을 촉진하고 신경지배를 받고 있는 배근육의 활성화에 초점을 두었다. JM은 다리관절가동범위를 유지하기 위해서 수성플라스틱으로 만든 고정형 발목-발 보조기를 하루 종일 착용하였다. 발목-발 보조기를 착용한 채 A-형 틀에 세워 놓았다. 발목-발 보조기는 JM의 정적 기립자세를 촉진하기 위한 첫 번째 기립도구이다. 보조기는 아이가 정상적으로 설 수 있는 대략 8~10개월에 착용하기 시작했었다.

4) 5~6세 때 검진

(1) 환자병력

JM은 1.5세에 오른쪽 엉덩허리근과 피부통과 긴모음근 힘줄절제술, 안쪽굽음(varus) 뼈절제술, 절구 수술을 받았다.

(2) 검진과 측정

❶ 근육뼈대. 팔의 가동성과 근력은 정상범위이다. 다리의 ROM은 양쪽 뒤꿈치뼈 변형을 제외하고 정상범위이다.

❷ 신경근육. JM의 손상되지 않은 근육의 힘은 극대화되어 있었다. 바로서기반응과 평형반응은 팔과 T12수준 위의 몸통에서는 손상되지 않았다. 팔의 보호 폄 반응은 모든 방향에서 손상되지 않았다(앞쪽, 옆쪽, 뒤쪽).

❸ 피부. JM의 피부는 손상되지 않았다. 하지만 그는 병원에 입원 동안 발생된 오른쪽 무릎에 궤양이 있었다.

❹ 기능. JM은 많은 기본적인 운동기술을 성취할 수 있다. 그는 구르기, 팔 사용하지 않고 앉기, 바닥에 누운 위치에서 혼자 앉기, 팔을 사용하여 무릎 서기를 할 수 있었다. 그는 교대보행 보조기(RGOs)와 Lofstrand 목발을 사용하면서 걸어 다녔다. 보조기를 독립적으로 입고 벗고 잠글 수 있으며 서있을 수 있다. 지역사회 내에서 걸어 다니며, 파란불이 켜진 짧은 시간동안 빠르게 교차로를 안전하게 건너갈 수 있다.

5) 중재

JM은 물리치료센터에 머무르면서 학교프로그램에 참석했다. 그는 주 5일을 치료받았다. 물리치료프로그램은 ROM 유지와 증진, 근력강화, 기능적 기술향상, 가동성을 위한 맞춤형 장비, 피부보호에 대한 교육을 강조하였다. 보행은 맨 처음 앞쪽 보행기(anterior walker)를 사용하였다. 이후 반대로 된 보행기(reversed walker)를 사용하게 되고, 점점 무거운 Lofstrand 목발에서 나중에는 가벼운 Lofstrand 목발을 사용하게 되었다. 계단과 경사를 오르고 내리는 치료를 실시하였다. 이 동작은 JM에게 어려웠고 많은 연습이 필요하였다. 이 시간 동안 내내 ROM과 근력의 증진과 유지는 매일 ROM과 기능적 기술 연습 동안 손상되지 않은 근육의 강화운동을 통해서 이루어졌다. 상처조직은 마사지를 통해서 가동성을 유지했다. 피부검진과 관찰을 계속 실시하였다.

6) 14~15세 때 검진

(1) 환자병력

JM의 방광창냄술은 폐쇄되었다. 도관삽입술이 현재 방광 관리를 위해 사용된다. JM은 고무에 의한 알레르기가 생겼다.

(2) 검진과 측정

❶ 근육뼈대. 보조기 사용 부족, 고르지 않은 근육신경지배 분포, 중력의 영향 때문에 신체정렬이상이 발생하고 있다. JM은 비록 다리 ROM이 기능적인 범위 이내에 있지만, 왼쪽의 정강이 바깥굽음(valgus)과 좌우 양쪽 무릎과 엉덩관절에서 굽힘구축을 가지고 있다.

❷ 신경근육. 상태변화는 없다.

❸ **피부.** 초기 입원기간 동안 포도상구균의 감염의 결과로 오른쪽 무릎에서 치유된 작은 상처가 있다.

❹ **기능.** JM은 움직임을 위해 가벼운 Lofstrand 목발을 계속 사용하고 있다. 하지만 더 이상 어떤 형태의 보조기도 착용 하지 않는다.

7) 중재

JM은 치료를 매일 받으러 왔다 갔다 하는 것은 고등학교 공부에 방해가 되므로 집에서 재활서비스를 받았다. 운동성은 휠체어 사용으로 증가되었고, 그는 요즘 모든 시간 동안 휠체어를 사용한다. 이전의 이동훈련은 자세조절을 증진시키고 옮겨가기 기술을 습득시키는데 도움이 되었다. JM은 미래에 이 기술의 사용이 가능할 수 있도록 보행연습을 하는데 흥미를 가지고 있었다. 집에서 그의 기본적인 이동방법은 엉덩이로 밀고 가는 것이다. 그러나 이것은 여러 가지 부작용을 초래한다(왼쪽 정강뼈의 바깥굽음).

치료의 초점은 어깨이음대의 통합성을 유지하고, 가동성과 근력을 유지하고, 휠체어에서 자세변경을 지속적으로 하고, 몸통과 다리의 정렬과 운동성을 유지하는 것이다. JM은 수영장에서 배영 경기에 참가한다. 요즘 그는 휠체어 경주를 위해 연습하는 것에 흥미를 느낀다. 그래서 지구력과 근력강화훈련은 스스로 주어진 목표가 되었다. 그는 스카우트에 활동적이다. 적응을 위해 캠핑에 참여하는 것이 필요하다. 피부보호를 위한 공기 매트리스가 필요하며 탈수를 피하기 위해 여분의 물을 가지고 다녀야 한다.

요약

이 장에서는 비진행성 중추신경계질환이 있는 아동관리를 다루었다. 뇌성마비와 척수수막탈출증, 이 두 질환에 대한 진료 유형을 설명하였으며, 병리현상과 병력이 운동수행력을 증진시키기 위한 재활중재와 기능적 목표와 지역사회 참여를 증진하고 유지하기 위한 중재와 연계되어 설명되었다. 찬반이 있는 중재들을 근거를 중심으로 토의하였다. 조기 아동기 발달에 대한 통합과학위원회(Committee on Integrating the Science of Early Childhood Development)에서는[19] "성공적인 중재는 건전한 전략, 아동과 보호자의 수용능력, 질적 수행에 의해 결정된다."라고 하였다.

추가정보

Useful Forms

Gross Motor Function Classification System (GMFCS) for Cerebral Palsy
Gross Motor Function Measure (GMFM)
Pediatric Evaluation of Disability Index (PEDI)

Books

Campbell SK: Decision Making In Pediatric Neurologic Physical Therapy, New York, 1999, Churchill Livingstone.
Campbell SK, Vander Linden DW, Palisano RJ (eds): Physical Therapy for Children, ed 2, Philadelphia, 2000, WB Saunders.
Effgen SK (ed): Meeting the Physical Therapy Needs of Children, Philadelphia, 2005, FA Davis.
Long T, Cintas H: Handbook of Pediatric Physical Therapy, Baltimore, 1995, Williams & Wilkins.
Shumway-Cook A, Woollacott MH: Motor Control: Theory and Practical Applications, ed 2, New York, 2001, Lippincott Williams & Wilkins.

Web Sites

Pedi Links: www.uvm.edu
Spina Bifida Association of America: www.sbaa.org
United Cerebral Palsy (UCP): www.ucp.org

용어

활동중심중재(activity-focused intervention): 일상에서 아동의 참여와 독립성을 높이기 위한 운동과제를 학습시키기 위해 기능적 활동을 체계적으로 반복 수행하는 치료계획

Baclofen: 경직을 감소시키기 위해 입 또는 경막내로 투여되는 약물

보튤리늄독소(botulinum toxin A, BtA): 신경근육연접부위에서 전달을 방해하여 근육을 마비시키는 독소 A. 보튤리늄독소는 일시적으로 근긴장도와 경직을 감소시켜, ROM 증가시키고 기능을 향상시킨다.

뇌성마비(cerebral palsy, CP): 발달하고 있는 중추신경계의 손상으로 인해 유발된 비진행성 자세와 움직임 비정상이 발생

하는 증상으로, 출생 전, 출생 후, 또는 출생 시 운동상해가 나타난다.

Chiari II 기형(Chiari II malformation): 열림 척추솔기형성이상과 관련된 마름뇌 비정상

닫힘 척추솔기형성이상(closed spinal dysraphism, CSD): 피부로 덮여 있는 신경조직, 척추와 척수의 선천적인기형. 피부 징표에는 털이 있는 점, 혈관종, 오목, 피부밑 덩어리가 있을 수 있다.

억제유도 움직임치료(constraint-induced movement therapy, CIMT): 건측 팔 사용을 제한하고 환측 사지를 강하고 체계적으로 기능적 활동을 시키는 과제지향적중재

운동이상 뇌성마비(dyskinetic cerebral palsy): 신체에 영향을 주는 조절되지 않고 목적 없는 움직임과 함께 불수의적인 움직임(떨림, 느린비틀림증, 강직)이 나타나는 뇌성마비의 한 형태

만삭유아(full-term infant): 임신의 37~42주 사이에 태어난 아기

대운동기능분류체계(Gross Motor Function Classification System, GMFCS): 자가움직임 시작, 보조도구의 필요성, 나이별 움직임 질에 기초하여 뇌성마비의 심각성을 5등급으로 분류한 체계

상해중심중재(impairment-focused intervention): 신체구성과 기능의 상해에 대한 치료계획

저체중아(low birth weight): 태어났을 때 2,500gm보다 작은 몸무게의 아기

척수수막탈출증(myelimeningocele, MM): 척추 중앙선에서 뼈의 결함으로 뇌척수막과 척수가 돌출되는 열린 척추솔기형성이상

신생아 뇌병증(neonatal encephalopathy): 만삭 유아에서 출산 초기 신경학적 기능문제가 있는 증후군으로, 비정상적 의식, 긴장도와 반사의 기능저하, 음식물 섭취와 호흡의 어려움, 발작이 발생한다.

신경관 결손(neural tube defect, NTD): 배아기 동안 어떤 장애 또는 오류로 인해 척수, 척수막, 뇌의 불완전한 발달

신경발달치료(neurodevelopmental treatment, NDT): 기능적 기술과 전형적인 움직임 패턴의 학습을 강조하는 발달적인 틀을 사용하는 상해중심중재

열린 척추솔기형성이상(open spinal dysraphism, OSD): 척추와 척수의 선천적인 기형. 척추뼈의 결함으로 척수와 척수막이 튀어나옴.

조기출산아(premature infant): 임신 37주보다 일찍 태어난 아기

선택적 척수뒤뿌리절제술(selective dorsal rhizotomy, SDR): 경직을 줄이기 위해 허리와 엉치부위에서 선택적으로 신경뿌리를 절제하는 신경학적 중재

경직성 양쪽마비(spastic diplegia): 전신에서 과긴장성을 보이고 불완전마비를 보이는 뇌성마비의 한 유형으로, 팔보다 다리가 더욱 침범된다.

경직성 반마비(spastic hemiplegia): 신체 한쪽에서 과긴장성을 보이고 불완전마비를 보이는 뇌성마비의 한 유형

경직성 사지마비(spastic quadriplegia): 사지에서 과긴장성을 보이고 불완전마비를 보이는 뇌성마비의 한 유형

척추갈림증(spina bifida): 척추솔기형성이상을 설명하기 위해 사용되는 유전적 용어

척추솔기형성이상(spinal dysraphism): 신경조직, 뇌척수막, 척추, 근육, 피부의 이상을 포함한 척주와 척수의 선천적 기형

참고문헌

1. American Physical Therapy Association: Guide to Physical Therapist Practice, second edition, Phys Ther 81(1):6-746, 2001.
2. Nelson K: Can we prevent cerebral palsy? N Engl J Med 349(18):1765-1769, 2003.
3. Olney S, Wright M: Cerebral palsy. In Campbell S, Vander Linden D, Palisano RJ (eds): Physical Therapy for Children, ed 2, New York, 2000, WB Saunders.
4. Hinderer K, Hinderer S, Shurtleff D: Myelodysplasia. In Campbell S, Vander Linden D, Palisano RJ (eds): Physical Therapy for Children, ed 2, New York, 2000, WB Saunders.
5. Shevell M, Majnemer A, Morin I: Etiologic yield of cerebral palsy: A contemporary case study, Pediatr Neurol 28(5):352-359, 2003.
6. Kuban K: Cerebral palsy, N Engl J Med 330:188-195, 1994.
7. Batshaw M, Perret Y: Children with Disabilities: A Medical Primer, ed 3, Toronto, 1992, Paul H. Brookes.
8. Boyle C, Yeargin-Allsopp M, Doernberg N, et al: Prevalence of selected developmental disabilities in children 3-10 years of age: The Metropolitan Atlanta Developmental Disabilities Surveillance program, MMWR CDC Surveill Summ 45:1-14, 1996.
9. Hagberg V, Hagberg G, Olow I, et al: The changing panorama of cerebral palsy in Sweden. V. The birth year period 1979-82, Acta Paediatr Scand 78:283-290, 1989.
10. Hagberg B, Hagberg G, Olow I: The changing panorama of cerebral palsy in Sweden. VI. Prevalence and origin during the birth year period 1983-1986, Acta Paediatr 82:387-393, 1993.
11. Stanley F, Watson L: The cerebral palsies in Western Australia: 1968-1981, Am J Obstet Gynecol 158:89-93, 1988.
12. Paneth N: Etiologic factors in cerebral palsy, Pediatr Ann 15:191-201, 1986.
13. Hankins G: Neonatal encephalopathy and cerebral palsy: Defining the pathogenesis and pathophysiology, Washington, DC, 2003, American College of Obstetricians and Gynecologists.
14. Freeman J, Nelson K: Intrapartum asphyxia and cerebral palsy, Pediatrics 82:240-249, 1988.
15. Lequin M, Barkovich A: Current concepts of cerebral malformation syndromes, Current Opin Pediatr 11:492-496, 1999.
16. Badawi N, Kurinczuk J, Keogh J, et al: Intrapartum risk factors for newborn encephalopathy: the Western Australian case-control study. BMJ. 1998;317:1554-1558
17. Wollack J, Nichter C: Static encephalopathies. In: Rudolph A, Rudolph C (eds): Rudolph's Pediatrics. 21st ed, New York, McGraw-Hill; 2002.
18. National Institute of Neurological Disorders and Stroke: Cerebral palsy: Hope through research, National Institute of Health. Accessed October 26, 2004.
19. Shonkoff JP: From neurons to neighborhoods: Old and new challenges for developmental and behavioral pediatrics, J Devel Behav Pediatr 24(1):70-76, 2003.
20. Lynch J, Nelson K: Epidemiology of perinatal stroke, Curr Opin Pediatr 13:499-505, 2001.
21. Grether J, Nelson K: Maternal infection and cerebral palsy in infants of normal birth weight, JAMA 278:207-211, 1997.
22. Hankins G: The long journey: Defining the true pathogenesis and pathophysiology of neonatal encephalopathy and cerebral palsy, Obstet Gynecol Surv 58(7):435-437, 2003.
23. Petterson B, Nelson K, Watson L, et al: Twins, triplets, and cerebral palsy in births in Western Australia in the 1980s, BMJ 307:1239-1243, 1993.

24. Stromberg B, Dahlquist G, Ericson A, et al: Neurological sequelae in children born after in-vitro fertilisation: A population-based study, Lancet 359:461-465, 2002.
25. Nelson K, Grether J: Potentially asphyxiating conditions and spastic cerebral palsy in infants of normal birth weight, Am J Obstet Gynecol 179(2):507-513, 1998.
26. Thacker S, Stroup D, Chang M: Continuous electronic heart rate monitoring for fetal assessment during labor, Cochrane Database Syst Rev 2:CD000063, 2001.
27. Dormans J, Pellegrino L: Caring for children with cerebral palsy, Baltimore, 1998, Paul H. Brookes.
28. Murphy C, Yeargin-Allsopp M, Decoufle P, et al: Prevalence of cerebral palsy among ten-year-old children in metropolitan Atlanta, 1985 through 1987, J Pediatr Orthop 123(5):S13-20, 1993.
29. Postnatal causes of developmental disabilities in children aged 3 to 10 years: Atlanta, Georgia 1991, MMWR Morb Wkly Rep 16 45(6):130-134, 1996.
30. Wilson-Howle J: Cerebral palsy. In Campbell S (ed): Decision Making in Pediatric Neurologic Physical Therapy, New York, 1999, Churchill Livingstone.
31. Minear W: A classification of cerebral palsy, Pediatrics 18:841-852, 1956.
32. Ratliffe K: Clinical Pediatric Physical Therapy: A Guide for the Physical Therapy Team, St. Louis, 1988, Mosby.
33. Pellegrino L: Cerebral palsy. In Batshaw M (ed): Children with Disabilities, ed 4, Baltimore, 1997, Paul H. Brookes.
34. Fletcher N, Marsden C: Dyskinetic cerebral palsy: A clinical and genetic study. Dev Med Child Neurol 38:873, 1996.
35. Yokochi K, Aiba K, Kodama M, et al: Motor function of infants with athetoid cerebral palsy. Dev Med Child Neurol 35:909, 1993.
36. Lesny I: Follow-up study of hypotonic forms of cerebral palsy, Brain Dev 1:87, 1979.
37. Russell D, Rosenbaum P, Avery L, et al: Gross Motor Function Measure (GMFM-66 & GMFM-88) User's Manual, New York, 2002, Mac Keith Press.
38. Palisano RJ, Rosenbaum P, Walter S, et al: Development and reliability of a system to classify gross motor function in children with cerebral palsy, Dev Med Child Neurol 39:214-223, 1997.
39. Morris C, Bartlett D: Gross motor function classification system: Impact and utility, Dev Med Child Neurol 46:60-65, 2004.
40. Beckung E, Hagberg G: Correlation between the ICIDH handicap code and Gross Motor Function Classification System in children with cerebral palsy, Dev Med Child Neurol 42:669-673, 2000.
41. Blair E, Watson L, Badawi N, et al: Life expectancy among people with cerebral palsy in Western Australia, Dev Med Child Neurol 43:508-515, 2001.
42. Evans P, Evans S, Alberman E: Cerebral palsy: Why we plan for survival, Arch Dis Child 65:1329-1333, 1990.
43. Hutton J, Colver A, Mackie P: Effect of severity of disability on survival in north east England cerebral palsy cohort, Arch Dis Child 83:469-474, 2000.
44. Hutton J, Pharoah P: Effects of cognitive, motor, and sensory disabilities on survival in cerebral palsy, Arch Dis Child 86:84-90, 2002.
45. Ostensjo S, Carlberg E, Vellestad N: Everyday functioning in young children with cerebral palsy: Functional skills, caregiver assistance, and modifications of the environment, Dev Med Child Neurol 45:603-612, 2003.
46. Hammel J: What's the outcome? Multiple variables complicate the measurement of assistive technology outcomes, Rehabil Manag 9:97-99, 1996.
47. Bottos M, Feliciangeli A, Sciuto L, et al: Functional status of adults with cerebral palsy and implications for treatment of children, Dev Med Child Neurol 2001;43:516-528.
48. Murphy K, Molnar G, Lankasky K: Medical and functional status of adults with cerebral palsy, Dev Med Child Neurol 37(12):1075-1084, 1995.
49. Strauss D, Ojdana K, Shavelle R, et al: Decline in function and life expectancy of older persons with cerebral palsy, NeuroRehabilitation 19(1):69-78, 2004.
50. Leonard C, Hirschfeld H, Forssberg H: Deficits in reciprocal inhibition in children with CP as revealed by H-reflex testing, Dev Med Child Neurol 32:974-984, 1990.
51. Bjornson K: Role of the physical therapist in the management of children with spasticity. In Topics in Physical Therapy—Pediatrics: Lesson 8, Alexandria, Va, 2001, American Physical Therapy Association.
52. Charness A: Stroke/Head Injury: A Guide to Functional Outcomes in Physical Therapy Management, Rockville, Md, 1986, Aspen Publications.
53. Gracies J, Elovic E, McGuire J, et al: Traditional pharmacological treatments for spasticity. II. General and regional treatments, Muscle Nerve Suppl 6:S92-S121, 1997.
54. Knuttson E, Lindblom U, Beissinger R, et al: Plasma and cerebrospinal fluid levels of baclofen (Lioresal) at optimal therapeutic responses in spastic paresis, J Neurolog Sci 23:473-484, 1974.
55. Gianino J: Intrathecal baclofen for spinal spasticity: implications for nursing practice, J Neurosci Nurs 25:254-264, 1993.
56. Hambleton P, Moore A: Botulinum neurotoxins. In Moore P (ed): Handbook of Botulinum Toxin Treatment, Oxford, 1995, Blackwell Science Ltd.
57. Graham H: Botulinum toxin A in cerebral palsy: Functional outcomes, J Pediatr 137(3):300-303, 2000.
58. Boyd R, Graham H: Botulinum toxin A in the management of children with CP: Indications and outcome, Europ J Neuro 4(2):23-22, 1997.
59. Ade-Hall R, Moore A: Botulinum toxin type A in the treatment of lower limb spasticity in cerebral palsy: Review, Cochrane Database Syst Rev 2:CD001408, 2000.
60. Koman L, Mooney J, Smith B, et al: Management of spasticity in cerebral palsy with botulinum toxin A: Report of a preliminary, randomized, double-blind trial, J Pediatr Orthop 14:299-303, 1994.
61. Corry I, Cosgrove A, Duffy C, et al: Botulinum toxin A compared with stretching casts in the treatment of spastic equinus: A randomized prospective trial, J Pediatr Orthop 18:304-311, 1998.
62. Flett P, Stern L, Waddy H, et al: Botulinum toxin A versus fixed cast stretching for dynamic calf tightness in cerebral palsy, J Pediatr Orthop 35:71-77, 1999.
63. Wasiak J, Hoare B, Wallen M: Botulinum toxin A as an adjunct to treatment in the management of children with spastic cerebral palsy, Cochrane Database Syst Rev 18(4):CD003469, 2004.
64. McLaughlin J, Bjoronson K, Temkin N, et al: Selective dorsal rhizotomy: meta-analysis of three randomized controlled trials, Dev Med Child Neurol 44:17-25, 2002.
65. Skinner H: Current Diagnosis and Treatment in Orthopedics, ed 3, New York, 2003, McGraw-Hill.
66. Saraph V, Zwick E, Zwick G, et al: Multilevel surgery in spastic diplegia: evaluation by physical examination and gait analysis in 25 children, J Pediatr Orthop 22:150-157, 2002.
67. Browne A, McManus F: One-session surgery for bilateral correction of lower limb deformities in spastic diplegia, J Pediatr Orthop 7:259-261, 1987.
68. Norlin R, Tkaczuk H: One-session surgery for correction of lower extremity deformities in children with cerebral palsy, J Pediatr Orthop 5:208-211, 1985.
69. Kondo I, Hosokawa K, Iwata M, et al: Effectiveness of selective muscle-release surgery for children with cerebral palsy: longitudinal and stratified analysis, Dev Med Child Neurol 46:540-547, 2004.
70. Stott N, Piedrahita L: Effects of surgical adductor releases for hip subluxation in cerebral palsy: An AACPDM evidence report, Dev Med Child Neurol 46:628-645, 2004.
71. Tortori-Donati P, Rossi A, Biancheri R, Cama A: Magnetic resonance imaging of spinal dysraphism, Top Magn Reson Imaging 12(6):375-409, 2001.
72. Drolet B: Birthmarks to worry about. Cutaneous markers of dysraphism, Dermatol Clin 16:447-453, 1998.
73. Tortori-Donati P, Rossi A, Cama A: Spinal dysraphism: A review of neuroradiological features with embryological correlations and proposal for a new classification, Neuroradiology 42:471-491, 2000.
74. The facts about Spina Bifida, Spina Bifida Association of America: www.sbaa.org. Accessed March 22, 2004.
75. Centers for Disease Control: Spina bifida and anencephaly prevalence—United States, 1991-2001, MMWR 51(RR13):9-11, 2002.
76. Smithells R, Sheppard S, Schorah C, et al: Possible prevention of neural tube defects by periconceptional vitamin supplementation, Lancet 1:339-340, 1980.
77. Shinjiro H, Farmer D, Albanese C: Fetal surgery for myelomeningocele, Curr Opin Ob Gyn 13:223-222, 2001.
78. Bruner J, Tulipan N, Reed G, et al: Intrauterine repair of spina bifida: preoperative predictors of shunt-dependent hydrocephalus, Am J Obstet Gynecol 190:1305-1312, 2004.
79. Adams R: Spina Bifida: Life Span Management, Orthopedic Interventions for Pediatric Patients, Home Study Course 10.2.2, Orthopaedic Section, LaCrosse, Wis, 2000, APTA.
80. Lazareff J: Lipomas and lipomyelomeningoceles, Spina Bifida Association: www.sbaa.org Accessed March 22, 2004.
81. Samuel M, Boddy S: Is spina bifida occulta associated with lower urinary tract dysfunction in children? J Urology 171:2664-2666, 2004.
82. Dias M, Partington M: Embryology of myelomeningocele and anencephaly, Neurosurg Focus 16(2):1-16, 2004.
83. Dias M, Walker M: The embryogenesis of complex dysraphic malformations: A disorder of gastrulation? Pediatr Neurosurg 18:229-253, 1992.
84. Luo J, Nye J: Evidence for genetic etiologies of neural tube defects. In Sarwark J, Lubicky J (eds): Caring for the Child with Spina Bifida, Rosemont, Ill, 2001, American Academy of Orthopaedic Surgeons.
85. Shurtleff D, Lemire R, Warkany J: Embryology, etiology and epidemiology. In Shurtleff D (ed): Myelodysplasias and Exstrophies: Significance, Prevention, and Treatment, Orlando, Fla, 1986, Grune & Stratton.
86. McLone D, George T, Worley G, et al: Genetic studies in neural tube defects. NTD Collaborative group, Pediatr Neurosurg 32:1-9, 2000.
87. Juriloff D, Harris M: Mouse models for neural tube closure defects, Human

Mol Genet 9:993-1,000, 2000.
88. Prevention of neural tube defects: Results of the Medical Research Council Vitamin Study, MRC Vitamin Study Research Group, Lancet 338:131-137, 1991.
89. Mersereau P: Spina bifida and anencephaly before and after folic acid mandate—United States, 1995-1996 and 1999-2000, MMWR 53(17):362-365, 2004.
90. Centers for Disease Control: Recommendations for the use of folic acid to reduce the number of cases of spina bifida and other neural tube defects, MMWR 41(No.RR-14), 1992.
91. Food and Drug Administration: Food standards, Federal Register 61:8781-8797, 1996.
92. Cunningham F: Williams Obstetrics, ed 21, New York, 2001, McGraw-Hill.
93. Morrow R, McNay M, Whittle M: Ultrasound detection of neural tube defects in patients with elevated maternal serum alpha-fetoprotein, Obstet Gynecol 78:1055, 1991.
94. Schneider J, Gabriel K: Congenital spinal cord injury. In Umpred D (ed): Neurological Rehabilitation, ed 3, St. Louis, 1994, Mosby.
95. Badell-Ribera A: Myelodysplasia. In Molnar G (ed): Pediatric Rehabilitation, Baltimore, 1985, Williams & Wilkins.
96. Tappit-Emas E: Spina bifida. In Tecklin JS (ed): Pediatric Physical Therapy, ed 3, New York, 1999, Lippincott Williams & Wilkins.
97. Frawley P, Broughton N, Menelaus M: Incidence and type of hindfoot deformities in patients with low-level spina bifida, J Pediatr Orthop 18:312-313, 1998.
98. Liptak G, Shurtleff D, Bloss J, et al: Mobility aids for children with high-level myelomeningocele. Parapodium versus wheelchair, Dev Med Child Neurol 34:787-796, 1992.
99. Shurtleff D: Mobility. In Shurtleff D (ed): Myelodysplasias and Exstrophies: Significance, Prevention, and Treatment, Orlando, Fla, 1986, Grune & Stratton.
100. Parsch K: Origins and treatment of fractures in spina bifida, Eur J Pediatr Surg 1(5):298-305, 1991.
101. DeSouza L, Carroll N: Ambulation of the braced myelomeningocele patient, J Bone Joint Surg Am 58:1112-1118, 1976.
102. Liptak G: Neural tube defects. In Batshaw M (ed): Children with Disabilities, ed 4, Baltimore, 1997, Paul H Brookes.
103. International Myelodysplasia Study Group Database, Seattle, 1993, Department of Pediatrics, University of Washington.
104. McLone D, Czyzewski D, Raimondi A, et al: Central nervous system infections a limiting factor in the intelligence of children with myelomeningocele, Pediatrics 70:338-342, 1982.
105. Brumfield C, Aronin P, Cloud G, et al: Fetal myelomeningocele: Is antenatal ultrasound useful in predicting neonatal outcome? J Reproductive Med 40:26-30, 1995.
106. Friedrich W, Lovejoy M, Shaffer J, et al: Cognitive abilities and achievement status of children with myelomeningocele: A contemporary sample, J Pediatr Psych 16:423-428, 1991.
107. Shaffer J, Wolfe L, Freidrich W, et al: Developmental expectations: Intelligence and fine motor skill. In Shurtleff D (ed): Myelodysplasias and Exstrophies: Significance, Prevention, and Treatment, Orlando, Fla, 1986, Grune & Stratton.
108. Snow J: Memory functions for children with spina bifida: Assessment in rehabilitation and exceptionality, Pediatrics 1:20-27, 1994.
109. Lollar D: Learning among children with spina bifida, Spina Bifida Association: www.sbaa.org.
110. Culatta B, Young B: Linguistic performance as a function of abstract task demands in children with spina bifida, Dev Med Child Neurol 34(5):434-440, 1992.
111. Gaston H: Ophthalmic complications of spina bifida and hydrocephalus, Eye 5:279-290, 1991.
112. Shurtleff D: Decubitus formation and skin breakdown. In Shurtleff D (ed): Myelodysplasias and Exstrophies: Significance, Prevention, and Treatment, Orlando, Fla, 1986, Grune & Stratton.
113. Reigel D: Spina bifida from infancy through the school years. In Rowley-Kelly F, Reigel D (eds): Teaching the Students with Spina Bifida, Baltimore, 1993, Paul H. Brooks.
114. Vereecken R: Bladder pressure and kidney function in myelomeningocele, Paraplegia 30:153-159, 1992.
115. King J, Currie D, Wright E: Bowel training in spina bifida: Importance of education, patient compliance, age, and anal reflexes, Arch Phys Med Rehabil 75:243-247, 1994.
116. Centers for Disease Control and Prevention: Evidence-based practice in spina bifida: Developing a research agenda, Conference held in Washington, DC, May 9-10, 2003.
117. McDonald C, Jaffe K, Mosca V, et al: Ambulatory outcome of children with myelomeningocele: Effect of lower-extremity muscle strength, Dev Med Child Neurol 33:482-490, 1991.
118. Duffy C, Hill A, Cosgrove A, et al: The influence of abductor weakness on gait in spina bifida, Gait Posture 4:34-38, 1996.
119. Vanoski S, Bare A, Dias L, et al: Energy expenditure in myelomeningocele: what's the cost of walking? Dev Med Child Neurol 75(Suppl):18-19, 1997.
120. Bartonek A, Eriksson C, Saraste H: Heart rate and walking velocity during independent walking in children with low and midlumbar myelomeningocele, Pediatr Phys Ther 14:185-190, 2002.
121. Sousa J, Gordon L, Shurtleff D: Assessing the development of independence of daily living skills in patients with spina bifida, Dev Med Child Neurol 18(suppl 37):134-142, 1976.
122. Sousa J, Telzrow R, Holm R, et al: Developmental guidelines for children with myelodysplasia, Phys Ther 63(1):21-29, 1983.
123. Bowman R, McLone D, Grant J, et al: Spina bifida outcome: A 25-year prospective, Pediatr Neurosurg 34(3):114-120, 2001.
124. Centers for Disease Control: Current trends economic burden of spina bifida—United States, 1980-1990, MMWR Morb Mortal Wkly Rep 38(15):264-267, 1989.
125. Brown M, Gordon W: Impact of impairment on activity patterns of children, Arch Phys Med Rehabil 68(12):828-832, 1987.
126. Conner-Kuntz F, Dummer G, Paciorek M: Physical education and sport participation of children and youth with spina bifida myelomeningocele, Adap Phys Activity Q 12(3):228-238, 1995.
127. Committee on Integrating the Science of Early Childhood Development: From Neurons to Neighborhoods: The Science of Early Childhood Development, Washington, DC, 2000, National Academy Press.
128. Campbell SK: The child's development of functional movement. In Campbell SK, Linden DWV, Palisano RJ (eds): Physical Therapy for Children, ed 2, New York, 2000, WB Saunders.
129. Croce R, DePaepe J: A critique of therapeutic intervention programming with reference to an alternative approach based on motor learning theory, Phys Occup Ther Pediatr 9(3):5-33, 1989.
130. Bernstein N: The Co-Ordination and Regulation of Movements, Oxford, 1967, Pergamon Press.
131. Larin H: Motor learning: Theories and strategies for the practitioner. In Campbell SK, Linden DWV, Palisano RJ (eds): Physical Therapy for Children, ed 2, New York, 2000, WB Saunders.
132. Edwards R: The effects of performance standards on behavior patterns and motor skill achievement in children, J Teach Phys Educ 7:90-120, 1988.
133. Shumway-Cook A, Woollacott MH: Motor control: Issues and theories. In Shumway-Cook A, Woollacott MH (eds): Motor Control: Theory and Practical Applications, ed 2, Philadelphia, 2001, Lippincott Williams & Wilkins.
134. Adolph K: Learning to keep balance. In Kail R (ed): Advances in Child Development and Behavior, vol 30, Amsterdam, 2002, Elsevier Science.
135. Adolph K, Eppler M: Flexibility and specificity in infant motor skill acquisition. In Fagen J (ed): Progress in Infancy Research, vol 2, Norwood, NJ, 2002, Ablex.
136. Adolph K, Vereijken B, Shrout P: What changes in infant walking and why, Child Devel 74(2):475-497, 2003.
137. Edwards J, Elliott D, Lee T: Contextual interference effects during skill acquisition and transfer in Down's syndrome adolescents, Adap Phys Activity Q 3:250-258, 1986.
138. Chan M, Lu Y, Martin L, et al: A baby's day: Capturing crawling experience. In Grealy MA, Thompson JA (eds): Studies in Perception and Action V, Mahwah, NJ, 1999, Lawrence Erlbaum Publishers.
139. Bower E, Michell D, Burnett M, et al: Randomized controlled trial of physiotherapy in 56 children with cerebral palsy followed for 18 months, Dev Med Child Neurol 43:4-15, 2001.
140. Haley SM: Patterns of physical and occupational therapy implementation in early motor intervention, TECSE 7:46-63, 1988.
141. Trahan J, Malouin F: Intermittent intensive physiotherapy in children with cerebral palsy: A pilot study, Dev Med Child Neurol 44:233-239, 2002.
142. Mayo N: The effect of physical therapy for children with motor delay and cerebral palsy. A randomized clinical trial, Am J Phys Med Rehabil 70:258-267, 1991.
143. Bower E, McLellan D: Effect of increased exposure of physiotherapy on skill acquisition of children with cerebral palsy, Dev Med Child Neurol 34:25-39, 1992.
144. Bower E, McLellan D, Arney J, et al: A randomized controlled trial of different intensities of physiotherapy and different goal-setting procedures in 44 children with cerebral palsy, Dev Med Child Neurol 38:226-237, 1996.
145. Campbell M, Sheets D, Strong P: Secondary health conditions among middle-aged individuals with chronic physical disabilities: Implications for unmet needs for services, Asst Technol 11:105-122, 1999.
146. Campbell S: Therapy programs for children that last a lifetime, Phys Occup Ther Pediatr 17(1):10-15, 1997.
147. Rimmer J: Physical fitness levels of persons with cerebral palsy, Dev Med Child Neurol 2001;43:208-212.
148. Strong W: Physical activity and children, Circulation 81:1697-1701, 1990.
149. Valvano J: Neuromuscular system: The plan of care. In Effgen S (ed): Meeting the Physical Therapy Needs of Children, Philadelphia: 2005, FA Davis.

150. Kaplan M, Bedell G: Motor skill acquisition frame of reference. In Kramer P, Hinojosa J (eds): Frames of Reference for Pediatric Occupational Therapy, ed 2, New York, 1999, Lippincott Williams & Wilkins.
151. Valvano J: Activity-focused motor interventions for children with neurological conditions, Phys Occup Ther Pediatr 24:79-107, 2004.
152. Duff S, Quinn L: Motor learning and motor control. In Cech D, Martin S (eds): Functional Movement Development Across the Life Span, Philadelphia, 2000, WB Saunders.
153. Thorpe D, Valvano J: The effects of knowledge of performance and cognitive strategies on motor skill learning in children with cerebral palsy, Pediatr Phys Ther 14:2-15, 2002.
154. Ketelaar M, Vermeer A, Hart H, et al: Effects of a functional therapy program on motor abilities of children with cerebral palsy, Phys Ther 81(9):1534-1545, 2001.
155. Styer-Acevedo J: Physical therapy for the child with cerebral palsy. In Tecklin JS (ed): Pediatric Physical Therapy, ed 3, New York, 1999, Lippincott Williams & Wilkins.
156. Park E, Park C, Kim J: Comparison of anterior and posterior walkers with respect to gait parameters and energy expenditure of children with spastic diplegic cerebral palsy, Yonsei Med J 42(2):180-184, 2001.
157. Levangie P, Chimera M, Johnston M, et al: The effects of posterior rolling walkers on gait characteristics of children with spastic cerebral palsy, Phys Occup Ther Ped 9:1-17, 1989.
158. Mattsson E, Andersson CP: Oxygen cost, walking speed, and perceived exertion in children with cerebral palsy when walking with anterior and posterior walkers, Dev Med Child Neurol 39:671-676, 1997.
159. Logan L, Byers-Hinkley K, Ciccone C: Anterior versus posterior walkers: a gait analysis study, Dev Med Child Neurol 32:1044-1048, 1990.
160. Palisano RJ, Tieman B, Walter S, et al: Effect of environmental setting on mobility methods of children with cerebral palsy, Dev Med Child Neurol 45:113-120, 2003.
161. Taub E, Ramey S, DeLuca S, et al: Efficacy of constraint-induced movement therapy for children with cerebral palsy with asymmetric motor impairment, Pediatrics 113:305-312, 2004.
162. Schoen SA, Anderson J: Neurodevelopmental treatment frame of reference. In Kramer P, Hinojosa J (eds): Frames of Reference for Pediatric Occupational Therapy, ed 2, New York, 1999, Lippincott Williams & Wilkins.
163. Butler C, Darrah J: Effects of neurodevelopmental treatment for cerebral palsy: An AACPDM evidence report, Dev Med Child Neurol 43:778-790, 2001.
164. Dodd K, Taylor N, Damiano D: A systematic review of the effectiveness of strength-training programs for people with cerebral palsy, Arch Phys Med Rehabil 83(8):1157-1164, 2002.
165. Kerr C, McDowell B, McDonough S: Electrical stimulation in cerebral palsy: a review of effects on strength and motor function, Dev Med Child Neurol 46:205-213, 2004.
166. Aubert E: Adaptive equipment for physically challenged children. In Tecklin JS (ed): Pediatric Physical Therapy, ed 3, New York, 1999, Lippincott Williams & Wilkins.
167. Jones M, Gray S: Assistive technology: Positioning and mobility. In Effgen S (ed): Meeting the Physical Therapy Needs of Children, Philadelphia: 2005, FA Davis.
168. Stuberg W: Considerations related to weight-bearing programs in children with cerebral palsy, Phys Ther 72:35-40, 1992.
169. Edelstein J: Orthotic assessment and management. In O'Sullivan S, Schmitz T (eds): Physical Rehabilitation: Assessment and Treatment, ed 4, Philadelphia, 2001, FA Davis.
170. Brown J: Orthopaedic care of children with spina bifida, Orthop Nurs 20(4):51-58, 2001.
171. Morris C: A review of the efficacy of lower-limb orthoses used for cerebral palsy, Dev Med Child Neurol 44:205-211, 2002.

제 24 장

성인 비진행성 중추신경계 질환

Adult Nonprogressive Central Nervous System Disorders

학습개요

목적
병리현상
  뇌혈관사고 / 외상성 뇌손상
검진
  병력 / 계통관찰 / 검진과 측정
평가, 진단, 예후
중재
  신경발달치료 / 고유수용성신경근육촉진법 / 과제지향 접근법 / 치료적 운동 / 자가관리와 집관리를 위한 기능적 훈련
사례연구
요약
추가정보
용어
참고문헌

학습목표

이 장을 읽은 후, 다음의 사항을 할 수 있어야 한다.

1. 성인 비진행성 중추신경계 질환의 형태를 구별하고 기술한다.
2. 비진행성 중추신경계 질환을 가진 환자를 위한 적절한 검진과 측정을 이해하고 적용한다.
3. 뇌졸중 또는 외상성 뇌손상을 위한 적절한 평가, 진단, 근거-기초한 예후를 설정한다.
4. 재활중재를 위한 신경발달치료, 고유수용성신경근육촉진법, 과제-지향 접근법의 기본적 원리를 이해하고 적용한다.
5. 치료행위 패턴에 포함되는 환자에서 관찰되는 흔한 상해, 기능적 제한, 장애를 해결하기 위해서 적절한 근거-기초한 중재를 선택한다.
6. 뇌졸중 또는 외상성 뇌손상 환자를 위한 환자/의뢰인 관리에 대한 지식을 사례연구에 적용한다.

이 장은 비진행성 중추신경계 질환과 관련된 운동기능과 감각통합성 손상을 가진 성인에 대한 재활을 다룰 것이다. 이러한 질환에 포함되는 가장 흔한 것은 뇌혈관사고(뇌졸중)와 외상성 뇌손상이다. 비진행성 중추신경계 질환이 있는 사람은 다양한 상해, 기능적 제한, 장애를 보인다.

- 인지와 행동변화
- 근력약화, 비정상적인 긴장도, 비정상적인 반사, 움직임 패턴변화와 연관된 운동조절과 수행력손상
- 자세조절과 균형에서 문제
- 지구력 감소
- 고유감각, 시각, 한쪽 무시(neglect) 같은 감각과 지각통합성 손상
- 침상운동성, 옮겨가기(transfer), 보행 같은 기능적 활동을 수행하는 능력의 감소
- 직장 또는 집에서 요구되는 기능과 사회적 역할을 수행하는 능력의 감소

또한 다양한 병리의 영향(상해, 기능적 제한, 장애)은 개인적 및 환경적 요인에 의해 달라진다. 개인적 요인에는 인구학, 문화, 생활양식, 심리적 경향, 사회적 지지가 포함된다. 환경적 요인에는 사회적 · 정책적 · 경제적 구조, 물리적 환경, 이용 가능한 보험체계, 장애에 대한 사회적 관점이 포함된다.[1]

Nagi의 장애모형과 물리치료사 치료행위지침(guide to physical therapist practice)을[1] 이용하여, 이 장은 병리현상을 우선적 치료행위 패턴 5D(중추신경계의 비진행성 질환과 관련된 운동기능과 감각통합성 손상 – 청소년 또는 성인)와 연관시켜 기술할 것이다. 이후 비진행성 중추신경계 질환에서 흔히 관찰되는 상해와 기능적 제한을 위한 검진과 측정에 대해 살펴볼 것이다. 검진은 물리치료 중재와 예후에 대한 결정과 평가를 위한 기초자료를 제공한다. 치료계획에 근거하여, 이러한 환자를 위한 다양한 중재에 대해 다루겠다. 이 모든 과정은 명확하고, 합리적인 근거를 중심으로 다루어질 것이다.[3]

1. 병리현상

뇌혈관사고

뇌졸중(stroke) 또는 뇌혈관사고(cerebrovascular accident)는 "혈관의 문제로 발생하는 급성신경학적 기능이상으로… 손상된 뇌의 영역에 따라 다양한 증상과 징후를 보인다."로 정의되어져 왔다.[4] 미국에서 사망원인 중 3위이고 심각한 장애를 유발하는 뇌졸중은 공중보건에서 주요 관심사이다.[5] 뇌졸중은 폐쇄성(occlusive) 또는 출혈성(hemorrhagic)으로 구분된다. 폐쇄성 뇌졸중은 뇌로 가는 혈액의 흐름이 막혀 결국 허혈이 발생하는 것이다. 폐쇄성 뇌졸중은 모든 뇌혈관사고의 80%에 달하고[6] 혈전(thrombus) 또는 색전(embolus)에 의해 발생할 수 있다. 혈전성 뇌졸중은 뇌에 있는 혈관에 혈전 또는 혈액응고가 진행되어 발생하는 것이다. 혈전형성은 혈관내피손상, 느리거나 회오리치는 혈액흐름, 혈액응고성 증가에 의해 유발된다. 이러한 요인들은 근육을 느슨하게 하고 혈관내피의 증식을 유발하여, 혈관이 좁아지게 만들고 결국 막히게 한다. 색전성 뇌졸중은 신체 다른 부위에서 떠다니는 물질이 뇌혈관으로 와서 혈관을 막는 것이다. 뇌로 가는 색전은 일반적으로 혈관 또는 심장에서 떨어져 나온 혈액응고들이고 이들이 뇌로 가서 혈관을 막는다.[7] 또한 긴뼈 골절 후 종종 발생하는 지방 같은 이물질 또는 심장판막의 감염으로 종종 발생하는 괴사성 물질이 색전으로 될 수 있다.

폐쇄성 뇌졸중과 관련된 임상적 증상은 침범된 뇌혈관에 따라 다양하다(그림 24-1). 예를 들어, 뇌졸중 중 가장 흔한[8] 중간 대뇌동맥이 막히면, 일반적으로 반대쪽 사지와 얼굴에서 마비(paralysis)와 감각결핍이 발생하는데, 다리보다 팔이 심하다. 또한, 만일 우세쪽 대뇌반구가 침범되면 운동성 언어장애와 언어상실증(aphasia)이 발생한다(글상자 24-1). 앞쪽 대뇌동맥이 막힐 때, 반대쪽 마비와 감각결핍은 팔보다 다리가 심하게 나타난다. 또한 이마엽(frontal lobe)에 허혈은 서술기억(declarative memory)상실과 행동문제를 유발할 수 있다. 뒤쪽 대뇌동

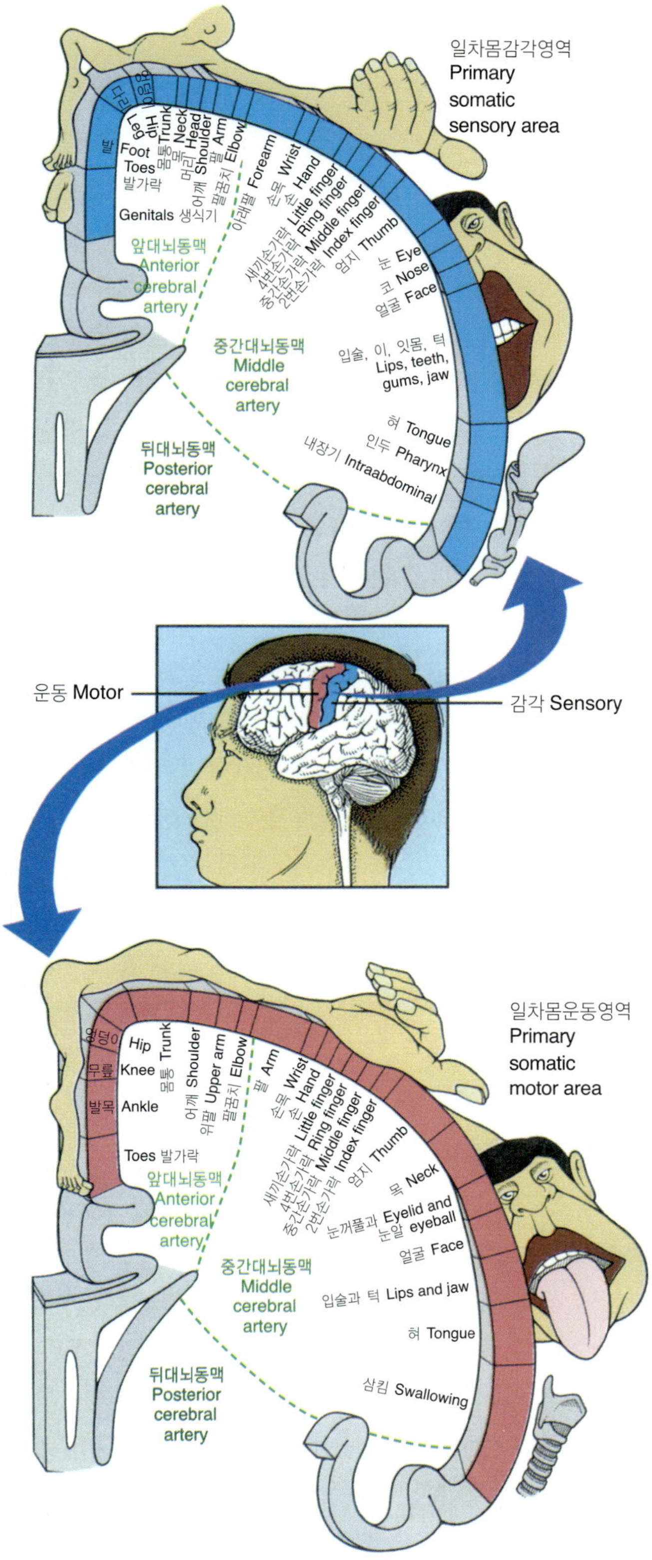

그림 24-1 운동과 감각겉질에 대한 동맥 혈액공급

Adapted from Thibodeau GA, Patton KT: Anatomy and Physiology, ed 6, St. Louis, 2006, Mosby.

글상자 24-1 오른쪽 및 왼쪽 대뇌반구 병변 시 특성	
오른쪽 대뇌병변	**왼쪽 대뇌병변**
– 왼쪽 마비	– 오른쪽 마비
– 시공간 장애	– 언어상실증
– 빠른 행동(충동적)	– 느린 행동(소극적)
– 신체이미지 결핍	– 숫자 읽기언어상실증
– 구성행위상실증	– 의식행위운동상실증

맥이 침범되면, 같은쪽반맹(homonymous hemianopsia; 병변 반대쪽 시야의 반이 상실), 겉질맹(cortical blindness), 기억력결핍이 발생할 수 있다. 또한, 시상으로 가는 혈관이 막히면, 환자는 무도무정위운동(choreoathetosis), 자발적인 통증과 감각이상, 감각상실, 활동떨림(intention tremor)을 보인다.

혈관파열과 관련된 출혈성 뇌졸중은 뇌졸중 중 25%에 달한다.[6] 종종 대뇌동맥류(aneurysms) 또는 동정맥기형(arteriovenous malformation, AVM) 같은 혈관기형 또는 고혈압과 관련이 있다. 이러한 형태의 뇌졸중인 경우, 혈관바깥공간으로 혈액이 분출되어 기계적 및 화학적 손상과 허혈이 발생하기 때문에 뇌조직괴사가 발생한다. 출혈성 뇌졸중의 사망률은 폐쇄성보다 높다.[9] 고혈압성 출혈의 90%는 대뇌반구에서 발생하며 흔한 부위가 윌리스바닥(basal Willis)이다. 출혈성 뇌졸중과 관련된 임상적 증상은 좀 더 다양한데, 출혈의 범위와 크기에 따라 달라진다. 가벼운 경우는 출혈이 적고 재흡수가 일어나지만, 심한 경우는 빠르게 혈액이 축적되어 뇌조직을 압박하고 큰구멍(foramen magnum)으로 숨뇌를 밀기때문에 결국 사망하게 된다.

외상성 뇌손상

미국의 질병관리 및 예방센터에 의하면, 매년 1,500만 명의 사람들이 외상성 뇌손상(traumatic brain injury, TBI)을 경험하고 있다; 이들 중 50,000명은 사망하고 80,000~90,000명은 장애를 가진다.[11] TBI의 주요 원인은 교통사고, 총기사고, 낙상이다.[112] TBI의 정의는 "퇴행성 또는 선천성이 아닌 뇌손상으로 외부의 물리적 힘에 의해 유발되는 것"이다.[13] 이러한 손상은 관통(penetrating)손상 또는 둔기(blunt)손상으로 분류되고 결과적으로 개방성 손상 또는 비개방성 손상을 유발할 수 있다.[14] 관통손상은 외부 충격이 지나가는 통로에 따라 국소적인 손상을 유발하는 경향이 있지만, 둔기손상은 충격이 가해진 부위에서부터 떨어진 부위에도 타박상과 손상을 유발할 수 있다.[15] 뇌가 빠르게 가속 및 감속되었을 때 외상부위에서 떨어진 부위의 손상은 흔하다. 또한 빠른 속도의 움직임은 머리뼈 속에서 뇌가 빠르게 움직일 때 전단력이 뇌에 가해져 결국 대뇌겉질에 확산성 축삭손상(diffuse axonal injury)을 유발할 수 있다. 머리뼈 내의 출혈과 부종은 뇌조직과 혈관을 압박하기 때문에 이차적 뇌손상은 TBI 후 흔히 발생한다. TBI와 관련된 임상적 증상은 손상의 정도에 따라 다양하고 일반적으로 넓은 부위에서 손상을 입기 때문에 뇌졸중보다 신체, 인지, 행동문제의 폭이 넓다.

2. 검진

병력

병력청취를 통해 치료사는 환자의 과거 및 현재 건강상태, 주요 호소, 사회적 경력, 주거환경, 건강습관, 생활양식, 직업, 현재 기능상태, 개인적 목표에 대한 정보를 수집할 수 있다. 이 정보는 치료사가 재활과정에 영향을 줄 수 있는 요인을 파악하고 검진, 평가, 진단, 예후, 중재 설정을 위한 가설을 설정하는데 필수적이다. 입원 환자인 경우, 환자병력으로부터 얻은 정보는 퇴원계획을 수립하는데 이용될 수 있다. 예를 들어, 뇌졸중 또는 TBI의 심각성에 대한 초기정보와 환자의 집 환경과 가족지지 수준에 대한 정보를 고려하여, 퇴원 시 필요할 수 있는 장비와 지지를 치료사는 초기부터 면밀히 고려할 수 있다.

계통관찰

계통관찰은 좀 더 정밀검진이 필요한 계통을 확인하고 합병증이 발생할 수 있는 영역 또는 검진과 중재과정 동안 주의해야 할 사항을 알아보기 위해 시행된다. 1장을 참고한다.

검진과 측정

검진의 마지막 단계는 적절한 검진과 측정을 선택하고 수행하는 것이다. 병력과 계통관찰을 참고하여, 검진과 측정은 치료사가 진단, 예후, 치료계획을 결정하는데 도움을 주기 위해 선택되어야 한다. 또한 검진과 측정을 통해 치료사들은 재활서비스에 영향을 줄 수 있는 상해, 기능적 제한, 장애에 대해 기록해야 한다. 검진과 측정을 선택할 때, 신뢰도와 타당도를 고려하는 것은 중요하다. 어떤 환자집단을 위해 사용될 수 있는지 또는 검증이 완전히 이루어진 도구인지를 살펴야 한다. 예를 들어, 균형을 위한 다양한 검진과 측정들이 있다. 이들 중 일부는 정적 균형을 검진하고 일부는 동적 균형을 검진한다. 환자의 능력과 검진의 목적에 따라 적절한 것을 선택해야 한다. 예를 들어, 완전한 평가를 위해 환자가 이동능력이 있어야 하는 균형평가는 균형을 평가하기 위해서는 적절하지만, 환자의 기능적 수준에 따라 부적절할 수 있다. 이 장에서는 비진행성 신경근육질환을 가진 환자를 위한 검진과 측정에 대해 논의할 것이다. 포괄적으로 다루지 않고 타당성이 검정된 도구들을 중심으로 살펴보려고 한다.

근육뼈대계

근육수행력. 신경학적 질환이 있는 환자인 경우, 인정되는 근력의 정의는 "움직임을 시작하고, 유지하고, 조절하는데 필요한 힘을 생성하기 위한 근육 또는 근육집단의 능력"이다.[16] 근육뼈대계 기능이상처럼 신경학적 기능이상을 가진 환자에 대한 근력평가는 등척성, 등속성, 기능적 측정을 통해 신뢰할 수 있게 평가되어야 한다[17~19] (5장 참조). 이전에, 위운동신경세포(upper motor neuron) 질환을 가진 환자의 근력평가는 경직(spasticity) 때문에 신뢰성과 타당도가 떨어진다고 여겨져 왔다.[20,21] 특히, 경직성 대항근(antagonist)에 의한 동시수축에 의해 작용근(agonist)의 실제 근력을 측정하기 힘들다는 것이 제기되어져 왔다. 이런 임상적 신념에도 불구하고, 뇌졸중 환자에서 작용근의 부적절한 동원이 대항근의 경직과 관련이 없다는 연구들이 보고되어져 왔다.[22] 더 나아가, 경직성 반불완전마비를 가진 뇌졸중 또는 TBI 환자 20명을 대상으로, 무릎굽힘과 폄 회전력에 대한 등속성 검진과 재검진 신뢰도는 건측과 환측 모두 높게 나타났다(ICC> 0.91).[18] 뇌졸중 환자 14명을 대상으로 한 연구에서도 비슷한 결과를 보고하였다(ICC>0.92).[23]

신경근육

각성, 집중력, 인지. 각성을 측정하기 위해 흔히 사용되는 것 특히, TBI인 경우는 Glasgow 혼수척도(Glasgow coma scale, GCS)이다(21장 참조).[24] 이 척도는 눈뜨기, 최상의 운동반응, 언어적 점수에 대한 평가를 통하여 의식변화에 대한 측정치를 제공하기 위해 만들어진 것이다. 또한 손상 후 첫 24시간 이내에 GCS 점수는 TBI로 인한 손상의 정도 및 결과 예측인자로 사용되고 있다. 뇌졸중 후 흔히 관찰되는 집중력 결핍은 한쪽 공간 무시로 뇌병변 반대쪽에 있는 물체 또는 사람에 대한 반응이나 인식을 못하는 행동적 증상을 보이는 것이다.[25] 이런 무시는 감각 또는 운동 결핍과 무관하다.[26] 일부 연구자들은 뇌졸중 후 보이는 한쪽 무시는 오른쪽 대뇌반구 병변인 경우 82% 왼쪽 대뇌반구 병변인 경우 65%라고 보고한다.[27] 한쪽 무시를 분류할 때, 감각(예: 청각, 시각, 촉각), 운동, 또는 개념에서 나타나는지 사람인지 공간인지를 고려하는 것이 중요하다.[25] 무시에 대한 이해를 통해 치료사는 좀 더 정확한 중재를 설계할 수 있다. 표 24-1은 무시형태를 기술한 것이다.[28~30]

뇌졸중 후 무시현상과는 별개로 밀기증후군(pusher syndrome)이라는 현상이 있다. 밀기증후군은 뇌졸중 후 초기에 흔히 나타나며, 마비가 있는 쪽으로 몸을 기대어 쓰러지는 현상이다. 아직 원인이 명확히 밝혀지지 않았지만, 시상의 뒤가쪽핵의 손상으로 인해 환자는 마비쪽으로 18° 치우쳐 있을 때 신체가 똑바로 서 있다고 지각하게 된다. 따라서 치료 시 시각적 되먹임을 통해 신체배열을 교육해야 할 것이다.

인지에는 관련 있는 것과 관련 없는 것을 구별하는 능력 같은 기술(skill), 이해, 보유(retention), 지식을 적절히 적용하는 능력을 포함한다.[32] 인지기능의 손상은 TBI와 뇌졸중 후 심각한 장애를 유발하고 기본적인 일상생활을 수행하는 능력을 떨어뜨리고 새롭거나 난처한 상황에 대해 반응하는 능력을 떨어뜨린다.

인지평가를 위해 사용되는 가장 흔한 선별검진은 간이정신상태검진(mini-mental state examination, MMSE)이다.[33] 이 검진은 수행하는데 10분 미만의 시간이 소요되고 시간과 장소에 대한 지남력, 단어등록, 집중력, 계산, 회상, 언어, 시각적 구성으로 되어 있다. 비록 치매 환자를 위해 설계된 것이지만, 뇌졸중을 포함한 다양한 환자 집단에서도 신뢰도와 타당도가 검정되어 왔다.[33~35] 입원 중인 뇌졸중 환자 66명을 대상으로, 기능적 독립측정(functional independence measure, FIM)에 있는 인지영역과 Loewenstein 작업치료 인지평가를 통해

표 24-1 무시에 대한 분류[31]

분류	정의
감각무시	환측에 대한 감각인식이 떨어짐. 청각, 시각, 또는 몸감각입력에 대한 인식이 떨어짐
운동무시	자극에 대해 인식함에도 불구하고 움직임 반응을 생성할 능력이 떨어짐. 이러한 형태의 무시는 눈, 머리, 몸통, 사지에서 나타날 수 있다.
개념무시	시각적 기억력 또는 이미지 중 한쪽 면을 구성하지 못함. 이런 무시는 특정 방향에서 친숙한 장소를 묘사하라고 요구할 때 흔히 관찰된다(예: 앞쪽에서 집을 묘사하라고 요구할 때, 한쪽 면만 기술한다. 그러나 만일 다른 방향에서 집을 묘사하라고 하면 이전에는 빠졌던 부분이 묘사된다).
사람무시	뇌병변 반대쪽에 있는 사지에 대한 인식 감소
공간무시	뇌병변 반대쪽에 있는 공간에 대한 인식 감소

MMSE의 구성타당도가 있음을 보여주는 연구가 있었다.[66] 또한 이 연구는 입원 시 MMSE의 점수와 퇴원 시 기능적 결과 사이 관련성을 통해 이 측정이 예측타당도가 있음을 보여주었다.

뇌졸중 환자를 위한 임상적 실행기준에서[5] 건강관리 및 연구기관에 의해 추천되는 인지검진은 신경행동학적 인지상태 검진(neurobehavioral cognitive status examination, NCSE)이다.[36] 이 검진은 수행하는데 좀 더 많은 시간이 소요되며, 주요영역은 지남력, 기억력, 집중력, 이해력, 명명하기, 구성, 계산, 유사성, 판단력, 반복력이다. 이 검진은 초기 선별을 위해 각 영역별 어려운 문항부터 시작한다. 만일 환자가 이 선별문항을 통과하지 못하면, 환자의 손상 정도를 알아보기 위해 쉬운 문항에서 어려운 문항으로 전개한다. 만일 환자가 선별문항을 통과하면, 환자는 통과한 영역에서 손상이 없음을 의미한다. NCSE는 신경학적 환자,[37] TBI,[38,39] 뇌졸중 환자를[40] 대상으로 타당도가 검정되었다. 또한 NCSE는 30명의 신경학적 환자를 대상으로 한 연구에서 인지기능이상을 감지하는데 MMSE보다 좀 더 민감하였다.[41] 비슷하게, 38명의 입원중인 뇌졸중 환자를 대상으로 퇴원 시 자기관리와 운동성을 예측하는데 좀 더 민감하였다.[42]

마지막으로, GCS는 급성기 상황에서 환자의 각성을 측정하는데 사용되지만, Rancho Los Amigos 인지기능 척도는 TBI 환자의 인지와 각성을 측정하기 위해 가장 흔히 사용된다(표 24-2).[43] 이 척도는 TBI로부터 회복되는 환자를 무반응에서 목적이 있고 적절한 반응까지로 구분한다. 비록 TBI가 있는 환자의 호전정도를 정량화하는데 사용되고 있지만, 이 도구에 대한 타당성 또는 신뢰성을 지지하는 문헌은 없다.

인지손상이 재활에 참여하는 환자의 능력에 미치는 영향을 평가할 때, 함축적 및 명확한 학습체계의 역할과 기능에 대해 고려해야 한다. 서술(declarative)기억력은 명확한 학습체계의 일부로 여겨지며 지식 또는 정보에 대한 의식적인 회상을 포함하고 있다.[44] 반대로, 절차(procedural)기억력은 무의식적이고 일반적으로 함축적 학습체계의 일부로 여겨진다. 많은 연구들은 뇌졸중과 TBI가 있으면서, 서술기억력 손상이 있는 환자들이 반복훈련을 통해 운동과제에 대한 절차기억력을 보인다는 생각에 동의하고 있다.[46~50] 더 나아가, 뇌졸중이 있는 환자는 같은 연령대의 대조군과 비슷하게 공받기 같은 미리되먹임 과정이 필요한 빠른 운동과제 또는 반복적인 움직임을 빠르게 수행하기를 학습할 수 있다.[51] 서술기억력이 상당히 손상되더라도, 운동과제를 학습하기 위한 환자의 능력은 영향을 받지 않는다.

감각통합. 비진행성 중추신경계 질환이 있는 환자는 감각손상을 보이며, 일부 환자는 지각손상도 보인다. 감각결핍에는 식별 가능한 접촉, 고유감각, 통증과 온도감각의 상해가 포함된다(감각에 대한 자세한 검진과 측정은 18장을 참조한다). 가벼운 접촉을 식별하는 능력은 환자의 눈을 감고 자극에 대한 느낌이 있는지 없는지를 물어봄으로서 평가될 수 있다. 관절위치와 움직임을 포함한 고유감각은 환자의 눈을 감게 하고 사지의 움직임 방향이나 위치를 물어봄으로서 평가될 수 있다.[52]

경직과 근육긴장도. 경직은 속도에 의존하여 긴장성 신장반사가 증진되며 과도한 힘줄반사를 보이는 것이 특징이다.[53] 근육긴장도(muscle tone)는 수동적 신장에 대한 저항으로 정의되어져 왔다.[54] 수동적 신장에 근육의 저항이 증가하는 형태는 경직(spasticity)과 강직(rigidity)이 있다. 이 둘에 대한 차이점은 글상자 24-2와 같다. 신경근육질환이 있는 환자에서 근육긴장도가 증가하는 것은 근육, 힘줄, 결합조직의 내적 속성 변화뿐만 아니라 과도하게 활성화된 신장반사와 관련이 있다. 근육긴장도를 측정하기 위해 가장 흔히 사용되는 임상적 측정은 수정된 Ashworth 척도(modified Ashworth scale)이다.[55] 치료사는 수동적 움직임에 대한 저항 정도에 따라 환자의 근육긴장도를 6등급으로 구분한다. 이 검진은 근육 또는 근육집단을 관절의 완전한 가동범위를 통해 수동적으로 움직이는 것이다. 각 등급에 대한 정의는 표 24-3에 제시되어 있다. 수정된 Ashworth 척도에 대해 보고된 신뢰도는 다양하다. Bohannon과 Smith는 뇌졸중, 다발성경

표 24-2 Rancho Los Amigos 인지기능 척도

수준	반응	특성
I	반응 없음.	어떤 자극에도 반응이 없으며 깊은 수면 상태에 있다.
II	전반적 반응.	자극에 관계없이 불특정 방법의 자극에 대하여 일괄되지 않고 목적 없는 반응을 한다. 반응이 종종 제한되고 지연되기는 하지만 음성, 신체 대동작, 생리적 변화가 있을 수 있다. 심한 통증에 가장 먼저 반응을 보인다.
III	국소 반응.	자극형태에 관계없이 불규칙적이고 목적 없는 반응을 보인다. 통증성 자극에 소리를 내거나/사지를 움츠린다. 불규칙적이고 지연된 반응을 보이지만 눈감기, 손 쥐기 같은 간단한 지시에 반응을 보인다. 코위 튜브, 카테터 같은 것을 당기면 불편감을 막연히 인식할 수 있다. 친밀한 사람에 대해 편견된 반응을 보일 수 있다. 외부자극이 제거되면 가만히 누워 있다.
IV	혼돈-흥분된.	자극에 대해 불규칙적이지만 특별하게 반응한다. 자극형태와 관련하여 반응을 보인다. 활동이 향상된 상태이다. 흥분은 내적 혼돈에 대한 반응이다. 행동은 이상하고, 환경과 관련된 목적 있는 행동이 아니다. 자극에 비례하여 울거나 고함을 지르기도 한다. 튜브를 제거하려 하면 과격한 행동을 보이거나, 침상에서 기어내려오려 한다. 환경에 대한 전반적인 집중이 매우 짧고, 선택적 집중은 흔히 존재하지 않는다. 회상은 부족하다. 정보처리과정이 매우 감소되어 있고, 사람 또는 물건들을 구별하지 못한다. 치료에 직접적으로 협조하지 못한다. 최대보조 없이 자조관리가 안된다. 요구에 따라 앉기, 닿기, 이동 같은 운동 활동을 수행하는데 어려움을 보일 수 있다.
V	혼돈-부적절한.	일정하게 간단한 명령에 반응할 수 있다. 그러나 명령이 복잡해지면, 멋대로 목적 없이 반응한다. 환경에 대한 거시적인 집중은 있어 보이나, 산만하고 특정 과제에 대한 집중은 부족하다. 체계적으로, 짧은 시간 동안 자율적 수준에서 대화가 가능하다. 기억력은 심하게 손상되어 있다. 부적절하게 물건을 사용한다. 이전에 학습된 과제는 체계적으로 수행하지만, 새로운 정보를 배우기는 힘들다. 자신, 가족, 편안함, 신체에 대한 반응은 좋다. 유쾌하지 않은 자극에서는 흥분된 반응을 보인다. 보조 하에 자조관리가 가능하다. 막연히 또는 목적 없이 집에 가기를 원한다.
VI	혼돈-적절한.	외부 입력이나 암시가 있어야 하지만, 목표지향적 행위를 보인다. 이유가 있을 때 유쾌하지 않은 자극을 참을 수 있고 불편감에 대한 반응이 적당하다. 간단한 지시에 일괄되게 따르고 자조관리 같은 새로운 과제/재학습된 것이 전이된다. 기억문제 때문에 반응이 부적절할 수 있지만, 상황에 맞게 행동한다. 최근보다 과거에 대한 기억이 좀 더 자세하다. 더 이상 어리둥절하지 않지만 시간과 장소에 대한 지남력은 부적절하다. 선택적 집중은 아직 어렵고, 의료진에 대한 막연한 인지가 있다. 기본적 욕구, 가족, 자신에 인지가 점차 높아진다.
VII	자동적-적절한.	병원과 가정환경에서 적절하고 적응된 모습을 보인다. 자율적으로 일상적인 길을 가지만 마치 로봇처럼 움직인다. 혼돈이 없거나 약간 있으며, 활동에 대한 얕은 회상이 가능하다. 환경과의 상호작용, 가족, 신체, 자신에 대한 인식이 증가한다. 피상적인 인지는 가능하나 상황을 자세히 관찰하지 못 한다. 문제해결과 판단능력이 감소되어 있다. 미래를 위한 현실적 이상/계획이 부족하다. 전이비율은 감소되어 있지만 새로운 학습을 위한 전이가 보인다. 학습과 안전을 위해 감독이 필요하다. 여가활동이나 사회활동을 체계적으로 시작할 수 있다.
VIII	목적 있는-적절한.	회상할 수 있고 과거와 현재의 사건을 통합할 수 있다. 환경에 대해 반응과 인식을 할 수 있다. 전이가 가능하며 학습된 활동은 감독이 필요 없다. 특이한 환경이나 응급상황에서 판단, 스트레스 참을성, 합리적 추상, 활동이 손상 이전보다 상대적으로 감소되어 있다. 사회활동은 기능적이지만, 사회, 감정, 지적 능력이 감소된 수준으로 유지된다.

From Hagan C, Malkmus D, Durham P: Levels of cognitive functions. In Rehabilitation of the Head Injured Adult: Comprehensive Physical Management, Downey, Calif, 1979, Professional Staff Association of Rancho Los Amigos Hospital.
ADLs, Activities of daily living.

화증, 비개방성 머리손상을 진단받은 환자를 대상으로 한 연구에서 측정자간 신뢰도를 보여주는 Kendall tau-b가 0.847이라고 하였다.[55] 반대로, Blackburn, van Vliet, Mockett는 뇌졸중 환자의 다리를 대상으로 한 연구에서 중간정도의 측정자내 신뢰도(Kendall tau-b=0.567)와 낮은 측정자간 신뢰도(Kendall tau-b=0.062)를 보고하

글상자 24-2 경직과 강직의 차이

경직	강직
- 피라미드로 손상	- 바깥피라미드로 손상
- 수동움직임: 속도의존	- 수동움직임: 속도 비의존
- 한 방향에서 나타남	- 양 방향에서 나타남
- 접이식칼 현상	- 납-파이프현상(톱니바퀴현상)
- 뇌졸중 환자	- 파킨슨병 환자

표 24-3 수정된 Ashworth 척도

등급	정의
0	근육긴장도가 증가하지 않음.
1	손상부위를 굽히거나 펼 때 움직임 끝부분에서 약간 저항이 증가하거나 근육긴장도가 느껴졌다가 사라짐
1+	손상부위를 굽히거나 펼 때 전체 관절가동범위 1/2 이하에서 약간 근육긴장도가 증가
2	손상부위를 굽히거나 펼 때 대부분의 관절가동범위를 통해 좀 더 확연히 근육긴장도가 증가. 그러나 쉽게 움직일 수 있다.
3	손상부위를 굽히거나 펼 때 전체 관절가동범위를 통해 근육긴장도가 상당히 증가. 수동적 움직임이 어렵다.
4	손상부위가 구부러지거나 펴진 위치에게 굳음

From Bohannon RW, Smith MB: Phys Ther 67:206–207, 1987.
ROM, Range of motion.

였다.[56] 비록 경직과 근육긴장도에 대한 좀 더 신뢰할 만한 측정방법이 필요하지만, 수정된 Ashworth 척도는 가장 흔히 사용되고 신뢰성과 타당도에 대한 연구가 가장 많이 진행된 것이다.

협응. 비평형성 협응(nonequilibrium coordination)검진은 소뇌손상이 있는 환자를 위한 운동수행력 결핍을 평가하기 위해 전형적으로 사용된다. 예를 들어, 반복운동장애(dysdiadochokinesia), 거리측정이상(dysmetria), 또는 근육협동장애(dyssynergia) 같은 손상을 확인하기 위해 사용된다.[57] 흔한 협응검진에는 교대적인 손가락-코 움직임, 빠른 손가락 대립(opposition)움직임, 엎침/뒤침, 손 또는 발로 두드리기, 뒤꿈치-정강이(heel-shin) 움직임이 있다(표 24-4).

움직임 패턴. 비정상적인 움직임 패턴, 또는 공동패턴(synergy)은 뇌졸중 또는 TBI 같은 중추신경계 질환에서 묘사되어 왔다.[20,57] 비정상적인 공동패턴은 상동적인 움직임 패턴이고 분리된 한 관절의 움직임을 어렵게 하고 과제요구에 대해 반응하기 위해 다양한 움직임 패턴을 유발한다.[45] 예를 들어, 팔을 올리라고 요구할 때, 팔에 비정상적인 공동작용이 있는 환자는 공동 움직임으로 나타나는 어깨 거상, 어깨 벌림, 팔꿉 굽힘없이 어깨를 구부리지 못한다. 팔과 다리에서 발생하는 전체 비정상적인 공동패턴(abnormal synergy)은 그림 24-2에 제시되어 있다.

뇌졸중 환자의 운동회복에 대한 가장 흔한 측정은 Fugl-Meyer 평가이다.[58] 이 검진은 먼저 반사에 의해 회복이 시작되고, 이후 비정상적인 공동패턴이 우세하게 작용하는 수의적인 움직임이 발생하고, 점차 공동패턴에서 벗어난 분리된 움직임이 발생한다는 Brunnstrom의 운동회복 순서에 기초한 것이다. 따라서 Fugl-Meyer 평가의 운동회복 부분은 팔과 다리에서 공동패턴이 있는지 아니면 벗어난 움직임인지를 측정하는 것이다. 이 검진의 타당성과[58,59] 신뢰도는[60,61] 뇌졸중 환자에서 잘 검증되어 있다. 이 검진은 운동회복 패턴이 다양한 TBI 환자에게는 잘 적용되지 않는다.

심혈관/호흡

유산소능력과 지구력. 비진행성 중추신경계 질환을 가진 성인을 위한 유산소능력과 지구력에 대한 검진과 측정에는 안정 시와 운동 후 심장박동수, 혈압, 호흡수 같은 측정뿐만 아니라 6분 걷기검진(6-minute walk test, 6MWT) 같은 표준화된 검진이 사용된다. 6분 걷기검진은 개인이 6분 동안 걷는 거리를 측정하는 것이고[62] 유산소 능력에 대한 최대하(submaximal) 검진으로 여기고 있다.[63] 심장기능상실을 가진 환자와[64] 호흡계 질환을 가진 환자의[65] 최고산소소비와 6분 동안 걷는 거리와의 상관성을 통해 이 검진의 타당성이 검정되었다. 65세 이상의 노인 86명을 대상으로 한 연구에서, 6분 걷기검진의 검진-재검진 신뢰도는 높았다(r=0.95). 지역사회 노인과 요양시설 노인의 6분 걷기검진 결과는 유의한 차이가 있었다

표 24-4 비평형성 협응검진

검진	설명
손가락-코 (finger to nose)	팔꿉을 편 채 어깨를 90°로 벌린다. 환자에게 집게손가락의 끝을 코끝으로 가져오라고 지시한다. 다른 움직임 면에서 평가하기 위해 시작자세를 변경할 수 있다.
손가락-치료사 손가락 (finger to therapist's finger)	환자와 치료사는 서로 마주보고 앉는다. 환자 앞에 치료사의 집게손가락을 놓는다. 환자에게 자신의 집게손가락을 이용해 치료사의 집게손가락에 닿으라고 지시한다. 움직임의 거리, 방향, 힘을 평가하기 위해 치료사는 집게손가락의 위치를 변경할 수 있다.
손가락-손가락 (finger to finger)	환자는 팔꿉을 편 채 양팔을 어깨높이로 벌린다. 양손의 집게손가락을 신체 가운데에서 서로 마주치라고 환자에게 지시한다.
교대적인 코-손가락 (alternate nose to finger)	환자자신의 집게손가락을 이용하여 자신의 코끝과 치료사의 집게손가락을 교대로 닿으라고 지시한다. 움직임의 거리, 방향, 힘을 평가하기 위해 치료사는 집게손가락의 위치를 변경할 수 있다.
손가락 대립 (finger opposition)	환자에게 엄지손가락의 끝과 다른 손가락의 끝을 차례대로 서로 마주치게 하라고 지시한다. 속도를 점차 증가시킬 수 있다.
주먹 쥐고 펴기(mass grip)	주먹을 쥐고 펴기를 반복한다. 속도를 점차 증가시킬 수 있다.
엎침/뒤침 (pronation/supination)	팔을 몸통에 붙이고 팔꿉을 90°굽힌 채, 엎침과 뒤침을 교대로 실시하게 한다. 이 검진은 어깨 90° 굽힘과 팔꿉을 완전히 편 채 시행될 수도 있다. 속도를 점차 증가시킬 수 있다.
반동검진 (rebound test)	환자에게 팔꿉이 구부러진 자세를 유지하게 한다. 치료사는 환자가 등척성수축이 일어나도록 충분한 저항을 아래팔에 가한다. 저항을 갑자기 제거한다. 정상인 경우 위팔세갈래근이 수축하고 팔꿉의 움직임이 거의 없다. 다른 근육에도 적용할 수 있다.
두드리기(손)(tapping-hand)	팔꿉을 구부리고 엎침을 한 자세로 환자에게 손으로 무릎을 두드리라고 지시한다.
두드리기(발)(tapping-foot)	환자에게 뒤꿈치는 바닥에 붙인 채 발의 앞부분을 이용하여 바닥을 두드리라고 지시한다. 이때 무릎이 들려서는 안 된다.
지적하기와 지나가기 (pointing and past pointing)	환자와 치료사는 서로 마주보며 서거나 앉는다. 환자와 치료사는 팔꿉을 편 채 어깨를 수평으로 90°구부린다. 환자의 집게손가락에 치료사의 집게손가락을 닿게 한 상태에서, 환자에게 팔을 들어 위를 향하게 한 후 다시 시작 자세로 돌아오게 한다. 정상인 경우 정확하게 시작 자세로 오지만, 비정상인 경우 시작자세를 지나치게 된다. 팔의 자세를 변경하여 여러 자세에서 검진할 수 있다.
교대 뒤꿈치-무릎; 뒤꿈치-발가락 (alternate heel to knee; heel to toe)	바로 누운 자세에서, 한쪽 다리의 뒤꿈치를 이용해 반대쪽 다리의 무릎과 엄지발가락에 교대로 닿게 지시한다.
발가락-검시자의 손가락 (toe to examiner's finger)	바로 누운 자세에서, 뒤꿈치를 이용해 치료사의 집게손가락에 닿게 지시한다. 움직임의 거리, 방향, 힘을 평가하기 위해 치료사는 집게손가락의 위치를 변경할 수 있다.
뒤꿈치-정강이 (heel on shin)	바로 누운 자세에서, 한쪽 다리의 뒤꿈치를 이용해 반대쪽 다리의 정강이를 따라 위아래로 움직이게 지시한다.
원 그리기(drawing a circle)	환자에게 다리 또는 팔을 이용하여 허공에 가상의 원을 그리도록 지시한다. 8자형 그리기도 적용할 수 있다. 다리를 평가하는 경우 누운 자세에서 시행한다.
고정 또는 위치유지 (fixation or position holding)	팔: 환자에게 팔을 수평으로 벌린 채 유지하게 한다(앉거나 선 자세). 다리: 환자에게 무릎을 편 채 유지하도록 한다(앉은 자세).

From Schmitz TJ: Coordination assessment. In O'Sullivan SB, Schmitz TJ (ed): Physical Rehabilitation: Assessment and Treatment, ed 4, Philadelphia, 2001, FA Davis.

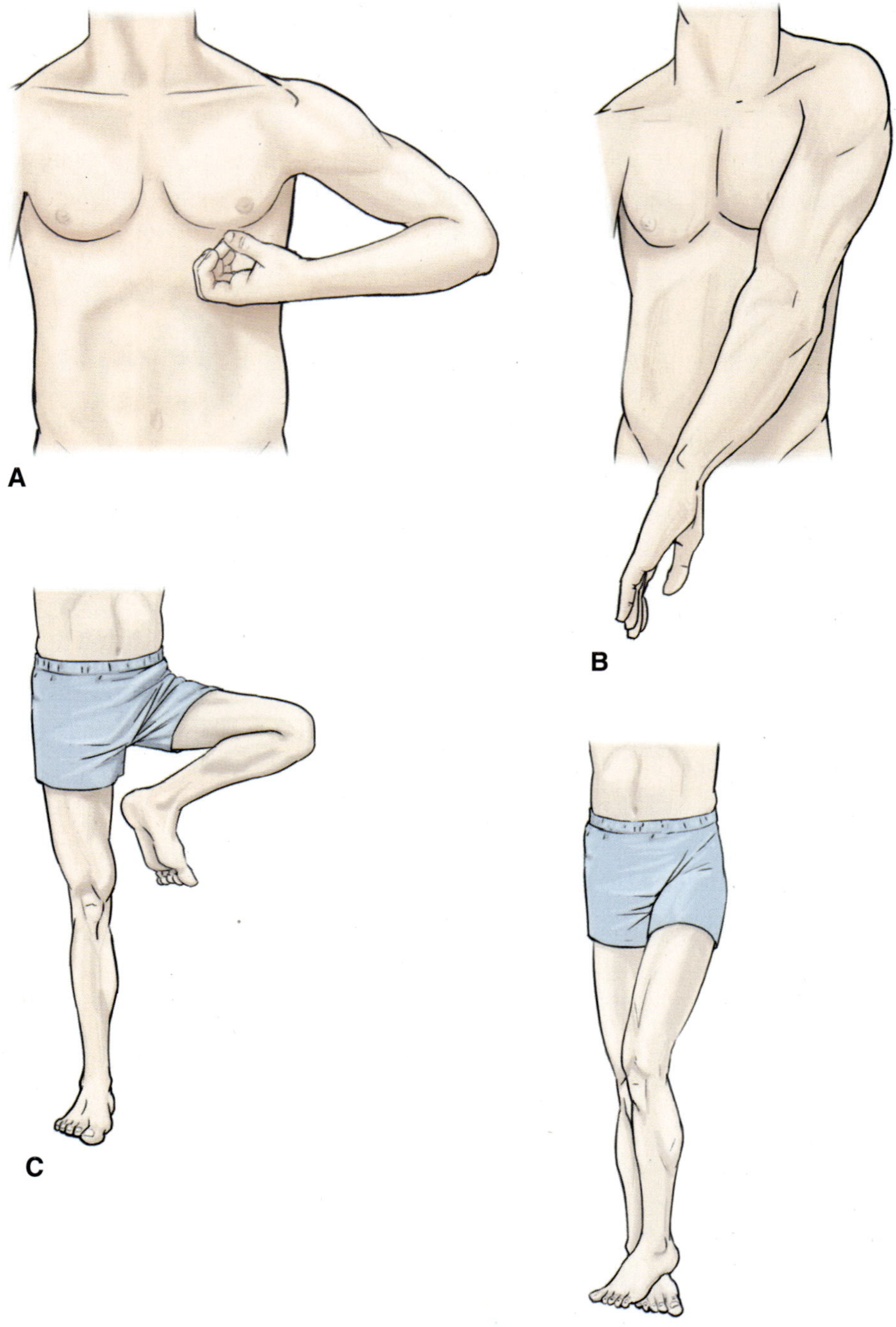

그림 24-2 팔과 다리의 비정상적인 공동패턴. A, 팔 굽힘(upper extremity flexion)–어깨 벌림(shoulder abduction), 팔꿉 굽힘(elbow flexion), 아래팔 뒤침(forearm supination), 손목과 손가락 굽힘(wrist and finger flexion); B, 팔 폄(upper extremity extension)–어깨 모음(shoulder adduction), 팔꿉 폄(elbow extension), 아래팔 엎침(forearm pronation), 손목과 손가락 폄(wrist and finger extension); C, 다리 굽힘(lower extremity flexion)–엉덩이 벌림(hip abduction), 엉덩이와 무릎굽힘(hip and knee flexion), 발목등쪽 굽힘(ankle dorsiflexion); D, 다리 폄(lower extremity extension)–엉덩이 모음(hip adduction), 엉덩이와 무릎 폄(hip and knee extension), 발목발바닥쪽 굽힘(ankle plantar flexion).

(t=10.1, $p<0.0001$). 이는 이 검진이 노인집단을 분류하는데 이용될 수 있음을 시사한다.[66] 또한 이 검진은 신체근력(r=0.67), 일렬균형(r=0.52), 보행속도(r=0.73)와 중간정도의 상관성을 보였다. 뇌졸중을 진단 받은 46명을 대상으로 한 연구에서, 6분 걷기검진 전과 후 유의하게 맥박과 혈압의 차이가 있었다.[67] TBI 환자를 대상으로 타당성에 대한 연구는 이루어지지 않았다. 6분 걷기검진은 지구력뿐만 아니라 다리의 운동능력 상해와 균형에도 영향을 받는다.[67] 또한 6분 이상 걷을 수 있는 사람에게만 적용할 수 있다. 이러한 단점에도 불구하고, 이 검진을 수행할 수 있는 환자에게서 검진 전과 후의 수축기혈압과 맥박에서 변화를 통해 유산소 능력을 평가할 수 있다.

기능

균형. 균형은 공간에서 자신의 위치를 유지하고, 수의적인 움직임에 대한 선행적 안정을 시행하고, 외부동요에 대해 반응하는 능력으로 기술되는 다차원적인 것이다.[68,69] 또한 선 자세와 앉은 자세에서 대칭성과 균등한 체중지지는 균형이 중요한 요소로써 언급되고 있다.[70~72] 많은 검진과 측정들이 하나 이상의 이러한 요소들을 포함하여 개발되어져 왔다. 균형을 측정하는 도구에는 Berg 균형척도, Tinetti의 수행위주 운동성 평가(performance - oriented mobility assessment, POMA), TUG(timed up and go), 기능적 팔 뻗기(functional reach test)가 있다(그림 13-18 참조). 이 중 Berg 균형척도는 균형에 대한 3가지 요소(자세유지, 수의적인 움직임에 따른 자세조절, 외부 교란에 대한 반응)를 포함하고 있다. 또한 Berg 균형척도는 신뢰성과 타당성이 높은 검진도구이다.[68,73]

보행. 신경근육질환이 있는 환자를 위해, 보행능력에 대한 가장 임상적인 측정이 보행속도이다. 이 검진은 다양한 집단에서 변화에 대한 민감성, 신뢰성과 타당성이 있는 것으로 보고되고 있다.[74~80] 비록 보행속도가 치료사에게 중재의 방향에 대한 정보를 제공하지 못하지만, 신경근육질환이 있는 사람에서 편안한 보행속도는 최대엉덩이 폄각도,[76] 엉덩이 굽힘근력,[75] 발 떼기(push-off) 시 발바닥쪽 굽힘근 파워와[81] 유의한 상관성이 있는 것으로 보고 되고 있다. 또한 최대보행속도는 엉덩이 굽힘근력, 다리감각, 발바닥쪽 굽힘근력과 상관이 있다.[75] 60~89세 사이 사람을 대상으로 편안한 보행속도에 대한 정량화된 수치는 1.59 ㎧에서 1.15 ㎧로 나이와 성에 따라 변한다.[63] 지역사회에서 독립적인 생활을 하기 위해서는 최소0.8±0.18 ㎧의 보행속도가 되어야 한다.[82] 또한, 보행속도를 측정하는데 있어, 다양한 바닥과 장애물 상황에서 걷는 환자의 능력을 고려하는 것이 중요하다.

보행속도에 대한 측정은 사람의 보조 없이 이동할 수 있는 사람에게 적용하는 것이 적절하다. 이동을 위해 보조가 필요한 사람인 경우는 다른 검진과 측정을 적용하는 것이 바람직하다. 예를 들어, Barthel 지수와[83] FIM의[84] 운동성 영역은 과제를 수행하는데 도움이 필요한 정도에 따라 보행과 이동움직임을 평가하는 항목이 포함되어 있다. 특히 FIM의 경우, 환자가 전혀 이동에 도움을 주지 못하는 의존적(수준 1)에서 어떤 보조 없이 이동이 가능한 독립적(수준 7)까지 등급을 부여할 수 있다(보행평가에 대한 좀 더 자세한 내용은 32장 참조).

자가관리와 집관리. 비진행성 중추신경계 질환 환자를 위해 사용되는 기능에 대한 거시적 측정은 많이 있다. 여기에는 이전에 언급된 FIM과 Barthel 지수가 포함된다. FIM은 신경근육질환이 있는 사람의 결과측정을 위해 가장 보편적으로 사용되고 있다. 특히 입원재활서비스를 받는 환자에게 적용되고 있다. FIM이 측정하는 영역은 자가관리, 배설조절, 운동성, 이동움직임, 의사소통, 사회적 인지이고, 신뢰성과 타당도가 검증된 도구이다. 또한 기능이 아주 낮은 사람과 높은 사람을 제외한 나머지 뇌졸중 및 TBI 환자에서 기능변화에 민감하게 반응을 보인다.[85,86] 또한 이 측정은 뇌졸중 환자의 퇴원 시 상태와 장애 수준을 예측하는데 사용되고 있다.[87] FIM 결과 80점은 집으로 퇴원할 수 있는 기능 수준을 나타내는 한계 지표로 보고되고 있다.[88,89]

Barthel 지수는 기본적으로 뇌졸중 환자를 위해 개발된 도구로 개인적 관리와 운동성을 주요 영역으로 설정하고 평가한다. 개인적 관리에는 물마시기, 옷 입기, 빗질하기, 씻기, 대소변조절 같은 세부항목이 있다. 운동성에는 휠체어 조작, 걷기, 계단오르내리기, 옮기기(transfer)가 포함되어 있다. 뇌졸중으로 진단 받은 환자의 경우 신뢰성,[90] 타당성,[83] 민감성이[91] 잘 확립되어 있다.

3. 평가, 진단, 예후

검진하는 동안 치료사는 진단, 예후, 적절한 치료계획을 결정하기 위해 수집된 자료를 통해 임상적 판단을 해야 한다. 대부분의 뇌졸중과 TBI를 위한 적절한 진단적 분류는 우선적 치료행위 패턴 5D(비진행성 중추신경계 질환과 관련된 운동기능과 감각통합성 손상)이다.

결과를 고려할 때, 뇌졸중과 TBI를 가지고 있는 사람의 개인적, 환경적, 사회적 요소가 영향을 준다는 것을 고려해야 한다. 일반적으로, 발병 1주 후 운동과 감각손상이 많을수록 전반적인 기능적 회복의 예후가 나쁘다. 예를 들어, 뇌졸중 발병 1주 후 앉은 자세에서 균형이 좋고 대소변조절이 좋은 경우 퇴원 시 이동능력이 좋다.[92] TBI 이후, 인지와 행동상해 정도는 예후에 중요하게 작용한다.[32] 뇌졸중 환자의 경우, 기혼이고, 일하지 않는 가족이 있고, Barthel 지수가 높을수록 집으로 퇴원하는 경향이 있다.[89,73] 또한 집으로 퇴원 가능한 한계 FIM 점수는 80이다.[88,89]

4. 중재

비진행성 중추신경계 질환 환자를 위한 다양한 접근법들이 있다. 이러한 접근법들은 운동조절이론에 따라 분류될 수 있다. 고유수용성신경근육촉진법(proprioceptive neuromuscular facilitation, PNF)와 신경근육 발달치료(neuromuscular development treatment, NDT) 같은 전통적인 신경촉진법들은 운동조절 중 반사와 수직계층모형에 보다 더 가깝다.[54] 이 모형에서, 감각입력은 운동출력에 영향을 주기 위해 사용되고 중추신경계가 수직적으로 구조화되어 있고, 가장 낮은 수준이 척수이고 숨뇌, 중간뇌, 겉질순으로 높은 수준에 있는 것이다. 현재 NDT는 조직학적 수직계층 모형에서 점차 시스템 이론의 가정을 접목하고 있다.[94] 이러한 중재의 초점은 정상적인 움직임 패턴을 촉진하고 비정상적인 움직임 패턴을 억제하는 것으로 운동회복은 예상되는 순서대로 진행된다고 가정하고 있다.[54,95] 반대로, 과제지향 접근법은[45,96,97] 운동조절 중 시스템 이론에 근거를 두고 있다. 이러한 접근의 이론적 근거는 움직임은 여러 계통이 함께 작용하여 발생한다는 Nicoli Bernstein에 의해 주장에서 시작된 것이다.[98] 더 나아가, 이러한 접근법은 선택된 움직임 패턴을 형성하는 것이 목적이 아니라 특정 운동과제를 달성하려는 목적을 중심으로 여러 계통들이 작용하다는 가정을 가지고 있다.[54,95] 또한 과제지향적 접근법은 강제유도움직임(constraint-induced movement)치료, 체중지지보행 같은 최근의 치료법과도 연관이 있다.

일반적으로, 비진행성 중추신경계 질환 환자를 위한 중재로서 NDT와 PNF를 지지하는 연구는 많지 않다. 1966년에서 현재까지 "신경발달치료"와 "Bobath"라는 용어로 Medline 초록 검색을 하면, 소아를 제외하면 35편의 관련 연구가 나타난다. 이들 중 14편이 중재로써 NDT를 적용한 연구이다. 11편은 대조군 또는 비교한 치료보다 NDT가 효과 없거나 더욱 악화시켰다고 결론을 내렸다. 3편은 NDT가 더욱 효과적이라고 보고하였다. 효과가 있다고 보고한 3편 중 한 편은 치료직후 효과가 있지만, 지속되지 않았다고 하였고,[99] 다른 한 편은 간호사와 관련된 것이고,[100] 나머지는 단일사례연구이다.[101]

비슷하게, 1966년에서 현재까지 "고유수용성신경근육촉진법"이라는 용어로 Medline 초록 검색을 하면, 25편의 관련 연구가 나타난다. 이들 중 단지 5편만이 뇌졸중 환자를 대상으로 한 연구이고, 5편 중 한 편은 종설연구이다.[102~106] 연구된 대상은 절단 환자,[107] 노인,[108] 척수소뇌신경로 퇴행,[109] 만성폐쇄폐질환이고,[110] 나머지는 건강한 사람과 운동선수이었다. TBI를 대상으로 한 연구는 없었다. 뇌졸중 환자를 대상으로 한 연구들 중, 131명의 환자를 대상으로 한 연구는 보존적인 치료집단(보상전략, 조기 기능적 활동, 보편적 운동), PNF, 또는 NDT 사이에 차이가 없다고 하였다.[102] 22명을 대상으로 한 다른 연구에서는 발병 직후, 3개월과 9개월 후 팔기능을 증진하는데 PNF가 전기자극을 동반한 생체되먹임 치료보다 효과적이지 않다고 하였다.[105] 반대로, Trueblood 등은 20명의 뇌졸중 환자를 대상으로 한 연구에서 15분간 PNF 치료가 보행특성을 증진시켰지만 30분 이상 지속되지 않았다고 하였다.[103] 마지막으로, 10명을 두 집단(발병기간의 평균이 다름)으로 구분하여 PNF 치료를 적용한 연구에서,[106] 비록 만성집단이 더욱 느리게 호전되었지만 두 집단 모두에서 보행속도와 걸음수/분(cadence)가 증진되었다. 하지만 추적관찰은 이루어지지 않았다. 따라서 PNF가 효과적이라는 두 연구는 치료직후의 효과는 발견하였지만 전이효과(carry-over effect)는 밝히지 못하였다. 또한 대조군이나 기초선 측정을 하지 않았다는 제한점이 있다.

비록 PNF와 NDT의 효과를 검증한 연구는 부족하지만, 이들 치료법은 임상에서 널리 사용되고 있다. 이와는 반대로 과제지향적 접근법의 효과는 과학적으로 많이 입증되고 있지만, 임상에서는 흔히 사용되지 않고 있는 실정이다.

신경발달치료

NDT는 1940년대에 Berta Bobath와 의사인 Karel Bobath에 의해 개발된 치료법이다.[20] Bobath는 이 접근법을 "기술이 아니라 살아 있는 개념… 관리"라[111] 기술하였다. 이처럼 Bobath 접근법은 신경과학에서 나오는 새로운 정보에 맞추기 위해 지속적으로 변하고 있다.[112] 이 접근법의 핵심요소는 정상적인 움직임에 기초를 두는 것이다.[20,21] Bobath는 정상적인 움직임을 협응되고 분리된 움직임과 정상적인 자세조절이 되는 것이라고 기술하였다. 따라서 중재는 최적의 기능을 얻기 위해 비정상적인 공동패턴과 근육긴장도를 억제하고 정상적인 움직임 패턴을 촉진하는 것에 중점을 둔다.[20,21,84,113] 이는 핵심부위조절(key point control) 또는 치료사에 의해 환자의 몸쪽 및 먼쪽부위에 자극을 입력함으로서 달성되는 것이다. 예를 들어, 피부나 근육에 가볍고 빠르게 접촉을 하면서 환자의 왼쪽에 있는 척추 주변 근육을 자극하면서 동시에 환자의 오른쪽 위팔어깨관절을 가볍게 잡아서 위쪽과 가쪽 방향으로 올리라고 지시를 하고 체중을 왼쪽에서 오른쪽으로 이동시키면서 왼쪽 몸통의 수축을 유도한다. 또한, 이 접근은 치료와 평가가 병행하여 이루어지기 때문에 치료사는 이 치료를 하면서 재평가를 지속적으로 실시한다.

이전에 언급한 것처럼, 신경학적 치료로써 NDT의 효과를 지지하는 문헌은 드물다. Hesse 등은 뇌졸중과 TBI로 진단받은 22명을 대상으로 NDT에서 사용되는 치료적 촉진이 기능적인 움직임에 미치는 영향을 조사하였다.[99] 이 연구에서 연구자는 지팡이를 사용하거나 없는 상황에서 촉진되지 않은 보행과 비교할 때 NDT 촉진이 즉각적인 효과를 보인다고 하였다. 효과로는 보행속도 증진, 마비측 사지의 입각기 시간 증가, 보행 대칭성과 엉덩이 폄의 증가, 빠른 근육활성화가 있다. 참여한 대상자 중 5명을 대상으로 치료 1시간 후 재평가를 실시한 결과 효과는 지속되지 않았다. 따라서 중재로 인한 효과가 지속적으로 남아있을지에 대해 결론은 내리지 못하였다. 2001년에, Lennon은 NDT 개념에 기초한 치료를 받은 2명의 뇌졸중 환자에 대한 사례연구를 보고하였다.[101] 시상면에서 각 이동과 관절모멘트에 대한 평가를 통해, 28~30회 동안 NDT를 받은 사람은 골반, 무릎, 발목에서 좀 더 정상적인 움직임 패턴을 보였다. 하지만 보폭, 한발지지시간, 보행속도와 같은 변화는 아주 미미하였다. 이 연구는 대상자가 적었고, 비교할 만한 대상군이 없고, 맹검법을 적용하지 않은 제한점이 있다.

PNF 개념에서 언급하였듯이, 신경계 물리치료에서 사용되는 여러 중재법들을 조사한 초기연구에서, 131명의 뇌졸중 환자들은 보존적인 치료집단(일반운동, 보상기술, 조기 기능적 활동), NDT, 또는 PNF 집단으로 할당되었다.[102] 6주 후 중재 집단 사이 측정치의 차이는 없었다. 비슷하게, Gelber 등은 저항운동, 보상기법, 조기 기능적 활동에 비해 NDT의 이점이 없다고 하였다.[114] 근전도 생체되먹임과 비교할 때, NDT는 팔기능, 건강신념, 또는

전반적인 이점이 없었다.[115]

Mudie 등은 최근에 뇌졸중을 진단받고 비대칭적인 앉은 자세를 보이는 40명을 4집단으로 할당하였다.[116] 첫 번째 집단은 앉은 자세와 팔 뻗기 동작 동안 자신의 대칭성에 대한 정보를 균형수행감시기를 통해 시각적 되먹임을 받았다. 두 번째 집단은 과제관련 뻗기 훈련을 시행하였다. 이들은 바닥에 있는 식품카드를 집어 찬장에 넣는 활동을 하였다. 세 번째 집단은 적절한 자세와 균형반응을 촉진하고 몸통 근육긴장도를 정상화시키는데 중점을 둔 NDT를 받았다. 또한 대조군과 나머지 실험집단은 보편적인 물리치료와 작업치료를 받았다. 연구의 결론에서, 연구자는 NDT 집단, 시각되먹임 집단, 대조군에서 치료 전에 비해 치료 후에 체중분포가 유의하게 향상되었다고 하였다. 치료 종결 2주와 12주 후에는 집단 간 차이가 없었다. 따라서 연구자는 NDT, 힘판을 이용한 시각적 되먹임, 보존적인 물리치료가 정적 상태의 앉기 대칭성을 향상시킨다고 주장하였다. 연구자는 어떤 치료가 더 나은지에 대한 결론을 내리지 못하였다. 비슷하게, 뇌졸중 환자에 대한 NDT의 효과를 다룬 문헌고찰에서도 NDT를 지지하는 증거는 없었다.[117]

이 문헌과는 반대로, 몇몇의 연구는 일부 결과(outcome)에서 NDT가 다른 접근법에 비해 효과가 떨어진다는 주장하였다. 27명의 편마비 환자를 두 집단으로 나누었다.[118] 두 집단 모두 기초선 동안 NDT를 받았으며, 이후 중재시기 동안 한 집단은 NDT를 계속 받았고, 다른 집단은 2주 동안 매일 15분간 경피신경자극치료를 추가로 받았다. 이후 두 집단 모두는 잡기, 빠르게 손목 펴기, 손가락 굽힘운동에 참여하였다. 악력, 등척성 및 등장성손목 펴기, Rivermead 운동평가 중 팔부분에 대한 측정에서 NDT 기초선 시기 또는 NDT와 경피신경자극치료를 병행한 치료 시기 동안 변화는 없었다. 반대로, NDT에 추가적으로 반복적인 훈련을 한 경우에 모든 변수들이 유의하게 향상되었다. 비슷한 단일사례 설계에서, Hesse 등은 A-B-A 설계를 통해 3주간 부분 체중지지를 통한 트레드밀 훈련, 3주간 NDT, 3주간 다시 부분 체중지지를 통한 트레드밀 훈련을 실행하였다.[119] 기능적 이동 분류(functional ambulation category)수준과 보행속도는 단지 부분 체중지지를 통한 트레드밀 훈련에서만 향상되고 NDT 시기에는 변화가 없었다. 또한 손의 정밀성과 얼마나 많이 일상생활 동안 환측을 사용하는가라는 물음으로 평가하였을 때 NDT는 강제유도운동치료보다 효과가 적었다.[120] 비슷하게, 뇌졸중을 진단 받은 61명을 두 집단으로 분류하였다. 한 집단은 물리치료와 운동 재학습프로그램(motor relearning programme, MRP)를 받았고, 다른 집단은 NDT를 받았다.[121] 중재는 자신이 입원한 병원과 외래치료를 통해 지속되었다. 주 5일 동안 1일 최소 40분간 각각의 중재를 받았다. 치료시작 2주와 3개월에 두 집단 사이 전체 Barthel 지수에서 유의한 차이가 없었지만, 2주 후 MRP를 받은 집단은 NDT를 받은 집단보다 운동평가척도(motor assessment scale)가 상당히 향상되었다. 또한 NDT 집단보다 병원입원 기간이 유의하게 짧았다(34일 대 21일). 추적관찰을 통해 1년 후와 4년 후에 다시 측정을 시행한 결과,[122] 두 집단 모두 운동평가척도 점수가 떨어졌고, 두 집단 사이 차이도 없었다.

결론적으로, 위의 근거에서 보듯이, NDT 촉진법을 통해 즉각적인 효과를 보일 수 있지만, 단기 또는 장기적 결과에서 보면 NDT가 다른 접근법보다 우월하다는 증거는 거의 없다. 표 24-5는 NDT 효과에 대한 근거를 요약한 것이다.

고유수용성신경근육촉진법

PNF는 1950년대에 의사인 Herman Kabat에 의해 처음 소개된 개념에 근거한 것이고 나중에 Margaret Knott와 Dorothy Voss에 의해 확장되었다. 이 접근법은 Voss에 의해 기술된 것으로 "고유감각수용기의 자극을 통해 신경근육 기전의 반응을 증진시키거나 촉진하는 방법"이다.[123] PNF는 대각선 및 사선 요소를 포함한 특정 움직임 조합을 이용하여 수행되는 것이다. (1) 정상적인 협응된 활동은 단일 면(straight plane)에서 일어나지 않는 복잡한 움직임 패턴을 통해 이루어진다; (2) 사지가 늘어난 자세, 특히 대각선 위치에 있을 때 신장반사는 가장 효과적으로 발생한다; (3) 움직이는 사지에 대각선 방향으로 저

표 24-5 신경발달치료의 효과에 대한 근거

참고문헌/대상	설계/중재/측정	결과/결론
Dickstein 등[102] 131명의 뇌졸중 환자 평균나이: 70.5세 발병 후 평균시간: 8일	설계: 무작위통제실험설계 중재: 6주, 5일/주, 30~45분/1일 집단1: 보존적 치료 집단2: PNF 집단3: NDT 측정: Barthel 지수, 근육긴장도, 발등굽힘과 손목 폄에 대한 근력과 능동적 가동범위, 이동상태를 입원 시와 매 2주마다 평가	결과: 집단간 차이 없음 결론: ± 어떤 접근법이 다른 접근법보다 우위에 있는 것이 없음
Basmajian 등[115] 29명의 뇌졸중 환자 평균나이: 62세 발병 후 평균시간: 16.19주	설계: 무작위통제실험설계 중재: 5주, 3회/주, 45분/1회 집단1: 근전도생체되먹임 집단2: NDT 측정: 맹검법을 이용한 사전 및 사후검진, 9개월 후 팔기능검진, 손가락 진동, 건강신념설문, 정서를 평가	결과: 집단간 차이 없음 결론: +/- 어떤 접근법이 다른 접근법보다 우위에 있는 것이 없음
Butefisch 등[118] 27명의 뇌졸중 환자 평균나이: 62세 발병 후 평균시간: 8.37주	설계: 다중기초선 설계 NDT(OT/PT):1~2시간/1일 중재(C): 4주, 2회/1일, 15분/1회 조건: A: NDT(기초선) B: TENS(집단 중 1/2명, 2주) C: 잡기, 반복적 손가락과 손목 굽힘과 펴기운동 측정: 매주 악력, 등척성 및 등장성폄근력, Rivermead 운동평가를 실시	결과: 기초선 또는 기초선 + TENS 시기에 차이 없음 C 시기 말기에 상당한 변화 있음 결론: − NDT는 잡기와 손목 및 손가락 반복적 펴기 운동보다 효과가 떨어짐
Gelber 등[114] 27명의 뇌졸중 환자 평균나이: 71.8세 발병 후 평균 시간: 12.55일	설계: 무작위통제실험설계 중재: 내용 없음 집단1: NDT 집단2: 보존적 치료 측정: 입원, 퇴원, 6개월 후와 12개월 후에 FIM, 보행변수, 팔에 대한 대동작 및 소동작 운동기술 평가	결과: 집단간 차이 없음 결론: ± 어떤 접근법이 다른 접근법보다 우위에 있는 것이 없음
Hesse 등[119] 7명의 뇌졸중 환자 평균나이: 60.3세 발병 후 평균시간: 176.8일	설계: A-B-A 설계 중재: 각 시기별 3주(총 9주) A: 부분 체중지지 + 트레드밀; 주 5일, 30분/1일 B: NDT;주 5일, 45분/1일 측정: 매주 기능적 이동분류, 보행속도, Rivermead 운동평가, 수정된 Ashworth 척도	결과: 트레드밀 시기에만 기능적 이동분류와 보행속도가 향상 결론: − NDT보다 트레드밀 이용중재가 더욱 효과적임
Hesse 등[99] 뇌졸중 환자(16명)과 TBI(6명) 평균나이: 56세 발병 후 평균 시간: 2.2개월	설계: 사전, 사후설계 무작위 순으로, 모든 대상자가 걷기에 참여; 조건(1) 보조, (2)지팡이, (3) NDT 5명은 NDT 보행치료에 참여 1시간 후 재검진 측정: 보행변수, 다리 근전도	결과: 다른 중재에 비해 NDT가 보행속도, 대칭성, 근활성도 향상. 치료 1시간 후 차이 없음 결론: ± 치료직후 NDT의 효과 입증. 하지만 1시간 후에는 전이효과 없음
van der Lee 등[120] 66명의 뇌졸중 환자 평균나이: 61세	설계: 무작위통제실험설계 중재: 2주, 5일/주, 6시간/1일 집단1: NDT	결과: 집단간 차이 없음 결론: − 어떤 접근법이 다른 접근법보다

표 24-5 신경발달치료의 효과에 대한 근거(계속)

발병 후 평균 시간: 3년	집단2: 강제유도운동 치료 측정: 팔 사용빈도, 재활활동 정도, Fugl-Meyer평가, 운동활동지수를 치료 2주 전, 치료 전, 치료 3개월 후, 6개월 후, 1년 후 평가	우위에 있는 것이 없음
Langhammer와 Stanghelle[121] 61명의 뇌졸중 환자 평균나이: 78세 발병 후 평균 시간: 언급 안됨	설계: 무작위통제실험설계 중재: 입원기간 동안 5일/주, 40분/1일 집단1: MRP(과제지향) 집단2: 보존적 치료 측정: 운동평가척도, Barthel 지수 등 평가	결과: MRP 집단이 유의하게 향상 결론: − 과제-지향치료가 입원기간 단축, 운동기능 증진에 더욱 효과적임
Mudie 등[116] 40명의 뇌졸중 환자 평균나이: 72.4세 발병 후 평균 시간: 언급 안됨	설계: 무작위통제실험설계 중재: 2주, 3회/주, 30분/1회 집단1: 균형수행감지기 이용 집단2: 되먹임 없이 과제지향 집단3: NDT 집단4: 보존적 치료 측정: 체중지지 대칭성 평가, 치료 전, 치료 후, 2주와 12주 후 평가	결과: 치료 후 집단2보다 나머지 집단들이 대칭성을 더욱 증진시킴 2 또는 12주에는 차이 없음 결론: ± NDT가 과제지향보다 대칭성에 효과적이지만 장기적인 효과는 없음

RCT, Randomized controlled trial; PNF, proprioceptive neuromuscular facilitation; NDT, neurodevelopmental therapy; EMG, electromyography; OT, occupational therapy; PT, physical therapy; TENS, transcutaneous electrical nerve stimulation; FIM, Functional Independence Measure; UEFT, Upper Extremity Function Test; TFR, Traditional Functional Retraining; FAC, Functional Ambulation Category; CIMT, constraint-induced movement therapy; ARA, Action Research Arm test; RAP, Rehabilitation Activities Profile; MAP, Motor Activity Log; MRP, Motor Relearning Program; BPM, Balance Performance Monitor.

항을 가했을 때 근육반응이 더욱 협응되고 강력해진다. 이러한 위의 움직임 조합은 Kabat의 관찰을 고려하여 만들어졌다. 또한, PNF는 견인, 압박, 저항, 빠른 신장, 언어적 자극, 시각적 자극 같은 다양한 감각입력을 이용하여 원하는 운동반응을 촉진시킨다.[124] 촉진의 목적은 여러 근육들을 수축시키거나 이완시키기 위해서이다.

PNF는 몸통, 골반, 어깨, 사지를 위해 대각선으로 움직이는 특정 기법(technique)을 사용한다. 또한 팔꿈치 지지하고 엎드린 자세(prone on elbow), 네발기기자세, 또는 반 무릎서기 같은 발달자세를 이용한다. 이러한 기술과 패턴은 운동조절의 발달 단계 개념을 이용하는 것으로 여겨져 왔다. 따라서 초기운동성(initial mobility), 안정성(stability), 조절된 운동성(controlled mobility), 기술(skill) 순의 운동발달 단계를 적용하고 있다.[125] 즉, 움직일 수 있는 능력이 발달한 후, 안정된 사지를 통한 몸통의 운동성 또는 안정된 몸통을 통한 사지의 정교한 움직임 이전에 몸쪽 안정성이 발달되어야 한다. 이 순서에 따라 훈련을 적용함에도 불구하고, 이것이 정상적인 운동발달을 유발할 수 있다는 연구는 거의 없다. 반대로, 유아에서 몸쪽과 먼쪽 기술이 동시에 발달한다는 일부 연구들이 있다.[126,127]

PNF에서 팔과 다리에 적용되는 4가지 움직임 패턴이 있으며 대각선(diagonal)은 1 또는 2로, 방향은 굽힘 또는 폄으로 분류된다. 팔의 움직임 패턴은 다음과 같다(그림 24-3):[124]

- 대각선 1 굽힘(Diagonal 1 flexion, D1F): 어깨 굽힘, 모음, 바깥돌림(shoulder flexion, adduction, external rotation); 아래팔 뒤침(forearm supination); 손목과 손가락 굽힘(wrist and finger flexion)과 노쪽편위(radial deviation).
- 대각선 1 폄(Diagonal 1 extension, D1E): 어깨 폄, 벌림, 안쪽돌림(shoulder extension, abduction, internal rotation); 아래팔 엎침(forearm pronation); 손목과 손가락 폄(wrist and finger extension)과 자쪽편위(ulnar deviation).
- 대각선 2 굽힘(Diagonal 2 flexion, D2F): 어깨 굽힘,

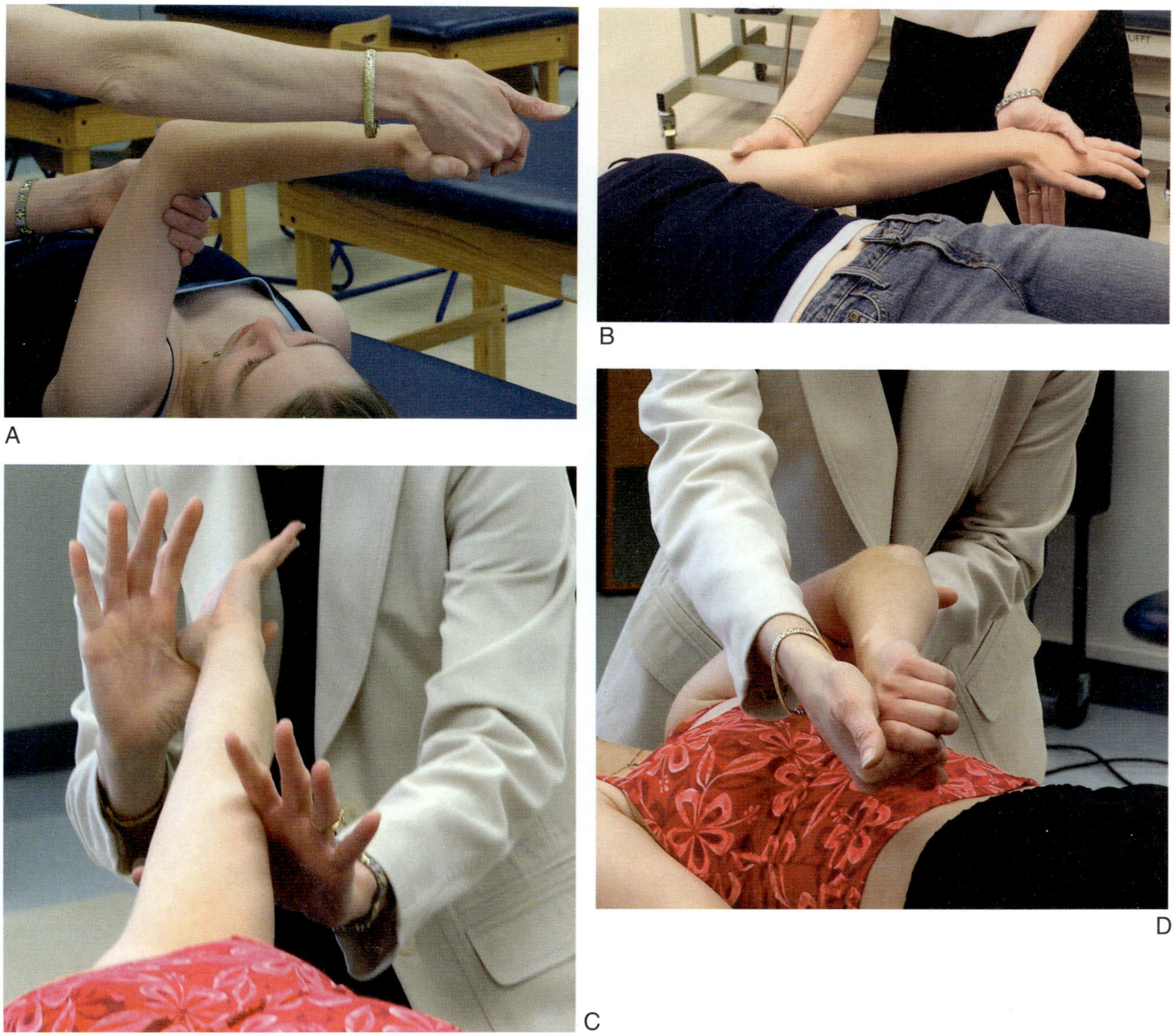

그림 24-3 팔 대각선 패턴. A, 대각선 1 굽힘(Diagonal 1 flexion, D1F); B, 대각선 1 폄(Diagonal 1 extension, D1E); C, 대각선 2 굽힘(Diagonal 2 flexion, D2F); D, 대각선 2 폄(Diagonal 2 extension, D2E).

벌림, 바깥돌림(shoulder flexion, abduction, external rotation); 아래팔 뒤침(forearm supination); 손목과 손가락 폄(wrist and finger extension)과 노쪽편위(radial deviation).

- 대각선 2 폄(Diagonal 2 extension, D2E): 어깨 폄, 모음, 안쪽돌림(shoulder extension, adduction, internal rotation); 아래팔 엎침(forearm pronation); 손목과 손가락 굽힘(wrist and finger flexion)과 자쪽편위(ulnar deviation).

비슷하게, 다리의 움직임 패턴은 다음과 같다(그림 24-4):

- 대각선 1 굽힘(Diagonal 1 flexion, D1F): 엉덩이 굽힘, 모음, 바깥돌림(hip flexion, adduction, external rotation); 발목/발 발뒤쪽 굽힘(ankle/ foot dorsiflexion)과 안쪽번짐(inversion); 발가락 폄(toe extension).
- 대각선 1 폄(Diagonal 1 extension, D1E): 엉덩이 폄, 벌림, 안쪽돌림(hip extension, abduction, internal rotation); 발목/발 발바닥쪽 굽힘(ankle/foot plantar

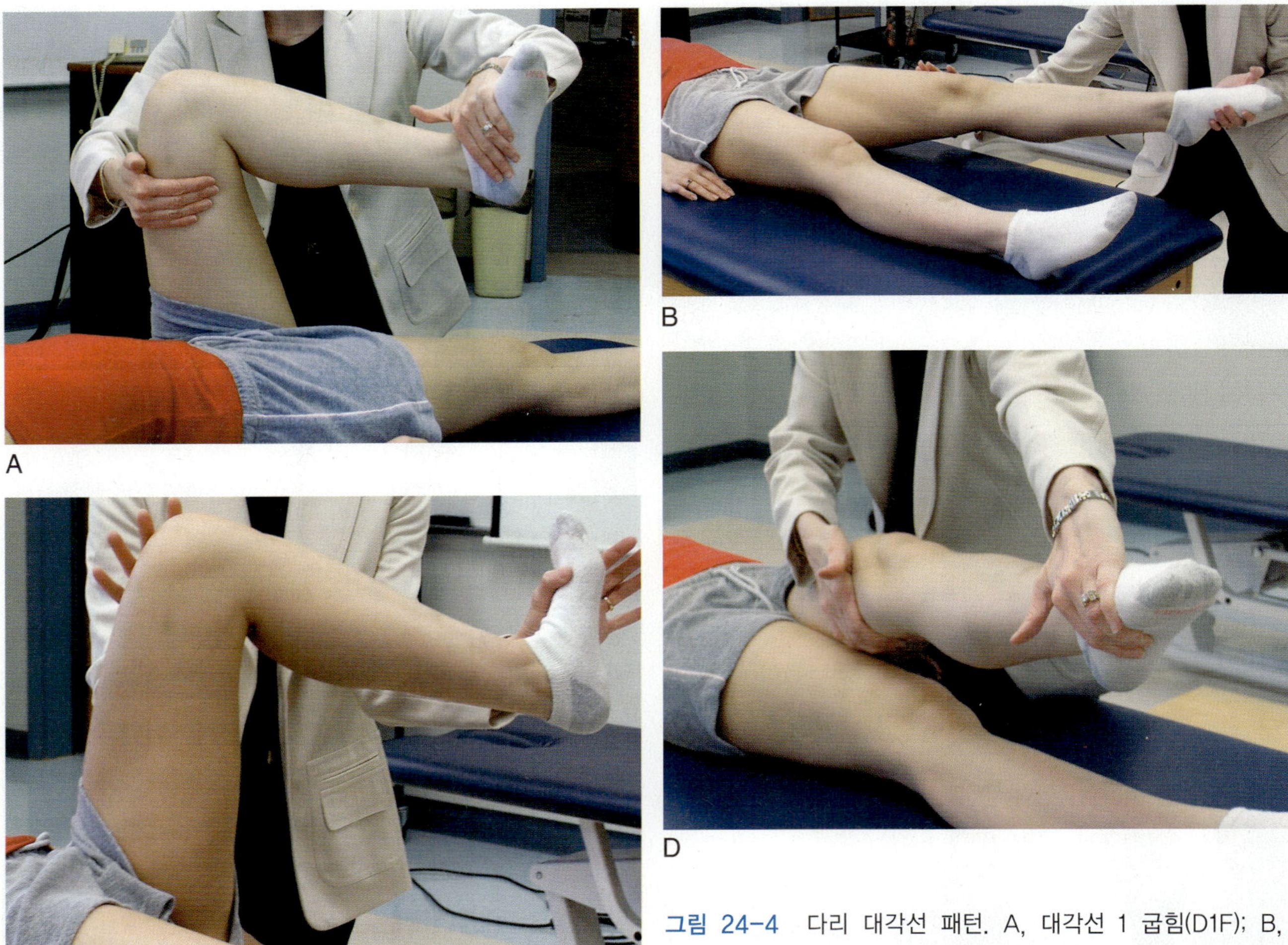
A B C D

그림 24-4 다리 대각선 패턴. A, 대각선 1 굽힘(D1F); B, 대각선 1 굽힘(D1E); C, 대각선 2 굽힘(D2F); D, 대각선 2 폄(D2E).

flexion)과 바깥번짐(eversion); 발가락 굽힘(toe flexion).

- 대각선 2 굽힘(Diagonal 2 flexion, D2F): 엉덩이 굽힘, 벌림, 안쪽돌림(hip flexion, abduction, internal rotation); 발목/발 발뒤쪽 굽힘(ankle/foot dorsiflexion)과 바깥번짐(eversion); 발가락 폄(toe extension).
- 대각선 2 폄(Diagonal 2 extension, D2E): 엉덩이 폄, 모음, 바깥돌림(hip extension, adduction, external rotation); 발목/발 발바닥쪽 굽힘(ankle/foot plantar flexion)과 안쪽번짐(inversion); 발가락 굽힘(toe flexion).

어깨이음뼈(shoulder girdle) 또는 골반에 이러한 대각선 움직임을 적용할 때, 고려되어야 하는 두 가지 대각선 움직임이 있다: 앞쪽–올림(elevation)/뒤쪽–내림(depression)과 뒤쪽–올림/앞쪽–내림. 일반적으로 중재는 환자가 옆으로 누운 자세에서 적용된다(그림 24-5). 또한 사지, 어깨이음뼈, 골반 대각선 움직임은 다양한 발달 자세를 이용하여 환자에게 적용될 수 있다. 예를 들어, 네발기기 자세에서 체중을 앞과 뒤, 좌우로 이동시키면서 대각선 움직임을 유발할 수 있다.

PNF와 관련된 다양한 기법(technique)들은 사지, 몸통, 또는 발달자세에 적용되는 대각선 움직임 동안에 함께 적용된다. 이러한 기법들은 감각입력이 운동출력에 영향을 줄 수 있다는 신경생리학적 근거에 바탕을 두고 있다. 표 24-6에 이 기법들에 대한 설명이 있다.[123,124]

운동성을 시작하기 위해 율동적 개시(rhythmic initiation), 반복수축(repeated contraction), 강조를 위한 타이밍(timing for emphasis) 같은 기법들이 사

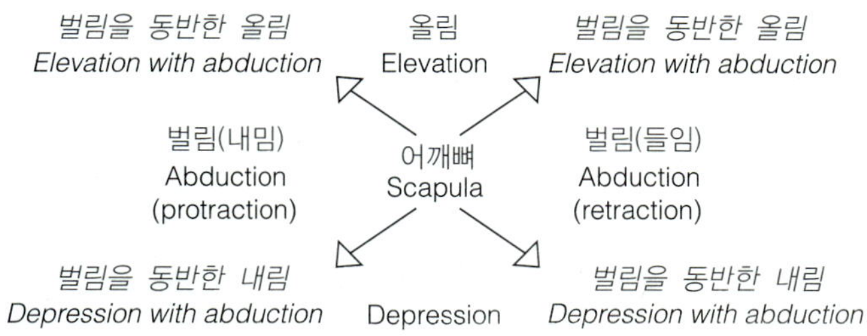

그림 24-5 어깨이음뼈(shoulder girdle)의 앞쪽올림(anterior-elevation)/뒤쪽내림(posterior-depression).

From Waddington PJ: PNF head and neck, scapular, and trunk patterns. In Hollis M, Fletcher-Cook P: Practical Exercise Therapy, ed 4, Oxford, 1999, Blackwell Science.

용된다. 안정성을 위해, 율동적 안정성(rhythmic stabilization), 교대 등척성(alternating isometrics)이 사용된다. 조절된 운동성과 기술을 위해서, 치료사는 유지-이완 능동움직임(hold-relax active motion), 반전유지(reversal-hold), 느린 반전(slow-reversal), 작용근 반전(agonist reversal)을 이용한다. 유지-이완과 수축-이완(contrast -hold)은 관절가동범위와 유연성을 증진하기 위해 사용된다.

뇌졸중과 TBI 환자를 대상으로 PNF의 효과를 알아본 연구는 거의 없다. 단지 두 편의 연구에서 보행특성에 PNF 적용 직후 긍정적인 효과를 보고하였지만, 대조군 또는 기초선 측정이 없는 연구이었다.[103,106] 치료 후 이러한 효과의 전이 현상을 보고한 연구는 없었다. 운동선수와 정상인을 대상으로 한 일부 연구들은 PNF 기법 중 일부 이론적 원리를 조사하여 왔다. 예를 들어, 작은 수의 정상인을 대상으로 연구한 많은 수의 연구들은 수축-이완, 수축-이완-능동-수축, 작용근 수축 같은 수정된 PNF 기법을 적용한 후 Hoffman 반사가 감소됨을 보고하여 왔다. 이는 이런 기법들이 짧아진 근육에서 반사 억제를 유발한다는 것을 의미한다.[130,131] 하지만 H-반사는 감소될 지라도, PNF 기법 적용 동안 근활성도는 실제적으로 증가

표 24-6 PNF 기법

기법	방법
유지-이완 능동움직임 (hold-relax active motion)	대각선으로 짧아진 범위에서 등척성수축, 이후 늘어난 범위로 수동적 움직임, 이후 짧아진 범위로 능동적 수축
반복수축 (repeated contraction)	기존의 수축을 강화 또는 수축을 시작하기 위해 신장반사를 반복적으로 이용
율동적 개시 (rhythmic initiation)	수동, 능동보조, 능동, 저항 순으로 대각선 움직임을 전개
강조를 위한 타이밍 (timing for emphasis)	약한 요소를 촉진하거나 방사선조사를(irradiation)시키기 위해 대각선 중 강한 요소에 최대등척성 저항을 적용
율동적 회전 (rhythmic rotation)	원하는 대각선에 사지를 배치하면서 장축을 중심으로 능동 또는 수동적 회전
교대 등척성 (alternating isometrics)	작용근과 대항근의 교대적 등척성수축
수축-이완 (contract-relax)	움직임에 제한이 있을 때까지 작용근 방향으로 움직임, 이후 회전요소를 제외한 모든 요소들이 대항근 패턴으로 등척성수축이후 등장성수축; 매 적용 시마다 새롭게 형성된 제한범위로 수동적 움직임을 반복
유지-이완(hold-relax)	움직임에 제한이 있는 지점에서 원하는 대각선 패턴으로 작용근 또는 대항근의 등척성수축; 매 적용 시마다 새롭게 형성된 제한범위로 수동적 움직임을 반복
느린 반전(slow reversal)	작용근과 대항근의 교대적 느린 구심성 수축
느린 반전유지 (slow reversal-hold)	각 대각선 패턴 끝부분에서 등척성수축을 적용하면서 작용근과 대항근의 교대적 느린 구심성 수축
작용근 반전 (agonist reversal)	대각선 패턴으로 등장성수축 이후 같은 근육의 원심성 수축

한다고 보고되어져 왔다.[132,135] 일반적으로 이러한 연구들은 관절가동범위 증진을 유발하는 PNF 기법을 적용하는 동안 높은 수준의 근활성도와 PNF 기법이 관련이 있다고 결론을 내렸다. 따라서 PNF 신장기법이 신장반사 반응에 영향을 준다는 이론적 근거를 지지하는 증거가 있지만, 단축된 근육에서 근활성도의 증가는 단축된 근육의 이완을 유발하지 못하거나 관절가동범위 증진을 위한 이완이 되지 않음을 보여주는 것이다. 더 나아가, 연구된 대상자가 상대적으로 적었고, 뇌졸중이나 TBI와 같은 환자를 대상으로 한 연구가 아니었다. 따라서 신경근육질환을 이렇게 적용할 때는 신중하여야 한다.

PNF를 위한 신경생리학적 증거를 검증하면서, 많은 연구들이 관절가동범위와 유연성 증진을 위해 설계된 여러 기법들을 비교하는데 중점을 두고 있었다. 넙다리뒤근(hamstring) 유연성을 위해 유지-이완, 수축-이완과 같은 PNF 기법을 적용한 많은 연구들은 수동적 신장운동보다 효과적이라고 보고하였다.[133~136] 운동 전에 PNF 적용 또는 운동 전 또는 후에 정적 신장운동보다 운동 후 PNF 기법을 적용하는 것이 넙다리뒤근 유연성 증진에 더욱 효과적이라고 제시되어져 왔다.[137] PNF 기법이 정적 신장운동보다 더 효과적이라는 연구는 넙다리뒤근 외에 다른 근육에도 적용되어 보고되고 있다.[136,138] 따라서 PNF와 관련된 신장기법들이 수동적 신장보다 더욱 효과적이라 여길 수 있다. 그러나 특정 PNF 기법이 다른 PNF 기법보다 더 효과적이라는 연구는 없다. 또한 PNF 기법이 근력, 협응 또는 기능에 문제가 있는 사람을 대상으로 좀 더 우월하다는 연구는 없다. PNF 효과에 대한 근거는 표 24-7에 요약되어 있다.

과제지향 접근법

과제지향 접근법은 Carr와 Shepherd에 의해[96,97,139] 제안되었으며 Shumway-Cook과 Woollacott가[45] 개인, 환경, 과제 수준에 따라 어떻게 여러 계통들이 작용하는지를 설명하였다. 또한, 이 접근법은 신경가역성과 운동학습(motor learning)에 관한 지식을 잘 반영하고 있고 환경과 과제분석, 되먹임, 훈련에 관한 연구들의 의미를 고려하고 있다. 움직임 과제에 대한 Gentile의 분류는 검진과 중재를 위한 지침을 주기 위해 환경적 및 과제분석에 대한 틀로서 사용되고 있다.[140] 이 분류에서, 기능적 활동은 과제에 대한 환경적 배경과 기능적 역할에 기초하여 평가된다. 특히, 조절상황(regulatory condition), 또는 과제가 맞추어져야 하는 환경적 요소는 고정되거나 움직일 수 있으며, 각각의 시도 사이에 변화가 있을 수도 있고 없을 수도 있다. 예를 들어, 식탁용 의자에서 일어서기를 한다고 가정할 때 조절상황(의자)은 고정적이고 매 시도마다 변화는 없다. 그러나 치료용 공에서 일어서기를 한다고 가정할 때 조절상황(공)은 움직일 것이고 매 시도마다 달라질 것이다. 이를 열린 과제라 한다. 표 24-8은 이런 분류를 보여주는 것이다.

또한 과제의 기능을 분석해야 한다. Gentile은 과제가 신체 안정을 요구하는지 아니면 이동을 요구하는지 팔이 기본적으로 안정성에 관여하는지 아니면 조작에 관여하는지를 고려해야 한다고 제의한다. 이 경우, 만일 팔로 매트를 지지하면서 앉기 균형훈련을 수행하고 있다면, 과제는 팔자세의 도움으로 안정적이게 될 것이다. 만일 이동하면서 자신의 주머니를 살핀다면, 과제는 이동과 조작을 요구하기 때문에 좀 더 어려워질 것이다. 여기에 대한 분류는 표 24-9에 제시되어 있다. 이러한 두 가지 분류를 기준으로 하여, 과제와 환경에 대한 분석을 조합함으로서 환자의 능력에 맞는 적절한 활동을 제공할 수 있다. 예를 들어 조르는 아이를 데리고 복잡한 쇼핑센터를 걷는 것은 가장 난이도가 높은 것이다. 왜냐하면 조절해야할 환경이 다양하며 움직이고 이동을 하면서 조작을 수행해야 하기 때문이다.

운동학습, 회복, 조절을 증진하기 위해 사용되는 되먹임 역시 과제지향 접근법에서 중요한 요소이다. 다양한 형태의 되먹임을 이용하여 환자들은 운동기술을 학습할 수 있다. 예를 들어, 환자는 기능적 과제의 결과뿐만 아니라 결과를 이루기 위한 움직임에 대한 내적인 되먹임(intrinsic feedback)을 이용해야 한다.[140] 내적인 되먹임에는 몸감각, 고유감각, 또는 시각 같은 자연스럽게 이용할 수 있는 모든 형태의 되먹임이 포함된다. 결과지식

표 24-7 고유수용성신경근육촉진법의 효과에 대한 근거

참고문헌/대상	설계/중재/측정	결과/결론
뇌졸중 환자를 위한 중재로써의 일반적인 효과		
Dickstein 등[102] 131명의 뇌졸중 환자 평균나이: 70.5세 발병 후 평균시간: 8일	설계: 무작위통제실험 중재: 6주, 5일/주, 30~45분/1일 집단 1: 보존적 치료 집단 2: PNF 집단 3: NDT 측정: 입원 시와 매 주마다 측정; Barthel 지수, 근육긴장도, 발등쪽 굽힘과 손목 폄에 대한 근력과 능동적 가동범위, 보행상태 평가	결과: 집단간 차이 없음 결론: ± 특별히 우위에 있는 치료법이 없음
Trueblood 등[103] 20명의 뇌졸중 환자 평균나이: 48세 발병 후 평균시간: 2달	설계: 사전, 사후검진 중재: 15분 PNF (골반 패턴) 측정: 치료 전, 직후, 30분 후 보행 특성 평가	결과: 직후 보행특성이 향상. 그러나 30분 후에는 차이 없음 결론: ± 직후 효과는 있지만 전이효과는 없음
Kraft 등[105] 22명의 뇌졸중 환자 평균나이: 60.3세 발병 후 평균시간: 24.2개월	설계: 무작위통제실험 중재: 3개월 집단 1: 3회/주, 60분/1회; 근전도 생체되먹임과 손목 폄근 자극 집단 2: 5회/주, 60분/1회; 저강도 자극과 수의적인 손목 폄 집단 3: 3회/주, 60분/1회; 팔 PNF 집단 4: 대조군 측정: 치료 전, 치료 후, 3개월과 9개월 후 측정; Fugl-Meyer 평가와 악력 측정	결과: 실험군 모두 대조군보다 Fugl-Meyer 점수가 향상. 집단 1이 집단 3보다 더욱 향상. 악력은 집단간 차이 없음 결론: − PNF보다 근전도 생체되먹임과 전기자극을 한 치료가 팔운동조절 기능을 더욱 향상시킴
Wang 등[106] 28명의 뇌졸중 환자 평균나이: 55.7세 발병 후 평균시간: 4.4개월에서 15.4개월	설계: 사전, 사후검진 중재: 12주, 3일/주, 30분/1일; PNF 적용 집단 1: <발병 6개월 집단 2: >발병 12개월 측정: 치료 전, 1회 치료 후, 12회 치료 후 측정; 보행속도와 분당 걸음수	결과: 집단 1은 치료 1과 12회 후 보행속도와 걸음/1분수 향상; 집단 2는 치료 1회 저하, 12회 후 증가 결론: ± 대조군이 없지만 PNF 적용 후 보행속도와 분당 걸음수가 향상
관절가동범위와 유연성에 대한 효과		
Sady 등[138] 65명의 남자; 손상여부에 대한 자료 없음 평균나이: 22.9세	설계: 무작위통제실험 중재: 6주, 3일/주 집단 1: 대조군 집단 2: 동적 신장 집단 3: 정적 신장 집단 4: PNF(수동신장-근육수축-수동신장) 측정: 2일 동안 기초선 측정과 치료 후 측정; 어깨, 넙다리뒤근, 몸통의 가동범위 측정	결과: PNF 집단만 유연성이 증가 결론: + PNF는 정적 및 동적 신장보다 유연성 증진에 효과적임. 특히 넙다리뒤근이 크게 향상
Osterning 등[133] 10명의 남자; 소상여부에 대한 자료 없음 평균나이: 자료 없음 (범위 32~36세)	설계: 사전, 사후검진 모든 대상자는 3조건에 참여: 조건1: 넙다리뒤근 수동적 신장 조건2: 수축-이완 조건3: 작용근 수축-이완 측정: 넙다리뒤근에 대한 근전도와 무릎 폄 가동범위	결과: 조건3에서 가장 크게 향상 조건 2,3에서 근전도 활동성이 증가, 조건 1에서는 감소 결론: + 조건 3에서 근전도 증가는 근육염좌 또는 통증을 유발할 가능성이 있음

표 24-7 고유수용성신경근육촉진법의 효과에 대한 근거(계속)

참고문헌/대상	설계/중재/측정	결과/결론
Osterning 등[134] 30명의 남자(지구력 운동선수, 격한 운동선수, 대조군); 손상여부에 대한 자료 없음 평균나이: 24.6세	설계: 사전, 사후검진 모든 대상자는 3조건에 참여: 조건1: 넙다리뒤근 수동적 신장 조건2: 수축-이완 조건3: 작용근 수축-이완 측정: 넙다리뒤근에 대한 근전도와 무릎 폄 가동범위	결과: 조건3에서 가장 크게 향상. 조건 2, 3에서 근전도 활동성이 증가, 조건 1에서는 감소 결론: + 조건 3에서 근전도 증가는 근육염좌 또는 통증을 유발할 가능성이 있음
Cornelius 등[136] 120명의 남자; 손상여부에 대한 자료 없음 평균나이: 21.5세	설계: 무작위통제실험 모든 중재로 수동적 신장으로 시작하고 끝남 집단1: 수동적 신장 집단2: 엉덩이 굽힘근의 구심성 수축 집단3: 엉덩이 폄근의 등척성수축, 엉덩이 굽힘근의 구심성 수축 집단4: 엉덩이 굽힘근의 등척성수축, 엉덩이 굽힘근의 구심성 수축 집단5~8: 위의 조건 후 10분간 얼음 적용 측정: 엉덩이 가동범위 측정	결과: 집단간 차이 없음. PNF(집단 2~4) 집단이 엉덩이 굽힘이 증가 결론: + PNF기법은 수동적 신장보다 가동범위 증진에 도움. PNF 기법간 차이 없음
Ferber 등[135] 26명의 남자; 손상여부에 대한 자료 없음 평균나이: 자료 없음 (범위 55~75세)	설계: 사전, 사후검진 모든 대상자는 3조건에 참여: 조건1: 정적 신장 조건2: 수축-이완 조건3: 작용근 수축-이완(넙다리근) 측정: 넙다리뒤근에 대한 근전도와 무릎 폄 가동범위	결과: 조건 3에서 근전도 증가와 가동범위 증가 보임 결론: + 조건 3은 조건 1, 2보다 더욱 효과적임
Funk 등[137] 40명의 학생; 손상여부에 대한 자료 없음 평균나이: 19.7세	설계: 무작위통제실험 모든 대상자는 2조건에 할당: 조건1: 5분 동안 수축-이완 조건2: 5분 동안 정적 신장 7일 이내에 참여한 조건을 반대로 하여 시행 측정: 치료전, 직후, 60분 팔 운동 후 넙다리뒤근 유연성 측정	결과: 유지-이완이 정적신장보다 효과적임 결론: + 유지-이완이 정적신장보다 넙다리뒤근 유연성 증진에 효과적임

RCT, Randomized controlled trial; NDT, neurodevelopmental therapy; PNF, proprioceptive neuromuscular facilitation; ROM, range of motion; EMG, electromyography.

(knowledge of results, KR) 또는 수행지식(knowledge of performance, KP)과 관련된 외적 또는 강화된 되먹임(augmented feedback) 역시 운동조절능력을 향상시키기 위해 치료사에 의해 환자에게 제공될 수 있다. 강화된 되먹임의 예는 언어적 또는 촉각적 단서, 행동에 대해 움직임 동안, 움직임직후, 또는 한참 후에 제공되는 되먹임이다.[141] 운동기술수행과 운동학습에 강화된 되먹임이 미치는 영향은 신경학적 손상이 있는 환자와 없는 사람들에게 연구되어져 왔다. 전형적으로 운동학습은 운동기술의 수행에서 상대적으로 영구히 변화를 유발하는 훈련과정으로 정의되어져 왔다.[142,143] 치료직후 수행에서의 변화는 만일 오래 동안 변화가 유지되지 않는 한 일반적으로 운동학습의 증거로 생각하지 않는다. 예를 들어, 만일 환자가 치료 시작시기에 보조 하에 비대칭적으로 일어서기를 할 수 있었지만 치료 후 보조 없이 대칭적으로 일어서기를 할 수 있다면, 이는 수행력(performance)이 향상된 증거로 볼 수 있다. 만일 환자가 다음 치료시간에도 보조 없이 대칭적으로 일어서기를 할 수 있다면, 이는 기술이 보유된 것으로 간주되고 운동학습이 이루어진 것으로 볼 수 있다.

표 24-8 환경적 상황: 과제분류와 예

조절상황	시도마다 변화: 없음	시도마다 변화: 있음
고정적	닫힌 과제: 가정에서 계단 오르기 칫솔질 문 열기	다양하지만 움직임이 없는 과제: 여러 지면에서 걷기 다른 높이의 계단 오르기 머그 컵, 유리잔으로 마시기
가변적	일정하게 움직이는 과제: 에스컬레이터에 발 올리기 공항 컨베이어에서 가방 들기 회전식 문을 통과하기	열린 과제: 움직이는 오토바이에 앉기 날아오는 공 잡기 붐비는 복도에서 걷기 조르는 아이 데리고 걷기

From Gentile A: Skill acquisition: Action, movement, and neuromotor processes. In Carr J, Shepherd R (eds): Movement Science: Foundations for Physical Therapy in Rehabilitation, ed 2, Gaithersburg, Md, 2000, Aspen.

표 24-9 행동의 기능: 과제분류와 예

신체정위	조작: 없음	조작: 있음
안정	신체안정성: 앉아 있기 서 있기 테이블에 기대어 있기	신체안정성 + 조작: 선 자세에서 물건 유지하기 앉은 자세에서 안경에 손 닿기 책상에서 글쓰기
이동	신체이동: 달리기 걷기 기기	신체이동 + 조작: 걸으면서 아이 데리고 가기 달리면서 공받기 오토바이 운전하기

From Gentile A: Skill acquisition: Action, movement, and neuromotor processes. In Carr J, Shepherd R (eds): Movement Science: Foundations for Physical Therapy in Rehabilitation, ed 2, Gaithersburg, Md, 2000, Aspen.

비록 신경학적 손상이 있는 사람보다 없는 사람을 대상으로 되먹임의 사용에 대한 연구가 많이 이루어져 왔지만, 되먹임의 시간과 빈도 역시 수행력과 운동학습에 상당한 영향을 준다는 연구들이 있다. 뇌졸중 환자들에게 훈련 이전에 과제의 목적을 명확히 설명하는 것이 운동기술의 학습에 도움이 된다. 예를 들어, Body와 Winstein은 뇌졸중 진단을 받은 12명의 환자를 3조건에서 9개의 전구에 순서대로 불이 들어오도록 지시하여 과제에 따른 반응시간을 연구하였다.[144] 조건은 (1) 불빛패턴에 대한 인식 없이 1일 동안 연습, (2) 불빛패턴에 대한 인식 없이 3일 동안 연습, (3) 불빛에 대한 인식을 가지고 1일 동안 연습이였다. 그 결과, 불빛에 대한 인식 없이 연습을 한 경우 수행이 증진되지 않았으나, 명확한 인식을 가지고 연습을 한 경우 수행력이 향상되었다. 이는 운동학습에 있어 수행에 대한 지식이 중요하게 영향을 미침을 의미한다. 정상인을 대상으로 좀 더 복잡한 과제를 제시한 경우, 운동학습은 움직임 그 자체(내적인 집중)보다 움직임의 효과(외적인 집중)에 집중하도록 지시하는 것이 더욱 효과적이었다.[145,146] 예를 들어, 골프 경험이 없는 22명의 대학생을 대상으로 골프를 교육하였다.[147] 두 집단 모두에게 잡기, 서기, 자세를 교육하였지만, 한 집단에게는 팔의 움직임에 대해 집중하여 스윙을 교육하였고, 다른 집단에게는 골프채의 움직임에 대해 집중하여 교육하였다. 외적인 집중을 시킨, 즉 골프채의 움직임에 집중하도록 교육한 집단이 공을 맞히는 정확성과 1일 후 기술 보유능력이 향상되었다. 비록 신경계 손상 환자에게 적용된 실험은 없었지만, 이런 증거는 만일 환자의 보폭을 길게 하는 것이 목적이라면 무릎을 더욱 펴게 교육하는 것(내적인 집중)보다 환자의 지팡이를 멀게 짚도록 교육하는 것(외적인 집중)이 더욱 효과적일 것이다.[148]

제공되는 되먹임의 시기와 빈도에 대해 수많은 연구들을 보면, 요약형태(예: 10회 시도 후)로 결과에 대한 지식을 제공하는 것은 초기 수행력에는 도움이 안 되지만 보유(retention) 검진결과 학습이 증진된다는 것을 보고하였다.[149,150] 즉, 매 시도마다 되먹임을 받는 것보다 요약된 되먹임을 받는 것이 운동학습을 증진시킨다. 기능장애가 없는 25명을 대상으로 팔꿉펴기 힘을 조절하는 과제를 하는 동안, 매 시도마다 되먹임을 제공하는 경우(100%)와 50% 빈도로 되먹임을 자극하는 경우, 100% 되먹임을 주는 것이 수행력이 높지만, 기술 보유검진 결과, 50%만 되먹임 주는 것이 오류가 훨씬 적었다.[151] 더 나아가, 136명의 대학원생을 대상으로 한 연구에서, 점차 되먹임을 줄이는(faded feedback)것이 100% 되먹임을 주는 것보다 운동학습이 증진되었다.[152] 비슷한 결과가 신체유도(physical guidance) 되먹임에서 나타났다(예: 움직임 학습을 돕기 위해 신체적 조절을 제공하기).[153]

특히 40명을 대상으로 학습에 대한 팔 운동과제 연구에서, 고빈도의 신체유도를 제공하는 것이 점차 되먹임을 줄이는 방법 또는 언어적 되먹임보다 보유능력이 떨어졌다. 게다가, 고빈도의 신체유도는 결과에 대한 지식에 대해 같은 빈도로 언어적 되먹임을 제공하는 것보다 보유능력이 떨어졌다. 이러한 결과는 되먹임 빈도뿐만 아니라 되먹임 형태도 운동학습에 영향을 미침을 보여주는 것이고 특히, 언어적 되먹임보다 고빈도의 신체유도는 이 학습에는 더욱 좋지 않음을 보여주는 것이다. 또한 즉각적인 결과지식(KR)은 환자가 자신의 수행력에 대한 평가를 방해하기 때문에 운동학습에는 부정적인 영향을 준다.[154]

연습측면에서 볼 때, 정상인을 대상으로 한 연구에서 비록 운동기술의 초기습득과 수행력은 순차적 연습패턴(blocked practice pattern)에서 가장 좋지만, 운동기술의 보유능력은 무작위연습(random practice)을 한 경우 향상되었다.[155] 이러한 결과는 신경근육질 환자에서 보고되어져 왔다. 특히, 24명의 뇌졸중 환자를 대상으로 실시한 연구에서, 무작위연습을 시행한 집단이 순차적 연습을 시행한 집단보다 운동기술 보유능력이 좋았다. 편마비 환자의 팔기능을 촉진하기 위한 과제지향 접근법 중 하나가 강제유도 움직임치료(CIMT)이다(그림 24-6). 이 접근법에서 건측 팔은 환자가 깨어있는 시간 동안 거의 대부분이 억제된다. 환자는 환측 팔의 사용을 요구하는 반복적이고 체계적인 기능 활동을 2주 동안 1일 6시간 수행한다.[157] CIMT의 중요 요소는 조형(shaping)이다. 조형은 움직임 과제를 점진적으로 어렵게 하고 수행에 대한 긍정적강화와 되먹임을 규칙적으로 제공하는 조작적인 체계이다. CIMT가 뇌졸중에 미치는 긍정적 결과들이 지속적으로 보고되고 있다.[157~159]

66명의 뇌졸중 환자를 대상으로 대해 무작위통제실험을 통해 CIMT와 NDT를 비교하였다.[120] CIMT 집단은 2주간 주 5일, 1일 6시간 동안 건측 사용을 억제하고 환측 사용을 강조하는 활동을 하였다. NDT 집단은 같은 시간 동안 치료를 받았으며 자세조절과 정상적인 움직임을 강조하면서 양손을 이용하는 활동을 하였다. 이 연구에 포함된 대상자는 환측에서 최소능동적 손목 폄 20°, 손가락 폄 10°가 가능한 상태이었다. 연구자는 CIMT가 NDT보다 팔 뻗기 동작과 손기술이 향상되었다고 하였다. 또한 감각손상이 있는 사람과 없는 사람간의 차이가 있다고 하였다. 감각손상이 있는 사람은 NDT보다 CIMT에서 훨씬 팔 뻗기 동작이 향상되었다. 이러한 치료효과는 치료종료 3주, 6주, 1년 후에도 유지되었다. 치료종료 3주 후에, 일상생활 동안 얼마나 환측을 사용하는지를 알아보는 운동활동지수(motor activity log)는 두 집단간 차이가 있었다. 다시 요약하면, 특히 환측무시(hemineglect)가 있는 뇌졸중 환자에게 CIMT가 효과가 더욱 있었다. Fugl-Meyer 척도에서는 차이가 없었다.

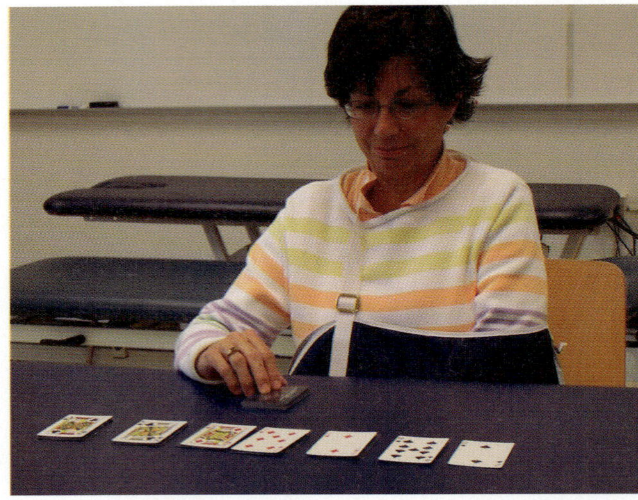

그림 24-6 강제유도운동치료

수정된 CIMT 접근법의 효과를 검정한 연구도 있었다. Page 등은 능동적 손목 폄 20°, 손가락 폄 10°가 가능하고 공동패턴에서 벗어날 수 있는 6명의 환자를 3집단으로 나누었다.[160] 2명은 CIMT 접근법을 받았고, 2명은 전통적인 치료, 즉 PNF와 건측을 이용한 보상기법이 20% 포함된 기능적 과제를 수행하였다. 나머지 2명은 대조군으로 아무런 치료를 받지 않았다. 치료집단들은 10주간 주 3회, 1회 1시간 동안 치료적 활동에 참여하였다. Fugl-Meyer 평가, 팔 뻗기 동작, Wolf 운동기능검진, 운동활동지수를 프로그램 종료 직후 측정하였다. 사전검진으로 측정된 Fugl-Meyer 평가와 팔 뻗기 동작은 안정적이었다. CIMT를 받은 집단은 전통적인 치료집단 또는 대조군 보다 Fugl-Meyer 평가, 팔 뻗기 동작, 운동활동지수가 향상되었다. 그러나 Wolf 운동기능검진 결과는 집단간 약간의 차이만 보였다. 이 연구에서는 사례연구설계를 사용하였고, 통계적 검정은 하지 않았다. 또한 대상자 수가 적고 치료 후 추적관찰을 하지 않은 제한점이 있다.

CIMT의 시간에 대해 알아본 연구도 있었다. Sterr 등은 15명의 만성뇌졸중과 TBI 환자(1년 이상)를 2주간 주 5일, 1일 6시간 치료를 받는 집단과 3시간 치료를 받는 집단으로 나누었다.[161] 이 연구에 포함되는 대상자의 조건은 이전의 연구와 동일하였다(능동적 손목 폄 20°, 손가락 폄 10°). 결과측정으로 운동활동지수와 Wolf 운동기능검진을 사용하였다. 사전검진 2회, 중재직후, 1개월 추적 동안 4회 측정되었다. 기초선에 비해 두 집단 모두에서 결과측정치들이 향상되었지만, 6시간 치료를 받은 집단이 더욱 향상되었다.

몇몇의 연구들은 CIMT가 급성기 환자에게 미치는 영향을 알아보았다. Dromerick 등은 뇌졸중 발병 14일 이내인 20명 환자를 전통적인 작업치료 집단과 CIMT 집단으로 나누었다.[162] 두 집단은 같은 시간과 강도의 치료를 받았다: 2주간 주 5일, 1일 2시간. 치료 후 맹검법을 통해 팔 뻗기 동작, Barthel 지수, FIM을 측정하였다. 치료 후 전체 팔 뻗기 점수는 CIMT 집단이 높았다. Barthel 지수와 FIM은 두 집단간 차이가 없었다. 비록 이 연구에서 연구자는 급성기 환자에서도 CIMT의 일부 효과를 지적하였지만, 장기간 추적관찰이 없었고, CIMT의 시간이 너무 적었고, 결과측정치 선택에 다소 제한이 있었다. 특히 Barthel 지수와 FIM은 팔기능의 변화를 감지할 만큼 충분히 민감하지 않다.

따라서 CIMT는 신경근육질환이 있는 일부 환자에게 유용할 것 같다. 일반적으로, CIMT는 인지기능이 정상이고 환측에서 중등 정도의 능동적 움직임이 있는 환자에게 유용하다. 또한 감각이상이 있는 환자에서는 효과가 다를 수 있다. 일반적으로, 이 접근법의 핵심은 훈련강도라고 할 수 있는데(예: 1일 6시간), 임상적으로 의미 있는 결과를 유발하기 위해서는 더 많은 훈련시간이 필요하다.

관련된 연구로서, Winstein 등은 최근 뇌졸중을 진단받은 64명을 기능적 훈련, 근력강화와 운동조절, 일반적인 관리의 세 집단으로 나누었다.[163] 기능적인 훈련 집단은 환자의 능력에 따라 점진적으로 반복적인 과제특이 기능적 활동에 참여하였다. 연구자는 기능적인 훈련을 CIMT와 구별하였는데, 이 접근은 기능적인 과제훈련 동안 발생하는 움직임 문제에 대해 능동적으로 문제해결을 촉진하는 것으로 정의하였다. 근력강화와 운동조절인 경우, 환자들은 팔근력강화를 위해 다양한 운동을 시행하였다.

마지막으로, 모든 집단은 일반적인 관리로서, NDT, 신경근육 전기자극, 일상생활동작훈련을 받았다. 실험 집단은 4~6주간 주 5일, 1일 1시간, 즉 전체 20시간의 부가적인 치료를 받았다. Orpington Prognostic Scale (OPS)를 이용하여 뇌졸중의 심한 정도에 따라 대상자를 구분하였다. FIM, Fugl-Meyer의 팔부분, 편마비 팔에 대한 기능평가를 중재 전, 중재직후, 6개월과 9개월 후에 측정하였다. 또한 등척성회전력과 잡기(grip)와 쥐기(pinch)힘을 평가하였다. OPS에서 심각하지 않은 대상자들은 기능적인 훈련과 근력강화 집단이 일반적인 관리 집단보다 Fugl-Meyer의 운동기능 부분과 등척성회전력이 유의하게 향상되었다. 심한 대상자들은 집단간 차이가 없었다. 장기간 추적관찰 결과, 기능적 훈련을 시행한 대상자 중 뇌졸중이 심하지 않은 대상자들은 등척성회전력이 여전히 좋은 상태를 유지하였다. 따라서 이 연구는 중재의 형태와 뇌졸중의 심한 정도가 단기 및 장기 운동회복에 영향을 준다고 제의하였다.

마지막으로, 비진행성 신경근육질환을 가진 환자를 위한 또 다른 과제지향 접근법은 부분 체중지지를 통한 트레드밀훈련(body weight support, BWS)이다. 최근 연구결과들은 이 중재가 뇌졸중 환자를 위한 보행재활의 효과적인 수단임을 보여주고 있다(그림 24-7). Hesse 등은 체중지지를 통한 트레드밀훈련과 NDT를 비교하기 위해 A-B-A 단일사례연구설계를 수행하였다.[119] 뇌졸중 발병 3개월 이내인 7명의 환자들은 3주간 주 5일, 1일 30분간 (1)체중지지를 통한 트레드밀훈련; (2) NDT-위주 물리치료; (3) 체중지지를 통한 트레드밀훈련에 무작위로 참여하였다. 결과측정을 위해 기능적 이동분류(functional

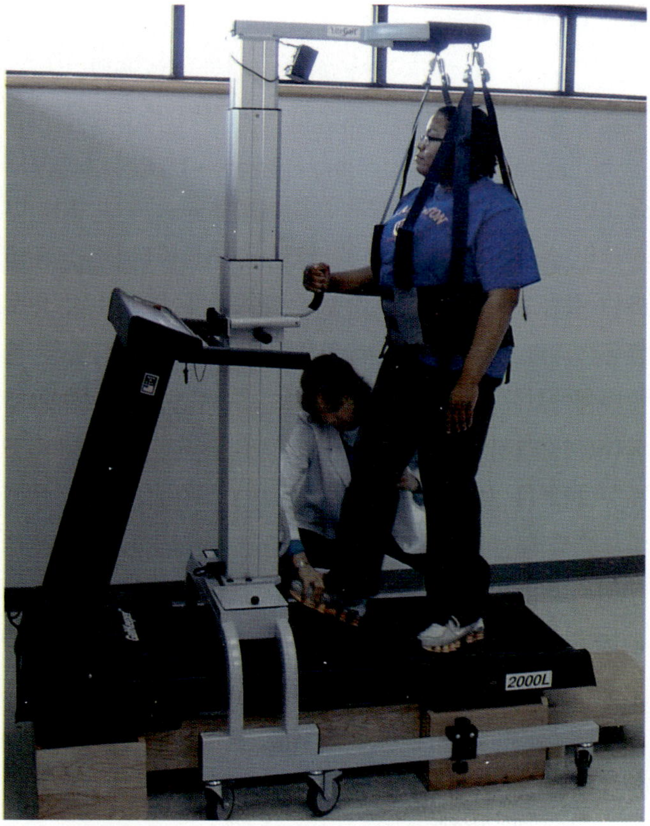

그림 24-7 체중지지 트레드밀훈련

ambulation category, FAC), Rivermead 운동평가, 운동지수(motricity index), 수정된 Ashworth 척도(표 24-3 참조)를 사용하였고, 중재 전과 9주 동안 매주 측정하였다. 또한 보행속도, 걸음수/분, 걸음길이(stride length)를 평가하였다. 체중지지를 통한 트레드밀훈련이 NDT보다 보행속도와 기능적 이동분류가 향상되었다. 다른 측정변수들은 차이가 없었다.

Visintin과 Barbeau는 재활병동에 입원 중인 100명을 대상으로 무작위통제실험을 실시하였다.[164] 초기보행상태에 따라 환자를 구분하였고(보행 시 최대보조가 필요한 경우가 낮은 수준), 두 집단(40% BWS에서 시작하여 점차 0% BWS로 줄이는 집단과 체중지지 없이 트레드밀 보행훈련 집단)으로 나누었다. 두 집단은 6주간 주 4일, 1일 20분간 트레드밀 보행훈련에 참여하였다. 체중지지를 이용한 훈련에 참여한 대상은 43명이었고 체중지지 없이 훈련한 사람은 36명이었다. 훈련을 수행하지 못한 사람은 여성, 노인, 다른 질병이 동반된 환자들이었다. 결과는 훈련 전, 훈련 직후, 훈련 3개월 후에 측정되었다. 체중지지를 통한 트레드밀훈련을 한 집단이 균형(BBS) 점수, 다리운동회복(stroke rehabilitation assessment of movement, STREAM), 보행속도와 지구력이 유의하게 향상되었다. 또한 이러한 효과는 균형과 지구력을 제외하고 3개월까지 유지되었다. 또한 훈련 전 보행 수준에 따라 분석한 결과, 훈련 전 보행기능이 낮은 사람들이 더욱 많은 향상을 보였다. 하지만 훈련 전 보행기능이 좋은 사람은 유의한 차이가 없었는데, 이는 작은 변화를 측정도구들이 감지하지 못하거나 천장효과가 있었기 때문이라고 생각한다.

Nilssin 등은 편마비 환자 73명을 체중지지를 통한 트레드밀훈련집단과 바닥에서 보행훈련 집단으로 나누었다.[166] 두 집단은 주 5일, 1일 30분 동안 훈련에 참여하였다. 중재 기간 중 다른 치료에도 두 집단은 참여하였다. 환자가 병원에 입원하고 있는 기간에 따라 중재기간은 3~19주로 다양하였다(실험군과 대조군의 중앙값 68일). FIM, Fugl-Meyer평가, 기능적 이동분류, 보행속도, Berg 균형척도가 측정되었다. 퇴원 시 또는 10개월 추적 후, 두 집단간 유의한 차이가 없었다. 이 연구는 이전에 논의된 연구와 다른 특성이 있었는데, 연구에 참여한 대상자의 평균연령이 55세이었고, 대조군이 참여한 중재의 형태와 강도도 달랐다.

체중지지를 통한 트레드밀훈련은 기능적인 보행과 속도를 향상시킬 수 있다. 특히 걸을 수 없는 환자 또는 보행시 최대보조가 필요한 사람에게 유익하다(32장 참조). 이 치료의 장점은 조기에 보행훈련에 참여시킬 수 있고, 반복훈련과 과제특이성이 있다는 것이다.[167] 비록 TBI 환자에 대한 연구는 아직 없지만, 뇌졸중과 비슷한 손상을 가진 환자에게도 유익할 것으로 생각된다.

치료적 운동

유산소와 지구력 상태. 비정상적인 운동조절, 근력과 파워 감소, 감각손상, 과긴장성 또는 저긴장성 같은 뇌졸중 또는 TBI와 연관된 많은 손상들은 비효율적인 운동조절을 유발하고 결국 이동과 기능적인 활동 동안 에너지

소비를 높이게 된다.[168,169] 게다가, 뇌졸중 환자들은 같은 연령대와 비교하여 종종 상태악화를 보이며 유산소능력도 떨어진다.[170] 비진행성 중추신경계 질환을 가진 사람에게 유산소와 지구력 훈련이 유익하다는 연구들이 있다.

특히 뇌졸중 발병 후 적어도 6개월이 경과된 사람들을 위한 여러 형태의 유산소운동들이 검증되어 왔다.[168,170~172] 특히 자신의 심장박동수의 50~60% 범위에서 운동을 시행한 환자들은 신체적 상태 또는 최대하 운동 동안 최고 산소섭취 비율이 향상되었다. 이러한 프로그램은 체중지지 없이 트레드밀에서 시행되었다. 체중지지를 통한 트레드밀에서는 심장박동수와 산소섭취가 떨어지는 것이 당연하다.[172] 트레드밀 훈련에 선발된 환자의 25%는 다른 질환이 동반되어 있거나 신경학적 결함으로 완전한 체중지지 훈련이 어려운 사람이었다.[168] 이는 약간의 체중지지로 트레드밀을 통한 유산소훈련이 가능함을 시사하는 것이다. 뇌졸중 후 트레드밀 이용의 효과를 지지하는 연구들이 있지만, 참여 대상자 수가 적었고(9~23명), 여기에 대한 메타분석도 아직 없는 실정이다.

균형, 협응, 정확성훈련. 뇌졸중 또는 TBI 환자들은 균형과 협응에 영향을 주는 지각, 감각, 운동 손상을 종종 보인다. 또한, 균형상태는 입원기간과 다른 결과측정치와 상관이 있다.[173] 균형 또는 자세조절을 위한 중재는 집중적으로 다양한 형태로 적용되어야 한다. 앉은 자세 또는 선 자세에서 자세조절을 증진하기 위한 중재들이 필요하고, 대칭성, 안정성, 선행조절, 또는 반응적 자세조절에 초점을 둔 중재가 필요하다.

자세 대칭성. NDT 관점에서 볼 때, 자세 대칭성 또는 선 자세 또는 앉은 자세에서 체중을 균등하게 하는 능력은 운동조절이 향상됨을 알려주는 핵심지표이다.[20,113] 대칭적인 지지면은 적절한 움직임을 위한 필요하고 기능적 활동뿐만 아니라 정상적인 평형반응의 기본이 된다. 예를 들어, 앉은 자세에서 골반이 중립위치에 오고 균등하게 체중지지가 될 때, 뇌졸중 또는 TBI 환자들은 앉은 자세에서 서기 움직임 동안 몸통근육들이 더욱 활성화될 수 있다.

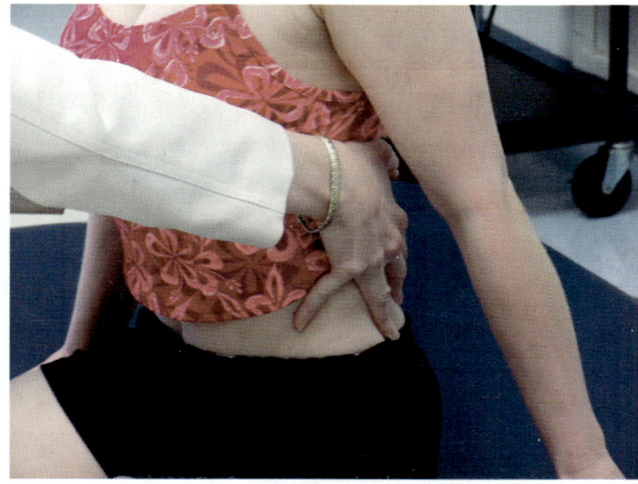

그림 24-8 앉은 자세를 촉진하기 위한 신경발달치료

앉기를 위한 준비에서, NDT를 사용하는 치료사는 먼저 대칭적인 배열과 골반중립을 확립한다. 이는 궁둥뼈결절(ischial tuberosity)과 다리, 발에 체중을 균등하게 분배하는 것을 의미한다.[21] 또한 어깨와 머리는 대칭적인 위치에 있어야 하고 몸통회전은 없어야 한다. 이 자세로부터, 골반의 전방경사(anterior tilting)와 후방경사(posterior tilting)뿐만 아니라 가쪽 체중이동을 촉진할 수 있다. 골반 전방경사를 촉진하기 위해서, 환자와 마주보고 앉은 자세에서 치료사 손이 환자의 몸통 주변에 위치하고 있어야 한다. 손으로 환자의 몸통이 앞쪽과 위로 움직이게 유도하고 새끼손가락으로 복부근육의 수축을 유도한다(그림 24-8). 후방경사도 비슷하게 진행한다. 다만 새끼손가락은 몸통이 뒤쪽 아래로 움직이도록 유도하기 위해 사용된다.

PNF 관점에서 볼 때, 좋은 앉기 균형과 대칭성을 촉진하기위해, 앞쪽위엉덩뼈가시(anterior superior iliac spine)를 통한 대각선방향에서 반복수축 또는 저항이 사용될 수 있다. 골반 중립이 이루어지면, 율동적 안정화 또는 교대 등척성수축이 안정된 자세를 촉진하기 위해 몸통에 적용될 수 있다.

선 자세인 경우, 자세 대칭성은 몸통과 다리의 배열을 촉진함으로서 NDT 기법을 통해 촉진될 수 있다. 이러한 배열을 이루기 위한 조절되어야 하는 핵심 부위는 몸통, 골반, 무릎이다. 앉은 자세와 비슷하게, 율동적 안정화와

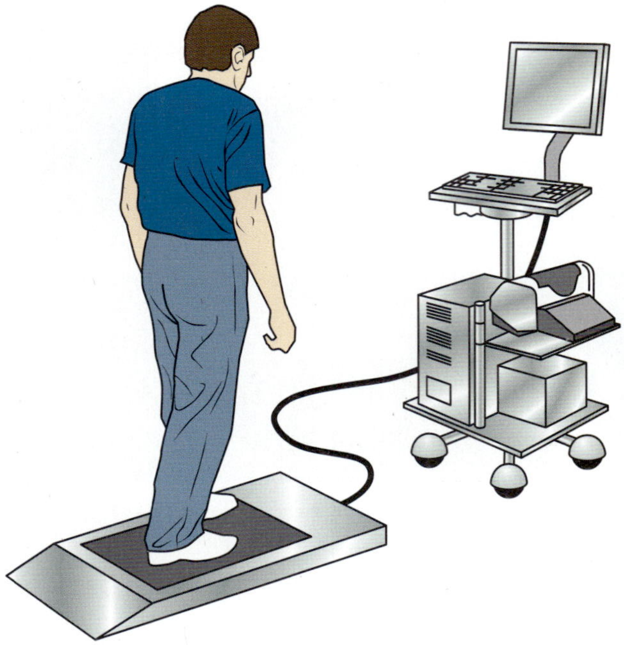

그림 24-9 자세 대칭성을 위한 힘판을 이용한 생체되먹임 훈련

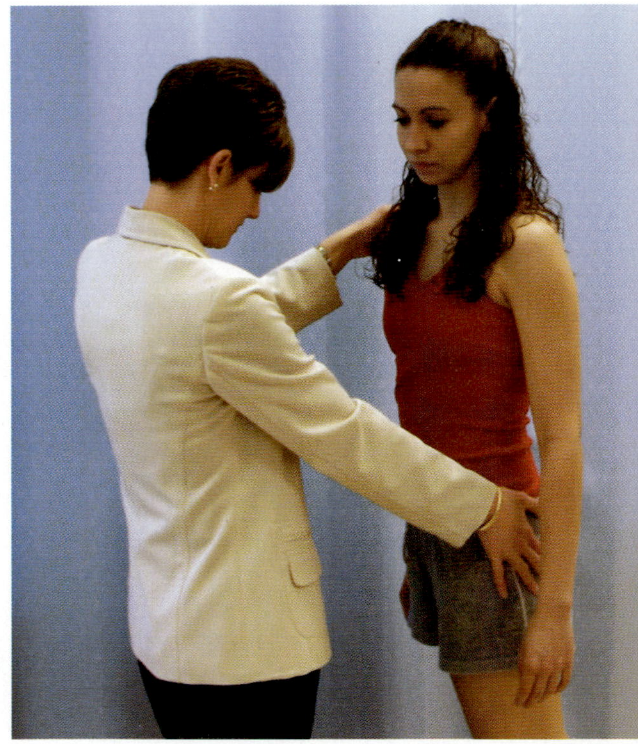

그림 24-10 선 자세에서 체중이동을 촉진하기 위한 신경발달치료

교대 등척성수축 같은 안정성을 위한 PNF 기법들은 선 자세에서 안정성과 대칭성을 촉진하기 위해 어깨 또는 골반에 적용될 수 있다. 이전에 논의한 것처럼, 자세조절에서 이러한 치료의 효과를 지지하는 근거는 부족하다.

대칭성을 재훈련하기 위한 다른 접근법은 자세 생체되먹임을 사용하는 것이다. 이 방법을 적용하기 위해, 환자는 힘판(force plate)위에 서거나 앉아서 자신의 위치 대칭성에 관한 시각적 또는 청각적 되먹임을 사용하거나 사용하지 않고 특정 활동을 수행한다. 또한 이 훈련에는 가쪽뿐만 아니라 앞뒤 체중이동훈련도 포함된다. 체중이동의 경우, 환자는 질량중심의 위치에 대한 시각적 되먹임을 제공받을 수 있다(그림 24-9). 이 접근법이 다른 중재방법보다 서기 대칭성을 향상시키는데 더욱 효과적이라는 연구가 있다. 16명의 뇌졸중 환자를 대상으로 힘판을 이용한 생체되먹임 훈련을 하는 실험군과 힘판 없이 균형훈련에 참여하는 대조군으로 나누었다.[71] 2주간, 1일 2회, 1회 15분 동안 훈련에 참여하였다. 실험군이 대조군보다 서기 대칭성이 더욱 향상되었다. 비슷하게, 운동조절, 기능적 상태, 발병 후 경과시간, 나이를 맞춘 42명을 힘판을 이용한 생체되먹임 훈련 집단과 균형과 체중이동 훈련에 참여하는 대조군으로 나누었다.[72] 힘판에서 훈련을 한 집단이 훨씬 자세 대칭성이 향상되었다. 하지만 보행속도, 걸음수/1분, 또는 보폭은 집단간 차이가 없었다.

동적 균형 / 안정성. 대칭성이 확보된 후, NDT 이론은 치료사가 동적 자세조절을 촉진을 위한 치료를 시작해야한 다고 주장한다. 이 시기에 적용될 수 있는 활동에는 건측 다리를 앞과 뒤로 배치하여 점진적으로 체중이동 하기이다(그림 24-10). 이후 환측 다리의 들기와 한발 앞으로 하기로 전개한다. NDT 촉진법은 환자에 따라 달라지고 동적 자세조절을 촉진하기 위해 손의 위치를 달리한다. 예를 들어, 양쪽 골반조절, 환측 어깨 또는 팔 조절과 건측 골반 조절, 환측 지지하면서 건측 조절, 환측 골반과 무릎 조절 등이 치료사에 의해 이루어진다.

PNF 관점에서 볼 때, 동적 자세조절을 촉진하기 위해 추천되는 활동은 NDT와 비슷하지만, 적용되는 기술이 다르다. 예를 들어, 치료사는 율동적 시작과 반복수축을 적용하여 움직임 시작을 위해 체중이동을 유도한다. 점진적

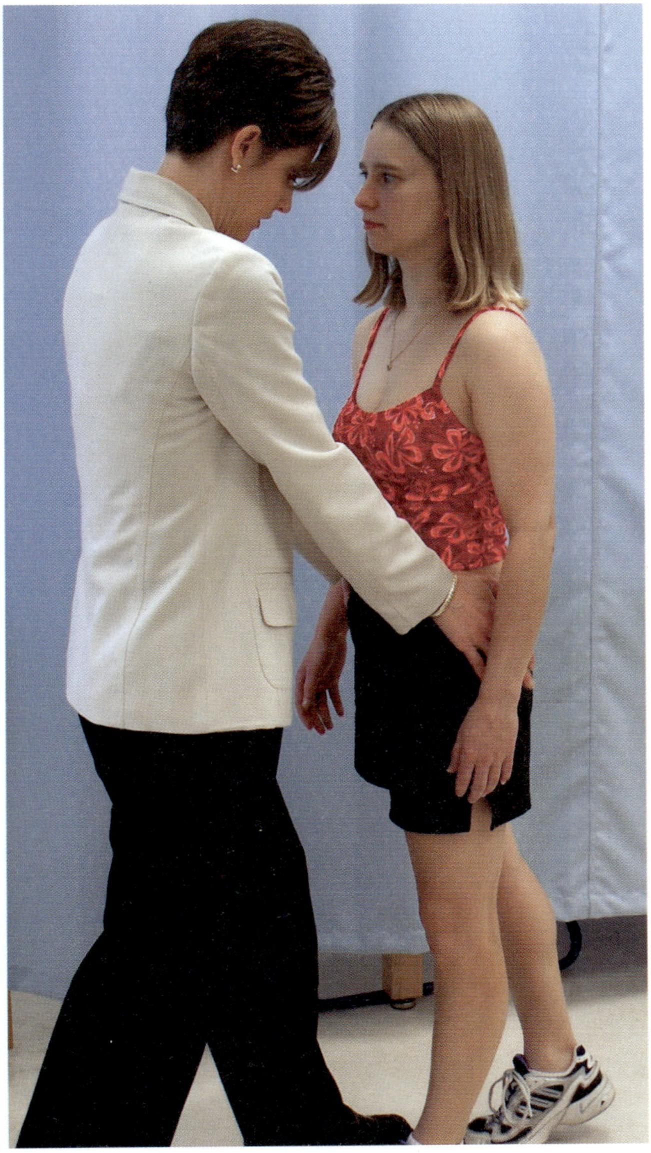

그림 24-11 선 자세에서 체중이동을 위한 느린 반전의 적용

으로 느린 반전과 대항근 반전을 적용할 수 있다(그림 24-11). 이후, 환자는 한쪽 다리의 반복적 발 떼기 같은 보행 전 활동을 시작한다. 이것은 전형적으로 중간입각기에 있는 다리에 압박을 적용함으로 이루어지고 유각기 동안 앞쪽위엉덩뼈가시를 통해 아래 와 뒤 방향으로 반복수축을 적용함으로 이루어진다.

과제지향 관점에서, 동적 자세조절은 가쪽 및 앞과 뒤 조절을 촉진하는 특정과제를 부여함으로써 이루어진다. 예를 들어, 여러 지면상태에서 환자에게 여러 방향으로 팔을 뻗게 하거나 물건을 잡게 한다.[96] 이전에 논의된 되먹임과 연습의 원리는 이러한 활동 동안 적용될 것이다.

유연성. Bobath는 좀 더 정상적인 운동조절과 유연성 증진을 위해 경직억제가 핵심적인 사항이라고 주장하였다.[20] 이를 위해, 경직이 있는 근육에 대한 부드러운 신장과 몸쪽관절구조에 대한 압박이 도움이 될 수 있다. 그러나 이러한 기법이 과긴장성을 보이는 근육에 대한 효과는 일시적이다. 다발경화증(mutiple sclerosis)이 있는 20명을 대상으로 한 연구에서, 연구자는 다른 효과를 보고하였다. 한 집단은 근육신장으로 근섬유 동원율(firing rate)이 영향을 받지 않았지만, 다른 집단에서는 근섬유 동원율이 줄어들고 사라졌다고 하였다.[174]

심한 경우, 부목 또는 석고붕대는 경직을 줄이고 관절가동범위를 늘리기 위해 적용될 수 있다. 가장 흔히 적용되는 부위는 발목, 무릎, 또는 팔꿉이다. 장시간 신장, 따뜻함, 압력을 제공하기 때문에 석고붕대가 효과적이라고 보고되고 있다.[175~177] 이 주제에 대한 최근의 문헌고찰에 의하면, 연속적 석고붕대(serial casting) 적용으로 경직이 감소한다는 연구는 부족하지만, 관절가동범위 증진에는 도움이 된다고 하였다.[178]

신경근육질환이 있는 환자의 유연성을 증진하기 위해 흔히 적용되는 2가지 PNF 기법은 유지-이완과 수축-이완이다. 이러한 기법에 대한 근거는 이전에 논의 되었다.

과제지향 접근법은 운동조절과 기능에 유연성 부족이 미치는 영향과 중요성을 인식하고 있다.[96,97] 유연성과 관절가동범위를 증진하기 위해 일반적인 신장운동과 관절가동술과 더불어, 기능적인 활동 동안 이러한 부분을 고려하여 접근 한다. 예를 들어, 앉은 자세에서 일어서기 동안 발의 위치와 의자의 높이를 조절함으로서 발등쪽 굽힘의 정도를 증진시킬 수 있다(그림 24-12). 비슷하게, 팔 뻗기 활동은 엉덩이와 무릎 펴기를 위해 적용된다. 유연성 증진에 대한 이러한 접근법의 효율성을 검증한 연구는 아직 없다.

보행과 이동훈련. NDT 관점에서, 보행재활에는 보행 전 및 보행 활동이 있다. 동적 안정성과 관련된 보행 전

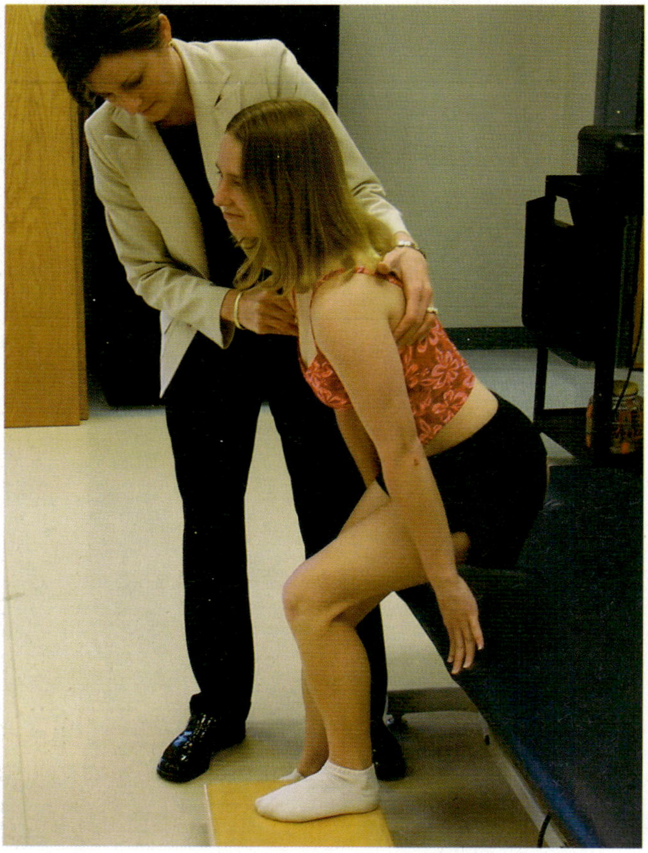

그림 24-12 발목등쪽 굽힘을 증진하기 위한 과제지향 접근법

활동은 이전에 언급되었고 보행활동을 위한 기초가 된다.[113] 보행 전 활동이 보행활동에 영향을 준다는 신념에도 불구하고, 영향을 주지 않는다는 일부 증거들이 있다. 예를 들어, 이전에 언급된 Winstein은 선 자세에서 대칭성 증진이 보행속도, 보폭(step length), 또는 보행주기 시간으로 전이되는 효과를 증명하는데 실패하였다.[72] 직접적인 보행활동은 어깨, 몸통, 엉덩이, 무릎, 발목, 또는 발의 핵심부위 조절을 통한 촉진에 있다. 목적은 가능한 정상적으로 근육활성화와 자세배열을 촉진하는 것이다. 이전에 언급하였듯이, 신경근육질환이 있는 사람에게서 NDT가 다른 접근법보다 효과적이라는 무작위통제실험은 없다. 최근 2명의 뇌졸중 환자를 대상으로 NDT 적용 후 움직임 패턴, 긴장도 감소, 운동성 증가를 보고한 연구가 있다.[101] 하지만 다른 A-B-A 사례연구에서는 NDT 접근이 체중지지 트레드밀 훈련보다 효과가 떨어진다고 하였다.[119]

PNF의 경우, 보행은 체중지지다리에 압박을 가하고 유각기 동안 골반에 반복수축을 적용함으로 촉진된다. NDT와 비슷하게, 보행활동을 위해 보행 전 활동을 먼저 적용한다. 1966년부터 현재까지 Medline 검색결과, 보행재활에서 이러한 기법의 효과를 보고한 연구는 없다.

근력, 힘, 지구력 훈련. 뇌졸중 환자에서 건측과 환측의 엉덩이 굽힘근, 무릎굽힘근, 발바닥쪽 굽힘근의 회전력과 보행속도와 계단오르기 사이 양적 상관성이 보고 되어져 왔다.[179] 또한 무릎 폄근력은 재활병동에서 다양한 진단을 받은 환자들의 일어서기 능력과 상관이 있다.[180] 더 나아가, 근력강화는 비진행성 중추신경계 질환이 있는 사람에게 유익하고 경직이나 근육긴장도 증진을 유발하지 않는다. 예를 들어, Butefisch 등은 편마비 환자 27명을 대상으로 NDT 기법과 반복저항훈련을 비교한 결과, 근력 증진과 손기능 향상은 반복저항훈련을 한 집단에서만 나타났다.[118] 15명의 편마비 환자를 대상으로 무작위 순서로 12가지 운동을 적용한 결과 경직의 증가 없이 근력이 증가되었다는 연구도 있다.[181]

근력 증가훈련과 관련된 과도한 노력(effort)이 과긴장성을 유발하고 정상적인 움직임을 방해할 수 있다는 신념 때문에 NDT 기법은 움직임 패턴과 기능적 활동에 필요한 만큼의 근력만 필요하다고 여기고 있다.[21] 다리근력을 증진하기 위한 NDT 기법 중 한 가지가 엉덩이들기(bridging) 촉진이다(그림 24-13). 이 활동을 위해, 치료사는 양쪽 허벅지에 대한 핵심부위조절을 사용하거나 엉덩이들기를 보조하기 위해 골반을 조절한다. 엉덩이들기는 한쪽다리로 엉덩이들기와 한쪽다리로 엉덩이들면서 반대쪽 다리 침상 끝에 걸쳐 놓기로 전개될 수 있다. NDT 관점에서 이 활동의 장점은 무릎과 발목 굽힘 상태에서 엉덩이 폄근강화를 촉진하고 비정상적인 공동패턴을 벗어날 수 있다는 것이다.

도수저항을 이용하여 근력 증진을 유도할 수 있는 여러 PNF 기법들이 있다. 율동적 시작, 느린 반전유지, 느린 반전을 이용한 다리 대각선 방향으로 근력훈련이 뇌졸중 또는 TBI 환자에게 적용되고 있다.[124] 또한, 이러한

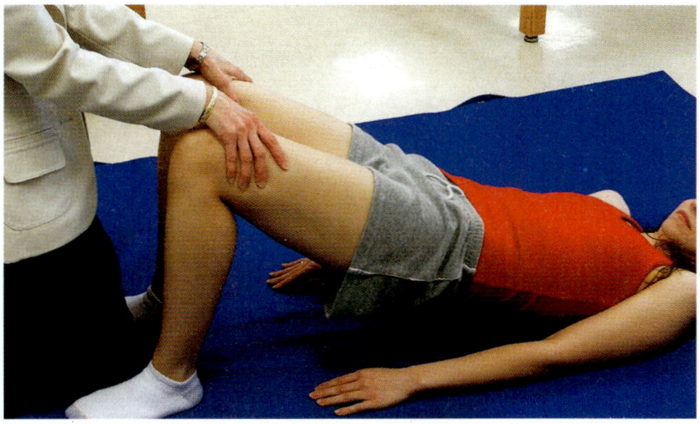

그림 24-13 넙다리뼈의 먼쪽부위에 대한 핵심부위 조절과 함께 엉덩이들기를 촉진시키기 위한 NDT.

기법은 엎드린 자세, 네발기기자세, 반 무릎서기자세 등 다양한 자세에서 골반, 어깨, 몸통에 적용될 수 있다. 비록 근거는 부족하지만, 이 접근법은 근력, 관절가동범위, 운동조절을 향상시킨다.[123] 이전에 논의 되었듯이, 무작위 실험설계는 아니지만 20명의 뇌졸중 환자를 대상으로 한 연구에서, 골반에 적용된 율동적 시작, 느린 반전, 작용근 반전 기법들은 중재직후 보행속도와 분당 걸음수를 향상시켰다. 이 연구의 제한점은 대조군이 없고 장기 추적 관찰을 하지 않았다는 것이다.

과제지향 접근법에는 반마비 환자의 근력 증진을 위한 다양한 전략들이 있다. 예를 들어, 환자에게 다양한 높이와 다양한 방향으로 발판에 올라서기와 내려오기를 수행하게 하거나 다양한 활동으로 환측 다리를 이용하여 한발서기를 수행하게 한다.[96] 하지만, 비진행성 신경근육질환이 있는 사람에게서 이러한 활동의 효과를 증명한 연구는 없다.

자가관리와 집관리를 위한 기능적 훈련

기능적 훈련에는 일상생활동작, 침상 이동성 같은 다양한 활동이 포함된다. NDT 원리를 이용하여 구르기를 촉진할 때, 치료사는 환자가 환측 사지의 위치에 집중하도록 격려한다. 특히 이완성마비인 경우에 환측 사지를 보호하기 위해 어깨뼈(scapula)의 앞당김(protraction)을 유지하도록 한다. 또한 구르기 동안 환측 다리를 지지하기 위해 건측 다리를 이용하여 구르기를 시도하도록 환자에게 교육한다. 환자에게 환측으로 옆으로 누운 상태에서 앉기를 훈련시킬 때, 환측 몸통의 가쪽 수축을 유도하여 건측 골반으로 체중이동을 시킨다. 또한 환측 어깨뼈 영역을 지지하여 환측 팔로 체중을 지지하도록 격려한다. 이를 통해 근육활성화와 긴장도 감소, 안정성을 높이려 시도한다. 옮기기(transfer)인 경우, 활동하는 동안 정상적인 움직임과 대칭성을 촉진하는 것이 목적이다. 몸통 활성화, 대칭적 다리 체중지지, 환측 사지 활성화에 집중한다. 치료사는 몸통 또는 다리 또는 둘 다에 대한 핵심부위조절을 사용한다. 만약 환측이 이완성이면, 환자의 무릎을 지지해 준다.

PNF 기법의 경우, 구르기는 집단(mass) 또는 몸통패턴을 증진하는 기법을 통해 유도된다. 구르기를 수행하기 위해 위와 아래 몸통이 동시에 집단 구르기 패턴을 수행한다. 집단 굽힘 또는 펴기를 촉진하기 위해, 골반과 어깨의 율동적 시작, 느린 반전과 작용근 반전 같은 기법들이 사용된다. 예를 들어, 옆으로 누운 자세에서 어깨에 앞쪽 내림(anterior depression) 저항과 골반에 앞쪽 올림(anterior elevation) 저항을 동시에 적용하여 집단 굽힘을 촉진한다. 구르기가 위 또는 아래 몸통에 의해 시작되었을 때 교차(reciprocal) 몸통 패턴을 적용한다. 이것은 옆으로 누운 자세에서 어깨 앞쪽 올림과 골반 뒤쪽 내림을 유도하는 율동적 시작을 적용함으로서 촉진된다. 이후 어깨 뒤쪽 내림과 골반 앞쪽 올림을 위한 율동적 시작을 적용한다. "비틀어라"라는 언어적 명령이 활동을 촉진하기 위해 사용된다.

과제지향 접근법인 경우, 기능적 활동은 치료사가 설계한 과제, 환경구성, 되먹임, 연습을 통해 이루어진다. 예를 들어, 일어서기 동작을 다양한 의자 높이 또는 지지면에서 수행한다. 높은 의자는 환자가 자신의 중력중심을 많이 이동시키지 않고 쉽게 일어날 수 있게 한다. 점진적으로 진행하기 위해, 의자의 높이를 낮게 하거나 일어서기 동작 동안 물 컵을 잡도록 지시한다. 되먹임 5회 시도 후 요약된 형태로 1회 제공한다. 또한 단시간 되먹임을 중지하는 경우도 있는데, 이는 환자가 스스로 자신의 수행에 대한 생각하도록 기회를 제공하고 스스로 문제를 해결할 수 있도록 하기 위해서이다. 기능적 팔뻗기활동을 통해 수행된다. 예를 들어, 다양한 위치에 놓여진 물체에 팔을 뻗도록 환자에게 요구하는 것이다.

… 사례연구 24-1 …

1. 뇌졸중

1) 검진

(1) 환자병력

3년 전, 72세의 남성인 MF는 갑자기 말이 어눌해지고 오른쪽 팔다리에 근력약화가 발생하여 3시간 만에 응급실에 도착하였다. MF는 앞대뇌동맥 분포영역에 왼쪽 CVA로 진단받고 병원에 입원하였다. 그 이후, MF는 오른쪽 팔다리의 운동조절과 기능이 점차 좋아지고 있었다. MF의 과거 병력에는 고혈압이 있었다. MF는 아내와 함께 집으로 퇴원하였고 현재 외래 환자로 치료를 받고 있다.

(2) 검진과 측정

❶ **근육뼈대:** MF의 오른쪽 다리 근력은 3/5이고 나머지는 5/5이었다.

❷ **신경근육:** MF는 각성이 온전하고 지남력이 있었으며 MMSE 점수는 27/30이었다. 가벼운 접촉감은 온전하였지만, 오른쪽 발목의 고유감각은 떨어졌다(3회 시도 중 2회만 오른쪽 발목의 위치를 정확히 알았다). Fugl-Meyer를 이용한 다리의 운동조절검진에서 엉덩이, 무릎, 발목이 각 1점이었다(전체 3/6)(엉덩이가 펴진 기립자세에서 무릎굽힘과 발등 굽힘 요구 시).

❸ **기능:** MF는 지지 없이 1분 미만으로 설 수 있었고, 서 있는 동안 자세 흔들림이 증가하였다. 선 자세에서 축이동(pivot transfer) 시 최소도움이 필요한 상태이었다. MF는 지팡이를 이용하거나 최소에서 중등 정도의 보조하에 50발자국을 걷을 수 있었다(FIM 점수 3-4). 보행 시 마지막 입각기에서 오른쪽 엉덩이펴기 감소, 중간입각기에서 무릎의 과도한 폄, 오른쪽 발목 발떼기(push-off)가 감소한 상태이었다.

2) 평가, 진단, 예후

MF는 고유감각, 근력, 운동조절, 균형에서 문제를 보인다. 이러한 손상은 결국 보행능력과 이동능력을 저하시킨다. 진단은 우선적 치료행위 패턴 5D(비진행성 중추신경계 질환과 관련된 운동기능과 감각통합성 손상)후천성이다.

(1) 목표

목표는 집과 지역사회에서 독립적 기능을 유지하기 위한 근력, 운동조절, 균형, 이동, 보행능력 증진이다. 외래 환자 치료계획은 유산소 컨디션 운동과 지구력 운동, 치료적 운동과 기능적 훈련을 3~6주간 주 3회 실시하고 격주로 재평가를 하여 치료 지속성 여부를 판단하는 것이다.

3) 중재

MF를 위한 중재는 D1F/D1E 대각선 패턴에서 오른쪽 다리에 대한 PNF 중 느린 반전으로 시작하였다. 이러한 대각선 패턴은 끝부분 무릎 펴기와 발등 굽힘을 강조하는 움직임조절과 근력강화를 촉진하기 위해서이다. 또한, 과제지향 접근법을 이용하여, 다양한 높이의 발판에 오르고 내리기를 MF에게 지시하였고 건측 발의 뒤꿈치를 조절된 방법으로 들고 내리기를 하도록 하였다. 이는 다리 근력강화와 조절움직임을 증진하기 위해서이다. 또한, 보행과 근력 및 지구력을 증진하기 위해 트레드밀 보행을 하도록 하였다.

요약

이 장은 비진행성 중추신경계 질환으로 인해 이차적으로 운동조절과 감각통합성에 손상이 있는 환자에 대한 관리를 다루었다. 이러한 치료행위 패턴과 관련된 흔한 병리뿐만 아니라 유산소능력과 지구력에 대한 검진과 측정(각성, 집중력, 인지; 보행, 이동움직임, 균형) 운동기능, 근육수행력, 자가관리와 집관리, 감각통합에 대해 소개되어 있다. 이후 평가, 진단, 예후가 논의되어 있다. 마지막으로, NDT, PNF, 과제지향 접근법에 대한 논의가 있다.

추가정보

Useful Forms

Berg Balance Scales (BBS)
Fugl-Meyer Assessment
Performance-Oriented Mobility Assessment (POMA)

Web Sites

American Heart Association: www.americanheart.org
Brain Injury Association of America: www.biausa.org
National Resource Center on Traumatic Brain Injury: www.neuro.pmr.vcu.edu/
Neuro-Developmental Treatment Association: www.ndta.org

Books

Adler SS, Beckers D, Buck M: PNF in Practice: An Illustrated Guide, Berlin, 1993, Springer-Verlag.
Bobath B: Adult Hemiplegia: Evaluation and Treatment, ed 3, Oxford, 1990, Heinemann Medical Books.
Carr J, Shepherd R: Neurological Rehabilitation: Optimizing Motor Performance, Oxford, 1998, Butterworth Heinemann.
Carr J, Shepherd R: Stroke Rehabilitation: Guidelines for Exercise and Training to Optimize Motor Skill, Edinburgh, 2003, Butterworth Heinemann.
Davies PM: Steps to Follow: A Guide to the Treatment of Adult Hemiplegia, New York, 1984, Springer-Verlag.
Davies PM: Right in the Middle: Selective Trunk Activity in the Treatment of Adult Hemiplegia, New York, 1990, Springer-Verlag.
Howle JM: Neuro-Developmental Treatment Approach: Theoretical Foundations and Principles of Clinical Practice, Laguna Beach, Calif, 2002, NDTA.
Voss DE, Ionta MK, Myers BJ: Proprioceptive Neuromuscular Facilitation: Patterns and Techniques, ed 3, Philadelphia, 1985, JB Lippincott.

용어

비정상적인 공동패턴(abnormal synergy): 상동적인 움직임 패턴으로 과제나 환경의 요구에 반응하여 변경하거나 수정될 수 없다.

작용근 반전(agonistic reversals): 대각선 방향으로 등장성수축 이후 같은 근육의 원심성 수축

교대 등척성(alternating isometrics): 작용근과 대항근의 교대적 등척성수축

증폭 되먹임(augmented feedback): 치료사가 환자에게 제공하는 외적 되먹임(예: 언어적, 시각적, 또는 촉각적 실마리)

수축-이완(contract-relax): 움직임에 제한이 있을 때까지 작용근 방향으로 움직임, 이후 회전요소를 제외한 모든 요소들이 대항근 패턴으로 등척성수축 이후 등장성수축; 매 적용 시마다 새롭게 형성된 제한범위로 수동적 움직임을 반복.

조절된 운동성(controlled mobility): 자세 안정성을 유지하면서 체중지지상태에서 자세변경 또는 움직이는 능력

반복운동장애(dysdiadochokinesia): 빠르고 반복적인 움직임을 수행하는 능력의 손상

거리측정이상(dysmetria): 움직임 범위 또는 거리를 판단하는 능력의 손상

유지-이완(hold-relax): 움직임에 제한이 있는 지점에서 원하는 대각선 패턴으로 작용근 또는 대항근의 등척성수축; 매 적용 시마다 새롭게 형성된 제한범위로 수동적 움직임을 반복

유지-이완 능동적 움직임(hold-relax active motion): 대각선으로 짧아진 범위에서 등척성수축, 이후 늘어난 범위로 수동적 움직임, 이후 짧아진 범위로 능동적 수축

초기 운동성(initial mobility): 잘 조절되지 않는 불연속적인 움직임; 자세 또는 항중력 조절이 부족하다.

내적인 되먹임(intrinsic feedback): 몸감각, 고유감각, 또는 시각 같은 개인이 자연스럽게 이용 가능한 되먹임의 한 형태

수행지식(knowledge of performance): 개인의 움직임 수행에 대한 강화 되먹임

결과지식(knowledge of result): 운동과제의 결과에 대한 강화 되먹임

운동학습(motor learning): 숙련된 움직임이 만들기 위해 자신의 능력을 상대적 영구히 변화시키기 위한 연습과정

근육긴장도(muscle tone): 수동적 신장에 대한 저항

조절상황(regulatory condition): 과제가 순응해야 하는 환경적 요소

반복수축(repeated contract): 기존의 수축을 강화 또는 수축을 시작하기 위해 신장반사를 반복적으로 이용.

율동적 개시(rhythmic initiation): 수동, 능동보조, 능동, 저항 순으로 대각선 움직임을 전개

기술(skill): 환경과 개인적 요구에 맞게 고도로 협응된 움직임

느린 반전(slow reversals): 작용근과 대항근의 교대적 느린 구심성 수축

느린 반전유지(slow reversal-hold): 각 대각선 패턴 끝부분에서 등척성수축을 적용하면서 작용근과 대항근의 교대적 느린 구심성 수축

경직(spasticity): 과도한 힘줄반사와 함께 속도에 의존하여 긴장성 신장반사가 증가되는 특징을 보이는 운동장애

안정성(stability): 체중지지, 항중력 자세에서 안정된 위치를 유지하는 능력

강조를 위한 타이밍(timing for emphasis): 약한 요소를 촉진하거나 방사선조사(irradiation)시키기 위해 대각선 중 강한 요소에 최대등척성저항을 적용

참고문헌

1. American Physical Therapy Association: Guide to Physical Therapist Practice, ed 2, Alexandria, Va, 2001, APTA.
2. Guccione AA: Arthritis and the process of disablement, Phys Ther 1994; 74:410, 1994.
3. Sackett DL, Rosenberg WMC, Gray JA, et al: Evidence based medicine: What it is and what it isn't, BMJ 312:71-72, 1996.
4. World Health Organization: Stroke—1989: Recommendations on stroke prevention, diagnosis, and therapy: Report of the WHO task force on stroke and other cerebrovascular disorders, Stroke 20:1407-1431, 1989.
5. Agency for Health Care Policy and Research: Post-Stroke Rehabilitation: Clinical Practice Guideline, Rockville, Md, 1995, Aspen.
6. Wolf PA, D'Agostino RB, Belanger AJ, et al: Probability of stroke: a risk profile from the Framingham Study, Stroke 22:312-318, 1991.
7. Mitchell RN, Cotran RS: Hemodynamic disorders, thrombosis, and shock. In Cotran RS, Kumar V, Collins T (eds): Robbins Pathologic Basis of Disease, ed 6, Philadelphia, 1999, WB Saunders.
8. Saladin LK: Cerebrovascular disease: Stroke. In Fredericks CM, Saladin LK (eds): Pathophysiology of the Motor Systems, Philadelphia, 1996, FA Davis.
9. Broderick JP, Phillips SJ, Whisnant JP, et al: Incidence rates of stroke in the eighties: the end of the decline in stroke, Stroke 20:577-582, 1989.
10. Andreoli TE, Bennett JC, Carpenter CC, et al: Cecil Essentials of Medicine, ed 4, Philadelphia, 1997, WB Saunders.
11. Kegler S, Coronado V, Annest J, et al: Estimating nonfatal traumatic brain injury hospitalizations using and urban/rural index, J Head Trauma Rehabil 18:469-478, 2003.
12. Thurman D, Alverson C, Dunn K, et al: Traumatic brain injury in the United States: A public health perspective, J Head Trauma Rehabil 14:602-615, 1999.
13. Harrison CL, Dijkers M: Traumatic brain injury registries in the United States, Brain Inj 6:206, 1992.
14. De Girolami U, Anthony DC, Frosch MP: The central nervous system. In Cotran RS, Kumar V, Collins T (eds): Robbins Pathologic Basis of Disease, ed 6, Philadelphia, 1999, WB Saunders.
15. Campbell M: Rehabilitation for Traumatic Brain Injury: Physical Therapy Practice in Context, Edinburgh, 2000, Churchill Livingstone.
16. Guiliani C: Strength training for patients with neurological disorders, Neurology Rep 19:29-34, 1995.
17. Armstrong LE, Winant DM, Swasey PR, et al: Using isokinetic dynamometry to test ambulatory patients with multiple sclerosis, Phys Ther 63:1274-1279, 1983.
18. Tripp EJ, Harris SR: Test-retest reliability of isokinetic knee extension and flexion torque measurements in persons with spastic hemiparesis, Phys Ther 71:290-296, 1991.
19. Watkins MP, Harris BA, Kozlowski BA: Isokinetic testing in patients with hemiparesis, Phys Ther 2:1185-1189, 1984.
20. Bobath B: Adult Hemiplegia: Evaluation and Treatment, ed 3, Oxford, 1990, Heinemann Medical Books.
21. Davies PM: Steps to Follow: A Guide to the Treatment of Adult Hemiplegia, New York, 1985, Springer-Verlag.
22. Sahrmann SA, Norton BS: The relationship of voluntary movement to spasticity in the upper motor neuron syndrome, Ann Neurol 2:460-465, 1977.
23. Bohannon RW, Walsh S: Nature, reliability, and predictive value of muscle performance measures in patients with hemiparesis following stroke, Arch Phys Med Rehabil 73:721-725, 1992.
24. Teasdale G, Jennett B: Assessment of coma and impaired consciousness: A practical scale, Lancet 2:81-84, 1974.
25. Plummer P, Morris ME, Dunai J: Assessment of unilateral neglect, Phys Ther 83:732-740, 2003.
26. Heilman KM, Watson RT, Valenstein E: Neglect and related disorders. In Heilman KM, Valenstein E (eds): Clinical Neuropsychology, New York, 1993, Oxford University Press.
27. Stone SP, Halligan PW, Greenwood RJ: The incidence of neglect phenomena and related disorders in patients with an acute right or left hemisphere stroke, Age Ageing 22:46-52, 1993.
28. Bisiach E, Luzatti C: Unilateral neglect of representational space, Cortex 14:129-133, 1978.
29. Beschin N, Robertson IH: Personal versus extrapersonal neglect: A group study of their dissociation using a reliable clinical test, Cortex 33:379-384, 1997.
30. Bisiach E, Perani D, Vallar G: Unilateral neglect, Neuropsychologia 24:759-767, 1986.
31. Schmidt RA: Motor Control and Learning: A Behavioral Emphasis, Champaign, Ill, 1982, Human Kinetics.
32. Cicerone KD, Dahlberg C, Kalmar K, et al: Evidence-based cognitive rehabilitation: recommendations for clinical practice, Arch Phys Med Rehabil 81:596-615, 2000.
33. Folstein MF, Folstein SE, McHugh PR: Mini-mental state: A practical method for grading the cognitive state of patients for the clinician, J Psychiatr Res 12:189-198, 1975.
34. Agrill B, Dehlin O: Mini Mental State Examination in geriatric stroke patients. Validity, differences between subgroups of patients, and relationships to somatic and mental variables, Aging Clin Exp Res 12:439-444, 2000.
35. Tombaugh TN, McIntyre NJ: The Mini-Mental Status Examination: A comprehensive review, J Am Geriatr Soc 40:922-935, 1992.
36. Zwecker M, Levenkrohn S, Fleisig Y, et al: Mini-Mental State Examination, Cognitive FIM Instrument and the Loewenstein Occupational Therapy Cognitive Assessment: Relation to functional outcome of stroke patients, Arch Phys Med Rehabil 82:342-345, 2002.
37. Kiernan RJ, Mueller J, Langston JW, et al: The Neurobehavioral Cognitive Status Examination: A brief but differentiated approach to cognitive assessment, Ann Int Med 107:481-485, 1987.
38. Nabors NA, Millis SR, Rosenthal M: Use of the Neurobehavioral Cognitive Status Examination (Cognistat) in traumatic brain injury, J Head Trauma Rehabil 12:79-84, 1997.
39. Blostein PA, Jones SJ, Buecheler CM, et al: Cognitive screening in mild traumatic brain injuries: Analysis of the Neurobehavioral Cognitive Status Examination when utilized during initial trauma hospitalization, J Neurotrauma 14:171-177, 1997.
40. Osmon DC, Smet IC, Winegarden B, et al: Neurobehavioral Cognitive Status Examination: Its use with unilateral stroke patients in a rehabilitation setting, Arch Phys Med Rehabil 73:414-418, 1992.
41. Schwamm LH, Van Dyke C, Kiernan RJ, et al: The Neurobehavioral Cognitive Status Examination: Comparison with the Cognitive Capacity Screening Examination and the Mini-Mental State Examination in a neurosurgical population, Ann Int Med 107:486-491, 1987.
42. Mysiw WJ, Beegan JG, Gatens PF: Prospective cognitive assessment of stroke patients before inpatient rehabilitation, Am J Phys Med Rehabil 68:168-171, 1989.
43. Hagan C, Malkmus D, Durham P: Levels of cognitive functions. In Rehabilitation of the Head Injured Adult: Comprehensive Physical Management, Downey, Calif, 1979, Professional Staff Association of Rancho Los Amigos Hospital.
44. Squire LR: Declarative and nondeclarative memory: Multiple brain systems supporting learning and memory, J Cogn Neurosci 4:232-243, 1992.
45. Shumway-Cook A, Woollacott MH (eds): Motor Control: Theory and Practical Applications, ed 2, Philadelphia, 2001, Lippincott Williams & Wilkins.
46. Bondi MW, Kaszniak AW, Rapcsak SZ, et al: Implicit and explicit memory following anterior communicating artery aneurysm rupture, Brain Cogn 22:213-229, 1993.
47. Cushman L, Caplan B: Multiple memory systems: Evidence from stroke, Percep Motor Skills 64:571-577, 1987.
48. Platz T, Denzler P, Kaden B, et al: Motor learning after recovery from hemiparesis, Neuropsychologia 32:1209-1233, 1994.
49. Ewert J, Levin HS, Watson MG, et al: Procedural memory during post-traumatic amnesia in survivors of severe closed head injury, Arch Neurol 45:911-916, 1989.
50. Mutter SA, Howard JH, Howard DV: Serial pattern learning after head injury, J Clin Exp Neuropsychol 15:271-288, 1994.
51. Winstein CJ, Merians AS, Sullivan KJ: Motor learning after unilateral brain damage. Neuropsychologia 37:975-987, 1999.
52. Bentzel K: Evaluation of sensation. In Trombly CA (ed): Occupational Therapy for Physical Dysfunction, ed 4, Baltimore, 1995, Lippincott Williams & Wilkins.
53. Lance JW: What is spasticity? Lancet 335:606, 1990.
54. Horak FB: Assumptions underlying motor control for neurologic rehabilitation. In Lister MJ (ed): Contemporary Management of Motor Control Problems: Proceedings of the II STEP Conference, Fredricksberg, Va, 1991, Foundation for Physical Therapy.
55. Bohannon RW, Smith MB: Interrater reliability of a Modified Ashworth Scale of muscle spasticity, Phys Ther 67:206-207, 1987.
56. Blackburn M, van Vliet P, Mockett SP: Reliability of measurements obtained with the Modified Ashworth Scale in the lower extremities of people with stroke, Phys Ther 82:25-34, 2002.
57. Sawner K, LaVigne J: Brunntrom's Movement Therapy in Hemiplegia: A Neurophysiological Approach, ed 2, Philadelphia, 1992, JB Lippincott.
58. Fugl-Meyer AR, Jaasko L, Leyman I, et al: The post-stroke hemiplegic patient. I. A method for evaluation of physical performance, Scand J Rehabil Med 7:13-31, 1975.
59. Wood-Dauphinee S, Williams J, Shapiro S: Examining outcome measures in a clinical study of stroke, Stroke 21:731-739, 1990.
60. Duncan PW, Propst M, Nelson SG: Reliability of the Fugl-Meyer Assessment of sensorimotor recovery following cerebrovascular accident, Phys Ther 63:1606-1610, 1983.
61. Sanford J, Moreland J, Swanson L, et al: Reliability of the Fugl-Meyer

Assessment for testing motor performance in patients following stroke, Phys Ther 73:447-454, 1993.
62. Van Swearingen JM, Brach JS: Making geriatric assessment work: Selecting useful measures, Phys Ther 81:1233-1252, 2001.
63. Steffen TM, Hacker TA, Mollinger L: Age- and gender-related test performance in community dwelling elderly people: SMWT, Berg Balance Scale, Timed Up & Go Test, and gait speeds, Phys Ther 82:128-137, 2002.
64. Cahalin LP, Mathier MA, Semigran MJ, et al: The six-minute walk test predicts peak oxygen uptake and survival in patients with advanced heart failure, Chest 110:325-332, 1996.
65. Cahalin LP, Pappagianopoulos P, Prevost S, et al: The relationship of the 6-minute walk test to maximal oxygen consumption in transplant candidates with end-stage lung disease, Chest 108:452-459, 1995.
66. Harada ND, Chiu V, Stewar AL: Mobility-related function in older adults: assessment with a 6-minute walk test, Arch Phys Med Rehabil 80:837-841, 1999.
67. Pohl PS, Duncan PW, Perera S, et al: Influence of stroke-related impairments on performance in 6-minute walk test, J Rehabil Res Dev 39:439-444, 2002.
68. Berg KO, Maki BE, Holliday PJ, et al: Clinical and laboratory measures of postural balance in an elderly population, Arch Phys Med Rehabil 73:1073-1080, 1992.
69. Horak FB, Henry SM, Shumway-Cook A: Postural perturbations: new insights for treatment of balance disorders, Phys Ther 77:517-533, 1997.
70. Goldie PA, Bach TM, Evans OM: Force platform measures for evaluating postural control: Reliability and validity, Arch Phys Med Rehabil 70:510-517, 1989.
71. Shumway-Cook A, Anson D, Haller S: Postural sway biofeedback: Its effect on reestablishing stance stability in hemiplegic patients, Arch Phys Med Rehabil 69:395-400, 1988.
72. Winstein CJ, Gardner ER, McNeal DR, et al: Standing balance training: Effect on balance and locomotion in hemiparetic adults, Arch Phys Med Rehabil 70:755-762, 1989.
73. Berg K, Wood-Dauphinee S, Williams JI, et al: Measuring balance in the elderly: preliminary development of an instrument, Physiother Can 41:304-311, 1989.
74. Andriacchi TP, Ogle JA, Galante JO. Walking speed as basis for normal and abnormal gait measurements, J Biomech 10:261-268, 1977.
75. Nadeau S, Arsenault AB, Gravel D, et al: Analysis of the clinical factors determining natural and maximal gait speeds in adults with a stroke, Am J Phys Med Rehabil 78:123-130, 1999.
76. Olney SJ, Griffin MP, McBride ID: Temporal, kinematic, and kinetic variables related to gait speed in subjects with hemiplegia: A regression approach, Phys Ther 74:872-885, 1994.
77. Olney SJ, Griffin MP, McBride ID: Multivariate examination of data from gait analysis of persons with stroke, Phys Ther 78:814-828, 1998.
78. Bohannon RW: Comfortable and maximum walking speeds of adults aged 20-79 years: Reference values and determinants, Age Ageing 26:15-19, 1997.
79. Wade DT, Wood VA, Heller A, et al: Walking after stroke: measurement and recovery over the first 3 months, Scand J Rehabil Med 19:25-30, 1987.
80. Holden MK, Gill KM, Magliozzi MR, et al: Clinical gait assessment in the neurologically impaired: reliability and meaningfulness, Phys Ther 64:35-40, 1984.
81. Olney SJ, Griffin MP, Monga TN, et al: Work and power in gait of stroke patients, Arch Phys Med Rehabil 72:309-314, 1991.
82. Richards CL, Malouin F, Dean C: Gait in stroke: Assessment and rehabilitation, Clin Geriatr Med 15:833-855, 1999.
83. Wade DT, Collin C: The Barthel ADL Index: A standard measure? Int Disabil Stud 10:64-67, 1988.
84. Granger CV, Hamilton BB, Keith RA, et al: Advances in functional assessment for medical rehabilitation, Top Geriatr Rehabil 1:59-74, 1986.
85. Granger CV, Hamilton BB: Measurement of stroke rehab outcome in 1980s, Stroke 21(suppl II):II:46-47, 1990.
86. Granger CV, Hamilton BB: UDS Report: The uniform data system for medical rehabilitation report on the first admissions for 1990, Am J Phys Med Rehabil 71:108-113, 1992.
87. Oczkowski WJ, Barreca S: The Functional Independence Measure: Its use to identify rehabilitation needs in stroke survivors, Arch Phys Med Rehabil 12:1291-1294, 1993.
88. Granger CV, Clark GS: Functional outcomes of stroke rehabilitation, Top Geriatr Rehabil 9:72-84, 1994.
89. Black TM, Soltis T, Bartlett C: Using the Functional Independence Measure instrument to predict stroke rehabilitation outcomes, Rehabilitation Nurs 24:109-114, 1999.
90. Wade DT, Hewer RL: Functional abilities after stroke: Measurement, natural history, and prognosis, J Neurol Neurosurg Psychiatr 50:177-182, 1987.
91. Granger CV, Albrecht GL, Hamilton BB: Outcome of comprehensive medical rehabilitation: measurement by PULSES Profile and the Barthel Index, Arch Phys Med Rehabil 60:145-154, 1979.
92. Loewen SC, Anderson BA: Predictors of stroke outcome using objective measure scales, Stroke 21:78-81, 1990.
93. DeJong G, Branch LG: Predicting the stroke patient's ability to live independently, Stroke 13:648-655, 1982.
94. Howle JM: Neuro-Developmental Treatment Approach: Theoretical Foundations and Principles of Clinical Practice, Laguna Beach, Calif, 2002, NDTA.
95. Gordon J: Assumptions underlying physical therapy intervention: theoretical and historical perspectives. In Carr J, Shepherd R: Movement Science: Foundations for PT Rehabilitation, Gaithersburg, Md, 2000, Aspen.
96. Carr J, Shepherd R: Neurological Rehabilitation: Optimizing Motor Performance, Oxford, 1998, Butterworth Heinemann.
97. Carr J, Shepherd R: Stroke Rehabilitation: Guidelines for Exercise and Training to Optimize Motor Skill, Edinburgh, 2003, Butterworth Heinemann.
98. Bernstein NA: The Coordination and Regulation of Movements, New York, 1967, Pergamon.
99. Hesse S, Jahnke MT, Schaffrin A, et al: Immediate effects of therapeutic facilitation on the gait of hemiparetic patients as compared with walking with and without a cane, Electroencephalorg Clin Neurophysiol 109:515-522, 1998.
100. Passarella PM, Lewis N: Nursing application of Bobath principles in stroke, J Neurosci Nurs 19:106-109, 1987.
101. Lennon S: Gait re-education based on the Bobath concept in two patients with hemiplegia following stroke, Phys Ther 81:924-935, 2001.
102. Dickstein R, Hocherman S, Pillar T, et al: Stroke rehabilitation. Three exercise therapy approaches, Phys Ther 66:1233-1238, 1986.
103. Trueblood PR, Walker JM, Perry J: Pelvic exercise in gait in hemiplegia, Phys Ther 1989; 69:18-26.
104. Anderson TP: Studies up to 1980 on stroke rehabilitation outcomes, Stroke 21:1143-1145, 1990.
105. Kraft GH, Fitts SS, Hammond MC: Techniques to improve function of the arm and hand in chronic hemiplegia, Arch Phys Med Rehabil 73:220-227, 1992.
106. Wang RY: Effect of proprioceptive neuromuscular facilitation on the gait of patients with hemiplegia of long and short duration, Phys Ther 74:1108-1115, 1994.
107. Yigiter K, Sner G, Erbahceci F, et al: A comparison of traditional prosthetic training versus proprioceptive neuromuscular facilitation resistive gait training with trans-femoral amputees, Prosthet Orthot Int 26:213-217, 2002.
108. Ferber R, Osternig L, Gravelle D: Effect of PNF stretch techniques on knee flexor muscle EMG activity in older adults, J Electromyogr Kinesiol 12:391-397, 2002.
109. Nakamura R, Kosaka K: Effect of proprioceptive neuromuscular facilitation on EEG activation induced by facilitating position in patients with spinocerebellar degeneration, Tohoku J Exp Med 148:159-161, 1986.
110. Ries AL, Ellis B, Hawkins RW: Upper extremity exercise training in chronic obstructive pulmonary disease, Chest 93:688-692, 1988.
111. Bohman I: The Philosophy and Evolution of the NDT (Bobath) Approach, Oak Park, Ill, 1984, NDTA.
112. Bly L: A historical and current view of the basis of NDT, Pediatr Phys Ther 3:131-135, 1991.
113. Davies PM: Right in the Middle: Selective Trunk Activity in the Treatment of Adult Hemiplegia, New York, 1990, Springer-Verlag.
114. Gelber DA, Josefczyk PB, Herrman D, et al: Comparison of two therapy approaches in the rehabilitation of the pure motor hemiparetic stroke patient, J Neuro Rehab 9:191-196, 1995.
115. Basmajian JV, Gowland CA, Finlayson AJ, et al: Stroke treatment: comparison of integrated behavioral physical therapy vs traditional physical therapy programs, Arch Phys Med Rehabil 68:267-272, 1987.
116. Mudie MH, Winzeler-Mercay U, Radwan S, et al: Training symmetry of weight distribution after stroke: A randomized controlled pilot study comparing task-related reach, Bobath and feedback training approaches, Clin Rehabil 16:582-592, 2002.
117. Paci M: Physiotherapy based on the Bobath concept for adults with post-stroke hemiplegia: a review of effectiveness studies, J Rehabil Med 35:2-7, 2003.
118. Butefisch C, Hummelsheim H, Denzler P, et al: Repetitive training of isolated movement improves the outcome of motor rehabilitation of the centrally paretic hand, J Neurol Sci 130:59-68, 1995.
119. Hesse S, Bertelt C, Jahnke MT, et al: Treadmill training with partial body weight support compared with physiotherapy in nonambulatory hemiparetic patients, Stroke 26:976-981, 1995.
120. van der Lee JH, Wagenaar RC, Lankhorst G, et al: Forced use of the upper extremity in chronic stroke patients: Results from a clinical trial, Stroke 30:2369-2375, 1999.
121. Langhammer B, Stanghelle JK: Bobath or Motor Relearning Programme? A comparison of two different approaches of physiotherapy in stroke rehabilitation, Clin Rehabil 14:361-369, 2000.
122. Langhammer B, Stanghelle JK: Bobath or Motor Relearning Programme? A follow-up one and four years post stroke, Clin Rehabil 17:731-734, 2003.

123. Voss DE, Ionta MK, Myers BJ: Proprioceptive Neuromuscular Facilitation: Patterns and Techniques, ed 3, Philadelphia, 1985, JB Lippincott.
124. Adler SS, Beckers D, Buck M: PNF in Practice: An Illustrated Guide, Berlin, 1993, Springer-Verlag.
125. O'Sullivan SB, Schmitz TJ: Physical Rehabilitation Laboratory Manual: Focus on Functional Training, Philadelphia, 1999, FA Davis.
126. Case-Smith J, Fisher AG, Bauer D: An analysis of the relationship between proximal and distal motor control, Am J Occup Ther 43:657-662, 1989.
127. Shumway-Cook A, Woollacott MH: The growth of stability: postural control from a developmental perspective, J Motor Behav 17:131-147, 1985.
128. Johansson CA, Kent BE, Shepard KF: Relationship between verbal command volume and magnitude of muscle contraction, Phys Ther 63:1260-1265, 1983.
129. Chan CWY: Neurophysiological basis underlying the use of resistance to facilitate movement, Physiother Canada 36:335-341, 1984.
130. Etnyre BR, Abraham LD: H-reflex changes during static stretching and two variations of proprioceptive neuromuscular facilitation techniques, Electroencephalogr Clin Neurophsiol 63:174-179, 1986.
131. Moore MA, Kukulka CG: Depression of Hoffmann reflexes following voluntary contraction and implications for proprioceptive neuromuscular facilitation therapy, Phys Ther 71:321-333, 1991.
132. Condon SM, Hutton RS: Soleus muscle electromyographic activity and ankle dorsiflexion range of motion during four stretching procedures, Phys Ther 67:24-30, 1987.
133. Osternig LR, Robertson R, Troxel R, et al: Muscle activation during proprioceptive neuromuscular facilitation (PNF) stretching techniques, Am J Phys Med 66:298-307, 1987.
134. Osternig LR, Robertson RN, Troxel RK, et al: Differential responses to proprioceptive neuromuscular facilitation (PNF) stretch techniques, Med Sci Sports Exerc 22:106-111, 1990.
135. Ferber R, Osternig LR, Gravelle DC: Effect of PNF stretch techniques on knee flexor muscle EMG activity in older adults, J Electromyogr Kinesiol 12:391-397, 2002.
136. Cornelius WL, Ebrahim K, Watson J, et al: The effects of cold application and modified PNF stretching techniques on hip joint flexibility in college males, Res Q Exerc Sport 63:311-314, 1992.
137. Funk DC, Swank AM, Mikla BM, et al: Impact of prior exercise on hamstring flexibility: Comparison of PNF and static stretching, J Strength Cond Res 17:489-492, 2003.
138. Sady SP, Wortman M, Blanke D: Flexibility training: Ballistic, static or proprioceptive neuromuscular facilitation? Arch Phys Med Rehabil 63:261-263, 1982.
139. Carr J, Shepherd R: Movement Science: Foundations for Physical Therapy in Rehabilitation, ed 2, Gaithersburg, Md, 2000, Aspen.
140. Gentile A: Skill acquisition: Action, movement, and neuromotor processes. In Carr J, Shepherd R (eds): Movement Science: Foundations for Physical Therapy in Rehabilitation, ed 2, Gaithersburg, Md, 2000, Aspen.
141. Winstein CJ: Knowledge of results and motor learning—implications for PT, Phys Ther 71:140-149, 1991.
142. Schmidt RA: Motor Control and Learning, Champaign, Ill, 1988, Human Kinetics.
143. Salmoni AW, Schmidt RA, Walter CB: Knowledge of results and motor learning: A review and critical reappraisal, Psychol Bull 95:355-386, 1984.
144. Boyd LA, Winstein CJ: Implicit motor-sequence learning in humans following unilateral stroke: The impact of practice and explicit knowledge, Neurosci Lett 298:65-69, 2001.
145. Wulf G, Weigelt C: Instructions about physical principles in learning a complex motor skill, Res Q Exerc Sport 68:362-367, 1997.
146. Wulf G, Hob M, Prinz W: Instructions for motor learning: differential effects of internal vs external focus of attention, J Motor Behav 30:169-179, 1998.
147. Wulf G, Lauterbach B, Toole T: The learning advantages of an external focus of attention in golf, Res Q Exerc Sport 70:120-126, 1999.
148. McNevin NH, Wulf G, Carlson C: Effects of attentional focus, self-control, and dyad training on motor learning: implications for physical rehabilitation, Phys Ther 80:373-385, 2000.
149. Schmidt RA, Young DE, Swinnen S, et al: Summary of knowledge of results for skill acquisition: Support for the guidance hypothesis, J Exp Psych 15:352-359, 1989.
150. Schmidt RA, Lange C, Young DE: Optimizing summary knowledge of results for skill learning, Human Mov Sci 9:325-348, 1990.
151. Vander Linden DW, Cauraugh JH, Green TA: The effect of frequency of kinetic feedback on learning an isometric force production task in nondisabled subjects, Phys Ther 73:79-87, 1993.
152. Winstein CJ, Schmidt RA: Reduced frequency of knowledge of results enhances motor skill learning, J Exp Psychol 16:677-691, 1990.
153. Winstein CJ, Pohl PS, Lewthwaite R: Effects of physical guidance and knowledge of results on motor learning: Support for the guidance hypothesis, Res Q Exerc Sport 65:324-323, 1994.
154. Swinnen SP, Schmidt RA, Nicholson DE, et al: Information feedback for skill acquisition: Instantaneous knowledge of results degrades learning, J Exp Psychol 16:706-716, 1990.
155. Shea JB, Morgan RL: Contextual interference effects on the acquisition, retention, and transfer of a motor skill, J Exp Psychol Hum Learn Mem 4:179-187, 1979.
156. Hanlon RE: Motor learning following unilateral stroke, Arch Phys Med Rehabil 77:811-815, 1996.
157. Blanton S, Wolf SL: An application of upper-extremity constraint-induced movement therapy in a patient with subacute stroke, Phys Ther 79:847-853, 1999.
158. Bonifer N, Anderson KM: Application of constraint-induced movement therapy for an individual with severe chronic upper-extremity hemiplegia, Phys Ther 83:384-398, 2003.
159. Kunkel A, Kopp B, Muller G, et al: Constraint-induced movement therapy for motor recovery in chronic stroke patients, Arch Phys Med Rehabil 80:624-628, 1999.
160. Page SJ, Sisto SA, Levine P, et al: Modified constraint induced therapy: A randomized feasibility and efficacy study, J Rehab Res Dev 38:583-590, 2001.
161. Sterr A, Elbert T, Berthold I, et al: Longer versus shorter daily constraint-induced movement therapy of chronic hemiparesis: An exploratory study, Arch Phys Med Rehabil 83:1374-1377, 2002.
162. Dromerick AW, Edwards DF, Hahn M: Does the application of constraint-induced movement therapy during acute rehabilitation reduce arm impairment after ischemic stroke? Stroke 31:2984-2988, 2000.
163. Winstein CJ, Rose DK, Tan SM: A randomized controlled comparison of upper-extremity rehabilitation strategies in acute stroke: A pilot study, Arch Phys Med Rehabil 85:620-628, 2004.
164. Visintin M, Barbeau H, Korner-Bitensky N, et al: A new approach to retrain gait in stroke patients through body weight support and treadmill stimulation, Stroke 29:1122-1128, 1998.
165. Barbeau H, Visintin M: Optimal outcomes obtained with body-weight support combined with treadmill training in stroke subjects, Arch Phys Med Rehabil 84:1458-1465, 2003.
166. Nilsson L, Carlsson J, Danielsson A, et al: Walking training of patients with hemiparesis at an early stage after stroke: A comparison of walking training on a treadmill with body weight support and walking training on the ground, Clin Rehab 15:515-527, 2001.
167. Richards CL, Malouin F, Wood-Dauphinee S, et al: Task-specific physical therapy for optimization of gait recovery in acute stroke patients, Arch Phys Med Rehabil 74:612-620, 1993.
168. Macko RF, Smith GV, Dobrovolny CL, et al: Treadmill training improves fitness reserve in chronic stroke patients, Arch Phys Med Rehabil 82:879-884, 2001.
169. Potempa K, Braun TL, Tinknell T: Benefits of aerobic exercise after stroke, Sports Med 21:337-346, 1996.
170. Potempa K, Lopez M, Braun L, et al: Physiological outcomes of aerobic exercise training in hemiparetic stroke patients, Stroke 26:101-105, 1995.
171. Macko RF, De Souza CA, Tretter LD, et al: Treadmill aerobic exercise training reduces the energy expenditure and cardiovascular demands of hemiparetic gait in chronic stroke patients: a preliminary report, Stroke 28:326-330, 1997.
172. Danielsson A, Sunnerhagen KS: Oxygen consumption during treadmill walking with and without body weight support in patients with hemiparesis after stroke and in healthy subjects, Arch Phys Med Rehabil 81:953-957, 2000.
173. Franchignoni FP, Tesio L, Ricupero C, et al: Trunk control test as an early predictor of stroke rehabilitation outcome, Stroke 28:1382-1385, 1997.
174. Petajan JH: Spasticity: effects of physical interventions. J Neuro Rehab 4:219-225, 1990.
175. Carlson SJ: A neurophysiological analysis of inhibitive casting, Phys Occup Ther Pediatr 4:31-41, 1984.
176. Watkins CA: Mecanical and neurophysiological changes in spastic muscles: serial casting in spastic equinovarus following traumatic brain injury, Physiotherapy 85:603-609, 1999.
177. Stoeckmann T: Casting for the person with spasticity, Top Stroke Rehabil 8:27-35, 2001.
178. Mortenson PA, Eng JJ: The use of cases in the management of joint mobility and hypertonia following brain injury in adults: a systematic review, Phys Ther 83:648-658, 2003.
179. Kim CM, Eng JJ: The relationship of lower-extremity muscle torque to locomotor performance in people with stroke, Phys Ther 83:49-57, 2003.
180. Eriksrud O, Bohannon RW: Relationship of knee extension force to independence in sit-to-stand performance in patients receiving acute rehabilitation, Phys Ther 83:544-551, 2003.
181. Brown DA, Kautz SA: Increased workload enhances force output during pedaling exercise in persons with poststroke hemiplegia, Stroke 29:598-606, 1998.

제 25 장

진행성 중추신경계 질환

Progressive Central Nervous System Disorders

학습개요

목적

병리현상

알츠하이머질병 / 근육위축가쪽경화증 / 헌팅톤질병 / 파킨슨질병 / 다발경화증 / 진행성 중추신경계 질환의 단계

검진

병력 / 계통관찰 / 검진과 측정

평가, 진단, 예후

중재

유산소운동 / 균형, 협응, 정밀성 훈련 / 근력훈련 / 보행과 이동훈련 / 감각암시 제공 / 이완 / 기능 및 과제지향훈련 / 보조장비 처방, 제작, 적용 / 환기와 기도청결기법 / 피부복원과 보호기술

사례연구

요약

추가정보

용어

참고문헌

학습목표

이 장을 읽은 후, 다음의 사항을 할 수 있어야 한다.

1. 알츠하이머질병, 근육위축가쪽경화증, 헌팅톤질병, 파킨슨질병, 다발경화증을 포함한 성인 진행성 중추신경계 질환의 형태를 구별하고 기술한다.
2. 진행성 중추신경계 질환이 있는 성인의 위한 손상과 기능적 제한의 기본 병리현상과 증상을 기술한다.
3. 진행성 중추신경계 질환에 대한 검진에 영향을 주는 요인을 토의한다.
4. 진행성 중추신경계 질환을 위한 검진과 측정에 대해 토의한다.
5. 진행성 중추신경계 질환을 가진 환자를 위한 재활중재의 원칙을 확인한다.

이 장은 진행성 중추신경계 질환과 관련된 운동기능과 감각통합성 손상을 가진 성인에 대한 평가와 치료에 대해 다룰 것이다. 이러한 질환에 포함되는 가장 흔한 것은 알츠하이머질병(Alzheimer's disease), 근육위축가쪽경화증, 헌팅톤질병, 파킨슨질병, 다발경화증뿐만 아니라 소뇌질환(소뇌성 실조, crebellar ataxia)과 진행성 근육위축증이 있다. 중추신경계에 진행적인 영향을 주는 다른 질환에는 후천성면역결핍증(AIDS), 바닥핵질병(basal ganglia disease), 신생물, 일차 가쪽마비(primary lateral palsy), 진행성 근육위축증(progressive muscular atrophy)이 있다. 이러한 질환의 특성과 추가 정보는 표 25-1에 요약되어 있다.

진행성 중추신경계 질환이 있는 환자는 많은 난관에 직면하고 있다. 이런 환자를 치료하는 치료사는 당시의 문제보다는 예상되는 손상과 기능적 제한에 중심을 두고 계획을 세워야 한다. 치료사는 가능한 오래 동안 기능적인 독립성을 유지하도록 도와야 하고 좋은 삶의 질을 유지하고 성취하도록 도와야 한다.

1. 병리현상

알츠하이머질병(Alzheimer's Disease, AD)

치매(dementia)는 개인의 일상적인 직업 및 사회적 수

표 25-1 진행성 중추신경계 기능이상을 유발하는 질환

질병	병리현상	흔한 손상과 장애	추가정보 자원
후천성면역결핍증 (acquired immunodeficiency syndrome)	HIV와 관련된 직접 손상, 감염, 자가 면역반응과 신생물로 HIV 백색질뇌염, 중추신경계 병변, 출혈 또는 응혈성 대뇌 괴사, 농양, 염증, 말이집탈락이 발생	치매 정신상태 변화 국소 신경학적 결핍 이상감각과 감각저하 진행성 근육약화 반마비 언어상실증 시각문제 경직성 불완전마비 자율신경계 기능이상	
바닥핵질병 (basal ganglia disease)	Wilson 질병: 구리독소로 인해 창백핵, 조가비핵, 꼬리핵의 퇴행 Tradive 움직임 기능이상: 장기 신경차단제 복용으로 발생	근육긴장이상, 불협응, 삼킴곤란, 말더듬, 개성변화 무도무정위운동(choreoathetoid), 자세 긴장과 조절 이상	
소뇌 실조/질병 (cerebellar ataxia /disease)	알코올 중독, 발달질환, 유전변이, 신생물, 뇌졸중, 염증, 비타민결핍, 신진대사장애로 조롱박세포 상실, 소뇌위축, 축삭 말이집탈락 등이 발생	거리측정이상, 실조(ataxia), 힘없음증(asthenia), 떨림, 자세조절 이상, 저긴장성, 움직임 실행 이상	
신생물(neoplasma)	신생물	중추신경계 내 위치에 따라 다름	
일차 가쪽경화증 (primary lateral sclerosis)	겉질척수로와 운동신경세포의 퇴행	초기: 다리 경직과 근육약화, 보행 비정상 후기: 팔 경직과 근력약화, 숨뇌기능 이상	
진행성 근육위축증 (progressive muscular atrophy)	척수와 숨뇌에 있는 운동신경세포의 염색질용해 또는 상실	퇴행성 근육약화	

HIV, 인간면역결핍바이러스; CNS, 중추신경계; LE, 하지; PNS, 말초신경계; ROM, 운동범위; UE, 상지.

행력(의식 손상은 제외)을 어렵게 하는 전반적인 지적능력의 점진적 퇴행으로 발생하는 후천적증후군이다. AD는 치매 환자 중 45~75%에 달하고,[1,2] 90세까지 매 4.5년마다 유병률이 2배로 증가하는 것으로 추정된다.[3]

AD의 특징은 신경세포와 플라크(plaque, 아밀로이드 물질 축적) 내에 신경섬유농축제(neurofibrillary tangle, 타우라는 단백질로 일부 구성된 엉킨 신경미세섬유 덩어리)가 발생하는 것이다.[4,5] 뇌 신경세포 내에 있는 플라크의 밀도는 치매의 심각성 수준과 직접적인 관련이 있다. 이러한 농축제는 미세관기능을 손상시켜 결국 신경세포 파괴를 유발한다.[5~7] 베타-아밀로이드 다당류로 된 플라크는 결과적으로 베타-아밀로이드와 전구물질의 처리과정을 방해하고, 플라크 주변의 염증이 주변의 신경세포를 파괴하는 것으로 생각된다.

겉질과 가장자리(limbic)영역(가장자리엽, 시상의 앞쪽과 안쪽핵, 해마, 편도, 뇌앞쪽바닥)의 연접 퇴행과 신경 사망은 결국 인지와 행동 비정상을 유발한다(그림 25-1). AD는 기억력 손상과 언어상실증(aphasia), 행위상실증(apraxia), 인식불능증(agnosia), 또는 추상, 구조화, 계획, 단계별 움직임 같은 능력을 실행하는데 어려움을 보임[8] 등의 요소 중 하나 또는 그 이상의 손상을 보인다. 기억력상실 뿐만 아니라 급진적으로 개성의 변화, 지남력 이상, 신체적 협응능력 저하, 자기관리상실을 보인다.[9] 질병말기에는 침상에 누워 지내고, 대소변조절이 안 되며, 자가 관리가 완전히 의존적으로 변하게 된다. 사망의 주된 원인은 폐렴이나 요로감염이다. 진단 당시 나이에 따른 진단 후 생존율에 대한 연구들이 있어 왔다. 65세에 진단을 받은 경우 생존율의 중앙값은 9년이었고, 90세에 진단을 받은 경우는 3년이었다.

근육위축가쪽경화증

근육위축가쪽경화증(Amyotrophic Lateral Sclerosis, ALS)은 흔히 루게릭질병(Lou Gehrig' s disease)으로 알려져 있으며, 성인에서 운동신경세포질병(motor neuron disease) 중 가장 흔하고 치명적인 것이다. 미국에서 ALS의 발병률은 100,000명당 5~7명이고, 여성보다는 주로

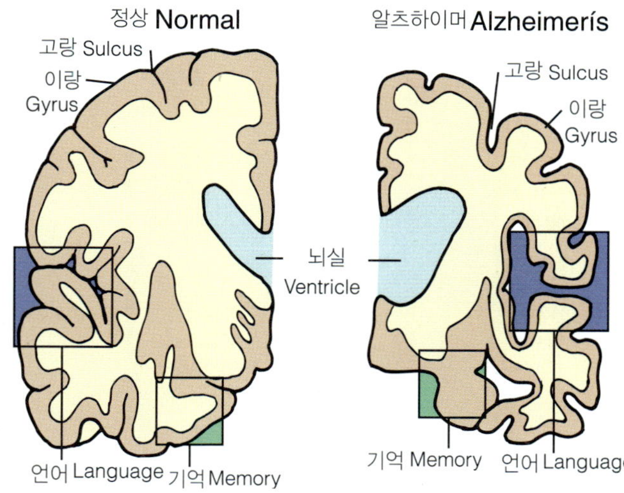

그림 25-1 알츠하이머질병이 있는 뇌의 전형적인 변화. 겉질, 특히 기억과 언어를 조절하는 영역이 상실되고, 고랑이 넓어지고, 뇌실이 확장된다.

남성에게서 발병한다. 평균 발병 나이는 58세이고, 범위는 40~70세이다.[11~14]

ALS는 겉질에 있는 위운동신경세포, 뇌신경 V, VII, IX, X, XII 번 숨뇌 핵, 척수에 있는 앞뿔세포(아래운동신경세포)의 퇴행과 상실이 특징이다. 운동신경세포가 퇴행됨에 따라, 이들은 더 이상 자신이 지배하고 있는 근육섬유를 조절하지 못한다(그림 25-2). 건강하고, 온전한 주변의 축삭들이 부분적으로 탈신경화된 근육을 재지배하기 위해 가지를 내어,[15] 질병초기에는 근력과 기능적 활동이 가능하다. 약 50%의 운동신경세포가 상실될 때까지 이 재지배를 통해 점진적 퇴행을 보상할 수 있다.[16,17] 질병이 악화되어 더 이상 재지배를 통한 보상이 힘든 경우,[18] 위운동신경세포와 아래운동신경세포의 징후와 증상이 나타난다. 여기에는 근력약화, 근육위축(atrophy), 과반사 또는 무반사, 근육섬유다발수축(fasciculation)이 포함된다.

ALS 환자 70% 이상에서 흔히 나타나는 증상은 다리, 팔, 또는 숨뇌(bulbar)근육의 국소적약화가 시작되는 것이다.[19] 환자들은 점차적으로 근력약화가 발생하고, 결국 호흡근의 약화로 숨쉬기가 힘들어진다. 비록 발성능력이 떨어져 의사소통을 위한 대체장비가 필요하지만, 인지능력은 상대적으로 온전하다. 비록 질병의 경과과정은 개인에 따라 다양하지만, 호흡기능상실로 주로 사망하고, 만

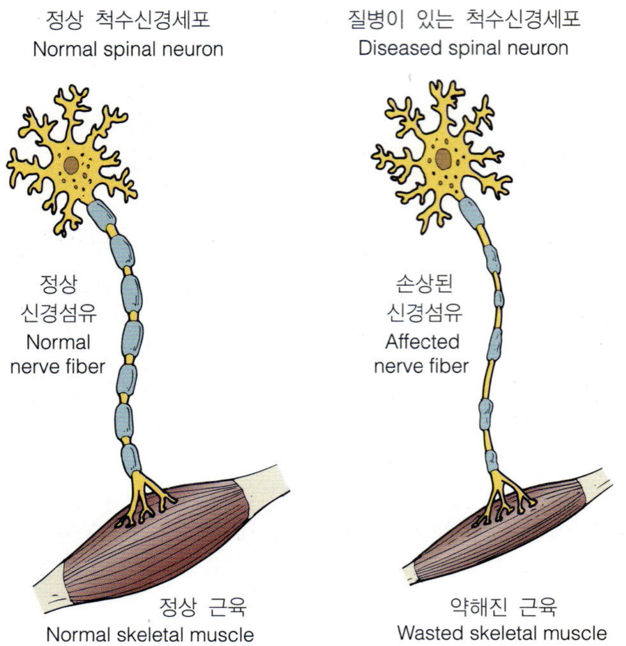

그림 25-2 운동신경세포의 퇴행과 이것이 지배하고 있는 근육섬유에 미치는 영향

일 기계적인 환기가 사용되지 않는다면, 첫 증상 후 생존율은 약 3년이다.[20]

헌팅톤질병

헌팅톤질병(Huntington' s Disease, HD)은 치명적이며, 상염색체 우성 유전질환으로, 인구 100,000명당 5~10명에서 발생한다.[21] 점진적으로 발병하고, 30대 중반과 40대 중반에서 흔히 발생하고, 인지와 감정문제뿐만 아니라 수의적 및 불수의적 움직임 문제를 유발한다.[22] HD는 HD 유전자에서 시토신아데닌-구아닌(cytosine adening-guanine, CAG) 세 쌍 반복의 수가 증가하여 유발된다. HD가 없는 사람은 9~34개의 세 쌍 반복을 가진다. CAG 세 쌍 반복이 37개가 넘을 때 HD가 발생한다.[23~25] 이 결함이 어떻게 병리현상 형성과정에 영향을 주는지는 아직 밝혀지지 않았으나 주요 가설은 산화 스트레스에 의한 에너지 신진대사 결함으로 인한 흥분독소와 세포자멸사(apoptosis)에 의한 것으로 추정하고 있다.[23] 꼬리핵(caudate nucleus)과 조가비핵(putamen)의 퇴행은 HD의 가장 흔한 특성이지만, 이마엽(frontal lobe), 창백핵(globus pallidus), 시상 또한 질병이 진행되면서 점차 퇴행이 발생한다(그림 25-3).[25]

무도병(chorea), 비정상적인 눈바깥(extraocular) 움직임, 과긴장성 반사, 비정상적으로 빠르고 반복적인 움직임은 HD 초기부터 나타나는 특징이다.[26] 질병이 진행됨에 따라, 근육긴장이상,[27] 느린비틀림운동(athetosis), 운동못함증(akinesia), 운동완만증(bradykinesia) 같은 기능을 제한하는 운동 증상들이 나타난다.[21,25,26] 운동증상뿐만 아니라 우울, 인지 감소, 인격의 변화가 발생하여 초기에는 기능적 수행, 단기기억, 시공간 기능에 문제를 보이지만, 점진적으로 말기에는 치매까지 발생한다.[26,28] 인지손상과 우울은 급격한 기능제한과 관련이 있다.[29,30] 사망의 주된 원인은 호흡계 합병증이다.[31]

파킨슨질병

파킨슨질병(Parkinson' s Disease, PD)은 원인불명으로, 바닥핵(basal ganglia)의 문제로 운동 감소증(hypokinesis)을 보이는 질환이다. 여성보다 남성이 약간 더 많이 발생하며, 현재 미국에는 PD로 진단을 받은

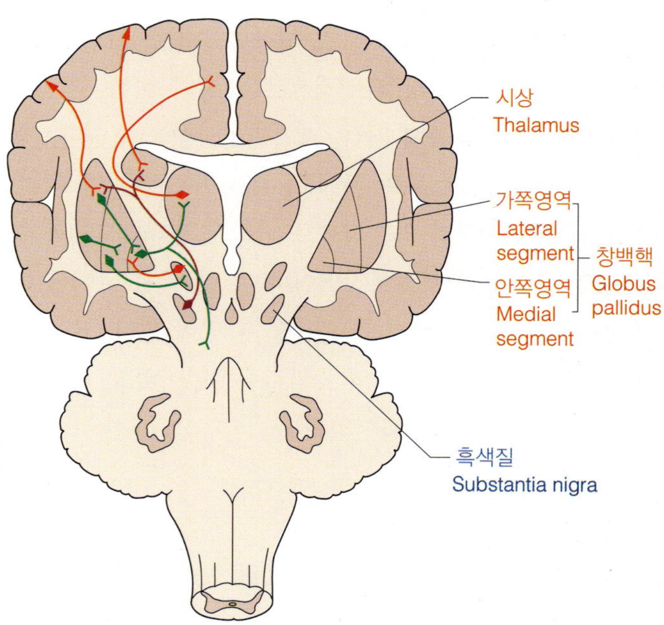

그림 25-3 헌팅톤질병의 퇴행 영역(이마겉질, 창백핵, 시상)과 파킨슨질병(흑색질)

추가: Crossman AR, Neary D: Neuroanatomy: An. From Crossman AR, Neary D: Neuroanatomy: An Illustrated Colour Text, ed 3, Philadelphia, 2006, Churchill Livingstone.

사람이 150만이다. 전형적인 발병 나이는 60세지만 50세 이하에서 진단을 받은 사람도 15%이다. PD의 위험은 나이가 증가할수록 높아진다. 일부의 경우 강한 유전적 경향이 있지만, PD는 유전되는 질병은 아니다. 비록 PD의 원인이 알려지지 않았지만, 연구자들은 가속화된 노화, 환경적 독소에 노출, 산화자유기 손상 같은 여러 요인이 작용할 것으로 생각하고 있다.[32,33]

PD의 일차적 병리현상은 도파민(dopamine)을 생성하는 신경세포의 퇴행과 도파민성 흑색질 줄무늬체 신경로 (그림 25-3 참조)의 퇴행이다. 청색반점(locus ceruleus), 시상하부, 등쪽 미주핵(dorsal vagal nucleus) 같은 다른 중추신경계 구조의 변화도 관찰된다. 또한 세로토닌(serotonin)과 노르에피네프린(norepinephrine) 같은 신경전달물질의 결핍도 있다.[32~34] 증상은 흑색질에 있는 도파민성 세포가 80% 상실될 때까지 나타나지 않는다. 전형적인 첫 증상에는 안정시떨림(resting tremor), 운동완만증(bradykinesia), 강직(rigidity), 균형과 자세손상이 있다. 질병의 진행 정도는 아주 다양하며 일부 환자는 오랫동안 생존하지만, 일부는 빠르게 퇴행변화가 발생한다. 약물(levodopa와 carbidopa가 혼합된 것)은 뇌에서 도파민 수준을 증진시켜 수년 동안 증상을 조절할 수 있다. 그러나 질병이 진행됨에 따라, 약물의 효과는 떨어지고 부작용, 특히 약물을 줄이면 운동완만증과 강직이 심해지고, 최고용량에서 움직임기능이상이 발생한다. 또한 많은 환자들은 다양한 수준의 치매도 경험하게 된다. 질병말기인 경우, 전반적으로 의존성을 보이고 의사소통에 문제를 보인다. 사망의 원인은 전형적으로 호흡기계의 손상이다.

다발경화증

다발경화증(Multiple Sclerosis, MS)은 중추신경계의 말이집탈락(demyelination)이 발생하는 질병이다.[35] 증상이 발현되는 전형적인 나이는 20~50세이고, 남자보다 여자에게 3배 더 많이 발생한다. 미국에서 유병률은 700명 당 1명이다. 비록 정확한 원인은 알려지지 않았지만, 유전적 요인이 작용할 것으로 여기고 있다. 그러나 이 질병은 직접적으로 유전되지 않는다.[36,37] 이 질병은 북쪽 유럽 조상의 후손에게서 더욱 잘 발생한다. MS 발병에 대한 가설은 (1) 폭넓게 신경조직을 공격하는 자가면역반응, (2) 면역반응을 촉진하는 잠재적 또는 느리게 작용하는 바이러스감염, 또는 (3) 환경적인 요인이 있다.[37]

말이집탈락은 뇌 또는 척수 어느 부위에서도 발생하고 다양한 신체적, 인지적, 또는 심리적 손상을 유발한다. 질병 초기에 불가역적인 중추신경계 축삭 손상을 유발할 수 있다는 최근 증거도 있고,[38] 질병말기에 영구적인 손상과 장애를 유발할 수 있다.[39] MS의 임상적 경과과정은 다음의 4가지 범주 중 하나에 속한다.

1. 재발완화(환자의 85~90%): 급성발병 후 회복이 발생하는 것이 특징이고 재발은 있지만 질병이 안정적이다. 재발 후 회복은 완전히 일어나지만 일부 결핍이 있을 수 있다. 시간이 경과함에 따라 장애 정도는 커진다.
2. 일차적 진행(10%): 지속적으로 질병이 악화되는 것이 특징이다. 손상 기능적 제한이 일시적으로 약간 호전되거나 일정하게 유지될 수도 있다.
3. 이차적 진행(초기에 재발완화로 진단받은 사람의 40~50%가 이 범주로 진행): 재발완화 후 점진적으로 악화되는 것이 특징인데, 일시적인 완화 및 유지가 있거나 없을 수 있다.
4. 진행적 재발(드문): 발병 이후 계속 악화되는 것이 특징인데, 급성재발, 회복이 있거나 없을 수 있으며 재발 사이 점진적으로 질병이 악화된다.[42]

새롭게 MS를 진단받은 경우, 재발완화과정을 경험하게 되고, 재발은 1년에 1회 미만이다.[40~41] 전형적으로 재발인 경우 2~3주에 걸쳐 더욱 심각해지며, 4주 후에 완화가 시작되고 2~3개월에 걸쳐 증상이 없어진다.[42] 초기 단계인 경우, 비록 영구적인 구조 비정상과 신경전도 비정상은 존재하지만, 임상적인 회복은 완벽하게 이루어진다. 수년 후, 질병의 진행과정은 다양하지만 각각의 재발마다 신경학적 손상은 축적된다.[42] 10년 후, 재발완화의 환자 중 40~50%는 재발 또는 재발 없이, 실질적인 손상과 기능적 제한이 지속되는 점진적인 악화를 경험하게 될 것이다. 질병 발병 5년 후, 거의 50%의 환자는 일을 할 수 없고,[43] 15년 이내에, 약 50%는 휠체어 또는 보조도구가 필요할 것이다.[44] 호흡계 합병증이 사망의 주요 원인이다.[45]

진행성 중추신경계 질환의 단계

진행성 중추신경계 질환의 공통점은 점진적으로 퇴행하는 것이다. 비록 일부 질환은 질병중재에 따라 진행이 느려지거나 변경될 수 있지만, 현재까지 진행성 중추신경계 질환을 위한 치료는 없다.

대부분의 진행성 중추신경계 질환은 초기, 중기, 말기의 3가지 범주로 다루어진다(그림 25-4). 질환 초기 단계인 경우, 비정상으로 개인이 인식할 수 있는 다양한 징후와 증상을 보인다. 이 시기에서, 손상의 결과가 미묘한 기능적 제한을 유발할 수 있거나 없을 수 있고, 개인이 전형적으로 수행하고 있는 역할에 영향을 주지는 않는다. 중기인 경우, 개인은 징후나 증상이 심해진다는 느낄 수 있고, 손상의 수가 증가하거나 심해진다. 약간에서 중간 정도의 기능적 제한과 장애를 경험할 수 있다. 말기인 경우, 손상의 수가 증가하고 심해진다. 수의적인 운동조절이 어려워 기능적인 제한이 증가하고 상당한 장애를 겪게 된다. 자가관리, 운동성에서 의존적으로 되며, 질병 진행과정에 따라 언어, 삼킴, 호흡, 대소변, 인지기능이 상당히 손상된다.[46]

진행성 중추신경계 질환의 초기, 중기, 말기의 일반적인 손상과 기능적 제한은 표 25-2에 요약되어 있다.

2. 검진

진행성 중추신경계 질환이 있는 환자에 대한 검진의 목적은 (1) 기능적 문제를 유발할 수 있는 상해를 확인하고, (2) 특정 기능적 문제와 장애를 확인하고, (3) 상해와 기능적 검진을 통해 예후를 결정하기 위해 질병의 단계를 확인하는 것이다.

진행성 중추신경계 질환은 특정 시점에 여러 중추신경계에 영향을 줄 수 있다. 상해는 (1) 중추신경계의 직접적인 병리현상으로(일차 상해), (2) 일차 병리현상의 결과로(이차 상해), (3) 기존의 병리현상의 결과로(동반 질병), (4) 특정 질병진행의 결과로(오사용과 우사용) 발생한다.[47] 따라서 포괄적인 검진은 침범의 정도와 침범이 기능적 제한과 장애에 미치는 영향을 결정하기 위해 필요하다. 정

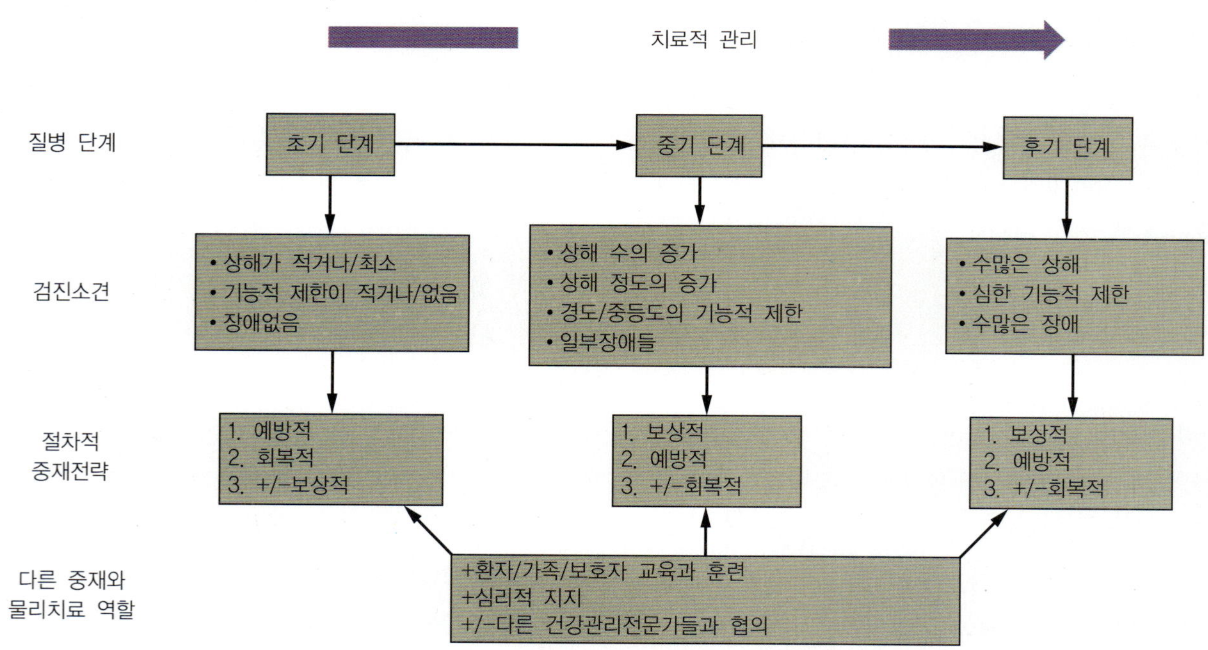

그림 25-4 진행성 중추신경계 질환이 있는 환자를 위한 치료계획의 틀. *From Dal Bello-Haas V: Neuro Rep 2:116, 2002.*

표 25-2 질병 단계에 따른 흔한 손상과 장애

질병	초기	중기	말기
알츠하이머	기억력이 약간 저하 적절한 단어를 선택하는데 어려움 보임 집중력과 이해력 문제 인식 또는 움직임에서 약간 저하 직업수행에 약간의 문제를 보임	중등도 기억력 상실 집중력 저하 복잡한 정보와 문제해결에 어려움을 보임 새로운 것 학습에서 어려움 보임 시공간 결핍이 증가 복잡한 수단적 일상생활동작에서 중등도 어려움 보임 지남력이상, 후반기에 가족에 대한 지각도 어려움 후반기에 점진적 집중력 결여 대부분의 수단적 일상생활동작 수행이 안 되고 후반부에 일상생활동작에 보조가 필요함 보행과 균형문제 후반부에 실금과 실변	심한 기억력 상실 보행과 균형 문제 운동기능이 느려지고 심리운동 기술이 저하됨 이동성, 자가관리와, 일상생활동작에서 의존적 말굳음증(anarthria) 대소변 조절 부족 삼킴곤란
근육위축 가쪽경화증	특정 근육집단에서 중등도 이하의 근력약화 후반부에 일상생활동작과 운동성에 어려움 보임	이동성에서 점진적 감소 점진적 피로 증가 장거리 이동 시 휠체어 필요하며 후반부에 휠체어 의존성이 증가 특정 근육집단에서 근력약화 심각 다른 근육들은 약간에서 중등도약화를 보임 일상생활동작 점진적 감소 통증	휠체어 또는 침상에 의존성 일상생활동작에서 완전한 의존성을 보임 사지, 목, 몸통에서 심각한 근력약화, 조음장애, 삼킴곤란 호흡문제 통증
헌팅톤	목 폄근, 몸통근육, 손과 발의 내재근에서 근력약화 무도증(특히 손) 빠르게 방향전환지지 없이 양말신기에서 균형문제 자세변화 시공간 약간 결핍 (예: 공간인식, 지각) 인지 약간 결핍	기억력, 집중력, 의사결정에서 문제를 보임 과민성, 우울 중등도 이상의 무도증 운동완만증, 운동못함증, 근육기능이상 자세 불안정성 보행문제 공간인식 저하 피로 불협응 수면형태에서 변화 망상, 환각, 집착증 자가관리에서 어려움 보임	운동완만증 과도한 긴장성 무도증(감소될 수 있음) 눈 움직임 저하 이동성, 자가관리, 일상생활동작에서 의존적 치매 조음장애, 삼킴곤란 체중 감소 대소변조절 부족
다발경화증	시각 손상 감각손상 피로 한쪽 근력약화 약간의 보행문제 약간의 균형문제	근력약화 증가 이동성과 일상생활동작의 점진적 상실 균형손상 경직 실조, 떨림 감각상실 인지손상	심한 근력약화 휠체어 또는 침상 의존 호흡 문제 조음장애, 삼킴곤란 이동성, 자가관리와, 일상생활동작에서 의존적 치매 대소변조절 부족 심각한 시각 손상 인지결핍

표 25-2 질병 단계에 따른 흔한 손상과 장애(계속)

질병	초기	중기	말기
파킨슨	한쪽 떨림 강직 약간의 보행 저운동성 작은 글씨 목소리 감소	일부 기능적 제한 언어 문제 운동완만증, 경직 축강직(axial rigidity) 자세 불안정성 보행 문제 균형문제 후반기에 보조가 필요	심각한 손상, 장애 폐기능과 삼킴 문제 이동성, 자가관리와, 일상생활동작에서 의존적 대소변조절 부족

ADLs, 일상생활동작; IADLs, 수단적 일상생활동작; LE, 하지(다리); UE, 상지(팔).

기적인 재검진은 질병의 진행 정도와 중재의 결과를 결정하기 위해 필요하다. 그러나 질병의 점진적인 악화과정과 중재의 비효율성을 구별하기는 힘들다. 재검진과 재검진의 시기를 고려하면서, 질병이 악화되는 경우 치료사는 반복적인 검진과 측정의 심리적 영향과 이점을 잘 판단하여야 한다. 특히 질병 말기 중 중간 또는 후반부에 중요하다.

진행성 중추신경계 질환이 있는 대부분의 환자는 검진 소견이 복잡할 것이다. 같은 진단을 받은 환자라도 발현되는 증상은 다를 수 있다. 따라서 모든 영역에 대한 선별검진이 필요하다. 검진에 참여할 수 있는 개인적 능력에 영향을 주는 환자의 목표와 개별적인 요인, 질병진행 정도, 침범영역, 질병의 단계, 호흡요인은 검진을 구성할 때 고려되어야 한다.

병력

진행성 중추신경계 질환이 있는 환자로부터 자료를 수집할 때 핵심요소 중 하나가 개인에게 가장 가치 있고, 중요하고, 관련된 것을 결정하는 것이다. 진행성이기 때문에, 현재의 문제뿐만 아니라 질병이 진행됨에 따라 다가올 손상과 기능적 제한이 많이 존재할 수 있다. 환자의 목표, 요구, 우선순위는 검진을 구성하는데 도움이 될 것이다.

진단 받은 후 증상에 대한 병력은 치료사가 질병의 진행정도에 대한 정도를 제공하고(예: 느린 악화 대 빠른 악화) 환자의 문제와 목표와 관련된 검진을 선택하는데 도움이 된다. 또한, 병력은 중재적용에 영향을 줄 수 있는 인지적 결함에 대한 실마리를 제공한다. 배우자, 보호자, 가족구성원의 역할에 대한 철저한 이해는 중요하다. 이들의 참여여부가 중재프로그램의 여부를 결정할 수 있기 때문이다.

계통관찰

계통관찰은 좀 더 정밀검진이 필요한 계통을 확인하고 합병증이 발생할 수 있는 영역 또는 검진과 중재과정 동안 주의해야 할 사항을 알아보기 위해 시행된다. 1장을 참고하길 바란다.

검진과 측정

근육뼈대

자세. 진행성 중추신경계 질환이 있는 환자에 대한 자세 검진과 평가(4장 참조)에서, 근육긴장이상(dystonia), 경직(spaticity), 비사용, 또는 보상적인 행동으로 근육불균형을 보인다.

PD가 있는 환자인 경우, 자세이상은 질병 초기에서 중간 단계에 확연히 나타난다. 환자는 머리가 앞쪽으로 돌출, 가슴척주뒤굽음(kyphosis) 증가, 허리척주앞굽음(lordosis) 증가, 무릎과 엉덩이관절의 굽힘이 동반된 앞쪽으로 구부러진 자세(새우등 자세)를 보인다(그림 25-5). 비슷한 자세는 AD 말기 단계의 환자와 치매 환자에서도 흔히 발견된다.[48]

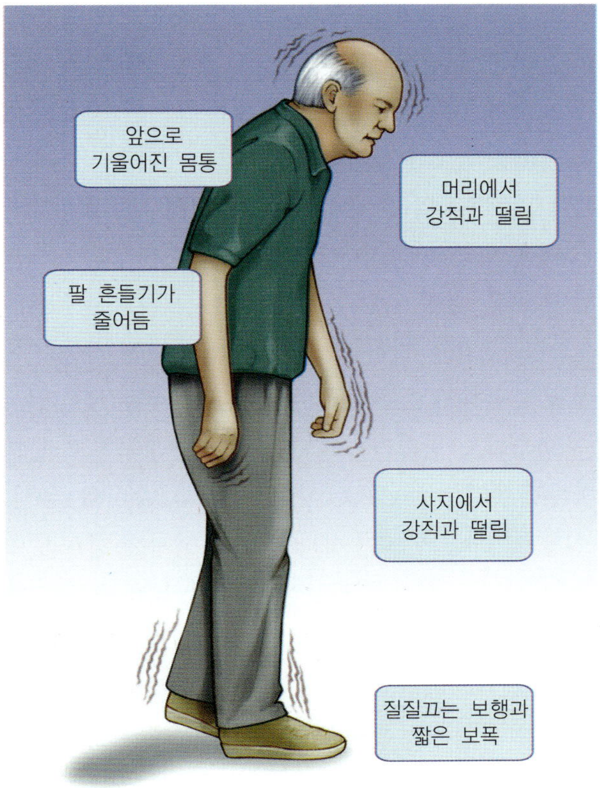

그림 25-5 파킨슨 질병이 있는 사람의 전형적인 자세

From Thibodeau GA, Patton KT: The Human Body in Health & Disease, ed 4, St. Louis, 2002, Mosby.

ALS는 목과 몸통근육의 약화로 머리가 쳐지기 때문에 앉은 자세와 선 자세에서 변형이 발생할 수 있다. 근력약화가 심화되어 턱을 가슴에서 떼지 못하는 경우, 보행, 말하기, 삼킴, 호흡 동안 상당한 제한을 유발한다. 이를 보상하기 위해, 환자는 턱을 지지하기 위해 손을 이용할 것이고 똑바로 선 자세에서 허리척주앞굽음이 과도하게 증가되는 적응현상이 발생할 것이다.

HD 환자인 경우, 95% 이상이 근육불균형을 유발하는 근육긴장이상과 비정상적인 자세를 보인다. 가장 흔한 근육긴장이상의 형태는 어깨안쪽돌림, 주먹을 쥔 손, 이동 동안 과도한 무릎 굽힘과 발 안쪽번짐(inversion)이다. 근육긴장이상은 시간이 경과할수록 심해진다. 항도파민제(무도증 형태 움직임을 억제하는 약물)를 복용하는 HD를 가진 환자는 근육긴장이상이 더욱 심해진다. HD 환자에서 근육긴장이상과 독립성은 반비례적 관계를 보이는데, 이는 근육긴장이상이 신체적 독립성 상실에 영향을 줌을 의미한다.[27]

인체계측학적 특성. ALS, MS 같은 진행성 중추신경계 질환으로 인한 이완성 근육약화는 약해진 사지에서 펌프작용이 없어지기 때문에 먼쪽 사지에 부종을 유발한다. 줄자, 부피측정기 같은 부종 측정, 촉진(27장 참조)은 환자의 부종을 측정하기 위해 사용된다. 근육비사용은 위축을 유발한다. 중추신경계뿐만 아니라 특히 말초신경계에 영향을 주는 ALS 같은 질병에서 비사용은 흔하다.

관절가동범위와 근육길이. 기능적 관절가동범위(능동, 능동-보조, 수동적 관절가동범위), 근육길이, 물렁조직 유연성과 확장성은 표준적인 측정법을 이용하여 측정되어야 한다. 진행성 중추신경계 질환을 가진 환자는 여러 이유로 관절가동범위 상실의 위험이 있다. 대부분의 환자들은 반사와 근육긴장도에서 이상을 보인다. 과도한 근육긴장성(hypertonicity), 특히 강직(rigidity)(PD에서 나타남)과 과도한 반사(hyperreflexia)(ALS, MS, HD에서 나타남)는 결국 근육단축을 유발한다. 구축의 위험이 있기 때문에 강직과 경직을 조절해야 한다. 더 나아가, PD가 있는 환자는 전형적으로 몸통과 다리에서 근육긴장이상을 보여 근육길이 불균형이 존재한다.[27]

근수행력. 진행성 중추신경계 질환이 있는 사람은 활동부족과 근육 비사용으로 인해 근력약화의 위험이 존재한다. 따라서 치료사의 도수근력검진 또는 기능적인 검진을 통해 최소한 팔, 다리, 몸통에 대한 선별적 검진을 해야 한다(5장 참조). 의자에서 일어날 수 있는지 또는 팔을 뻗을 수 있는지 같은 기능적 검진은 심각한 인지손상이 있는 환자에게(예: AD 또는 PD와 관련된 치매 환자) 더욱 적절하다. 왜냐하면 이들은 도수근력검진에서 사용되는 명령을 따라 수행할 수 없기 때문이다. 만일 근력약화가 발견된다면, 정밀 검진이 수반되어야 한다.

ALS가 있는 환자의 근력을 검진하기 위해 사용되는 최대수의적 등척성수축(MVIC)은 근력을 정량화하기 위해 신뢰할만하고, 정확하고, 민감한 방법이고 MS가 있는 환자에게도 사용된다.[49] 또한 악력기구(Hand-held dynamometry)도 ALS와 MS 환자의 근력을 검진하기 위해 사용된다.[50,51] 그러나 ALS가 있는 환자에서 매우 강한 근육집단이 정상 근력 이하일 때 악력기구보다 최대 수의적 등척성수축을 통한 검진이 더욱 민감하다.[50]

근육위축가쪽경화증. 근력은 ALS의 질병진행 정도를 알게 해 주는 중요한 측정치이다. ALS가 있는 환자는 아래운동신경세포 침범의 결과로 근육위축과 약화가 생긴다. 약화는 일반적으로 한쪽 팔 또는 다리의 먼쪽 근육집단, 또는 숨뇌근육(bulbar muscle)에서 시작하고, 이후 점차 침범부위가 넓어지고 심각해진다. 근력, 특히 무릎굽힘근과 엉덩이 폄근은 지역사회와 가정에서의 이동에 영향을 주지만, 숨뇌근육의 약화는 삼킴능력에 영향을 준다.[52]

파킨슨질병. 비록 말기 단계와 빠른 움직임에서 두드러지지만, 모든 질병 단계에서 근력약화가 발생할 수 있다.[54,57] 근력약화는 PD 환자의 기능적 상태에 영향을 주는 기본적인 증상이다.[56,57]

다발경화증. 중추신경계의 전도에 손상이 있기 때문에 MS 환자들은 근력약화를 보인다. 신체 모든 부위에서 약화가 있을 수 있지만 흔한 부위는 몸통과 다리이다.[49,58,59] MS에서 근수행력의 손상은 근력 또는 힘 감소보다 근육피로와 더욱 관련이 있다. 5초와 30초에서 최대등척성회전력의 비율인 피로지수(FI)는 MS 환자에서 근육피로를 정량화하는 믿을만한 측정치이다.[51]

헌팅톤질병과 알츠하이머질병. 근력약화는 HD와 AD와 관련된 일차적인 상해가 아니며, 이들에서 근력약화를 보고한 연구도 거의 없다. 그러나 모든 퇴행성 질병처럼, 근력약화는 비사용으로 인한 이차적인 손상일 수 있다. 또한, 일부 진행성 중추신경계 질환은 불균형적으로 노인에게 영향을 줄 수 있고, 노화와 관련되어 근력약화가 발생할 수 있다.

신경근육

각성, 집중력, 인지. 진행성 중추신경계 질환, 특히 인지와 행동에서 상당한 상해를 보이는 AD와 HD가 있는 환자에서, 인지, 의사소통, 언어, 학습형태에 대한 검진은 중요하다. 또한 인지검진은 MS와 PD 후반부에 있는 사람에게 필요하며, 숨뇌근육과 호흡문제를 보이는 ALS 후반부에 의사소통에 대한 평가를 해야 한다. 비록 물리치료사는 기본적으로 움직임 손상에 관심이 있지만, 환자의 의사소통 능력은 재활잠재력에서 중요한 부분이다.

알츠하이머질병. AD의 진단기준에는 기억손상과 언어상실증(aphasia), 행위상실증(apraxia, 운동 기능이 온전함에도 불구하고 움직임을 실행하지 못하는 것), 인식불능증(agnosia, 감각기능이 온전함에도 불구하고 물체를 인지하지 못하는 것), 또는 계획, 구조화, 순서화, 추상 같은 실행 기능에 문제 중 하나 이상의 인지 문제가 있어야 한다.[8] AD는 점진적 기억상실이 특징이다. 초기 단계에는, 몇 분이 경과하면 정보를 회상하지 못하고 새로운 것을 학습하는데 어려움을 보인다. 단어, 물체, 개념, 사실의 의미를 이해하는 것과 관련된 의미론적 기억이 AD 초기에 손상될 수 있다. 질병이 진행됨에 따라, 학습과 회상이 더욱 감퇴되고 인지결핍이 더욱 가속화 된다(표 25-2 참조).[60]

근육위축가쪽경화증. 운동수행력에만 영향을 받는 것으로 여겨지는 ALS는 인지 손상과 관련된 것도 발견된다. 약간의 인지 결핍에서 심한 이마관자엽치매(frontotemporal dementia, FTD)까지 ALS 환자에서 보고되고 있고, FTD는 ALS의 증상 중 하나로 여겨지고 있다.[61] FTD와 관련된 ALS는 인지저하, 실행 기능 손상, 계획 · 구조화 · 개념 추상화에서 어려움, 개성과 행동의 변화가 특징이다.[62~64] FTD가 없는 ALS 환자도 언어 유창성, 언어이해, 기억력, 추상적 논리와, 지적기능의 손상 같은 인지문제를 보일 수 있다.[64,65]

헌팅톤질병. HD인 경우, 인지 증상은 초기에 나타나는 징후이고 증상은 없지만 위험이 높은 사람에게서 일부 나타나기도 한다.[66,67] 초기 인지문제에는 생각이 느려지고, 정보를 다루는 능력이 손상되고,[68] 집중력 손상이 있다.[69] 또한 환자는 한 과제에서 다른 과제로 전환하는데 어려움을 보인다.[69] 질병이 진행됨에 따라, 환자는 단기기억과 시공간 능력에 어려움을 보이고 결국에는 치매로 발달된

다.[70,71] 그러나 HD가 있는 많은 환자들은 질병 말기까지 장기 회상이 유지된다.[72]

파킨슨질병. PD가 있는 많은 환자들은 질병 초기에 어느 정도의 인지손상이 있다.[73] 환자들은 개시, 논리, 계획 같은 실행 기능에서 손상을 보이고,[74] 이중 운동과제 또는 이중 인지과제 동안 서로 간섭효과가 있는 것으로 보인다.[75] PD 환자의 20~45%는 인지손상이 치매로 발전한다.[76,77] PD에서 치매는 실행기능과 집중력에서 점진적 퇴행을 보이는 것이 특징이고, 특히 시각적인 환각 같은 정신병적인 증상이 흔히 동반된다.

다발경화증. 모든 형태의 MS에서 인지손상은 흔하고[78] 대상 표본 중 43%에서 80% 이상까지 보고되고 있다.[79,80] 질병 초기인 경우, 인지는 상대적으로 온전하게 유지되지만, 운동 실행과 인지처리과정이 느려진다.[81] MS인 경우는 단기 기억, 집중력, 언어유창성 측면에서 인지손상이 있다.[79,82]

인지검진. 진행성 중추신경계 질환이 있는 환자에서 인지 손상 또는 치매가 의심된다면, 다양한 영역의 인지검진을 수행하기 위해 신경정신과에 의뢰하는 것이 좋다. 물리치료사는 간이정신상태검진(mini-mental state examination, MMSE)[83] 같은 간단한 인지검진을 적용할 수 있다. MMSE는 치매가 있거나 치매위험이 있는 사람을 검진하기 위한 것이다. 점수는 0~30점으로 되어 있으며, 24점은 매우 약한 치매, 20~23점은 약한 치매, 10~19점은 중등도 치매, 0~9점은 심한 치매를 의미한다.[83,84] MMSE는 치매와 관련된 초기인지변화에 민감하지 않으며 치매말기에는 바닥효과(floor effect)가 있다.

특정 환자집단을 위한 여러 가지 인지검진이 개발되어져 있다. AD에서 인지능력은 알츠하이머 질병평가척도 중 인지와 관련된 세부항목(Alzheimer' s disease assessment scale, ADAS-cog)으로 평가될 수 있다.[85] 듣기와 말하기 언어능력, 사람 · 시간 · 장소에 대한 지남력, 구성과 관념 실행, 단어-목록 회상과 인식을 평가하는 11개의 세부항목이 있다. 전체 점수는 0~70점으로, 점수가 높을수록 기능이상이 심한 것이다. ADAS-cog는 AD 환자의 인지 검진을 위해 임상적으로 사용되고 있지만, 약간 있거나 매우 심하게 손상이 있는 경우 민감하게 반응하지 못한다.[86]

MS 환자를 위한 인지손상 선별검진은 MS 신경정신학적 선별 설문(neuropsychological screening questionnaire, NSNQ)을 이용하여 평가할 수 있다. NSNQ는 MS 환자를 대상으로 일상생활동작에 대한 신경정신학적 유능성을 평가하는 15개 항목으로 되어 있다.[87] 이 검진은 MS 환자의 인지 손상을 평가하는데 민감하게 반응하며 검진-재검진 신뢰도가 높다.[87]

HD, ALS, 또는 PD 환자의 인지를 평가하는 질환특이 측정은 없다. MMSE뿐만 아니라, Quick Cognitive Screening 검진과[88] AB Cognitive Screen은(MMSE보다 정상과 약간 인지손상이 있는 사람을 감별하는데 더욱 효과적임)[89] 이러한 환자들을 위해 대체방법으로 사용될 수 있다.

통증. ALS, MS, PD에서 통증은 흔히 있다. 비록 감각신경로는 온전하지만, ALS와 PD에서 환자들은 막연하고 정확하게 아픈 부위를 알 수 없는 이상감각 또는 통증이 있을 수 있다. 또한 ALS인 경우, 근육경련과 경직은 통증의 원인이 될 수 있다. 반면에 PD는 강직과 근육긴장 이상이 통증을 유발한다.[93,94] MS인 경우, 감각신경로의 말이집탈락이 흔히 감각장애(dysesthesia)와 쑤시는 또는 타는 듯한 통증을 유발한다.[91,92] 뒤기둥(posterior column)의 손상은 일반적으로 머리를 구부릴 때 몸통과 사지에 전기 같은 감각이 방사되는 Lhermitte 징후를 유발할 수 있다.[95] 또한 MS인 경우, 삼차신경의 감각가지에서 말이집탈락이 있으면 얼굴에 대한 접촉 자극으로 인해 촉진되는 짧게 찌르는 듯한 통증인 삼차신경통(trigeminal neuralgia)을 유발할 수 있다.[96] ALS 환자와 비슷하게, MS 환자도 경직에 의해 통증이 생길 수 있다.

중추신경계의 직접적인 손상으로 인해 통증이 발생할 뿐만 아니라 간접적(예: 근육위축, 강직, 또는 경직으로 인한 가동범위 감소와 구축), 또는 복합작용(예: 경직으로 인한 관절부정렬)에 의해 통증이 발생하기도 한다. 따라서 통증을 호소하는 환자인 경우 치료사는 면밀히 검진해야 한다(22장 참조).

뇌신경 통합성. 진행성 중추신경계 질환이 있는 환자들은 뇌신경 통합성에서 손상을 보인다. 특히 눈바깥움직임과 숨뇌근육에서 손상을 보인다. 눈 움직임에 대한 검진은 모든 방향에서 눈바깥움직임을 검진해야 한다. 이러한 검진은 물리치료사나 자격이 있는 다른 전문가가 실시해야 한다. 일반적으로 입운동, 언어기능과 발음은 면접 동안과 관찰을 통해 평가될 수 있다. 더 정밀한 검진을 위해서는 언어병리전문가에게 의뢰해야 한다.

MS 환자의 85% 정도는 겹보임(diplopia), 시야결핍, 시력변화 같은 시각문제가 한쪽 눈 또는 양쪽 눈에서 발생한다. 시력의 변화, 흐릿하거나, 한쪽 눈의 부분 또는 완전 시력상실은 시각신경염(optic neuritis)에 의해 발생한다(그림 25-6).[97]

HD가 있는 대부분의 환자는 눈운동기능에 일부 손상을 보이는데, 특히 눈움직임 시작에서 어려움, 느린 추적과 수의적인 홱보기(saccadic)움직임, 머리움직임 없이 수의적인 홱보기움직임 능력의 결여를 보인다.[98~100] PD 환자 역시 홱보기와 부드러운 눈 추적의 손상, 측정과소성(hypometric) 눈 홱보기, 위쪽 응시와 눈모음에서 제한, 자발적이고 반사적인 눈꺼풀연축(blepharospasm; 눈꺼풀 근육의 경련성 수축), 눈 뜨기와 감기에 대한 운동상실증을 보인다.[101~103]

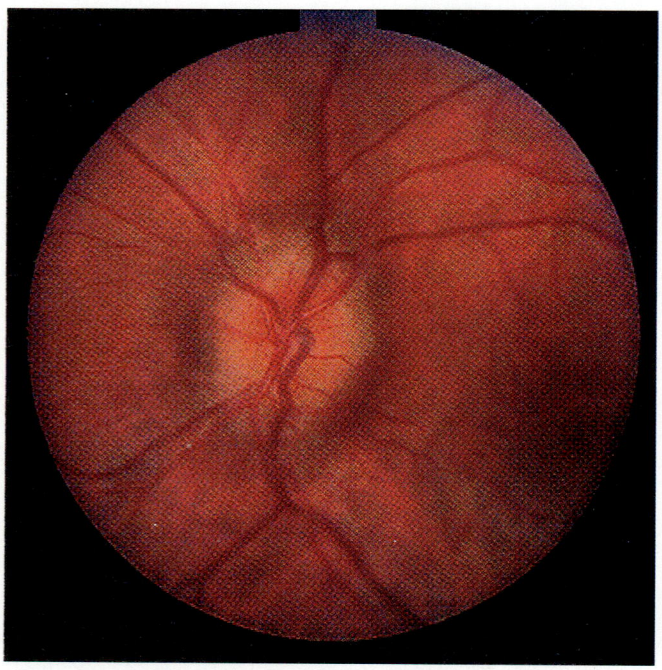

그림 25-6 시각신경 원반에 부종이 약간 동반된 시각신경염
From Yanoff M, Duker J, Augsburger J: Opthalmology, ed 2, St. Louis, 2003, Mosby.

눈운동기능의 손상은 MS 환자에서도 나타난다. 주로 수평방향에서 발생하는 눈떨림(nystagmus; 빠른 불수의적인 눈의 진동움직임)이 흔하고, 소뇌와 중추안뜰신경로 병변에 의해 발생한다. 눈떨림이 있는 환자는 흐린 시야와 진동시(oscillopsia)를 호소한다.[104] 양쪽 또는 한쪽 신경핵사이눈근육마비(ophthalmoplegia)는 MS에서 흔하고, 뇌신경 3번과 4번을 연결하는 안쪽세로다발(medial longitudinal fasciculus, MLF)의 병변의 결과로 인해 발생한다. 신경 핵사이눈근육마비에 대한 징후는 환자에게 한쪽을 쳐다보라고 요구하였을 때 나타난다. 눈모음은 느려지거나 없어지고, 모으는 눈에서 수평적 눈떨림이 관찰될 것이다(그림 25-7). 뇌신경 3, 4, 또는 6번을 침범하는 병변은 동향주시(conjugate gaze)와 눈움직임조절에서 추가적인 손상을 유발한다. 겹보임은 눈바깥근육을 조절하는 중추신경계의 손상 또는 신경 핵사이눈근육마비의 결과로써 눈 움직임을 조절하는 근육이 협응을 보이지 않을 때 발생한다.[97]

MS 환자에서 안뜰신경(뇌신경 8번), 가쪽숨뇌에 있는 안뜰핵, 안뜰핵에서 소뇌겉질로 가는 신경로의 병변은 흔히 회전성어지러움(vertigo), 구역질, 실조(ataxia)를 유발한다.[104]

ALS인 경우, 뇌신경 5, 7, 9, 10, 12번은 흔히 침범되어 경직성, 또는 이완성 숨뇌마비(flaccid bulbar palsy)를 유발하는데, 결국 언어와 삼킴을 어렵게 만든다.[19] 조음장애(dysarthria)와 삼킴곤란(dysphagia) 역시 MS, PD, HD 말기에 흔히 발생한다. 경직조음장애인 경우, 위쪽기도를 통해 공기를 밀어내는데 더욱 많은 노력이 필요하기 때문에 목소리가 강해진다. 반면에 이완조음장애인 경우, 쉰 목소리 또는 부족한 성량을 보인다. 인두약화는 입안에 있는 공기가 코로 새어나가 발음 시 콧소리

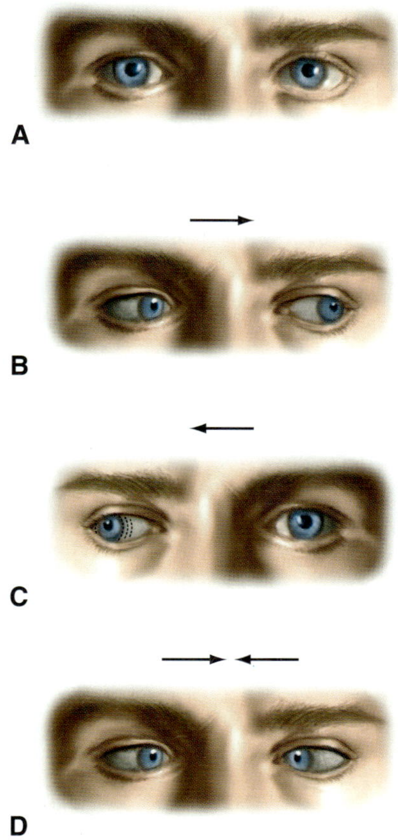

그림 25-7 왼쪽에서 신경 핵사이눈근육마비. A, 환자는 정면을 보고 있다. B, 환자는 왼쪽을 보고 있다. 정상적인 눈 움직임으로, 왼쪽 눈은 바깥으로 향하고 오른쪽 눈은 안쪽으로 향한다. C, 환자는 오른쪽을 보고 있다. 오른쪽 눈은 바깥으로 움직이지만 응시 끝부분에서 눈떨림이 발생한다. 왼쪽 눈은 중심선을 넘어 안쪽으로 움직이지 못한다. D, 환자는 중앙선에 있는 가까운 물체를 보고 있다. 두 눈이 모아진다.

를 유발한다. ALS가 진행됨에 따라, 언어가 더욱 힘들어지고, 결국에는 말을 못하게 된다.[19,106] MS인 경우, 경직조음장애, 발음 정확성 결여, 각 단어 또는 문장이 강조되는 스캔말하기(scanning speech)가 발생한다.[97,105]

경직성 또는 이완성 숨뇌마비로 발생하는 삼킴곤란은 흡입폐렴의 위험을 높이고, 영양분섭취 부족, 체중상실, 탈수증을 유발한다. ALS와 MS인 경우, 입술 다물기, 입안에 음식 유지하기, 또는 음식을 식도로 옮기기가 힘들고, 삼키는 능력이 떨어진다. 또한 이완성 숨뇌마비는 인두근력약화 때문에 액체가 코로 역류되고, 경직성 숨뇌마비(spastic bulbar palsy)는 후두덮개의 닫힘이 조화를 이루지 못해 액체 또는 고체가 후두로 넘어가 질식이 발생한다.[19]

또한 ALS 환자인 경우, 과도한 침을 제거하기 위한 자동적이고 자발적인 삼킴이 상실되거나 아래 얼굴근육이 약해 침이 새어나가지 않게 꽉 다물지 못하기 때문에 침흘림(sialorrhea)을 경험하게 된다.[19] 감정적인 느낌이나 촉진 상황 없이 자발적인 웃음이나 울음이 발생하는 거짓숨뇌효과(pseudobulbar affect)는 ALS와 MS 환자를 포함한 경직성 마비가 있는 환자에게서 나타나는 경우가 있다.[104] 반대로, PD 환자인 경우 입얼굴-후두의 운동완만증과 강직으로 마스크 얼굴이라 불리는 표정저하(hypomimia)가 발생하고, 발성과소(hypophonia)도 발생한다.[107,108]

반사통합성. 진행성 중추신경계 질환이 있는 사람은 과도한 신장반사뿐만 아니라 다양한 형태의 운동손상을 보인다(표 25-3).

근육수축 또는 정상적인 억제의 상실에 의해 유발되는 짧고, 갑자기, 쇼크 같은 불수의적인 움직임인 근간대경련(myoclonus)은 AD 말기에 발생한다. 수동적 움직임에 대한 저항이 속도에 의존하지 않는 강직과 클로누스(clonus) 역시 질병말기에 발생할 수 있다. 또한, 미간반사, 핥기반사, 잡기반사 같은 원시반사도 흔히 발생한다. 원시반사는 건강한 노인에게서 나타날 수 있으므로 원시반사만으로 AD라 진단할 수 없음을 알아야 한다(자세한 원시반사는 14장 참조).

강직은 PD의 특징이며 납파이프(lead-pipe)형태와 톱니바퀴(cog-wheel)형태가 있으며, 심부힘줄반사는 정상이고 굽힘근에 의해 발바닥 반응이 발생한다.

초기 HD인 경우, 근육긴장도는 정상이거나 줄어든다. 말기에는 대부분의 환자에서 과긴장성을 보이고, 바깥피라미드 강직 또는 경직이 발생한다. 극단적인 나이(매우 어리거나 매우 늙은 경우)에서는 흔히 강직이 발생한다. 경직, 과도한 반사, Babinski 징후, 클로누스 또한 관찰된다.[109,110]

ALS인 경우, 위운동신경세포와 아래운동신경세포 징

표 25-3 진행성 중추신경계 질환이 있는 환자에서 흔한 운동손상

운동 손상	전형적으로 나타나는 질환	평가방법
운동못함증: 움직임을 시작하지 못함	PD, HD	환자가 행동을 시작하는 시간을 기록한다. 지시와 실제 움직임 사이의 시간 차이를 기록. 매우 빠른 움직임에서는 민감하지 않을 수 있음
운동완만증, 운동 감소증: 움직임 속도와 크기가 감소	PD, HD	과제를 수행하는데 걸리는 시간을 기록(예: 점에서 점으로 걷거나 뻗기와 잡기 과제를 수행, 스톱워치로 시간을 기록한다).
경직: 수동적 신장에 대한 근육저항의 증가로 속도에 의존적	ALS, HD, MS	환자는 편안한 자세를 취하고 특정 관절에 대한 수동적 움직임을 시행한다. 수동적 움직임을 점진적으로 빠르게 한다. 만일 환자가 경직이 있다면 속도가 빨라지면, 저항이 증가할 것이다. 측정은 수정된 Ashworth 척도를 사용*(16장 참조)
강직: 작용근과 대항근의 과도한 근육활동성	PD	환자는 편안한 자세를 취하고 특정 관절에 대한 수동적 움직임을 시행한다. 관절을 양쪽 방향으로 움직인다. 두 방향 모두에서 저항이 증가한다. 가끔, 수축 회복에 따르는 갑작스런 짧은 이완이 일어날 수 있다(톱니바퀴 강직)
무도증: 신체 대부분에서 다양한 정도의 비틀리는 불수의적인 움직임	HD	앉은 자세 또는 선 자세에서 환자가 안정하고 있을 때 자세를 관찰한다. 불수의적인 움직임을 파악한다; 초기에는 얼굴, 손, 발에서 발견된다.
Tardive 운동이상증: 얼굴, 몸통, 또는 사지에서 불수의적인 움직임	장기간 도파민성 대항근 약물치료를 받은 사람	앉은 자세 또는 선 자세에서 환자가 안정하고 있을 때 자세를 관찰한다.
근육긴장이상: 머리, 몸통, 또는 사지에서 비정상적인 자세를 유발하는 불수의적으로 지속되는 근육수축	PD, HD	앉거나 서 있는 자세에 있는 환자를 앞, 뒤, 옆에서 관찰한다. 비대칭적 자세 또는 특정 위치에 지속되는 자세를 파악한다(예: 한쪽 어깨 들어올리고: 팔을 안회전: 머리거상 혹은 한방향으로 돌리기). 50발자국(최소3번 시도) 걷는 동안 자세의 변화를 관찰한다.
떨림: 작용근/대항근의 불수의적, 율동적 수축으로, 떨리는 모습을 보임. 안정 시(안정 시 떨림), 특정 자세(자세 떨림), 또는 수의적인 움직임 (활동 떨림)이 나타날 수 있음	PD	휴식시 떨림: 휴식 시 환자의 사지를 관찰하여 떨림이 있는지 확인한다(휴식 떨림). 자세 떨림: 다음의 자세에서 손을 관찰한다: (1) 아래팔 엎침상태에서 팔 뻗기, (2) 팔꿉을 구부리고 어깨를 90도 벌리고 아래팔을 엎침상태에서 손가락을 코에 가까이 유지(batswing 자세).† 활동 떨림: 손가락-코검진 동안 환자의 손과 손가락을 관찰한다. 환자는 자신의 손가락으로 치료사의 손가락에 닿고 이후 자신의 코에 닿고, 이를 반복한다. 떨림 여부를 확인한다(손가락 혹은 코).
동결: 움직임 동안 갑자기 멈추어 움직이지 못 하는 것	PD	100발자국 정도를 걷도록 한다. 갑자기 멈추는 동작이 생기고 다시 시작하는데 어려움을 보이는지 관찰한다.
거리측정이상: 목적있는 움직임 동안 근육의 힘과 크기를 조절하지 못함	MS, HD, PD	환자에게 특정 물체(전형적으로 검진자의 손 끝, 팔길이의 끝에 해당하는 위치)에 닿으라고 지시한다. 점수는 다음과 같다:† 0= 손상 없음 1= 약간의 거리측정이상 하지만 닿을 수 있음 2= 중등도 거리측정이상, 여러 번 시도 후 닿음 3= 심한 거리측정이상, 여러 번 시도 후 목표물 도달이 부족함 4= 손을 사용하지 못함

표 25-3 진행성 중추신경계 질환이 있는 환자에서 흔한 운동손상(계속)

운동 손상	전형적으로 나타나는 질환	평가방법
상반운동반복장애: 작용근과 대항근의 교대적 수축과 이완이 안 됨	MS, HD, PD	빠르게 아래팔의 엎침과 뒤침을 교대로 실시하게 한다. 점수는 다음과 같다:† 0= 문제없음 1= 약간 하지만 서툰 동작과 느린 속도를 보임 2= 중등도 서툰 동작과 느린 속도를 보임 3= 심한 서툰 동작과 느린 속도를 보임 4= 수행하지 못함

Adapted from Nolan MF: Introduction to the Neurologic Examination, Philadelphia, 1994, FA Davis and Morris ME: Phys Ther 80(6):578–597, 2000.
PD, Parkinson' disease; HD, Huntington' disease; ALS, amyotrophic lateral sclerosis; MS, multiple sclerosis.
**From Bohannon R, Smith M: Phys Ther 67:207, 1987.*
†From Alusi SH, Worthington J, Glickman S, et al: J Neurol Neurosurg Psychiatry 68:756–760, 2000.

후가 관찰될 수 있다. 따라서 검진에서 경직, 과도한 반사, Babinski 징후 또는 Hoffmann 징후 같은 병적인 반사, 반사 소실 또는 저하, 근육긴장도 저하 또는 이완(flaccidity)이 나타날 수 있다. 질병이 진행함에 따라, 위운동신경세포 징후는 감소한다.[19] MS는 중추신경계 질환이기 때문에, 경직, 과도한 반사, 클로누스, Babinski 징후, 과도한 피부반사가 나타날 것이다.

근육긴장도는 수정된 Ashworth 척도(16장 참조)로 평가되고,[111] 심부힘줄반사와 병적인 반사는 위운동신경세포, 아래운동신경세포, 바깥피라미드로의 손상 여부를 결정하기 위해 평가된다.

감각통합성. 접촉감각은 대부분의 진행성 중추신경계 질환 환자에서 남아있다. 하지만 MS인 경우 흔히 국소감각상실과 이상감각(쑤시는 느낌), 저린 감각, 약한 자극에 대한 과도한 반응, 특히 하지에서 위치와 진동감각의 결핍을 보인다.[97] 게다가, 시상과 척수 도파민성 신경로의 손상 때문에 PD 환자들은 타는 듯한 이상감각을 경험하게 된다.[94] 만일 환자가 감각증상을 호소하거나 감각손상이 의심된다면, 감각에 대한 자세한 검진을 수행해야 한다(18장 참조).

운동조절과 운동학습 손상. 운동조절과 학습능력에 대한 정확한 검진은 진행성 중추신경계 질환이 있는 환자를 위한 물리치료평가에서 매우 중요하다. 왜냐하면 이러한 결핍이 기능에 중요하게 작용하기 때문이다(표 25-3 참조).

운동학습은 환자가 새로운 기술을 학습하는 능력(습득), 기술을 유지하는 능력(보유), 기술을 비슷한 과제로 전이하는 능력(전이)을 관찰함으로서 검진될 수 있다. Gentile은 운동기술 학습은 두 가지 형태(암시(implicit)와 명백(explicit))가 있다고 제안하였다.[112] 명백학습은 서술적 기억에 의해 지지되는 것이며, 기술 또는 목적 행동을 위해 의식적인 집중이 필요하다. 암시학습은 절차적 기억에 의해 지지되는 것이며, 학습이 되고 있다는 인식 없이 순서에 의해 복잡한 정보에 대한 학습이 이루어지는 것이다.[113]

AD 환자는 서술적 기억에 상당한 손상이 있어, 명백학습이 떨어지지만, 절차적 기억은 상대적으로 남아 있어 암시학습이 가능한 편이다.[114] 반대로, HD 환자인 경우는 절차적 기억과 암시학습이 손상되어 있고 말기에 서술적 기억이 점차 결여되어 치매가 명백하게 드러난다.[115,116]

근육위축가쪽경화증. ALS 환자는 전형적으로 위운동신경세포와 아래운동신경세포 징후가 발생하여, 결국 경직과 과도한 반사(위운동신경세포 징후), 근력약화와 근육위축(아래운동신경세포 징후)이 발생한다.

헌팅톤질병. HD 환자는 전형적으로 불수의적으로 신체가 뒤틀리는 무도증이 나타난다. 이러한 움직임은 손, 발, 얼굴에서 상대적으로 작은 범위에서 시작하여 점차 관절 몸쪽부에서 크게 나타난다. 또한 쉼 없이 움직임이 발생하여, 원하지 않는 움직임을 억제할 수 없다. 신체 일부의 비정상적인 자세를 만드는 근육긴장이상은 HD 환자의 90%에서 보고되고 있고[27] 무도증보다 기능적으로 더욱 장애를 유발하는 것으로 여겨지고 있다.[117] Feigin 등은 무도증이 줄어들고 근육긴장이상이 증가한 경우 HD 환자의 기능적 능력이 악화되는 것으로 보고하였다.[117]

HD가 과도한 움직임을 보이는 질환임에도 불구하고, 운동완만증(bradykinesia) 역시 흔하다. Quinn 등은 HD에서 운동완만증이 일반적으로 느리게 움직이는 것이라기보다는 과제에 따라 움직임이 느려질 수 있다고 보고하였다.[118] 도구이동과제를 통해 12명의 HD 환자와 나이를 맞춘 대조군을 비교한 연구에서, 연구자는 비록 운동완만증이 발생하지만 움직임 중 특정 시기에서만 발생하였는데, 이는 운동완만증이 움직임 전략 선택과 순서화에 손상이 있어 발생하는 것이라고 하였다.[118] 또한, 무거운 도구인 경우 움직임 경로와 잡는 힘이 다양하게 나타났다.

AD에서 나타나는 운동조절의 결핍은 Unified Huntington's Disease Rating Scale(UHDRS) 중 운동영역으로 평가될 수 있다.[119] 이 척도는 파킨슨 환자를 위한 Unified Parkinson's Disease Rating Scale(UPDRS)와 비슷하다. 여기에는 핵보기 눈움직임과 부드러운 추적, 운동완만증, 보행, 무도증과 근육긴장이상 자세조절(밀기 검진), 빠른 교대적 움직임이 포함되어 있다. 이 척도는 HD의 임상적 특성과 관련하여 평가하는 것이고 검진자간 신뢰도가 높다.[119]

파킨슨질병. PD 환자는 운동못함증(akinesia; 움직임을 시작하지 못함), 운동완만증(움직임의 속도와 크기가 줄어 듬), 떨림(안정 시), 근육강직(작용근과 대항근의 과긴장과 과반사), 자세조절과 균형손상, 동결(freezing; 갑자기 움직이지 못함)을 보인다. 운동못함증과 운동완만증이 기능적 능력에 가장 영향을 주는 요인으로 생각된다. PD 환자들은 건강한 사람에 비해 움직임 시작이 매우 느리고 전반적인 움직임이 느리다.

PD 환자에서 운동완만증과 운동못함증은 상대적으로 질병 초기에 보이고 모든 형태의 과제 동안 나타난다. 반복적이거나 순서적인 움직임 같은 복잡한 움직임이 대개 손상되고[120] 이중과제를 수행하는데 어려움을 보인다.[121] 또한 PD 환자들은 운동 감소증(hypokinesia; 비정상적으로 운동기능 또는 활동이 저하)을 보이는데, 특히 글쓰기와 보행에서 두드러진다. 이 두 과제 동안, 움직임이 줄어들고 수행시간은 늘어난다. 문장을 쓰는 경우 글씨가 계속 작아지고,[122] 멀리 걸을수록 보폭이 줄어든다.

UPDRS는 파킨슨질병 환자를 평가하기 위해 고안된 검진이다. UPDRS 중 운동영역은 운동조절의 손상을 평가하기 위해 고안된 것이다. 운동손상에 따라 0~4점을 부여하는데, 0점은 비정상이 없는 경우이다. 이 척도는 초기검진과 시간경과에 따른 기능변화를 측정하는데 유용하다.

다발경화증. MS 환자는 겉질척수로의 손상으로 근력약화와 과도한 반사를 보인다. 이로 인해 정교함과 협응, 대동작과 소동작 조절이 손상된다. 또한 소뇌의 병변은 거리측정이상(dysmetria)과 상반운동반복장애(dysdiadochokinesia) (표 25-3 참조) 같은 협응문제뿐만 아니라 선행적 또는 반응적 균형조절을 손상시킨다.

심혈관/호흡

환기와 호흡/가스교환. 진행성 중추신경계 질환이 있는 환자들은 다양한 환기손상을 보일 수 있다. 진행성 중추신경계 질환이 있는 모든 환자들은 호흡과 환기손상으로 인해 무기폐, 폐렴, 환기기능상실(24장과 26장 참조)이 발생한다. 호흡 합병증은 이러한 질환의 주요 사망과 유병 원인이 된다.[25,123,124]

ALS인 경우, 비록 호흡근육이 약해지는 정도는 다양하지만, 호흡손상은 호흡근육약화로 인해 발생하고, 대부분의 경우 점차 근육약화가 심해진다. 호흡근육약화의 초기 징후와 증상은 피로, 호흡곤란(dyspnea), 바로 누운 자세로 잠자는데 어려움, 한숨, 과도한 낮잠, 저산소증으로 인한 아침 두통이 있다.[13,126,127]

점진적인 호흡근력약화가 있는 사람은 사지의 근력약화 때문에 활동이 줄어들기 때문에 호흡증상이 없을 수 있다. 점차 진행됨에 따라, 말끝이 흐려지고, 앉아숨쉬기

(orthopnea; 누운 자세에서 호흡곤란), 휴식 시 호흡곤란, 모순호흡(paradoxical breathing), 보조근육사용, 기침약화가 발생한다. 만일 환기보조를 받지 않는다면, 이산화탄소 축적으로 산성증, 혼수, 호흡기능상실, 사망에 이르게 된다.[124]

PD에서 호흡근육의 강직, 구부러진 자세, 척주뒤굽음증은 제한적 형태의 호흡기능이상을 유발한다. 상기도 근육의 침범으로 인한 상기도의 폐쇄와 폐쇄성폐질환 역시 PD와 관련이 있다.[128~130] Levodopa는 호흡운동이상증(dyskinesia)을 유발할 수 있다. 즉, 비정상적인 환기조절뿐만 아니라 제한적 및 운동이상적인 환기를 유발할 수 있다.[131,132]

MS인 경우, 환기손상은 폐부피를 줄이는 움직임상실과 들숨과 날숨의 근육약화를 유발하는 호흡운동 신경로의 침범으로 발생할 수 있다.[133~135] 결과적으로, MS 환자들은 운동내성이 불량하고 피로와 움직임 시 호흡곤란이 발생한다.[134]

진행성 중추신경계 질환이 있는 환자를 위한 호흡상태와 기능에 대한 검진에는 호흡증상, 호흡근육기능과 근력, 호흡패턴, 가슴확장, 청진, 기침능력에 대한 평가와 폐활량(vital capacity) 또는 강제(forced)폐활량, 강제날숨부피, 흐름율(flow rate) 같은 표준적인 폐기능검진이 포함된다(24장과 26장을 참조한다).

유산소능력과 지구력. 임상적으로 많이 관찰되지만, 진행성 중추신경계 질환이 환자에 대한 지구력 감소와 상태악화에 대해 문서화된 자료는 거의 없다. 유산소능력과 지구력 손상은 직접 또는 간접적인 손상, 또는 비사용 및 과사용으로 인해 발생한다. 예를 들어, PD 환자인 경우, 강직과 구부러진 자세(직접적인 손상), 이로 인한 척주뒤굽음증(간접적인 손상)은 폐능력을 떨어뜨리고 제한성 폐질환에 이르게 한다. 또한 좌식생활은 지구력을 떨어뜨린다(비사용).

고정식 자전거 또는 팔운동측정기(ergometry)를 이용한 PD 환자에 대한 연구들은 최고심혈관 및 신진대사 반응을 정상인과 비교하였다. 그 결과, 비록 PD 환자들이 산소소비율(VO_2)과 최대하 심장박동수가 좀 높지만, 최고 산소소비율(VO_{2max})에 도달하기 전에 정상인처럼 오랫동안 운동을 할 수 없었는데, 이는 PD 환자들이 효율적으로 운동을 수행하지 못함을 보여주는 것이다.[136~138]

비록 MS 환자들의 유산소능력이 건강한 대조군보다 유의하게 떨어지지만(이는 상태악화와 비사용을 보여주는 것임),[139~141] 이 환자들에게서도 점진적 최대운동검진[139] 또는 수정된 운동검진(예: 지속이상)이[140,141] 안정하게 수행될 수 있다. MS 환자 10명을 대상으로 3가지 운동 형태(팔자전거, 다리 자전거, 팔다리 자전거(그림 25-8))로 최대운동동안 심폐반응과 신진대사반응을 비교한 연구에서, 팔다리 자전거가 더욱 큰 신진대사와 심폐 반응을 유발하였는데, 이는 이러한 형태의 운동이 신체적합성(fitness) 훈련과 검진에 적절함을 보여주는 것이다. 왜냐하면 운동부하가 큰 근육에 골고루 분포하여, 특정 근육

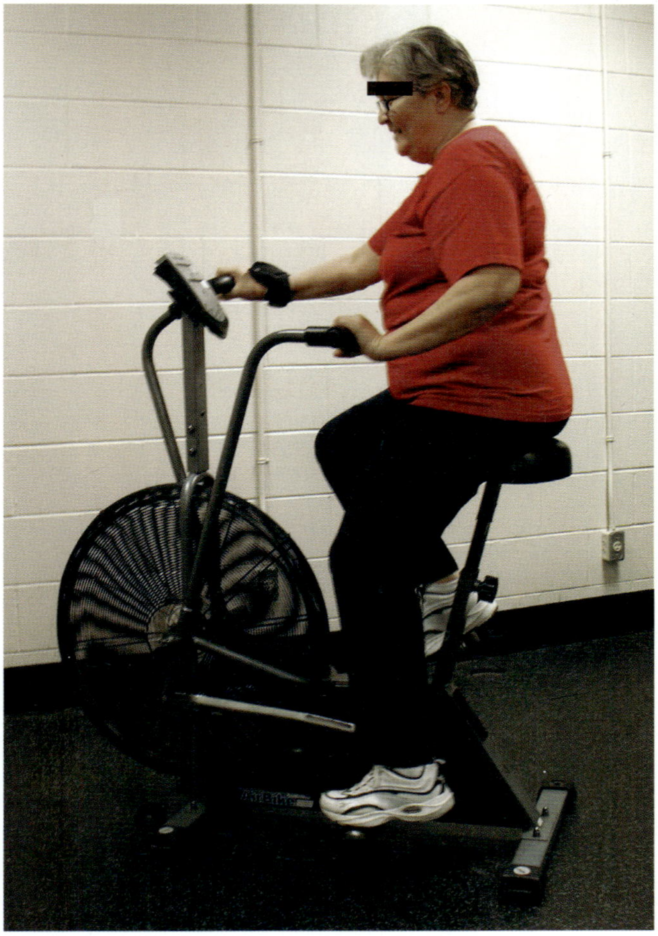

그림 25-8 팔다리 자전거

에 작용되는 부하를 줄이기 때문이다.[140]

유산소 심혈관/폐 지구력은 ALS 또는 HD 초기에 평가될 수 있다(23장 참조). 하지만 근력과 지구력 감소와 운동조절의 문제로 검진에 제한이 있다.

이동할 수 있는 환자의 경우, 6분 동안 가능한 빨리 이동한 거리를 기록하는 6분 걷기검진(6MWT)은 유산소능력과 지구력을 측정하는데 유용하게 사용된다. 이 검진은 심호흡계 지구력, 속도, 균형, 민첩성을 반영하는 것이고, 이 결과는 최대산소섭취와 질병의 예후와 관련이 있다.[142~145] 신뢰성을 높이고 6MWT 동안 연습의 효과를 제거하기 위해, 3회 시도를 추천되지만(2번은 연습이고, 마지막 1회를 기록한다), 진행성 중추신경계 질환이 있는 사람에게는 과도한 피로를 유발할 수 있다. 이러한 이유 때문에, 2분 걷기검진(2MWT)이 3과 4단계에 있는 PD 환자의 지구력문제를 알아보는데 이용되고 있으며, 신뢰성과 타당성이 높다.[146]

PD, MS, ALS가 있는 환자에서 피로는 흔히 있는 것이다. MS에서 피로는 가장 주된 장애요인이고 ALS와 관련된 주된 증상이다.[147] 비록 피로는 미세한 활동에서도 발생하지만, 아침에는 약한 편이고 낮에는 심한 편이다.[147] 또한 PD 환자들은 피로가 그들이 가지는 증상 중에 가장 심하다고 호소한다.[148~150]

진행성 중추신경계 질환에서 피로의 원인은 말초 또는 중추기전 또는 둘 다에 기인한다. ALS인 경우, 운동신경세포가 죽었기 때문에 남아있는 약한 근육이 이를 보상하기 위해 많은 힘을 써야 하기 때문에 피로가 가속화된다.[151,152] MS인 경우, 폭넓게 있는 축삭기능이상과 겉질영역과 신경로의 동원 증가는 피로와 관련 있으며 과제수행 시 더 많은 노력이 필요하다는 환자의 느낌과 관련이 있다.[153] 또한 중추운동축삭 또는 겉질 내 회로의 부분적 퇴행 또는 말이집탈락으로 인한 활동전위전파의 효율성 감소[154], 겉질척수로 침범으로 인한 알파운동신경세포 동원의 손상 또는 경직으로[155,156] 인한 근육활동성에 필요한 에너지 요구의 증가는 MS의 피로와 관련이 있다. 중추도파민 결핍[157], 미토콘드리아 기능이상은[158] PD 환자에서 피로에 중요한 역할을 할 것으로 생각된다. 또한 피로는 활동수준의 감소, 수면장애, 호흡문제, 저산소증(ALS인 경우), 실조, 운동기능이상, 감정적인 스트레스, 우울로 인한 이차적인 상태악화와도 관련이 있다.

수정된 피로영향척도(modified fatigue impact scale, MFIS)는 MS 환자를 위한 피로측정도구이다.[159] MFIS는 21개의 질문으로 되어 있는데, 인지기능, 신체적 기능, 심리적 기능 영역으로 구성되어 있다. 환자는 문제를 유발하는 피로 정도를 0~4점으로 표시한다. 0점은 문제없음, 4점은 극심한 문제가 있는 경우이다. 점수가 높을수록 피로가 영향을 많이 미침을 의미한다.[159] 피로심각성척도(fatigue severity scale, FSS)는 피로를 평가하는 대체도구이다. 9개의 질문으로 되어 있고 7점 척도로 되어 있다. 점수가 높을수록 피로가 심하다.[160] FSS와 MFIS는 MS 환자의 피로를 측정하는데 신뢰성과 타당성이 높다. 물론 다른 진행성 중추신경계 질환에도 적용될 수 있다.[160~164]

피부

피부통합성. 진행성 중추신경계 질환이 있는 환자에서 피부통합성 검진은 피부를 중심으로 이루어진다. 일반적으로, 실금이 있는 환자와 MS 같은 감각문제가 있는 환자들은 피부손상이 흔히 있다. 환자와 피부와 접촉하는 장비 또는 침상을 살펴야 한다. HD 환자인 경우, 무도증 움직임 때문에 발, 정강이, 아래팔, 팔꿉에서 흔히 찰과상이 생긴다.

기능

보행, 이동, 균형, 자세조절. 진행성 중추신경계 질환에서 보행과 균형문제는 흔히 있다. 보행 또는 균형손상은 이러한 질환에 대한 첫 번째 징후이기도 하다(32장 참조).

알츠하이머질병. 보행 비정상,[165,166] 일렬보행손상,[167] 자세불안정성,[166,168,169] 보행속도 감소,[166,170~174] 걸음길이 감소,[175] 보폭감소,[176] 분당 걸음 수 증가,[170] 걸음길이변화는[169,175] 알츠하이머, 혈관성 치매, 정상 압력의 물뇌증(hydrocephalus) 같은 치매 환자에서 보고되어져 왔다. AD인 경우, 자세 흔들림, 보행속도의 감소, 걸음길이 감소는 이마엽과 바닥핵으로 가는 혈류 감소와 관련이 있다.[176] 최근 중등도 이상의 AD를 가진 환자를 대상으로 한 전향적인 연구에서, UPDRS 점수 유의하게 높았는데, 이는 운동손상이 있음을 보여주는 것이다.[177] 일부 AD 환자인 경우 바깥피라미드로 결함보다 보행운동상실증이 보행 비정상의 주요 원인이라고 제기되고 있다.[178]

치매 환자의 매년 낙상 발병률은 40~60%로, 인지가 정상인 노인의 2배이다[179~181]; 그러나 치매 환자에 특정 보행손상과 낙상위험을 조사한 연구는 거의 없다. Nakamura, Meguro, Saskai는 중등도 이상의 치매 환자가 약한 치매 환자보다 유의하게 낙상을 많이 경험하고 걸음길이의 변이가 낙상을 예견하는 중요 요인이라고 하였다.[168] O' Keefe 등은 중등도 이상의 AD 환자에서 보행이상은 낙상을 예측하는 요인이고,[175] 최근 연구에서는 분당 걸음수(cadence)가 주요 요인이라고 보고되고 있다.[177]

근육위축가쪽경화증. ALS에서, 이동의 어려움과 자세와 균형의 손상은 근력약화와 경직 때문이다. ALS 환자의 50%는 낙상을 경험한다.[182] 하지의 근력약화로 인한 유각기의 어려움, 전신경직으로 인한 균형저하, 먼쪽근육약화로 인한 발처짐, 몸쪽 근육약화로 인한 자세불안정이 흔하다. 질병이 진행됨에 따라, 분당 걸음 수, 걸음길이, 보행속도는 감소하고, 환자는 한발서기의 시간이 짧아진다.[183] Jette 등은 근력이 상대적으로 약간 변하더라도 ALS 환자는 보행능력이 현저히 감소하게 된다.[184]

헌팅톤질병. HD인 경우, 보행의 특징은 비틀거리고 다리를 넓게 벌려 걸으며 팔은 고정되어 있는 것이다. HD 환자는 걸음길이가 짧고, 분당걸음 수가 일정하지 않으며, 보행속도도 변화가 많다.[185~187] 또한 이중과제와 순서가 있는 움직임,[188,189] 앞선 정보 없이 운동프로그램 실행하기, 움직임의 계획과 수행에서[190,191] 어려움을 보인다. 게다가, 갑작스러운 외부동요에 대한 균형유지가 힘들다.[192]

HD 진행 초기인 경우, 무도증, 특정 근육약화(흔히 몸통), 약간의 인지 및 시공간 손상이 균형유지를 힘들게 하고 , 보행을 어렵게 만들고, 낙상을 초래한다. 환자들은 지지 없이 양말신기와 방향전환, 특히 물건을 나르는 동안 방향전환으로 균형이 상실된다.[193] 질병이 진행함에 따라, 초기 단계의 손상들은 점점 심해지고, 근육긴장도에서 변화가 발생한다. 자세근육의 약화가 증가하고, 몸쪽 안정성이 떨어진다. 균형손상은 더욱 심해지고, 공간인식 결핍은 균형을 더욱 악화시켜 모든 일상동작이 위험하게 된다.

파킨슨질병. 운동못함증(움직임 결핍), 운동완만증(느려진 속도와 느려진 움직임의 폭), 강직(수동 움직임의 저항), 움직임기능이상(관계없는 움직임), 자세 불안정성은 흑색질의 신경세포 상실과 도파민 수준의 감소와 관련이 있으며 균형과 보행에서 어려움을 초래한다. 환자들은 걸음을 시작하기 위해 한발에서 다른 발로 체중을 이동하는 것이 힘들다("점화장애", ignition disorder). 대부분의 경우, 보행 시작 시 정상적인 분당 걸음 수,[195~197] 짧은 보폭, 좁은 지지면 상태에서 발을 질질 끄는 보행형태(shuffling gait)를 보인다. 질병이 진행됨에 따라, 분당 걸음 수가 빨라지고 결국 종종보행(festinating gait)을 하게 된다. 이 보행형태는 몸통이 불수의적으로 앞쪽으로 이동하게 되어 중력중심(COG)이 앞쪽으로 이동할 때 두 발 사이 COG를 유지하기 위해 나타나는 것이다. 균형을 유지하기 위해, 환자는 발을 크게 떼지 못하고 짧게 움직인다. 낙상을 방지하고 움직임 감소증을 보상하기 위해, 발걸음속도(stepping velocity)는 증가한다.[200] 팔 움직임, 몸통과 골반의 움직임은 줄어들거나 없어진다. 또한 PD 환자는 동결(freezing, "운동차단", motor block)현상 때문에 움직임 멈추기, 방향전환, 물건피하기가 어렵다. 갑자기 일시적으로 움직이지 못하는 동결은 청각과 시각자극이 겹쳐지는 상황에서 복잡한 지역을 걷거나, 좁은 길을 걷거나, 과제를 변경하거나, 또는 지지면이 변할 때 발생한다.[194,201,202]

자세조절의 손상과 균형문제는 PD 말기에 흔히 있는 것이고 그림 25-9와 같은 많은 문제를 유발한다. PD 환자들은 정적 자세 또는 자신이 만든 외부동요에 대해 균형을 유지할 수 있지만, 예상 밖의 외부동요 또는 균형을 위협하는 요인에 대해 대처할 충분한 시간이 없을 때 균형을 유지하는데 어려움을 보인다.[121,203]

PD인 경우, 도파민 상실로 인한 자동적인 자세반사와

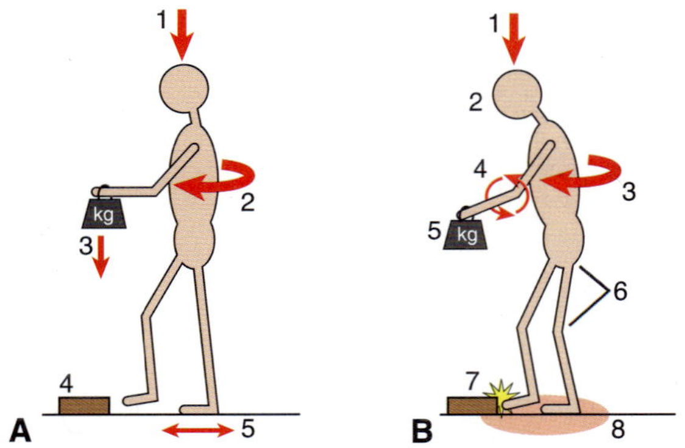

그림 25-9 A, 일상생활에서 자세를 위협하는 상황. 1, 중력; 2, 자신의 움직임; 3, 외부자세동요; 4, 장애물; 5, 움직이거나 미끄러지는 지지면. B, PD 말기에 있는 자세와 균형의 문제. 1, 기립성 저혈압과 중력에 대한 비정상적인 지각; 2, 시각과 눈운동 손상; 3, 자동적으로 작동되는 자세반응의 손상; 4, 움직임기능이상; 5, 비정상적인 선행조절반응 6, 뻣뻣함; 7, 비정상적인 발떼기 반응; 8, 좁은 안정성 한계.

From Horak FB, Henry SM, Shumway -Cook A: Phys Ther 77(5):525-533, 1997.

평형반응의 손상은 결국 약한 외부동요에도 균형을 상실하게 만든다.[204~206] 몸통과 골반의 운동성 저하는 외부동요에 대한 환자의 대처능력을 역학적으로 제한하고,[207] 안뜰반응의 감소 또는 상실 역시 균형조절을 어렵게 만든다.[208] 비록 PD 환자들은 가만히 서있는 동안 시각, 몸감각, 안뜰정보를 이용할 수 있지만, 인지 또는 운동과제를 동시에 수행하면 자세조절이 손상되는데, 특히 낙상경험이 있는 환자에서 심하다.[201~212]

또한 PD 환자들은 외부동요 방향변화에 따른 자세조절근육을 활성화 시키고 미리먹임기전을 활성화 시키는데 어려움을 보이고 발목, 엉덩이, 팔, 발떼기 운동전략이 떨어지거나 상실된다.[209,213] 외부동요가 있을 때 적절한 자세반응을 활성화시키지 못하기 때문에, PD 환자들은 낙상을 방지하거나 안정성을 높이기 위해 여러 번 발을 떼게 된다. PD 환자의 낙상률은 68%로 보고 되고 있다.[214~216] 이전의 낙상경험, 질병기간, 치매, 팔 움직임상실은 질병의 심각성, 균형손상, 우울, 낙상과 상관이 매우 높다.[216]

다발경화증. MS 환자인 경우, 다리근력약화, 경직, 실조 때문에 보행에 문제를 보인다. 흔한 손상에는 엉덩이 굽힘근약화(다리를 들기가 힘듦); 엉덩이벌림근약화(Trendelenberg 보행 유발); 발등 굽힘근과 발 바깥번짐근의 약화(발처짐 유발)이다. 경직(일반적으로 폄근들)이 있는 환자는 뻣뻣하게 걷게 되고 유각기 동안 다리를 휘돌림시키고(circumduction) 발가락을 끌게 된다.

불협응 움직임인 실조는 소뇌, 소뇌의 신경로, 또는 감각신경로에 병변이 있을 때 MS 환자에서 흔히 발생한다. 소뇌성 실조는 넓은 지지면, 휘청되는 걸음걸이가 특징인 보행패턴을 유발한다. 만약 양쪽이 침범되면 양쪽으로 휘청되게 되고, 한쪽이 침범을 받으면 한쪽으로 휘청되게 된다. 교차적인 다리움직임은 느려지고 조화를 이루지 못하며, 환자는 발을 놓기가 힘들다. 감각성 실조는 넓은 지지면과 발뒤꿈치로 바닥에 먼저 닿고 이후 발이 조절되지 않고 그대로 바닥에 떨어지는 것(foot slapping down)이 특징이다. 환자는 감각상실을 보상하기 위해 보행 동안 자신의 발을 쳐다보는 경향이 있다.

균형과 보행문제에 대한 임상적 측정. 앞, 뒤, 옆으로 걷는 동안 보행특성과 변수(속도, 걸음길이(stride length), 한걸음 길이(step length), 동결현상)는 평가되어야 하고(32장 참조), 또한 전반적인 안정성, 안전성과, 지구력도 평가되어야 한다(13장 참조). 걷기능력은 걸으면서 말하기[218] 또는 걸으면서 생각하기[219] 같은 환경에서 복잡하고 기능적인 과제[77,217] 동안 평가되어야 한다. 보행 동안 사용되는 보조 장비, 보조기의 안정성, 정렬, 에너지 소비 같은 사항들도 평가되어야 한다. 자세 지남력, 자세 안정성, 반응적 자세조절, 선행조절, 적응적 자세조절도 평가되어야 한다. 이전의 낙상 및 낙상과 관련 손상에 관한 사항도 기록하여야 한다.

특정 진행성 중추신경계 질환의 보행과 균형을 검진하는 다양한 검진과 측정들이 있다(13장 참조). Berg 균형척도(Berg Balance Scale)와[220] 기능적 이동수행력(Functional Ambulation Performance)/게이트라이트(Gait Rite)는 PD와 HD 환자를 검진하기 위해 사용되어져 왔다.[221~226] MS 환자는 동적인 보행지수(Dynamic Gait Index)를[227,228] 사용하여 평가되어져 왔고, PD 환자는 TUG (timed up and go)검진과[229] 기능적 팔뻗기검진(Functional Reach Test)으로[230] 평가하고 있다(그림 13-18 참조).

보조 및 적응장비. 질병이 진행되는 어떤 시점에서, 환자들은 기능을 유지하거나 보조하기 위해 보조장비를 필요로 할 수 있다(33장 참조). 사실, 환자들은 다양한 종류의 보조장비를 사용한다. 예를 들어, HD 환자들은 처음에는 독립적으로 걸을 수 있지만, 곧 균형유지를 위해 지팡이를 사용할 것이다. 나중에는 보행기가 필요할 것이고, 이후 휠체어가 필요할 것이다. 적응장비의 비용 때문에 치료사는 현재 필요한 장비와 질병이 진행됨에 따라 필요한 장비를 고려해야 한다. 또한 AD, HD와 PD 말기 같은 치매성 질환인 경우 장비를 사용하는데 요구되는 인지 정도를 파악해야 한다.

진행성 중추신경계 질환이 있는 환자는 지팡이, 보행기, 또는 바퀴 있는 보행기 같은 이동을 위한 보조장비에 대한 평가를 받아야 한다. 이동을 위해, 표준 지팡이 또는 네발지팡이는 약하게 균형문제가 있거나 다리근력이 약한 경우에 도움이 된다. 보행기는 다리근력 또는 균형이 더욱 심하게 손상된 경우에 적용된다. 그러나 팔경직 또는 PD의 떨림 또는 HD의 무도증 같은 움직임질환이 있는 환자는 손으로 잡아야 하는 보조장비를 다루기 힘들 것이다. 또한 보행기는 정상적인 보행패턴을 방해하고, 어떤 환자에게는 문제를 더욱 유발하는 경우도 있다. 예를 들어, 운동못함증이 있는 PD 환자는 보행기를 사용하는 경우 움직임 시작과 중지가 힘들다. 비록 19명의 PD를 대상으로 한 연구에서 보조장비를 사용하지 않는 경우보다 보행기 또는 바퀴 있는 보행기를 사용하는 경우 걷는 것이 더 느렸지만, 바퀴달린 보조기는 도움이 된다. 또한 일반적인 보행기를 사용하는 경우 동결현상이 더욱 자주 발생하였다. 보조장비를 처음 시도하는 경우, 보행이 느려지고 동결현상이 줄어들지 않기 때문에 조심스럽게 적용해야 한다. 그러나 계속적인 훈련을 통해, 환자는 보조장비를 사용한 상태에서 보행속도가 증진되고 낙상이 예방될 수 있다.

말기 단계로 질병이 진행함에 따라, 환자들은 휠체어가 필요할 수 있다. MS 환자인 경우, 질환 초반 또는 중기일지라도, 장거리 이동 동안 피로를 줄이고 에너지 보존을 위해 스쿠터를 사용할 수 있다. ALS 중기에 환자는 비록 수동 휠체어를 짧게 사용할 수 있어도, 곧 팔근육약화 또는 몸통근육의 약화 때문에 전동휠체어를 이용해야 할 것이다.[231] 질병말기에는 휠체어 사용 시 자세를 지지해주는 보조물이 필요할 것이다. 예를 들어, HD 환자인 경우 보조물이 부착된 뒤로 기울어지는 휠체어가 도움이 된다. 이 보조물은 불수의적인 움직임으로 인한 피부손상을 방지할 수 있다.

보조기, 보호 및 지지장비. 진행성 중추신경계 질환이 있는 대부분의 환자는 근력의 일차 또는 이차적 손상과 이차적인 관절통합성 손상이 있기 때문에, 기능 또는 수행력을 증진하기 위해 필요한 장비와 보조기에 대해 평가를 받아야 한다(34장 참조).

예를 들어, ALS와 MS 환자들은 발처짐이 흔하기 때문에 보행 동안 안정성을 높이기 위해 발목-발 보조기(ankle-foot orthosis, AFO)를 처방받는다. Cattaneo 등은 균형문제가 있고 약간 근력이 있는 MS 환자인 경우 발목 발바닥쪽 굽힘을 허용하는 동적 보조기가 선 자세의 균형을 증진시키지만, 정적 보조기는 균형 증진 없이 보행속도를 떨어뜨린다.[232] 이 연구는 균형문제와 약간의 근력이 있는 MS 환자에서 AFO가 정적 균형 증진에 도움이 되지만 운동수행력에 부정적인 영향을 줄 수 있기 때문에 치료사는 AFO를 처방하는데 있어 신중할 필요가 있다는 증거를 보여주는 것이다.

ALS가 있는 환자는 흔히 목 폄근의 약화가 발생하기 때문에, 장시간 동안 머리를 들고 있기가 힘들다. 이를 보상하기 위해 부드러운 목지지대가 초기에는 필요하고, 근력이 더욱 약해지면 반경직(semirigid)지지대가 필요하다.

헬멧, 팔과 무릎보호대 같은 보호 장비는 낙상 위험이 있는 환자 또는 무도증 때문에 쉽게 손상을 입는 HD에게 처방될 수 있다. 하지만, 환자에게 보호장비를 착용하도록 설득하는 것은 힘든 편이다.

가정 및 직장에서의 환경적인 장벽. 접근과 안정성 문제측면에서 잠재적인 장벽이 환자의 집과 직장환경에 있는지를 평가해야 한다(35장 참조). 가능한 경우, 질병 초기 단계에 치료사는 환자를 둘러싼 환경에 환자가 최대한 접근할 수 있도록 집과 환경에 대한 평가를 해야 한다. 환자의 상태가 변하고 점차 퇴행하기 때문에, 치료사는 차후의 환자의 요구에 대해 미리 예상하고 있어야 한다(표 25-2). 예를 들어, ALS인 경우 초기에는 약간의 어려움을 보이면서 계단을 오르내릴 수 있지만, 짧은 시간(수개월에서 몇 년)내에 이것이 불가능할 수 없다. 환자는 단층집이나 리프트가 있는 2층집이 필요할 수 있다. 이러한 문제는 적절한 수정을 위해 가능한 초기부터 다루어져야 한다.

질병말기인 경우, 치료사는 환자가 사용하는 보행기, 휠체어 같은 보조장비의 접근성을 위해 환자의 집과 직장환경을 평가해야 한다. 또한 대중교통 같은 이동수단에 대한 평가를 해야 한다. MS인 경우, 치료사는 에너지 보존에 대해서도 고려해야 한다. 최대한 에너지를 적게 사용할 수 있도록 집안(예: 가구배치)과 직장환경을 구성하는 것이 필요하다.

자가관리 및 집관리. 인지 또는 신체적 손상으로 인해 일상생활동작과 수단적 일상생활동작의 상실이 발생할 수 있다. 근력약화, 가동범위 감소, 경직, 불협응, 균형저하 같은 신체적 손상은 독립성 또는 일상생활동작 수행력을 방해한다. 치매로 인한 인지손상은 기능적 능력에 상당한 영향을 준다. 진행성 중추신경계 질환 이후 나타나는 치매는 환자와[233] 간병인에게[234] 가장 두려운 것 중 하나이다. 치매진행 초기에는 환자가 자신이 소용없고, 부담을 주는 존재라고 느끼게 만든다.[233] AD, HD, PD에서처럼 상당히 진행된 치매를 가진 환자의 가족인 경우, 주된 관리사항은 의사소통, 먹기, 씻기, 길 잃어버림에 대한 것이다.[235] 또한 실금은 환자와 가족에게 스트레스를 주는 원인이 된다.

일반인에게 적용되는 다양한 일상생활동작척도에는 일상생활동작지수(index of activities of daily living, ADL),[236] 신체적 자가유지 척도(Physical Self-Maintenance Scale, PSMS), Lowton-Brody 수단적 일상생활동작,[237] 기능적 활동설문(Functional Activities Questionnaire, FAQ),[238] 독립 생활기술의 체계적 측정(Structured Assessment of Independent Living Skills, SAILS)은[239] 진행성 질환 환자에게도 적절하다.

또한 심한 AD가 있는 환자의 일상기능을 평가하는데 Alzheimer's disease cooperative study ADL-severe scale(ADCS/ADL-severe scale)이 사용된다. 이 척도는 19가지 일상생활에 대한 환자의 수행비율을 제공해 준다. 점수는 문항에 따라 0~1에서 0~5점으로 되어 있고 총 54점이다. 점수가 높을수록 기능이 높다.[240] 부가적으로 이용가능한 도구는 치매장애측정척도(Disability Assessment in Dementia Scale)이다. 10개의 영역으로 되어 있고 일상생활과 수단적 일상생활을 측정하는 40개의 세부항목이 있다.[241]

Schwab과 England 등급척도(SERS)는 자신의 일상생활동작에 대해 100%(정상)에서 0%(전혀 할 수 없음)으로 표기하는 척도이다. 원래는 PD 환자의 기능을 평가하기 위해 개발되었지만, ALS 환자에서도 시간 경과에 따른 기능 변화에 민감하고 검진-재검진 신뢰도도 높았다.[242]

HD-ADL 척도는 HD 환자의 일상생활동작을 평가하는 도구이며[234] 5개의 범주(개인적 관리, 집안일, 직업과 재정, 사회적 관계, 의사소통)로 되어 있다. 이 척도는 전반적인 ADL 수준을 제공해 줄뿐만 아니라 미묘한 변화를 감지할 만큼 충분히 민감하다.

PD 환자에게 사용되는 UPDRS에는 다양한 일상생활동작에 PD의 영향을 평가하는 요소가 포함되어 있다. 즉 언어, 침 흘림, 삼킴, 글쓰기, 개인위생, 침상에서 돌기와 이불정리하기, 낙상, 보행 시 동결현상, 보행, 떨림, 감각불편이 포함되어 있다. 그러나 이 척도는 순수한 일상생활동작을 측정하지 않고 손상과 장애와 관련된 항목으로 되어 있다.[224] 따라서 PD 환자의 ADL을 평가하기 위해서는 좀 더 일반적인 ADL 측정이 더욱 적당할 수 있다.

일반적인 ADL 척도에 부가적으로, 운동과 처리기술측정(assessment of motor and process skill, AMPS)과 기능적 독립성 측정(functional independence measure, FIM)은 MS 환자의 ADL을 평가하기 위해 사용되어져 왔

다.[245] 연구자들은 MS 환자인 경우 일상생활동작과 수단적 일상생활동작을 함께 평가하기를 권장한다. Mansson과 Lexell은[245] MS 환자인 경우 일상생활동작은 독립적이지만(FIM으로 평가 시), 수단적 일상생활동작(AMPS로 측정)은 제한을 보인다고 하였다.

직장, 지역사회, 여가 통합성. 진행성 중추신경계 질환이 있는 환자에 대한 자신의 직업능력과 지역사회와 여가 활동에 대한 평가는 중요하다. 이러한 질환이 있는 사람은 일생 동안 점진적으로 독립성 상실과 활동참여가 줄어들게 된다. 이런 능력은 환자에게 학교, 직장, 스포츠, 여가, 지역사회 활동에 대해 물어봄으로써 효과적으로 평가할 수 있다. PD를 가진 오래된 환자(외래 설정에서 검진되어온)의 경우 다음의 질문을 통해 알 수 있을 것이다:

직업*
- 당신의 현재 직업은 무엇인가?
- 현재 직업에 얼마나 종사하고 있는가?
- 직업에서 당신은 어느 정도 제한을 받는가?

지역사회
- 지역사회활동에 참여하고 있는가?
- 만일 그렇다면, 현재 이런 활동을 하는데 어느 정도 제한이나 어려움이 있는가?

여가생활
- 진단 받기 이전에 어떤 여가활동에 참여했는가? 지금은 어떤 활동에 참여하는가? 현재 얼마나 어려움이 있는가?
- 현재 얼마나 사회적 활동(예: 친구 또는 가족과 시간 보내기)이 변하였는가?

* Adapted with permission from Quinn L, Gordon J: Functional Outcomes Documentation for Rehabilitation, Philadelphia, 2003, WB Saunders.

또한 직업, 지역사회, 여가활동에 대해 체계적으로 평가하는 것도 있다. SF-36과 Sickness impact profile은[246] 일반적인 건강상태를 측정하는 것이다. 비록 이러한 척도들이 일반적인 건강상태와 일상생활, 사회생활, 여가활동들을 측정하는 것이지만, 검진항목들이 만성 진행성 질환이 있는 환자에게 적용할 수 없는 것도 있다.

파킨슨질병 설문(Parkinson;s disease questionnaire, PDQ-39)은 PD 환자와 관련된 삶의 질을 측정하기 위해 고안된 것이다. 운동성(10개 항목), 일상생활동작(6개 항목), 정서적 안녕(6개 항목), 결점(4개 항목), 사회적 지지(3개 항목), 인지(4개 항목), 의사소통(3개 항목), 신체 불편함(3개 항목)으로 구성된 총 39개의 항목과 8개의 세부영역이 있다.[247] 각 세부영역과[248] 전체 점수는[249] 지표로써 사용되고, 0~100점으로 표시되며, 점수가 높을수록 삶의 질이 낮은 것이다. 이 설문은 여러 언어로 적용할 수 있으며 내적일괄성과 검진-재검진 신뢰도가 높다.[250,251] 또한 단축된 설문(PDQ-8 SI)이 적용될 수 있다.[252]

MS 삶의 질(MSQOL-54)은 MS 환자의 삶의 질을 평가하기 위해 고안된 것이다.[253] 54개의 항목으로 되어 있고, 12개의 세부영역(신체적 기능, 신체역할제한, 정서역할제한, 통증, 정서적 안녕, 에너지, 건강인식, 사회적 기능, 인지적 기능, 건강 압박, 전반적 삶의 질, 성기능)과 2개의 부가적인 항목이 측정되며 신체적 건강과 정신적 건강의 2개의 종합점수가 계산된다. MSQOL-54는 검진-재검진 신뢰도가 높다.[253]

ALS 평가 설문-40(ALS assessment questionnaire-40, ALSAQ-40)은 40개 항목으로 되어 있고, 5개 세부영역(운동성, 일상생활동작, 먹기와 마시기, 의사소통과 정서적 기능)이 있다. 과거 2년간 환자가 느끼는 정도를 5점 척도로 기록하는 것이다. ALSAQ-40의 점수는 0(최상의 건강상태)에서 100점(최악의 건강상태)이고, 타당성과 신뢰성이 검증되었다.[254,255]

상대적으로 최근에 AD 환자의 삶의 질을 평가하는 도구가 개발되었다. AD 삶의 질(quality of life -AD, QOL-AD)은 13개의 문항으로 되어 있고, 신체적 상태, 분위기, 기억, 기능적 능력, 대인관계, 의미 있는 활동에 참여하는 능력, 재정상태, 전체로써의 삶의 질과 자신에 대한 거시적 평가 항목이 있다.[256,257] 각 항목의 점수는 1(불량)-4점(우수)이고, 전체 점수는 13~52점으로, 점수가 높을수록 삶의 질이 좋은 것이다. 이 척도는 상대적으로 빨리 환자와 보호자에게 적용될 수 있다. QOL-AD는 MMSE에서 10점 이상인 환자에서 가장 유용한 것으로 여겨진다. MMSE 10점 이하인 사람은 치매가 심각하기 때문에 이 도구를 적용하기 힘들다.

심리적 기능. 이 범주는 물리치료사 치료지침(Guide to Physical Therapists Practice)에 포함되어 있지 않지만, 진행성 중추신경계 질환이 있는 환자를 위한 필수적인 검진요소이다. 신경퇴행성 질환이 있는 환자에게 우울과 불안은 흔하다.[258,259] 따라서 선별검진이 필요하며, 결과에 따라 정밀검진을 위해 심리학자에게 의뢰해야 한다. Beck depression inventory,[260] center of epidemiologic study-depression(CES-D) 척도,[261] hospital anxiety and depression 척도,[262] state-trait anxiety inventory (ATAI)는[263] 진행성 중추신경계 질환이 있는 사람에 대한 심리사회적 기능을 평가하는데 사용될 수 있다.

일반적인 신체기능에 대한 질병특이측정. 이전에 기술된 측정들은 진행성 중추신경계 질환이 있는 사람의 특수 또는 일반적인 신체적 기능을 검진하는데 사용된다. 그러나 연구목적으로 개발된 일반적 신체기능에 대한 질병특이측정은 같은 질병이 있는 환자를 특정 범주 또는 질병 단계로 구분하기 위해, 질환에 따른 손상과 기능적 제한을 평가하기 위해 임상적으로 사용되기 때문에, 불필요한 검진을 최소화해야 한다.

알츠하이머질병. AD 환자에게 흔히 사용되는 도구는 임상적 치매등급척도(Clinical Dementia Rating Scale, CDRS)와 총체적 퇴행척도(Global Deterioration Scale, GDS)이다. CDRS는 적절한 정보 또는 간병인과 환자 면담을 통해 수행되고 AD 진행 정도를 평가하고 분류하기 위해 사용된다.[264] 6개 인지 영역에 0(없음)에서 5점(말기)을 부여한다. 기억, 지남력, 판단과 문제해결, 지역사회 활동, 가정과 취미, 개인적 관리. 비록 초기의 척도는 바닥효과가 있어 심한 AD 환자인 경우 유용하지 않았지만, 개정된 척도에서 높은 점수는 기능적 손상의 증가, 독립성 저하, 요양시설거주와 상관이 있었고, 심각(4단계)과 말기(5단계) 단계는 수명을 예측할 수 있는 것으로 나타났다.[265]

GDS는 AD의 심각성과 진행정도를 평가하기 위해 간략인지등급척도(brief cognitive rating scale, BCRS)의 Ⅰ에서 Ⅳ와 기능적 측정 단계(functional assessment staging, FAST) 측정과 함께 사용된다. GDS는 환자면접과 간병인 또는 적절한 정보를 이용하여 7단계로 분류하는 것이다. 1단계는 인지저하가 없음, 7단계는 매우 심각한 인지저하가 있음을 의미한다.[266] BCRS는 집중력, 최근 기억력, 옛날 기억력, 지남력을 평가하기 위해 임상적인 측정을 사용하고, FAST는 인지변화와 관련된 기능적 제한을 평가한다. FAST는 BCRS의 기능과 자기관리(Ⅴ)에서 유래한 것으로 기능적 제한을 10단계로 구분한다. FAST의 6과 7단계는 손상 수준을 묘사하는 여러 가지의 세부 단계가 존재하기 때문에 FAST는 특히 장애가 심한 경우에 유용하다.[267]

GDS와 CDRS는 인지가 기능적 능력에 미치는 영향을 반영하고 있지만, 우울척도는 AD 환자들이 필요한 도움의 정도를 측정한다.[268] 이 척도는 13개의 질문으로 되어 있고, 각 질문은 도움이 필요한 정도에 따라 점수화된다.

근육위축가쪽경화증. ALS 기능등급척도 개정(ALS Functional Rating Scale-revised, ALSFRS-R)은 ALS 환자의 기능 상태와 변화를 평가하는 것이다.[269] 환자에게 기능에 대해 12개의 질문을 하고 0(시도하지 못함)~4점(정상 기능)을 부여한다. 초기점수는 팔과 다리근력 측정치와 양적인 상관성(r=0.88; r=0.86)을 보였고, ALS 환자의 근력약화에 따른 기능 감소를 측정하는데 타당하고 신뢰성을 보였다.[270] ALSFRS-R은 호흡기능과 관련된 항목을 확장한 것이다. 다른 척도에는 Appel ALS 척도(AALS), ALS 심각성 척도(ALSSS), Norris 척도가 있다.

헌팅톤질병. HD의 단계는 UHDRS의 한 요소인 전체 기능능력(Total Functional Capacity, TFC)을 이용하여 평가된다.[271] TFC는 HD를 5단계로 구분하고 직업재정, 가정책임성, 일상생활동작, 주거환경에 대한 기능을 5개 수준으로 나누고 있다.

파킨슨질병. Hoehn과 Yahr 척도는 PD를 5단계로 분류하는데 오랫동안 사용되어져 왔다. 이 척도는 널리 알려져 있지만, 손상과 장애정보가 혼용되어 있고 너무 자세손상에 치중되어 있다.[272] 개정된 Hoehn과 Yahr 척도(0.5점씩 증가)가 임상적으로 사용되고 있지만, 정신측정적인 특성에 대한 평가는 포함되어 있지 않다.

다발경화증. MS 환자를 위한 가장 흔히 사용되는 장애 척도는 확장된 장애상태척도(Expanded Disability Status Scale, EDSS)이다.[273] 비록 이 척도는 포괄적이지 않지만, 장애에 대한 일반적인 측정치를 제공하고 환자를 분류할 수 있게 하며, 질병진행 정도를 알 수 있게 한다. 이 척도는 특히 중기에서 보행(ambulation)에 초점을 두고 있지만 MS 환자의 장애에 중요하게 작용하는 인지변화에 대한 민감성이 떨어진다.

다발경화증영향척도(multiple sclerosis impact scale, MISS-29)는[274] 정상 일상생활에 MS가 미치는 영향을 측정하기 위해 고안된 것이다. 29개의 질문으로 되어 있고, 20개가 신체적인 것이고 9개가 심리적인 것이다. 총점을 이용할 수 있고 또는 각 영역별 점수를 활용할 수 있다.

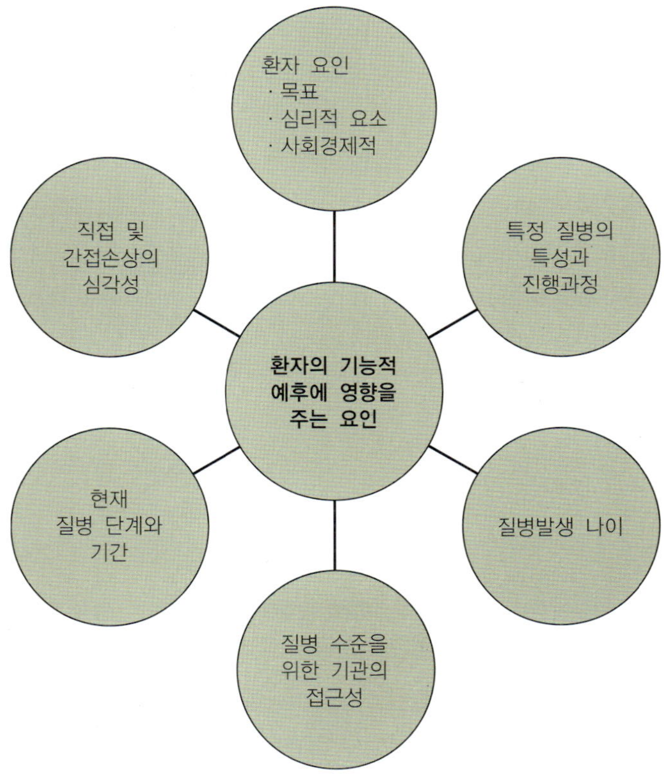

그림 25-10 진행성 중추신경계 환자의 기능적 예후에 영향을 주는 요인. *Redrawn from Phys Ther, 2004.*

3. 평가, 진단, 예후

물리치료지침(Guide to Physical Therapy Practice)에 따르면,[275] 우선적 치료행위 패턴 5D(진행성 중추신경계 질환과 관련된 운동기능과 감각 통합성 손상)이다. 질환이 진행됨에 따라, 상해, 기능적 제한, 장애는 불가피하게 나타난다. 임상치료사들이 질병의 진행과 특성 및 질병의 단계, 현재의 개인적 문제뿐만 아니라 차후의 문제에 대한 치료계획을 이해하는 것이 필요하다.

진행성 중추신경계 질환을 가진 성인은 그들의 질병진행 정도에 따라 다양한 검진소견을 보일 것이다. 많은 요인들이 환자의 기능적 예후에 영향을 준다(그림 25-10).

물리치료지침(guide to physical therapy practice)은 진행성 중추신경계 질환이 있는 환자관리를 위한 방문이 6~50회 정도 필요하다고 하였다.[275] 질병이 진행됨에 따라, 환자는 다양한 분야의 관리를 필요로 한다. 환자는 지속적으로 물리치료사와 상담을 하는 것이 좋다. 물리치료사, 작업치료사 등 다양한 전문가들이 환자관리를 위해 접근해야 한다. 환자는 정기적으로(예: 3 또는 6개월) 의사 또는 다른 전문가들을 방문해야 한다.

4. 중재

진행성 중추신경계 질환이 있는 환자를 위한 중재는 검진소견, 환자의 목표, 재정적 및 인력 자원, 질병의 진행과 속성, 개인적 요인, 질병발병 시 나이, 질병 단계, 질병을 다루는 기관에 대한 접근성 같은 다양한 요인에 의해 영향을 받는다.

신경퇴행성 질환이 있는 환자를 위한 치료적 관리는 체계적인 관리를 통해 지속적으로 이루어져야 한다(그림 25-11). 퇴행과 진행의 결과로 시간경과에 따라 질병과정이 변한다. 질병 연속성이 있기 때문에, 질병 단계에 따라 가능한 근거가 있는 중재를 통해 상해, 기능적 제한, 장애를 다루어야 한다. 비록 질병 그 자체의 과정은 변하지 않지만, 적절한 중재는 가능한 오래 동안 그 혹은 그

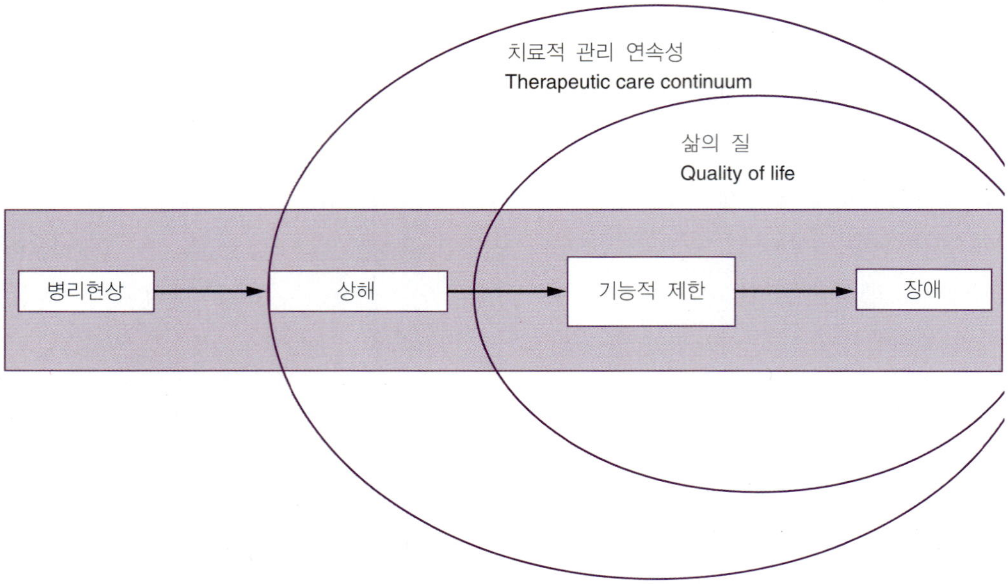

그림 25-11 진행성 중추신경계 질환이 있는 사람을 위한 관리는 치료적 관리 연속성에 따라 이루어져야 한다. *Adapted from Jette AM: Phys Ther 74(5):380–386, 1994*

녀의 목표와 수단의 범위 안에서, 질병의 단계와 다른 건강관리 상황(급성기, 재활, 외래, 장기간의 가정관리와 호스피스 상황)을 통하여 독립성과 기능을 유지하는데 도움이 된다.

유산소운동

질병병리현상과 단계에 따라, 상태악화, 지구력 감소, 또는 피로가 있는 경우 유산소운동이 적용되어야 한다. 유산소운동을 처방할 때는 빈도(frequency), 기간(duration), 강도(intensity), 운동형태(mode)의 4가지 요인을 고려해야 한다(23장 참조). 진행성 중추신경계 질환이 있는 환자인 경우, 빈도와 기간은 개인적 심혈관 적합성(fitness)과 과도한 운동으로 인한 부작용에 따라 달라진다. 일부 환자들은 피로를 줄이기 위해 짧은 시간 동안 운동하기를 원한다. 최대하 운동, 심박동수예비력(heart rate reserve)의 50~65%, 또는 운동과 휴식을 반복적으로 시행하는 간헐적 운동이 더 안전하므로 권장된다. 운동형태는 환자의 능력에 따라 다르다. 예를 들어, 다리에 심한 경직이 있는 환자는 보행이나 다리 자전거보다 팔 자전거를 이용하는 것이 좋다.

빈도, 기간, 강도, 운동형태에 대한 고려에다가, 환자의 안전을 확인하기 위한 신중한 감시(monitoring)가 필수적이다. 예를 들어, HD, MS, AD, PD 환자들은 자율성 기능이상(autonomic dysfunction)을 유발하여, 결국 기립성 저혈압, 과도한 발한, 심장불내성, 비정상적인 심혈관반응이 발생할 수 있다.[267~280] 활력징후(호흡곤란, 과도한 피로, 창백, 현기증 같은 노력에 의한 증상), 특정 질환의 증상과 징후는 휴식 시, 운동 동안과 후에 감시되고 기록되어야 한다. 인식된 노력에 대한 Borg 등급(Borg rating of perceived exertion, RPE)(23장 참조) 역시 기록되어야 한다.

근육위축가쪽경화증. ALS 환자에 대한 운동을 처방할 때, 물리치료사는 과부하에 의한 손상과 과사용에 의한 피로를 고려해야 한다. 환자에게 극도의 피로가 있을 때까지 활동을 하지 않도록 지시해야 하고 허탈, 또는 통증, 근육섬유다발수축(fasciculation), 또는 근육경련 때문에 운동 후 일상활동을 수행하지 못하는 것 같은 과사용에 의한 증상을 막아야 한다.

Pinto 등은 ALS가 있으면서 호흡불충분이 있는 8명을 운동 중 양방향양압환기(bidirectional positive airway Pressure, BIPAP)를 이용하여 운동의 효과를 검증하였다.[281] 운동을 하지 않는 12명의 ALS 환자에 비해, 1년 후 운동집단 환자들은 FIM 점수가 유의하게 높았고, Norris 점수로 평가된 질병진행 정도가 느려졌다. 또한 강제폐활량 감소의 기울기 역시 유의한 차이가 있었다.

ALS를 유발한 쥐를 이용한 동물실험에서, 비록 고강도 지구력훈련이 생존율을 단축하였지만, 중등도 강도의 지구력훈련이 질병진행을 느리게 하였고 생존율을 높였다.[282,283]

파킨슨질병. 많은 연구들이 PD 환자에서 운동의 이점을 조사하였지만, 단지 몇 편만이 유산소운동의 효과를 평가하였다. Bridgewater 등은 13명의 PD 노인을 대상으로 12주간 주 2회 유산소운동을 실시한 결과, 심호흡 적합성 증가와 일상생활동작 수준의 증가, 감정상태가 호전되었다고 하였다.[287] 대조군과 실험군 사이 PD 징후의 심각성은 차이가 없었지만, 대조군은 기능적 능력이 감소하였지만, 실험군은 안정적으로 유지되었다.

Hoehn과 Yahr척도의 2단계에 있는 PD 환자 4명을 대상으로, 심장박동수예비력의 60~70%에서 트레드밀 보행과 자전거 운동을 16주간 실시하였다. 그 결과, 대조군에 비해 최고산소섭취율(VO_2)이 26%까지 증가하였다. 이는 유산소운동이 모든 PD 환자들이 경험하는 심혈관 상태악화를 호전시키는데 효과적임을 보여주는 것이다.[286]

다발경화증. MD 환자인 경우, 외적인 열에 대한 부작용 또는 체온상승을 발생하는 Uthoff 현상은 운동 시 발생하고 결국 극도의 피로와 증상악화를 초래한다. 따라서 MS 환자가 운동을 하는 경우 귀체온계를 사용하여 운동 전, 동안, 후에 체온을 감시해야 한다. 차가운 물에 침수시켜 미리 차갑게 하는 것,[297] 차가운 의상,[288] 얼음팩, 또는 운동 전 냉수를 마시게 하거나 공기냉각기가 설치된 장소에서 운동 하는 것이 과도한 체온상승을 예방하고 운동으로 인한 부작용을 줄일 수 있다. MS 환자 84명에 대한 무작위통제연구에서, 한 달간 1일 1시간 액체냉각 의상(그림 25-12)을 착용하는 것은 MS 기능적 요소척도(Functional Composite Scale)로 측정된 기능적 능력을 유의하게 향상시켰다.[289] 또한 환자들은 냉각의상을 착용하는 동안 피로가 줄었다고 하였다. 체온이 아침에 낮기 때문에, MS 환자들은 아침에 운동을 실시하는 것이 좋다.

몇몇의 연구들이 MS 환자에서 유산소운동의 효과를 검증하였다.[139,258,290~292] Petajan 등은 EDSS 점수가 6.0 미만인 MS 환자를 대상으로 15주간 유산소운동(주 3회, 1일 40분)이 적합성과 삶의 질에 미치는 영향을 연구하였다.[292] 그 결과 최대산소섭취율이 22% 증가하였고, 최대파워출력이 48% 증가하였고, 신체구성과 혈청트라이글리세라이드(triglyceride)가 유의하게 향상되었다. 분위기상태(Profile of Mode Statue, POMS)로 측정된 우울과 화 점수가 5주와 10주 후에 감소하였다. 더 나아가, Sickness Impact Profile(SIP)로 측정된 삶의 질은 향상되었다. 특히 신체적 점수뿐만 아니라 대인관계, 정서적 행동, 가정관리, 여가활동이 향상되었다.

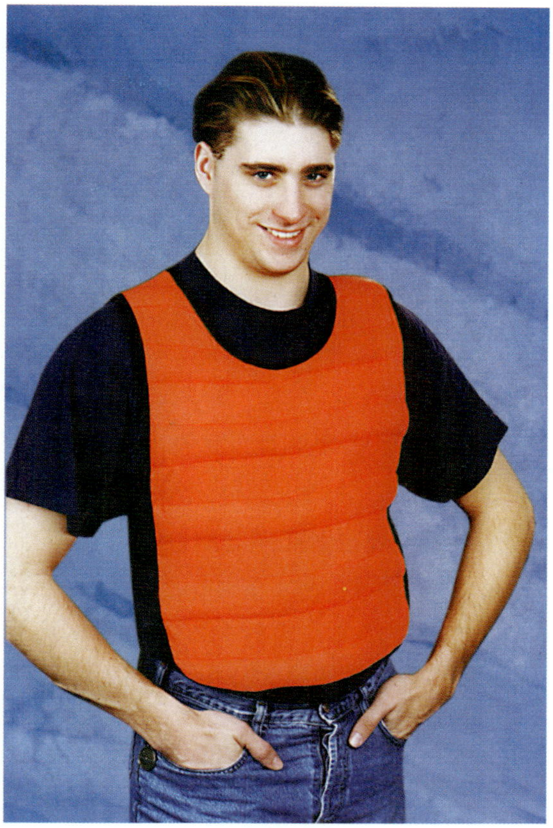

그림 25-12 냉각조끼를 착용한 환자
Image of Miracool Cooling Vest courtesy OccuNomix International.

알츠하이머질병과 헌팅톤질병. AD와 HD 환자를 대상으로 유산소운동의 효과를 평가한 연구는 거의 없는 편이다. AD 환자를 대상으로 인지와 사회적 자극을 동반한 운동이 적합성을 향상시켰다는 연구가 있다.[293] 대부분의 연구는 일반적인 운동이 미치는 효과에 대한 것이다(근력

훈련부분 참조).

균형, 협응, 정밀성 훈련

진행성 중추신경계 질환이 있는 사람에게 균형 재훈련을 위한 중재 선택은 자세 불안정성과 균형문제에 영향을 주는 기본적인 신경, 운동, 감각손상에 따라 달라진다. 또한, 자세조절손상은 보행 비정상과 연결되어 있어, 보행문제를 위한 중재는 직접적 또는 간접적으로 균형에 영향을 준다(보행중재부분 참조). 일반적으로, 균형중재는 (1) 가능한 기본적인 손상 회복, (2) 자세불안정성에 영향을 주는 이차적인 손상 예방, (3) 자세조절 요구에 맞는 과제-특이감각 및 운동전략 촉진, (4) 다양한 과제와 환경에서 자세조절 유지훈련에 초점을 둔다.[294]

일반적으로 균형훈련은 넓은 지지면에서 좁은 지지면으로, 안뜰감각에서 동적으로, 낮은 중력중심에서 높은 중력중심으로 점진적으로 전개하고 조절되어야 할 자유도를 점차 늘린다(13장 참조). 원상회복은 불가능하지만, 보상적 중재는 감각, 시각, 안뜰감각, 운동손상을 다루기 위해, 균형안정성을 증진하기 위해 필요할 수 있다. 보조 및 적응 장비를 위해 집, 직장, 지역사회환경에 대한 수정이 필요할 수 있다.

헌팅톤질병. HD인 경우, PD 환자에게 유용한 집중력 전략과 이중과제 피하기 같은 전략이 유용할 수 있다.[210] 균형 재훈련, 자세근육강화를 위한 운동, 신발지지면 넓히기 같은 전략은 HD 초기에 권장되는 것이다.[216] 질병이 진행됨에 따라, 잡고 돌아서 앉기(Touch-Turn-Sit)방법 같은 보상적 전략을 환자에게 교육하고 실행하게 한다. 잡고 돌아서 앉기 방법은 먼저 의자를 잡고 앉기 전에 도는 방법이다. 보조장비(바퀴달린 보행기)와 안전장비(헬멧, 무릎보호대 등)가 필요할 수 있다. 또한 질병이 진행함에 따라 인지 손상이 심해지기 때문에 한 단계 지시(one step command)를 통한 교육 같은 실마리 제공하기와 조용한 환경에서 치료하기 같은 부가적인 보상전략이 치료에 포함되어야 한다.[216]

파킨슨질병. PD 초기에 종종 균형문제가 발생하기 때문에, 균형훈련은 초기부터 시작되어야 한다.[295] 균형훈련은 개인이 어려움을 느끼는 환경에서 실시되어야 한다. PD 환자들은 균형을 위협하는 요인에 대한 충분한 대처시간이 부족할 때 안정성을 유지하는데 어려움을 보인다. 따라서 환자들에게 다가올 균형의 위협요인에 미리 대비하는 것을 교육하거나, 평형을 위협하는 과제수행 이전에 균형유지에 집중하도록 교육해야 한다.[296] 이 전략은 손상된 바닥핵 기전을 대신하여 안정성을 조절하기 위해 온전한 이마엽 겉질의 기능을 이용하는 것이다.[296] 외부동요에 대한 반응으로 발떼기전략의 속도와 정확성을 교육하는 것도 유용하다.[297] 균형훈련은 시각과 청각암시 제공(자세한 내용은 보행중재부분 참조)을 통해 이루어질 수 있다(그림 25-13).[298]

춤, 특히 사교춤과 카라테(karate)는 방향전환, 율동적 움직임, 회전, 균형, 협응이 조화를 이룬 움직임이기 때문에 여러 형태의 손상에 유용하다.[299,300] 환자가 한 가지 이상의 과제에 참여하지 못하는 경우, 복잡한 활동을 간단한 과제로 분리하여 환자에게 교육해야 하고 각각의 과제에 집중하도록 교육해야 한다. 또한 다양한 조건 하에 한번에 두 가지 활동을 수행하도록 연습을 해야 한다.

16명의 PD 환자(Hoehn과 Yahr 2 또는 3단계)를 대상으로 무작위 교차연구에서, 환자들은 4주간 주 3회, 1일 1시간 동안 연속적으로 69가지의 운동을 수행하였다.[301]

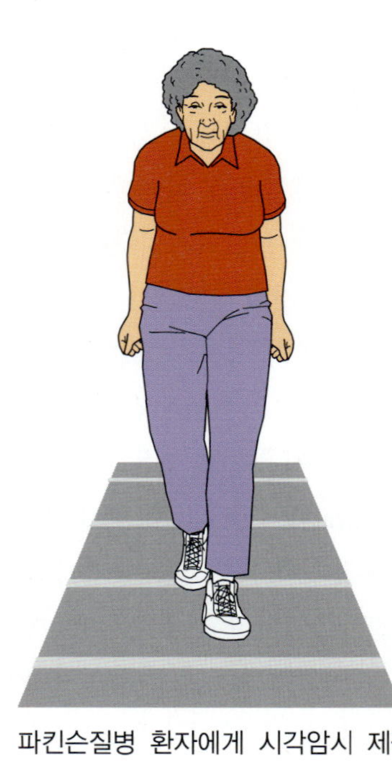

그림 25-13 파킨슨질병 환자에게 시각암시 제공하기

운동은 관절가동범위, 지구력, 균형, 보행, 미세동작운동으로 구성되었다. UPDRS의 하위항목인 일상생활동작과 운동이 유의하게 증가되었다. 그러나 집에서도 운동을 지속적으로 하도록 권유하였음에도 불구하고, 운동프로그램 종료 6개월 후 다시 원 상태로 돌아왔다. 이는 환자들이 주로 앉아서 생활을 하였기 때문이다.

두 번째 무작위 연구는 15명의 PD 환자를 대상으로 10주간 균형훈련과 저항훈련을 실시한 경우와 균형훈련만 실시한 경우를 비교한 것이었다.[302] 무릎굽힘근과 폄근 및 발목 발바닥 굽힘근에 대한 고강도 저항훈련과 시각과 몸감각에 혼란을 초래한 상태에서 균형훈련을 실시하였다. 두 경우 모든 시각과 몸감각이 변경된 상태에서 균형능력이 향상되었고, 이런 효과는 운동을 혼합한 경우에 더욱 컸다. 근력은 혼합운동을 한 경우 유의하게 증가하였고, 균형운동만 한 경우 유의하지 않지만, 증가되는 경향을 보였다. 이 효과는 4주간 지속되었다.[302]

다발경화증. MS인 경우, 감각과 안뜰감각문제, 실조, 근력약화, 경직, 떨림으로 인해 균형손상과 불협응이 발생한다. 가능하다면, 중재는 우선 이러한 특정 문제를 집중적으로 다루어야 하고 이후 기능적 활동 동안 균형과 협응을 통해 팔과 다리의 정확성 및 자세 안정성을 높여야 한다. 예를 들어, 만약 환자가 몸통근육약화가 있다면, 협응과 균형문제를 다루기 전에 근력강화운동을 먼저 실시해야 한다.

고유감각을 자극할 수 있고 움직임 안정성을 제공하는 가벼운 무게(모래주머니 등)와 무게가 있는 보행장비는 MS 환자의 불협응을 조절하기 위해 임상적으로 적용되기도 한다. 그러나 연구에 의하면, 이것의 효과는 일관되게 보고 되지 않고 있다.[303~306] 정상적 일상동작을 강조하고 점진적으로 난이도를 높이는 Frenkel 운동은 바로 눕기, 앉기, 서기, 보행의 4가지 자세에서 수행되는 것이다.[307] 이 운동은 비록 이 운동을 검증한 연구는 없지만, MS와 관련된 실조와 거리측정이상을 중재하기 위해 사용되고 있다. 몸쪽관절의 조절불량으로 인한 불협응은 율동적 안정화, 교대적 등척성과 느린 반전 유지와 같은 고유수용성신경근육촉진법 또는 몸쪽관절의 체중지지를 강조하는 활동(예: 네발기기자세)으로 중재될 수 있다.

Frenkel 운동

누운 자세에서 운동. 시작자세: 발이 쉽게 움직일 수 있는 부드러운 바닥이 있는 침상에 눕는다. 모든 움직임을 보기 위해 머리부분은 베개를 사용하여 높인다.

1. 침상에 붙인 채 한쪽 무릎과 엉덩이를 굽혀 발뒤꿈치를 당긴다. 다시 다리를 펴서 시작자세로 돌아간다. 반대 다리로 반복한다.
2. 1번처럼 한쪽 다리를 굽힌다. 발뒤꿈치가 침상 밖으로 미끄러져 나가도록 옆으로 움직인다. 이후 다시 제자리로 와서 다리를 편다. 반대쪽 다리로 반복한다.
3. 발뒤꿈치를 바닥에서 뗀 후 엉덩이와 무릎을 굽힌다. 다시 시작자세로 다릴 편다. 반대쪽 다리로 반복한다.
4. 1번처럼 다리를 구부렸다 펴기를 반복한다. 지시에 따라 특정 시점에서 멈춘다. 반대쪽 다리로 반복한다.
5. 한쪽 다리의 엉덩이와 무릎을 굽혀 반대쪽 다리의 무릎에 놓는다. 이후 정강이를 따라 발목까지 내려가서 다시 무릎까지 올라온다. 다시 시작자세로 돌아가고 반대쪽 다리로 반복한다.
6. 두 발목을 모은 채 침상에 발뒤꿈치를 붙이고 양쪽 엉덩이와 무릎을 굽힌다. 다시 시작자세로 되돌아간다.
7. 자전거 타는 움직임처럼 한쪽 다리는 굽히고 반대쪽 다리는 편다.

앉은 자세에서 운동. 시작자세: 바닥에 발을 붙인 채 의자에 앉는다.

1. 발뒤꿈치를 든다. 이후 발을 든 후 다시 발자국 모양이 있는 위치에 발을 내려놓는다.
2. 분필로 바닥에 X자 표시한다. 발을 X자 표시 위에 놓는다: 앞, 뒤, 왼쪽, 오른쪽.
3. 숫자에 맞추어 의자에서 일어서기와 앉기를 한다; 하나에 무릎을 굽혀 의자 밑으로 발이 오게 당긴다. 둘에, 몸통을 앞으로 굽힌다. 셋에, 엉덩이와 무릎을 펴고 이후 몸통을 편다. 앉을 때는 반대로 진행한다.

선 자세와 걷기 동안 운동. 시작자세: 발을 4~6인치(약 10~15cm) 벌리고 선다.

1. 반발자국 정도 오른쪽으로 옆으로 걷는다. 숫자에 맞추어 이 운동을 시행한다: 하나에, 체중을 오른쪽 발로 옮긴다. 둘에, 오른쪽 발을 오른쪽으로 12인치(약 30cm) 벌린다. 셋에, 체중을 오른쪽으로 이동한다. 넷에, 왼발을 가져온다. 왼쪽방향으로 이 운동을 반복한다. 옆으로 발을 옮기는 정도는 다양하게 한다.
2. 14인치(약 34cm) 떨어진 두 평행선 안에서 앞쪽으로 걷는다. 오른쪽 발은 오른쪽 선 안쪽에, 왼쪽 발은 왼쪽 선 안쪽에 놓는다. 10발자국 이동 후 휴식을 취한다.
3. 바닥에 놓여진 발자국 모양을 따라 앞쪽으로 걷는다. 발자국 모양은 중심선에서 2인치(약 5cm) 떨어지게 놓는다. 발자국

거리를 점차 늘린다.

4. 숫자에 맞추어 오른쪽으로 돌기를 시행한다. 하나에, 뒤꿈치를 축으로 하여 오른쪽 발가락을 들고 오른쪽으로 발을 돌린다. 둘에, 왼쪽 뒤꿈치를 들고 발가락을 축으로 하여 왼쪽 다리를 안쪽으로 돌린다. 셋에, 완전히 돌고, 이후 왼쪽으로 돌기를 시도한다.
5. 한 번에 한발씩 계단 오르내리기를 시행한다. 오른쪽 발을 계단 위에 놓고 이후 왼쪽을 가져온다. 점차 교대로 한발씩 계단 위에 놓게 연습한다. 처음에는 난간을 이용하고, 점차 난간 없이 계단 오르기를 시행한다.

개인적으로 맞춰진 작업치료와 물리치료의 구성은 (1) 정상 자세와 체중지지를 통한 움직임 촉진; (2) 일상생활동작 장비 제공하기; (3) 몸쪽 안정성과 평형반응운동; (4) 무게가 추가된 도구의 사용을 중심으로 MS 환자와 팔 및 몸통 실조가 있는 환자에게 제공되는 작업치료와 물리치료는 계단 오르내리기 능력을 제외한 Northwick Park 일상생활동작지수를[308] 상당히 증진시키는 것으로 나타났다.[309]

MS 환자를 대상으로 10주간 움직임 인식에 대한 프로그램을 적용한 무작위통제연구에서, 대상자들은 기초선보다 34% 낙상이 줄었고 활동균형신뢰(activity balance confidence, ABC)척도 점수가 향상되었다.[310] MS 환자 4명을 대상으로 실시된 또 다른 연구에서, 주 2회 Pro-Balance Master를 이용한 균형 훈련결과, 자세조절과 동적 균형능력이 향상되었다.[311] 또한 이러한 대상자들은 일상생활동작에 자신감이 생겼고 중재이전보다 더욱 활동적으로 변하였다고 하였다.

근력훈련

알츠하이머질병. 치매는 활동 감소 즉, 근력약화뿐만 아니라 보행 비정상 및 낙상과 관련이 있다. 따라서 AD를 포함한 치매가 기능에 미치는 영향을 최소화하는 운동프로그램이 필요하다.

주 2~3회 실시하는 중등도 강도의 다리 운동프로그램을 적용한 연구에서는 치매 환자의 근력뿐만 아니라 보행속도를 증가시켰지만,[312] 비슷한 운동을 적용한 다른 연구에서는 넙다리근력, 악력, 앉아서 일어서기 시간, 보행시간을 향상시켰다.[312] 중등도 이상의 AD 환자를 위한 개별적인 운동프로그램은(대부분 보행) 간병인의 부담을 증진시키지 않으면서, 영양상태의 증진과 MMSE 점수의 향상, 행동문제를 줄였다.[314] 이러한 연구들은 근력강화를 포함한 운동이 AD 환자의 기능적 수행력을 증진시키고 손상을 줄일 수 있음을 보여주는 것이다.

근육위축가쪽경화증. ALS인 경우, 근력강화의 이점에 대한 이견이 있으며, 근력강화가 근육손상을 초래하는지가 주요 관심사이다. 그러나 ALS 환자를 대상으로 실시된 무작위통제실험에서, 근력강화운동으로 단기간 이점이 발생한다고 하였다.[315] 이 실험에서 14명의 환자가 3개월 동안 몸통과 사지의 지구력훈련을 위해 개별적이고, 중등도 강도의 운동프로그램에 참여하였다. 3개월 후, 대상자들은 기능 감소가 줄었고(ALS 기능등급척도로 평가) 경직(MAS로 평가) 또한 줄었다. 하지만 근력, 통증, 피로 심각성, 삶의 질(SF-36으로 평가)은 프로그램 적용 전과 비슷하였다. 6개월 후, 운동에 따른 효과는 사라졌다. 연구자는 ALS 환자를 위한 중등도 강도의 운동이 단기적인 효과만 있다고 결론을 내렸다.[315]

헌팅톤질병. HD 환자를 대상으로 물리치료형태에 따른 효과에 대한 연구가 상대적으로 거의 없는 편이다. Peacock와 Imbriglio는 HD 환자에 대한 경험을 토대로 물리치료의 이점을 보고하였다. 비공식적인 연구에서, Peacock은 이완, 유연성, 협응, 균형, 호흡조절과 근력을 중심으로 12주간(주 1회) 시행된 운동으로 유연성, 협응, 균형이 향상되었다고 보고하였다.[316] 종설연구에서, Imbriglio는 위험을 줄이면서 독립성을 최대화하기 위한 평가와 중재의 틀을 제공하였다.[317] 이들 연구자는 근력강화, 유연성, 지구력을 포함한 기본적인 운동의 중요성을 강조하였다.

Quinn과 Rao는 중기 단계에 있는 HD 환자(낙상을 경험하고 균형조절에 문제가 있는 사람)에 대한 사례연구를 보고하였다.[224] 가정운동프로그램으로 구성된 중재를 환자에게 교육하고 운동 비디오테이프를 제공하였다(표 25-4). 환자는 매일 간병인의 도움을 받으면서 운동을 수행하였다. 14주 후, 장애(SF-36으로 측정), 균형(Berg 균

표 25-4 가정운동프로그램

운동형태	특수 운동
준비운동: 각 운동을 10회 수행한다.	깊은 호흡 목 굽힘, 폄, 돌림 팔 원형으로 앞과 뒤로 돌리기 쪼그려 앉기 하늘을 가르치기, 교대로 반복 팔을 교차하여 어깨에 닿기 무릎 약간 구부린 상태에서 바닥에 닿기
다리운동 (선 자세): 각 운동을 10~15회 수행한다.	무릎 들기* 발차기* 쪼그려 앉기* 앞과 뒤로 걷기 옆으로 걷기 제자리에서 높이뛰기*
팔운동(선 자세): 각 운동을 10~15회 수행한다.	2파운드 무게 또는 무거운 지팡이 이용하여: 머리 위로 들기, 크게 원 그리기, 팔꿉굽히기 테라밴드운동: 수평 벌림, 어깨 굽힘/폄
바닥운동: 신장 및 근력강화	넙다리뒤근 신장(30초유지, 3회 반복) 허벅지 안쪽 신장(30초유지, 3회 반복) 앉아서 일어서기(20회 반복) 무릎 펴고 다리 들기(각 15회) 팔꿉펴기(15회 반복) 고양이 등 만들기
마무리운동	준비운동 반복

**참가자들에게 만약 필요하다면 지지할 수 있는 의자를 붙잡도록 지시한다.*

형척도로 평가, BBS), 보행속도, UHDRS 운동점수에서 호전이 있었고 중재기간 동안 낙상을 경험하지 않았다.

이러한 연구는 HD 환자의 기능 증진에 대한 물리치료 중재(특히 근력강화와 균형훈련)의 효과를 보여주는 증거이다.

파킨슨질병. PD 환자에서 근력강화훈련은 특히 중요하다. 중등도 이하의 PD 환자 14명과 나이를 맞춘 6명의 대조군을 대상으로 한 연구에서, 8주간 주 2회 실시한 저항훈련은 근력뿐만 아니라 걸음길이, 보행속도, 자세를 향상시켰다.[318] 또한 중등도 이하의 PD 환자를 대상으로 14주간 강한 운동은 운동 장애, 분위기, 안녕상태를 증진시켰다.[319]

또한 근력강화훈련은 근력, 유연성, 협응 이외의 영역에서도 손상을 줄인다. 예를 들어, PD 환자(Hoehn과 Yahr, 2~3단계)를 위한 이완운동과 치료적 운동프로그램은 척추 유연성과 기능적 팔뻗기 수행력을 향상시켰고[320](그림 13-18 참조) 또한 PD 환자(Hoehn과 Yahr 2~3단계)를 위한 8주간의 일반적인 운동프로그램은 상자 들기 과제 동안 움직임 순서에 대한 협응과 자세조절이 향상되었다.[321] 이 두 연구는 근력강화, 신장운동, 균형과 보행훈련, 여가 게임, 이완운동과 일상생활동작훈련을 포함한 일반적인 물리치료가 UPDRS(전체와 ADL과 운동량), 자가측정 PD 장애 척도, 10분 걷기(10MWT), SIP 운동성 측정, Zung 우울척도의 점수 향상에 기여함을 보여주는 것이다.[322,323]

다발경화증. 다양한 단계의 MS 환자에게 근력강화와 일반적인 물리치료중재가 도움이 된다는 많은 연구들이 있다.[324~329] 피로가 적절히 감시된다면, 최대하 수준(예: 최대수의적 수축의 5~50%)의 다리 저항운동은 MS 환자에게 안전하다. 비록 근력강화가 근력,[325,327] 피로,[329] 보행[324,326] 같은 기능적 활동 같은 다양한 손상에 도움이 된다고 여러 연구들이 제기하고 있지만, 포괄적인 재활프로그램의 일부로 근력강화가 포함되어 있을 때만 장애의 경감이 발생한다.[330,331]

물 속에서 환자들이 근력강화와 지구력운동을 수행하는 수중운동은 다리의 근력과 피로를 증진시키고[332] 건강하고 관련된 삶의 질을 높이는 역할을 한다.[333] 일반적으로 수중운동은 시원한 물(85°F 이하(약 29℃))에서 수행된다. 94°F(약 30℃) 물에서 과도한 피로나 열 민감성 없이 수중운동의 이점을 나타낼 수 있다는 연구도 있다.[334]

또한 중기와 말기에 있는 MS 환자를 대상으로 실시된 호흡근육 훈련이 호흡기능(최대들숨압력과 최대날숨압력)을 증진시킨다는 연구들도 있다.[334~336]

보행과 이동훈련

진행성 중추신경계 질환 환자에게 보행문제는 흔히 있는 것이고 많은 환자들이 물리치료를 통해 보행능력(속도, 협응, 균형, 안전)이 호전되기를 기대하거나 가능한 오래 동안 보행능력을 유지하기를 기대하고 있다. 보행훈

글상자 25-1 임상적 적용: 기술학습 증진을 위한 과제지향적 중재

각 단계는 연습을 수행하기 전에 고려해야 하는 요소들을 설명하는 것이다. 연습은 학습자에게 체계적인 연습방법, 환경설정, 또는 과제 수행 전, 동안, 후에 되먹임 제공을 통해 이루어져야 한다.

1단계: 학습되어야 할 목표결정과 과제설정:
- 과제형태 고려: 순차적, 분리적, 또는 지속적
- 환경에 대한 조절 특성과 닫힌 과제인지 열린 과제인지를 인식함으로써 환경상태를 분석한다.

2단계: 기술학습의 수준을 결정
- 인지, 연합, 또는 자동적 단계의 학습
- 명백(explicit) 대 암시(implicit)과정

3단계: 과제, 환경, 수행 특성에 따른 중재 선택

과제 수준 – 연습구성
- 과제 지향 연습
- 연습의 양
- 연습 스케줄
  - 집중적(massed) 대 분산적(distributed) 연습
  - 상황간섭 무작위연습 대 순차적(blocked) 연습
- 훈련 전이
  - 전체 대 부분 연습

환경 수준 – 환경구성
- 닫힌 대 열린 환경
- 이용 가능한 것 고려

수행 수준 – 수행 전, 동안, 후
- 과제수행 전
  - 시범과 모델제공
  - 상상연습
- 과제수행 동안 – 동시 되먹임
  - 손으로 보조하고 지도(도수 촉진, 신체적 보조, 보조기, 보조장비)
  - 언어적 정보 제공
- 과제수행 후 – 종료 되먹임 제공
  - 결과 지식(KR)
  - 수행 지식(KP)

련의 초점은 기능적 보행제한에 영향을 주는 손상을 경감시키거나 보상하기 위한 것이다.

진행성 중추신경계 질환이 있는 환자는 여러 환경에서 걷기 같은 과제지향적 보행훈련으로 이점을 얻을 수 있다. 또한, 훈련환경이 전이효과를 보일 수 있기 때문에, 환자의 실제 환경과 유사한 환경에서 보행훈련이 이루어져야 한다. 이런 환자를 위한 특이한 보행훈련을 지지하는 연구는 거의 없지만, 여러 형태의 과제지향적 중재들이 개발되어 왔다.[337] 글상자 25-1은 진행성 중추신경계 질환이 있는 환자를 위한 보행훈련에서 적용될 수 있는 기술 학습 증진을 위한 중재 개요이다. 인지손상이 있는 환자인 경우, 과제수행력을 높이기 위해 무작위연습(random practice)과 과도한 언어적 되먹임을 피해야 한다.[295]

트레드밀 훈련. 과거 10년 동안 중추신경계 질환이 있는 사람에서 보행훈련의 효과에 대한 많은 연구들이 있어왔다. 대부분의 연구들이 뇌졸중과 척수손상 환자를 중심으로 이루어져 왔으나, 현재는 PD와 MS 환자에 대해서도 연구가 이루어지고 있다.

Miyai 등은 PD 환자를 대상으로 체중지지 트레드밀(BWSTT) 훈련의 효과에 대한 2편의 연구를 실행하였다. 첫 번째 연구에서, PD 환자(Hoehn과 Yahr 2.5~3.0단계) 10명을 두 집단으로 무작위 분류하였다.[338] 무작위 순

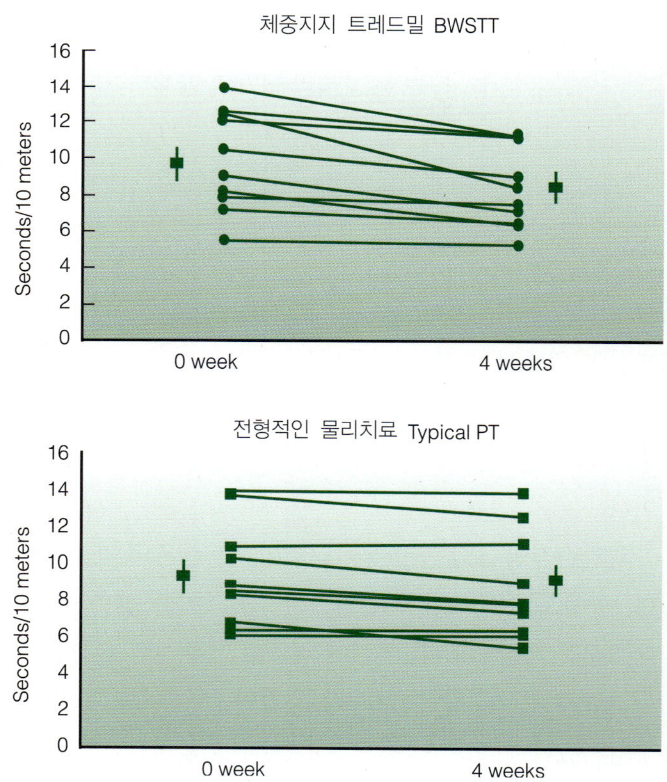

그림 25-14 전형적인 물리치료에 비해 체중지지 트레드밀 훈련 직후 이동속도가 유의하게 증가

From Miyai I, Fujimoto Y, Ueda Y, et al: Arch Phys Med Rehabil 81(7):849–852, 2000.

으로 최대20%까지 체중지지를 한 체중지지 트레드밀 훈련과 물리치료중재를 각각 4주씩 교대로 수행하였다. 전형적인 물리치료에 비해 체중지지 트레드밀 훈련(BWSTT)을 실시 한 직 후 UPDRS 점수, 이동속도, 걸음 수가 유의하게 향상되었다(그림 25-14).

두 번째 연구는 24명의 PD 환자를 대상으로 무작위통제실험을 실시하였다.[339] 한 집단은 체중지지 트레드밀 훈련(최대20%까지 체중지지)을 실시하였고, 다른 집단은 일반적인 전신 상태운동, 관절가동범위, 일상생활동작, 보행훈련으로 구성된 물리치료를 받았다. 두 집단은 1개월 동안 주 3회, 1일 45분간 걸었다. 20명의 환자가 마지막까지 참여하였고 최종 분석되었다. 물리치료에 비해 체중지지 트레드밀 훈련 집단이 1개월 후 보행속도가 빨라졌고, 중재 1, 2, 3, 4개월 후까지 한걸음길이(step length)가 길었다. 연구자들은 PD 환자에서 있는 짧은 걸음걸이를 증진시키는데 트레드밀 훈련이 효과적이라고 주장하였다.

PD 환자(Hoehn과 Yahr 1~3단계) 17명을 대상으로 지지 없는 트레드밀 훈련이 보행능력에 미치는 영향을 조사한 최근의 연구가 있다.[340] 환자들을 4가지 형태의 중재로 분류하였다: 체계적인 속도의존 트레드밀, 속도제한 트레드밀, 보편적인 물리치료, 대조군. 트레드밀 훈련을 받은 두 집단이 보편적인 물리치료와 대조군보다 기본적인 보행변수가 향상되었다. 두 트레드밀 훈련 사이 차이는 없었다. 연구자들은 PD 환자에서 트레드밀 훈련이 보행능력을 증진시키는데 적어도 단기적 효과가 있다고 결론을 내렸다. 이들은 장기적 효과에 대한 조사를 하지 않았다.

감각암시 제공

감각암시 제공은 과제 수행력을 높이기 위해 시각, 청각, 또는 촉각의 형태로 제공되는 강화된 되먹임 사용에 포함되는 것이다. 시각 또는 청각 감각암시는 PD 환자에서 움직임을 촉진하고 보행 중 운동못함증과 동결현상을 극복하기 위해 흔히 사용되는 것이다. 이 접근법은 일반적으로 자가주도 움직임에 관여하는 바닥핵의 손상을 보상하기 위해 시각 또는 청각정보에 반응하는 이마신경로(frontal pathway)를 이용하도록 유도하는 것으로 생각된다.[342] 밝은 색깔의 물건 또는 복도에 일정하게 그려진 선 같은 시각적인 암시는 보행능력(걸음길이, 한걸음길이)을 향상시키는 것으로 보고되고 있다[196,197,341,343] (그림 25-13 참조). 환자의 보행리듬을 유도하는 연속적인 목소리톤 또는 메트로놈(metronome) 같은 청각적인 암시는 분당 걸음수(cadence),[198,199,343] 속도, 걸음길이를[198,199] 향상시킨다. 또한 HD 환자에서도 메트로놈은 보행속도를 조절하는데 도움이 된다.[344] 훈련이 짧을 경우 이 훈련의 효과가 오래 지속되지 않지만,[197] 최근 4주간, 주 3회, 1일 30분간 시각적 암시 제공을 통한 보행훈련을 실시한 사례연구에 의하면, 훈련 종결 후 보행속도와 걸음길이가 향상되었고, 이 효과는 1달간 지속되었다.[345]

일반적으로, 감각암시 제공이 보행변수를 향상시키지만, 한 연구에 의하면, 시각과 피부감각암시 제공이 이중입각기 감소와 압력이동과 속도를 증진시켰지만, 입각기에 있는 사지와 엉치의 이동과 속도를 떨어뜨리는 역효과가 있음을 지적하였다.[346] 이 연구의 연구자들은 보행속도에 초점을 둔 감각암시 제공은 환자의 보행리듬을 방해할 수 있다고 하였다.

이완

경직과 강직에 이완운동의 효과를 검증한 연구는 발표되지 않았지만, 임상적으로 볼 때 작은 범위를 통해 느리고 율동적인 회전움직임이 일시적으로 과긴장성을 줄일 수 있는 것으로 보여진다. 예를 들어, 옆으로 누운 자세 또는 무릎 세워 누운 자세에서 아래 몸통 회전은 다리 폄근긴장도가 높은 ALS 또는 MS 환자의 긴장도를 줄일 수 있다.

또한 Schenkman 등은 PD 환자의 유연성 증진과 강직 감소를 위해 치료 초기에 이완운동의 적용을 권장하였다.[347] 느리고 율동적인 회전움직임을 수행할 때, 환자는 신체분절의 분리에 초점을 두어야 한다. 회전움직임 동안 깊은 호흡은 더욱 이완을 촉진할 수 있다.[347]

수축-이완 같은 고유수용성신경근육촉진법(PNF)과 생체되먹임 역시 이완을 촉진한다. 또한, 전신의 근육긴장도 감소와 전반적인 안녕상태는 Jacobsen의 점진적 이완운동 같은 인지적 이완기법을 통해 이루어질 수 있다.[348] 스트레스가 불안과 피로를 유발하기 때문에, 스트레스에 대한 인식과 효과적인 관리는 재활프로그램에서 중요한 부분이다.

기능 및 과제지향훈련

기능적 훈련은 진행성 중추신경계 질환이 있는 사람에게 필수적인 사항이다. 기능적 훈련이란 옷 입기, 씻기, 계단 오르기뿐만 아니라 보조도구 사용, 전화사용 같은 수단적 일상생활동작(IADLs) 같은 일상적인 기능적 과제를 수행하는 능력 증진을 말한다. PD 같은 움직임 기능이상이 있는 사람을 위한 과제지향훈련은 특히 도움이 된다. 왜냐하면 운동기능이상은 환경의존적이고, 복잡한 움직임 동안 발생하고, 걷기 또는 팔뻗기 같은 학습된 과제 동안 잘 발생하기 때문이다.[295,349] 중재 중 과제지향모델(보행훈련부분 참조)은 학습되어져야 하는 것에 대해 인식시키고, 수행 전, 동안, 후에 강화된 되먹임과 체계적인 환경 내에서 과제를 연습함으로써 학습을 높일 수 있다(글상자 25-1).[202,337]

보조장비 처방, 제작, 적용

진행성 중추신경계 질환이 있는 사람은 흔히 병의 진행정도에 맞는 보조 도구를 사용함으로서 도움을 얻을 수 있다. 어떤 보조도구를 할 때(예를 들어 지팡이 혹은 워커) 항상 빠르고 반복적으로 사용할 수 있는지, 많은 개월수에 걸처 제작되어졌는지, 맞춤 제작도구(맞춤 의자차 같은)가 몇개월에 걸처 제작되었는지, 환자의 요구가 변할지도 모르는 상황 등에 대한 내용을 깊이 고려해야 한다. 환자의 병의 요구도를 예상하고 이에 적절한 장비를 미리 처방하는 것이 필요하다.

환기와 기도청결기법

호흡문제는 진행성 중추신경계 질환의 어느 단계에서도 발생할 수 있지만 운동성이 더욱 악화되고(AD, ALS, MS, HD, PD) 호흡근육이 약해지는 중기 후반에서 말기단계에 흔히 나타난다. 환기장비, 깊은 호흡훈련, 가래배출을 위한 자세취하기, 환기관류장비, 기도청결을 위한 기법 같은 다양한 중재들은 호흡손상에 의한 기능적 제한을 경감시키는데 도움이 된다(24장과 26장 참조).

근육위축가쪽경화증. 호흡기능상실은 ALS 말기에 흔하다. 따라서 건강관리전문가는 호흡기능부전이 발생하기 전에 조기에 환기장비에 대해 논의하는 것이 필요하다.[350] 많은 ALS 환자들은 삶의 질과 수명을 연장하기 위해 환기보조장비를 필요로 한다. 따라서 물리치료사들은 환기보조장비가 장착된 환자를 치료하게 될 것이다. ALS인 경우 호흡곤란의 증상은 강제폐활량(forced vital capacity, FVC)이 예상 수치의 50%에 도달했을 때, 또는 짧은 시간 동안 FVC가 급격히 감소하였을 때 나타난다.[351] 비록 증상이 없더라도 FVC가 예상되는 수치의 50%에 도달했을 때, 환기장비를 고려해야 한다.

환기장비는 침습적 또는 비침습적인 방법으로 제공될 수 있다. 비침습적인 환기장비는 일반적으로 2단계 양압(bi-level positive airway pressure, BIPAP)을 사용한다. BIPAP는 들숨(inspiratory)압력과 날숨(expiratory)압력이 각각 조절될 수 있는 압력주기 환기장비이다. ALS가 있는 환자는 약한 들숨근육(inspiratory muscle)을 보조하기 위해 높은 들숨압력과 낮은 날숨압력을 사용한다. BIPAP는 작동 동안 근육을 쉬게 할 수 있으므로 증상을 줄일 수 있고, 근육피로도 줄일 수 있다. 환자들은 초기에 저녁 또는 수면 동안에만 사용하고 낮에는 간헐적으로 사용한다. 이후 병이 진행됨에 따라 사용시간이 길어질 것이다.

영구적인 침습적 장비는 일부 ALS 환자들에게 적용된다.[352] 비록 이 방법이 수명연장에는 도움이 되지만, 환자의 만족도는 떨어진다.[353] 이는 침습적 환기장비로 인해 말하기가 힘들어지고, 지속적인 사용으로 근력이 약해져 삶의 질을 높이는 활동에 환자가 참여할 수 없게 만들기 때문이다.[354] 비침습적인 방법은 환자들이 더욱 선호하는 것이고, 저환기의 증상을 줄이는데 도움이 되고,[355,356] 수명연장에도 도움이 되는 것으로 보고되고 있다.[357] ALS가 진행됨에 따라, 환자는 완전히 환기장비에 의존하게 되고, 결국에는 의사소통을 할 수 없게 된다. 따라서 환자, 가

족, 보호자, 의사들은 환기장비를 제거하는 시점에 대해 미리 논의하는 것이 필요하다.[358,359]

날숨근육의 약화가 있는 환자의 보호자에게 환자의 기침을 보조하는 방법과 가래제거를 위해 기계를 사용하는 방법을 교육해야 한다. 기침을 보조하기 위한 장비는 기도청결을 위해 날숨 통로를 확보하는데 도움이 된다.[360~362] 진행성 중추신경계 환자는 삼킴곤란을 흔히 보이기 때문에 간병인에게 흡입과 질식에 대한 교육과 Heimlich 방법을 교육하는 것이 필요하다.

피부복원과 보호기술

운동성에 심한 제한이 있는 환자를 위한 피부보호가 필요하다. 특히 진행성 중추신경계 질환 말기, HD 같은 불수의적인 움직임으로 인한 골절이나 상처의 위험이 있는 사람에서 흔하다. 자세취하기, 적절한 바닥 사용(28장 참조) 같은 중재를 통해 압력을 규칙적으로 제거해 주는 것이 필요하고, 만일 움직임이 가능하다면, 무릎, 팔꿉, 정강이 같은 부위에 보호용 패드를 부착하는 것이 필요하다. 이동이 가능한 사람의 경우 안전을 위해, 헬멧, 엉덩이 보호대 같은 장비를 사용하여 골절과 머리손상 같은 심각한 손상을 방지하는 것이 필요하다.

··· 사례연구 25-1 ···

1. 초기 중간 단계의 다발경화증

1) 검진

(1) 환자병력

RC는 45세의 여성으로, 5년 전에 MS를 진단받았다. 그녀는 지난 5년 동안 3번의 재발을 경험하였다. 각 재발마다 점차 약해졌으며 시각문제가 발생하였다. 각 재발 후, 그녀는 일부 근력을 제외하고 거의 회복되었다. 최근 재발은 이 평가를 실시하기 2달 전이었다. RC는 균형어려움, 근력약화, 피로를 관리하기 위해 물리치료가 필요한 상태였다.

RC는 무거운 물건 들기, 식품 나르기, 멀리 걷기($\frac{1}{4}$마일(약 4km) 이상) 위해서는 도움이 필요하였다. 독립적으로 모든 일상생활동작이 가능하였지만, 피로와 다리약화(샤워 후 약 30분) 때문에 빗질과 옷 입기를 하는데 많은 시간이 소요되었다. 이 평가 6개월 전부터 그녀는 운전을 그만두었다. 그녀는 점진적으로 일상생활동작이 상실되는 것과 그녀의 가족을 완전히 돌보지 못하는 것에 대해 좌절하고 있었다. 그녀는 균형문제로 인한 더 이상 활동이 어려운 1년 전까지 테니스와 달리기를 즐겨하였다. RC는 가끔 우울증이 생기고 MS에 대한 치료가 없다는 것에 대해 좌절한다고 하였다.

RC는 다른 중요한 병력은 없었다. 3명의 자녀 출산 때문에 병원에 입원한 적이 있었고, 한번은 제왕절개를 실시하였다. 현재 복용약물은 질병조절제인 glatiramer acetate(Copaxone), baclofen(넙다리뒤근 경직조절을 위해)이다. 그녀는 18개월간 이 약물을 복용하고 있다.

(2) 검진과 측정

❶ 근육뼈대

자세. 지지면을 넓게 하고 머리를 앞쪽으로 약간 돌출시킨 채 서는 자세를 취하고 있다.

관절가동범위. 수동적 엉덩이관절벌림인 경우 왼쪽 0~35°, 오른쪽 0~40°, 발등쪽 굽힘인 경우 왼쪽 0°, 오른쪽 0~5°, 나머지 관절은 정상범위 내에 존재한다.

근수행력. 표 25-5 참조

❷ 신경근육

각성, 집중력, 인지. RC는 의사소통이 가능하고 여러 단계의 지시를 이해할 수 있었다. 단기회상에서 약간 제한이 있다(4가지 항목 중 2가지 가능). 그녀는 단기기억에 문제가 있지만(예: 아침에 먹은 것), 장기기억은 정상이라고 하였다.

통증. 통증은 없었다.

뇌신경통합성. RC는 특히 가까운 물체를 볼 때 겹보임을 호소하였다. 그녀는 가쪽 눈떨림이 약간 있었는데, 왼쪽보다 오른쪽이 심하였다. 또한 양쪽 눈에서 약간의 눈꺼풀 처짐이 있었다. 눈을 이용한 부드러운 추적은 정상이었다.

표 25-5 사례 25-1 환자의 근육수행력

근력(MMT)	왼쪽	오른쪽
엉덩이 굽힘	4/5	4/5
엉덩이 폄	4/5	4/5
엉덩이벌림	4/5	4/5
엉덩이모음	3/5	3/5
무릎 폄	3/5	4/5
무릎 굽힘	4/5	4/5
발목발등 굽힘	2/5	3/5
말목발바닥쪽 굽힘	3/5	4/5

반사통합성. 심부힘줄반사: 모든 사지 2/4, 예외: 양쪽 넙다리뒤근 3/4; 수회 반복되는 클로누스 동반, 왼쪽 아킬레스 4/4; 오른쪽 아킬레스 3/4.

근육긴장도. 양쪽 다리(넙다리뒤근, 모음근, 장딴지근육)의 수정된 Ashworth 척도 점수 2/4

감각통합성. 양쪽 무릎 아래에서 가벼운 접촉(8회중 5회의 맞음)과 날카로운 감각(8회 중 4회 맞음)이 손상됨. 양쪽 발목의 고유감각(오른쪽은 8회 중 4회 맞음, 왼쪽은 8회 중 2회 맞음), 무릎의 고유감각(오른쪽은 8회 중 4회 맞음, 왼쪽은 8회 모두 틀림)이 손상됨

❸ 심혈관/호흡

유산소능력과 지구력. 6MWT: 이동거리는 850 ft. 바닥: 실외/평탄/포장도로. 검진 동안 Borg RPE: 5(RC는 걷기 중 6점 이상인 경우 중간에 쉬었다고 보고함. 검진 중 3번 휴식 취함). 검진 후: 심장박동수 80bpm, 혈압 142/70mmHg, 호흡수 18bpm.

피로: 피로심각성척도에서 3/7(점수 1~7, 7=가장 심함). 최근 2달 전보다 피로가 점차 심해진다고 보고함

❹ 피부

피부통합성. 정상, 홍반이나 피부 파괴 없음

❺ 기능

보행, 이동, 균형. RC는 보조도구 없이 독립적으로 걸을 수 있다. 집에서 12계단을 한발씩 올리고 난간을 이용하여 16초 내에 오르내릴 수 있다. 난간을 이용하지 않고 계단을 오르다가 2회 균형상실을 경험하였음. 낙상의 경험 때문에 가벼운 물건만 손에 쥐고 계단을 오르내릴 수 있음.

보행: 왼쪽 다리에서 계단식 보행(steppage gait)형태를 보이는데, 이는 왼쪽 발등 굽힘근력약화를 보상하기 위한 것으로 여겨진다. 또한 지지면을 넓게 하여 걷고 팔 움직임이 감소함.

균형: 앉은 자세; 팔지지 없이 10분 동안 똑바른 자세로 앉을 수 있지만, 피로 때문에 더 이상 오래할 수 없다. 선 자세; 5분 동안 선 자세를 유지할 수 있다. 이후에는 피로가 발생하여 유지하기 힘들다. 팔 길이보다 2인치(약 5cm) 먼 거리에 있는 물체에 닿을 수 있다. 균형상실 없이 쪼그려 앉아 바닥에 있는 2파운드(약 0.9kg)의 물건을 집을 수 있다.

Berg 균형척도: 40/56. 눈 감고 서기, 360° 돌기, 발판에 교대로 발 올리기, 발을 일렬로 배치하기, 한발로 서기가 힘들다.

자가관리와 집관리.

침상운동성: 집에 있는 침대에서 눕고 일어나는데 문제가 없다. 양쪽으로 구를 수 있고 매트에서 독립적으로 앉을 수 있다. 단 일어나기 위해 다리를 침대 밖으로 먼저 내려야 한다.

이동: 팔을 이용해 혼자 앉은 자세에서 설 수 있다.

옷 입기/씻기: 옷 입기와 씻기를 독립적으로 할 수 있지만, 옷 입는데 15분 정도 걸린다. 넘어진 경험은 없지만, 샤워 동안 넘어짐에 대해 걱정하고 있다.

장애: EDSS 등급 점수 = 3.5, 이는 중등도 장애를 의미한다.

2) 평가, 진단, 예후

RC는 이동능력과 선 자세의 균형에서 제한이 있어 삶의 질에 영향을 받으며, 독립성에서 제한이 있다. 이러한 기능적 제한은 다리근력약화, 경직, 자세조절의 손상 때문이다. 그녀의 물리치료사는 우선적 치료행위 유형 5E(진행성 중추신경계 질환과 관련된 운동기능과 감각통합성 손상)로 진단한다. RC의 예후는 나이, 진단이전의 생활양식, 질병조절제의 사용 여부에 따라 달라진다.

(1) 목표

중재목표는 이차적 및 삼차적 예방과 현재 장애를 줄

이는 것이다.

1. RC는 Borg RPE 3 미만에서, 6분 내에 120feet를 걷을 수 있을 것이다.
2. RC는 균형상실 없이(3회 시도 중 3회 성공) 양손에 물건을 잡고 12계단을 오르내릴 수 있을 것이다.
3. RC는 일상 중 피로를 최소화하기 위해 피로관리 전략을 이해할 것이다.
4. 엉덩이벌림에 대한 수동적 관절가동범위는 0~45°로 증가할 것이다.

3) 중재

RC는 8주 동안 주 2회 물리치료를 받았다. 중재는 다음과 같다:

- 에너지 보존법과 피로관리에 대한 교육
- 근력강화운동: 넙다리근과 넙다리뒤근에 대한 등속성 운동. 엉덩이벌림근에 대한 강화는 1파운드(약 0.5kg) 무게를 이용하여 옆으로 누운 자세에서 실시
- 트레드밀, 고정식 자전거를 이용하여 심혈관 지구력 훈련(피로 감시에 대해 교육한 후)
- 계단식 보행을 방지하고 이동 동안 발 처짐을 방지하기 위해 발등쪽 굽힘근약화에 대한 보상으로 AFO 처방
- 장거리 이동을 위한 지팡이를 이용한 보행 훈련
- 샤워실에 미끄러짐 방지매트와 손잡이 설치 권유
- 매일 실시하는 가벼운 운동교육: 다리 신장과 근력강화, 협응 운동(Frenkel 운동), 눈감고 서기, 360° 돌기, 교대로 발판에 발 올리기, 일렬로 발 놓기, 한발로 서기 같은 부가적인 균형 활동(약간의 피로를 유발하는 범위 내에서 유산소운동(주 3회))
- 질병악화에 대한 대응 전략과 우울증을 관리하기 위해 심리전문가에게 의뢰

(1) 결과

물리치료중재 8주 후, 다음의 결과가 성취되어야 한다:

1. 6MWT: 이동거리는 1300ft. Borg RPE: 3(2번 휴식 취함). 검진 후: 심장박동수 86bpm, 혈압 140/80 mmHg, 호흡수 18bpm(목표 1이 성취됨)
2. 목표 2와 3이 성취됨
3. 엉덩이벌림에 대한 수동적 관절가동범위 오른쪽 0~45°, 왼쪽 0~40°(목표 4가 부분적으로 성취됨)
4. 근력(MMT): 발등쪽 굽힘근 왼쪽 3/5, 오른쪽 4/5; 양쪽 무릎굽힘근과 폄근 4/5
5. 피로심각성척도: 1/7. RC는 일상 중 피로를 효과적으로 관리할 수 있다고 보고함
6. Berg 균형척도: 46/56. 눈감고 서기, 일렬로 발 놓기, 한발로 서기가 향상됨
7. RC는 독립적으로 가정운동을 실시할 수 있음. 주 3회 남편과 함께 걸음. 주 1회 근력강화와 균형훈련을 위해 물리치료실 방문

요약

진행성 중추신경계 질환이 있는 환자는 다양한 손상과 기능적 제한을 보인다. 비록 일부 약물이 질병의 과정이나 증상을 변경을 할 수 있지만, 현재 이런 질환을 위한 치료방법은 없다. 이러한 질환은 시간이 경과함에 따라, 삶의 질을 떨어뜨리고 장애를 유발한다. 또한 이러한 질환은 신경계가 손상되기 때문에, 인지와 정서적인 변화를 초래하여 운동과 감각계를 더욱 악화시킨다.

치료사는 이러한 질환이 진행성임을 인지하고 현재 문제뿐만 아니라 차후에 발생할 문제를 미리 대처해야 한다. 적절한 재활중재는 삶의 질 향상, 기능적 능력, 질병 진행 정도(어느 정도)를 호전시킬 수 있다. 치료방법을 개발하는 동안, 치료사는 삶의 질과 기능적 독립성을 유지하기 위해 노력해야 한다.

추가정보

Useful Forms

ALS Functional Rating Scale-Revised (ALSFRS-R)
Berg Balance Scale (BBS)
Dynamic Gait Index (DGI)
Expanded Disability Status Scale (EDSS)
Global Deterioration Scale for Assessment of Primary Degenerative Dementia (GDS)
Hoehn and Yahr Staging of Parkinson's Disease
Mini-Mental Status Examination (MMSE)
Modified Fatigue Impact Scale (MFIS)
Total Functional Capacity (TFC) Scale
Unified Parkinson's Disease Rating Scale (UPDRS)

Web Sites

Alzheimer's Association: www.alz.org
Alzheimer's Disease Education and Referral Center: www.alzheimers.org/adear
American Parkinson's Disease Association: www.parkinsonsapda.org/
Amyotrophic Lateral Sclerosis Association: www.alsa.org
National Institute of Neurological Disorders and Stroke: www.ninds.nih.gov/index.htm
National Parkinson Foundation Inc.: www.parkinson.org
Parkinson's Disease Foundation: www.parkinsons-foundation.org/
Worldwide Education and Awareness for Movement Disorders (WEMOVE): www.wemove.org/

용어

운동못함증(akinesia): 움직임 상실
실조(ataxia): 불협응적인 움직임
위축(atrophy): 질병 또는 비사용의 결과로 근육조직의 상실 또는 퇴화
눈꺼풀연축(blepharosapsm): 눈꺼풀근육의 연축성 수축
운동완만증(bradykinesia): 움직임 속도와 폭이 느림
크로누스(clonus): 빠르고 연속적인 교대적 근육수축과 이완
톱니바퀴강직(cog-wheel rigidity): 갑작스러운 저항, 강직에 떨림이 첨가된 것
겹보임(diplopia): 이중시각
조음장애(dysarthria): 말하기 손상
감각이상(dysesthesia): 쑤시거나 타는 듯한 감각
운동이상증(dyskinesia): 이상한 움직임
삼킴곤란(dysphagia): 씹거나 삼킴 손상
호흡곤란(dyspnea): 호흡곤란
근육섬유다발수축(fasciculation): 근육섬유 집단의 불수의적 수축 또는 꼬임
종종걸음(festinating gait): PD 환자에서 나타나는 보행형태, 발자국 속도가 증가하고 발자국길이가 짧아지는 것이 특징
이완성 숨뇌마비(flaccid bulbar palsy): 숨뇌근육을 담당하는 아래운동신경세포의 퇴행
이완(flaccidity): 근육긴장도의 상실
동결현상(freezing): 갑작스럽고 일시적으로 움직임 능력 상실
과긴장(hypertonicity): 근육긴장도의 증가
운동 감소증(hypokinesia): 비정상적으로 운동기능 또는 활동의 감소
표정저하(hypomimia): 무표정 또는 얼굴표정의 상실
납파이프강직(lead-pipe rigidity): 수동적 신장에 대해 일정하게 저항 증가
Lhermitt 징후: 대개 머리를 굽혔을 때 갑자기 전기 같은 감각이 척주와 사지로 방사되는 것; 뒤기둥 병리현상의 징후
운동신경세포질병(motor neuron disease): 위운동신경세포, 아래운동신경세포, 또는 둘 다에서 발생하는 임상적인 질환이며 이종 유전형
근간대경련(myoclonus): 근육수축 또는 정상적인 억제의 상실로 인해 유발되는 갑작스럽고 매우 짧게 나타나는 불수위적 움직임
눈떨림(nystagmus): 빠르고 불수위적인 눈의 떨림
눈근육마비(ophthalmoplegia): 눈근육마비
시각신경염(optic neuritis): 시신경의 염증으로 시력, 흐릿함, 부분적 또는 전체 시력상실을 유발할 수 있음
앉아숨쉬기(orthopnea): 누운 자세에서 호흡 곤란
떨림보기(oscillopsia): 지속적이고 불수위적이고 혼란스러운 눈의 움직임으로 결국 물체가 튀는 듯한 시각문제를 유발함
거짓숨뇌효과(psedobulbar affect): 감정적인 촉진제 없이 발생하는 자발적인 울음 또는 웃음 또는 다른 정서적인 표현
강직(rigidity): 수동적인 움직임에 대한 속도 비의존적 저항
스캔말하기(scanning speech): 각 단어 또는 문장이 강조하는 말투, 각 문장 후 쉬는 시간이 있고 문장들이 느리게 발음이 되고 특정의 리듬이 있음
침흘림(sialorrhea): 과도한 침흘림
경직성 숨뇌마비(spastic bulbar plasy): 숨뇌근육을 담당하는 위운동신경세포의 퇴행
경직(spasticity): 수동적 움직임에 대한 속도 의존적인 저항
삼차신경통(trigeminal neuralgia): 가벼운 접촉으로 촉진되는 짧고 쑤시는 듯한 얼굴 통증; 삼차신경세포의 감각가지에서 말이집 탈락에 의해 유발됨

참고문헌

1. Gorelick PB, Mangone C, Bozzola F: Epidemiology of vascular dementia. In Gorelick PB (ed): Atlas of Cerebrovascular Disease, Chicago, 1996, Churchill-Livingstone.
2. Small GW, Rabins PV, Barry PP, et al: Diagnosis and treatment of Alzheimer's disease and related disorders. Consensus statement of the

American Association of Geriatric Psychiatry, the Alzheimer's Association and the American Geriatrics Society, JAMA 278(16):1363-1371, 1997.
3. Jorm AF, Korten AE, Henderson AS: The prevalence of dementia: A quantitative integration of the literature, Acta Psychiatr Scand 76:465-479, 1987.
4. Arnold SE, Hyman BT, Flory J, et al: The topographical and neuroanatomical distribution of neurofibrillary tangles and neuritic plaques in the cerebral cortex of patients with Alzheimer's disease, Cereb Cortex 1:103-116, 1991.
5. Clark CM, Trojanowski JQ, Lee M-YL: Neurofibrillary tangles in Alzheimer's disease: clinical and pathological implications. In Brioni JD, Decker MW (eds): Pharmacological Treatment of Alzheimer's Disease: Molecular and Neurobiological Foundations, New York, 1997, Wiley-Liss.
6. Cotman CW, Anderson AJ: Selective vulnerability of the brain to Alzheimer's disease pathology. In Clark CM, Trojanowski JQ (eds): Neurodegenerative Dementias, New York, 2000, McGraw-Hill.
7. Bayer TA, Wirths O, Majtényi K, et al: Key factors in Alzheimer's disease: Beta-amyloid precursor protein processing, metabolism and intraneuronal transport, Brain Pathol 11:1-11, 2001.
8. American Psychiatric Association: Diagnostic and Statistical Manual of Mental Disorders, ed 4, Washington, DC, 1994, American Psychiatric Association.
9. Mega M, Cummings J, Fiorello T, et al: The spectrum of behavioral changes in Alzheimer's disease, Neurology 46(1):130-135, 1996.
10. Brookmeyer R, Corrada MM, Curriero FC, et al: Survival following a diagnosis of Alzheimer disease, Arch Neurol 59(11):1764-1767, 2002.
11. Norris F, Sheperd R, Denys E, et al: Onset, natural history and outcome in idiopathic adult motor neuron disease, J Neurol Sci 118(1):48-55, 1993.
12. Pradas J, Finison L, Andres PL, et al: The natural history of amyotrophic lateral sclerosis and the use of natural history controls in therapeutic trials, Neurology 43(4):751-755, 1993.
13. Ringel SP, Murphy JR, Alderson MK, et al: The natural history of amyotrophic lateral sclerosis, Neurology 43(7):1316-1322, 1993.
14. Worms PM: The epidemiology of motor neuron diseases: A review of recent studies, J Neurol Sci 191:3-9, 2001.
15. Wohlfart G: Collateral regeneration in partially denervated muscles, Neurology 8:175-180, 1958.
16. Hansen S, Ballantyne JP: A quantitative electrophysiological study of motor neuron disease, J Neurol Neurosurg Psychiatry 41:773-783, 1978.
17. McComas AJ, Sica REP, Campbell MJ, et al: Functional compensation in partially denervated muscles, J Neurol Neurosurg Psychiatry 34:453-460, 1971.
18. Swash M, Schwartz MS: A longitudinal study of changes in motor units in motor neuron disease, J Neurol Sci 56:185-197, 1982.
19. Mitsumoto H, Chad DA, Pioro EK: Amyotrophic Lateral Sclerosis, Philadelphia, 1998, FA Davis.
20. Haverkamp LJ, Appel V, Appel SH: Natural history of amyotrophic lateral sclerosis in database population. Validation of a scoring system and a model for survival prediction, Brain 118:707-719, 1995.
21. Harper PS: The natural history of Huntington's disease. In Harper PS (ed): Huntington's Disease, London, 1996, WB Saunders.
22. Folstein S: Huntington's Disease: A Disorder of Families, Baltimore, 1989, Johns Hopkins University Press.
23. Huntington's Disease Collaborative Research Group: A novel gene containing a trinucleotide repeat that is expanded and unstable on Huntington's disease chromosomes, Cell 72:971-983, 1993.
24. Gusella JF, Wexler NS, Conneally PM, et al: A polymorphic DNA marker genetically linked to HD, Nature 306:234-238, 1983.
25. Penny JB, Young AB: Huntington's disease. In Jankovic J, Tolosa E (eds): Parkinson's Disease and Movement Disorders, Baltimore, 1998, Williams & Wilkins.
26. Kirkwood SC, Su JL, Conneally M, et al: Progression of symptoms in the early and middle stages of Huntington disease, Arch Neurol 58(2):273-278, 2001.
27. Louis ED, Quinn L, Marder K: Dystonia in Huntington's disease: Prevalence and clinical characteristics, Mov Disord 14(1):95-101, 1991.
28. Kirkwood SC, Siemers E, Bond C, et al: Confirmation of subtle motor changes among presymptomatic carriers of the Huntington gene, Arch Neurol 57:1040-1044, 2000.
29. Mayeux R, Stern Y, Herman A, et al: Correlates of early disability in Huntington's disease, Ann Neurol 20:727-731, 1986.
30. Marder K, Shao H, Myers RH, et al: Rate of functional decline in Huntington's disease, Neurology 54(2):452-458, 2000.
31. Hayden MR: Huntington's Chorea, New York, 1981, Springer-Verlag.
32. Tanner CM, Hubble JP, Chan P: Epidemiology and genetics of Parkinson's disease. In Watts RL, Koller WE (eds): Movement Disorders. Neurologic Principles and Practice, New York, 1997, McGraw-Hill.
33. Barker R, Rosser A: Disorders of the basal ganglia. In Scolding N (eds): Contemporary Treatments in Neurology, Oxford, 2001, Butterworth-Heinemann.
34. Fearnley J, Lees AJ: Parkinson's Disease: Neuropathology. In Watts RL, Koller WE (eds): Movement Disorders: Neurologic Principles and Practice, New York, 1997, McGraw-Hill.
35. Martin R, Dhib-Jalbut S: Immunology and etiologic concepts. In Burks JS, Johnson KP (eds): Multiple Sclerosis: Diagnosis, Medical Management, and Rehabilitation, New York, 2000, Demos.
36. Compston A: Genetic susceptibility to multiple sclerosis. In Compston A, Ebers G, Lassman H, et al (eds): McAlpine's Multiple Sclerosis, ed 3, London, 1998, Churchill-Livingstone.
37. Kurtzke JF, Wallin MT: Epidemiology. In Burks JS, Johnson KP (eds): Multiple Sclerosis: Diagnosis, Medical Management, and Rehabilitation, New York, 2000, Demos.
38. DeStefano N, Sridar N, Gordon FS, et al: Evidence of axonal damage in the early stages of multiple sclerosis and its relevance to disability, Arch Neurol 58(1):65-70, 2001.
39. Silber E, Sharief MK: Axonal degeneration in the pathogenesis of multiple sclerosis, J Neurol Sci 170:11-18, 1999.
40. Lublin FD, Reingold SC: Defining the clinical course of multiple sclerosis: results of an international survey, Neurology 46:907-911, 1996.
41. Coles A: Multiple sclerosis. In: Scolding N (eds): Contemporary Treatments in Neurology, Oxford, 2001, Butterworth-Heinemann.
42. McDonald WI, Ron MA: Multiple sclerosis: The disease and its manifestations, Philos Trans R Soc Lond B Biol Sci 354(1390):1615-1622, 1999.
43. Ebers GC: The natural history of multiple sclerosis. In Compston A, Ebers G, Lassmann H, et al (eds): McAlpine's Multiple Sclerosis, London, 1998, Churchill-Livingstone.
44. Weinshenker BG, Bass B, Rise GP, et al: The natural history of multiple sclerosis: a geographically based study. Predictive value of the early clinical course, Brain 112:1419-1428, 1989.
45. Sadovnik AD, Eisen K, Ebers GC, et al: Cause of death in patients attending multiple sclerosis clinics, Neurology 41:1193-1196, 1991.
46. Dal Bello-Haas V: A framework for rehabilitation in degenerative diseases: planning care and maximizing quality of life, Neurol Rep 26(3):115-129, 2002.
47. Schenkman M, Bliss ST, Day L, et al: Multisystem model for management of neurologically impaired adults—an update and illustrative case, Neurol Rep 23:145-157, 1999.
48. Waite LM, Broe GA, Grayson DA, et al: Motor function and disability in the dementias, Int J Geriatr Psychiatr 15(10):897-903, 2000.
49. Schwid SR, Thornton CA, Pandya S, et al: Quantitative assessment of motor fatigue and strength in MS, Neurology 53(4):743-750, 1999.
50. Visser J, Mans E, de Visser M, et al: Comparison of maximal voluntary isometric contraction and hand-held dynamometry in measuring muscle strength of patients with progressive lower motor neuron syndrome, Neuromuscul Disord 13(9):744-750, 2003.
51. Surakka J, Romberg, A, Ruutiainen J, et al: Assessment of muscle strength and motor fatigue with a knee dynamometer in subjects with multiple sclerosis: A new fatigue index, Clin Rehabil 18(6):652-659, 2004.
52. Slavin MD, Jette DU, Andres PL, et al: Lower extremity muscle force measures and functional ambulation in patients with amyotrophic lateral sclerosis, Arch Phys Med Rehabil 79(8):950-954, 1998.
53. Koller W, Kase S: Muscle strength testing in Parkinson's disease, Eur Neurol 25(2):130-133, 1986.
54. Nogaki H, Kakinuma S, Morimatsu M: Movement velocity dependent muscle strength in Parkinson's disease, Acta Neurol Scand 99(3):152-157, 1999.
55. Pedersen SW, Oberg B, Larsson LE, et al: Gait analysis, isokinetic muscle strength measurement in patients with Parkinson's disease, Scand J Rehabil Med 29(2):67-74, 1997.
56. Paasuke M, Ereline J, Gapeyeva H, et al: Leg-extension strength and chair-rise performance in elderly women with Parkinson's disease, J Aging Phys Act 12(4):511-524, 2004.
57. Corcos DM, Chen CM, Quinn NP, et al: Strength in Parkinson's disease: relationship to rate of force generation and clinical status, Ann Neurol 39(1):79-88, 1996.
58. Lambert CP, Archer RL, Evans WJ: Muscle strength and fatigue during isokinetic exercise in individuals with multiple sclerosis, Med Sci Sports Exerc 33(10):1613-1619, 2001.
59. Armstrong LE, Winant DM, Swasey PR, et al: Using isokinetic dynamometry to test ambulatory patients with multiple sclerosis, Phys Ther 63(8):1274-1279, 1983.
60. Morris JC: Clinical presentation and course of Alzheimer disease. In Terry RD, Katzman R, Bick KL, et al (eds): Alzheimer Disease, ed 2, Philadelphia, 1999, Lippincott Williams & Wilkins.
61. Wilson CM, Grace GM, Munoz DG, et al: Cognitive impairment in sporadic ALS. A pathological continuum underlying a multisystem disorder, Neurology 57:651-657, 2001.
62. Lomen-Hoerth C, Murphy J, Langmore S, et al: Are amyotrophic

lateral sclerosis patients cognitively normal? Neurology 60(7):1094-1097, 2003.
63. Neary D, Snowden JS, Mann DMA, et al: Frontal lobe dementia and motor neuron disease, J Neurol Neurosurg Psychiatry 53:23-32, 1990.
64. Strong MJ, Grace GM, Orange JB, et al: A prospective study of cognitive impairment in ALS, Neurology 53:1665-1670, 1999.
65. Abrahams S, Leigh P, Harvey A, et al: Verbal fluency and executive dysfunction in amyotrophic lateral sclerosis, Neuropsychologia 38(6):734-737, 2000.
66. Hahn-Barma V, Deweer B, Durr A, et al: Are cognitive changes the first symptoms of Huntington's Disease? A study of gene carriers, J Neurol Neurosurg Psychiatry 64:172, 1998.
67. Paulsen J, Ready, R, Hamilton J, et al: Neuropsychiatric aspects of Huntington's disease, J Neurol Neurosurg Psychiatry 71:310-314, 2001.
68. Brandt J: Cognitive impairments in Huntington's Disease: Insights into the neuropsychology of the striatum. In Corkin S, Grafmaan J, Boller F (eds): Handbook of Neuropsychology, Amsterdam, 1991, Elsevier.
69. Rothlind J, Bylsma F, Peyser C, et al: Cognitive and motor correlates of everyday functioning in early Huntington's disease, J Nerv Ment Dis 181:194-199, 1993.
70. Brandt J, Strauss M, Larus J, et al: Clinical correlates of dementia and disability in Huntington's disease, J Clin Neuropsychol 6:401-412, 1984.
71. Brandt J, Butters N: The neuropsychology of Huntington's disease, Trends Neurosci 9:118-120, 1986.
72. Butters N, Wolfe J, Granholm E: An assessment of verbal recall, recognition and fluency abilities in patients with Huntington's disease, Cortex 22:11-32, 1986.
73. Henry JD, Crawford JR: Verbal fluency deficits in Parkinson's disease: A meta-analysis, J Int Neuropsychol Soc 10(4):608-622, 2004.
74. Uekermann J, Daum I, Bielawski M, et al: Differential executive control impairments in early Parkinson's disease, J Neural Transm Suppl 68:39-51, 2004.
75. Rochester, L, Hetherington V, Jones D, et al: Attending to the task: interference effects of functional tasks on walking in Parkinson's disease and the roles of cognition, depression, fatigue, and balance, Arch Phys Med Rehabil 85(10):1578-1585, 2004.
76. Bosboom JL, Stoffers D, Wolters EC: Cognitive dysfunction and dementia in Parkinson's disease, J Neural Transm 111(10-11):1303-1315, 2004.
77. Anderson KE: Dementia in Parkinson's disease, Curr Treat Options Neurol 6(3):201-217, 2004.
78. Heaton RK: Neuropsychological findings in relapsing-remitting and chronic-progressive multiple sclerosis, J Consult Clin Psychol 53:103-110, 1985.
79. Rao SM, Leo GJ, Bernardin L, et al: Cognitive dysfunction in multiple sclerosis. I. Frequency, patterns and prediction, Neurology 41(5):685-691, 1991.
80. Fraser C, Stark S: Cognitive symptoms and correlates of physical disability in individuals with multiples sclerosis, J Neurosci Nurs 35(6):314-320, 2003.
81. Olivares T, Nieto A, Sanchez MP, et al: Pattern of neuropsychological impairment in the early phase of relapsing-remitting multiple sclerosis, Mult Scler 11(2):191-197, 2005.
82. Huijbregts SC, Kalkers NJF, de Sonneville LM, et al: Differences in cognitive impairment of relapsing remitting, secondary and primary progressive MS, Neurology 63(2):335-339, 2004.
83. Folstein MF, Folstein SE, McHugh PR: Mini-Mental State: a practical method for grading the cognitive state of patients for the clinician, J Psychiatr Res 12:189-198, 1975.
84. Zec RF, Landreth ES, Vicari SK, et al: Alzheimer disease assessment scale: useful for both early detection and staging of dementia of the Alzheimer type, Alzheimer Dis Assoc Disord 6:89-102, 1992.
85. Rosen WG, Mohs RC, Davis KL: A new rating scale for Alzheimer's disease, Am J Psychiatry 141:1356-1364, 1984.
86. McLendon BM, Doraiswamy PM: Defining meaningful change in Alzheimer's disease trials: The donepezil experience, J Geriatr Psychiatry Neurol 12:39-48, 1999.
87. Benedict RHB, Cox D, Thompson LL, et al: Reliable screening for neuropsychological impairment in multiple sclerosis, Mult Scler 10:675-678, 2004.
88. Mate-Kole CC, Major A, Lenzer I, et al: Validation of the quick cognitive screening test, Arch Phys Med Rehabil 75(8):867-875, 1994.
89. Molloy DW, Standish TI, Lewis DL: Screening for mild cognitive impairment: Comparing the SMMSE and the ABCS, Can J Psychiatry 50(12):52-58, 2005.
90. Goetz CG, Tanner CM, Levy M, et al: Pain in Parkinson's disease, Mov Disord 1:45-49, 1996.
91. Clifford DB, Trotter JL: Pain in multiple sclerosis, Arch Neurol 41:1270-1272, 1984.
92. Moulin DE, Foley KM, Ebers GC: Pain syndromes in multiple sclerosis, Neurology 38:1830-1834, 1988.
93. Hillen ME, Sage JI: Non-motor fluctuations in patients with Parkinson's disease, Neurology 47:1180-1183, 1996.
94. Witjas T, Kaphan E, Azulay JP, et al: Nonmotor fluctuations in Parkinson's disease: frequent and disabling, Neurology 59(3):408-413, 2002.
95. Kanchandani R, Howe JG: Lhermitte's sign in multiple sclerosis: A clinical survey and review of the literature, J Neurol Neurosurg Psychiatry 45:308-312, 1982.
96. Gass A, Kitchen N, MacManus DG, et al: Trigeminal neuralgia in patients with multiple sclerosis: Lesion localization with magnetic resonance imaging, Neurology 49(4):1142-1144, 1997.
97. Miller JR: Multiple Sclerosis. In Rowland LP (ed): Merritt's Neurology, ed 10, Philadelphia, 2000, Lippincott, Williams & Wilkins.
98. Leigh RJ, Newman SA, Folstein SE, et al: Abnormal ocular motor control in Huntington's disease, Neurology 33:1268-1275, 1983.
99. Lasker AG, Zee DS, Hain TC, et al: Saccades in Huntington's disease: Initiation defects and distractibility, Neurology 37:364-370, 1987.
100. Lasker AG, Zee DS, Hain TC, et al: Saccades in Huntington's disease: slowing and dysmetria, Neurology 38(3):427-431, 1988.
101. Leport FE, Duvoisin RC: Apraxia of eyelid opening: An involuntary levator inhibition, Neurology 1985;35:423-427, 1985.
102. White OB, Saint-Cyr JA, Tomlinson RD, et al: Ocular motor deficits in Parkinson's disease II. Control of the saccadic and smooth pursuit systems, Brain 106:571-587, 1983.
103. Vidailhet M, Rivaud S, GouiderKhouja N, et al: Eye movements in parkinsonian syndromes, Ann Neurol 35:420-426, 1994.
104. Mathews B: Symptoms and signs of multiple sclerosis. In Compston A, Ebers G, Lassmann H, et al (eds): McAlpine's Multiple Sclerosis, ed 3, London, 1998, Churchill-Livingstone.
105. Dailey FL, Brown JR, Goldstein FJ: Dysarthria in multiple sclerosis, Speech Hear Res 15:725-728, 1972.
106. Gallagher JP: Pathologic laughter and crying in ALS: A search for their origin, Acta Neurol Scand 80:114-117, 1989.
107. Critchley M: Speech disorders of parkinsonism: A review, J Neurol Neurosurg Psychiatry 44:757-758, 1981.
108. Hunker CJ, Abbs JH, Barlow SW: The relationship between parkinsonian rigidity and hypokinesia in the orofacial system: A quantitative analysis, Neurology 32:749-755, 1982.
109. Bruyn GW, Went LN: Huntington's chorea. In Vinken PJ, Bruyn GW, Klawans HL (eds): Extrapyramidal Disorders, Amsterdam, 1996, Elsevier Science.
110. Fahn S: Huntington's disease. In Rowland LP (ed): Merritt's Neurology, ed 10, Philadelphia, 2000, Lippincott Williams & Wilkins.
111. Bohannon RW, Smith MB: Interrater reliability of a modified Ashworth scale of muscle spasticity, Phys Ther 67:206-207, 1987.
112. Gentile AM: Implicit and explicit processes during acquisition of functional skills, Scand J Occup Ther 5:7-16, 1998.
113. Segar CA: Implicit learning, Psychol Bull 115:163-196, 1994.
114. Eslinger PJ, Damasio AR: Preserved motor learning in Alzheimer's disease: Implications for anatomy and behavior, J Neurosci 6(10):3006-3009, 1986.
115. Bylsma FW, Brandt J, Strauss ME: Aspects of procedural memory are differentially impaired in Huntington's disease, Arch Clin Neuropsychol 5(3):287-297, 1990.
116. Sprengelmeyer R, Canavan AG, Lange HW, et al: Associative learning in degenerative neostriatal disorders: Contrasts in explicit and implicit remembering between Parkinson's and Huntington's diseases, Mov Disord 10(1):51-65, 1995.
117. Feigin A, Kieburtz K, Bordwell K, et al: Functional decline in Huntington's disease, Mov Disord 10(2):211-214, 1995.
118. Quinn L, Gordon A, Reilmann R, et al: Altered movement trajectories and force control during object transport in Huntington's disease, Mov Disord 16(3):469-480, 2001.
119. Huntington Study Group: Unified Huntington's Disease Rating Scale: Reliability and consistency, Mov Disord 11(2):136-142, 1996.
120. Marsden CD: Parkinson's disease, J Neurol Neurosurg Psychiatry 57:173-211, 1994.
121. Morris ME, Iansek R: Characteristics of motor disturbance in Parkinson's disease and strategies for movement rehabilitation, J Hum Mov Sci 3:9, 1996.
122. Oliveira RM, Gurd JM, Nixon P, et al: Micrographia in Parkinson's disease: The effect of providing external cues, J Neurol Neurosurg Psychiatry 63:429-433, 1997.
123. Beyer MK, Herlofson K, Arsland D, et al: Causes of death in a community-based study of Parkinson's disease, Acta Neurol Scand 103(1):7-11, 2001.
124. Krivickas L: Pulmonary function and respiratory failure. In Mitsumoto H, Chad DA, Pioro EK (eds): Amyotrophic Lateral Sclerosis, Philadelphia, 1998, FA Davis.
125. Schiffman PL, Belsh JM: Pulmonary function at diagnosis of amyotrophic lateral sclerosis. Rate of deterioration, Chest 103:508-513, 1993.
126. Rochester DF, Esau SA: Assessment of ventilatory function in patients with neuromuscular disease, Clin Chest Med 14:751-763, 1994,
127. Vitacca M, Clini E, Facchetti D, et al: Breathing pattern and respiratory mechanics in patients with amyotrophic lateral sclerosis, Eur Respir J

10:1614-1621, 1997.
128. Vincken WG, Gauthier MD, Dollfuss RE, et al: Involvement of the upper airway muscles in extrapyramidal disorders. A cause of airflow limitation, N Engl J Med 311:348-442, 1984.
129. Sabaté M, Rodr£guez M, Méndez E, et al: Obstructive and restrictive pulmonary dysfunction increases disability in Parkinson's disease, Arch Phys Med Rehabil 77:29-34, 1996.
130. Hovestadt A, Bogaard JM, Meerwaldt JD, et al: Pulmonary function in Parkinson's disease, J Neurol Neurosurg Psych 52:329-333, 1989.
131. Jankovic J: Respiratory dyskinesia in Parkinson's disease, Neurology 36:303-304, 1986.
132. Rice JE, Antic R, Thompson PD: Disordered respiration as a levodopa-induced dyskinesia in Parkinson's disease, Mov Disord 17:524-527, 2002.
133. Smeltzer SC, Utell MJ, Rudick RA, et al: Pulmonary function and dysfunction in multiple sclerosis, Arch Neurol 45:1245-1249, 1988.
134. Foglio K, Clini E, Facchetti D, et al: Respiratory muscle function and exercise capacity in multiple sclerosis, Eur Respir J 7:23-28, 1994.
135. Buyse B, Demedts M, Meekers J et al: Respiratory dysfunction in multiple sclerosis: a prospective analysis of 60 patients, Eur Respir J 10:139-145, 1997.
136. Protas EJ, Stanley RK, Jankovic J, et al: Cardiovascular and metabolic responses to upper- and lower-extremity exercise in men with idiopathic Parkinson's disease, Phys Ther 76(1):34-40, 1996.
137. Stanley RK, Protas EJ, Jankovic J: Exercise performance in those having Parkinson's disease and healthy normal, Med Sci Sports Exerc 31(6):761-766, 1999.
138. Canning CG, Alison JA, Allen NE, et al: Parkinson's disease: An investigation of exercise capacity, respiratory function, and gait, Arch Phys Med Rehabil 78(2):199-207, 1997.
139. Mostert S, Kesselring J: Effects of a short-term exercise training program on aerobic fitness, fatigue, health perception and activity level of subjects with multiple sclerosis, Mult Scler 8:161-168, 2002.
140. Pontichera-Mulcare JA, Mathews T, Glaser RM, et al: Maximal aerobic exercise of individuals with multiple sclerosis using three modes of ergometry, Clin Kines 49:4-13, 1995.
141. Pontichtera-Mulcare JA, Glaser RM, Mathews T, et al: Maximal aerobic exercise in persons with multiple sclerosis, Clin Kines 46:12-21, 1993.
142. Cahalin LP, Mathier MA, Semigran MJ, et al: The 6-minute walk test predicts peak oxygen uptake and survival in patients with advanced heart failure, Chest 110:325-332, 1996.
143. Redelmeier DA, Bayoumi AM, Goldstein RS, et al: Interpreting small differences in functional status: The 6-minute walk test in chronic lung disease patients, Am J Respir Crit Care Med 155:1278-1282, 1997.
144. Montgomery PS, Gardner AW: The clinical utility of a 6-minute walk test in peripheral arterial occlusive disease, J Am Geriatr Soc 46:706-711, 1998.
145. Garber CE, Rourke SL, Choulba S, et al: Functional ability and functional capacity in patients with Parkinson's disease, Med Sci Sports Exerc 33:S312, 2001.
146. Light KE, Behrman AL, Thigpen M, et al: The 2-minute walk test: A tool for evaluating walking endurance in clients with Parkinson's disease, Neurol Rep 21(4):136-139, 1997.
147. Freal JE, Kraft GH, Coryell JK: Symptomatic fatigue in multiple sclerosis, Arch Phys Med Rehabil 65:135-138, 1984.
148. Friedman JH, Friedman H: Fatigue in Parkinson's disease: a nine-year follow-up, Mov Disord 16:1120-1122, 2001.
149. Friedman JH, Friedman H: Fatigue in Parkinson's disease, Neurology 43:2016-2018, 1993.
150. Karlsen K, Larsen JP, Tandberg E, et al: Fatigue in patients with Parkinson's disease, Mov Disord 14:237-241, 1999.
151. Kilmer DD: The role of exercise in neuromuscular disease, Phys Med Rehabil Clin N Am 9(1):115-125, 1998.
152. Sharma KR, Kent-Braun JA, Majumdar S, et al: Physiology of fatigue in amyotrophic lateral sclerosis, Neurology 45:733-740, 1995.
153. Krupp LB, Pollina DA: Mechanisms and management of fatigue in progressive neurological disorders, Curr Opin Neurol 9:456-460, 1996.
154. Sandroni P, Walker C, Starr A: "Fatigue" in patients with multiple sclerosis: motor pathway conduction and event-related potentials, Arch Neurol 49:525-524, 1992.
155. Patten BM, Hart A, Lovelace R: Multiple sclerosis associated with defects in neuromuscular transmission, J Neurol Neurosurg Psychiatry 35:385-394, 1972.
156. Olgiati R, Burgunder JM, Mumenthaler M: Increased energy cost of walking in multiple sclerosis: effect of spasticity, ataxia, and weakness, Arch Phys Med Rehabil 69:846-849, 1988.
157. Ziv I, Avraham M, Michaelov Y, et al: Enhanced fatigue during motor performance in patients with Parkinson's disease, Neurology 51(6):1583-1586, 1998.
158. Schapira AH: Evidence for mitochondrial dysfunction in idiopathic Parkinson's disease. A critical appraisal, Mov Disord 9:125-138, 1994.
159. Multiple Sclerosis Council for Clinical Practice Guideline: Fatigue and Multiple Sclerosis: Evidence-Based Management Strategies for Fatigue in Multiple Sclerosis, Washington, DC, 1999, Paralyzed Veterans of America.
160. Schwartz JE, Jandorf L, Krupp LB: The measurement of fatigue: A new instrument, J Psychosom Res 37:753-762, 1993.
161. Krupp LB, Alvarez LA, LaRocca NG, et al: Fatigue in multiple sclerosis. Arch Neurol 45:435-437, 1988.
162. Krupp LB, Elkins LE: Fatigue and declines in cognitive functioning in multiple sclerosis, Neurology 55:934-938, 2000.
163. Krupp LB, LaRocca NG, Muir-Nash J, et al: The fatigue severity scale. Application to patients with multiple sclerosis and systemic lupus erythematosus, Arch Neurol 46:1121-1123, 1989.
164. Herlofson K, Larsen JP: Measuring fatigue in patients with Parkinson's disease: The Fatigue Severity Scale, Euro J Neurol 9:595-600, 2002.
165. Hennerici JG, Oster J, Cohen S, et al: Are gait disturbances and white matter degeneration early indicators of vascular dementia? Dementia 5:197-202, 1994.
166. Thajeb P: Gait disorders of multi-infarct dementia, Acta Neurol Scand 87:239-242, 1993.
167. Buchner DM, Larson EB: Falls and fractures in patients with Alzheimer-type dementia, JAMA 257:1492-1495, 1987.
168. Nakamura T, Meguro K, Saskai H: Relationship between falls and stride length variability in senile dementia of the Alzheimer type, Gerontology 42:108-113, 1996.
169. Stolze H, Kuhtz-Buschbeck JP, Drucke H, et al: Comparative analysis of the gait disorder of normal pressure hydrocephalus and Parkinson's disease, J Neurol Neurosurg Psych 70(3):289-297, 2001.
170. Visser H: Gait and balance in senile dementia of Alzheimer's type, Age Ageing 12:296-301, 1983.
171. Pettersson AF, Engardt M, Wahlund L: Activity level and balance in subjects with mild Alzheimer's disease, Dement Geriatr Cogn Disord 13(4):213-216, 2002.
172. Alexander NB, Mollo JM, Giordani B, et al: Maintenance of balance, gait patterns, and obstacle clearance in Alzheimer's disease, Neurology 45:908-914, 1995.
173. Goldman WP, Baty JD, Buckles VD, et al: Motor dysfunction in mildly demented AD individuals without extrapyramidal signs, Neurology 53(5):956-962, 1999.
174. Tanaka A, Hideyuki O, Kobayashi I, et al: Gait disturbance of patients with vascular and Alzheimer-type dementias, Percep Mot Skills 80:735-738, 1995.
175. O'Keeffe ST, Kazeem H, Philpot RM, et al: Gait disturbance in Alzheimer's disease: A clinical study, Age Ageing 25(4):313-316, 1996.
176. Nakamura T, Meguro K, Yamazaki H, et al: Postural and gait disturbance correlated with decreased frontal cerebral blood flow in Alzheimer disease, Alzheimer Dis Assoc Disord 11(3):132-139, 1997.
177. Camicioli R, Licis L: Motor impairment predicts falls in specialized Alzheimer care units, Alzheimer Dis Assoc Disord 18(4):214-218, 2004.
178. Della Sala S, Spinnler H, Venneri A: Walking difficulties in patients with Alzheimer's disease might originate from gait apraxia, J Neurol Neurosurg Psych 75:196-201, 2004.
179. Tinetti ME, Speechley M, Ginter SE: Risk factors for falls among elderly persons living in the community, N Engl J Med 319:1701-1707, 1988.
180. Morris JC, Rubin EH, Morris EJ, et al: Senile dementia of the Alzheimer's type: An important risk factor for serious falls, J Gerontol 42:412-417, 1987.
181. van Dijk PT, Meulenberg OG, van de Sande HJ, et al: Falls in dementia patients, Gerontologist 33:200-204, 1993.
182. Dal Bello-Haas V, Andrews-Hinders D, Balsdon Richer C, et al: Development, analysis, refinement and utility of an interdisciplinary amyotrophic lateral sclerosis database, Amyotroph Lateral Scler Other Motor Neuron Disord 2(1):39-46, 2001.
183. Goldfarb BJ, Simon SR: Gait patterns in patients with amyotrophic lateral sclerosis, Arch Phys Med Rehabil 65(2):61-65, 1984.
184. Jette DU, Slavin MD, Andres PL, et al: The relationship of lower-limb muscle force to walking ability in patients with amyotrophic lateral sclerosis, Phys Ther 79(7):672-681, 1999.
185. Hausdorff JM, Cudkowica ME, Firtion R, et al: Gait variability and basal ganglia disorders: Stride-to-stride variations of gait cycle timing in Parkinson's disease and Huntington's disease, Mov Disord 13:428-437, 1998.
186. Reynolds NC, Myklebust JB, Prietro TE, et al: Analysis of gait abnormalities in Huntington disease, Arch Phys Med Rehabil 80:59-65, 1999.
187. Churchyard ME, Morris ME, Georgiou N, et al: Gait dysfunction in Huntington's disease: Parkinsonism and a disorder of timing, Adv Neurol 87:375-385, 2001.
188. Thompson PD, Berardelli A, Rothwell JC, et al: The coexistence of bradykinesia and chorea in Huntington's disease and its implications for theories of basal ganglia control of movement, Brain 111:223-244, 1988.
189. Agostino R, Berardelli A, Formica A, et al: Sequential arm movements in patients with Parkinson's disease, Huntington's disease and dystonia, Brain 115:1481-1495, 1992.
190. Georgiou N, Bradshaw JL, Philips JG, et al: Reliance on advance information and movement sequencing in Huntington's disease, Mov Disord

10:477-481, 1985.
191. Hefter H, Homberg V, Lange HW, et al: Impairment of rapid movements in Huntington's disease, Brain 110:585-612, 1987.
192. Tian J, Herdman SJ, Zee DS, et al: Postural instability in patients with Huntington's disease, Neurology 42:1232-1238, 1992.
193. Imbriglio S: Physical and Occupational Therapy for Huntington's Disease, New York, 1997, Huntington's Disease Society of America.
194. Morris ME, Iansek R: Gait disorders in Parkinson's disease: A framework for physical therapy practice, Neurol Rep 21(4):125-131, 1997.
195. Morris ME, Iansek R, Matyas TA, et al: Stride length regulation in Parkinson's disease: Normalization strategies and underlying mechanisms, Brain 119:551-568, 1996.
196. Morris ME, Iansek R, Matyas TA, et al: The ability to modulate walking cadence remains intact in Parkinson's disease, J Neurol Neurosurg Psych 57:1532-1534, 1994.
197. Morris ME, Iansek R, Matyas TA, et al: The pathogenesis of gait hypokinesia in Parkinson's disease, Brain 117:1161-1182, 1994.
198. Thaut MH, McIntosh GC, Rice RR, et al: Rhythmic auditory stimulation in gait training for Parkinson's disease patients, Mov Disord 11:193-200, 1996.
199. McIntosh GC, Brown SH, Rice RR, et al: Rhythmic auditory-motor facilitation of gait patterns in patients with Parkinson's disease, J Neurol Neurosurg Psychiatry 62:22-26, 1997.
200. Brown P, Steiger M: Basal ganglia gait disorders. In Bronstein A, Brandt T, Woolacott M (eds): Balance Posture and Gait, New York, 1996, Oxford University Press.
201. Giladi N, McMahon D, Przedborski S, et al: Motor blocks in Parkinson's disease, Neurology 42:333-339, 1992.
202. Giladi N, Kao R, Fahn S: Freezing phenomenon in patients with parkinsonian syndromes, Mov Disord 12:302-305, 1997.
203. Smithson F, Morris ME, Iansek R: Performance on clinical tests of balance in Parkinson's disease, Phys Ther 78:577-592, 1998.
204. Dietz V, Berger W, Horstmann GA: Posture in Parkinson's disease: Impairment of reflexes and programming, Ann Neurol 24:660-669, 1988.
205. Schieppati M, Nardone A: Free and supported stance in Parkinson's disease, Brain 144:1227-1244, 1991.
206. Bloem BR, Beckley DJ, Remler MP, et al: Postural reflexes in Parkinson's disease during "resist" and "yield" tasks, J Neurol Sci 129:109-119, 1995.
207. Schenkman M, Butler RB: A model for multisystem evaluation treatment of individuals with Parkinson's disease, Phys Ther 69(11):932-943, 1989.
208. McDowell FH, Reicher WH, Doolittle K: Vestibular dysfunction in Parkinson's disease, Ann Neurol 10:94, 1981.
209. Horak FB, Nutt JG, Nashner LM: Postural inflexibility in Parkinson's subjects, J Neurol Sci 111:46-58, 1992.
210. Bond JM, Morris ME: Goal-directed secondary motor tasks: Their effects on gait in subjects with Parkinson's disease, Arch Phys Med Rehabil 81:110-116, 2000.
211. Marchese R, Bove M, Abbruzzese G: Effect of cognitive and motor tasks on postural stability in Parkinson's disease: A posturographic study, Mov Disord 8(6):652-658, 2003.
212. Morris M, Iansek R, Smithson F, Huxham F: Postural instability in Parkinson's disease: a comparison with and without concurrent task, Gait Posture 12:205-216, 2000.
213. Dimitrova D, Horak FB, Nutt JG: Postural muscle responses to multidirectional translations in patients with Parkinson's disease, J Neurophys 91(1):489-501, 2004.
214. Bloem BR, Grimbergen YA, Cramer M, et al: Prospective assessment of falls in Parkinson's disease, J Neurol 248:950-958, 2001.
215. Gray P, Hildebrand K: Fall risk factors in Parkinson's disease, J Neurosci Nurs 32:222-228, 2000.
216. Wood BH, Bilclough JA, Bowron A, et al: Incidence and prediction of falls in Parkinson's disease: a prospective multidisciplinary study, J Neurol Neurosurg Psych 72(6):721-725, 2002.
217. Morris ME, Huxham F, McGinley J, et al: The biomechanics and motor control of gait in Parkinson disease, Clin Biomech 16(6):459-470, 2001.
218. Verghese J, Buschke H, Viola L, et al: Validity of divided attention tasks in predicting falls in older individuals: a preliminary study, J Am Geriatr Soc 50(9):1572-1576, 2002.
219. Pettersson AF, Olsson E, Wahlund LO: Motor function in subjects with mild cognitive impairment and early Alzheimer's disease, Dement Geriatr Cogn Disord 19(5-6):299-304, 2005. Epub 2005 Mar 22.
220. Berg KO, Wood-Dauphinee SL, Williams JI, et al: Measuring balance in the elderly: validation of an instrument, Can J Public Health 83-S7-11, 1992.
221. Lim LI, van Wegen EE, de Goede CJ, et al: Measuring gait and gait-related activities in Parkinson's patients own home environment: a reliability, responsiveness and feasibility study, Parkinsonism Relat Disord 11(1):19-24, 2005.
222. Qutubuddin AA, Pegg PO, Cifu DX, et al: Validating the Berg Balance Scale for patients with Parkinson's disease: a key to rehabilitation evaluation, Arch Phys Med Rehabil 86(4):789-792, 2005.
223. Brusse, KJ, Zimdars, S: Testing functional performance in people with Parkinson's disease, Phys Ther 85(2):134-141, 2005.
224. Quinn L, Rao A: Physical therapy for people with Huntington Disease: current perspectives and case report, Neurology Report 26(3):145-153, 2002.
225. Nelson AJ, Zwick D, Brody S, et al: The validity of the GaitRite and the Functional Ambulation Performance scoring system in the analysis of Parkinson gait, Neurorehabilitation 17(3):255-262, 2002.
226. Rao AK, Quinn L, Marder KS: Reliability of spatiotemporal gait outcome measures in Huntington's disease, Mov Disord 20(8):1033-1037, 2005.
227. Shumway-Cook A, Baldwin M, Polissar N, et al: Predicting the probability for falls in community-dwelling older adults, Phys Ther 77:812-819, 1997.
228. McConvey J, Bennett SE: Reliability of the dynamic gait index in individuals with multiple sclerosis, Arch Phys Med Rehabil 86(1):130-133, 2005.
229. Podsiadlo D, Richardson S: The timed "Up & Go": a test of basic functional mobility for frail elderly persons, J Am Geriatr Soc 39(2):142-148, 1991.
230. Duncan PW, Weiner DK, Chandler J, et al: Functional reach: a new clinical measure of balance, J Gerontol 45(6):M192-M197, 1990.
231. Dal Bello-Haas V, Kloos AD, Mistumoto H: Physical therapy for a patient through six stages of amyotrophic lateral sclerosis, Phys Ther 78:1312-1324, 1998.
232. Cattaneo D, Marazzini F, Crippa A, et al: Do static or dynamic AFOs improve balance? Clin Rehabil 16(8):894-899, 2002.
233. Cotrell V, Schulz R: The perspective of the patient with Alzheimer's disease: a neglected dimension of dementia research, Gerontologist 33(2):205-211, 1993.
234. Green, Mohs, Schmeidler, et al: 1993 Functional decline in Alzheimer's disease: a longitudinal study, J Am Geriatr Soc 41(6):654-661, 1993.
235. Rabins PV, Mace NL, Lucas MJ: The impact of dementia on the family, JAMA 248(3):333-335, 1982.
236. Katz S, Ford AB, Moskowitz RW, et al: Studies of illness in the aged. The index of ADL: a standardized measure of biological and psychosocial function, JAMA 185:914-919, 1963.
237. Lawton MP, Brody EM: Assessment of older people: self-maintaining and instrumental activities of daily living, Gerontologist 9:179-186, 1969.
238. Pfeffer RI, Kurosaki TT, Harrah CH, et al: Measurement of functional activities in older adults in the community, J Gerontol 37(3):323-329, 1982.
239. Mahurin RK, DeBettignies BF, Pirozzolo HJ: Structured assessment of independent living skills: preliminary report of a performance measure of functional abilities in dementia, J Gerontol 46(2):P58-66, 1991.
240. Galasko D, Bennett D, Sano M, et al: An inventory to assess activities of daily living for clinical trials in Alzheimer's disease: the Alzheimer's Disease Cooperative Study, Alzheimer Dis Assoc Disord 11(suppl 2):33-39, 1997.
241. Gélinas I, Gauthier L, McIntyre M, et al: Development of a functional measure for persons with Alzheimer's disease: the Disability Assessment for Dementia, Am J Occup Ther 53:471-481, 1999.
242. Schwab R, England A: Projection technique for evaluating surgery in Parkinson's disease. In Gillingham J, Donaldson I: Third Symposium on Parkinson's Disease, Edinburgh, 1969, Livingstone.
243. Bylsma FW, Rothlind J, Hall MR, et al: Assessment of adaptive functioning in Huntington's disease, Mov Disord 8(2):183-190, 1993.
244. Hariz GM, Lindberg M, Hariz MI, et al: Does the ADL part of the unified Parkinson's disease rating scale measure ADL? An evaluation in patients after pallidotomy and thalamic deep brain stimulation, Mov Disord 18(4):373-381, 2003.
245. Mansson E, Lexell J: Performance of activities of daily living in multiple sclerosis, Disabil Rehabil 26(10):576-585, 2004.
246. Bergner M, Bobbitt RA, Kressel S, et al: The sickness impact profile: conceptual formulation and methodology for the development of a health status measure, Int J Health Serv 6(3):393-415, 1976.
247. Peto V, Jenkinson C, Fitzpatrick R, et al: The development and validation of a short measure of functioning and well being for individuals with Parkinson's disease, Qual Life Res 4:241-248, 1995.
248. Peto V, Jenkinson C, Fitzpatrick R: PDQ-39: a review of the development, validation and application of a Parkinson's disease quality of life questionnaire and its associated measures, J Neurol 245 Suppl 1:S10-14, 1998.
249. Jenkinson C, Fitzpatrick R, Peto V, et al: The Parkinson's disease questionnaire (PDQ-39): development and validation of a Parkinson's disease summary index score, Age Ageing 26:353-357, 1997.
250. Bushnell DM, Martin ML: Quality of life and Parkinson's disease: translation and validation of the US Parkinson's Disease Questionnaire (PDQ-39), Qual Life Res 8(4):345-350, 1999.
251. Martinez MP, Frades B, Jimenez FJ, et al: The PDQ-39 Spanish version: reliability and correlation with the short-form health survey (SF-36), Neurologia 14(4):159-163, 1999.
252. Jenkinson C, Fitzpatrick R, Peto V, et al: The PDQ-8: development and validation of a short-form Parkinson's disease questionnaire, Psychology and Health 12:805-814, 1997.
253. Vickrey BG, Hays RD, Harooni R, et al: A health-related quality of life measure for multiple sclerosis, Qual Life Res 4(3):187-206, 1995.

254. Jenkinson C, Fitzpatrick R, Brennan C, et al: Development and validation of a short measure of health status for individuals with amyotrophic lateral sclerosis/motor neuron disease: The ALSAQ-40, J Neurol 246:16-21, 1999.
255. Jenkinson C, Fitzpatrick R, Brennan M, et al: Evidence for the validity and reliability of the ALS assessment questionnaire: the ALSAQ-40, Amyotroph Lateral Scler Other Motor Neuron Disord 1:33-40, 1999.
256. Logsdon RG, Gibbons LE, McCurry SM, et al: Quality of life in Alzheimer's disease: Patient and caregiver reports, Journal of Mental Health and Aging 5:21-32, 1999.
257. Logsdon RG, Gibbons LE, McCurry SM, et al: Assessing quality of life in older adults with cognitive impairment, Psychosom Med 64(3):510-519, 2002.
258. Cummings JL: Behavioral and psychiatric symptoms associated with Huntington's disease, Adv Neurol 65:179-186, 1995.
259. Sadovnik AD, Remick RA, Allen J, Swartz E, Yee IML, Eisen K, et al: Depression and multiple sclerosis, Neurology 46:628-632, 1996.
260. Beck AT, Ward CH, Mendelson M: An inventory for measuring depression, Arch Gen Psych 4:561-571, 1961.
261. Radloff LS: CES-D scale: A self-report depression scale for research in the general population, Appl Psychol Meas 1:385-401, 1977.
262. Zigmond AS, Snaith RP: The Hospital Anxiety and Depression Scale, Acta Psychiatr Scand 67:361-370, 1983.
263. Spielberger CS, Gorsuch RL, Lushene RE: Manual for the State Trait Anxiety Inventory, Palo Alto, Calif, 1970, Consulting Psychologists Press.
264. Heyman A, Wilkinson W, Hurwitz B, et al: Early-onset Alzheimer's disease: Clinical predictors of institutionalization and death, Neurology 37:980-984, 1987.
265. Dooneief G, Marder K, Tang MX, et al: The Clinical Dementia Rating scale: community-based validation of "profound" and "terminal" stages, Neurology 46:1746-1749, 1996.
266. Reisberg B, Ferris SH, de Leon MJ, et al: The Global Deterioration Scale for assessment of primary degenerative dementia, Am J Psychiatry 139:1136-1139, 1982.
267. Sclan SG, Reisberg B: Functional assessment staging (FAST) in Alzheimer's disease: Reliability, validity, and ordinality, Int Psychogeriatr 4(suppl 1):55-69, 1992.
268. Brickman AM, Riba A, Bell K, et al: Longitudinal assessment of patient dependence in Alzheimer Disease, Arch Neurol 59:1304-1308, 2002.
269. Cedarbaum JM, Stambler N, Malta E, et al: The ALSFRS-R: A revised ALS functional rating scale that incorporates assessments of respiratory function. BDNF ALS Study Group (Phase III), Neurol Sci 169(1-2):13-21, 1999.
270. The Amyotrophic Lateral Sclerosis Functional Rating Scale: Assessment of activities of daily living in patients with amyotrophic lateral sclerosis. The ALS CNTF treatment study (ACTS) phase I-II Study Group, Arch Neurol 53(2):141-147, 1996.
271. Unified Huntington's Disease Rating Scale: Reliability and consistency: Huntington Study Group, Mov Disord 11(2):136-142, 1996.
272. Goetz CG, Poewe W, Rascol O, et al: Movement Disorder Society Task Force on Rating Scales for Parkinson's Disease. Movement Disorder Society Task Force report on the Hoehn and Yahr staging scale: Status and recommendations, Mov Disord 19(9):1020-1028, 2004.
273. Kurtzke, JF: Rating neurologic impairment in multiple sclerosis: an expanded disability status scale (EDSS), Neurology 33(11):1444-1452, 1983.
274. Hobart J, Lamping D, Fitzpatrick R, et al: The Multiple Sclerosis Impact Scale (MSIS-29): A new patient-based outcome measure, Brain 124(Pt 5):962-973, 2001.
275. American Physical Therapy Association: Guide to Physical Therapist Practice, Alexandria, Va, 1998, American Physical Therapy Association.
276. Appenzeller O, Goss JE: Autonomic deficits in Parkinson's disease, Arch Neurol 24(1):50-57, 1971.
277. Ponichtera-Mulcare J: Exercise and multiple sclerosis, Med Sci Sports Exerc 25:451-465, 1993.
278. Senaratne M, Carroll D, Warren K, Kappagoda T: Evidence for cardiovascular autonomic nerve dysfuncion in multiple sclerosis. J Neurol Neurosurg Psychiatry 47:947-952, 1984.
279. Den Heijer JC, Bollern WLE, Reulen JP, et al: Autonomic nervous function in Huntington's disease, Arch Neurol 45:309-312, 1988.
280. Passant U, Warkentin S. Gustafson L: Orthostatic hypotension and low blood pressure in organic dementia: A study of prevalence and related clinical characteristics, Int J Geriatr Psychiatry 12(3):395-403, 1997.
281. White AT, Wilson TE, Davis SL, et al: Effect of precooling on physical performance in multiple sclerosis. Mult Scler 6(3):176-180, 2000.
282. Webbon B, Montgomery L, Miller L, et al: A comparison of three liquid-ventilation cooling garments during treadmill exercise, Aviat Space Environ Med 52:408-415, 1981.
283. Schwid SR, Petrie MD, Murray R, et al: A randomized controlled study of the acute and chronic effects of cooling therapy for MS, Neurology 60(12) 1955-1960, 2003.
284. Ponichtera-Mulcare JA, Mathews T, Barrett PJ, et al: Change in aerobic fitness of patients with multiple sclerosis during a 6-month training program. Sports Med Train Rehabil 7:265-272, 1997.
285. Rodgers MM, Mulcare JA, King DL, et al: Gait characteristics of individuals with multiple sclerosis before and after a 6-month aerobic training program, J Rehabil Res Dev 36(3):183-188, 1999.
286. Petajan JH, Gappmaier E, White AT, et al: Impact of aerobic training on fitness and quality of life in multiple sclerosis, Ann Neurol 39(4):432-441, 1996.
287. Bridgewater KJ, Sharpe MH: Aerobic exercise and early Parkinson's disease, J Neurol Rehabil 10(4):233-241, 1996.
288. Bergen JL, Toole T, Elliott RG, et al: Aerobic exercise intervention improves aerobic capacity and movement initiation in Parkinson's disease patients, Neurol Rehabil 17:161-168, 2002.
289. Pinto AC, Alves M, Nogueira A: Can amyotrophic lateral sclerosis patients with respiratory insufficiency exercise? J Neurol Sci 169:69-75, 1999.
290. Kirkinezos IG, Hernandez D, Bradley WG, et al: Regular exercise is beneficial to a mouse model of amyotrophic lateral sclerosis, Ann Neurol 53:804-807, 2003.
291. Veldink JH, Bar PR, Joosten EA, Mahoney DJ, et al: Sexual differences in onset of disease and response to exercise in a transgenic model of ALS, Neuromuscul Disord 13:737-743, 2003.
292. Mahoney DJ, Rodriguez C, Devries M, et al: Effects of high-intensity endurance exercise training in the G93A mouse model of amyotrophic lateral sclerosis, Muscle Nerve 29:656-662, 2004.
293. Arkin SM: Student-led exercise sessions yield significant fitness gains for Alzheimer's patients, Am J Alzheimers Dis Other Demen 18(3):159-170, 2003.
294. Shumway-Cook A, Woollacott MH: Motor Control: Theory and Practical Applications, ed 2, Philadelphia, 2001, Lippincott Williams & Wilkins.
295. Morris ME: Movement disorders in people with Parkinson disease: A model for physical therapy, Phys Ther 80(6):578-597, 2000.
296. Morris ME, Bruce M, Smithson F, et al: Physiotherapy strategies for people with Parkinson's disease. In Morris ME, Iansek R (eds): Parkinson's Disease: A Team Approach, Blackburn, Victoria, Australia, 1997, Buscombe-Vicprint.
297. Morris M, Huxham F, McGinley J: Strategies to prevent falls in people with Parkinson's disease, Physiotherapy Singapore 2:135-141, 1999.
298. Dibble LE, Nicholson DE: Sensory cueing improves motor performance and rehabilitation in persons with Parkinson's disease, Neurol Rep 21:125-124, 1997.
299. Melnick ME: Basal ganglia disorders: Metabolic, hereditary, and genetic disorders in adults. In Umphred DA (ed): Neurological Rehabilitation, ed 4, St. Louis, 2001, Mosby.
300. Palmer SS, Mortimer JA, Webster DD, et al: Exercise therapy for Parkinson's disease, Arch Phys Med Rehabil 67:741, 1986.
301. Comella CL, Stebbins GT, Brown-Toms N, et al: Physical therapy and Parkinson's disease: a controlled clinical trial, Neurology 44:376-378, 1994.
302. Hirsch MA, Toole T, Maitland CG, et al: The effects of balance training and high-intensity resistance training on persons with idiopathic Parkinson's disease, Arch Phys Med Rehabil 84(8):1109-1117, 2003.
303. Morgan MH: Ataxia and weights, Physiotherapy 61:332-334, 1975.
304. Lucy SD, Hayes KC: Postural sway profiles: Normal subjects and subjects with cerebellar ataxia, Physiother Can 37:140-143, 1985.
305. Manto M, Godaux E, Jacquy J: Cerebellar hypermetria is larger when the inertial load is artificially increased, Ann Neurol 35:45-52, 1994.
306. Clopton N, Schultz D, Boren C, et al: Effects of axial weight loading on gait for subjects with cerebellar ataxia: Preliminary findings, Neurol Rep 27(1):15-21, 2003.
307. Cailliet R: Exercise in multiple sclerosis. In Basmajian IV (ed): Therapeutic Exercise, Baltimore, 1984, Williams & Wilkins.
308. Sheikh K, Smith DS, Meade TW, et al: Repeatability and validity of a modified activities of daily living (ADL) index in studies of chronic disability, Int Rehabil Med 1(2):51-58, 1979.
309. Jones L, Lewis Y, Harrison J, et al: The effectiveness of occupational therapy and physiotherapy in multiple sclerosis patients with ataxia of the upper limb and trunk, Clin Rehabil 20:277-282, 1996.
310. Stephens J, DuShuttle D, Hatcher C, et al: Use of awareness through movement improves balance and balance confidence in people with multiple sclerosis: A randomized controlled study, Neurol Rep 25:39-49, 2001.
311. Kasser SL, Rose DJ, Clark S: Balance training for adults with multiple sclerosis: Multiple case studies, Neurol Rep 23:5-12, 1999.
312. Hageman PA, Thomas VS: Gait performance in dementia: The effects of a 6 week resistance training program in and adult day-care setting, Int J Geriatr Pyschiatry 17:329-334, 2002.
313. Thomas VS, Hageman PA: Can neuromuscular strength and function in people with dementia be rehabilitated using resistance-exercise training? Results from a preliminary intervention study, J Gerontol 58A(8):746-751, 2003.
314. Rolland Y, Rival L, Pillard F, et al: Feasibility of regular physical exercise

for patients with moderate to severe Alzheimer's disease, J Nutr Health Aging 4(2):109-113, 2000.
315. Drory VE, Goltsman E, Reznik JG, et al: The value of muscle exercise in patients with amyotrophic lateral sclerosis, J Neurol Sci 191:133-137, 2001.
316. Peacock IW: A physical therapy program for Huntington's disease patients, Clin Management Phys Ther 7:22-23, 34, 1987.
317. Imbriglio S: Huntington's disease at mid-stage, Clin Manage 12:62-72, 1992.
318. Scandalis TA, Bosak A, Berliner JC, et al: Resistance training and gait function in patients with Parkinson's disease, Am J Phys Med Rehabil 80(1):38-43, 2001.
319. Reuter I, Engelhardt M, Stecker K, et al: Therapeutic value of exercise training in Parkinson's disease, Med Sci Sports Exerc 31(11):1544-1549, 1999.
320. Schenkman M, Cutson TM, Kuchibhatla M, et al: Exercise to improve spinal flexibility and function for people with Parkinson's disease: a randomized, controlled trial, J Am Geriatr Soc 46(10):1207-1216, 1998.
321. Curtis CL, Bassile CC, Cote LJ, et al: Effects of exercise on the motor control of individuals with Parkinson's disease: case studies, Neurology Rep 25(1):2-11, 2001.
322. Pellecchia MT, Grasso A, Biancardi LG, et al: Physical therapy in Parkinson's disease: an open long-term rehabilitation trial, J Neurol 251(5):595-598, 2004.
323. Ellis T, De Goede CJ, Feldman RG, et al: Efficacy of a physical therapy program in patients with Parkinsons' disease: A randomized controlled trial, Arch Phys Med Rehabil 86(4):626-632, 2005.
324. Romberg A, Virtanen A, Ruutiainen J: Long-term exercise improves functional impairment but not quality of life in multiple sclerosis, J Neurol 252(7):839-845, 2005.
325. DeBolt LS, McCubbin JA: The effects of home-based resistance exercise on balance, power and mobility in adults with multiple sclerosis, Arch Phys Med Rehabil 85(2):290-297, 2004.
326. Romberg A, Virtanen A, Ruutiainen J: Effects of a 6-month exercise program on patients with multiple sclerosis: A randomized study, Neurology 63(11):2034-2038, 2004.
327. White LJ, McCoy SC, Castellano V, et al: Resistance training improves strength and functional capacity in persons with multiple sclerosis, Mult Scler 10(6):668-674, 2004.
328. Harvey L, Smith AD, Jones R: The effect of weighted leg raises on quadriceps strength, EMG parameters and functional activities in people with multiple sclerosis, Physiotherapy 85(3):154-161, 1999.
329. Oken BS, Kishiyama S, Zajdel D, et al: Randomized controlled trial of yoga and exercise in multiple sclerosis, Neurology 62(11):2058-2064, 2004.
330. Patti F, Ciancio MR, Cacopardo M, et al: Effects of a short outpatient rehabilitation treatment on disability of multiple sclerosis patients—a randomized controlled trial, J Neurol 250(7):861-866, 2003.
331. Lui C, Playford ED, Thompson AJ: Does neurorehabilitation have a role in relapsing-remitting multiple sclerosis? J Neurol 250(10):1214-1218, 2003.
332. Gehlsen GM, Grigsby SA, Winant DM: Effects of an aquatic fitness program on the muscular strength and endurance of patients with multiple sclerosis, Phys Ther 64(5):653-657, 1984.
333. Roehrs TG, Karst GM: Effects of an aquatics exercise program on quality of life measures for individuals with progressive multiple sclerosis, J Neurol Phys Ther 28(2):63-71, 2004.
334. Peterson C: Exercise in 94 degrees F water for a patient with multiple sclerosis, Phys Ther 81(4):1049-1058, 2001.
335. Smeltzer SC, Lavietes MH, Cook SD: Expiratory training in multiple sclerosis, Arch Phys Med Rehabil 77:909-912, 1996.
336. Gosselink R, Kovacs L, Ketelaer P, et al: Respiratory muscle weakness and respiratory muscle training in severely disabled multiple sclerosis patients, Arch Phys Med Rehabil 81(6):747-751, 2000.
337. Duff S, Quinn L: Motor learning and motor control. In Cech D, Martin T: Functional Movement Development Across the Lifespan, ed 2, Philadelphia, 2002, WB Saunders.
338. Miyai I, Fujimoto Y, Ueda Y, et al: Treatmill training with body weight support: its efficacy on Parkinson's disease, Arch Phys Med Rehabil 81(7):849-852, 2000.
339. Miyai I, Fujimoto Y, Yamamoto H, et al: Long-term effect of body weight-supported treadmill training in Parkinson's disease: A randomized controlled trial, Arch Phys Med Rehabil 83(10):1370-1373, 2002.
340. Pohl M, Rockstroh G, Ruckriem S, et al: Immediate effects of speed-dependent treadmill training on gait parameters in early Parkinson's disease, Arch Phys Med Rehabil 84(12):1760-1766, 2003.
341. Bagley S, Kelly B, Tunnicliffe N, et al: The effect of visual cues on the gait of independently mobile Parkinson's disease patients, Physiotherapy 77(6):415-420, 1991.
342. Bilney B, Morris ME, Denisenko S: Physiotherapy for people with movement disorders arising from basal ganglia dysfunction, N Z J Physiother 31(2):94-100, 2003.
343. Suteerawattananon M, Morris GS, Etnyre BR, et al: Effects of visual and auditory cues on gait in individuals with Parkinson's disease, J Neurol Sci 219(1-2):63-69, 2004.
344. Thaut MH, Miltner R, Lange HW, et al: Velocity modulation and rhythmic synchronization of gait in Huntington's disease, Mov Disord 14:808-819, 1999.
345. Sidaway B, Anderson J, Danielson G, et al: Effects of long-term gait training using visual cues in an individual with Parkinson disease, Phys Ther 86(2):186-194, 2006.
346. Dibble LE, Nicholson DE, Shultz B, et al: Sensory cueing effects on maximal speed gait initiation in persons with Parkinson's disease and healthy elders, Gait Posture 19(3):215-225, 2004.
347. Schenkman M, Donovan J, Tsubota J, et al: Management of individuals with Parkinson's disease: Rationale and case studies, Phys Ther 69(11):944-955, 1987.
348. Jacobson E: Progressive Relaxation, Chicago, 1938, University of Chicago Press.
349. Platz T, Brown, RG, Marsden CD: Training improves the speed of aimed movements in Parkinson's disease, Brain 121:505-514, 1998.
350. Miller RG, Rosenberg JA, Gelinas DF, et al: ALS Practice Parameters Task Force: the care of the patient of amyotrophic lateral sclerosis (an evidence-based review): Report of the Quality Standards Subcommittee of the American Academy of Neurology: ALS Practice Parameters Task Force, Neurology 52:1311-1323, 1999.
351. Bach JR: Amyotrophic lateral sclerosis: Predictors for prolongation of life by noninvasive respiratory aids, Arch Phys Med Rehabil 76:828-832, 1995.
352. Moss AH, Casey P, Stocking CB, et al: Home ventilation for amyotrophic lateral sclerosis patients: Outcomes, costs and patient, family and physician attitudes, Neurology 38:409-413, 1993.
353. Cazzolli PA, Oppenheimer EA: Home mechanical ventilation for amyotrophic lateral sclerosis: Nasal compared to tracheostomy-intermittent positive pressure ventilation, J Neurol Sci 139(suppl):123-128, 1996.
354. Moss AH, Oppenheimer EA, Casey P, et al: Patients with amyotrophic lateral sclerosis receiving long-term mechanical ventilation: Advance care planning and outcomes, Chest 110:249-255, 1996.
355. Howard RS, Wiles CM, Loh L: Respiratory complications and their management in motor neuron disease, Brain 112:1155-1170, 1989.
356. Piper AJ, Sullivan CE: Effects of long-term nocturnal nasal ventilation on spontaneous breathing during sleep in neuromuscular and chest wall disorders, Eur Respir J 9:1515-1522, 1996.
357. Pinto AC, Evangelista T, Carvalho M, et al: Respiratory assistance with a non-invasive ventilator (Bipap) in MND/ALS patients: survival rates in controlled trials, J Neurol Sci 129(suppl):19-26, 1995.
358. Oppenheimer EA: Decision-making in the respiratory care of amyotrophic lateral sclerosis: should home mechanical ventilation be used? Palliat Med 5(suppl 2):49-64, 1993.
359. Goldblatt D, Greenlaw J: Starting and stopping the ventilator for patients with amyotrophic lateral sclerosis, Neurol Clin 7:789-806, 1989.
360. Sancho J, Servera E, Diaz J, et al: Efficacy of mechanical insufflation-exsufflation in medically stable patients with amyotrophic lateral sclerosis, Chest 125(4):1400-1405, 2004.
361. Lahrmann H, Wild M, Zdrahal F, et al: Expiratory muscle weakness and assisted cough in ALS, Amyotroph Lateral Scler Other Motor Neuron Disord 4(1):49-51, 2003.
362. Hanayama K, Yuka I, Bach JR: Amyotrophic lateral sclerosis: Successful treatment of mucous plugging by mechanical insufflation-exsufflation, Am J Phys Med Rehabil 76:338-339, 1997.

제 26 장

말초신경손상

Peripheral Nerve Injuries

학습개요

목적

말초신경계의 개요

말초신경에 대한 해부학

말초신경의 혈액공급 / 말초신경의 끝기관 / 말초신경의 분류

말초신경계에 대한 생리학

축삭 전달 / 이온통로와 신경전도 / 말초신경에서 움직임의 영향

신경병리

신경손상의 기전 / 이중압착증후군 / 말초손상의 분류 / 특수신경병변
/ 신경변성과 재생 / 말초신경손상으로부터 기능 회복

검진

병력 / 계통관찰 / 검진과 측정

평가, 진단, 예후

중재

환자교육 / 치료적 운동 / 관절가동범위와 근육신장 / 감각재훈련 / 도수치료기법
/ 보조장비의 처방, 제작, 적용 / 전기치료장비 / 물리적 및 역학적 장비 / 수술적인 중재

사례연구

요약

추가정보

용어

참고문헌

학습목표

이 장을 읽은 후, 다음의 사항을 할 수 있어야 한다.

1. 말초신경손상의 기전과 분류체계, 기능적인 결과와의 관계를 기술한다.
2. 흔한 말초신경손상의 원인과 임상적 특성을 기술한다.
3. 신경손상과 복원 후 생리적 과정을 설명한다.
4. 말초신경손상을 위한 최근의 수술방법과 의학적인 관리에 대해 요약한다.
5. 근전도와 신경전도검진의 일반적인 방법과 의미를 설명한다.
6. 말초신경병증을 가진 의뢰인을 위한 특수검진을 결정하고 설명한다.
7. 외상성 말초신경손상, 신경압박과 신경포착 환자를 위한 재활중재를 기술한다.

말초신경 병리의 범위와 정도에 따라, 환자는 다양한 정도의 회복과정을 거치게 될 것이며, 만일 심한 손상이 있는 경우 정상적인 회복이 어려울 수 있다. 적절한 중재는 말초신경손상으로 인한 기능이상 정도를 줄일 수 있다. 이 장은 말초신경손상의 특성에 대해 다룰 것이며, 진단과 예후를 선택하기 위한 검진, 효과적인 중재 방법에 대해 다룰 것이다.

1. 말초신경계의 개요

신경계는 말초와 중추요소로 구분된다. 중추요소에는 뇌와 척수가 포함된다. 말초요소에는 뇌와 척수에서 시작하는 신경인 뇌신경과 척수신경이 있다. 말초신경계(peripheral nervous system, PNS)는 운동, 감각, 교감, 부교감 신경세포를 포함하고 있으며, 대부분의 신경은 이러한 신경세포들이 섞여 있다. 중추에서 말초로 정보를 보내는 날경로(efferent pathway)는 뼈대근을 지배하는 몸(somatic)운동신경과 민무늬근, 심장근육, 샘 활동성을 조절하며 교감과 부교감부분이 있는 자율신경계(autonomic nervous system)가 있다(그림 26-1). 말초에서 중추로 정보를 전달하는 들(afferent)경로는 접촉, 위치, 진동과 통증 같은 다양한 감각을 전달한다.[1,2]

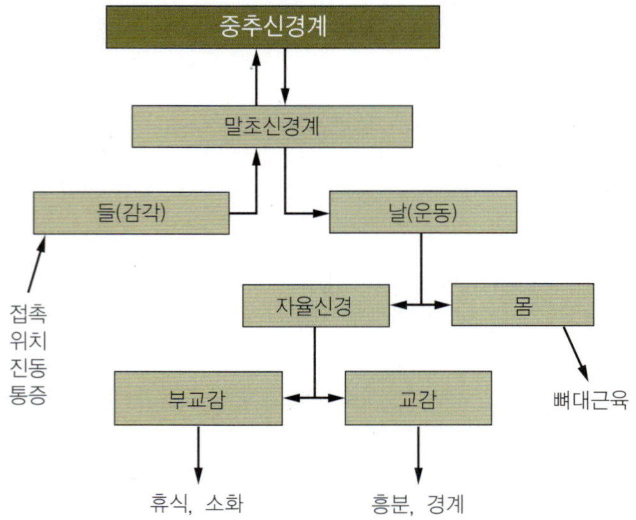

그림 26-1 중추신경계

운동신경은 척수의 앞뿔에서 시작하고, 감각신경은 뒤뿌리신경절(dorsal root ganglia)에서 시작하며 교감신경은 가슴척수의 가쪽뿔(lateral horn)에서 시작하고 교감신경절로 연결되어 있다. 부교감신경은 뇌와 엉치척수의 가쪽회색질에서 시작하고 부교감신경절로 연결되어 있다. 뇌신경(cranial nerve)의 운동신경세포는 숨뇌에서 뻗어나오고, 뇌신경의 감각신경세포는 뇌신경절에 세포체를 가지고 있다. 가슴과 복부로 뻗어 있는 미주신경을 제외한 운동과 감각 뇌신경은 머리와 목의 구조와 관련되어 있다. 31쌍의 척수신경은 자신의 세포체에서 뻗어나와 머리를 제외한 모든 신체의 감각과 운동을 담당하고 있다.[1,2]

척수신경은 자신의 앞뿌리와 뒤뿌리에서 기시해 척추사이구멍(intervertebral foramen)을 통과한 후 앞가지와 뒤가지로 갈라진다(그림 26-2). 가슴부위를 제외하고, 목, 팔, 허리엉치신경얼기(plexus)를 형성하기 위해 앞쪽가지들이 서로 엉키게 된다(그림 26-3).[1,2] 이 장은 이러한 얼기 먼쪽부위 뿐만 아니라 뇌신경의 손상에 대한 검진과 관리에 대해 논의할 것이다.

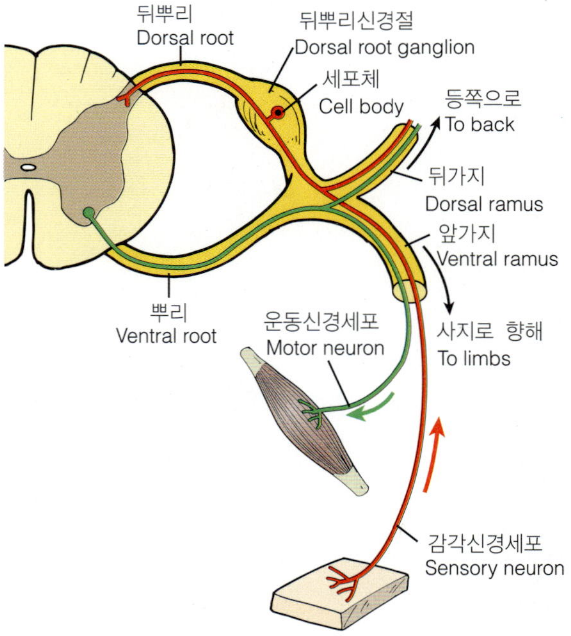

그림 26-2 운동신경은 척수의 앞뿔에서 시작하고, 감각신경은 뒤뿌리신경절(dorsal root ganglia)에서 시작한다.

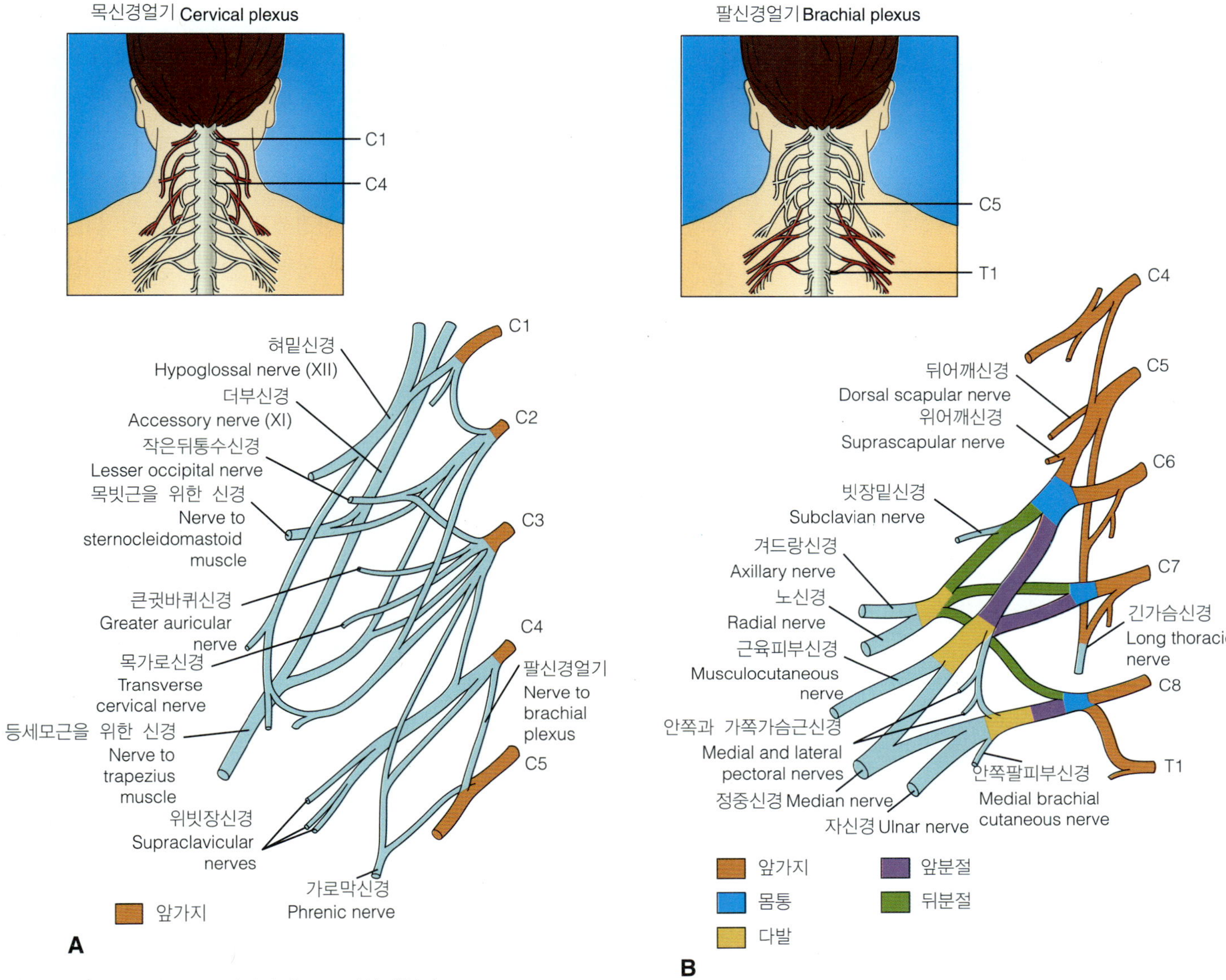

그림 26-3 A, 목신경얼기; B, 팔신경얼기

2. 말초신경에 대한 해부학

신경조직에는 전기적 충동을 전파하는 흥분할 수 있는 신경세포(neurons=nerve cells)와 충동전도를 촉진하고 신경세포를 지지하고 보호하는 아교(glia)세포가 포함된다.[1] 모든 신경세포는 핵과 소기관(미토콘드리아, 세포질세망, 리보솜, 골지기관)을 함유하고 있는 세포체를 가지고 있다. 신경세포 단백질, 효소, 소기관들의 대부분은 세포체에서 합성된다. 대부분의 신경세포는 가지돌기(dendrite), 축삭(axon), 종말가지를 가지고 있다. 가지돌기는 다른 신경세포로부터 신호를 받아들이는 곳으로 다른 신경세포의 축삭과 연접을 한다. 가지돌기로 들어온 신호는 세포체를 거쳐 종말가지로 이동하여, 전기적 및 화학적 신호가 다른 신경 또는 끝기관으로 전달된다.[1,2]

PNS에서 축삭은 Schwann세포에서 만들어진 말이집(myelin)에 의해 감싸져있다. 하나의 Schwann세포는 랑비에결절(node of Ranvier)이 약간의 간격(약 1㎜)을 두고 축삭을 사선방향으로 감싸고 있다. 랑비에결절 사이 축삭분절을 결절사이(internode)라 부른다(그림 26-4). 말이집은 축삭을 따라 전달되는 신호의 전파를 가속시킨다. 왜냐하면 신호가 신경의 전체길이를 따라 전달되는

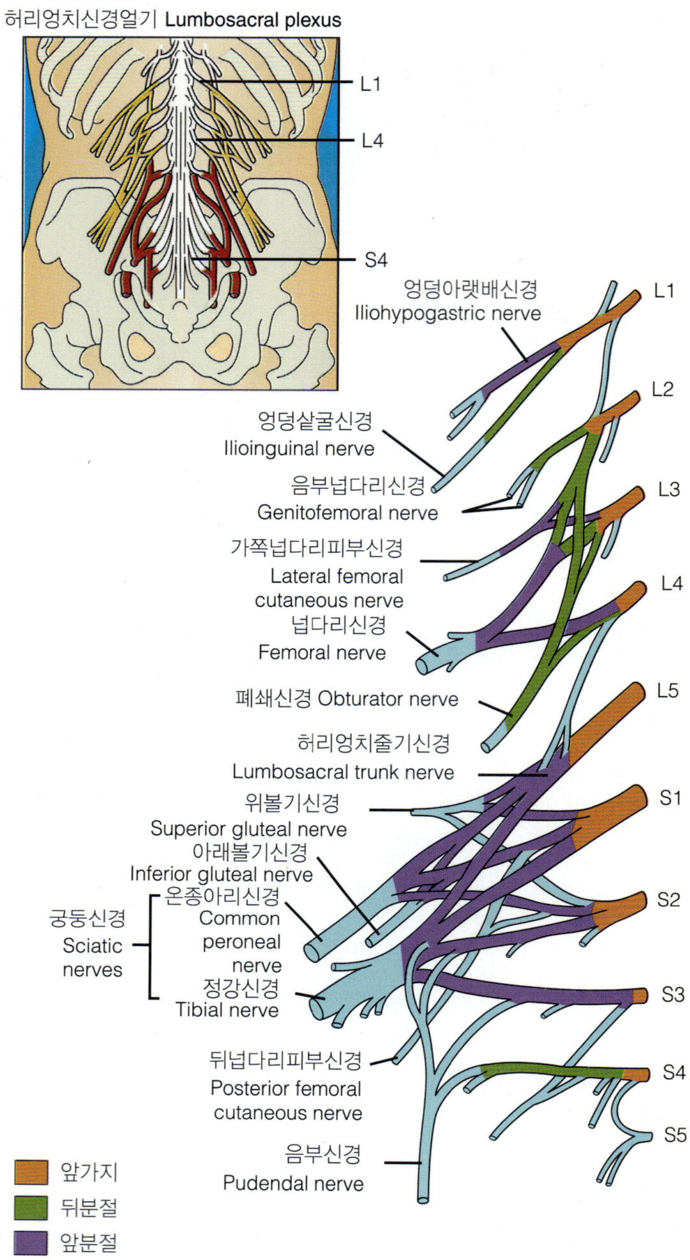

C

그림 26-3(계속) C, 허리엉치신경얼기

From Thibodeau GA, Patton KT: Anatomy and Physiology, ed 6, St. Louis, 2006, Mosby.

것이 아니라 결절과 결절 사이를 도약하여 전달되기 때문이다. 이를 도약전도(saltatory conduction)라 한다. 비록 일부 Schwann세포가 민말이집(unmyelinated) 신경세포 다발에 있더라도, 말이집이 없기 때문에 민말이집 신경세포는 전도속도가 느리다.[1,2]

신경은 여러 개의 신경세포로 구성되어 있다. 각 신경세포는 반투과성인 원형질막(plasmalemma)으로 감싸져 있다. 신경세포 집단은 다발(fascicle)을 이루며, 다발들이 모아져 신경이 된다. 각각을 감싸고 있는 막을 신경속막(endoneurium), 신경다발막(perineurium), 신경바깥막(epineurium)이라 부른다(그림 26-5). 느슨한 결합조직으로 구성된 신경속막은 신경세포들 사이 전기적 절연체로 작용하고, 장력에 의해 신경이 늘어나는 것을 일부 막아주는 역할을 한다. 여러 층의 질은 결합조직으로 된 신경다발막은 외부에서 가해지는 장력에 대항하고, 다발내 압력을 유지하는데 기여하고, 화학적 장벽으로 작용한다. 두 층의 아교질과 섬유모세포로 구성된 신경바깥막은 신경 가로면의 대부분을 차지한다.[2] 안쪽층은 느슨하며 신경다발주변의 공간을 만들고, 바깥층은 신경을 완전히 감싸고 있다. 신경바깥막은 장력에 대항하며 외부 충격을 완충시켜 다발을 보호한다. 신경바깥막 둘레는 중간신경막(mesoneurium)이라 불리는 느슨한 꽃조직(areolar tissue) 층이다.[3]

결합조직 층의 존재와 두께는 신경주행경로에 따라 다양하다. 관절을 가로지르는 부위에는 결합조직이 좀 더 많다. 또한 신경바깥막은 먼쪽부위가 얇으며, 신경속막과 신경바깥막은 척수신경뿌리인 몸쪽부위에서 결합조직이 없다. 신경은 결합조직 층이 얇거나 없는 부위에서 손상을 입기 쉽다.[3]

말초신경의 혈액공급

말초신경은 세포활력과 축삭전달을 위해 필요한 에너지 수준을 유지하기 위해 산소를 필요로 한다. 신경은 신경외 및 신경내 혈관으로부터 산소를 공급받는다.[4] 신경외 혈관은 신경옆에 위치하고 있으며 신경내 혈관은 신경속막, 신경다발막, 신경바깥막 내에 있다(그림 26-6). 신경외 혈관은 중간신경막을 통해 신경내 혈관과 연결되어 있다. 신경바깥막과 신경다발막에는 큰 혈관이 있고, 신경속막에는 작은 모세혈관망이 있다. 모세혈관망은 압박에 의해 쉽게 손상된다.[5]

말초신경은 신경속막의 내피와 신경다발막의 안쪽 층으로 구성된 혈액-신경장벽(blood-nerve barrier)에 의

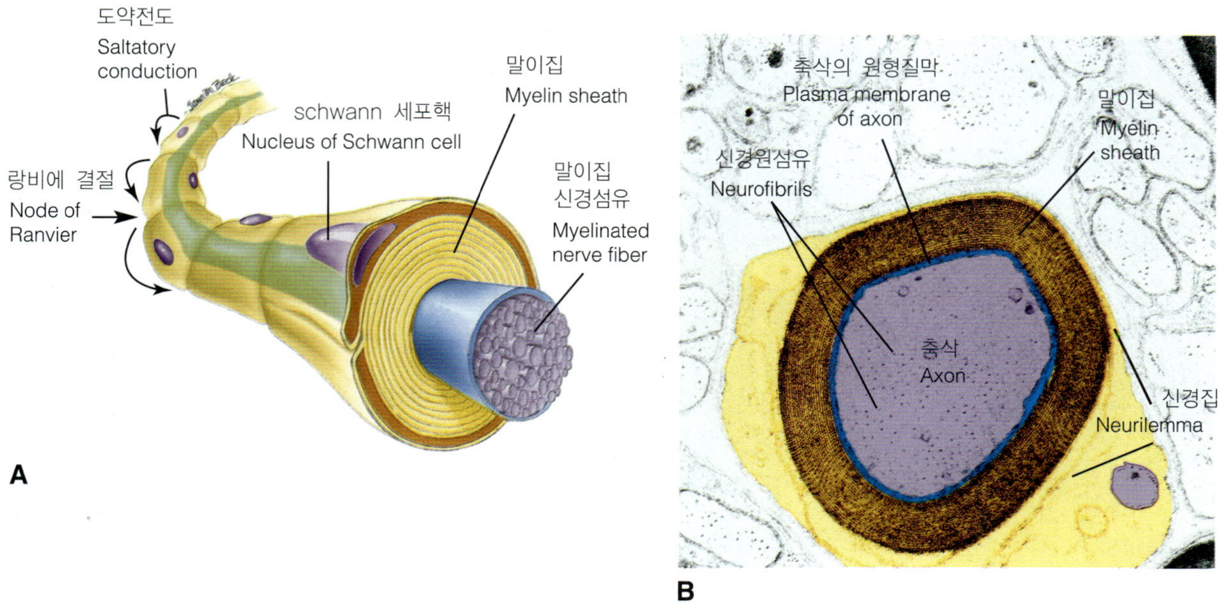

그림 26-4 말이집 말초신경. Schwann세포는 신경축삭을 감싸는 말이집을 형성하고 말이집이 도약전도를 유발하여 전도속도가 빨라진다. *A Courtesy Brenda Russell, PhD, University of Illinois at Chicago; B from Thibodeau GA, Patton KT: Anatomy and Physiology, ed 6, St. Louis, 2006, Mosby.*

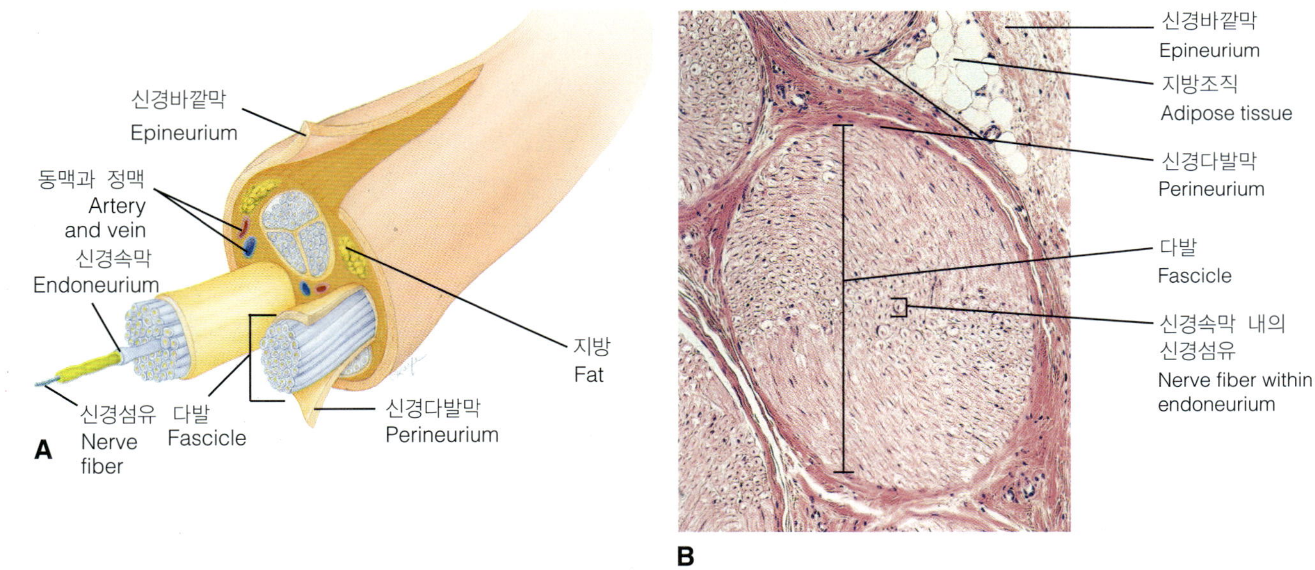

그림 26-5 신경섬유, 다발, 다발집단을 보여주는 신경가로면. 각각은 신경속막, 신경다발막, 신경바깥막으로 감싸져 있다. *From Thibodeau GA, Patton KT: Anatomy and Physiology, ed 6, St. Louis, 2006, Mosby.*

해 면역학적으로 신체 다른 부위와 분리되어 있다. 신경과 혈액신경장벽의 손상은 면역학적 반응을 촉진시킬 수 있다.[6]

말초신경의 끝기관

말초신경의 먼쪽부위는 감각수용기, 근육, 또는 샘 같은 끝기관(end-organ)과 연결되어 있다. 감각 끝기관에는 기계적 수용기, 온도 수용기, 유해 수용기, 화학적 수용기, 빛 수용기, 자유종말이 포함된다. 감각수용기의 여러 세부 형태는 표 26-1에 나열되어 있다. 기계적 수용기, 온도 수용기, 유해 수용기는 수용기의 물리적 변형 또는 화학적 변화를 유발하는 감각자극을 감지한다.[12]

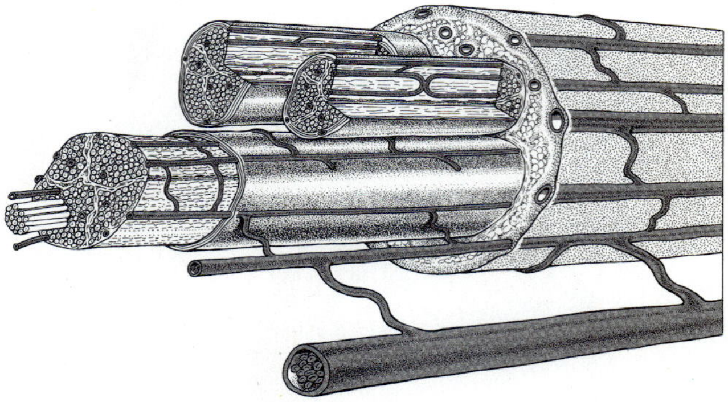

그림 26-6 말초신경의 혈관공급

Adapted from Lundborg G: Nerve Injury and Repair, Edinburgh, 1988, Churchill Livingstone.

몸운동계(somatic motor system)에서 하나의 알파운동신경세포와 이들이 지배하고 있는 근육섬유들을 운동단위(motor unit)라 부른다. 충분히 자극되었을 때 하나의 운동단위는 자신이 지배하고 있는 모든 근육섬유를 수축시킬 수 있다. 자율신경계인 경우 날신호는 땀샘을 비롯한 샘을 자극한다.[1,2]

말초신경의 분류

말초신경은 축삭의 지름 또는 전도속도에 의해 분류될 수 있다(표 26-2). 축삭의 지름에 의해 분류될 때, 신경세포들은 Ⅰ, Ⅱ, Ⅲ, Ⅳ로 구분되며, Ⅰ이 가장 굵은 것이고 Ⅳ가 가장 가는 것이다. 감각신경세포만 굵기에 의해 분류된다. Ⅰ, Ⅱ, Ⅲ은 말이집이 있으나 Ⅳ는 민말이집이다. 지름이 클수록 전도속도가 빠르고 자극에 대한 역치가 낮다.[1,2]

신경전도속도(nerve conduction velocity, NCV)에 의해 분류할 때, 전기충동이 축삭을 따라 전파되는 속도에 따라 말이집이 있는 A형, B형, 민말이집인 C형으로 구분된다. 감각과 운동신경세포는 전도속도에 따라 분류될 수 있다. A형의 세부형태는 A-알파신경세포, A-베타신경세포, A-감마신경세포, A-델타신경세포이다.

3. 말초신경계에 대한 생리학

축삭전달

신경전달물질(neurotransmitter), 단백질, 소기관들은 미세관과 신경세포섬유를 통해 축삭을 따라 전달된다. 정방향전달은 세포체에서부터 멀어지는 전달이며 빨리 또는 느리게 진행될 수 있다. 원형질막 재충전이 필요한 신경전달물질과 구조들은 빠르게 전달되지만, 재생 신경세

표 26-1 피부 감각 끝기관 수용기

수용기 형태	수용기 명칭	피막상태	자극 감지	적응
기계적 수용기	루피니소체(Ruffini's corpuscle)	피막(얇게)	심부 압력, 피부신장	느림
	파치니소체(Pacinian corpuscle)	피막	움직이는 심부 압력, 신장, 고주파수 진통(256Hz)	빠름
	마이스너소체 (Meissner's corpuscle)	피막	가벼운 압력, 가볍게 움직이는 접촉, 저주파수 진동(30Hz)	빠름
	모낭얼기(root hair plexus)		머리털 움직임	빠름
	메르켈원반(Merkel's)	피막	가벼운 압력, 지속적인 접촉	느림
	자유신경종말(free nerve ending)		압력	느림
	근육방추(muscle spindle)	피막(얇게)	Ⅰa: 근육신장과 장력에 대한 정도와 비율 Ⅱ: 신장과 장력의 정도	느림/빠름
	골지힘줄기관 (Golgi tendon organ)		힘줄신장, 근육긴장	느림
온도 수용기	자유신경종말(free nerve ending)		온도	
유해 수용기	자유신경종말(free nerve ending)		통증	느림/빠름

표 26-2 말초신경 분류에 대한 2가지 체계

직경에 따른 신경섬유 분류	직경(㎛)	기능
Ⅰa	12~20	근육방추의 일차 종말
Ⅰb	11~19	골지힘줄기관
Ⅱ	5~12	접촉, 운동감각, 근육방추의 이차 종말
Ⅲ	1~5	통증, 무딘 접촉, 압력, 온도
Ⅳ	0.1~2	통증 ,접촉, 압력, 온도
전도속도에 따른 신경섬유 분류	**전도속도(m/s)**	**기능**
A-알파	70~120	알파-운동신경세포, 근육방추의 일차 종말, 골지힘줄기관, 접촉
A-베타	40~70	접촉, 운동감각, 근육방추의 이차 종말
A-감마	15~40	접촉, 압력, 감마-운동신경세포
A-델타	5~15	통증, 무딘 접촉, 압력, 온도
B	3~14	신경절이전 자율신경
C	0.2~2	통증, 접촉, 압력, 온도, 신경절이후 자율신경

포 또는 성숙 신경세포에서 축삭형질(axoplasma) 재충전에 필요하거나 새로운 축삭형질을 위해 필요한 단백질과 소기관들은 느리게 전달된다. 세포체로 전달되는 역방향 전달은 느리게 진행되며, 이물질 처리를 위해 소기관들이 세포체로 되돌아오고 세포체로 신경성장요소들이 전달되는 것이다. 만일 순환에 문제가 생기면 정방향과 역방향 전달에 필요한 에너지자원이 손상을 받는다.[8]

이온통로와 신경전도

나트륨(Na+)과 칼륨(K+)은 신경전도를 담당하는 이온이다. 안정 시, 신경세포 내부에는 칼륨이 많이 있고 외부에는 나트륨이 많이 있다. 이러한 농도는 신경세포 내부에 있는 2개의 칼륨마다 외부에 3개의 나트륨이 유지되도록 만드는 나트륨-칼륨(adenoshinetriphos-phatase, ATPase) 펌프에 더불어 화학적 및 전기적 인자에 의해 유지된다. 안정 시, 외부보다 내부가 음성을 보이고 원형질막의 활동전위는 -60~-90㎷이다.

신경이 충분히 자극을 받았을 때, 나트륨이온이 신경세포 내부로 이동하게 되고 탈분극이 발생한다. 탈분극이후 빠르게 재분극이 발생하는데, 탈분극과 재분극이 순서대로 발생하는 것을 활동전위(action potential)라 한다(그림 26-7,A). 이후 활동전위는 신경종말에 도달할 때까지 신경을 따라 전파된다(그림 26-7,B).

연접(synapse)은 한 신경세포(연접 이전 신경세포)의 축삭종말이 다른 신경세포(연접 이후 신경세포)의 세포체 또는 가시돌기종말과 만나는 것이다. 연접 이전 축삭종말은 연접틈새(synaptic cleft)에 신경전달물질을 분비하는 주머니(vesicle)를 가지고 있다. 연접틈새는 연접 이전 신경과 연접 이후 신경사이공간으로 전기적 신호에 반응하는 곳이다(그림 26-8). 이후 신경전달물질은 연접 이후 수용기와 결합하여 연접 이후 신경을 흥분시킨다. 나트륨이온이 신경세포 내부로 들어가는데, 만일 억제되면 염소이온이 들어간다.[1,2] 각 신경세포는 많은 다른 신경세포로

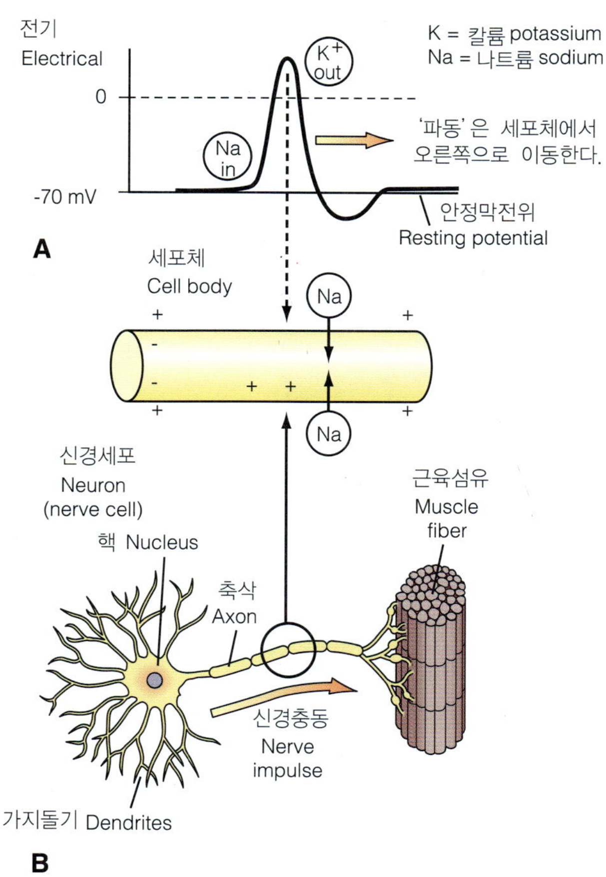

그림 26-7 신경을 따라 전파되는 활동전위
Copyright Royal Society of Chemistry 2006.

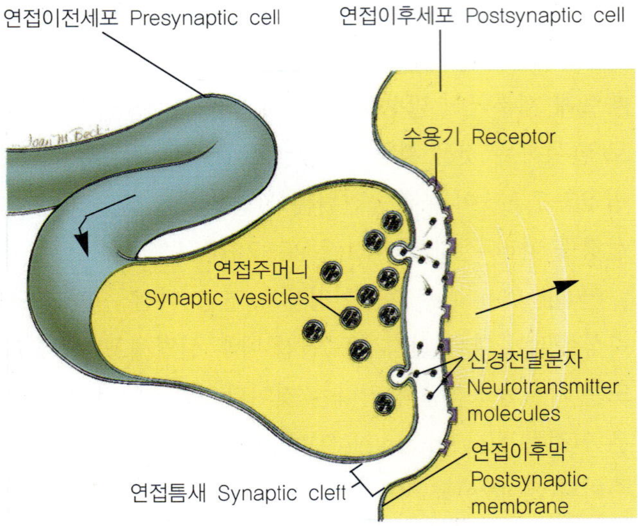

그림 26-8 연접전달

From Thibodeau GA, Patton KT: Anatomy and Physiology, ed 6, St. Louis, 2006, Mosby.

부터 정보를 받아들이고 충분한 입력이 있을 때 탈분극이 발생하여, 연접이후신경세포에서 활동전위가 발생하고 이 신경을 따라 전파된다.

말초신경에서 움직임의 영향

머리, 사지, 목, 또는 몸통의 위치와 움직임은 신경을 미끄러지게 하거나, 늘어지게 하거나, 꼬이게 할 수 있다.[9~11] 뼈, 연골, 근육, 힘줄, 혈관, 근막 같은 말초신경 주변의 조직들은 신경이 통과하는 다양한 크기의 통로를 형성한다. 이러한 통로들은 신경이 움직일 때 신경에 압력을 가할 수 있다. 한 관절에서의 움직임은 그 관절에 있는 신경이 늘어나게 하고 다른 관절쪽으로 당길 수 있다.[11] 신경이 늘어나면 신경은 가늘어지고,[12] 신경내 압력이 높아지고,[12~14] 혈액 흐름이 줄어들고,[15,16] 스트레스가 증가한다.[11,17] 자신경과 정중신경에 가해지는 스트레스는 스트레스를 높이는 자세에 유지되는 것보다 움직임(활동)으로 더욱 증가한다.[10]

4. 신경병리

신경병리는 국소적이거나 넓게 분포할 수 있고 급성 또는 만성적 외상에 의해 유발될 수 있다. 하나의 신경의 병변을 홑신경병증(mononeuropathy)이라 부르고, 여러 신경에 비대칭적 병변이 있는 경우를 다발홑신경병증(mononeuropathy multiplex)이라 부른다. 대칭적으로 넓게 신경기능이상이 있는 경우를 여러신경병증(polyneuropathy)이라 부른다. 여러신경병증은 초기에 대칭적 먼쪽 증상이 있고 외상보다는 질병의 진행과정에서 흔히 발생한다(19장 참조).

신경손상의 기전

신경손상의 기전은 급성과 장기적인 결과뿐만 아니라 의학적, 수술적, 중재방법에도 영향을 준다. 신경은 과도한 신장이나 압박, 부적절한 혈액공급, 또는 과도한 전기에너지, 방사선, 또는 독소에 노출되었을 때 손상을 입을 수 있으며 대부분의 기계적으로 유도된 손상의 특징이 부적절한 혈액공급에 의한 것이다. 손상기전에 관계없이, 통증, 이상감각, 운동상해가 신경손상에 대한 임상적인 소견이다.

신경손상은 심하게 견인력이 한번 작용하였을 때 또는 저강도의 견인력이 여러 번 작용하였을 때 발생할 수 있다.[18] 급성견인손상은 골절(고정 또는 정복으로 인한 직접 또는 간접손상), 관절 탈구, 신체 또는 사지의 과도한 이탈위치(수술접근을 위해 취해지는 특정 자세 같은), 신체 분절을 잡아당김(산과적인 팔얼기 손상)과 관련이 있다. 또한 견인 손상은 사지를 늘리는 수술 동안 또는 후에 발생할 수 있다.[19] 신경이 자신의 원래 길이보다 6~8% 이상 신장되었을 때, 신경내 순환이 손상되고[15] 복합운동활동전위(compound motor action potential)가 감소된다.[20] 신경이 자신의 원래 길이보다 10~20% 이상 신장되었을 때, 구조적인 기능상실과 완벽한 신경차단을 유발하는 복합운동활동전위의 변화가 발생한다.[20,23] 신경이 자신의 원래 길이보다 20~30% 이상 신장되었을 때, 신경주변 집(sheath)이 파열된다.[24] 신경내 찢어짐이 발생한 후, 출혈이 생기고 이후 아교질 생성과 섬유모세포의 증식으로 인해 신경내 흉터가 발생한다.[25]

신경은 여러 기전에 의해 압박을 받을 수 있다. 급성과 만성 염증으로 인한 부종,[26] 염증성 질병, 구획압력 증가, 공간을 차지하는 병변(예: 암), 뼈와의 접촉, 물렁조직 내의 포착(entrapment)뿐만 아니라 압박띠(tourniquet)[22]와 혈압측정띠 같은 치료로 인해 생기는 원인들 모두 압박성 신경병증을 유발할 수 있다.[28,29] Koo와 Szabo는 허혈(ischemia)이 압박성 신경병증과 연관된 신경손상의 기본적 상황이고 분절 저산소증, 모세혈관확장, 부종을 포함한 허혈로 인한 이차적인 영향이 조기에 관리되면 문제가 없지만, 만성적인 압박상태에서 신경내 섬유증은 회복을 방해하게 된다.[30]

압박의 정도는 신경손상의 특성과 정도에 영향을 준다. 정상인 경우 손목굴(carpal tunnel) 내에 있는 정중신경에 가해지는 압력은 약 2.5mmHg이다.[31] 30mmHg 이상의 압력에 노출되어 말초신경이 상해를 입으면, 부분 또는 완전하게 축삭전달이 차단되고 혈관투과성이 증가하여 부종이 발생한다.[32,33] 60~70mmHg가 되면 완벽한 허혈이 발생한다. 신경내부에는 림프구조가 없기 때문에, 신경내 부종은 회복하는데 오랜 시간이 걸린다.

또한 신경손상의 특성은 압박 기간과 얼마나 신경이 압박을 받았는가에 달려있다.[36] Szabo와 Sharkey는 쥐를 대상으로 주기적인 압박(반복적인 움직임으로)과 만성적인 압박을 비교한 결과, 두 조건이 신경전도속도 변화에 미치는 영향은 비슷하였다.[38]

통제된 진동에 대한 실험연구와 진동도구를 사용하는 작업자에 대한 연구들은 진동이 신경의 말이집탈락과 신경섬유증을 유발한다고 보고하고 있다.[39,40] 진동은 부종을 유발함으로써 직접 및 간접적으로 신경손상을 유발할 것으로 생각된다.[41] 진동에 의해 유도된 신경손상은 무거운 작업도구를 사용하는 근로자에게 흔히 있는 것이다.[42]

신경손상은 혈관 막힘으로 인해 유발될 수도 있고[43] 다른 혈관질환으로 인해 발생할 수도 있다. 만성허혈은 혈액신경장벽을 손상시켜, 단백질성 체액이 유입되어 섬유모세포 증식과 신경내 흉터를 유발한다. 허혈손상 자체만으로는 원형질막의 연속성을 손상시키지 못하기 때문에, 다른 형태의 손상보다 신경회복이 좀 쉽게 될 수 있다. 그러나 장기간의 허혈은 경색(infarction)에 이르게 하므로, 다른 기전에 의한 신경손상과 비슷한 예후를 초래한다.[44,45]

신경이 주사사고(accidental injection)에 의해 손상될 때, 물리적 손상뿐만 아니라 약물에 의한 손상이 발생한다. 주사사고 손상은 약물주입 동안 흔히 발생하고,[46,47] 가장 흔히 손상되는 것이 궁둥(sciatic)신경이다. 침으로 인한 경우는 드물지만 없는 것은 아니다.[49] 주사사고는 심하고 방사되는 통증을 유발한다.

신경찢김(laceration)은 유리, 면도날, 또는 금속 파편 같은 날카로운 물체 또는 무딘 물체, 또는 총상에 의해 발생할 수 있다. 날카로운 손상은 수술 중에 발생할 수 있다.[50] 무딘 물체는 일반적 경계가 명확하지 않고 들쑥날쑥한 손상을 유발하지만, 날카로운 물체는 경계가 명확한 손상을 유발한다. 총상은 쇼크, 폭발, 또는 공동(cavitation) 효과로 인해 직접 또는 간접적으로 신경손상을 유발할 수 있다.

또한 신경은 직접적으로 노출되거나 전류 또는 방사선에 노출로 인한 열에 의해 손상을 받을 수 있다. 신경은 신체 조직 중 전기적 임피던스(impedance)가 가장 낮아, 전류가 신경혈관다발을 통해 흐르는 경향이 있다. 대부분의 신경혈관다발은 자신이 지배하는 근육까지 뻗어 있기 때문에 신경주변에 있는 근육이 상해를 입을 수 있다. 전류는 직접적인 열과 응고괴사를 통해 신경을 손상시킬 수 있고, 원형질막 상해와 투과성 증진을 유발하여 신경을 손상시킬 수 있다.[53] 방사선 손상은 암치료와 관련이 있는데 방사선에 의해 신경 손상은 온도상승과 관련이 있고 일반적으로 회복이 안 된다.[54]

이중압착증후군

이중압착증후군(double-crush syndrome)은 같은 신경에 2개 이상의 병변이 존재하여 만일 하나의 병변만 있다면 관찰되지 않거나 심각하지 않은 증상이 나타나는 것이다.[55~57] 이중압착증후군은 한 병변이 축삭전달을 파괴하여 원형질막 통합성 유지와 신경의 다른 부분에 있는 이물질 처리에 필수적인 물질전달을 방해할 때 발생하는 것으로 여겨지고 있다. 이중압착증후군의[58,59] 존재와 진단에 대한 많은 의심이 있다.[60] 예를 들어, Chaudhry

와 Clawson은 운동신경질환인 근육위축가쪽경화증(amyotrophic lateral sclerosis, ALS)이 있는 환자를 대상으로, 이 신경질병의 존재가 신경들의 이차적인 병리를 유발하는지를 알아보기 위해 연구를 수행하였다. 연구자는 이중압착증후군을 지지하는 3가지 가설을 설정하였다. (1) ALS가 있는 사람은 팔꿉에 있는 운동 자신경병증과 감각 자신경병증 발병률이 다를 것이다. (2) 팔꿉에 자신경병증이 있으며 ALS가 있는 사람인 경우, 감각섬유는 운동섬유보다 덜 침범될 것이다. (3) 팔꿉에 자신경병증이 있으며 ALS가 있는 사람의 운동섬유는 자신경병증이 없으면서 ALS가 있는 사람보다 축삭상실이 더 많을 것이다. 팔꿉에서 자신경병증 존재여부는 신경전도속도가 ≥10 ms인 경우로 정의하였다. 그 결과, ALS가 있는 사람에서 운동자신경병증과 감각자신경병증 발병률의 차이는 없었고 팔꿉에 자신경병증이 있는 사람에서 운동신경 침범과 감각신경 침범 사이 유의한 차이가 없었다. 이러한 결과는 이중압착증후군 개념을 지지하지 못한다. 세 번째 가설은 지지되었지만 자신경병증이 운동신경에만 영향을 주는 것으로 나타났다.[59] 이중압착증후군을 지지하는 증거가 부족함에도 불구하고 임상가들 내에 이 개념이 넓게 퍼져 있다.

말초손상의 분류

여러 연구자들은 신경손상에 대한 분류법을 주장하여 왔다(표 26-3).[61-64] 이러한 분류체계는 손상 정도에 따른 것이다. Seddon은 신경손상에 대한 3가지 범주(생리적 신경차단(neurapraxia), 축삭절단(axonotmesis), 신경절단(neurotmesis)[61,63])을 제시하였다. 반면에 Sunderland는 5가지 범주(1도~5도)를 제시하였는데, Seddon의 범주와 비슷하지만 축삭절단과 신경절단은 각각 2개의 범주로 더욱 세분화된다.[62] MacKinnon은 6번째 범주로 Sunderland이 제시한 모든 수준에서의 상해와 더불어 5가지 조직에서 일부손상이 있는 경우로 정의하였다.[64]

특수신경병변

비록 신경은 어느 부위라도 손상될 수 있고 다양한 기전에 의해 손상될 수 있지만, 일부 흔한 병변이 있다. 다음에서는 흔한 말초신경손상과 기전에 대해 다루겠다.

머리와 목에 영향을 주는 신경병변. 뇌신경은 탄환

표 26-3 말초신경손상의 분류

Seddon	Sunderland	손상	증상	기전	회복
생리적 신경차단	1도	정상적인 신경구조, 국소 말이집탈락, 국소적 전도차단	통증 위축 최소 또는 없음 저린감 고유감각 저하	압박, 허혈, 신장, 둔기 외상, 신진대상 이상, 독소, 질병	수일에서 수개월 내에 자발적 완벽한 회복
	2도	축삭차단, 신경바깥막, 신경다발막, 신경속막은 온전	통증 일부 위축 운동, 감각, 교감성 기능 완전상실	상당한 압박 또는 견인	수개월 내에 자발적, 완벽한 회복
축삭절단	3도	축삭절단, 섬유다발(funiculi)손상		심한 견인, 압착 이후 포착을 유발하는 흉터	자발적이지만 완전한 회복은 불가
	4도	신경다발막 절단	통증 없음 근육위축 운동, 감각, 교감성 기능 완전상실	흉터 때문에 전도 없음	불완전한 자발적 회복, 이식 또는 복원을 위한 수술
신경절단	5도	신경의 완전 절단		완전한 찢김	수술적 중재 없이 자발적 회복 없음

또는 바늘에 의한 관통, 또는 골절 같은 둔기 외상에 의해 손상될 수 있다.[65] 또한 부종, 암종, 포착 같은 압박에 의해 손상될 수 있다. 예를 들어, 뇌하수체 암은 시각신경을 압박할 수 있고,[65] 삼차신경은 아래턱 또는 위턱 골절,[65] 아래턱 수술[66] 또는 치과치료에[67,68] 의해 손상될 수 있고, 얼굴신경은 아래턱뼈 관절융기(condyle),[69] 가쪽바닥골절,[65] 귀밑샘절제술에[70] 의해 손상을 입을 수 있다. 급성의 원인불명 얼굴신경마비인 Bell 마비는 바이러스 감염[71] 또는 혈관원인으로 발생할 수 있다.[65] 혀인두(glossopharyngeal), 미주, 혀밑신경은 류마티스 관절염으로 인한 목척추아탈구에 의해 손상될 수 있다.[72,73] 척수더부신경(spinal accessory nerve)손상은 림프결절 생검 동안 발생할 수 있고 혀밑신경은 삽관 동안 발생할 수 있다.[77,78]

팔에 영향을 주는 신경병변. 팔얼기 손상은 낙상으로 인한 둔기 외상과 관통상으로 인한 찢김뿐만 아니라 압박과 견인에 의해 손상을 입을 수 있다. 팔얼기 손상에 대한 수술적 치료를 받은 사람 100명 중 대부분이 외상(오토바이 사고, 총상, 관통상)이었고 9명만이 치료 중 발생한 것이었다.[79] 또한, 유방절제술 같은 수술을 위해 어깨를 과도하게 벌린 상태로 놓은 것은 팔얼기견인손상을 유발할 수 있다.[80]

산과적 팔신경얼기손상(obstetrical brachial plexus palsy)은 신생아 시기에 나타나는 팔신경얼기손상이다. 산과적 팔신경얼기손상은 출산 체중, 자궁을 통한 출산,[81] 산모 연령 증가, 산모 당뇨병과 관련이 있다.[82] 산과적 팔신경얼기손상의 형태는 표 26-4와 같다. 이 손상은 태아의 어깨가 산모의 두덩뼈(pubic)결합에 끼이는 마루점(vertex)위치에 있을 때 발생한다고 제기되고 있다.[83] 그러나 문헌고찰에 의하면, 산과적 팔신경얼기손상은 태아 난산 또는 마루점위치에 있는 태아를 빼기 위한 집게사용보다는 분만 2분기가 짧은 것과 더욱 연관이 있다.[84] 산과적 팔신경얼기손상이 있는 대부분의 유아들은 완벽하게 회복이 되고,[85] 최적의 회복을 알려주는 지표에는 3개월에 능동적 팔꿉 굽힘, C7 침범, 출산 과체중이다.[86] 산과적 팔신경얼기손상이 있는 아동은 근육불균형 때문에 이차적인 변형이 발생할 수 있고 이로 인해 최상의 기능회복이 안 될 수 있다.[87] 완전한 회복이 안 된 16명의 유아를 대상으로 한 연구에서, 9명이 불규칙적인 관절오목(glenoid), 관절오목의 뒤 굽힘, 또는 위팔뼈의 아탈구를 보였다. 이 연구에서 연구자는 신경학적 회복은 있을지라도, 산과적 팔신경얼기손상을 가진 아동은 구조적 결함으로 기능적 결핍이 있을 수 있다고 제의하였다.[88]

표 26-4 산과적 팔신경얼기손상의 형태

형태	발생률	침범 유형
Erb-Duchenne	73%	위쪽 얼기(upper plexus)
전체 얼기 손상	25%	전체 얼기
Klumpke's	2%	아래쪽 얼기(lower plexus)

* *Data from Shenaq SM, Bullocks JM, Dhillon G, et al: Clin Plast Surg 32(1):79-98, 2005.*

팔얼기에서 다발(cord)과 줄기(trunk)에서 뻗어 나온 말초신경이 긴가슴(long thoracic)신경과 어깨위(suprascapular) 신경이다. 긴가슴신경은 첫 번째 갈비뼈 절제로 인해 손상을 받기 쉽고,[89] 한 연구에서는 첫 번째 갈비뼈 촉진 후 긴가슴신경손상의 발생률을 보고하였다.[90] 6구의 사체에 대한 연구에서, 연구자는 팔신경얼기의 아래측면에서 기시하여 첫 번째 갈비뼈까지 연결되어 있는 짧아진 근막띠가 팔을 수동적으로 벌림과 바깥돌림을 시행하였을 때 신경을 활시위처럼 잡아당김을 발견하였다. 이 띠는 신경에 간헐적 장력을 주기 때문에 신경을 손상시킬 수 있다.[91] 어깨위신경은 어깨뼈패임(notch)에서 어깨위가로인대(superior transverse scapular ligament) 밑을 통과할 때 손상을 입을 수 있거나[92] 척추관절오목패임(spinoglenoid notch)에서 어깨아래가로인대를 통과할 때 손상을 입을 수 있다.[93] 어깨위신경이 손상된 88명을 대상으로 한 연구에서, 어깨아래가로인대에 의한 포착이나 결절은 흔히 발견되었다.[94] 넓은 어깨횡단인대와 좁은 척추관절오목패임을 가진 환자는 어깨위신경 손상의 위험이 높다.[95] 팔의 먼쪽부에서 발생할 수 있는 손상은 더욱 많다. 팔신경얼기 다발을 지난 신경손상은 표 26-5와 표 26-6에 요약되어 있다.

표 26-5 팔신경병변의 원인

신경	기전
겨드랑이(axillary)	어깨앞쪽 탈구, 어깨앞쪽 안정화 수술 동안 외상, 위팔뼈목의 골절*
근육피부	빗장뼈골절†
노(radial)	위팔뼈골절,‡ 노굴(radial tunnel)의 압박§¶
정중(median)	원엎침근(pronator teres)의 포착,‖ 손목굴 압박
자(ulnar)	관절융기위(supracondyle) 골절 후 횡단하는 핀 고정,¶ 팔꿈치굴의 포착(entrapment), Guyon 굴의 포착

* *Kline DG, Kim DH: J Neurosurg 99(4):630–636, 2003.*
† *Bartosh RA, Dugdale TW, Nielsen R: Am J Sports Med 20(3):356–359, 1992.*
‡ *Ring D, Chin K, Jupiter JB: J Hand Surg 29(1):144–147, 2004.*
§ *Portilla Molina AE, Bour C, Oberlin C, et al: Int Orthop 22:102–106, 1998.*
‖ *Johnson RK, Spinner M, Shrewsbury MM: J Hand Surg 4A(1):48–51, 1979.*
¶ *Skaggs DL, Hale JM, Bassett J, et al: J Bone Joint Surg Am 83(5):735–740, 2003; Taniguchi Y, Matsuzaki K, Tamaki T: J Shoulder Elbow Surg 9(2):160–162, 2000.*

다리에 영향을 주는 신경병변. 여성에서 다리의 말초신경손상은 분만, 출산, 골반 수술과 관련되어 흔히 발생한다. 출산경험이 있는 6,057명의 여성을 대상으로 한 연구에서, 56명은 새로운 신경손상이 발병하였다.[96] Cardosi, Cox, Hoffman은 골반 수술을 한 여성을 대상으로 한 연구에서 수술 후 1.6%가 폐쇄(obturator)신경, 엉덩샅굴(ilioinguinal)/아랫배(hypogastric)신경, 음부넙다리(genitofemoral)신경, 넙다리신경, 또는 허리엉치신경에서 손상이 있었다.[97] 비록 드물기는 하지만, 넙다리신경의 압박은 칸사이근막활(iliopectineal arch)에서 포착과 관련되어 보고 되었다.[98] 외상성 넙다리신경손상은 전위성 절구(acetabulum)골절,[99] 전체 엉덩이관절성형술,[100~102] 앞쪽으로 넙다리뼈탈구의[103] 결과로써 발생한다. 부인과적 수술방법과 신경손상에 대한 문헌에서, Irwin 등은 부적절하게 배치된 당기는 기구가 넙다리신경손상의 주된 원인이라고 하였다.[107] 궁둥(sciatic)신경압박은 궁둥구멍근(piriformis)의 두 기시 힘줄 사이로 통과하는 비정상적인 경로를 가진 경우에 발생한다고 보고되어져 왔다.[108] 또한 궁둥신경손상은 엉덩이(buttock)부위의 타격 후[109] 또는 주사사고(accidental injection)[48]와 엉덩이 관절성형술 후에도[101,110] 발생할 수 있다. Bradshaw 등은 짧아진 모음근을 덮고 있는 근막에 의해 폐쇄신경손상이 되는 32 사례를 보고하였다.[111] 비록 넙다리뼈골절로 인한 고정,[112] 엉덩이치환술,[101] 엉덩이 치환술에서 시멘트 돌출에[113] 의해 폐쇄신경만 손상될 수 있지만, 폐쇄신경 손상은 흔히 다른 신경손상과 연관되어 있다. 기타 다른 신경의 손상은 표 26-7과 표 26-8에 요약되어 있다.

신경변성과 재생

만일 세포체의 손상이 없다면 완전한 신경절단 후 신경회복이 발생한다(그림 26-9). 이 과정에는 먼쪽과 몸쪽의 변화뿐만 아니라 세포체의 변화가 포함된다. 신경절단 후 죽은 조직은 제거되고 이후 신경이 재생된다. 먼저 손상 수 시간 내에 염색질분해, 즉 손상된 신경에서 세포질그물의 분해가 발생한다. 다음 랑비에 결절까지 손상된 부위에서 몸쪽으로 변성이 발생한다. 이 변성 후, 신경재생을 위한 물질을 제공하기 위해 단백질생성이 촉진된다. 손상 24시간 내에 이러한 단백질이 손상된 부위의 몸쪽 축삭부위로 이동된다. 신경복원을 위한 더 많은 단백질이 만들어지지만, 신경전달물질과 Schwann 세포를 위한 단백질 생성은 감소한다.[114] 잘린 신경부위에서 축삭발아(sprouting)가 발생하는데, 마지막으로 온전한 랑비에 결절의 먼쪽 부위에서 시작된다. 각 축삭은 15개까지 발아가지를 내는데, 이를 성장뿔(growth cone)이라 부른다. 발아가지들은 필로포디아(filopodia)라 불리는 축삭의 바닥막돌기로부터 받은 신호에 따라 펴져나간다. 필로포디아는 재생축삭을 끌어당기는 역할을 하는 신경성장성분 같은 성장성분에 민감하다.

단백질합성을 필요로 하는 소기관들은 세포체에 위치하고 있기 때문에, 신경이 절단되었을 때 복원을 위한 단백질은 단지 몸쪽 신경분절에만 도달할 수 있다. 따라서 먼쪽분절은 변성된다. 이러한 형태의 변성을 Wallerian 변성(degeneration)이라 한다. 1~12주 동안 축삭형질과 축삭막의 변성과 주변의 말이집 변성이 발생한다. 포식세포에 의해 변성 잔여물들은 처리가 된다. Wallerian 변성에 반응하여, 손상된 신경의 먼쪽 부분에 남아있는

표 26-6 팔의 주요 신경손상

신경	근육	임상 징후
등쪽어깨 (dorsal scapular)	마름근들(rhomboid)	어깨뼈 벌림의 약화
어깨위 (suprascapular)	가시위근(supraspinatus) 가시아래근(infraspinatus)	어깨벌림과 바깥돌림 약화
어깨밑 (subscapular)	어깨아래근(subscapuralis) 큰원근(teres major)	어깨안쪽돌림 약화
긴가슴 (long thoracic)	앞톱니근 (serratus anterior)	어깨뼈벌림과 위쪽돌림(upward rotation) 약화, 굽힘 또는 벌림을 통한 어깨 거상 시 불완전함, 어깨뼈 날개
등쪽가슴 (thoracodorsal)	넓은등근 (latissimus dorsi)	저항에 대항하여 어깨 하강능력 저하
가쪽가슴 (lateral pectoral)	큰가슴근(pectorial major)	어깨 굽힘, 안쪽돌림, 수평모음의 약화
안쪽가슴 (medial pectoral)	큰가슴근(PMa) 작은가슴근(PMi)	PMa: 어깨 굽힘, 안쪽돌림, 수평모음의 약화 PMi: 어깨뼈아래쪽돌림 약화
겨드랑이 (axillary)	어깨세모근(deltoid) 작은원근(teres minor)	어깨벌림, 굽힘 또는 폄 약화, 어깨 충돌
근육피부 (musculocutaneous)	부리위팔근(coracobrachial) 위팔두갈래근(biceps) 위팔근(brachialis)	팔꿉 굽힘이 상당히 약화 위팔노근으로 팔꿉을 굽히기 위해 어깨벌림이 필요
노 (radial)	위팔세갈래근(triceps) 팔꿈치근(anconeus) 위팔노근(brachioradial) 긴노쪽손목 폄근(extensor carpi radialis longus) 짧은노쪽손목 폄근	뒤침(supination)이 감소, 손목과 손허리손가락관절(MCP) 폄 상실
뒤쪽뼈사이 (dorsal interosseous)	뒤침근(supinator) 온손가락 폄근(extensor digitorum communis) 새끼 폄근(extensor digiti minimi) 자쪽손목 폄근 (extensor carpi ulnaris) 긴엄지벌림근 (abductor pollicis longus) 짧은엄지 폄근(EPB) 긴엄지 폄근(EPL) 집게 폄근(extensor indicis)	완전한 손목펴기가 기능하나 약함, 자쪽편위 약함, 손허리손가락관절펴기 안됨
정중 (median)	원엎침근(pronator teres) 노쪽손목 굽힘근 긴손바닥근(palmaris longus) 얇은손가락 굽힘근(flexor digitorum	팔꿉 근처 또는 위 부분: 엎침 약화; 손목 굽힘 약화; 중간과 집게손가락 굽힘 상실; 반지손가락과 중간손가락 굽힘 약화; 엄지 손허리손가락관절 굽힘 약화, 엄지 대립상실, 손바닥벌림 약화

표 26-6 팔의 주요 신경손상(계속)

신경	근육	임상 징후
	superficialis) 짧은엄지 굽힘근(표층 머리) 1, 2 벌레근(lumbricales)	Benedictine 칼퀴손: 집게와 중간손가락 갈퀴모양
앞쪽뼈사이 (anterior interosseus)	긴엄지 굽힘근(FPL) 1, 2 깊은손가락 굽힘근 (flexor digitorum profundus) 네모엎침근(pronator quadratus) 짧은엄지벌림근(APB)	아래팔엎침약화; 집게와 중간손가락 굽힘 약화; 엄지 손바닥벌림 상실 엄지와 집게손가락을 이용해 "O"자를 만들지 못함
자 (ulnar)	자쪽손목 굽힘근(FCU) 3,4 깊은손가락 굽힘근(FDP) 짧은손바닥근(palmaris brevis)	팔꿉 근처 또는 윗부분: 손목 굽힘과 자쪽편위약화; 반지와 새끼손가락 먼쪽관절 굽힘 상실; 새끼손가락 손허리손가락관절 굽힘 상실; 반지손가락 손허리손가락관절 굽힘 약화; 집게, 중간, 반지손가락의 중간손가락관절(IP)펴기 상실; 가쪽집기(lateral pinch) 상실; 새끼손가락 대립움직임 상실. Froment 종이 징후: 자신경마비가 있는 경우 환자에게 엄지와 집게손가락 끝으로 종이잡기를 요구할 때 엄지모음근 대신 엄지 손가락사이관절 굽힘근을 이용하는 것. Jeanne 징후: 위의 과제에서 손허리손가락관절의 과도한 펴기가 발생 Egawa 징후: 중간손가락을 노쪽과 자쪽으로 벌릴 수 없음
깊은가지 (deep branch)	새끼벌림근(abductor digiti minimi) 새끼 굽힘근(flrxor digiti minimi) 새끼대립근(opponens digiti minimi) 3, 4 벌레근(lumbricales) 손바닥뼈사이근 (palmaris interosseous) 등쪽뼈사이근(dorsal interosseous)	새끼손가락의 손허리손가락관절 굽힘 약화; 집게, 중간, 반지, 새끼손가락의 손가락사이관절 펴기가 상당히 감소; 가쪽집기 상실; 대립움직임 상실 Forment 징후, Jeanne 징후, Egawa 징후, 반지와 새끼손가락의 갈퀴모양

MCP, 손허리손가락; IF, 집게손가락; MF, 가운데손가락; RF, 반지손가락; SF, 새끼손가락; DIP, 먼쪽 관절 굽힘 상실; IP, 중간손가락관절

표 26-7 다리 신경병변의 흔한 원인

신경	원인
종아리(peroneal)	넙다리, 정강이, 종아리뼈골절;* 무릎탈구;† 다리꼬기; 혼수 또는 움직일 수 없는 상태에 있는 사람에서 특정 자세; 수술 동안 자세
깊은종아리(deep peroneal)	신발 끈을 단단히 매거나‡ 갈퀴발에 의해 앞쪽 발목굴(tarsal tunnel)의 종아리섬유활 아래에서 압박
얕은종아리(sperficial peroneal)	발목 삠§
정강이(tibial)	오금 또는 발목굴에서 포착으로 인한 압박‖
장딴지(sural)	가쪽복사뼈골절, 뒤꿈치뼈골절, 작은 두렁(saphenous)정맥 벗겨짐¶

** Data from Mont MA, Dellon AL, Chen F, et al: J Bone Joint Surg Am 78:863, 1996.*
† Data from Goitz RJ, Tomaino MM: Am J Orthop 32(1):14–16, 2003.
‡ Data from Fabre T, Piton C, Andre D, et al: J Bone Joint Surg Am 80(1):47–54, 1998.
§ Data from Johnston EC, Howell SJ: Foot Ankle Int 20(9):576–582, 1999.
‖ Data from Mastaglia FL: Muscle Nerve 23(12):1883–1886, 2000.
¶ Data from Seror P: Am J Phys Med Rehabil 81(11):876–880, 2002.

표 26-8 다리의 주요 신경손상

신경	근육	임상 징후	감각상실
위볼기 (superior gluteal) 아래볼기 (inferior gluteal)	근막장근 (tensor fascia late)	Trendelenburg 보행	없음
궁둥(sciatic)	큰모음근(adductor magnus) 반막모양근(semimembranous) 넙다리두갈래근(biceps femoris)	발을 높이 드는 걸음 (high stepping gait); 뒤꿈치 또는 발가락으로 설 수 없음	허벅지 뒤쪽과 장딴지; 안쪽복사뼈와 발의 안쪽부분을 제외한 모든 발부위
얕은온종아리 (common peroneal superficial)	긴종아리근(peroneus longus) 짧은종아리근(peroneous brevis)	발처짐, 바깥번짐(eversion)을 할 수 없음	장딴지 가쪽; 발등부분
깊은 (deep)	앞쪽정강이근(tibilais anterior) 긴발가락 폄근(extesor digitorum longus) 긴엄지 폄근(EHL) 셋째종아리근(peroneous tertius) 짧은발가락 폄근(EDB) 짧은엄지 폄근(EHB)		첫 번째와 두 번째 발가락 사이
정강이 (tibial)	장딴지근(gastrocnemius) 가자미근(soleus) 뒤쪽정강이근((tibilais posterior) 긴발가락 굽힘근(flexor digitorum longus) 긴엄지 굽힘근(FHL) 발바닥의 내재근(intrinsic)	발목발바닥 굽힘과 안쪽번짐 (inversion) 할 수 없음 발가락 굽힘, 벌림, 모음 상실	안쪽 제외한 발과 발가락의 발바닥쪽 부분
넙다리 (femoral)	빗살근(pectinius) 넙다리빗근(sartorius) 넙다리곧은근(rectus femoris) 가쪽곧은근(vastus medialis) 안쪽곧은근(vastus intermedius) 중간곧은근(vastus lateralis)	계단오르기의 어려움과 무릎의 불안정성으로 낙상	먼쪽 허벅지 안쪽 발과 종아리 안쪽
폐쇄 (obturator)	짧은모음근(adductor brevis) 큰모음근(adductor magnus) 긴모음근(adductor longus) 두덩정강근(gracilis)	–	허벅지 안쪽

Schwann 세포는 손상 후 2주까지 신경성장성분의 농도를 높이도록 자극한다.[115] 비록 신경성장성분이 재생을 촉진하지만, 신경종(neuroma)과 신경손상 후 신경병적인 통증을 유발할 수 있다.

신경축삭은 다른 물렁조직보다 신경의 먼쪽 절단부위, 다른 신경의 먼쪽부보다 절단부위의 먼쪽부를 우선적으로 성장시키고 운동신경세포들은 신경지배를 받는 근육보다 신경지배를 받지 않는 근육으로 우선적으로 성장한다.[116] 이러한 재생형태에 대한 여러 가설이 있다. 성장뿔과 필로포디아는 신경의 먼쪽절단부에 있는 음성의 단

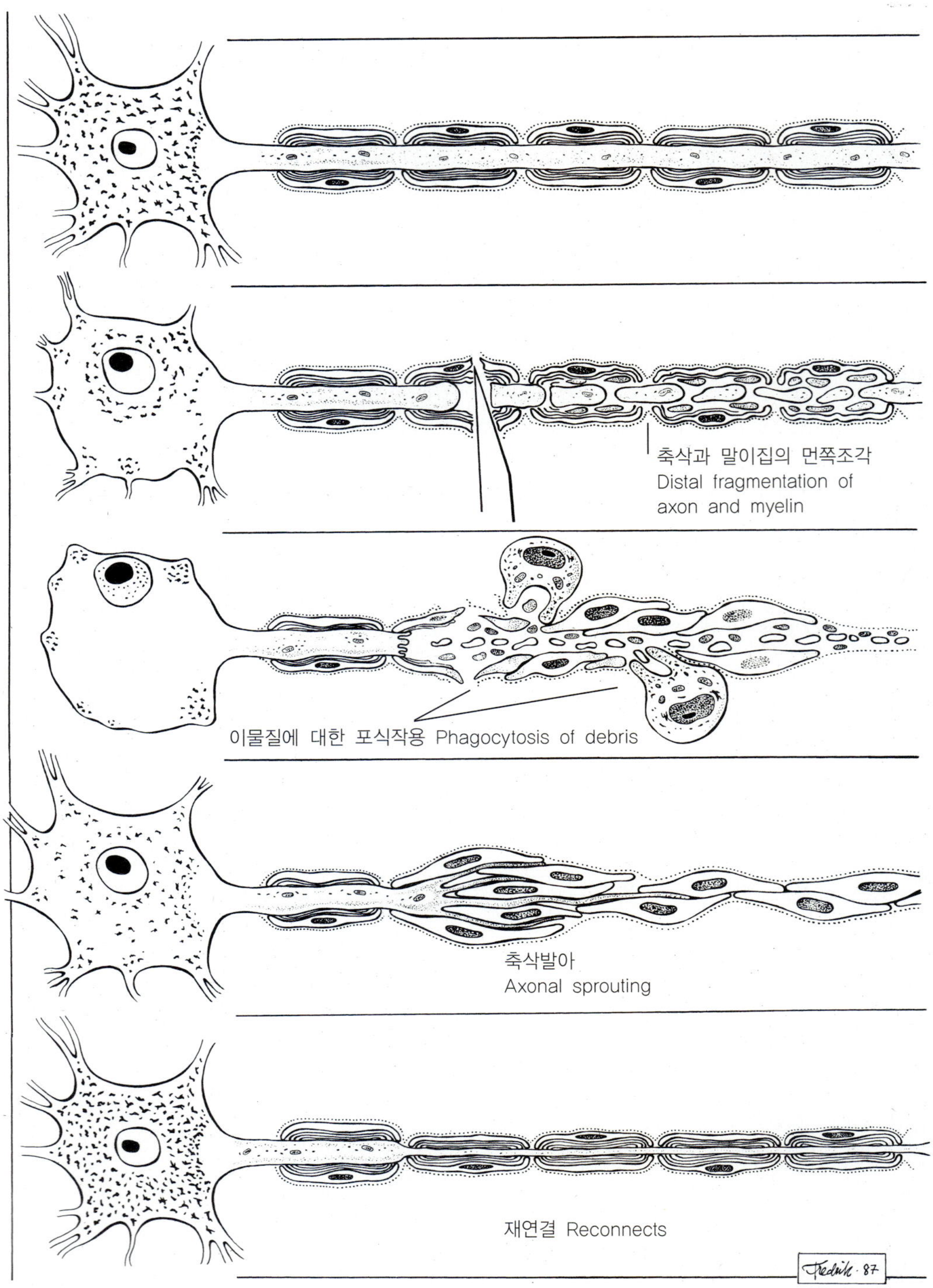

그림 26-9 완전신경절단 후 신경변성과 재생. *From Lundborg G: Nerve Injury and Repair, Edinburgh, 1988, Churchill Livingstone.*

백질 쪽으로 끌리게 된다. 따라서 축삭발아는 먼쪽 신경분절, 특히 바닥막으로 향하게 된다. 하나의 성장뿔에서 하나의 축삭이 같은 신경의 먼쪽분절바닥막에 도달할 때, 성장뿔에 있는 액틴(actine)이라 불리는 단백질이 먼쪽분절에 부착되고 성장뿔에 있는 다른 신경의 발아들은 변성된다. 또한, 신경세포유착분자(neural cell adhesion molecule)라 불리는 단백질은 운동신경을 끌어당기고, 축삭 재생과 말이집형성은 신경과 끝기관(end-organ)이 연결됨으로서 촉진된다.[114]

절단된 신경이 복원된 후, 재생율은 하루에 10㎜ 정도

표 26-9 부위별 신경재생률

위치	재생률(㎜/일)
위팔	2.5~8.5
아래팔 몸쪽부	2~6
손목	1~2
손	1~1.5
허벅지	2
종아리	1.5
발목	1

이다. 그러나 재생률은 신경섬유의 형태와 위치에 따라 다르다(표 26-9). 가는 직경의 섬유는 굵은 직경의 섬유보다 빠르게 재생된다. 따라서 둔하고, 쑤시는 통증과 온도감각을 전달하는 C 섬유가 고유감각, 식별 가능한 접촉, 날카로운 통증을 전달하는 A-베타와 A-델타 섬유보다 빨리 재생된다.

절단된 신경에 대한 수술적 방법은 완전한 기능 회복을 장담하지 못한다. 신경세포의 활력성, 회복율, 축삭방향은 신경재생 정도와 끝기관의 활력성에 영향을 준다.[117] 게다가, 신경종의 발달과 신경병증 통증은 최적의 수술적인 복원과 재생이 발생하더라도 기능적인 결과를 악화시키는 요인이 된다.

말초신경손상으로부터 기능 회복

말초손상으로부터 완전히 재생되기 위해서는 세포체 생존, 축삭발아를 방해하는 뼈 또는 흉터 같은 장벽이 없어야 함, 적절한 끝기관으로 정확하게 성장, 혼합된 들신호를 인식하기 위한 중추신경계(central nervous system, CNS)의 조정의 4가지 기준과 맞아야 한다.[118] 또한, 말초신경손상으로부터 기능적 회복은 환자의 나이와 인지능력, 신경손상의 특성 또는 주변 여건, 복원과정에 영향을 받을 수 있다.[119]

성인보다 아동은 말초신경손상으로부터 좀 더 나은 기능적인 결과를 보인다.[120~122] 이유는 끝기관까지 거리가 짧고[120] 아동이 좀 더 대뇌 가역성이 좋고[123,124] 신경재생이 더욱 잘 되기 때문이다.[125] 그러나 성인이 아동보다 재생능력이 더 낮거나 비슷하다는 연구가 있기 때문에 마지막 이유는 논쟁 중이다.[126,127] 아동시절이 지난 사람에서 나이가 신경손상으로부터 회복에 영향을 주는지에 대한 것 역시 논쟁 중이다. 노인(70~89세)과 장년층(30~69세) 간에서는 손목굴(carpal tunnel) 수술 후 회복정도가 비슷하다는 연구가 있다.[128] 그러나 손목굴절제수술을 받은 84명을 대상으로 한 연구에서, 60세 이상의 환자들은 31~59세의 환자에 비해 증상이 심하고($p=0.003$), 기능적인 결과가 불량하고($p=0.046$), 신경전도속도의 향상이 떨어졌다($p=0.027$).[127]

외상성 말초신경병증을 가진 환자는 비외상성 신경병증 환자보다 결과가 더욱 좋지 않다.[130] 압궤손상 후 기능적 결과는 절단으로 인한 신경이식 또는 복원보다 더욱 좋다.[131] 빠르게 복원된 신경이 늦게 복원된 신경보다 기능적 결과가 좋다.[132] 일반적으로, 신경손상이 몸쪽부일수록 재생되어야 하는 신경의 길이가 길어지기 때문에 결과가 좋지 않다.

5. 검진

병력

의료기록과 환자면접을 통해 수집해야 할 정보는 나이, 이름, 인종, 언어이다. 성별은 특정 말초신경손상의 위험요인을 확인하는데 도움이 된다. 예를 들어, 손목굴증후군은 여성에서 흔하고,[133] 팔꿈치굴증후군은 남성에게서 더욱 많다.[134] 산과적 팔신경얼기 마비는 출산 또는 성장과정 동안 흔히 발생한다.

말초신경병증을 가진 환자에게 특히 강조되어야 하는 사항은 직업과 스포츠 활동이다. 포착성 홑신경병증은 특정 스포츠 활동에서 발생할 수 있으므로, 치료사는 환자의 직업, 학교, 가정에서의 활동에 관한 특성을 조사해야 한다. 특히 반복적인 활동과, 외적인 힘에 의해 신경이 눌릴수 있는 자세 또는 활동에 집중하여 조사해야 한다. 예를 들어, 어깨위신경의 포착은 어깨 위에 무거운 카메라를 메고 촬영하는 직업을 가진 사람에게서 발생한다는 보고가 있다.[135] 비록 직업활동이 신경손상에 영향을 주지만,

신체질량지수, 나이, 해부학적 변이 같은 요인들이 더욱 신경손상에 영향을 준다.[136] 직업 또는 여가활동처럼, 스포츠 관련 손상도 흔히 보고된다. 예를 들어, 배구선수에서 어깨위신경과 등쪽어깨신경 손상,[137] 던지기 선수에서 팔꿈치굴증후군이 있다.[138,139]

방사선, 전산화된 영상, 자기공명촬영, 신경전도검진, 진단적 신경차단의 결과를 알아보기 위해 의료적 기록을 살펴야 한다. 특히, 전산화된 영상과 자기공명영상을 통해 신경을 따라 압박을 가할 수 있는 물렁조직 덩어리의 존재를 확인할 수 있다. 진단적 신경차단과 신경전도검진을 통해 유해 자극의 위치와 유해 자극의 전달경로를 확인할 수 있다.

물리치료를 의뢰하기 위해 현재 문제와 원인에 대한 환자의 이해가 기록되어야 한다. 현재 또는 과거에 시행된 다른 치료에 대한 반응은 예후를 결정하는데 도움이 된다. 손상기전과 손상시기 또는 증상발현 시기는 진단과 예후 결정에 있어 중요하다. 또한 몸쪽부위가 손상될수록 예후가 좋지 않기 때문에, 손상 수준을 기록해야 한다.

계통관찰

계통관찰은 좀 더 세밀한 검진이 필요한 영역을 확인하고 검진과 중재 동안 주의해야 할 사항과 합병증을 유발할 수 있는 영역을 알아보기 위해 시행된다. 자세한 내용은 1장을 참조한다.

검진과 측정

신경병증의 상태와 존재를 정확하게 알 수 있는 유일한 검진은 없다. 따라서 진단의 정확성을 높이기 위해 신경병변이 의심되는 환자를 평가하기 위해 여러 검진들을 사용한다.

근육뼈대

자세. 말초신경 포착 또는 압박과 관련된 증상 악화 또는 발달에 자세는 중요한 역할을 한다(4장 참조).

인체계측학적 특징

부종. 말초신경손상은 염증이 있을 경우 부종, 발열, 붉은 피부를 보이고 능동적 움직임이 심하게 손상되었을 때 부종, 차가움, 창백 증상을 보인다. 사지의 부피는 부피측정기(volumeter)를 이용하여 물의 이동 정도를 측정하거나 사지 둘레를 줄자로 측정한다(그림 26-10). 손 부피측정기는 1% 이내의 정확성을 보이고, 측정기를 높이 조절이 가능한 책상 위에 배치하고, 환자의 몸통을 지지해주고, 극소량을 측정하는 피펫(pipette)으로 물의 이동 정도를 측정함으로서 표준오차는 10~3㎖까지 줄일 수 있다.[143] 둘레 측정과 부피측정기의 측정자간 및 검진-재검진 신뢰도는 0.99로 매우 높다.[144] 줄자를 이용하여 손 또는 발의 부피를 측정하는 경우, 8자형 방법이 가장 신뢰할만하다고 알려져 있다.[145~148]

이러한 측정을 위한 기준은 없지만, 시간경과에 따른 비교와 건측과의 비교를 통해 환측의 변화 또는 비정상을 알 수 있다. 우세 손이 비우세 손보다 부피가 10~16.9㎖정도 더 크다.[149,150]

관절가동범위와 근육길이. 관절 주변 근육의 불균형의 결과로서 말초신경손상 후 관절구축 또는 근육 짧아짐이 흔히 발생한다. 예를 들어, 팔꿈치굴증후군이 있는 환자의 52%가 팔꿉 굽힘구축이 있었다.[151] 따라서 말초신경손상이 있는 환자에 대해 능동적 및 수동적 관절가동범위뿐만 아니라 근육길이에 대한 검진을 실시해야 한다. 손상된 신경이 통과하는 모든 부위에 대해 측정이 이루어져야 할 것이다.

근육수행력. 말초신경손상은 신경이 지배하고 있는 근육의 약화를 초래하기 때문에 근력검진은 필수적인 사항이다. 검진 시 개별근육에 대한 검진이 이루어져야 한다. 왜냐하면 비슷한 움직임이 다른 신경지배를 받는 근육에 의해 유발될 수 있기 때문이다. 말초신경손상으로 인한 근력약화는 도수근력검진을 통해 측정된다. 또한 운동신경손상으로 인한 근력약화는 근육위축과 근육굵기를 관찰함으로서 알 수 있다. 비록 둘레측정의 변화와 근력에

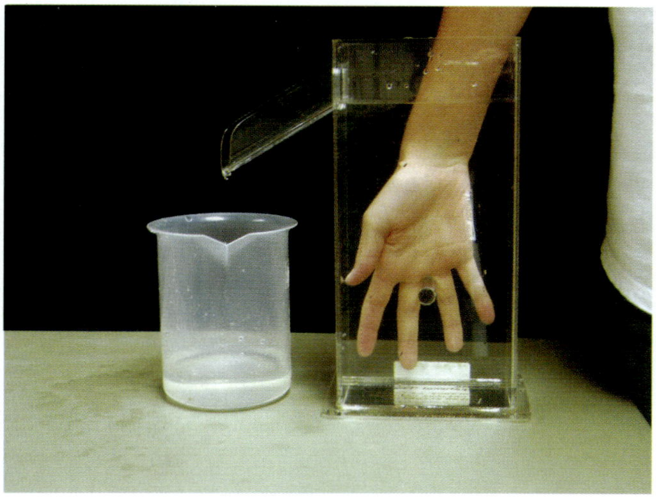

그림 26-10 손 부피측정기를 이용하여 손에 대한 부피(부종) 측정

대한 다른 측정치와 연관이 있지만, 특이성(specificity)이 낮기 때문에 이용하는데 제한이 있다(5장 참조).[152] 영국의학연구위원회는 말초신경손상 후 운동과 감각기능을 점수화하는 척도를 개발하였으며 Dellon은 이를 수정하였다(표 26-10).[153] 이 척도는 신경에 의해 지배를 받는 몸쪽과 먼쪽 근육의 근력에 기초하여 분류한 것이다. 몸쪽보다 먼쪽이 침범되었음을 알려주는 먼쪽근육의 약화는 심각하지 않은 상태이다. 이 척도는 회복에 대한 평가와 말초신경손상에 대한 심각성을 결정하고 위치를 확인하는데 도움이 된다.

산과적 팔신경얼기 마비가 있는 아동에 대한 근력의 평가. 산과적 팔신경얼기 마비(obstetrical brachial plexus palsy)가 있는 아동을 위한 근육수행력 평가에 사용되는 도구는 다양하다. 영국의학연구위원회에서 제시한 척도는 유아나 아동에게 적용하는데 적절하지 않다. 왜냐하면 도수근력검진에서는 대상자가 검진에 협조해야 하기 때문이다. Gilbert와 Tassin이 제시한 수정된 영국의학연구위원회 척도가 적절하다.[154] 최근 Bae 등은 산과적 팔신경얼기 마비가 있는 아동을 위한 Mallet 분류, Toronto 검진, 능동적 움직임 척도(active movement scale, AMS)로 된 3가지 움직임척도의 신뢰도를 보고하였다. 2명의 측정자가 80명의 아동을 대상으로 측정한 결과, 측정자간 및 측정자내 신뢰도는 양호에서 우수로 나타났다. 하지만, 민감성과 특이성에 대한 언급은 없었다.

Mallet 분류는 위쪽 몸통(upper trunk) 병변을 확인하기 위해 사용되고 유아(toddler)에게 적용할 수 있지만 영아(infant)에게는 불가능하다. 이 검진을 아동에게 적용하기 위해, 손을 목뒤에 놓기, 손을 허리아래에 놓기, 손을 입에 가져오는 동작이 필요하다. 움직임 정도에 따라 Ⅰ~Ⅴ등급으로 나누는데, Ⅰ등급은 전혀 움직일 수 없는 경우, Ⅴ등급은 대칭적인 정상적 움직임이 있는 경우에 부여한다.[156]

Toronto검진은 팔꿉 굽힘, 팔꿉 폄, 손목 폄, 손가락

표 26-10 신경기능에 대한 영국의학연구위원회 척도

	운동기능		감각기능
M0	수축 없음	S0	지배 영역에서 감각이 없음
M1	몸쪽근육의 인식할만한 수축	S1	지배 영역에서 심층 피부 통증이 회복
		S1+	지배 영역에서 표층 피부 통증이 회복
M2	몸쪽과 먼쪽근육의 인식할만한 수축	S2	지배 영역에서 일부 표층 피부 통증과 일부 촉각이 회복
		S2+	S2이면서 과도한 반응을 보임
M3	저항에 대항하여 움직임이 있을 만큼 충분한 파워를 보이는 몸쪽과 먼쪽근육의 수축	S3	과도한 반응이 없어지고, 정적 두점 식별이 >15㎜이면서, 지배영역에서 표층 피부 통증과 촉각이 회복
		S3+	S3이면서, 지배 영역에서 두점 식별이 7~15㎜로 회복
M4	3단계이면서 협력적이고 독립적인 움직임이 가능함	S4	두점 식별이 ≤6㎜인 완전한 회복
M5	완벽한 회복		

Modified by Dellon A, Curtis R, Edgerton M: Plast Reconstr Surg 53:297-305, 1974.

폄, 엄지손가락 폄을 평가하기 위해 0~2점을 부여하는데, 최고 점수는 10점이다.[157] AMS는 산과적 팔얼기 마비가 있는 영아와 아동의 운동기능을 정량화하기 위해 8등급으로 분류하는 도구이다.[158] AMS는 중력에 대항하거나 중력을 최소화하는 움직임을 유발하기 위해 고안된 것으로, 개별 근육의 기능보다는 관절의 움직임을 평가하는 것으로 명령에 따라 움직일 수 없는 아이에게 적용할 수 있다. 산과적 팔얼기 마비가 있는 63명의 영아를 대상으로 한 연구에서, 아래팔돌림(rotation)을 제외한 AMS의 대부분의 요소들이 측정자간 신뢰도가 높았다.[159]

신경근육

통증. 말초신경손상은 흔히 감각변화를 유발한다. 비록 흔한 증상은 무감각(numbness)과 저린 감각(tingling)이지만, 타는 듯하고, 날카롭고 전기가 통하는 통증도 유발된다. 또한 환자들은 저린 감각 또는 이상감각(paresthesia)을 통증으로 호소하기도 한다.[160] 통증의 속성은 신경으로 인한 통증과 근육뼈대계로 인한 통증을 구분하는데 도움이 된다. 말초신경손상과 관련된 통증은 정상적인 신경재생을 의미할 수 있지만 작은 직경의 유해수용기 A-델타와 C섬유의 과민한 반응의 결과로 여겨진다.

통증은 종종 말초신경손상 후에 신경세포와 섬유에 형성되는 신경종에 의해 유발되기도 한다. 신경종은 신경재생이 흉터에 의해 더 이상 재생이 안 되는 경우에 발생하는 것으로 여겨지고 있다. 신경종 주변 조직의 움직임이나 압박은 종종 통증을 유발할 수 있다. 표준통증평가척도(22장 참조)는 말초신경손상 환자의 통증을 측정하기 위해 사용되고 있다.

뇌신경과 말초신경 통합성

전기생리학적 검진. 전기진단적(electrodiagnostic) 검진은 말초신경통합성을 평가하는 황금기준으로 여겨지고 있다. 전기진단적 검진에는 감각과 운동신경의 전도속도를 알아보는 신경전도속도검진(nerve conduction study, NCS)와 자극 또는 활동에 대한 근육활동성을 알아보는 근전도(electromyography, EMG)가 있다. 이러한 검진은 말초신경병변의 위치, 심각성, 말이집탈락, 축삭손상, 운동종말기능이상, 근육기능이상으로 인한 신경근육기능이상을 구별하는데 도움이 된다. 이러한 검진은 회복 정도, 진단 또는 치료에 대한 반응을 알아보기 위해 사용된다. 미국은 전문자격과 훈련을 받은 치료사가 전기진단적 검진을 수행하고 있다.

NCS는 증상이 있는 신경병증과 증상이 없는 신경병증을 확인하는데 사용된다.[161] 2002년에 발표된 연구를 고찰한 결과, NCS는 손목굴증후군에 대한 민감성과 특이성이 높은 것으로 나타났다.[162] 하지만 임상적 증상이 있어도 손목굴증후군이 없다고 판정하는 경우와 임상적인 증상이 없어도 손목굴증후군이 있다고 판정하는 경우가 있다.[163,164] 이러한 제한 때문에, 일부 사람들은 손목굴증후군의 진단에서 NCS보다 병력과 이학적 검진을 이용하기를 권장하고 있고 임상적인 검진으로부터 얻은 소견과 검진(study)소견을 종합하여 판단하는 것을 권장하고 있다.[140,165,166]

또한 NCS는 손목굴증후군의 발생위험을 예측하고 확인하는데 사용되기도 한다. 손목굴증후군증상이 없지만 비정상적인 NCS를 보이는 집단과 손목굴증후군증상이 없고 NCS가 정상인 집단을 대상으로 70개월간 실시된 전향적인 연구에서, 비정상적인 NCS를 보인 집단 중 23%, 정상 NCS를 보인 집단 중 6%가 나중에 손목굴증후군증상이 발현되었다($p=0.01$).[167] 하지만 11년 경력의 근로자 289명을 대상은 실시한 Nathan 등의 연구결과, 초기 정중신경 전도속도의 느림 정도와 나중의 손목굴증후군증상의 발현 사이에 강한 상관성이 있었고, 대부분의 근로자에서 신경전도속도가 느려졌지만, 손목굴증후군증상은 발현되지 않았다. 따라서 연구자들은 전도속도의 변화는 노화에 따라 자연스럽게 발생하는 것이고 손목굴증후군이나 증상발현을 반드시 유발하지는 않는다고 하였다.[168] 또한 700명의 증상이 없는 근로자를 대상으로 실시한 연구에서, 정중신경의 비정상적인 NCS 결과만으로 미래의 손 또는 손가락의 불편감을 예측할 수 없다고 하였다.[169] Werner 등은 근로자를 선별하기 위해 NCS 결과를 이용하는 경우, 신중한 접근이 필요하다고 지적하였다.[169]

신경손상을 파악하기 위한 유발검진. 신경손상 또는 기능이상을 발견하기 위해 치료사들은 종종 신경압박과 견인을 시도한다. 이러한 유발검진기법에 의해 증상발현은 신경손상을 의미하는 것으로 생각하고 있다. 압박은 손 또는 기구로 가하며, 견인은 신경이 최대로 늘어나는 자세를 취하게 하여 유발한다. 물론, 정상인인 경우 이런 자세에서 증상이 유발되지 않는다. 신경을 늘이는 방법을 신경장력(neural tension)검진이라 한다. 신경을 최대한 늘이는 자세를 취하면, 신경장력은 커진다. 이를 통해 치료사는 신경 포착이나 이중압착증후군을 발견할 수 있다. 다음은 흔히 사용되는 신경유발검진들이다.

Tinel검진. Tinel검진은 신경손상을 의미하는 과도한 민감성 또는 두드리기 같은 기계적인 입력에 대한 반응인 Tinel 징후를 알아보기 위해 사용된다. 이 소견의 존재는 신경손상의 위치를 알 수 있게 한다. 비록 Tinel 징후와 재생 중인 신경에서 Tinel 징후가 항상 신경손상이나 손상 후 재생이 되고 있음을 의미하는 것은 아니지만,[170,171] 재생 중인 신경에서 Tinel 징후가 부족하면 재생이 불량한 것으로 여길 수 있다. Tinel검진은 의심이 되는 신경의 피부 위 부분을 두드리는 것이다(그림 26-11). 정상적인 힘으로 두드리는 경우 정상인 중 20~45%에서 이 검진에 의해 징후가 발생할 수 있고,[172,173] 과도한 힘으로 두드리는 경우 거짓양성반응이 발생하기 때문에, 특이성은 떨어진다.[174] 비록 많은 임상치료사들이 신경손상의 지표로써 Tinel 징후를 사용하고 있지만, 민감성(0.63; 전기진단적 검진에서 손목굴진단을 받은 환자)과 특이성이 낮기 때문에 단독으로 사용되지는 않는다.[173]

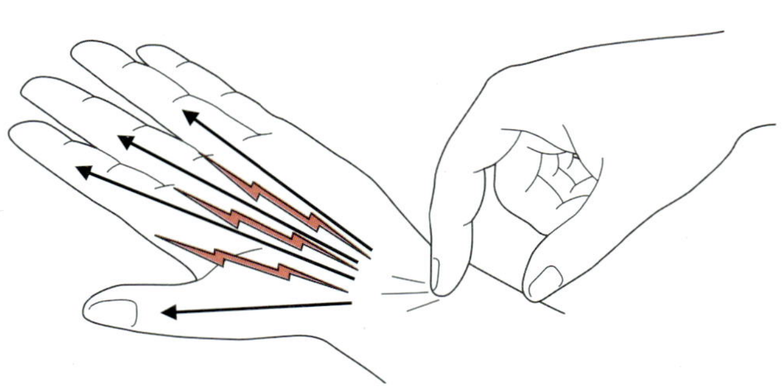

그림 26-11 손목굴에서 정중신경을 위한 Tinel검진

Adapted from Goodman CC, Boissonnault WG, Fuller KS: Pathology: Implications for the Physical Therapist, ed 2, Philadelphia, 2002, Saunders.

Novack 등은 초기보다 진행된 신경압박이 있는 경우 Tinel 검진이 유용하다고 지적하였다.[175] 또한 Spicher 등은 징후를 유발하는 자극의 표준화와 정량화를 위해 진동자극기를 이용한 Tinel 징후 자극과 분석방법을 제안하였고 이를 통해 Tinel검진의 유용성을 높일 수 있다고 하였다.[176]

Roos검진. 팔거상 스트레스검진으로 알려진 Roos검진은 팔의 혈관과 신경학적 기능을 검진하는 것이고 가슴출구증후군(thoracic outlet syndrome)을 선별하기 위해 사용되고 있다. 이 검진을 수행하기 위해, 의뢰인에게 팔벌림과 바깥돌림 90°, 팔꿉 90° 굽힌 상태에서, 3분 동안 최대한 천천히 주먹쥐고 펴기를 반복하게 한다. 만일 저린 감각 또는 무감각이나, 근력약화 또는 무거운 느낌으로 인해 더 이상 검진자세를 유지하지 못하는 경우 양성으로 판단한다. 그러나 Medline(1960~2005)검진에서 이 검진방법의 신뢰도와 타당도를 보고한 연구는 없었다.

신경장력검진. 신경장력검진(neural tension test)은 팔과 다리에 적용될 수 있다. 다리를 위한 신경장력검진은 무릎펴고 들기(straight leg raise, SLR), 구부린 자세검진(slump test), 엎드린 자세에서 무릎굽히기검진(prone knee bend test)이 있다. 무릎펴고 들기와 구부린 자세검진은 기본적으로 궁둥신경을 검진하는 것이고, 엎드린 자세에서 무릎굽히기검진은 넙다리신경을 검진하기 위한 것이다(8장 참조). 팔신경장력검진으로 알려진 팔신경을 위한 다양한 검진들이 있다. Elvey가 처음 언급한 팔얼기장력검진은 환자를 바로 눕게 한 후, 어깨벌림, 바깥돌림과 관상면에서 뒤쪽으로 약간 폄, 팔꿉 폄, 아래팔뒤침, 손목과 손가락 폄자세로 치료사가 수동적으로 움직인다.[177] Butler가 기술한 것처럼, 팔신경장력검진(upper limb tension test, ULTT)에는 4가지 기본적인 검진이 있다: 첫 번째와 두 번째는 정중신경에 더욱 장력을 유발하고, 세 번째와 네 번째는 각각 노(radial)신경과 자(ulnar)신경에 더욱 장력을 유발한다(그림 26-12~15).[178] Hunter는 최근에 팔얼기를 검진할 수 있는 두 가지 방법을 개발하였다: 높게 벌린 팔검진(high abducted arm test)과

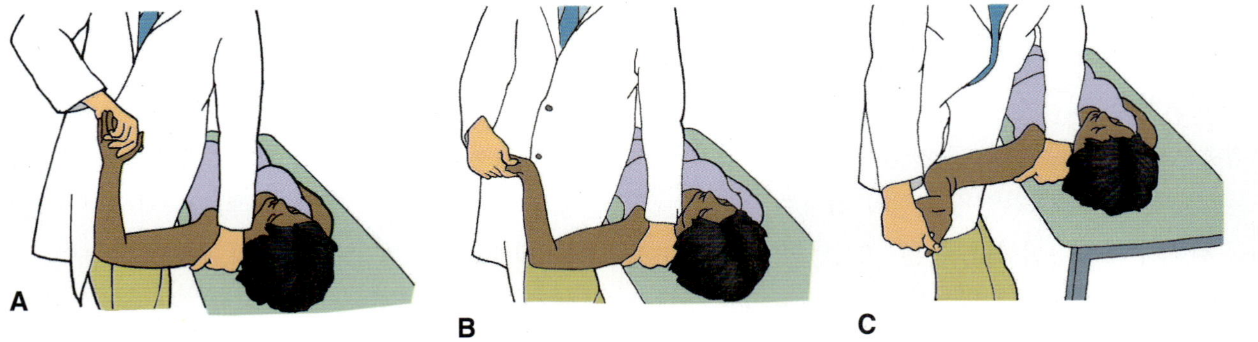

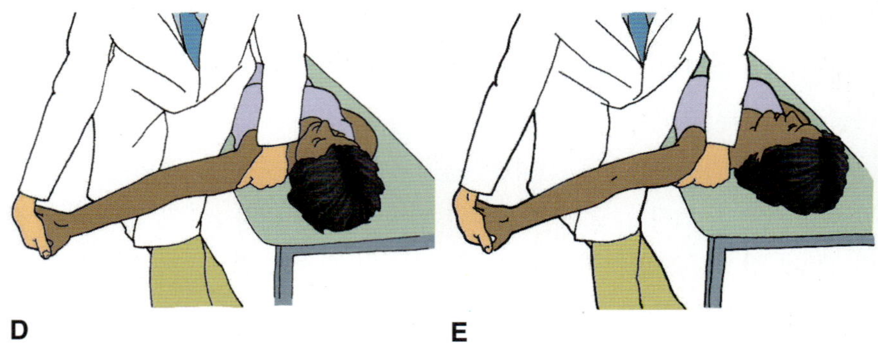

그림 26-12 팔장력검진 1: 어깨벌림을 이용한 정중신경중심검진. A, 어깨 90° 벌림과 중립의 돌림자세, 팔꿉 90° 굽힘, 손목 중립자세에 환자를 놓는다. 이후 중립까지 어깨를 편다. B, 손목과 손가락을 편다. C, 어깨바깥돌림을 시행한다. D, 팔꿉을 편다. E, 검진을 받는 반대쪽으로 머리를 굽힌다. *Adapted from Butler DS: Mobilisation of the Nervous System, Edinburgh, 1991, Churchill Livingstone.*

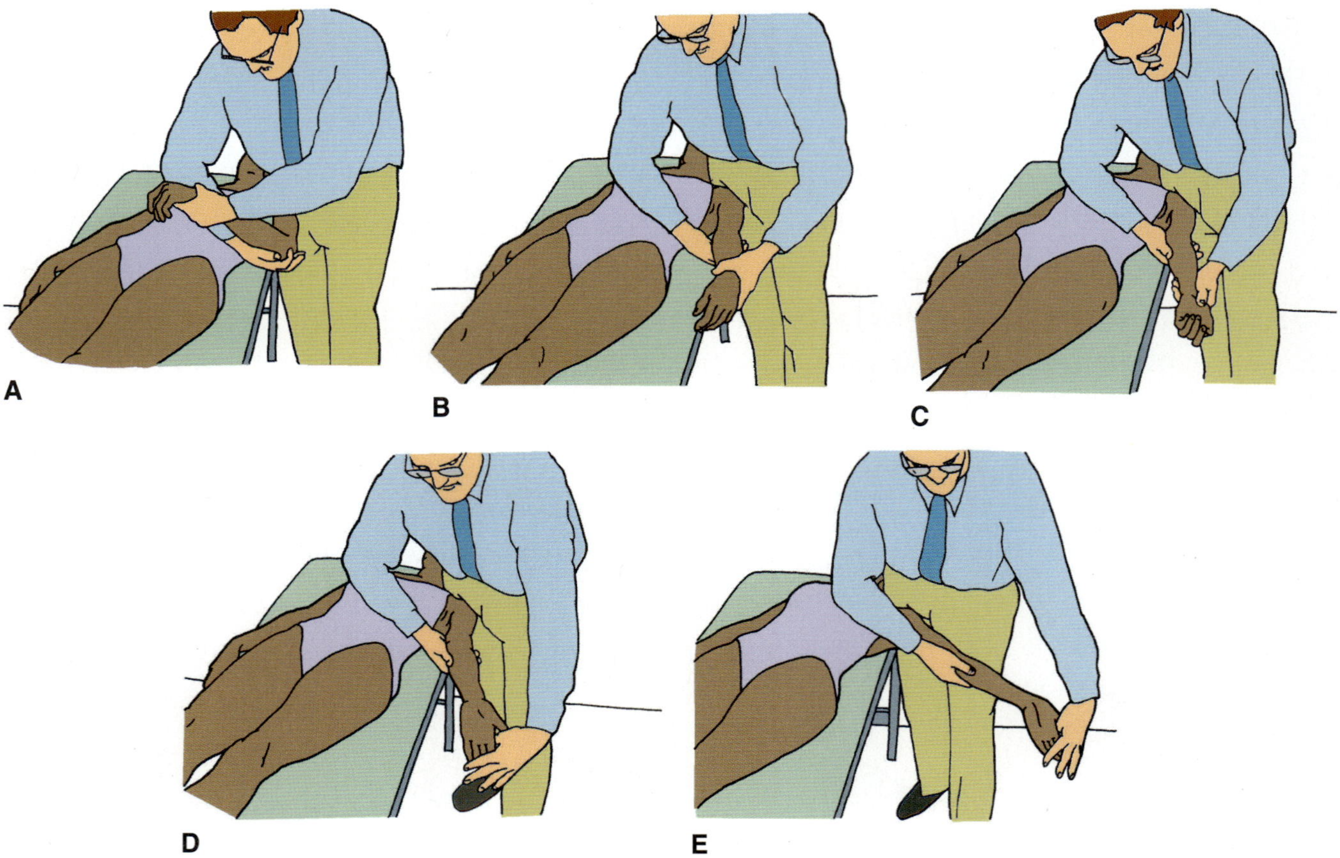

그림 26-13 팔장력검진 2a: 팔이음뼈(shoulder girdle)내림과 어깨바깥돌림을 이용한 정중신경중심검진. A, 팔꿉을 약간 굽히고 위팔을 몸통 옆에 가지런히 놓는다. 이후 팔이음뼈를 내린다. B, 팔꿉을 편다. C, 어깨바깥돌림을 시행한다. D, 손목, 손가락, 엄지손가락을 편다. E, 어깨를 벌린다. *Adapted from Butler DS: Mobilisation of the Nervous System, Edinburgh, 1991, Churchill Livingstone.*

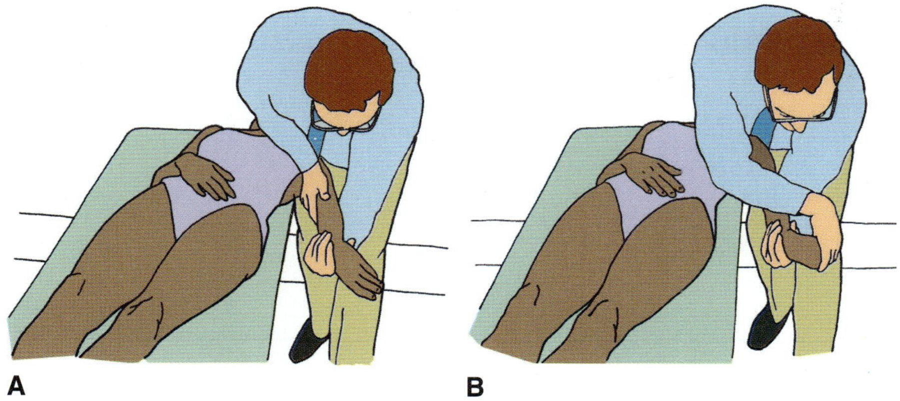

그림 26-14 팔장력검진 2b. 팔이음뼈내림과 어깨안쪽돌림을 이용한 노신경중심검진. A, 환자를 팔장력검진 2a와 같은 자세로 놓고 팔꿉을 편다. 이후 어깨안쪽돌림과 아래팔엎침을 시행한다. B, 손목, 손가락, 엄지손가락을 굽힌다. *Adapted from Butler DS: Mobilisation of the Nervous System, Edinburgh, 1991, Churchill Livingstone.*

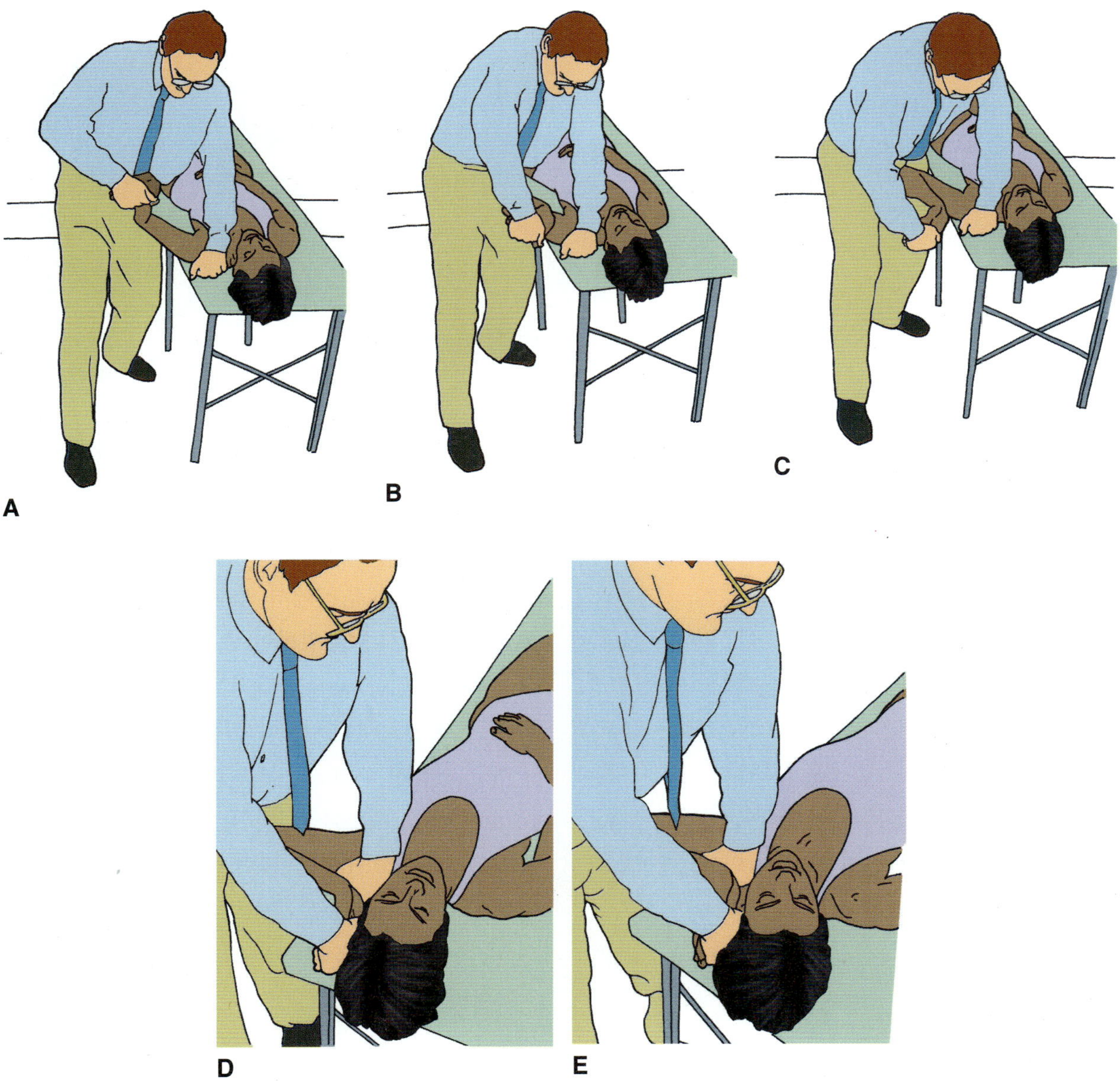

그림 26-15 팔장력검진 3. 어깨벌림과 팔꿉 굽힘을 이용한 자신경중심검진. A, 환자를 팔장력검진 1과 같은 자세로 놓는다. 이후 손목을 펴고 아래팔뒤침을 시행한다. B, 완전히 팔꿉을 편다. C, 팔이음뼈내림과 어깨바깥돌림을 시행한다. D, 어깨를 벌린다. E, 머리를 검진받는 쪽으로 굽힌다. *Adapted from Butler DS: Mobilisation of the Nervous System, Edinburgh, 1991, Churchill Livingstone.*

표 26-11 팔얼기를 위한 Hunter 검진

검진	순서	양성반응
높게 벌린 팔검진	1. 어깨벌림, 폄, 안쪽돌림 2. 팔꿉 90° 굽힘 3. 팔꿉 폄 4. 아래팔뒤침	이상감각: 자신경문제, C8~T1 피부분절
낮게 벌린 팔검진	1. 어깨모음과 바깥돌림 2. 아래팔뒤침(손목 중립)	이상감각: 정중신경문제, C6~C7 피부분절

Data from Hunter JM, Whitenack SH: Entrapment neuropathies of the brachial plexus and its terminal nerves: Hunter traction tests for differential diagnosis. In Macklin EJ, Callahan AD, Osterman AL (eds): Rehabilitation of the Hand and Upper Extremity, ed 5, St. Louis, 2002, Mosby; Trotten PA, Hunter JA: Hand Clinics 7(3):505–520, 1991.

낮게 벌린 팔검진(low abducted arm test)(표 26-11).[179] 각 검진 동안 나타나는 증상유형과 증상이 나타나는 관절가동범위를 기록한다. 이들 검진은 일반적으로 양쪽 팔에 적용하여 결과를 비교한다.

Butler가 언급했듯이, 정중신경검진은 상당하게 정중신경의 장력 변화를 유발하는 것으로 보고되어져 왔다.[10,180,181] 비록 정중신경장력검진보다는 덜 하지만, 자신경장력검진 역시 자신경의 장력을 변하게 한다. 특히 팔꿈치굴(cubital tunnel)에서 가장 강하게 나타난다. 더 나아가, 자신경장력검진은 정중신경의 장력에도 영향을 준다.[10] 하지만, 노신경장력검진은 노신경에서 약간의 장력 변화만 유발하기 때문에, 노신경손상에 대한 민감성 또는 특이성이 떨어진다.[181]

비록 팔신경장력검진이 증상이 있는 경우와 없는 경우에도 신뢰할 만(ICC 2.1≥0.98; 증상이 있는 경우 표준오차 ≤3.4°, ICC 2.1≥0.95; 증상이 없는 경우 ≤4.9°) 하지만,[182] 팔신경장력검진이 증상을 유발하는 소견 또는 신경병변이 없고 증상이 없는 사람에서도 관절가동범위가 줄어들 수 있기 때문에 신경장력검진의 특이성에 대한 의문이 있다.[183]

팔꿉 굽힘검진. 팔꿉 굽힘검진(elbow flexion test)은 팔꿈치굴증후군이 의심되는 경우 검진하고 평가하기 위해 사용된다. 손목이 완전히 펴진 상태에서, 환자에게 능동적으로 3~5분 동안 최대한 팔꿉을 굽히게 한다.[184] 증상이 재현되면 양성반응으로 간주한다. 44명의 팔꿈치굴증후군이 있는 환자를 대상으로 전향적인 무작위통제연구

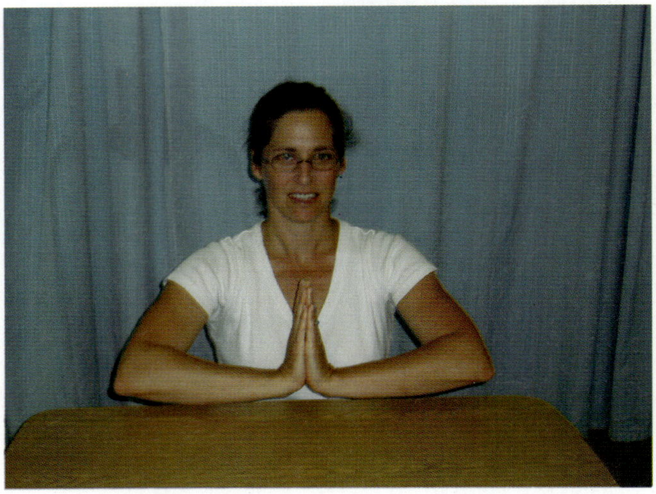

그림 26-16 Phalen검진

결과, 75%가 이 검진에서 양성반응을 보였다. 이 검진으로 93%가 자신경의 압박이 증가하였다.[185] 그러나 팔꿈치굴증후군이 없는 사람을 대상으로 양성반응 빈도를 검진한 연구가 없기 때문에, 이 검진의 특이성은 알 수 없다.

Phalen검진. Phalen검진은 손목굴증후군(carpal tunnel syndrome)이 의심되는 환자를 평가하기 위해 사용된다(그림 26-16). 의뢰인에게 1분 동안 양쪽 손목을 굽히게 한다. 1분 동안 정중신경이 분포하는 영역에서 저린 감각 또는 무감각이 있는 경우 양성으로 판단한다.[186] 손목굴증후군이 없는 20명의 대조군과, 손목굴증후군이 있는 127명의 환자를 대상으로 한 연구에서, Phalen검진과 신경전도속도검진을 실시하였다. 비록 Phalen검진과 신경전도속도검진 사이 유의한 상관은 있었지만, 신경전도속도검진에서 손목굴증후군진단을 받은 사람 중 34%

는 Phalen검진에서 음성으로 나타났고, 신경전도속도검진에서 손목굴증후군이 없다고 진단을 받은 사람 중 20%는 Phalen검진에서 양성으로 나타났다. 이는 Phalen검진의 민감성이 66%이고 특이성이 80%임을 보여주는 것이다.[187]

손목압박검진. 또 다른 손목굴증후군검진인 손목압박검진은 환자의 아래팔을 뒤침상태로 유지한 채 30초 동안 검진자가 손목굴 위에 직접적인 압력을 가하는 것이다. 증상이 재현되면 양성으로 간주된다. Durkan은 이 검진의 민감성이 87%이고 특이성이 90%라고 보고하였다.[188] 더 나아가, Williams 등은 신경전도속도검진에서 손목굴증후군진단을 받은 30명을 대상으로 한 연구에서, 민감성이 100%라고 보고하였다. 따라서 손목 굽힘과 관련하여 통증이 발생하는 사람인 경우 Phalen검진을 대신하여 이 검진을 적용할 수 있다.[189] Tetro 등은 손목압박검진에 20초 동안 손목 굽힘을 추가하는 것이 특이성과 민감성을 높이는 방법이라고 보고하였다.[190]

궁둥구멍근검진. 궁둥구멍근(piriformis)검진은 궁둥통증을 호소하는 환자에게 시행되고 궁둥근육에 의해 신경이 눌리는지를 확인하기 위해 사용된다. 여러 형태의 검진들이 제시되고 있다. 엉덩이 굽힘, 모음, 안쪽돌림(FAIR)검진을 통해, 궁둥근육을 신장시켜 신경을 압박하도록 유도하는 이 검진은 환자가 건측이 밑으로 가게 옆으로 눕고 환측 엉덩이를 60° 구부리고 무릎을 굽힌 자세에서 수행되는 것이다. 환측 엉덩이를 고정하고 환측의 무릎에 손을 대고 밑으로 눌러 엉덩이모음을 유발한다. 만일 증상이 재현되면 양성으로 판단한다.

Beatty는 궁둥근육의 신장보다 수축에 의한 궁둥신경압박을 제기하였다. 이 검진은 FAIR검진자세에 있는 환자에게 무릎을 바닥에서 들도록 시켜 엉덩이벌림을 유도하는 것이다. 궁둥이영역에 통증이 발생하면 양성으로 판단한다.[191]

Fishman 등은 918명의 궁둥통증이나 허리통증이 있는 사람과 88명의 증상이 없는 사람을 대상으로 한 연구에서 궁둥증후군을 위한 FAIR검진의 민감성이 96%이고 특이성이 68%라고 보고하였다. 이는 이 증후군을 위한 현재 사용방법보다 회복을 더욱 잘 예측하는 인자로 볼 수 있다.[192]

손목굴증후군을 위한 유발검진들에 대한 비교. 많은 연구들이 손목굴증후군진단을 위한 여러 검진들을 비교하여 왔다. Phalen검진은 일반적으로 손목굴증후군을 확인하는데 Tinel검진보다 더욱 특이성과 민감성이 낫다고 보고 되고 있다.[193,194] Gellman 등은 Phalen검진이 Tinel검진보다 민감성이 좋지만, 특이성은 Tinel검진이 낫다고 하였다.[195] Prigan과 Henry는 손목굴증후군진단을 위한 Tinel검진, 손목압박검진, Phalen검진을 포함한 5가지 검진들을 비교하였다. 그 결과 Phalen검진이 심한 손목굴증후군을 진단하는데 가장 효과적이었다.[196] Koris 등은 민감성과 특이성을 높이기 위해 Phalen검진과 감각검진을 함께 사용하기를 권장하였다.[197] Durkan은 손목압박검진을 Phalen검진과 Tinel검진과 비교하였다. 손목압박검진 시 누르는 압력을 150mmHg로 유지하였다. 46명의 증상이 있는 환자 중 40명이 손목압박검진에서 양성으로 나타났으며, Phalen검진인 경우 31명, Tinel검진인 경우 25명이 양성으로 나타났다.[188] Szabo 등은 손목압박검진이 Phalen검진 또는 Tinel검진보다 더욱 민감성(0.83)이 높고, 손의 비정상적인 소견을 발견하는데 유리하다고 하였다.[198] 손목굴증후군을 위한 임상적 진단검진들에 대한 종설연구에 의하면, 손목압박검진과 Phalen검진은 효과가 잘 입증되어있고,[199] 초기연구에 의하면 손목압박검진의 민감성(0.80)과 특이성(0.92)이 가장 높다고 보고되고 있다.[200]

자율성 검진. 말초신경기능에 대한 대부분의 비침습적 검진은 환자가 호소하는 감각보고의 정확성에 의존한다. 환자의 호소에 의존하지 않고 객관적으로 측정하는 2가지 검진은 주름검진(wrinkle test)과[201] 모버그 닌히드린(Moberg' s ninhydrin)검진이다.[202] 이들 검진은 자율신경의 기능에 의존하는 것이다. 손에서 주름검진을 적용하는 경우, 손을 40~42.2℃ 물에 담근다. 만약 자율신경이 정상이라면 약 $3\frac{1}{2}$분에 주름이 발생하고, 신경이 온전하지 않으면 시간이 더 걸린다. 주름검진에서 양성($3\frac{1}{2}$분 이상 시간 소요)은 신경압박이 아닌 신경절단을 의미하는 것이다.[204] 모버그 닌히드린검진인 경우, 환자는 손을 깨끗이 씻고 10~30분 동안 따뜻한 물에 담근다. 이후 환자의 손에서 나오는 땀을 흡수하기 위해 깨끗한 흰색 접착종이를 놓고 15~30초간 손을 누른다. 이후 닌히드린을 종이 위에 뿌리고 건조시킨다. 만일 땀이 있었다면, 땀 속에 있는 아미노산과 반응하여 푸른색으로 변할 것이다. 만일 종이 색깔이 변하지 않는다면, 땀이 배출되지 않음을 의미하는 것이고, 이는 손에 있는 자율신경의 손상을 나타내는 것으로, 신경손상의 가능성을 보여주는 것이다.[205]

반사통합성. 심부힘줄반사(deep tendon reflex, DTR)는 다른 임상 소견이 없는 경우라도 신경병리현상의 존재를 확진하는데 도움이 되는 것으로 반사용 망치로 힘줄을 두드려 반사를 유발하는 것이다. 말초신경손상이 있는 경우 DTR은 감소한다. 비록 임상적인 검진으로 널리 사용되고 있지만 두드리는 힘에 따라 반응이 달라질 수 있는 단점이 존재한다. Marshall과 Little은 힘줄반사를 유발하는 두드리는 힘을 측정함으로써 이러한 단점에 대해 연구하였다. 신경학적 병이 없는 사람을 대상으로 힘줄반사를 저반사, 정상반사, 과반사로 분류하였고 전자 각도기를 이용하여 움직임 관절각을 측정하였다.[206] 저반사를 유발하는 두드리는 힘의 중앙값은 12.8N이었고 정상반사는 38.0N, 과반사는 85.2N이었다. 연구자들은 힘줄을 두드리는 힘으로 무릎이 이동한 거리를 나눈 값으로 DTR을 정량화할 수 있다고 하였다.[206]

감각통합성. 감각검진은 말초신경손상 환자에서 필수적인 검진요소이고 병변의 위치를 알 수 있게 하고, 환자 교육의 필요성 같은 중재의 선택, 예후, 진단을 결정하는 데 도움이 된다. 감각검진은 다음과 같은 순서로 진행되는 것이 좋다:

통증과 온도
↓
날카로움, 압력
↓
동적 2-점 식별(2-point discrimination)
↓
정적 2-점 식별

감각검진. 감각검진은 흔히 손잡이가 있는 도구를 사용한다. 즉, 도구를 누르는 힘의 정도, 피부에 가해지는 도구의 속도, 또는 적용되는 시간 같은 일부 변이는 통제되지 않고 발생할 수 있다.[207] 감각검진에서 모든 변수들이 중요한 것이 아니기 때문에, 각 도구별 타당한 변수에 대해서만 다루겠다.

감각검진을 위해, 환자와 의사소통할 수 있는 방법을 먼저 확인해야 한다. 또한, 감각검진 동안 시각을 차단해야 하고(그림 26-17,A), 검진절차에 대한 설명 후 조용한 환경에서 검진을 실시해야 한다. 편안한 자세를 취하

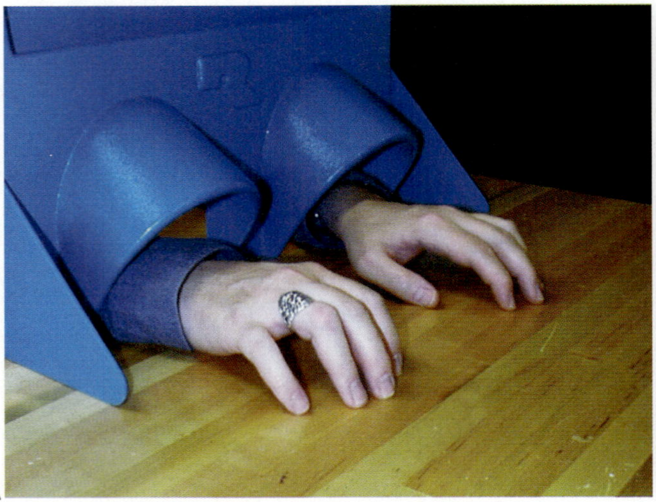

A

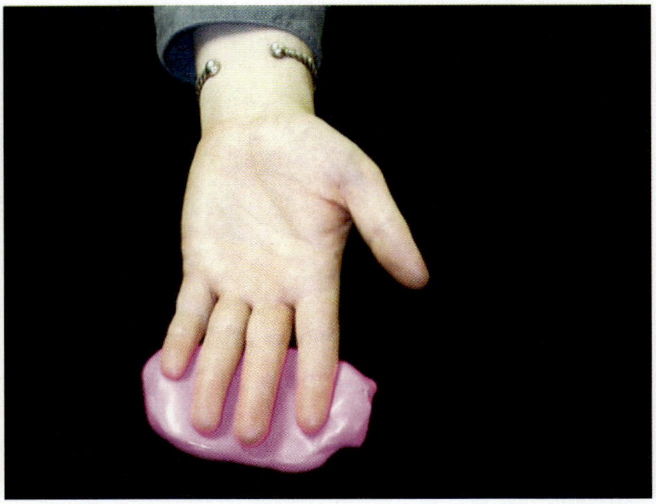

B

그림 26-17 감각검진을 위한 자세. A, 시각차단; B, 퍼티(putty)에 놓여진 손

게 하여, 이상한 고유감각이 들어가지 않도록 해야 한다. 이상한 움직임과 조직 뻗침을 최소화하기 위해 검진받는 신체는 지지면 위에 잘 놓여져야 한다(그림 26-17,B).[208]

각각의 신경뿌리와 말초신경은 신체 특정부위로부터 감각정보를 받아들인다. 이들 영역은 명확하지만 주변에 있는 신경이 곁가지를 같은 영역에 내기 때문에 일부는 서로 겹쳐진다. 신경손상의 위치를 확인하기 위해, 겹쳐지는 영역이 최소가 되는 영역을 검진해야 한다(표 26-12).

진동을 감지하는 능력은 말초신경압박 초기에 손상되는 첫 번째 감각기능이다.[209~211] 진동감각의 능력은 손잡이가 있는 소리굽쇠(tuning-fork)를 이용하여 알 수 있다. 이 검진을 위해, 먼저 소리굽쇠를 손바닥에 쳐서 진동을 유발한 후 소리굽쇠의 끝을 검진받는 영역에 있는 뼈돌출부위에 놓고 환자가 진동을 느끼는지 물어본다. 이 검진의 민감성과 특이성은 알려지지 않고 있다. 고정된 주파수 또는 여러 주파수를 사용할 수 있는 전산화된 진동측정기는 진동감각상실을 정량화하는데 좀 더 신뢰성이 있다. 먼저 피부 탄성을 결정한 후 피부탄성을 넘어서는 힘으로 적용되는 힘조절 진동측정기는 압박성 신경병증을 조기에 발견하는데 유용하며 신뢰성도 높다.[212]

표 26-12 말초신경의 독립적인 감각영역

신경	표면	신체부위
자신경	배쪽(volar)	새끼손가락, 먼쪽에서 DIP관절까지
정중신경	배쪽	집게손가락의 먼쪽에서 DIP관절까지, 엄지손가락의 먼쪽에서 IP관절까지
노신경	등쪽(dorsal)	첫 번째 갈퀴막공간(web space), 해부학적 코담배갑(가쪽 아래팔피부신경과 겹쳐질 수 있음)
얕은종아리신경	등쪽	발등의 중간
깊은종아리신경	등쪽	첫 번째 등쪽 갈퀴막공간
정강이신경	발바닥	뒤꿈치

DIP: distal interphalangeal; IP: interphalangeal.

표 26-13 홑섬유 검진결과의 해석

섬유	해석	색깔
1.65~2.83	정상	녹색
3.22~3.61	가벼운 촉각이 떨어짐	푸른색
3.84~4.31	보호감각이 떨어짐	자주색
4.56~6.65	보호감각의 상실	붉은색
6.65초과	검진할 수 없음	줄무늬 붉은색

피부압력에 대한 감각검진은 나일론홑섬유(momofilament)(그림 26-18)를 사용하여 시행된다. 이 검진은 민감성(91%)이 높지만, 특이성이 낮다.[214] 손잡이가 있는 도구 중 이 도구는 신뢰성이 높다.[215] 홑섬유는 하나의 나일론섬유로 되어 있는데, 검진받는 영역에 이 섬유의 끝이 구부러지도록 누른 후 환자가 압력을 느끼는지를 물어본다.

홑섬유의 강도와 두께는 섬유의 끝을 구부리는데 필요한 힘에 따라 0.008에서 279.4gm로 다양하다. Semmes-Weinstein 홑섬유는 섬유 끝을 구부리는데 필요한 힘을 log10으로 나타낸 다양한 숫자들이(1.65~6.65) 표시되어 있다. 섬유 끝을 구부리기 위한 최소의 힘이 요구되는 홑섬유는 감각이 정상일 때만 느낄 수 있다. 하지만, 좀 더 큰 힘에 필요한 일부 홑섬유는 감각이 떨어질 때 느낄 수 있다. 1.65에서 2.83의 홑섬유는 대부분의 신체 부위에서 손상이 없는 경우 느낄 수 있는 정상범위이다.[216~218] 좀 더 민감한 얼굴을 제외하고 일반적으로 2.44에서 느낄 수 있으며 발바닥인 경우는 3.22~3.61 범위에서 느낄 수 있다.[219]

홑섬유로 검진을 시행할 때(표 26-13), 치료사는 먼저 "정상" 홑섬유부터 적용하고 이후 환자가 느낄 때까지 점차적으로 굵은 홑섬유를 적용한다. 홑섬유를 수직으로 적용하여 끝부분이 구부러질 때까지 누른다. 일정한 힘으로 누르는 것이 필요하다. 4.56과 6.65의 홑섬유는 구부러지지 않는다. 따라서 섬유 끝이 닿은 환자의 피부가 창백하게 변할 때까지 압력을 가한다. 홑섬유를 적용 시 1초 정도 유지한 후 제거한다. 검진은 3회 반복 측정하는데, 측정 시 사이 간격은 1초 이상으로 한다. 4.56과 6.65의 홑섬유는 단 1회만 적용한다. 기초선을 확립하기 위해 항상 건측과 비교를 한다.

진동과 가벼운 접촉에 대한 지각검진뿐만 아니라, 밀도

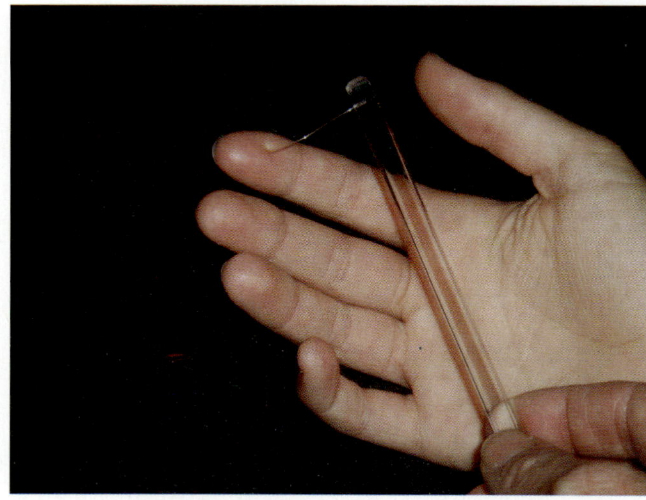

A

그림 26-18 A, 촉각을 위한 홑섬유검진.
B, 홑섬유검진에 대한 기록용지 표본
B Courtesy North Coast Medical, Morgan Hill, Calif.

SEMMES-WEINSTEIN MONOFILAMENT
홑섬유검진 결과

날짜: ____________ 환자: ____________

조언	섬유	해석	힘
	1.65 - 2.83 (green)	정상	.008 - 0.08
	3.22 - 3.61 (blue)	가벼운 접촉 감소	.172 - 0.217
	3.84 - 4.31 (purple)	보호감각 감소	.445 - 2.35
	4.56 (red)	보호감각상실	4.19
	6.65 (red)	심부압력감각	279.4
	(red lined)	반응없음	

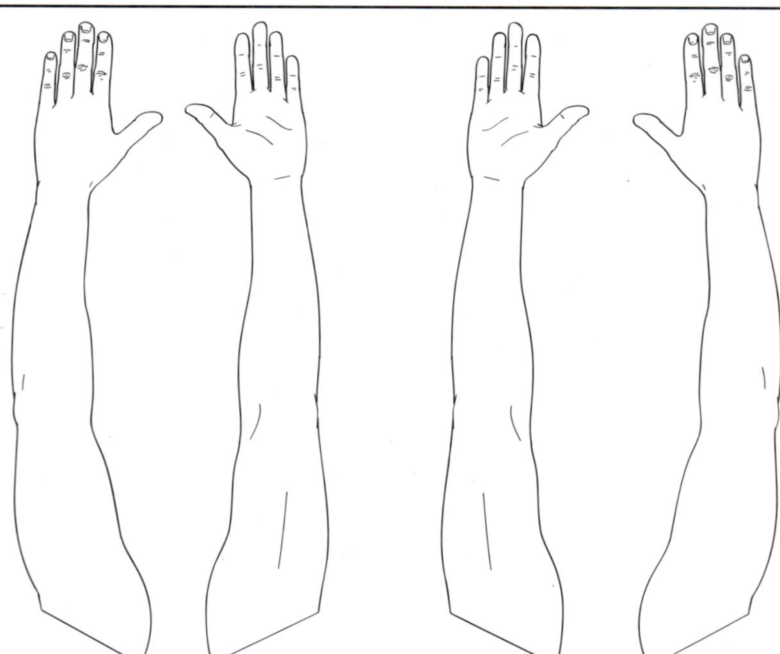

왼쪽 등쪽 왼쪽 배쪽 오른쪽 배쪽 오른쪽 등쪽

검진자: ____________

B

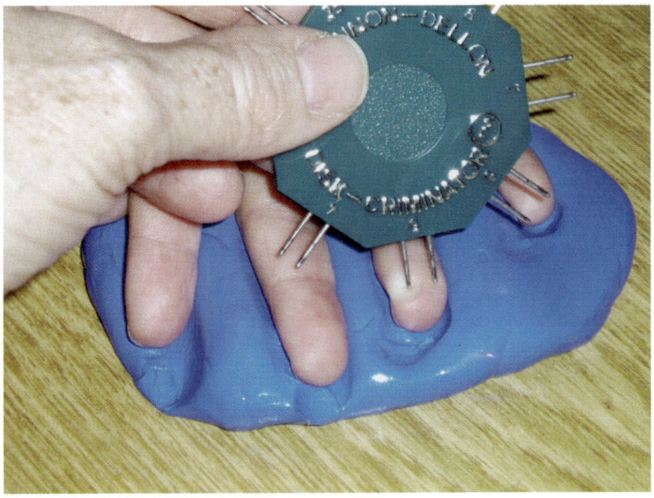

A

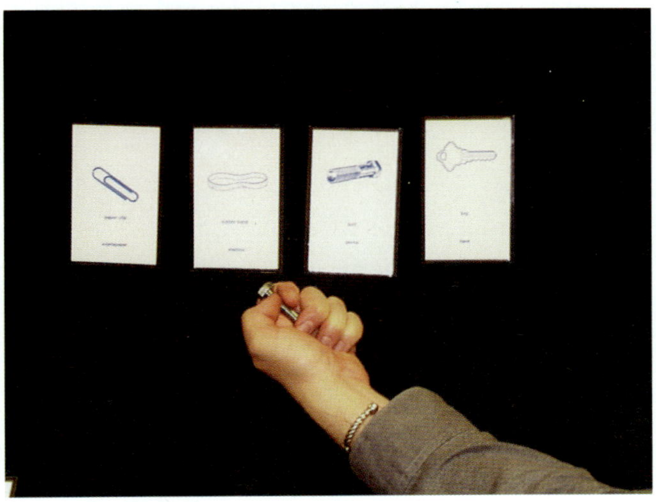

B

그림 26-19 A, Disk-Criminator를 이용한 2-점 식별에 대한 검진. B, 촉각 인식검진을 위한 Moberg 집어 들기(pick-up) 검진의 항목.

검진으로 알려진 정적 2점 식별과 동적 2점 식별이 감각지각을 검진하기 위해 사용된다. 정적 2점 식별은 느리게 적응하는 신경섬유를 검진하는 것이고, 동적 2점 식별은 빠르게 적응하는 신경섬유를 검진하는 것이다.[220] 이 두 검진은 신뢰성이 높다.[221]

2점 식별은 환자가 느끼는 물체를 인식할 수 있는 능력을 예측하는데 사용되기 때문에 기능적인 검진으로 간주된다.[222] 표준화된 유형으로 이 검진을 실행하기 위해, 치료사는 검진도구를 선택해야 한다. 예를 들어, Disk-Criminator(Neuroregan, Bel Air, Md), Boley 측정기,

표 26-14 손에서 2점 식별

정적 2점 식별	해석
6㎜ 이하	정상(normal)
6~10㎜	양호(fair)
11~15㎜	불량(poor)
한점으로 인식	보호적(protective)
인식하지 못함	무감각(anesthetic)

Data from American Society for Surgery of the Hand: Examination and Diagnosis, ed 2, Rosemont, Ill, 1983, The Society.

또는 무감각측정기가 있다. Disk-Criminator(그림 26-19, A)는 디스크 주변에 고정된 여러 돌기들이 있다. Boley 측정기는 하나의 고정된 돌기와 손으로 조작할 수 있는 움직이는 돌기가 있다. 치료사는 환자의 신체를 움직이지 않으면서(원하지 않는 고유감각을 유발하지 않으면서) 돌기 중 하나 또는 둘을 5초간 환자의 피부 위에 댄다. 환자가 느끼는 돌기의 수를 물어본다. 환자가 더 이상 돌기의 수를 구별하지 못할 때까지 3~4초 간격을 두고 반복 적용한다. 2점 식별에 대한 해석은 표 26-14에 나열되어 있다. 동적 2점 식별인 경우, 몸쪽에서 먼쪽방향으로 돌기를 움직이면서 검진하는 것을 제외하고 다른 부분은 동일하게 적용된다.[223]

2점 식별의 신뢰성에 영향을 주는 주요 변수는 적용하는 힘의 정도와 기간이다. 동적인 2점 식별인 경우는 움직이는 속도가 영향을 준다. 비록 일부 연구자들은 피부가 창백하게 될 만큼 충분한 힘을 가하기를 권장하고 있지만, 피부를 창백하게 만드는 힘은 1점인 경우 평균 19.16gm에서 36.49gm이고 2점인 경우 2.38gm에서 14.91gm로 다양하다.[221]

촉각인식검진. 손에 있는 감각에 영향을 주는 말초신경 손상은 느낌으로 복잡한 감각을 수행하는 능력인 촉각인식을 어렵게 할 수 있다. 촉각인식을 검진하고 평가하기 위해 여러 도구들이 개발되어져 왔다. 여기에는 Moberg 집어들기(pick-up)검진(그림 26-19, B)과 모양과 재질 맞추기(shape and texture identification, STI)검진이 있다.

Ng 등이 언급한 것처럼, 집어들기검진은 먼저 눈을 뜨고 실시된 후 눈을 감고 실시된다.[224] 환자는 12개의 물건

(동전 2개, 열쇠, 종이집게, 나사 등)을 가능한 빨리 집어 들어 작은 바구니에 담는다. 소요된 시간을 기록한다. 이후 반대 손으로 검진을 반복한다. 마지막으로, 환자는 눈을 뜬 상태와 감은 상태로 각각의 물건을 확인한다. Dellon은 표준화된 금속 물건으로 이 검진을 수정하였다.[225]

SIT검진은 Lundborg와 Rosen이 소개한 것으로, 다양한 물체의 모양과 재질을 맞히는 것이고, 민감성이 높다(95%). 비록 손목굴증후군인 경우 특이성이 낮지만(40%), 최근 신경꿰맴이나 복원을 한 사람인 경우 특이성(90%)과 민감성(100%)이 높다.[226] 2점 식별이 후기변화에 민감하게 반응하지만 초기변화에 둔감한 것에 비해, SIT검진은 초기변화에 민감하게 반응하고 후기변화에 둔감하다.[227] 이러한 소견은 SIT검진이 완전한 신경꿰맴이나 회복 초기와 같은 심한 신경손상이 있는 사람을 평가하는데 적절하지만, 높은 수준의 기능이나 심각하지 않은 신경손상인 경우 적절하지 않음을 보여주는 것이다.

감각검진을 위한 여러 기능의 전산화된 장비. 감각검진을 위해 수많은 전산화된 장비를 이용할 수 있다. 이중 하나인 자동촉각검진기(automated tactile tester, ATT)는 자극 적용의 강도, 시간, 비율을 조절하면서 진동, 온도, 통증감각뿐만 아니라 압력감각을 측정한다.[228] ATT는 일반적인 검진(소리굽쇠, 홑섬유 등)도구들보다 손목굴증후군 환자의 압력 제거 수술 후 가벼운 촉각과 진동을 검진하는데 신뢰할만하고 민감성도 뛰어나다.[229]

심혈관/호흡. 말초신경손상은 흔히 주변의 다른 조직의 손상을 동반하는 경우가 있다. 이런 이유 때문에, 말초순환에 대한 평가는 필수적인 사항이다(29장 참조).

기능

직장, 지역사회, 여가 통합성. 압박성 신경병증은 반복적인 움직임 또는 진동 같은 활동과 관련이 있다. 그러나 보편적인 연관성은 없다. 손목굴증후군 또는 자신경 포착이 있는 환자 대부분은 반복적인 직업에 종사하지 않는다.[230,231] 반복적인 스트레스손상에 있는 사람의 대부분은 압박성 신경병증이 없다.[232] 따라서 신경손상이 그들의 직업과 관련되었다고 추정하기 어렵다.

6. 평가, 진단, 예후

대부분의 환자는 물리치료사 치료행위지침(guide to physical therapists practice)의[233] 우선적 치료행위 패턴 5F(말초신경손상과 관련된 말초신경 통합성과 근육수행력 손상)에 속하는 것으로 비정상적인 소견은 근력 감소 또는 상실, 관절가동범위 감소 또는 상실, 감각손상과 신장반사 저하 등이 있다. 또한, 피부통합성도 이차적으로 손상될 수 있다. 다음은 말초신경손상이 있는 환자를 위한 최적의 중재방법들을 소개할 것이다.

7. 중재

말초신경손상이 있는 환자는 수술 전과 후에 물리치료를 받거나 수술 없이 물리치료를 받을 것이다. 말초신경 손상 후, 초기에는 보호와 부동위주로 중재가 진행되며, 점차 회복됨에 따라 신체적 및 기능적 능력 회복위주로 중재가 진행된다. 이러한 중재는 검진의 소견, 손상기전과 수준, 관련된 손상 정도에 따라 달라진다.

환자교육

보호감각의 손상이나 상실이 있는 환자는 피부통합성을 보호하는 방법에 대한 교육을 받아야 한다. 팔이 침범된 사람인 경우, 담배를 들고 있는 것을 피해야 하고, 난로를 이용한 요리를 피해야 한다. 하지가 침범된 경우, 보행 시 양말을 신어야 한다. 감각상해가 있는 모든 환자는 손톱깎이 같이 특히 날카로운 물체를 다룰 때 주의해야 한다. 또한 부목을 착용하고 있는 경우 부목아래에 있는 피부에서 압박, 발진, 약해짐이 있는지 규칙적으로 살펴야 한다.

개인적 및 인간공학적 요인은 신경압박이나 포착의 위험을 높일 수 있다. 흡연과 비만은 손목굴증후군의 위험을 높이기 때문에, 금연을 촉진하고 체중 감소를 유도하는 프로그램으로 손목굴증후군의 발생과 심각성을 줄일 수 있다.[234]

치료적 운동

근력강화. 비록 완전한 운동 탈신경이 있는 경우 근력이 증가하지 않지만, 부분적으로 신경지배를 받는 경우와 재신경지배를 받는 경우 근력증강은 효과적이다. 근력강화운동은 능동적 근육수축이 가능한 경우 가능한 빨리 시작해야 한다(5장 참조). 탈신경화된 근육에 대한 전기자극치료는 전기치료기계 부분에서 다루겠다.

관절가동범위와 근육신장

급성신경손상 이후에는 더 이상 고정(immobilization)이 필요 없고, 고정으로 인한 움직임 제한과 근력을 회복하기 위해 관절가동범위와 근력강화운동이 필요하다. 수술적 신경복원 후 물렁조직 신장은 조심스럽게 수행되어야 한다. 특히 신경이 이식되거나 늘린 상태로 수술 한 경우 조심해야 한다. 손목자쪽 굽힘근(flexor carpi ulnaris)의 단축으로 인한 팔꿈치굴증후군 또는 궁둥구멍근(piriformis)의 단축으로 인한 궁둥신경압박 같은 근육단축으로 인한 신경압박 또는 포착인 경우 근육신장을 실시해야 한다. 또한 근육신장은 운동신경손상으로 한 근육이 약해져 대항근이 단축된 경우에 필요하다.

감각재훈련

감각둔감화와 재교육프로그램은 감각저하 또는 통증을 유발하는 말초신경손상이 있는 환자에게 일반적으로 적용된다. 이러한 중재는 과민감성을 줄이고 손상된 사지에 대한 겉질(cortical)의 재구성을 촉진하는 것이 목적이다.

둔감화. 둔감화 프로그램은 여러 연구자들에 의해 제시되었지만,[235~237] 잘 설계된 연구를 통해 효과를 입증한 것은 없다. Frykman과 Waylett는 1일 2~3회, 20~30분 동안 점진적으로 약한 감각자극을 적용하기를 권장하였다.[235] Barber는 비슷한 강도의 자극을 사용하지만, 다양한 재질을 이용하여 1일 3~4회, 매회 10분 정도 중재하기를 권장하였다.[236] 둔감화 프로그램에 일반적으로 사용되는 매개물은 그림 26-20에 제시되어 있다.

감각재교육. 신경손상 후, 수술적 복원이 성공적이라도 세포사망과 축삭성장의 방향이 잘못됨으로 인해 결국 감각국소화(localization)와 기능적 결과가 불량할 수 있다.[131,238] 신경손상 초기뿐만 아니라 재생 시 잘못된 방향의 축삭성장은 겉질 재구성 동안 담당부위에 대한 감각영역이 변경될 수 있다.[239,240] 겉질 재구성의 정도는 신경손상의 속성에 따라 달라진다. 바닥막이 상대적으로 온전하게 남아있는 압착손상인 경우는 잘못된 축삭성장이 드물어[131] 회복 후 겉질 재구성이 거의 없다.[241] 반대로, 완전한 신경 찢김과 복원 후, 몸감각 겉질 지도가 많이 변경되고 더욱 산만하게 구성되고[240] 주변 영역과 겹쳐지게 된다.[242]

감각재교육은 신경손상 후 적절한 겉질(cortical) 재구성을 촉진함으로서 기능적 결과를 증진시킬 수 있다. 말초신경손상이 있는 원숭이에 대한 동물연구결과, 다음의 4가지 요소가 감각재교육의 효율성을 높이는 것으로 나타났다. 첫째, "지각 혼돈"을 피하기 위해 자극은 분명한 것으로 해야 한다. 둘째, 비정상적인 감각영역으로 나타나는 것을 피하기 위해서 정상감각이 있는 피부영역은 비정상적인 감각이 있는 영역보다 덜 자극되어야 한다. 셋째, 자극은 환자에 의해 능동적으로 추적되어야 하고 올바른 반응에 대해 보상을 주어야 한다. 혼돈을 피하기 위해서, 올바른 반응에 대해 간헐적 무작위 보상은 피해야 한다. 넷째, 훈련은 시간 및 공간적 판단을 향상시키도록 설계되어야 한다.[243] 신체 한쪽에서 들어가는 촉각이 같은 쪽뿐만 아니라 반대 쪽 대뇌반구를 활성화시키기 때문에[225] 양쪽으로 훈련을 해야 한다는 연구도 있다.[224]

인간을 대상으로 한 여러 연구들은 말초신경손상 후 감각훈련이 감각결과와 기능을 증진시킨다고 보고하고 있다. Imai, Tajima, Natsumai는 정중신경 복원 수술을 시행한 환자를 22명의 대조군과 24명의 실험군으로 분류하였다. 실험군은 나무모양과 금속 물체 맞추기, 까칠한

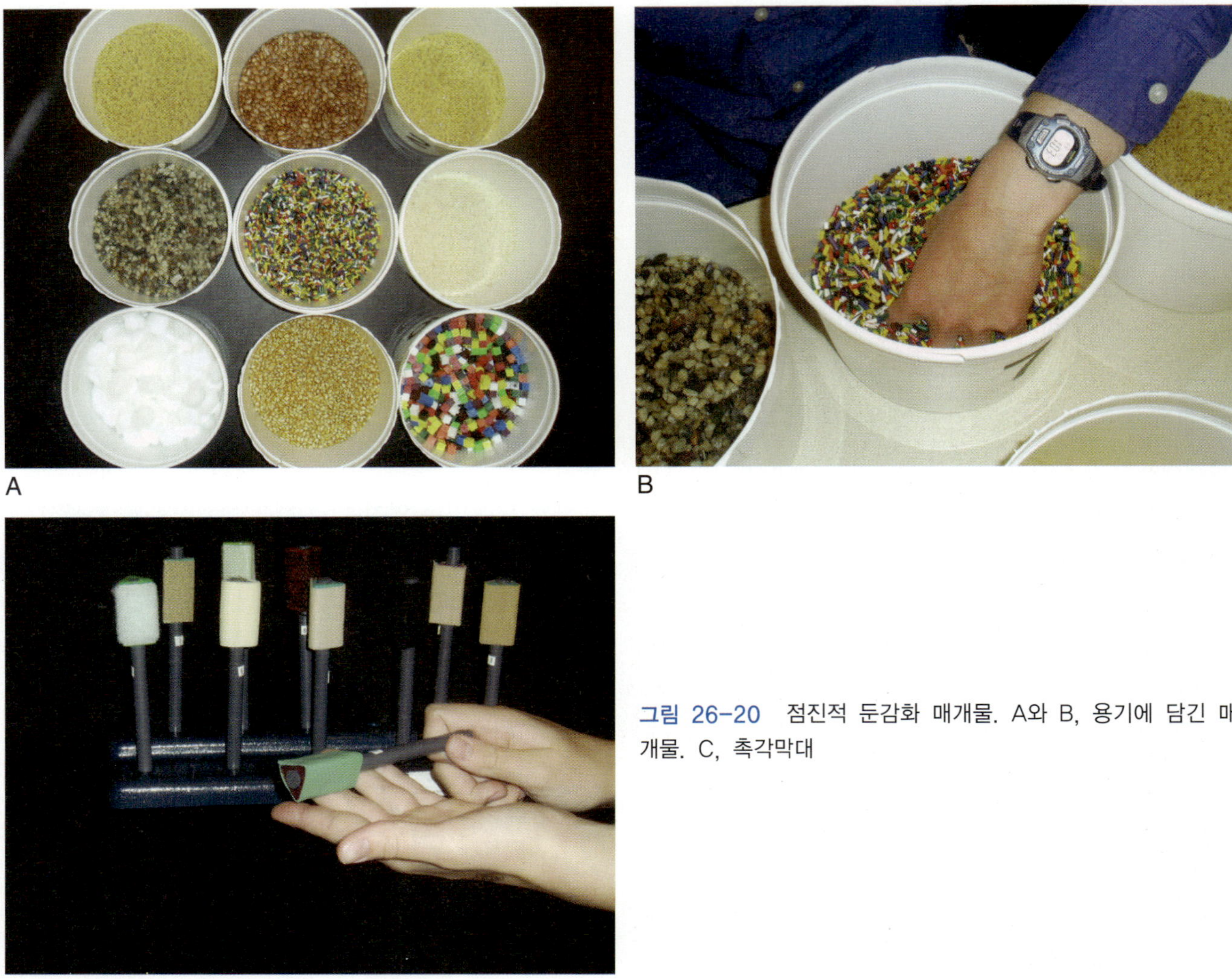

A B C

그림 26-20 점진적 둔감화 매개물. A와 B, 용기에 담긴 매개물. C, 촉각막대

사포 맞추기를 1일 1~2회, 15~20분간 실시하였다. 그 결과 실험군이 물건 맞추기검진에서 수행력이 높았고($p < 0.05$) 피부압력역치가 낮았다. 하지만 동적 및 정적 2점 식별에서 차이는 없었다.[246,247] 비슷하게, 손가락 신경손상이 있는 65명의 환자를 대상으로 전향적 무작위통제실험결과, 조기에 촉각자극을 받은 집단이 감각재교육을 받지 않은 집단보다 감각회복이 더 빨랐다($p < 0.02$).[248]

이러한 결과에 기초하여, 말초신경손상 후 감각상실이 있는 환자의 치료에 감각재교육이 포함되는 것이 필요하다. 감각재교육 프로그램에는 일반적으로 눈 뜬 상태와 눈감은 상태에서 다양한 촉각정보를 이용해 물건을 맞추는 훈련이 포함된다. 자극은 감각이 떨어진 영역에 집중되어야 하고 올바른 반응에 대해서는 즉각적인 보상을 하는 것이 좋다.

도수치료기법

신경가동술(mobilization). 신경활주기법(그림 26-21~그림 26-24)은 고정기간 후 압박 또는 포착 부위로부터 신경가동성을 회복할 목적으로 신경손상 또는 복원 후 흔히 적용된다.[249] 연구에 의하면, 신경압박손상 후 고정을 경험한 환자에게 신경활주와 함께 힘줄활주(tendon gliding)를 적용하는 것이 기능을 증진시킨다.

손목굴증후군이 있는 28명을 대상으로 전향적 무작위실험에서, 4주간 힘줄활주와 신경활주를 적용한 집단이 손목부목을 착용한 집단보다 가쪽집기(lateral pinch)근력이 유의하게 증가하였다($p < 0.03$). 그러나 증상의 심각

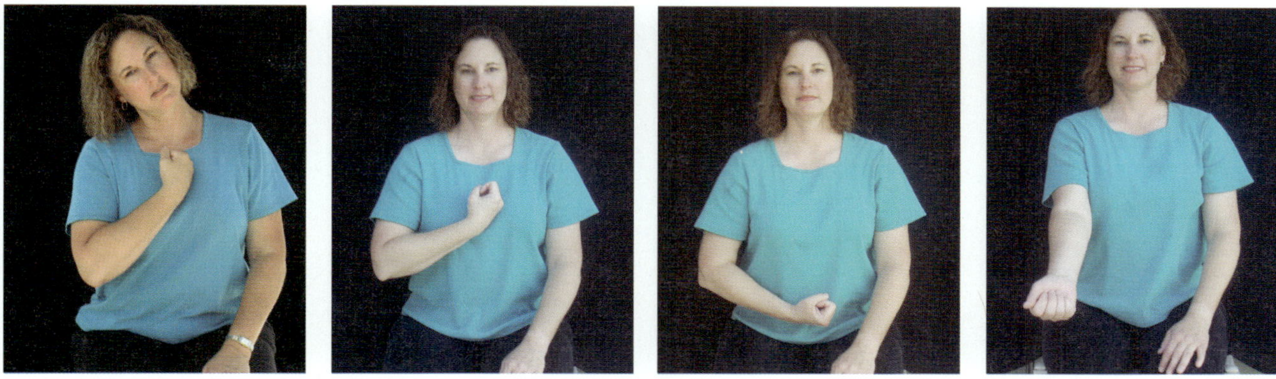

A B C D

그림 26-21 팔신경얼기 활주운동. A, 머리를 환측으로 굽히고, 환측의 팔꿉, 손목, 손가락을 굽힌다. B, 머리를 중립위치로 가져온다. C, 손을 내려 엉덩이 수준으로 가져간다. D, 점차적으로 팔꿉을 펴고, 점차적으로 어깨를 벌려 E자세를 만든다. F, 머리를 건측방향으로 굽힌다.

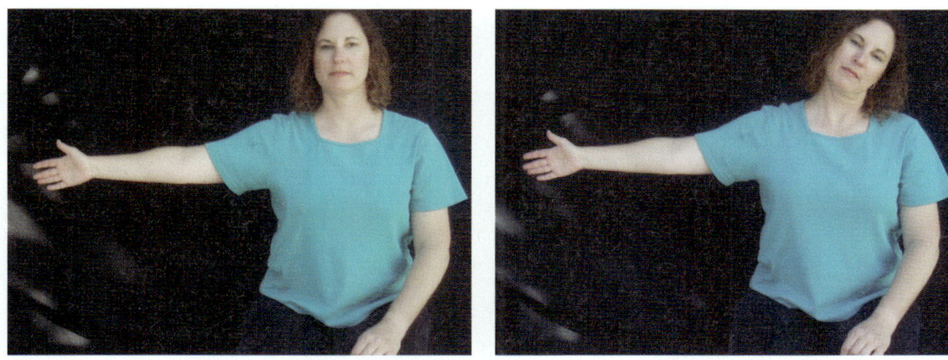

E F

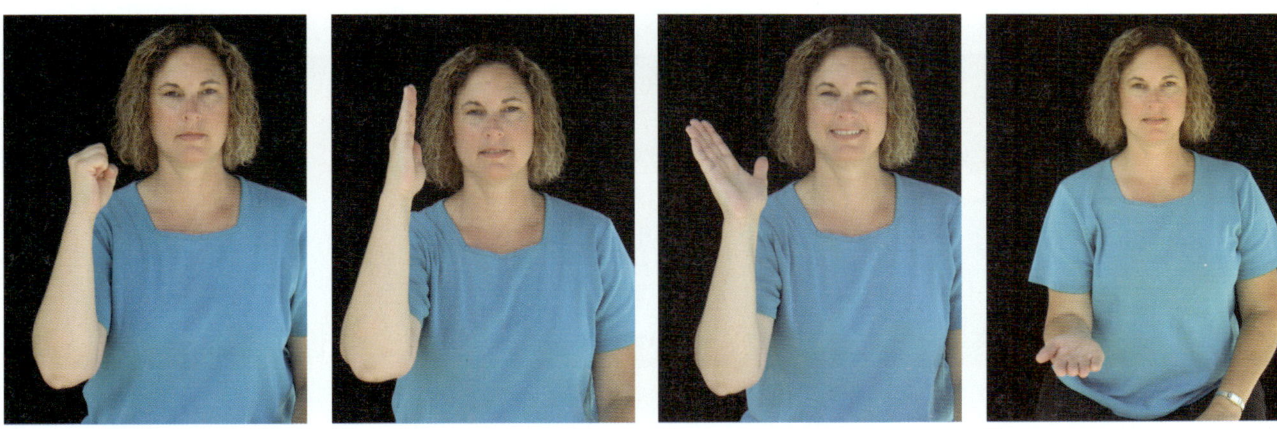

A B C D

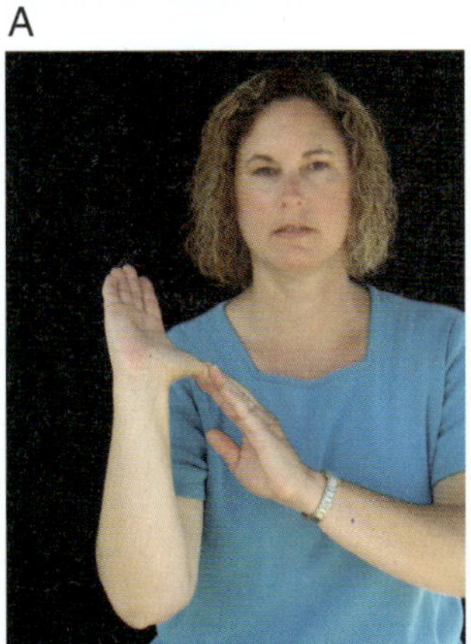

E

그림 26-22 정중신경 활주운동. A, 아래팔 중립위치, 손목 중립위치, 모든 손가락을 굽힌다. B, 손목을 중립위치에 유지한 채 손가락을 펴고, 엄지손가락은 집게손가락 옆에 붙여놓는다. C, 엄지손가락을 중립위치에 유지하고 손가락을 편 채, 손목을 편다. D, 손목을 다시 중립자세로 되돌리고, 모든 손가락을 중립위치로 편 채, 아래팔뒤침을 만든다. E, 아래팔뒤침을 유지한 채, 엄지손가락에 가벼운 신장을 가한다.

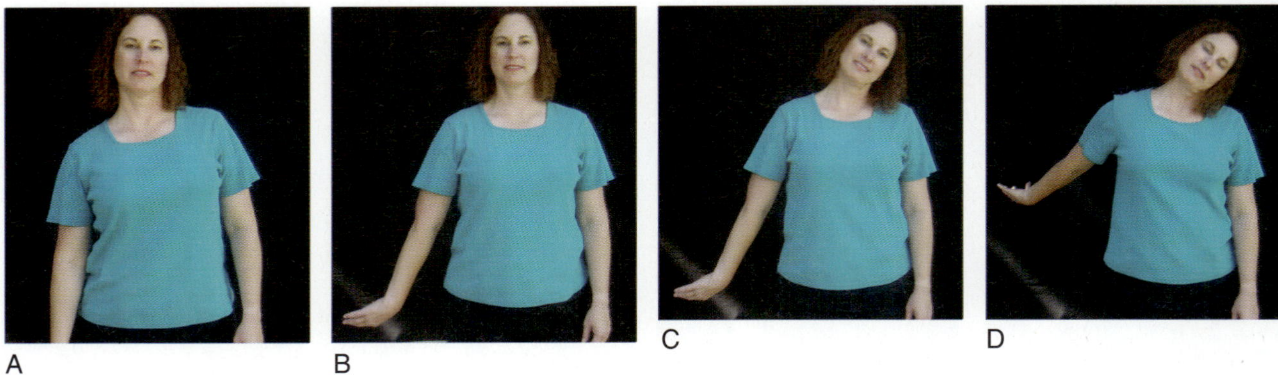

그림 26-23 노신경 활주운동. 편안한 자세로 선다. A, 어깨를 내린다. B, 어깨를 안쪽으로 돌리고 손목을 굽힌다. C, 머리를 건측으로 굽힌다. D, 손목을 굽힌 채 어깨를 편다.

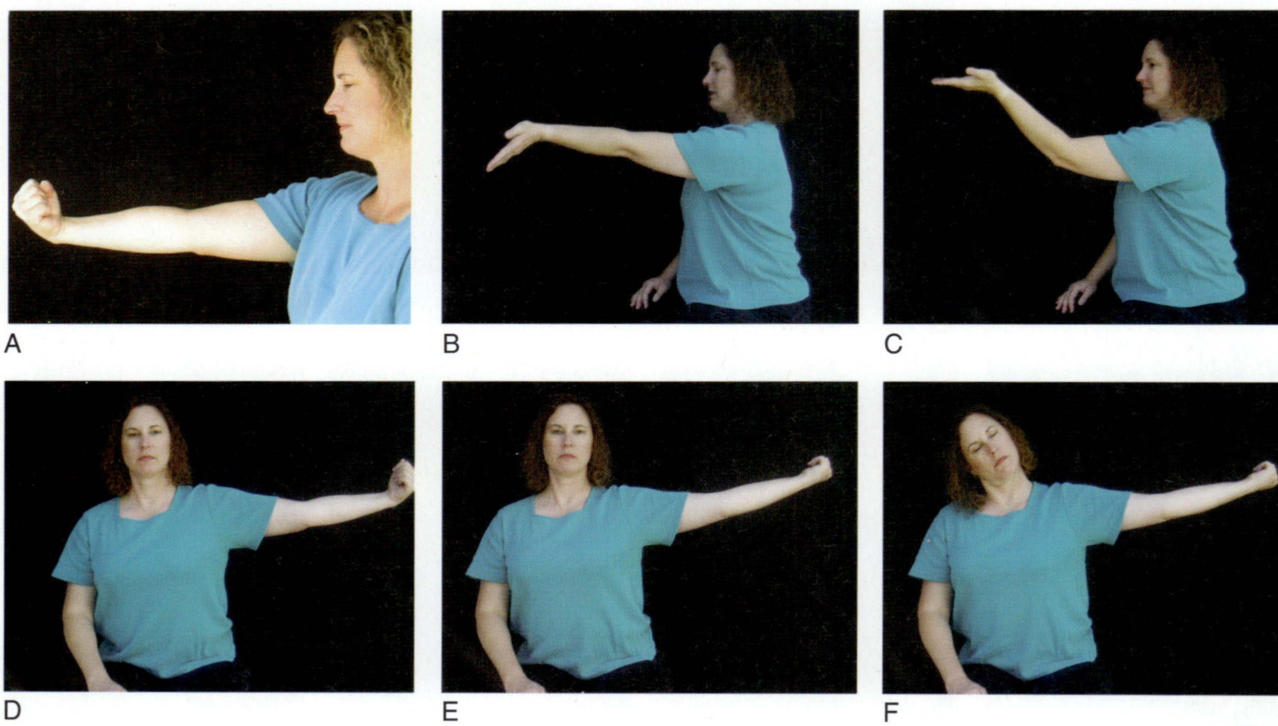

그림 26-24 자신경 활주운동. 약간 장력이 발생하는 정도로 순서대로 수행한다. 처음부터 세 번째 자세까지는 먼쪽 자신경에 초점을 둔 것이고 약간의 스트레스를 주는 위치에서 시작한다. A, 머리는 중심선에 놓고 어깨를 앞쪽으로 구부리면서 벌린다. 팔꿉은 펴고 손목과 손가락은 굽힌다. B, 손목과 손가락을 편다. C, 팔꿉을 굽힌다. 마지막 세 형태의 운동은 먼쪽 분절을 중립위치에 유지하면서, 몸쪽 자신경에 초점을 둔 것이다. D, 어깨를 벌리고, 팔꿉을 펴고 손목을 중립위치에 가져온다. E, 어깨 바깥돌림을 실시한다. F, 머리를 건측으로 굽힌다.

성과 기능적 상태는 두 집단간 차이가 없었다.[250] 비슷하게 240명을 대상으로 한 연구에서, 신경활주운동과 힘줄활주운동을 실시한 환자 중 43%가 수술적 중재가 필요하였지만, 운동을 실시하지 않은 환자인 경우 71.2%가 수술적 중재가 필요하였다.[251]

수술적 신경복원 후, 일부 연구자는 복원부분이 파열되는 것을 피하기 위해 모든 형태의 가동술 적용을 천천히 적용하는 것이 좋다고 제언한다. Chao 등은 봉합 이전에 0~10㎜ 신경절단을 시행한 사체 10구를 대상으로 한 연구에서, 부목을 착용시킨 채 힘줄활주를 한 경우 신경파열은 5㎜까지 발생하지 않았고, 부목을 적용하지 않은 경우 2.5㎜까지 신경파열 없이 가동술을 적용할 수 있었다.[252] 비슷하게, 5㎜까지 절단된 신경을 복원한 사람을 대상으로 부목을 착용한 채 수동적 가동술을 적용한 결과 신경파열은 발생하지 않았고, 2.5㎜ 절단된 신경을 복원한 사람의 경우 완전한 가동범위를 통한 가동술에도 신경파열은 발생하지 않았다.[253]

비록 이러한 결과로 임상치료사들이 신경손상과 복원 후 조기 수동적 가동술을 적용할 수 있게 하지만, 신경가동술이 재생되는 신경에 위험할 수 있다는 것을 고려해야 한다. 예를 들어, 동물을 대상으로 신경복원 후 6주간 1일 2회, 10분 동안 지속적인 수동적 움직임을 수술 1일 후부터 적용한 결과, 부동을 취한 것보다 흉터형성이 많았고 혈관형성이 저조하였다.[254] 더 나아가, 신경긴장을 줄이는 수술적 신경복원 기법이 회복을 최적화하는 것으로 나타났다.[255] 신경가동술에 대한 이점과 위험성에 대한 증거가 있기 때문에, 다양한 형태의 신경손상 후 신경가동술 적용시기에 대한 연구가 필요하다.

보조장비의 처방, 제작, 적용

부목과 보조기. 감각이 없는 영역 또는 복원된 신경 보호, 염증시기에 있는 사지 보호, 기능 증진, 또는 신경손상 후 변형방지를 위해 보조기가 사용될 수 있다. 신경복원 후 적어도 3~4주까지, 보조기는 일반적으로 부동과 신경에 가해지는 장력을 최소화하기 위해 사용된다.[256] 그러나 이전에 언급하였듯이, 이러한 부동이 기능을 증진하는지에 대해서는 아직 명확하지 않다.[257] 네오프렌(합성고무의 일종)으로 만들어진 부드럽고 제한이 없는 부목은 신경 또는 감각이 상실된 영역을 보호하기 위해 사용될 수 있다.

근육뼈대계 구조의 염증을 줄이기 위해 흔히 신체분절은 부동자세에 취해지고, 많은 연구자들은 염증상태 해결에 도움이 된다는 전제 하에 압박성 신경병증을 관리하기 위해 부목사용을 권장하고 있다. 비록 조직학적 연구에서 염증보다 부종과 섬유화가 신경압박과 더욱 관련되어 있는 것으로 보고되고 있지만,[258] 부목이 신경압박에 의한 증상을 줄이는데 도움이 된다고 연구들은 지적하고 있다. 손목굴증후군을 위한 비침습적 치료에 대한 종설연구에 의하면, 부목은 증상을 줄이는데 도움이 되지만 수술이 더욱 효과적이고,[259] 팔꿈치 부목 또는 스테로이드 약물투여와 함께 부목적용은 팔꿈치굴증후군이 있는 사람에게 효과가 비슷하다. 즉, 둘 모두 증상을 줄이고 신경전도속도를 증진시킨다.[260]

신경압박에 의해 유발된 증상을 줄이기 위해 밤에만 부목을 착용하는 것보다 하루 종일 부목을 착용하는 것이 더욱 효과적이라는 증거들이 있다. Walker 등은 손목굴증후군 환자를 대상으로 밤에만 부목을 착용하는 것보다 하루 종일 부목을 착용하는 것이 더욱 효과적이라고 보고하였다($p<0.05$). 이 연구의 제한점은 일부 환자만이 하루 종일 부목을 착용하라는 지시를 수행했다는 것이다.[261]

비록 기능적인 부목(그림 26-25)이 운동신경 탈지배 후 근육기능을 보상하거나 역동적으로 보조할 수 있지만, 이러한 목적으로 부목사용에 대한 의사결정을 할 수 있도록 좀 더 명확한 정보를 제공하는 연구는 거의 없다. 팔신경손상을 위한 기능적 보조기는 우세 손이 침범된 경우라도 유용할 수 있고,[262] AFO는 한쪽 발등쪽 굽힘근 마비가 있는 환자에서 근력약화를 초래하지 않으면서 활동수준을 높인다는 연구들이 있어 왔다.[263]

노신경손상 후 부목을 적용하지 않은 경우와 3가지의 부목(손바닥쪽 cock-up 부목, 동적 힘줄고정현수 부목〔dynamic tenodesis suspension splint〕, 동적 손가락펴기를 수반한 손등쪽 cock-up 부목)을 적용한 경우를 비교한 사례연구에서, 환자들은 정적 부목이 아닌 동적 부목을 사용하는 경우에 기능이 향상되었다.[264] 이 결과에도 불구하고 미용적인 면과 착용의 편리성 때문에 환자들은 정적 부목의 착용을 선호한다.

일반적으로, 부목의 기능적 영향은 개인마다 다를 수 있기 때문에 신중하게 평가해야 한다. 넙다리신경마비가 있는 5명의 환자를 대상으로 무릎고정기의 영향을 조사한 연구에서, 2명의 환자는 1년 동안 낙상의 경험이 줄어들었고, 착용 5~7일 후 보행거리가 평균 66발자국에서

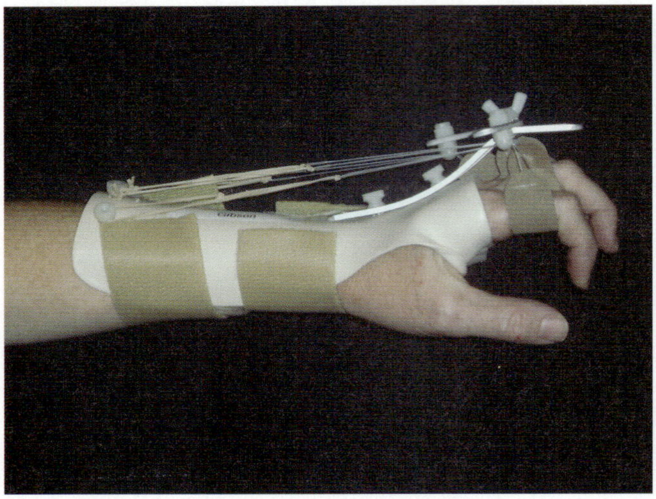

A

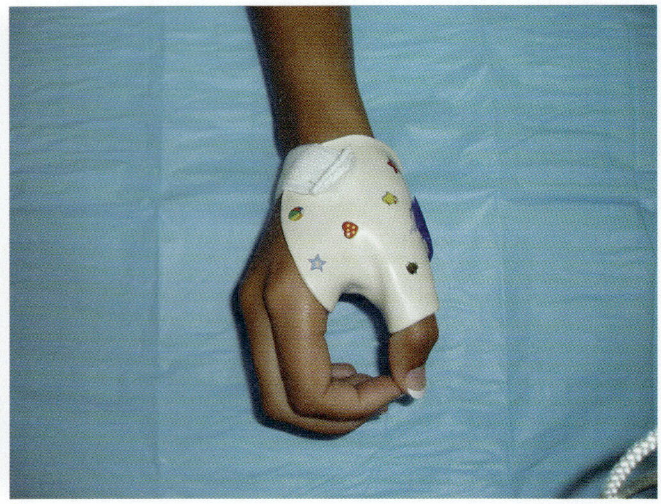

B

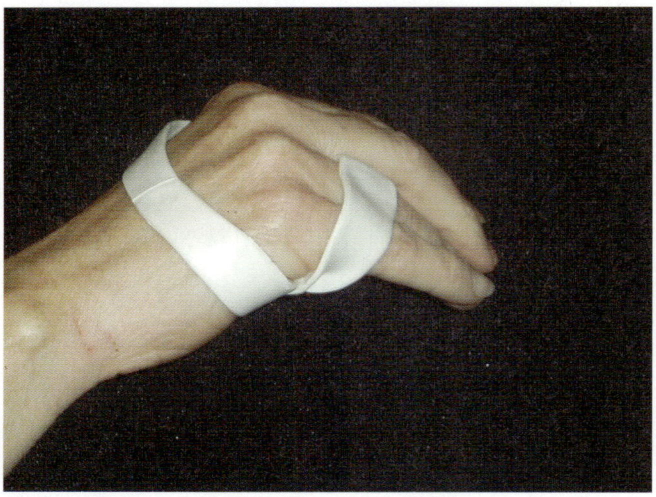

C

그림 26-25 기능적인 부목. A, 대립움직임을 유도하기 위해 엄지손가락의 위치를 설정해 주는 정중신경마비 부목. B, 손목과 손가락 폄을 유지해주는 노신경바미 부목. C, 내재근이 수축할 수 없을 때 손가락 폄을 유지하면서 손허리손가락관절의 과도한 폄을 방지하기 위해 설계된 자신경마비 부목. 이들 부목은 기능적인 활동 동안 사용되기 위해 설계된 것이다.

269발자국으로 증가하였다고 보고하였다.[265]

신경손상은 결국 근력약화와 근육불균형을 유발한다. 따라서 변형방지 부목은 힘의 균형을 유지하기 위해 사용된다. 표 26-15는 팔과 다리신경마비에 따른 흔히 사용되는 보조기를 요약한 것이다(34장 참조).

보조장비. 말초신경손상이 있는 사람은 신경 또는 이식 같은 수술 후 재지배를 기다리는 짧은 기간 동안 또는 운동신경의 재지배가 온전하지 않은 기간 동안 보조장비를 착용할 수 있다(33장 참조).

전기치료장비

말초신경손상이 있는 환자인 경우, 전기자극은 탈신경지배를 받는 근육을 자극하고 신경지배를 받지만 약한 근육을 수축시키고, 통증조절을 위해 사용될 수 있다. 말초신경 재생을 촉진하기 위한 전기자극도 역시 연구되고 있다.

전기자극. 일부 임상치료사들은 탈신경지배를 받는 근육의 위축과 섬유화 비율을 줄이고 근육기능을 보존하기 위해 전기자극을 시도한다. 이런 자극은 일반적으로 표면 전극과 직류를 이용하여 적용된다. 탈신경지배를 받는 근육을 위한 전기자극에 대한 연구는 다양한 결과를 보여왔다. 이는 치료변수, 전극형태(표면전극 대 바늘전극), 치료시기, 자극받는 근육이 다르기 때문일 것이다. 탈신경지배를 받는 근육에 대한 전극자극의 효과를 검증

표 26-15 팔 및 다리 말초신경손상을 위한 부목

신경병변	부목유형	적용	이유
상위정중신경 (high median nerve)	팔꿉, 손목, 집게와 중간손가락 폄 제한	수술 후	복원된 신경에 가해지는 장력 감소
하위정중신경 (lower median nerve)	손목/손 굽힘 고정 또는 제한 부목 (등쪽차단부목)	수술 후	힘줄이 손상되었을 때 복원된 신경에 가해지는 장력 감소
	엄지손가락/대립움직임/벌림 고정 부목(대립 부목)(갈퀴공간)	기능적 및 변형방지	집기 동작을 촉진하기 위해 집게손가락과 엄지손가락의 대립자세 유지. 갈퀴공간 유지
상위노신경 (high radial nerve)	팔꿉 굽힘/손목 폄 고정 부목	수술 후	노신경에 가해지는 장력 최소
	손목/손허리/엄지 폄 운동 부목	기능적	힘줄이용(tenodesis)
	손목/손허리/엄지 폄 고정 부목	변형방지	외재 굽힘근의 길이 유지와 폄근 과도한 신장 방지
	손목 폄 부목(cock-up 부목)	기능적, 변형방지	손목의 처짐 방지
	손목 폄 고정 부목	수술 후	복원된 신경에 가해지는 장력 감소
뒤쪽뼈사이신경 (posterior interosseous nerve)	손허리 폄 고정 부목	기능적	손허리관절 폄 유지, 능동적 굽힘 촉진
상위자신경 (high unlnar nerve)	손목 굽힘 고정 부목(등쪽차단부목)	수술 후	복원된 신경에 가해지는 장력 감소
	손허리손가락 폄 제한 부목 (손가락-8자 부목)	기능적, 변형방지	손가락사이 관절 폄을 보조하기 위해 먼쪽에 EDC 힘을 전달. 만일 깊은 손가락 굽힘근이 신경지배를 받는다면 4와 5번째 손가락
팔꿈치굴증후군	팔꿉 굽힘 제한 부목	증상완화 또는 수술 후	자신경의 신장 제한. 팔꿉 굽힘이 제한될 수 있음
하위자신경 (lower ulnar nerve)	손허리손가락 폄 제한 부목	기능적, 변형방지	손가락사이관절 폄을 보조하기 위해 먼쪽에 EDC 힘을 전달
손가락신경 (digital nerve)	손허리 굽힘, 손가락사이 폄 고정 부목	수술 후	복원된 신경 보호
넙다리신경 (femoral nerve)	스프링으로 작동되는 무릎이 있는 긴 보조기	기능적	보행 보조
	발목-발 보조기	기능적 및 변형방지	보행 보조

*Common names of splints are provided in parentheses, splints are described using the American Society of Hand Therapists Splint Classification System.

IF, Index finger; MF, middle finger; MP, metaphalangeal; IP, interphalangeal; AFO, ankle-foot orthoses; EDC, extensor digitorum communis; FDP, flexor digitorum profundus; AFO, ankle foot orthosis.

한 대부분의 연구는 동물모델을 사용하였고 첫째, 전기자극이 근육위축을 방지하거나 지연시킬 수 있는가?에 대한 두 가지 의문을 연구하였다. 둘째, 전기자극이 신경재지배를 촉진하거나 방해할 수 있는가? 전기자극 사용에 대해 연구를 통해 평가할 때 고려되어야 할 요인에는 종족 사이, 종족 내 탈신경지배를 받는 근육에서 근유섬유형태에 따른 위축 비율이 다양하다는 것과 탈신경지배를 받는 근육에 가해지는 수동적인 신장 정도에 따라 위축 비율이 변한다는 것이다.

많은 연구자들은 동물을 대상으로 신경재생이 일어나는 동안 탈신경지배를 받는 근육에 대한 전기자극이 근육위축과 섬유화를 줄인다고 제안한다.[266~268] 탈신경지배를 받는 근육에 대한 전기자극으로 원하는 효과를 얻지 못한다는 연구도 있다.[269~271] 전반적으로, 전기자극이 효과가 있다는 대부분의 연구들은 동물을 대상으로 바늘전극을 사용하였다. 동물을 대상으로 하는 경우는 바늘전극에 대한 순응도를 높일 수 있고, 규칙적으로 적용할 수 있는 장점이 있지만, 임상적으로는 힘든 상황이다. 인간을 대상으로 한 연구에서 결과가 좋지 않은 것은 낮은 순응도, 낮은 치료 빈도, 표면전극의 사용, 자극되어야 할 근육이 심부에 있는 경우 적절하지 못한 자극 때문일 것이다.[272] 더 나아가, 근육피로와 피부손상의 위험성은 인간을 대상으로 탈신경지배를 받는 근육에 대한 전기자극치료의 효과를 제한하는 요인이 된다.[273]

바늘전극을 이용한 잘 설계된 동물연구에서, 0.4~7ms의 통전시간으로 하루 200~880회 수축을 유발한 결과, 탈신경지배를 받는 근육대조군에 비해 근육의 위축이 줄어들었고, 신경지배를 받는 근육과 비슷한 수준에서 근육질량과 최대수축력이 유지되었다.[274]

인간인 경우, 바늘전극을 사용할 때 비슷한 결과를 보였다. Nicolaidis와 Williams는 말초신경 절단손상이 있는 15명의 환자에게 바늘전극으로 127~346일 동안 자극을 주었다. 자극은 근육연축(twitch)을 유발할 수 있는 최소와 최대10.5V 사이 전압, 주파수 130㎐, 통전시간 1.007ms, 자극 빈도(작동/중지) 1.5초/24초로 적용되었다. 이 치료의 결과는 전기자극을 적용하지 않은 치료와 비교되었는데, 악력, 집기근력, MMT 등급이 향상되었다.[275] 이러한 평가는 통계적으로 검증한 것이 아니라 다른 연구와 비교한 것이다.

비록 동물연구에서 전극자극이 탈신경지배를 받는 근육의 위축을 예방하고 근력을 유지한다는 증거가 있지만, 치료가 신경재생을 촉진할 수 없거나 심지어 재생을 지연시킨다는 증거도 있다.[276~278] 양쪽 엉치신경압착이 있는 쥐의 가자미근에 대한 전기자극을 가하지 않은 경우와 전기자극(1일 8시간, 4mA, 4ms 통전시간, 10㎐)을 가한 경우를 비교한 Herbison 등의 연구에서는 자극에 의해 위축이 줄었지만, 신경재생은 호전되지 않았다.[279] 더 나아가, Love 등은 전기자극을 받지 않은 경우와 비교하여 전기자극을 받은 경우에 탈신경지배를 받는 쥐의 가자미근에서 축삭성장이 감소하였다($p<0.02$).[280]

신경재생을 위한 전기자극. 다양한 연구들이 전기자극이 신경회복을 가속화하는지 또는 신경재생을 유발하는지를 조사하여 왔다. 비록 전기자극이 이런 목적으로 임상적으로 적용되고 있지만, 만일 연구결과들이 지속적으로 효과를 보고한다면, 미래에는 적용될 수 있을 것이다. 일부 연구들이 신경손상을 위해 전기자극으로 긍정적인 결과를 보고하였다. 예를 들어, 4주간 1일 24시간 동안 0.2ms, 4㎐로 신경압착이 있는 쥐를 대상으로 전기자극을 한 경우는 자극을 받지 않은 경우보다 연축과 강축이 빨리 회복되었다.[281] 비슷하게, 넙다리신경 절단과 복원 수술을 한 쥐를 대상으로, 전기자극(0.1ms 통전시간, 20㎐, 3V)을 한 경우 신경회복이 가속화되었다.[282]

약물을 피부를 통해 투입하기 위한 전기자극(이온도입법). 코르티코스테로이드 이온도입법(iontophoresis)은 염증이 동반된 신경손상의 증상을 줄이는데 도움이 된다. Banta는 23명의 손목굴증후군이 있는 환자를 대상으로 6개월간 비스테로이드 염증제제와 부목을 적용하였다. 그 결과 4명(17%)만이 호전되었다. dexamethasone sodium phosphate를 이용한 이온도입법을 추가로 적용한 후, 58%가 호전되었다. 이는 코르티코스테로이드를 이용한 이온도입법이 염증이 있는 신경손상에 효과가 있음을 보여주는 것이다. 이온도입법은 전극이 배치된 부위에 화상을 유발할 수 있기 때문에, 감각이 떨어지는 부위에 전극을 배치하면 안된다.

물리적 및 역학적 장비

열. 열은 급성기에 염증을 증가시킬 수 있기 때문에 신경손상이 있는 환자에게 거의 사용되지 않는다. 그러나 통증관리와 탈신경지배로 인한 단축된 근육의 신장을 증진하기 위해 재활후기에 열을 사용할 수 있다. 손목굴증후군을 포함한 다양한 원인에 의한 손목통증에 열(104℉, 약 40℃)이 미치는 효과를 조사한 전향적 및 무작위통제실험에서, 환자들은 통증(p=0.002), 관절 뻣뻣함(p=0.004), 악력(p=0.003), 자기기입식 손목평가 점수(p=0.0015)가 호전되었다.[284]

냉. 냉치료는 말초신경손상, 수술적 복원 같은 외상 후 염증과 부종을 조절하기 위해 사용되거나, 또는 물렁조직 염증이 신경을 압박할 때 흔히 사용된다. 그러나 이러한 상황에서 냉치료가 효과적이라는 연구는 거의 없다. 일반적으로, 신경병변을 관리하는데 있어 냉치료의 역할은 제한적이다. 왜냐하면 냉이 신경재생을 지연시키고 만일 과도하게 냉에 노출되면 신경이 손상되기 때문이다. 표층 신경에 적용된 냉치료의 결과로 표층신경이 손상된다는 보고가 있고[286,287] 심장 수술 이전에 적용된 냉으로 인해 가로막신경이 손상될 수 있다.[288,289]

초음파. 맥동(pulsed)초음파는 비열적(nonthermal) 기전에 의해 손상된 신경의 회복을 증진시킬 수 있다. 더 나아가, 조직온도를 높이고 신경잠복기에 부정적 영향을 줄 수 있는 연속 초음파와 다르게, 1.0W/㎠ 강도의 맥동초음파는 신경잠복기에 영향을 거의 주지 않는다는 연구가 있다.[290] 양쪽 손목굴증후군이 있는 34명의 환자를 대상으로 실시된 무작위통제실험에서, 손목굴 위에 주 2~5회 맥동초음파(20%, 1MHz, 1.0W/㎠)를 15분간 적용한 집단과 가짜 초음파를 적용한 집단을 비교하였다. 그 결과, 가짜 초음파치료를 한 집단에 비해 통증이 감소하였고 운동잠복기와 감각신경전도속도가 향상되었다($p < 0.0001$).[291] 8주간 치료 후에 효과가 나타났으며, 6개월간 지속되었다.

상반되는 증거에도 불구하고, 조직온도를 높이는 연속초음파는 주변 조직과 신경염증을 유발하기 때문에 권장되지 않는다. 예를 들어, 연속 초음파(3MHz, 1.5 또는 0.8 W/㎠)는 만성손목굴 환자에서 신경전도속도를 감소시켰다.[292] 반대로, 연속 초음파의 효과를 밝힌 연구도 있었는데, 쥐에게 손목굴증후군을 유발한 후 연속 초음파(3MHz, 1.5 W/㎠)를 5분간 적용한 결과 대조군 또는 0.2 W/㎠로 적용한 연속 초음파보다 복합근활동전위(compound muscle action potential)가 크게 향상되었다.[293]

수치료. 증거가 부족함에도 불구하고, 사지 일부를 찬물과 뜨거운 물에 교대로 담그는 대조욕(contrast bath)은 말초신경손상을 포함한 다양한 원인으로 인한 부종을 조절하기 위해 종종 사용된다.[294,295] 교대적인 식힘과 가열은 혈관수축과 이완을 유발하여 부종이 있는 부위에서 체액흐름을 증진시킨다고 가정되어져 왔다. 그러나 이 중재의 효과를 발표한 연구는 없고 부종을 줄인다는 연구도 없다.[296] 더 나아가, 일반적으로 사용되는 대조욕의 온도(냉 15℃, 온열 40℃)는 혈관확장과 이완을 유발할 만큼 물렁조직의 변화를 충분히 유발하지 못한다.[297]

레이저치료. 저강도 레이저치료는 염증을 줄이고[298,299] 새로운 혈관형성을 촉진하고[300], 섬유증식을 촉진시킨다.[301] 신경인 경우, 저강도 레이저치료의 효과는 상반되는 결과들이 보고되고 있는데, 저강도 레이저치료가 결국 먼쪽 잠복기를 줄이거나[302,303] 늘어나게 하고,[304,305] 신경전도속도를 줄이고,[306] 활동전위진폭을 증가시켰다. 그러나 저강도 레이저치료가 신경전도속도에 아무런 영향을 주지 못한다는 연구도 있다.[307~309] 동물을 대상으로 한 일부 연구에서는 저강도 레이저치료가 신경재생을 촉진하거나[310] 손상 후 신경퇴행을 줄인다고 보고하였다.[311] 비록 상반되는 결과들이 있지만, 저강도 레이저치료는 말초신경손상을 치료하기 위해 전 세계적으로 사용되고 있으며, 미국의 경우 FDA가 손목굴 환자의 통증치료를 위해 처음 승인한 후, 다양한 상태에 폭 넓게 적용되고 있다.

말초신경손상 환자를 위한 저강도 레이저치료에 대한 임상적 증거도 역시 논쟁이 있다. 손목굴증후군 환자 10명에게(대조군 30명) 파장 830㎚의 GaAs 레이저, 1,080mJ의 용량으로 6회 저강도 레이저치료를 한 결과, 15일 후 증상(통증, 무감각, 쑤시는 감각)이 줄어들었고 감각신경전도속도가 향상되었다.[312] 그러나 치료 10주와 54주 후 재평가 시, 두 집단간 차이가 없었다. 손목굴증후군에 저강도 레이저치료가 미치는 영향을 조사한 잘 설계되지 못하였거나[302] 통제되지 못한[313] 다른 연구에서도 효과가 있다고 보고되고 있다. 또한 16명의 실험군과 14명의 대조군을 대상으로 이중맹검법과 위약통제연구를 실시한 결과, 실험군 중 14명은 증상이 없어졌고, 2명은 증상이 줄었고, 4명은 통증이 약간 줄었으며, 9명은 효과가 없었다.[314] 이 결과와는 반대로, 손목굴증후군이 있는 15명의 환자를 대상으로 이중맹검범과 무작위통제연구를 실시한 결과, 치료군(파장 860㎚의 GaALAs 레이저, 6J/㎠)과 대조군에서 Levin 손목굴증후군 설문점수, Purdue Pegboard검진, 신경전도속도가 비슷하였다.[315]

수술적인 중재

비록 물리치료사들이 수술을 하지는 않지만, 수술을 한 신경손상 환자를 관리하는데 참여하게 된다. 수술적 중재를 위해 여러 요인이 결정되어야 하는데, 여기에는 손상의 속성, 개방성인지 비개방성 손상인지, 손상 후 경과시간이 포함된다. 심한 신경절단 초기인 경우 수술적 방법이 적용된다. 만일 신경손상이 개방성 상처와 연관되어 있다면, 상처는 일반적으로 수술적 방법으로 처리된다. 만일 비개방성 상처를 동반하는 경우는 3개월까지 지켜보다가 신경재생이 부족하다는 증거가 있다면 수술적 방법을 시행하게 된다. 또한 수술적인 방법은 만성적인 압력에 의해 증상이 유발되는 경우 적용된다.

수술적 신경복원을 위한 기본적인 방법에는 끝-끝 접합과 신경이식(동종이식, 자가이식)이 있다. 끝-끝 접합은 부분적 손상인 경우에 시행되며, 찢어진 신경바깥막을 봉합(신경바깥막봉합)시키거나 신경다발을 봉합(다발복원)시키는 것이다. 개별적인 다발복원은 과도한 흉터를 유발하는 많은 봉합이 필요하기 때문에 드물다.

만일 신경의 먼쪽과 몸쪽 사이에 간격이 있거나 신경일부가 소실 된 경우 끝-끝 접합을 적용하는데, 양끝을 잡아당겨 수술하기 때문에 장력이 발생한다. 이 경우 이식도 적용될 수 있다. 신경병변 또는 신경복원 영역 주변에 통로를 만들어주는데, 이는 신경이 주변 조직과 유착되는 것을 막고 신경성장을 돕기 위한 것이다.

··· 사례연구 26-1 ···

1. 자신경의 가로절단

1) 검진

(1) 환자병력

TR은 31세의 왼손잡이고, 건설업에 종사하고 있다. 유리에 베여 팔꿈치굴에 개방성 상처가 생기고 자신경의 절단이 발생하였다. 그는 손상된 날 신경의 앞쪽 이동 없이 복원 수술을 받았고 팔에 긴 석고붕대를 착용한 상태이었다. 수술 2주 후 물리치료를 받기 위해 방문하였다. 그는 다른 의학적 문제는 없었다. 팔의 손상 때문에 일을 그만 둔 상태이었다. 기능적 제한은 오른쪽 손을 이용해 모든 과제를 100%로 수행한다는 것이었다. 식사를 위해 미리 조재된 음식을 구매하였다. 손상 전에는 주 4~5회 직접 음식을 만들어 식사를 하였다. 매듭이 없는 옷을 주로 입는다고 하였다. 손상 1주 후부터 직무를 변경하기 시작하여, 2주 후부터는 다른 직무를 보고 있는 중이다.

(2)검진과 측정

❶ 근육뼈대

자세. 앉은 자세와 선 자세는 정상범위 내에 있다. 석고붕대의 무게를 보정하기 위해 왼쪽 어깨를 약간 올린 상태로 있다.

인체계측학적 특징. 수술부위에 수분이 차는 것을 피하기 위해 손 부피측정기를 사용하였다. 부피검진 결과 오른손에 비해 물의 이동이 37cc 더 이동하여, 중등도 부종이 있는 것으로 보였다. 수술부위는 건조하고, 상처가장자리는 붉은 색이고, 냄새는 없었으며, 상처 주변 부위는 핑크빛이고, 약해져 있으며, 부어있는 상태이었다. 팔꿈둘레 측정에서 오른쪽 32㎝, 왼쪽 26㎝이었다. 꿰맨 자국이 아직 있는 상태이었다.

관절가동범위와 근육길이. 초기 수동적 및 능동적인 측정은 통증을 유발하지 않기 위해 조심스럽게 진행되었다. 왼쪽 어깨와 팔꿉의 수동적 관절가동범위는 자신경에 장력을 유발하지 않기 위해 연기하였고, 능동적 가동범위는 자신경에 장력이 유발되지 않는 위치에 검진받는 부위를 고정한 채 시행되었다. 오른쪽은 정상범위이었다.

관절움직임	오른쪽 AROM	왼쪽 AROM	왼쪽 PROM
어깨 굽힘	0~180°	0~120°	NT(적용할 수 없음)
어깨 과도한 폄	0~60°	0~40°	NT(적용할 수 없음)
어깨벌림	0~180°	0~150°	NT(적용할 수 없음)
팔꿉 굽힘	0~140°	15~60°	NT(적용할 수 없음)
손목 폄	0~80°	0~20°	0~60°
손목 굽힘	0~75°	0~40°	0~75°
손목 자쪽편위(deviation)	0~40°	0~25°	0~40°
엄지 CMC 벌림	완전한 범위	완전한 범위†	NT(적용할 수 없음)
엄지 MCP 굽힘	0~50°	0~40°	NT(적용할 수 없음)
MCP벌림			
집게	0~25°	0~10°	0~25°
중간(노쪽/자쪽)	0~15°, 0~15°	0~5°, 0°	0~15°, 0~15°,
반지손가락	0~20°	0°	0~20°
새끼손가락	0~35°	20° ǂ	0~35°
MCP 굽힘*			
집게손가락	0~90°	0~90°	0~90°
중간손가락	0~90°	0~90°	0~90°
반지손가락	0~90°	-15°	0~90°
새끼손가락	0~90°	-20°	0~90°
PIP 굽힘*			
집게손가락	0~100°	0~100°	0~100°
중간손가락	0~105°	0~105°	0~105°
반지손가락	0~110°	15~90°	0~110°
새끼손가락	0~110°	20~90°	0~110°
DIP 굽힘*			
집게손가락	0~70°	0~70°	0~75°
중간손가락	0~70°	0~70°	0~75°
반지손가락	0~70°	0°	0~70°
새끼손가락	0~70°	0°	0~70°

** MCP(metacarpophangeal), PIP(proximal interphalangeal), DIP(distal interphalngeal)의 수동적 완전가동범위는 공통손가락 폄근의 길이가 적절함을 의미함.*

† 엄지 CMC(carpometacarpal)벌림은 짧은 엄지벌림근에 의해 나타남.

ǂ 새끼손가락의 벌림은 새끼손가락 폄근에 의해 나타남.

근육수행력. 도수근력검진 결과, 자신경이 지배하는 근육의 약화와 새끼두덩(hypothenar)의 편평함이 보였다. 구체적 결과는 다음과 같다:

근육	오른쪽	왼쪽
자쪽손목 굽힘근	5/5	0/5
깊은손가락 굽힘근(Ⅲ,Ⅳ)	5/5	0/5
새끼벌림근	5/5	0/5
새끼대립근	5/5	0/5
새끼 굽힘근	5/5	0/5
벌레근(Ⅲ,Ⅳ)	5/5	0/5
등쪽뼈사이근	5/5	0/5
손바닥쪽뼈사이근	5/5	0/5
엄지모음근	5/5	0/5

수술 6주 후 집기(pinch)와 악력이 측정되었다.

검진	오른쪽	왼쪽
악력	110파운드(약 49kg)	48파운드(약 21kg)
2점 집기	22파운드(약 10kg)	19파운드(약 9kg)
3점 집기	27파운드(약 12kg)	18파운드(약 8kg)
가쪽 집기	30파운드(약 13kg)	8파운드(약 3kg)

왼손의 악력은 오른손의 44%에 해당하였고, 왼손의 2점 집기는 86%, 3점 집기는 66%, 가쪽 집기는 27%에 해당하였다. 가쪽 집기검진 동안 Froment 징후가 발견되었다.

❷ 신경근육

통증. TR은 팔꿉의 통증 수준을 휴식 시 2/10, 활동 시 5/10으로 표기하였다.

말초신경 통합성. 왼쪽 팔꿈치굴 아래에서 Tinel 검진 시 양성을 보였으며, 통증이 몸쪽과 먼쪽으로 방사되었다.

감각통합성. 눈을 가린 채 Semmes-Weinstein 홑섬유(6.65+ 이용)를 사용하여 검진한 결과 자신경 지배영역에서 감각이 없었다. 따라서 2점 식별검진은 시행하지 않았다.

❸ 심혈관/호흡

손목에 있는 자동맥과 노동맥에 시행된 Allen검진 후 피부는 정상적으로 붉게 변하였다.

2) 평가, 진단, 예후

검진결과, 부종이 있었고, 상처는 정상적으로 치유되고 있었으며, 자신경이 지배하는 근육에서 마비가 있었고, 자신경이 지배하는 영역에서 감각이 없었다. 이러한 결과는 팔꿈치굴에서 자신경이 손상된 경우와 일치하는 것이다. 결론적으로, TR은 피부손상의 위험과 관절구축과 근육단축의 위험이 있다. 기능적으로, 일상생활동작, 직업, 여가활동에 참여하는 것이 줄었다. TR은 상대적으로 젊지만, 식사 문제로 인해 영양부족의 위험이 있다. 완전한 운동회복은 1년이 걸릴 것이고, 감각은 1~2년 후 회복이 될 것으로 예상된다.

3) 치료중재

(1) 피부보호

식사준비 동안, 날카로운 도구를 가지고 일상생활을 수행하는 동안 피부 통합성을 보호하는 방법에 대해 TR은 교육을 받았다. 또한 요리할 때 보호용 장갑을 사용하도록 권장하였다. 피부가 건조하기 때문에 조직손상을 줄이기 위해, 매일 수회에 걸쳐 로션을 바르도록 권장하였다. 직장에서 돌아온 후, 마찰력을 높이고 도구를 다루는 능력을 높이기 위해 손바닥에 고무재질이 있는 장갑을 착용하도록 교육하였다.

(2) 부종관리

수면 동안 부종을 줄이기 위해 팔을 높이는 방법에 대해 환자에게 교육하였고, 신경을 압박하지 않을 정도의 악력으로 부종을 예방할 수 있는 의복(garment)을 제공하였다.

(3) 근육신장과 관절가동범위

위팔세갈래근의 길이 증진과 공통손가락 폄근/힘줄, 외재성 손가락 굽힘근, 반지와 새끼손가락의 손바닥쪽 몸쪽 손가락사이관절 피막의 길이를 유지하기 위해 근육신장과 수동적 관절가동범위 운동이 수행되었다. 수술 후 고정과 자신경에 가해지는 장력을 줄이기 위해 움직임을 제한하였기 때문에 위팔세갈래근의 단축이 발생하였다. 공동손가락 폄근의 단축은 반대 작용을 하는 깊은손가락 굽힘근의 상실 때문에 발생한다. 수술 후 자세 때문에 때로는 손가락 굽힘근의 단축이 발생한다. 몸쪽 손가락사이관절을 펴는 공동손가락 폄근의 불충분 때문에 손바닥쪽 손가락사이관절 피막이 단축된다. 환자에게 자신경의 과도한 신장을 피하도록 교육해야 한다.

(4) 근력훈련

왼쪽 팔 중 침범 받지 않은 부분에 대한 능동적 수축은 관절가동범위를 유지하기 위해 재활초기부터 시작되어야 한다. 저항운동은 자쪽손목 굽힘근이 신경지배를 받는다는 증거가 있을 때 수술 6개월 후에 시작한다. 저항운동 프로그램은 자쪽손목 굽힘근, 깊은손가락 굽힘근(Ⅲ, Ⅳ), 새끼 벌림근, 새끼 대립근, 새끼 굽힘근, 벌레근(Ⅲ, Ⅳ), 등쪽과 손바닥쪽뼈사이근, 엄지 모음근의 순서대로 자신경이 지배하는 근육이 회복되도록 점진적으로 진행되어야 한다. 저항운동은 다음의 3단계로 진행한다: 전체 능동적 관절가동범위를 통해 사지분절 움직이기, 위치 유지하기 , 중력에 대항하여 전체 관절가동범위 움직이기, 저항에 대항하여 사지분절 움직이기. 마지막 운동은 각 근력이 3/5에 도달하였을 때 시행한다. 저항은 1RM의 70% 수준으로 하여, 7회 반복하여 움직이게 하였다.

(5) 감각재훈련

TR이 새끼와 반지손가락의 손바닥쪽 부위에서 접촉감각을 인식하기 시작하였을 때, 감각재훈련이 시작되었다. 프로그램은 1일 1~2회 실시하였고, 촉각을 통해 물건, 재질을 맞히기를 15분간 훈련하였다. 각 시도 후 눈을 떠서 물체를 확인하도록 하였다.

재활 마지막시기에, 자쪽 손가락에서 과민감성을 환자가 호소하였기 때문에, 가정프로그램으로 둔감화 훈련을 시작하였다. 자극적인 물건, 자극이 되지 않는 물건, 약간 자극적인 물건을 집에서 구해 1일 20분씩 자극을 적용하도록 교육하였다.

(6) 신경가동술

수술 6주째까지 완전한 팔꿉 굽힘을 피하도록 교육하고 수술 5주째부터 자신경 활주기법에 대해 시범을 보여주고 TR이 혼자할 수 있도록 교육하였다.

(7) 부목과 보조기

초기평가 시, 팔꿉 폄을 유지하기 하기 열을 가해 모양을 만들 수 있는 부목을 팔꿉앞쪽에 적용하였다. 4주까지 착용시간을 점차 줄여, 5주째에 제거하였다. 이 시기에 수면 동안 팔꿉 굽힘을 제한하고 신경압박을 없애기 위해 네오프렌(neoprene)으로 만들어진 부목을 착용하게 하였다. 깊은손가락 굽힘근이 재신경지배를 받기 시작하였을 때, 공통손가락 폄근의 힘이 먼쪽부에 전달되도록 하기 위해, 반지와 새끼손가락의 손허리손가락관절 굽힘을 차단하는 부목을 착용하게 하였다.

(8) 전기치료

자신경에 의해 지배를 받는 근육이 회복될 때, 전기자극은 운동 동안 근육수축력을 높이고 근력 증진과 근육비대를 위해 적용되었다. 초기에는 새로 신경지배를 받는 근육이 과도하게 피로하지 않도록 설정하여 적용하였다.

(9) 초음파

처음에는 맥동초음파를 사용하여 만성 염증을 줄이기 위해 사용하였는데, 결국 팔꿉에서 통증과 부종이 감소하였다.

4) 결과

손상 18개월 후, TR은 왼쪽 팔에서 완전한 수동적 및 능동적 관절가동범위가 가능하였다. 새끼손가락에서 가끔 타는 듯한 감각이 약간 있었다. 악력은 50%까지 회복하였다. 2점, 3점, 가쪽 집기는 각각 30%, 32%, 55%까지 증가하였다. 손상 2개월 후 직장으로 복귀하였고, 치료과정 동안 뜨거운 난로에 의해 반지손가락 끝부분에서 부분층 화상을 입었다.

요약

이 장은 말초신경손상 환자에 대한 검진, 평가, 중재를 다루었다. 운동기능, 감각, 교감기능이 손상될 수 있기 때문에, 근력, 근육길이, 균형에 대한 검진과 감각기능에 대한 질적 및 양적인 검진, 피부 통합성에 대한 검진이 필요하다. 이러한 환자를 위한 중재인 경우, 단기적인 면에서는 증상의 원인이 되는 요인을 경감시키는 것이고, 장기적인 면에서는 근육과 감각종말기관이 다시 신경지배를 받도록 기다리는 것이다. 후자인 경우, 피부손상과 변형과 관련된 것을 방지하고, 기능적인 독립성을 촉진하는 것이 중점이다. 치료에는 환자교육, 부종관리, 근력강화, 근육길이 유지, 둔감화, 감각재훈련, 전기자극, 초음파, 부목, 보조 장비 훈련이 있다.

추가정보

Useful Forms

Recording sheet for monofilament testing

British Medical Research Council (BMRC) Scale of Nerve Function

Books

Dyck PJ, Thomas PK: Peripheral Neuropathy, ed 4, Philadelphia, 2005, WB Saunders.

Senneff JA: Numb Toes and Aching Soles: Coping with Peripheral Neuropathy, San Antonio, 1999, Medpress.

Senneff JA: Numb Toes and Other Woes: More on Peripheral Neuropathy, San Antonio, 2001, Medpress.

Web Sites

The Neuropathy Association: www.neuropathy.org

Peripheral neuropathy: http://www.ninds.nih.gov/disorders/peripheralneuropathy/peripheralneuropathy.htm

용어

활동전위(action potential): 자극으로 인해 신경에서 전기적 전위의 변화

들신경로(afferent pathway): 중추로 정보를 전달하는 신경

자율신경계(autonomic nervous system): 교감과 부교감 가지를 포함한 날신경로. 민무늬근육, 심장근육, 샘의 활동성을 조절한다.

축삭(axon): 세포체에서부터 정보를 전달하기 위해 나온 돌기

중추신경계(central nervous system): 뇌와 척수 내에 포함되어 있는 신경들

뇌신경(cranial verve): 뇌에서 시작하는 12쌍의 신경들

가지돌기(dendrite): 다른 신경세포로부터 정보를 받아들이는 돌기

또는 가지

탈신경(denervation): 신경지배의 상실

이중압착증후군(double-crush syndrome): 같은 신경에 2개 이상의 병변이 존재하여 만일 하나의 병변만 있다면 관찰되지 않은 여러 증상이 동시에 있는 것

날신경로(efferent pathway): 중추신경계에서부터 정보를 전달하는 신경

근전도(electromyography): 근육수축과 관련된 전기 활동성에 대한 그래프 기록

다발(fascicle): 신경섬유 경로 같은 섬유의 묶음

아교(glia): 신경계의 요소를 지지하는 세포와 섬유

경색(infarction): 혈액공급의 중지 또는 불충분으로 결국 조직괴사를 유발

허혈(ischenia): 혈액순환의 장애를 유발되는 국소적인 혈액공급의 불충분

홑신경병증(mononeuropathy): 하나의 신경병변

복합홑신경병증(mononeuropathy multiplex): 여러 신경의 비대칭적인 병변

운동단위(motor unit): 하나의 알파운동신경세포와 이것이 지배하는 근육섬유들

말이집(myelin): 특정 신경주변에 집(sheath)을 형성하는 지질과 단백질

신경전도속도(nerve conduction velocity): 축삭을 따라 전파되는 전기적 신호의 속도

신경종(neuroma): 신경세포의 비정상적인 성장

신경원(neuron): 신경세포

신경전달물질(neurotransmatter): 연접 이후 세포를 억제하거 촉진하기 위해 연접 이전 세포에서 분비되는 화학적 물질

랑비에(Ranvier) 결절: 신경의 말이집 사이

말초신경계(peripheral nervous system): 뇌와 척수에 시작하는 신경으로 척수신경과 뇌신경이 있음

원형질막(plasmalemma): 원형질막

얼기(plexus): 신경, 혈액, 또는 림프 망

여러신경병증(polyneuropathy): 대칭적이고 확산적인 신경기능 이상

Schwann 세포: 말초신경계에서 신경섬유를 감싸고 있는 세포 중 하나로, 말이집을 형성함

연접(synapse): 한 신경세포의 축삭종말과 다른 세포 또는 신경세포의 세포체 또는 가지돌기와 만나는 지점

Wallerian 변성: 축삭의 퇴행성 변화로, 병변에서 말초쪽으로 말이집이 탈락

참고문헌

1. Nolte J: The Human Brain, ed 4, St. Louis, 1999, Mosby.
2. Flores AJ, Lavernia J, Owens PW: Anatomy and physiology of peripheral nerve injury and repair, Am J Orthop 29:167-173, 2000.
3. Rydevik B, Brown MD, Lundborg G: Pathoanatomy and pathophysiology of nerve root compression, Spine 9(1):7-15, 1984.
4. Breidenbach WB, Terzis JK: The blood supply of vascularized nerve grafts, J Reconstr Microsurg 3:43-58, 1986.
5. Lundborg G, Myers R, Powell H: Nerve compression injury and increased endoneurial fluid pressure: A “miniature compartment syndrome,” J Neurol Neurosurg Psychiatry 46(12):1119-1124, 1983.
6. Olsson Y: Microenvironment of the peripheral nervous system under normal and pathological conditions, Crit Rev Neurobiol 5(3):265-311, 1990.
7. Deleted.
8. Lundborg G, Dahlin L: Pathophysiology of nerve trauma. In Omer GE, Spinner M, Van Beek AL (eds): Management of Peripheral Nerves, ed 2, Philadelphia, 1998, WB Saunders.
9. McLellan DL, Swash M: Longitudinal sliding of the median nerve during movement of the upper limb, J Neurol Neurosurg Psychiatry 39:566-570, 1976.
10. Byl C, Puttlitz C, Byl N, et al: Strain in the median and ulnar nerves during upper-extremity positioning, J Hand Surg 27A:1032-1040, 2002.
11. Wright TW, Glowczewskie F, Cowin D, et al: Ulnar nerve excursion and strain at the elbow and wrist associated with upper extremity motion, J Hand Surg 26A:655-662, 2001.
12. Gelberman RH, Yamaguchi K, Hollstien SB, et al: Changes in interstitial pressure and cross-sectional area of the cubital tunnel and of the ulnar nerve with flexion of the elbow. An experimental study in human cadavera, J Bone Joint Surg Am 80(4):492-501, 1998.
13. Borrelli J, Kantor J, Ungacta F, et al: Intraneural sciatic nerve pressure relative to the position of the hip and knee: A human cadaveric study, J Orthop Trauma 14:255-258, 2000.
14. Pechan J, Julis I: The pressure measurement in the ulnar nerve. A contribution to the pathophysiology of the cubital tunnel syndrome, J Biomech 8:75-79, 1975.
15. Lundbourg G, Rydevik B: Effects of stretching the tibial nerve of the rabbit. A preliminary study of the intraneural circulation of the barrier function of the perineurium, J Bone Joint Surg 78:54-65, 1973.
16. Clark WL, Trumble TE, Swiontkowski MF, et al: Nerve tension and blood flow in a rat model of immediate and delayed repairs, J Hand Surg 17A:677-687, 1992.
17. Fleming P, Lenehan B, O'Rourke S, et al: Strain on the human sciatic nerve in vivo during movement of the hip and knee, J Bone Joint Surg Br 85(3):363-365, 2003.
18. Wantanabe M, Yamaga M, Kato T, et al: The implication of repeated versus continuous strain on nerve function in a rat forelimb model, J Hand Surg 26A(4):663-669, 2001.
19. Nohueira MP, Paley D, Bhave A, et al: Nerve lesions associated with limb-lengthening, J Bone Joint Surg Am 85:1502-1510, 2003.
20. Wall EJ, Massie JB, Kwan MK, et al: Experimental stretch neuropathy. Changes in nerve conduction under tension, J Bone Joint Surg Br 74(1):126-129, 1992.
21. Sunderland S, Bradley KC: Stress-strain phenomena in human peripheral nerves, Brain 84:102-119, 1961.
22. Liu CT, Benda CE, Lewey FH: Tensile strength of human nerves: Experimental physiological and histological study, Arch Neurol Psychiatry 59:322-336, 1948.
23. Brown R, Pedowitz R, Rydevik B, et al: Effects of acute graded strain on efferent conduction properties in the rabbit tibial nerve, Clin Orthop 296:288-294, 1993.
24. Rydevik BL, Kwan MK, Myers RR, et al: An in vitro mechanical and histological study of acute stretching on rabbit tibial nerve, J Orthop Res 8(5):694-701, 1990.
25. Sakurai M, Miyasaka Y: Neural fibrosis and the effect of neurolysis, J Bone Joint Surg Br 68(3):483-488, 1986.
26. Westkaemper JG, Varitimidid SE, Sotereanos DG: Posterior interosseous nerve palsy in a patient with rheumatoid synovitis of the elbow, J Hand Surg 24A:727-731, 1999.
27. Kornblauth ID, Freedman MK, Sher DO, et al: Femoral, saphenous palsy after tourniquet use: a case report, Arch Phys Med Rehabil 84:909-911, 2003.
28. Lin CC, Jawan B, de Villa MV, et al: Blood pressure cuff compression injury of the radial nerve, J Clin Anesth 13(4):306-308, 2001.
29. On AY, Ozdemir O, Aksit R: Tourniquet paralysis after primary nerve repair, Am J Phys Med Rehabil 79(3):298-300, 2000.
30. Koo JT, Szabo RM: Compression neuropathies of the median nerve, J Am Soc Surg Hand 4(3):156-175, 2004.
31. Gelberman RH, Hergenroeder PT, Hargens AR, et al: The carpal tunnel

syndrome. A study of carpal canal pressures, J Bone Joint Surg Am 63(3):380-383, 1981.
32. Dahlin LB, Sjostrand J, McLean WG: Graded inhibition of retrograde axonal transport by compression of rabbit vagus nerve, J Neurol Sci 76(2-3):221-230, 1986.
33. Dahlin LB, McLean WG: Effects of graded experimental compression on slow and fast axonal transport in rabbit vagus nerve, J Neurol Sci 72(1):19-30, 1986.
34. Rydevik B, Lundborg G, Bagge U: Effects of graded compression on intraneural blood blow. An in vivo study on rabbit tibial nerve, J Hand Surg 6A:3-12, 1981.
35. Gelberman RH, Szabo RM, Hargens AR: Pressure effects on human peripheral nerve function. In Hargens AR (ed): Tissue Nutrition and Viability, New York, 1986, Springer-Verlag.
36. Mackinnon SE, Dellon AL, Hudson AR, et al: Chronic human nerve compression—a histological assessment, Neuropathol Appl Neurobiol 12(6):547-565, 1986.
37. Lundborg G: Structure and function of intraneural microvessels as related to trauma, edema formation and nerve function, J Bone Joint Surg 57A:938-948, 1975.
38. Szabo RM, Sharkey NA: Response of peripheral nerve to cyclic compression in a laboratory rat model, J Orthop Res 11(6):828-833, 1993.
39. Chang KY, Ho ST, Yu HS: Vibration induced neurophysiological and electron microscopical changes in rat peripheral nerves, Occup Environ Med 51(2):130-135, 1994.
40. Stromberg T, Dahlin LB, Brun A, et al: Structural nerve changes at wrist level in workers exposed to vibration, Occup Environ Med 54(5):307-311, 1997.
41. Lundborg G, Dahlin LB, Danielsen N, et al: Intraneural edema following exposure to vibration, Scand J Work Environ Health 13(4):326-329, 1987.
42. Dahlin LB, Lundborg G: Vibration-induced hand problems: role of the peripheral nerves in the pathophysiology, Scand J Plast Reconstr Surg Hand Surg 35(3):225-232, 2001.
43. Eguchi K, Majima M: Sciatic neuropathy caused by disorder of a nutrient artery: a case report of thromboembolism secondary to femoral artery aneurysm, Arch Phys Med Rehabil 82:253-255, 2001.
44. Wietholter H, Kruger J, Melville C, et al: Photochemically induced experimental ischemic neuropathy: A clinical, electrophysiological and immunohistochemical study, J Neurol Sci 117(1-2):68-73, 1993.
45. Korthals JK, Korthals MA, Wisniewski HM: Progression of regeneration after nerve infarction, Brain Res 552(1):41-46, 1991.
46. Delegal MK, Gorrie J: IV inserted to nerve results in radial nerve injury: $155,000 arbitration award, Health Risk Manage 23(1):1-2, 2001.
47. Chang WK, Mulford GJ: Iatrogenic trigeminal sensorimotor neuropathy resulting from local anesthesia: A case report, Arch Phys Med Rehabil 81:1591-1593, 2000.
48. Villarejo FJ, Pascual AM: Injection injury of the sciatic nerve (370 cases). Childs Nerv Syst 9:229, 1993.
49. Peuker E, Gronemeyer D: Rare but serious complications of acupuncture: Traumatic lesions, Acupuncture Med 19(2):103-108, 2001.
50. Khan R, Birch R: Iatrogenic injuries of peripheral nerves, J Bone Joint Surg Br 83:1145-1148, 2001.
51. Suneson A, Hansson HA, Seeman T: Peripheral high-energy missile hits cause pressure changes and damage to the nervous system: Experimental studies on pigs, J Trauma 27:782-789, 1987.
52. Kline DG: Civilian gunshot wounds to the brachial plexus, J Neurosurg 70:166-174, 1989.
53. Smith KL: Nerve response to injury and repair. In Mackin EJ, Callahan AD, Skirvin TM, et al (eds): Rehabilitation of the Hand and Upper Extremity, ed 5, St. Louis, 2002, Mosby.
54. Haveman J, Van Der Zee J, Wondergem J, et al: Effects of hyperthermia on the peripheral nervous system: a review, Int J Hyperthermia 20(4):371-391, 2004.
55. Pierre-Jerome C, Bekkelund SI: Magnetic resonance assessment of the double-crush phenomenon in patients with carpal tunnel syndrome: A bilateral quantitative study, Scand J Plast Reconstr Surg Hand Surg 37(1):46-53, 2003.
56. Nassif T, Steiger E: Post-traumatic distal nerve entrapment syndrome, J Reconstr Microsurg 15(3):159, 1999.
57. Golovchinsky V: Double crush syndrome in lower extremities, Electromyogr Clin Neurophysiol 38(2):115-120, 1998.
58. Wilbourn AJ, Gilliatt RW: Double-crush syndrome: A critical analysis, Neurology 49(1):21-29, 1997.
59. Chaudhry V, Clawson LL: Entrapment of motor nerves in motor neuron disease: Does double crush occur? J Neurol Neurosurg Psychiatry 62(1):71-76, 1997.
60. Morgan G, Wilbourn AJ: Cervical radiculopathy and coexisting distal entrapment neuropathies: Double-crush syndromes? Neurology 50(1):78-83, 1998.
61. Seddon HJ: Three types of nerve injury, Brain 66:238-288, 1943.
62. Sunderland S: Anatomy and physiology of nerve injury, Muscle Nerve 13(9):771-784, 1990.
63. Seddon HJ, Medawar PB, Smith H: Rate of regeneration of peripheral nerves in man, J Physiol 102:191, 1943.
64. Mackinnon SE: New directions in peripheral nerve surgery, Ann Plast Surgery 22:257-273, 1989.
65. Samii M: Diagnosis and management of intracranial nerve lesions. In Omer GE, Spinner M, Van Beek AL (eds): Management of Peripheral Nerves, ed 2, Philadelphia, 1998, WB Saunders.
66. Teerijoki-Oksa T, Jaaskelainen SK, Forssell K, et al: Recovery of nerve injury after mandibular sagittal split osteotomy. Diagnostic value of clinical and electrophysiologic tests in the follow-up, Int J Oral Maxillofac Surg 33(2):134-140, 2004.
67. Kraut RA, Chahal O: Management of patients with trigeminal nerve injuries after mandibular implant placement, J Am Dent Assoc 133(10):1351-1354, 2002.
68. Lydiatt DD: Litigation and the lingual nerve, J Oral Maxillofac Surg 61(2):197-200, 2003.
69. Ellis E, McFadden D, Simon P, et al: Surgical complications with open treatment of mandibular condylar process fractures, J Oral Maxillofac Surg 58(9):950-958, 2000.
70. Oliver P: Iatrogenic facial nerve palsies, Surg Clin North Am 60:629-635, 1980.
71. Singhi P, Jain V: Bell's palsy in children, Semin Pediatr Neurol 10(4):289-297, 2003.
72. Blankenship LD, Basford JR, Strommen JA, et al: Hypoglossal nerve palsy from cervical spine involvement in rheumatoid arthritis: 3 case reports, Arch Phys Med Rehabil 83:269-272, 2002.
73. Chang DJ, Paget SA: Neurological complications of rheumatoid arthritis, Rheum Dis Clin North Am 19:955-973, 1993.
74. van Wilgen CP, Dijkstra PU, van der Lann BF, et al: Shoulder complaints after neck dissection: is the spinal accessory nerve involved? Br J Oral Maxillofac Surg 41:7-11, 2003.
75. Chandawarker RY, Cervino AL, Pennington GA: Management of iatrogenic injury to the spinal accessory nerve, Plast Reconstr Surg 111(2):611-617, 2003.
76. Yavuzer G, Tuncer S: Accessory nerve injury as a complication of cervical lymph node biopsy, Am J Phys Med Rehabil 80:622-623, 2001.
77. Venkatesh B, Walker D: Hypoglossal neurapraxia following endotracheal intubation, Anaesth Intensive Care 25(6):699-700, 1997.
78. Rubio-Nazabal E, Marey-Lopez J, Lopez-Facal S, et al: Isolated bilateral paralysis of the hypoglossal nerve after transoral intubation for general anesthesia, Anesthesiology 96(1):245-247, 2002.
79. Dubuisson AG, Kline DG: Brachial plexus injury: a survey of 100 consecutive cases from a single service, Neurosurg 51(3):673-682, 2002.
80. Arslan E, Unai S, Bagis S, et al: Unilateral brachial plexus injury occurring after reduction mammaplasty, Aesthetic Plast Surg 26:372-374, 2002.
81. Ecker JL, Greebburg JA, Norwitz ER, et al: Birth weight as a predictor of brachial plexus injury, Obstet Gynecol 89:643-647, 1997.
82. Bar J, Dvir A, Hod M, et al: Brachial plexus injury and obstetrical risk factors, Int J Gynaecol Obstet 73:21-25, 2001.
83. Allen A, Sorab J, Gonick B: Risk factors for shoulder dystocia: An engineering study of clinician-applied forces, Obstet Gynecol 77:352-355, 1991.
84. Sandmire HF, DeMott RK: Erb's palsy causation: A historical perspective, Birth 29(1):52-54, 2002.
85. Hoeksma AF, Wolf H, Oei SL: Obstetrical brachial plexus injury: Incidence, natural course and shoulder contracture, Clin Rehabil 14(5):523-526, 2000.
86. Nehme A, Kany J, Sales-De-Gauzy J, et al: Obstetrical brachial plexus palsy. Prediction of outcome in upper root injuries, J Hand Surg Br 27(1):9-12, 2002.
87. Waters PM, Smith GR, Jaramillo D: Glenohumeral deformity secondary to brachial plexus birth palsy, J Bone Joint Surg Am 80(5):668-677, 1998.
88. Van der Sluijs JA, Van Ouwerkert WJR, de Gast A, et al: Deformities of the shoulder in infants younger than 12 months with an obstetric lesion of the brachial plexus, J Bone Joint Surg Br 83:551-555, 2001.
89. Wood VE, Frykman GK: Winging of the scapula as a complication of first rib resection: a report of six cases, Clin Orthop 149:160-163, 1980.
90. Ernst GP, Shippey D: Manual therapy rounds. Long thoracic neuropathy resulting from first rib palpation, J Manual Manip Ther 7(2):92-96, 1999.
91. Hester P, Caborn DN, Nyland J: Cause of long thoracic nerve palsy: A possible dynamic fascial sling cause, J Shoulder Elbow Surg 9(1):31-35, 2000.
92. Vastamaki M, Goransson H: Suprascapular nerve entrapment, Clin Orthop 297:135-143, 1993.
93. Kaspi A, Yanai J, Pick CG, et al: Entrapment of the distal suprascapular nerve. An anatomical study, Int Orthop 12(4):273-275, 1988.
94. Zehetgruber H, Noske H, Lang T, et al: Suprascapular nerve entrapment. A meta-analysis, Int Orthop 26(6):339-343, 2002.
95. Ide J, Maeda S, Takagi K: Does the inferior transverse scapular ligament

cause distal suprascapular nerve entrapment? An anatomic and morphologic study, J Shoulder Elbow Surg 12(3):253-255, 2003.
96. Wong CA, Scavone BM, Dugan S, et al: Incidence of postpartum lumbosacral spine and lower extremity nerve injuries, Obstet Gynecol 101:279-288, 2003.
97. Cardosi RJ, Cox CS, Hoffman MS: Postoperative neuropathies after major pelvic surgery, Obstet Gynecol 100(2):240-244, 2002.
98. Natelson SE: Surgical correction of proximal femoral nerve entrapment, Surg Neurol 48(4):326-329, 1997.
99. Gruson KI, Moed BR: Injury of the femoral nerve associated with acetabular fracture, J Bone Joint Surg Am 85(3):428-431, 2003.
100. Simmons C Jr, Izant TH, Rothman RH, et al: Femoral neuropathy following total hip arthroplasty. Anatomic study, case reports, and literature review, J Arthroplasty 6:57-66, 1991.
101. DeHart MM, Riley LH Jr: Nerve injuries in total hip arthroplasty, J Am Acad Orthop Surg 7(2):101-111, 1999.
102. Mihalko WM, Phillips MJ, Krackow KA: Acute sciatic and femoral neuritis following total hip arthroplasty. A case report, J Bone Joint Surg Am 83(4):589-592, 2001.
103. Becker DA, Gustilo RB: Double-chevron subtrochanteric shortening derotational femoral osteotomy combined with total hip arthroplasty for the treatment of complete congenital dislocation of the hip in the adult. Preliminary report and description of a new surgical technique, J Arthroplasty 10(3):313-318, 1995.
104. Kim DH, Murovic JA, Tiel RL, et al: Intrapelvic and thigh-level femoral nerve lesions: management and outcomes in 119 surgically treated cases, J Neurosurg 100(6):989-996, 2004.
105. Hsieh LF, Liaw ES, Cheng HY, et al: Bilateral femoral neuropathy after vaginal hysterectomy, Arch Phys Med Rehabil 79(8):1026-1021, 1998.
106. Kvist-Poulsen H, Borel J: Iatrogenic femoral neuropathy subsequent to abdominal hysterectomy: Incidence and prevention, Obstet Gynecol 60(4):516-520, 1982.
107. Irvin W, Andersen W, Taylor P, et al: Minimizing the risk of neurologic injury in gynecologic surgery, Obstet Gynecol 103(2):374-382, 2004.
108. Pezina M: Contribution to the etiological explanation of the piriformis syndrome, Acta Anat 105:181, 1979.
109. Cai C, Kamath A, Nesathurai S: Traumatic sciatic nerve contusion, J Back Musculoskel Rehabil 15(2):89-92, 2000.
110. Barrack RL: Neurovascular injury: Avoiding catastrophe, J Arthroplasty 19(4):104-107, 2004.
111. Bradshaw C, McCrory P, Bell S, et al: Obturator nerve entrapment: a cause of groin pain in athletes, Am J Sports Med 25(3):402-408, 1997.
112. Hattori Y, Doi K, Saeki Y, et al: Obturator nerve injury associated with femur fracture fixation detected during gracilis muscle harvesting for functioning free muscle transfer, J Reconstr Microsurg 20(1):21-23, 2004.
113. Pecina M, Lucijanic I, Rosic D: Surgical treatment of obturator nerve palsy resulting from extrapelvic extrusion of cement during total hip arthroplasty, J Arthroplasty 16(4):515-517, 2001.
114. Dahlin LB: The biology of nerve injury and repair, J Am Soc Surg Hand 4(3):143-155, 2004.
115. Heumann R, Korsching S, Bandtlow C, et al: Changes of nerve growth factor synthesis in nonneuronal cells in response to sciatic nerve transaction, J Cell Biol 104:1623-1631, 1987.
116. Brushart TM: Motor axons preferentially reinnervate motor pathways, J Neurosci 13:2730-2738, 1993.
117. Liss AG, Wiberg M: Loss of nerve endings in the spinal dorsal horn after a peripheral nerve injury: An anatomical study in Macaca fascicularis monkeys, Euro J Neuro 9:2187-2192, 1997.
118. Frykman GK: The quest for better recovery from peripheral nerve injury: current status of nerve regeneration research, J Hand Ther 83-88, 1993.
119. Rosen B, Lundborg G, Dahlin LB, et al: Nerve repair: Correlation of restitution of functional sensibility with respect to cognitive capacities, J Hand Surg 19B:452-458, 1994.
120. Duteille F, Petry D, Poure L, et al: A comparative clinical and electromyographic study of median and ulnar nerve injuries at the wrist in children and adults, J Hand Surg 26B(1):58-60, 2001.
121. Polatkan S, Orhun E, Polatkan O, et al: Evaluation of the improvement of sensibility after primary median nerve repair at the wrist, Microsurgery 18:192-196, 1998.
122. Tajima T, Imai H: Results of median nerve repair in children, Microsurgery 10(2):145-146, 1989.
123. Barios C, Pablos J: Surgical management of nerve injuries of the upper extremity in children: a 15 years survey, J Ped Orthop 11:641-645, 1991.
124. Lundborg G, Rosen B: Sensory relearning after nerve repair, Lancet 358:809-810, 2001.
125. Bolitho DG, Boustred B, Hudson A, et al: Primary epineural repair of the ulnar nerve in children, J Hand Surg 24A:16-20, 1999.
126. Almquist E, Olofsson O: Sensory-nerve conduction velocity and two point discrimination in sutured nerves, J Bone Joint Surg Am 52:791-796, 1970.
127. Almquist E, Smith OA, Fry L: Nerve conduction velocity, microscopic, and electronic microscopy studies comparing repaired adult and baby monkey median nerves, J Hand Surg 8:406-410, 1983.
128. Todnem K, Lundemo G: Median nerve recovery in carpal tunnel syndrome, Muscle Nerve 23:1555-1560, 2000.
129. Porter P, Venkateswaran B, Stephenson H, et al: The influence of age on outcome after operation for the carpal tunnel syndrome: A prospective study, J Bone Joint Surg Br 84(5):688-691, 2002.
130. Friedenberg SM, Zimprich T, Harper CM: The natural history of long thoracic and spinal accessory neuropathies, Muscle Nerve 25(4):535-539, 2002.
131. Bontioni EN, Kanje M, Dahlin LB: Regeneration and functional recovery in the upper extremity of rats after various types of nerve injuries, J Periph Nerv Sys 8:159-168, 2003.
132. Ma J, Novikov LN, Kellerth JO: Early nerve repair after injury to postganglionic plexus: Experimental study of sensory and motor neuronal survival in rats, Scan J Plat Reconstr Hand Surg 37:1-9, 2003.
133. Lam N, Thurston A: Association of obesity, gender, age, and occupation with carpal tunnel syndrome, Aust N Z J Surg 68(3):190-193, 1998.
134. Richardson JK, Green DF, Jamieson SC, et al: Gender, body mass and age as risk factors for ulnar mononeuropathy at the elbow, Muscle Nerve 24(4):551-554, 2001.
135. Karatas GK, Gogus F: Suprascapular nerve entrapment in newsreel cameramen, Am J Phys Med Rehabil 82(3):192-196, 2003.
136. Nathan PA, Keniston RC, Myers LD, et al: Obesity as a risk factor for slowing of sensory conduction of the median nerve in industry. A cross-sectional and longitudinal study involving 429 workers, J Occup Med 34:379-383, 1992.
137. Ravindran M: Two cases of suprascapular neuropathy in a family, Br J Sports Med 37(6):539-541, 2003.
138. Grana W: Medial epicondylitis and cubital tunnel syndrome in the throwing athlete, Clin Sports Med 20(3):541-548, 2001.
139. Glousman RE: Ulnar nerve problems in the athlete's elbow, Clin Sports Med 9(2):365-377, 1990.
140. Szabo RM, Slater RR, Farver TB, et al: The value of diagnostic testing in carpal tunnel syndrome, J Hand Surg 24A:704-714, 1999.
141. Novak CB, MacKinnon SE: Repetitive use and static postures: a source of nerve compression and pain, J Hand Ther 10(2):151-159, 1997.
142. Waylett-Rendall J, Seibly DS: A study of the accuracy of a commercially available volumeter, J Hand Ther 4(1):10-13, 1994.
143. Dodds RL, Nielsen KA, Shirley AG, et al: Test-retest reliability of the commercial volumeter, Work 22(2):107-110, 2004.
144. Megens AM, Harris SR, Kim-Sing C, et al: Measurement of upper extremity volume in women after axillary dissection for breast cancer, Arch Phys Med Rehabil 82(12):1639-1644, 2001.
145. Mawdsley RH, Hoy DK, Erwin PM: Criterion-related validity of the figure-of-eight method of measuring ankle edema, J Orthop Sports Phys Ther 30(3):149-153, 2000.
146. Petersen EJ, Irish SM, Lyons CL, et al: Reliability of water volumetry and the figure of eight method on subjects with ankle joint swelling, J Orthop Sports Phys Ther 29(10):609-615, 1999.
147. Tatro-Adams D, McGann SF, Carbone W: Reliability of the figure-of-eight method of ankle measurement, J Orthop Sports Phys Ther 22(4):161-163, 1995.
148. Pellecchia GL: Figure-of-eight method of measuring hand size: reliability and concurrent validity, J Hand Ther 16(4):300-304, 2003.
149. Waylet J, Seibly D: A study to determine the average deviation accuracy of a commercially available volumeter, J Hand Surg 71:300, 1987.
150. van Velze CA, Kluever I, van der Merwe CA, et al: The difference in volume of dominant and nondominant hands, J Hand Ther 4(1):6-9. 1991
151. Matev B: Cubital tunnel syndrome, Hand Surg 8(1):127-131, 2003.
152. Cooper H, Dodds Wn, Adams ID, et al: Use and misuse of the tape measure as a means of assessing muscle strength and power, Rheumatol Rehabil 20(4):211-218, 1981.
153. Dellon A, Curtis R, Edgerton M: Reeducation of sensation in the hand after nerve injury and repair, Plast Reconstr Surg 53:297-305, 1974.
154. Gilbert A, Tassin JL: Obstetrical palsy: a clinical, pathologic, and surgical review. In Teriz JK (ed): Microreconstruction of nerve injuries, Philadelphia, 1987, WB Saunders.
155. Bae DS, Waters PM, Zurakowski D: Reliability of three classifications systems measuring active motion in brachial plexus birth palsy, J Bone Joint Surg Am 85(9):1733-1738, 2003.
156. Mallet J: Obstetrical paralysis of the brachial plexus. II. Therapeutics. Treatment of sequelae. Priority for the treatment of the shoulder. Method for the expression of results, Rev Chir Orthop Reparatrice Appar Mot 58(suppl 1):166-168, 1972.
157. Michelow BJ, Clarke HM, Curtis CG, et al: The natural history of obstetrical brachial plexus palsy, Plast Reconstr Surg 93(4):675-681, 1994.
158. Clarke HM, Curtis CG: An approach to obstetrical brachial plexus injuries, Hand Clin 11:563-581, 1995.

159. Curtis C, Stephens D, Clarke HM, et al: The Active Movement Scale: An evaluative tool for infants with obstetrical brachial plexus palsy, J Hand Surg 27A:470-478, 2002.
160. Manente G, Torrieri F, Pineto F, et al: A relief maneuver in carpal tunnel syndrome, Muscle Nerve 22(11):1587-1589, 1999.
161. Spindler HA, Dellon AL: Nerve conduction studies and sensibility testing in carpal tunnel syndrome, J Hand Surg 7A:260-263, 1982.
162. American Association of Electrodiagnostic Medicine, American Academy of Neurology, and American Academy of Physical Medicine and Rehabilitation: Practice parameters for electrodiagnostic studies in carpal tunnel syndrome: Report of the American Association of Electrodiagnostic Medicine, American Academy of Neurology, and American Academy of Physical Medicine and Rehabilitation, Muscle Nerve 25:926-922, 2002.
163. Witt JC, Hentz JG, Clarke Stevens J: Carpal tunnel syndrome with normal nerve conduction studies, Muscle Nerve 29:515-522, 2004.
164. Grundberg AB: Carpal tunnel decompression in spite of normal electromyography, J Hand Surg 8A(3):348-349, 1983.
165. Concannon MJ, Gainor B, Petroski GF, et al: The predictive value of electrodiagnostic studies in carpal tunnel syndrome, Plast Reconstr Surg 100:1452-1458, 1997.
166. Glowacki KA, Breen CJ, Sachar K, et al: Electrodiagnostic testing and carpal tunnel release outcome, J Hand Surg 21A:117-121, 1996.
167. Werner R, Gell N, Franzblau A, et al: Prolonged median sensory latency as a predictor of carpal tunnel syndrome, Muscle Nerve 24:1462-1467, 2002.
168. Nathan PA, Keniston RC, Myers LD, et al: Natural history of median nerve sensory conduction in industry: Relationship to symptoms and carpal tunnel syndrome in 558 hands over 11 years, Muscle Nerve 21:711-721, 1998.
169. Werner RA, Franzblau A, Albers JW, et al: Use of screening nerve conduction studies for predicting future carpal tunnel syndrome, Occup Environ Med 54:96-100, 1997.
170. Montagna P, Liguori R: The motor Tinel sign: A useful sign in entrapment neuropathy? Muscle Nerve 23(6):976-978, 2000.
171. Henderson WR: Clinical assessment of peripheral nerve injuries. Tinel's test, Lancet 2:801-804, 1948.
172. Khoo D, Carmichael SW, Spinner RJ: Ulnar nerve anatomy and compression, Orthop Clin N Am 27(2):317-337, 1996.
173. Seror P: Tinel's sign in the diagnosis of carpal tunnel syndrome, J Hand Surg 12B(3):364-365, 1987.
174. Monsivais JJ, Sun Y: Tinel's sign or percussion test? Developing a better method of evoking a Tinel's sign, J South Orthop Assoc 6(3):186-189, 1997.
175. Novack CB, Mackinnon SE, Brownlee R, et al: Provocative sensory testing in carpal tunnel syndrome, J Hand Surg 17B:204-208, 1992.
176. Spicher C, Kohut G, Miauton J: At which stage of sensory recovery can a tingling sign be expected? A review and proposal for standardization and grading, J Hand Ther 12(4):298-308, 1999.
177. Elvey R: Brachial plexus tension test and the pathoanatomical origin of arm pain. In Glascow E, Tavomey L (eds): Aspects of Manipulative Therapy, Melbourne, 1979, Lincoln Institute of Health Sciences.
178. Butler D: Mobilization of the Nervous System, Melbourne, 1991, Churchill Livingstone.
179. Hunter JM, Whitenack SH: Entrapment neuropathies of the brachial plexus and its terminal nerves: Hunter traction tests for differential diagnosis. In Macklin EJ, Callahan AD, Osterman AL (eds): Rehabilitation of the Hand and Upper Extremity, ed 5, St. Louis, 2002, Mosby.
180. Kleinrensink GJ, Stoeckart R, Vleeming A, et al: Mechanical tension in the median nerve. The effects of joint position, Clin Biomech 10:240-244, 1995.
181. Klienrensink GJ, Stoeckart R, Mulder PGH, et al: Upper limb tension tests as tools in the diagnosis of nerve and plexus lesions. Anatomical and biomechanical aspects, Clin Biomech 15:9-14, 2000.
182. Coppieters M, Stappaerts K, Janssens K, et al: Reliability of detecting "onset of pain" and "submaximal pain" during neural provocation testing of the upper quadrant, Physiother Res Int 7(3):146-156, 2002.
183. Coppieters MW, Stappaertos KH, Evaraert DG, et al: Addition of tests components during neurodynamic testing: Effect on range of motion and sensory responses, J Orthop Sports Phys Ther 31(5):226-237, 2001.
184. Buehler MJ, Thayer DT: The elbow flexion test. A clinical test for the cubital tunnel syndrome, Clin Orthop 233:213-216, 1988.
185. Novak CB, Lee GW, Mackinnon SE, et al: Provocative testing for cubital tunnel syndrome, J Hand Surg 19A(5):817-820, 1994.
186. Phalan GS: The carpal-tunnel syndrome: Seventeen years' experience in diagnosis and treatment of six hundred fifty-four hands, J Bone Joint Surg Am 48:211-228, 1996.
187. Seror P: Phalen's test in diagnosis of carpal tunnel syndrome, J Hand Surg 13(4):383-385, 1988.
188. Durkan JA; New diagnostic test for carpal tunnel syndrome, J Bone Joint Surg Am 73(4):535-538, 1991.
189. Williams TM, Mackinnon SE, Novak CB, et al: Verification of the pressure provocative test in carpal tunnel syndrome, Ann Plast Surg 29(1):8-11, 1992.
190. Tetro AM, Evanoff BA, Holstein SB: A new provocative test for carpal tunnel syndrome. Assessment of wrist flexion and nerve compression, J Bone Joint Surg Br 80(3):493-498, 1992.
191. Beatty RA: The piriformis muscle syndrome: A simple diagnostic maneuver, Neurosurgery 34(3):512-514, 1994.
192. Fishman LM, Dombi GW, Michaelsen C, et al: Piriformis syndrome: Diagnosis, treatment, and outcome—a 10-year study, Arch Phys Med Rehabil 83:295-301, 2002.
193. Kuschner SH, Ebramzadeh E, Johnson D, et al: Tinel's sign and Phalen's test in carpal tunnel syndrome, Orthopedics 15(11):1297-1302, 1992.
194. Williams TM, Mackinnon SE, Novak CB, et al: Verification of the pressure provocative test in carpal tunnel syndrome, Ann Plast Surg 29(1):8-11, 1992.
195. Gellman H, Gelberman RH, Tan AM, et al: Carpal tunnel syndrome: An evaluation of the provocative diagnostic tests, J Bone Joint Surg Am 68:735-737, 1986.
196. Priganc VW, Henry SM: The relationship among five common carpal tunnel syndrome tests and the severity of carpal tunnel syndrome, J Hand Ther 316:225-236, 2003.
197. Koris M, Gelberman RH, Duncan K, et al: Carpal tunnel syndrome. Evaluation of a quantitative provocational diagnostic test, Clin Orthop 251:157-161, 1990.
198. Szabo RM, Slater RR Jr, Farver TB, et al: The value of diagnostic testing in carpal tunnel syndrome, J Hand Surg 24A(4):704-714, 1999.
199. Massy-Westropp N, Grimmer K, et al: A systematic review of the clinical diagnostic tests for carpal tunnel syndrome, J Hand Surg 25A(1):120-127, 2000.
200. MacDermid JC, Wessel J: Clinical diagnosis of carpal tunnel syndrome: a systematic review, J Hand Ther 17(2):309-319, 2004.
201. O'Rianin S: New and simple test of nerve function in hand, BMJ 3:615-616, 1973.
202. Moberg E: Objective methods for determining the functional value of sensibility in the hand, J Bone Joint Surg Br 40(3):454-476, 1958.
203. Cales L, Weber RA: Effect of water temperature on skin wrinkling, J Hand Surg 22(4):747-749, 1997.
204. Phelps PE, Walker E: Comparison of the finger wrinkling test results to established sensory tests in peripheral nerve injury, Am J Occup Ther 31(9):565-572, 1977.
205. Stromberg WB, McFarlane RM, Bell JL, et al: Injury of the median and ulnar nerves: 150 cases with an evaluation of Moberg's ninhydrin test, J Bone Joint Surg Am 43:717-730, 1961.
206. Marshall GL, Little JW: Deep tendon reflexes: A study of quantitative methods, J Spinal Cord Med 25(2):94-99, 2002.
207. Bell-Krotoski JA, Buford WL: The force/time relationship of clinically used sensory testing instruments, J Hand Ther 76-85, 1988.
208. Brand PW, Hollister A: Clinical Mechanics of the Hand, ed 2, St. Louis, 1993, Mosby.
209. Gelberman RH, Szabo RM, Williamson RV, et al: Sensibility testing in peripheral-nerve compression syndromes: An experimental study in humans, J Bone Joint Surg Am 65:632-637, 1983.
210. Szabo RM, Gelberman RH, Dimick MP: Sensibility testing in patients with carpal tunnel syndrome, J Bone Joint Surg Am 66:60-64, 1984.
211. Szabo RM, Gelberman RH, Williamson RV, et al: Vibratory sensory testing in acute peripheral nerve compression, J Hand Surg 9A:104-109, 1984.
212. Hubbard MC, MacDermid JC, Kramer JF, et al: Quantitative vibration threshold testing in carpal tunnel syndrome: Analysis strategies for optimizing reliability, J Hand Ther 18:24-30, 2004
213. Gellman H, Gelberman RH, Tan AM, et al: Carpal tunnel syndrome. An evaluation of the provocative diagnostic tests, J Bone Joint Surg Am 68:735-737, 1986.
214. MacDermid JC, Kramer JF, Roth JH: Decision making in detecting abnormal Semmes-Weinstein monofilament thresholds in carpal tunnel syndrome, J Hand Ther 7:158-162, 1994.
215. Bell-Krotoski J, Tomancik E: The repeatability of testing with Semmes-Weinstein monofilaments, J Hand Surg 12A:155-161, 1987.
216. Von Prince K, Butler B: Measuring sensory function of the hand in peripheral nerve injuries, Am J Occup Ther 21:385-396, 1967.
217. Bell-Krotoski JA, Fess EE, Figarola JH, et al: Threshold detection and Semmes-Weinstein monofilaments, J Hand Ther 8:155-162, 1995.
218. Werner Jl, Omer GE: Evaluating cutaneous pressure sensitivity of the hand, Am J Occup Ther 24:347-356, 1970.
219. Jeng C, Michelson J, Mizel M: Sensory thresholds of normal human feet, Foot Ankle Int 21:501-504, 2000.
220. Dellon AL: The moving two-point discrimination test: clinical evaluation of the quickly adapting fiber/receptor system, J Hand Surg 3:474-481, 1978.
221. Dellon AL, Mackinnon SE, Crosby PM: Reliability of two point discrimination measurements, J Hand Surg 12A:693-696, 1987.
222. Callahan AD: Sensibility assessment for nerve lesions-in-continuity and nerve lacerations. In Mackin EJ, Callahan AD, Osterman AL (eds): Rehabilitation of the Hand and Upper Extremity, ed 5, St. Louis, 2005, Mosby.
223. Novack CB: Evaluation of hand sensibility: A review, J Hand Ther 14:266-272, 2001.

224. Ng CL, Ho DD, Chow SP: The Moberg pickup test: results of testing with a standard protocol, J Hand Ther 12(4):309-312, 1999.
225. Dellon AL: Evaluation of Sensibility and Reeducation of Sensation in the Hand, Baltimore, 1981, Williams & Wilkins.
226. Rosen B, Lundborg G: A new tactile gnosis instrument in sensibility testing, J Hand Ther 11(4):251-257, 1998.
227. Rosen B, Jerosch-Herold C: Comparing the responsiveness over time of two tactile gnosis tests: Two-point discrimination and the STI test, Br J Hand Ther 5(4):114-119, 2000.
228. Horch K, Hardy M, Jimenez S, et al: An automated tactile tester for evaluation of cutaneous sensibility, J Hand Surg 17A:829-837, 1992.
229. Jiminez S, Hardy M, Horch K, et al: A study of sensory recovery following carpal tunnel release, J Hand Ther 6(2):124-129, 1993.
230. Dias JJ, Burke FD, Wildin CJ, et al: Carpal tunnel syndrome and work, J Hand Surg 29b(4):329-333, 2004.
231. Descatha A, Leclerc A, Chastang JF, et al: Incidence of ulnar nerve entrapment at the elbow in repetitive work, Scand J Work Environ Health 30(3):234-240, 2004.
232. Barthel HR, Miller LS, Deardorff WW, et al: Presentation and response of patients with upper extremity repetitive use syndrome to a multidisciplinary rehabilitation program: a retrospective review of 24 cases, J Hand Ther 11(3):191-199, 1998.
233. American Physical Therapy Association: Guide to Physical Therapist Practice, ed 2, Alexandria, Va, 2001, The Association.
234. Nathan PA, Meadows KD, Istvan JA: Predictors of carpal tunnel syndrome: an 11-year study of industrial workers, J Hand Surg 27A:644-651, 2002.
235. Frykman GK, Waylett J: Rehabilitation of peripheral nerve injuries, Orthop Clin North Am 12(2):361-379, 1981.
236. Barber LM: Desensitization of the traumatized hand. In Hunter JM (ed): Rehabilitation of the Hand, St. Louis, 1990, Mosby.
237. Anthony MS: Sensory Re-education. In Clark GL, Wilgis EFS, Aiello B, et al (eds): Hand Rehabilitation: A Practical Guide, New York, 1993, Churchill Livingstone.
238. Lundborg G: A 25-year perspective of peripheral nerve surgery: evolving neuroscientific concepts and clinical significance, J Hand Surg 25A:391-414, 2000.
239. Merzenich MM, Kaas JH, Wall JT, et al: Progression of change following median nerve section in the cortical representation of the hand in areas 3b and 1 in adult owl and squirrel monkeys, Neuroscience 10:639-665, 1983.
240. Wall JT, Kaas JH, Sur M, et al: Functional reorganization in somatosensory cortical areas 3b and 1 of adult monkeys after median nerve repair: possible relationships to sensory recovery in humans, J Neurosci 6:226-233, 1986.
241. Wall JT, Felleman DJ, Kaas JH: Recovery of normal topography in the somatosensory cortex of monkeys after nerve crush and regeneration, Science 221:771-773, 1983.
242. Silva AC, Rasey SK, Wu X, et al: Initial cortical reactions to injury of the median and radial nerves to the hands of adult primates, J Comp Neurol 366:700-716, 1996.
243. Merzenich MM, Jenkins WM: Reorganization of cortical representations of the hand following alterations of skin inputs induced by nerve injury, skin island transfers and experience, J Hand Ther 6(2):89-104, 1993.
244. Lunborg G: Nerve injury and repair—challenge to plastic brain, J Peripher Nerv Sys 8:209-226, 2003.
245. Oliveri M, Rossini PM, Pasqualetti P, et al: Interhemispheric asymmetries in the perception of unimanual and bimanual cutaneous stimuli. A study using transcranial magnetic stimulation, Brain 122:1721-1729, 1999.
246. Imai H, Tajima T, Natsumi Y: Successful reeducation of functional sensibility after median nerve repair at the wrist, J Hand Surg 16A(1):60-65, 1991.
247. Imai H, Tajima T, Natsuma Y: Interpretation of cutaneous pressure threshold, Microsurgery 10:142-144, 1989.
248. Cheng AS, Hung L, Wong JM, et al: A prospective study of early tactile stimulation after digital nerve repair, Clin Orthop Relat Res 384:169-175, 2001.
249. Trotten PA, Hunter JA: Therapeutic techniques to enhance nerve gliding in thoracic outlet syndrome and carpal tunnel syndrome, Hand Clinics 7(3):505-520, 1991.
250. Akalin E, El O, Peker O, et al: Treatment of carpal tunnel syndrome with nerve and tendon gliding exercises, Am J Phys Med Rehabil 81:108-113, 2002.
251. Rozmaryn LM, Dovell S, Rothman ER, et al: Nerve and tendon gliding exercises and the conservative management of carpal tunnel syndrome, J Hand Ther 11:171-179, 1998.
252. Chao RP, Braun SA, Ta KT, et al: Early passive mobilization after digital nerve repair and grafting, Plast Reconstr Surg 108(2):386-391, 2001.
253. Malczewski MC, Zamboni WA, Haws MJ, et al: Effect of motion on digital nerve repair in a fresh cadaver model, Plast Reconstr Surg 96:1672, 1995.
254. Lee A, Constantinescu M, Butler P: Effect of early mobilization on healing of nerve repair: histologic observations in a canine model, Plast Reconstr Surg 104(6):1726-1725, 1999.
255. Schmidhammer R, Zandieh S, Hopf R, et al: Alleviated tension at the repair site enhances functional regeneration: The effect of full range of motion mobilization on the regeneration of peripheral nerves–histologic, electrophysiologic, and functional results in a rat model, J Trauma 56(3):571-584, 2004.
256. Watchmaker GP, Mackinnon SE: Advances in peripheral nerve repair, Clin Plast Surg 24:63-73, 1997.
257. Cook AC, Szabo RM, Birkholz SW, et al: Early mobilization following carpal tunnel release. A prospective randomized study, J Hand Surg 20B(2):228-230, 1995.
258. Kerr CD, Sybert DR, Albarracin NS: An analysis of the flexor synovium in idiopathic carpal tunnel syndrome: Report of 625 cases, J Hand Surg 17A(6):1028-1030, 1992.
259. Muller M, Tsui D, Schnurr R, et al: Effectiveness of hand therapy interventions in primary management of carpal tunnel syndrome: A systematic review, Hand Ther 17(2):210-228, 2004.
260. Hong CZ, Long HA, Kanakamedala RV, et al: Splinting and local steroid injection for the treatment of ulnar neuropathy at the elbow: Clinical and electrophysiological evaluation, Arch Phys Med Rehabil 77(6):573-577, 1996.
261. Walker WC, Metzler M, Cifu DX, et al: Neutral wrist splinting in carpal tunnel syndrome: a comparison of night-only versus full-time wear instructions, Arch Phys Med Rehabil 81(4):424-429, 2000.
262. Paternostros-Sluga T, Keilani M, Posch M, et al: Factors that influence the duration of splint wear in peripheral nerve lesions, Am J Phys Med Rehabil 82:86-95, 2003.
263. Geboers JF, Janssen-Potten JM, Seelen HAM, et al: Evaluation of effect of ankle-foot orthosis use on strength restoration of paretic dorsiflexors, Arch Phys Med Rehabil 82:856-860, 2001.
264. Hannah SD, Hudak PL: Splinting and radial nerve palsy: a single-subject experiment, J Hand Ther 14:195-201, 2001.
265. Jones VA, Stubblefield MD: The role of knee immobilizers in cancer patients with femoral neuropathy, Arch Phys Med Rehabil 85(2):303-307, 2004.
266. Kanaya F, Tajima T: Effect of electrostimulation on denervated muscle, Clin Orthop 283:296-301, 1992.
267. Mokrusch T, Engelhardt A, Eichhorn KF, et al: Effects of long-impulse electrical stimulation on atrophy and fibre type composition of chronically denervated fast rabbit muscle, J Neurol 237(1):29-34, 1990.
268. Dennis RG, Dow DE, Faulkner JA: An implantable device for stimulation of denervated muscles in rats, Med Eng Phys 25(3):239-253, 2003.
269. Nix WA: Effects of intermittent high frequency electrical stimulation on denervated EDL muscle of rabbits, Muscle Nerve 13:580-585, 1990.
270. Girlanda P, Dattola R, Vita G, et al: Effect of electrotherapy in denervated muscles in rabbits: an electrophysiological and morphological study, Exp Neurol 77:483-491, 1982.
271. Pachter BR, Eberstien A, Goodgold J: Electrical stimulation effect on denervated skeletal myofibers in rats: A light and electron microscope study microscope study, Arch Phys Med Rehabil 63:427-430, 1982.
272. Nicolaidis SC, Williams HB: Muscle preservation using an implantable electrical system after nerve injury and repair, Microsurgery 21(6):241-247, 2001.
273. Woodcock AH, Taylor PN, Ewins DJ: Long pulse biphasic electrical stimulation of denervated muscle, Artif Organs 23(5):457-459, 1999.
274. Dow DE, Cederna PS, Hassett CA, et al: Number of contractions to maintain mass and force of a denervated rat muscle, Muscle Nerve 30:77-86, 2004.
275. Nicolaidis SC, Williams HB: Muscle preservation using an implantable electrical system after nerve injury and repair, Microsurgery 21(6):241-247, 2001.
276. Merletti R, Pinelli P: A critical appraisal of neuromuscular stimulation and electrotherapy in neurorehabilitation, Eur Neurol 19(1):30-32, 1980.
277. Schimrigk K, McLaughjlin J, Gruninger W: The effect of electrical stimulation on the experimentally denervated rat muscle, Scan J Rehabil Med 9:55-60, 1997.
278. Tam SL, Archibald V, Jassar B, et al: Increased neuromuscular activity reduces sprouting in partially denervated muscles, J Neurosci 21:654-667, 2001.
279. Herbison GJ, Jaweed MM, Ditunno JF: Acetylcholine sensitivity and fibrillation potentials in electrically stimulated crush-denervated rat skeletal muscle, Arch Phys Med Rehabil 64:217-220, 1983.
280. Love FM, Son Y, Thompson WJ: Activity alters muscle reinnervation and terminal sprouting by reducing the number of Schwann cell pathways grow to link synaptic sites, J Neurobiol 54:566-576, 2003.
281. Nix WA, Hopf HC: Electrical stimulation of regenerating nerve and its effect on motor recovery, Brain Res 272:21-25, 1983.
282. Al-Majed AA, Neumann CM, Brushart TM, et al: Brief electrical stimulation promotes the speed and accuracy of motor axonal regeneration, J Neurosci 20(7):2602-2608, 2000.

283. Banta CA: A prospective, nonrandomized study of iontophoresis, wrist splinting, and antiinflammatory medication in the treatment of early-mild carpal tunnel syndrome, J Occup Med 36(2):166-168, 1994.
284. Michlovitz S, Hun L, Erasala GN, et al: Continuous low-level heat wrap therapy is effective for treating wrist pain, Arch Phys Med Rehabil 85(9):1409-1416, 2004.
285. Hochberg J: A randomized prospective study to assess the efficacy of two cold-therapy treatments following carpal tunnel release, J Hand Ther 14(3):208-215, 2000.
286. Moeller JL, Monroe J, McKeag DB: Cryotherapy-induced common peroneal nerve palsy, Clin J Sport Med 7(3):212-216, 1997.
287. Bassett FH 3rd, Kirkpatrick JS, Engelhardt DL, et al: Cryotherapy-induced nerve injury, Am J Sports Med 20(5):516-518, 1992.
288. Chandler KW, Rozas CJ, Kory RC, et al: Bilateral diaphragmatic paralysis complicating local cardiac hypothermia during open heart surgery, Am J Med 77(2):243-249, 1984.
289. Efthimiou J, Butler J, Woodham C, et al: Diaphragm paralysis following cardiac surgery: role of phrenic nerve cold injury, Ann Thorac Surg 52(4):1005-1008, 1991.
290. Moore JH, Gieck JH, Saliba EN, et al: The biophysical effects of ultrasound on median nerve distal latencies, Electromyogr Clin Neurophysiol 40(3):169-180, 2000.
291. Ebenbichler GR, Resch KL, Nicholakis P, et al: Ultrasound treatment for treating the carpal tunnel syndrome: randomized "sham" controlled trial, BMJ 7(316):731-735, 1998.
292. Oztas O, Turan B, Bora I, et al: Ultrasound therapy effect in carpal tunnel syndrome, Arch Phys Med Rehabil 79(12):1540-1544, 1998.
293. Paik NJ, Cho SH, Han TR: Ultrasound therapy facilitates the recovery of acute pressure-induced conduction block of the median nerve in rabbits, Muscle Nerve 26:356-361, 2002.
294. Breger Stanton D, Bear-Lehman J, et al: Contrasts baths: What do we know about their use? J Hand Ther 16(4):343-346, 2003.
295. Rivenburgh DW: Physical modalities in treatment of tendon injuries, Clin Sports Med 11:645-659, 1992.
296. Cote DJ, Prentice WE, Hooker DN, et al: Comparison of three treatment procedures for minimizing ankle sprain swelling, Phys Ther 68(7):1072-1076, 1988.
297. Higgins D, Kaminski TW: Contrast therapy does not cause fluctuations in human gastrocnemius intramuscular temperature, J Athl Train 33(4):336-340, 1998.
298. Mester E, Mester AF, Mester A: The biomedical effects of laser application, Lasers Surg Med 5(1):31-39, 1985.
299. Brosseau L, Welch V, Wells G, et al: Low level laser therapy for osteoarthritis and rheumatoid arthritis: A meta-analysis, J Rheumatol 27:1961-1969, 2000.
300. Garavello I, Baranauskas V, da Cruz Hofling MA: The effects of low laser irradiation on angiogenesis in injured rat tibiae, Histol Histopathol 19(1):43-48, 2004.
301. Lagan KM, McKenna T, Witherow A, et al: Low-intensity laser therapy/combined phototherapy in the management of chronic venous ulceration: A placebo-controlled study, J Clin Laser Med Surg 20:109-116, 2002.
302. Weintraub MI: Noninvasive laser neurolysis in carpal tunnel syndrome, Muscle Nerve 20(8):1029-1031, 1997.
303. Basford JR, Hallman HO, Matsumoto JY, et al: Effects of 830 nm continuous wave laser diode irradiation on median nerve function in normal subjects, Lasers Surg Med 13(6):597-604, 1993.
304. Greathouse DC, Currier DP, Gilmore RL: Effects of clinical infrared laser on superficial radial nerve conduction, Phys Ther 65:1184-1187, 1985.
305. Baxter GD, Walsh DM, Allen JM, et al: Effects of low intensity infrared laser irradiation upon conduction in the human median nerve in vivo, Exp Physiol 79(2):227-234, 1994.
306. Kasai S, Kono T, Sakamoto T, et al: Effects of low-power laser irradiation on multiple unit discharges induced by noxious stimuli in the anesthetized rabbit, J Clin Laser Med Surg 12(4):221-224, 1994.
307. Walsh DM, Baxter GD, Allen JM: Lack of effect of pulsed low-intensity infrared (820 nm) laser irradiation on nerve conduction in the human superficial radial nerve, Lasers Surg Med 26(5):485-490, 2000.
308. Comelekoglu U, Bagis S, Buyukakilli B, et al: Acute electrophysiological effect of pulsed gallium-arsenide low-energy laser irradiation on isolated frog sciatic nerve, Lasers Med Sci 17(1):62-67, 2002.
309. Bagis S, Comelekoglu U, Sahin G, et al: Acute electrophysiological effect of pulsed gallium-arsenide low energy laser irradiation on configuration of compound nerve action potential and nerve excitability, Lasers Surg Med 30:376-380, 2002.
310. Miloro M, Halkias LE, Mallery S, et al: Low-level laser effect on neural regeneration in Gore-Tex tubes. Oral Surg Oral Med Oral Pathol Oral Radiol Endod 93(1):27-34, 2002.
311. Rochkind S, Rousso M, Nissan M, et al: Systemic effects of low-power laser irradiation on the peripheral and central nervous system, cutaneous wounds, and burns, Lasers Surg Med 9:174-182, 1989.
312. Padua L, Padua R, Moretti C, et al: Clinical outcome and neurophysiological results of low-power laser irradiation in carpal tunnel syndrome, Lasers Med Sci 14:196-202, 1999.
313. Naeser MA, Hahn KK, Lieberman BE, et al: Carpal tunnel syndrome pain treated with low-level laser and microamperes transcutaneous electric nerve stimulation: A controlled study, Arch Phys Med Rehabil 83:978-988, 2002.
314. Eckerdal A, Lehmann B: Can low reactive-level-laser therapy be used in the treatment of neurogenic facial pain? A double-blind, placebo controlled investigation of patients with trigeminal neuralgia, Laser Ther 8:247-252, 1996.
315. Irvine J, Chong SL, Amirjani N et al: Double-blind randomized controlled trial of low-level laser therapy in carpal tunnel syndrome, Muscle Nerve 30(2):182-187, 2004.

제27장

여러신경병증

Polyneuropathies

학습개요

목적

병리현상

후천성 말이집탈락 여러신경병증 / 계통적 질환과 관련된 신경병증 / 유전성 운동과 감각신경병증 / 독성 신경병증

검진

병력 / 계통관찰 / 검진과 측정

평가, 진단, 예후

중재

환자와 가족교육 / 치료적 운동 / 물리적 기계 / 전기자극 / 보조기

사례연구

요약

추가정보

용어

참고문헌

학습목표

이 장을 읽은 후, 다음의 사항을 할 수 있어야 한다.

1. 여러신경병증을 유형별로 정의한다.
2. 여러신경병증이 있는 환자에서 흔히 나타나는 운동과 감각기능이상을 구별한다.
3. 여러신경병증이 있는 환자에 대한 검진방법에 대해 비교한다.
4. 여러신경병증이 있는 환자를 위한 특수장비, 보조공학, 재활중재에서 고려사항을 확인한다.
5. 여러신경병증이 있는 환자를 위한 효과적인 재활중재프로그램을 설계한다.

여러신경병증은 여러 신경들에 영향을 주는 말초신경병증이다. 여러신경병증(polyneuropathy)은 100,000명당 2,400명 발생하고(2.4%), 나이가 증가할수록 유병률이 8%까지 증가한다.[1,2] 매년, 100,000명당 118명이 말초신경병증(peripheral neuropathy)으로 진단받고 있다.[3,4]

말초신경계 기능이상의 여러 형태를 구별하는 것은 중요하다. 일반적으로 여러신경병증은 양쪽에서 대칭적으로 말초신경의 기능이 문제가 있는 것을 말한다.[5] 척수뿌리가 침범된 경우 여러신경뿌리병증(polyradiculopathy)이라 하고, 척수뿌리와 말초신경 몸통(trunk)이 침범된 경우 여러신경뿌리신경병증(polyradiculoneuropathy)이라 부른다. 홑신경병증(mononeuropathy)은 하나의 말초신경에 국소적인 병변이 있는 것이고, 다발홑신경병증(multiple mononeuropathy 또는 mononeuropathy multiplex)은 하나 이상의 말초신경에서 각각 국소적인 병변이 있는 것이다.[5] 해부학적 침범영역이 다른 신경병증은 특징적 원인, 일차적 병리현상(말이집탈락 또는 축삭변성), 감각 또는 운동신경이 손상되는 유형이 다르다. 표 27-1에 관련 사항이 요약되어 있다. 이 장은 급성과 만성 여러신경병증과 관련된 운동기능과 감각통합성이 손상된 환자에 대한 검진, 평가, 중재에 대해 다룰 것이다. 말초신경손상에 대한 검진, 평가, 중재는 18장에서도 언급되어져 있다.

여러신경병증의 유형과 유발원인은 다양하다. 이 장에서는 임상적으로 흔히 볼 수 있는 여러신경병증을 중심으로 다루어져 있다.

1. 병리현상

후천성 말이집탈락 여러신경병증

길리안-바레증후군. 길리안-바레증후군(Guillan-Barré syndrome, GBS)은 소아마비가 아닌 급성상행성 마비로 1859년 Landry에 의해 처음 보고되었다.[6,8] 이후, 1916년에 여러 사례들이 보고되기 시작하였고, 프랑스 생리학자 Guillan, Barré, Strohl는 이완성과 무반사가 특징인 증후군으로 기술하였다.[7,8] 이 질환의 초기 이름은 Landry-Guillan-Barré-Strohl증후군이었으나, 지금은 Guillan-Barré syndrome으로 알려지거나, 또는 급성염증성 말이집탈락 여러신경병증(acute inflammatory demyelinating polyneuropathy, AIDP)으로 알려져 있다.[9]

GBS는 말초신경의 염증질환으로, 다양한 변이가 있다. 1956년, Charles Miller Fisher는 근력약화가 없이 눈근육마비, 실조, 무반사증을 보이는 환자가 몇 명 있다고 보고하였다.[10] 이러한 변이는 GBS 환자 중 3~5% 정도이고, Miller Fisher증후군으로 알려져 있다.[11]

대부분의 경우, GBS에 대한 임상적, 전기생리학적, 병리적 소견은 말이집을 파괴하는 자가면역질병임을 보여준다. 따라서 급성염증성 말이집탈락 여러신경병증이라 불리고 있다. 면역반응에 의해 축삭이 파괴되는 변이도 보고 되고 있는데, 이는 급성운동감각 축삭신경병증(acute motor sensory axonal neuropathy, AMSAN)이라 부르고 있다.[12,13] 또한, GBS 형태 중 일차운동축삭만 파괴하여, 급성운동축삭 신경병증(acute motor axonal neuropathy, AMAN)이라 불리는 경우도 보고되고 있다.[14~16] 그러나 이러한 경우는 흔하지 않다.[17] GBS의 특성과 변이는 표 27-2에 기술되어 있다. 그림 27-1은 GBS에 의한 손상조직을 보여주는 것이다.

발생률. 인간인 경우 GBS는 후천성 급성 및 아급성 무반사성 마비를 유발하는 가장 흔한 원인이고 매년 100,000명당 1~2명이 발생하고 있다.[18~22] 평균 발생 나이는 40대이지만, 유아부터 노인까지 어느 나이에서도 발생할 수 있다. 미국인 경우 GBS는 흑인보다 백인, 여성보다 남성에서 약간 더 발생하고 있다.[23~29]

원인과 발생기전. 비록 GBS가 급성 바이러스 또는 감염에 의해 유발되는 것으로 여겨지지만,[25,30~33] 전염되거나 유전적 요인에 의해 영향을 받는다는 증거는 없다.[34] 환자의 2/3는 급성, 인플루엔자 같은 병 또는 설사(박테리아 감염으로 추정)가 먼저 나타나고, 이것이 회복되면 신경

표 27-1 신경병증의 해부학적 침범분포와 원인

구분	세부유형	감각손상이 우세	혼합	운동손상이 우세	축삭퇴행	말이집 탈락
홑신경병증						
포착신경병증/외상	생리적 신경차단	예		예		예
	축삭절단	예		예		
	신경절단	예		예		
다발홑신경병증						
당뇨홑신경병증		예	예	아니오		
혈관염		아니오	예	아니오		
AIDS		예		예	예 (급성기 제외)	아니오
국소 CIDP		예		예		
여러신경병증						
후천성 말이집탈락 여러신경병증	GBS(급성 감염성 여러신경염)	아니오	예	예	예	예
	CIDP					예
계통적 질환과 관련된 신경병증	당뇨신경병증	예	예	아니오	예	예
	영양결핍(비타민)	예	예		예	아니오
	신장기능부족(혈뇨)		예		예	아니오
	간질환	예	예		아니오	예(만성기)
	중병 신경병증	아니오	예	예	예	아니오
유전성 및 원인불명의 말초 신경병증	유전성 운동과 감각신경병증(CMT)	예		예	예	예
	유전성 감각과 자율신경 신경병증	예	아니오	아니오		
약물, 금속, 산업용 제제와 관련된 신경병증	신경독성 약물*	예	예	아니오	예 (급성기 제외)	아니오
	알코올성 신경병증	예		예	예	예
	금속독성(납)	예		예	예	예
감염과 관련된 신경병증	HIV	예		예	예 (급성기 제외)	아니오

*예를들어 cisplatin, nitrofurantoin, 그리고 vincristine.
AIDS, 후천성면역결핍증후군; CIDP, 만성염증성말이집탈락 여러신경병증; GBS, 길리안-바레증후군; CMT, 샤르코-마라-투스병; HIV, 사람면역결핍바이러스

병증 증상이 나타난다.[35] GBS는 Epstein-Barr 바이러스, 거대세포 바이러스, 사람면역결핍바이러스, 인플루엔자 바이러스,[37~39] 콕사기(coxsackie) 바이러스, 단순대상포진 바이러스, A 및 C형 간염 바이러스, 볼거리,[40] 홍역[40] 같은 다양한 바이러스 감염이 선행된다는 증거들이 있다. Campylo bacter jejunei,[25,31~33] Mycoplasma pneumoniae,[29,41] Borrelia burgdorferi,[34] Escherichia coli29,[41] 같은 박테리아 감염이 먼저 나타나기도 한다.[32] 더 나아가 GBS와 수술 후 상태,[29,41,42] Hodgkin 질병,[29,41,43] 임신,[44] 면역,[37~40,45,46] 여러 약물[47] 사이 강한 관련성이 있는 것으로 보고되고 있다. GBS의 특징인 말이집 파괴는 신경구성 요소에 대한 자가면역반응의 결과로 여겨지고 있다.[48,49]

GBS의 전통적인 유형인 AIDP인 경우, 말이집이 있는 신경의 바깥면을 파괴하여 결국 말이집변성을 유발한다. 모든 말이집이 파괴되면, 포식세포가 말이집을 생산하는 Schwann 세포를 공격하는데 주변에 있는 말이집의 바

표 27-2 길리안-바레증후군

근력약화 우세			근력약화가 우세하지 않음		
AIDP	AMAN	AMSAN	Miller Fisher증후군	APN	PSN
임상적 특성					
이상감각과 통증 후 다리 근력약화	중국 북쪽지역과 미국 내에 아동과 청년층에서 흔히 발생	갑작스러운 근력약화 후 사지마비와 호흡 불충분 발생	겹보임 이후 3~4일 내에 사지와 보행 실조 발생; 무반사증	보통 1~2주 내에 발병하지만 8주까지 걸리기도 한다; 근력약화, 현기증, 몽롱함, 구토, 구역질, 설사, 변비	굵은 섬유, 실조, 무반사증, 감각성 신경병증 운동신경 침범 없음
수 일에서 4주까지 질병과정	설사가 먼저 나타남	설사가 먼저 나타남	감각상실과 약간의 근력약화	기립성 저혈압, 열불내성, 마른 눈	떨림, 자율신경적인 특성
6개월 후 80% 회복	AIDP와 비슷한 예후	AIDP보다 오래 걸림	예후가 좋음		
사망률 3~5%	사망률<5%	사망률 5~10%			
뇌척수액					
90%에서 단백질 상승	첫 주 후 단백질 상승	백혈구 증가 없이 단백질 증가	7~10일 후 단백질 증가	대부분 백혈구 증가 없이 단백질 증가	
근전도					
몸쪽신경에서 75%가 부분적 운동신경차단	정상전도속도를 보이면서 CMAP가 줄어듬	현저히 CMAP 줄어듬	감각신경활동전위의 진폭이 감소함	신경전도속도가 정상	운동신경보다 감각신경이 더욱 침범
기본 검진에서 30~40%가 부분적 운동신경차단	감각신경 전도 속도는 정상	감각신경활동 전위 상실	운동신경전도속도 정상	자율신경성 반사 검진: 깊은 호흡 시 굴부정맥이 소실	
3~4주 후 말이집탈락	2~3주까지 탈신경 지배가 확산	2~3주에 잔떨림이 증가	감각신경전도속도 정상	땀분비신경기능 감소	

Modified from Kissel JT, Cornblath DR, Mendell JR: Guillain-Barré syndrome. In Mendell JR, Cornblath DR, Kissel JT (eds): Diagnosis and Management of Peripheral Nerve Disorders, Oxford, 2001, Oxford University Press.
AIDP, Acute inflammatory demyelinating polyneuropathy; AMAN, acute motor axonal neuropathy; AMSAN acute motor sensory axonal neuropathy; CMAP, compound action potential; NCS, nerve conduction studies; PSN, pure sensory neuropathy.

닥층이 드러날 때까지 신경을 공격한다.[50] 최근 연구에 의하면, 자가면역반응은 비말이집 단백질인 Schwann 세포와 축삭이 상호작용하는 부위까지 공격을 한다.[51]

AMAN과 AMSAN인 경우, 신경주변에 있는 말이집이 이동하여 Ranvier 결절의 거리가 멀어지고 결절아래에 있는 축삭이 부풀어 오르게 된다(그림 27-2).[52] 포식세포는 부풀어 오른 축삭으로 이동하고 축삭막으로부터 말이집 종말고리를 분리시킨다. AMSAN인 경우, 이 과정으로 인해 신경 내에 있는 대부분의 축삭이 퇴행되지만,[16] AMAN인 경우, 축삭 중 일부만 퇴행된다.[14,15,52]

Miller Fisher증후군인 경우, 군데군데 말이집 탈락이 나타나고, 순수감각신경병증인 경우는 뒤뿌리와 감각신경절에서 염증소견이 발견된다.[53]

임상적 특성. GBS의 다양한 변이에도 불구하고, 급성 또는 아급성 말초신경기능이상이 있는 모든 환자는 약

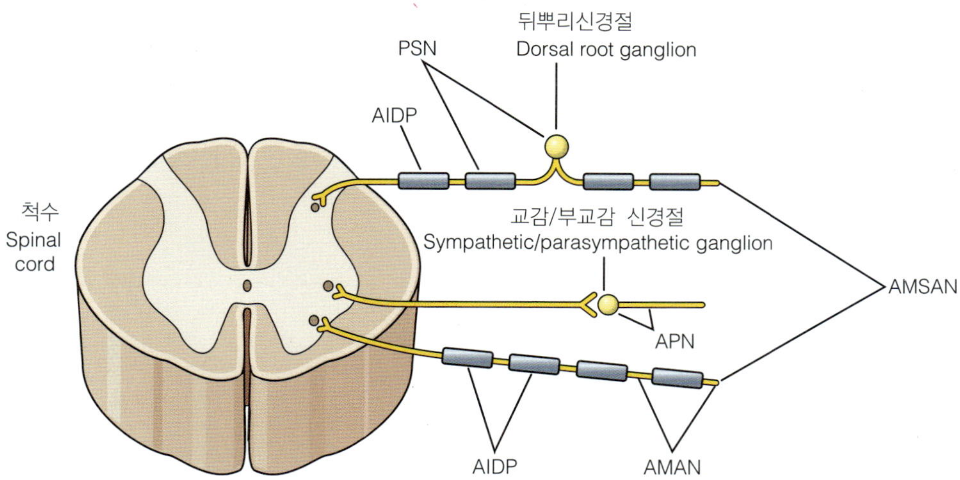

그림 27-1 길리안-바레증후군에 의한 손상조직의 해부학 및 생리학. 급성염증성 말이집탈락 여러신경병증(AIDP), 급성운동축삭신경병증(AMAN), 급성운동감각축삭신경병증(AMSAN), 급성범자율신경 신경병증(APN), 순수감각신경병증(PSN).

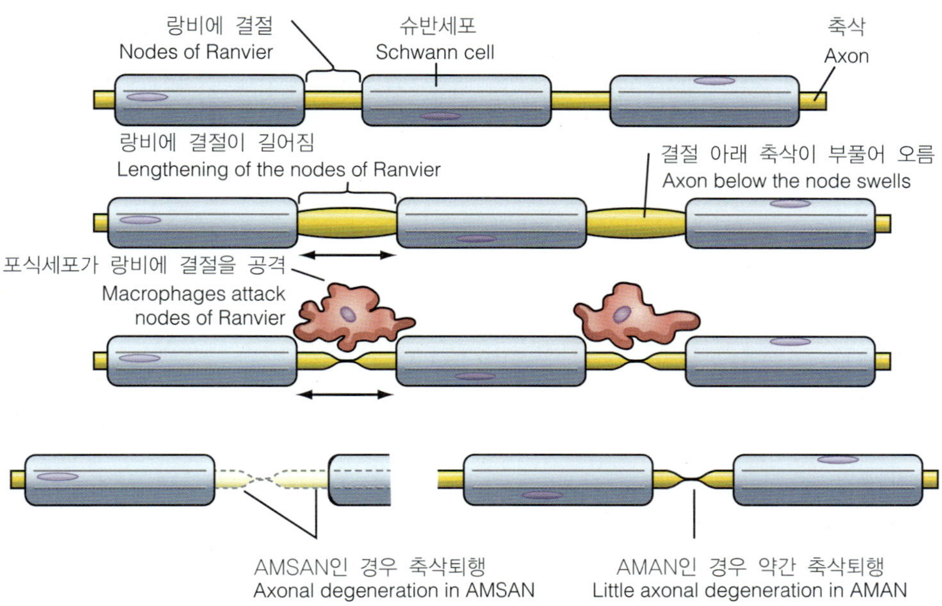

그림 27-2 길리안-바레증후군(GBS)의 유형인 급성운동축삭신경병증(AMAN)과 급성운동감각축삭신경병증(AMSAN)의 발생기전. 신경을 감싸고 있는 말이집이 이동되어 랑비에 결절 사이가 멀어지고 축삭이 부풀어 오른다. 대식세포는 부풀어 오른 축삭으로 이동하고 축삭막으로부터 말이집 종말고리를 분리시킨다. AMSAN인 경우, 이 과정으로 인해 신경 내에 있는 대부분의 축삭이 퇴행되지만, AMAN인 경우, 축삭 중 일부만 퇴행된다.

2~4주 후 최고의 신경학적 결핍을 보인다. 비록 병력으로부터 전조현상을 구별하기 쉽지 않지만, 대부분의 GBS는 전조현상(상기도 감염, 위창자 감염, 수술, 임신, 예방접종 등)이 선행되어 나타난다. 축삭손상의 부위와 정도에 따라 다르지만, 신경학적 증상과 징후가 해결되는데 수주에서 수개월이 걸린다. 모든 환자가 그런 것은 아니지만, 대부분의 환자들은 좋은 회복력을 보인다. GBS으로 인한 사망률은 2~5%이고 주로 호흡계 감염 또는 기능부전으로 사망한다.[50]

임상적으로 GBS는 2종류로 분류되는데, 근력약화가 우세한 것(AIDP, AMAN, AMSAN)과 근력약화가 우세하지 않은 것(PNS, APN, Miller Fisher증후군)이다.[50]

감각상실은 일반적으로 AIDP와 AMSAN에서 나타난다. 그러나 AMAN인 경우, 감각침범은 없다. 또한 Miller Fisher증후군은 실조와 눈근육마비를 보인다. PNS와 APN은 드문 경우이다. 표 27-2는 GBS 변이의 임상 특징에 대해 자세히 나열하고 있다.

만성염증성 말이집탈락 여러신경뿌리신경병증. 만성염증성 말이집탈락 여러신경뿌리신경병증(chronic inflammatory demyelinating polyradiculoneuropathy, CIDP)은 GBS와 증상이 비슷하지만, 발병이 느리고 좀 더 만성적이다. GBS의 만성적인 형태로 여겨지는 이 병은 문헌에서 원인불명 여러신경염, 재발-이완 신경염, 만성 GBS 등과 같은 이름으로 묘사되어져 왔다.[54,55] 1890년대 초, Eichhorst는 재발신경염의 사례를 보고하였다.[56,57] 이후, Dejong은 GBS 증상이 재발되는 12명의 환자를 보고하였다.[58] 미국신경학위원회는 1991년 CIDP를 위한 진단기준을 제시하였다(표 27-3).[59] 비록 일부 기준이 너무 엄격하지만, 이들 기준은 오늘날에도 적용되고

표 27-3 CIDP를 위한 진단 기준

검진	진단기준	소견
임상적	A. 필수	2개월 이상 동안 점진적 또는 재발성 근력약화 팔 또는 다리에서 대칭적 몸쪽과 먼쪽근력약화 반사 감소증 또는 무반사증; 대개 사지에서 발생
	B. 지지	굵은 신경섬유 감각상실이 우세
	C. 배제	손 또는 발절단, 색소망막염, 비늘증, 말초신경손상을 유발하는 약물 또는 독소에 노출, 또는 말초신경병증을 유발하는 가족력
전기진단적 (생리적)	A. 필수	우세하게 말이집탈락이 나타나는 몸쪽 신경분절에 대한 신경전도검진 아래의 4개 중 3개가 포함되어야 함: 1. 둘 이상의 운동신경에서 신경전도속도 감소: • 만일 진폭이 정상 하한의 80% 초과인 경우, 하한의 80% 미만 • 만일 진폭이 정상 하한의 80% 미만인 경우, 하한의 70% 미만 2. 하나 이상의 운동신경에서 부분적 전도차단 또는 비정상적인 시간분산 3. 둘 이상의 신경에서 길어진 먼쪽 잠복기 • 만일 진폭이 정상 하한의 80% 초과인 경우, 상한의 125% 미만 • 만일 진폭이 정상 하한의 80% 미만인 경우, 상한의 150% 미만 4. 둘 이상의 운동신경에서 F파장 상실 또는 길어진 최소 F파장 잠복기 • 만일 진폭이 정상 하한의 80% 초과인 경우, 상한의 120% 미만 • 만일 진폭이 정상 하한의 80% 미만인 경우, 상한의 150% 미만
	B. 지지	감각신경전도속도가 하한의 80% 미만으로 감소. H반사 소실
병리적	A. 필수	신경생검에서 명확한 말이집탈락과 재신경지배를 보임
	B. 지지	1. 신경바깥막 또는 신경막 주변 부종 2. 단핵구 침윤 3. 양파팽대형성(onion-bulb formation) 4. 신경다발 사이 말이집탈락 정도가 분명
	C. 배제	혈관염, 신경섬유성 부종 축삭, 아밀로이드 침착, 또는 Schwann 세포 또는 포식세포에서 세포막내포함물(부신백색질위축, 이염백색질장애, 공세포백색질장애 등을 의미)
뇌척수액	A. 필수	HIV 음성혈청반응인 경우 세포수 <105/㎖ 또는 HIV 양성혈청반응인 경우 세포수 <505/㎖ VDRL 음성
	B. 지지	단백질 상승
진단분류	확정적(definite)	임상적 A와 C, 생리적 A, 병리적 A와 C, 뇌척수액 A
	개연성(probable)	임상적 A와 C, 생리적 A, 뇌척수액 A
	가능성(possible)	임상적 A와 C, 생리적 A

From Ad Hoc Subcommittee of the American Academy of Neurology AIDS Task Force: Neurology 41:617–618, 1991.
NCS, Nerve conduction studies; NCV, nerve conduction velocity; LLN, lower limit of normal; ULN, upper limit of normal; HIV, human immunodeficiency virus; CSF, cerebrospinal fluid; VDRL, Venereal Disease Research Laboratory.

있다.[60,61]

발생률. CIDP의 유병률은 일반적으로 100,000명당 2명이다.[62,63] 그러나 CIDP로 인식되지 않고, 다른 질환으로 여겨지는 경우가 있기 때문에 유병률이 낮은 것으로 추정되고 있다.[55] 최근 노르웨이에서 실시된 연구에 의하면, 유병률은 100,000명당 7.7명이다.[64] CIDP는 모든 연령에서 발생할 수 있지만,[57] 평균 발병연령은 47.6세이다. 발병률은 연령이 증가할수록 높아진다.[63] 또한 CIDP는 여성보다 남성에서 흔하다(1:2).[63,65]

원인과 발생기전. 비록 CIDP의 발생기전은 증명되지 않았지만, 말이집이나 Schwann 세포를 항원으로 인식해 공격하는 자가면역질병으로 대부분의 연구자들은 여기고 있다.[66] CIDP는 주로 척수뿌리, 얼기, 신경 몸통의 몸쪽부, 먼쪽 말초신경에서 말이집탈락이 발생한다. 또한 신경 커짐, 말이집탈락, 재신경지배가 생검에서 발견된다.[67] 비록 장딴지 신경 생검에서 림프구 침윤이 거의 발견되지 않고, 이 증후군이 CIDP라고 불리지만 생검은 정상이고 말이집탈락 또는 염증소견은 발견되지 않는다.[57,68,69] 이는 장딴지 신경에 CIDP가 있는 경우는 신경뿌리 수준에서 발생하는 것이 아니기 때문이거나 축삭 그 자체에서 손상이 있기 때문이다.[70]

임상적 특성. CIDP는 한쪽 사지이상에서 감각 또는 운동 증상이 재발되거나 느리게 진행되는 특징을 보이고, 8주 이상 지속적으로 악화된다.[54,57,59] 몸쪽과 먼쪽근육에서 대칭적으로 침범되고 위축보다 근력약화가 두드러진다. 비록 모든 환자에서 반사가 떨어지거나 상실되지만, 일반적으로 발목에서 발생한다. 또한 환자 중 80%는 감각이상(무감각증)이 발생한다.[54,56]

일부 CIDP 환자는 허리협착증 또는 말총증후군과 비슷한 비전형적인 증상을 보이는데, 이는 염증과 재발성 말이집탈락, 과비대해진 허리신경뿌리의 재신경지배 때문이다.[71~73] 일부 환자는 감각증상만 나타나는 경우도 있다.[74]

CIDP와 GBS는 최고로 악화되는데까지 걸리는 시간으로 감별할 수 있다(표 27-4). CIDP는 8주 이상 걸리지만 GBS는 4주 미만이다. 다른 차이는 CIDP가 코르티코스테로이드에 반응하지만, GBS는 반응하지 않는다는 것이다. 또한 CIDP는 호흡근육이 침범되지 않지만, GBS는 호흡근육이 침범된다. 마지막으로, GBS의 예후는 좋은 편이지만, CIDP의 예후는 나쁘고 보통 완전히 회복이 되지 않는다.

CIDP에 의해 아동이 침범되는 경우는 드물지만, 침범되는 경우 성인과 비슷한 과정을 거친다.[76] 성인과 비교하면, 아동은 근력약화와 반사 및 감각상실이 있고 통증 또는 뇌신경침범은 드물다. 일반적으로 아동은 갑자기 증상이 발현되고 보행비정상 및 기타 신경학적 기능이상이 나타난다. CIDP가 있는 아동인 경우 면역중재치료에 대한 초기 반응이 좋은 편이다.

계통적 질환과 관련된 신경병증

당뇨성 신경병증. 당뇨의 가장 흔한 합병증 중 하나가 신경병증이다. 감각, 자율신경, 운동신경이 침범을 받는다.[78] 따라서 당뇨성 신경병증은 증상이 다양하다.[79] 당뇨성 신경병증(diabetic neuropathy)은 하나의 분류체계

표 27-4 GBS와 CIDP 비교

	GBS	CIDP
완전한 임상 특성이 발현되는 데까지 걸리는 시간	<4주	>8주
코르티코스테로이드에 대한 반응	없음	있음
호흡근육	일반적으로 침범	일반적으로 침범 없음
예후	좋음	나쁨
회복	6~8개월 내 회복 >80%	자발적인 회복 실패 >80%

표 27-5	당뇨성 신경병증의 분류	
국소(focal)	여러곳(multifocal)	여러신경병증
뇌신경 신경병증	복합홑신경병증	감각성 여러신경병증
홑신경병증	당뇨성 가슴허리신경뿌리신경병증*	감각운동 여러신경병증 자율신경성 여러신경병증
압박성 신경병증	당뇨성 허리엉치신경뿌리얼기신경병증†	치료 유도 신경병증‡ 급성통증성 당뇨신경병증§

*Also called truncal radiculoneuropathy, thoracoabdominal neuropathy, truncal mononeuropathy, thoracic polyradiculoneuropathy.
†Also called proximal diabetic neuropathy, Bruns-Garland syndrome.
‡Also called insulin neuritis.
§Also called diabetic cachectic neuropathy, diabetic amyotrophy.[80~82]

에 포함되지 않고 여러 세부형태가 존재한다.[80~82] 그럼에도 불구하고 대부분의 당뇨성 신경병증은 표 27-5에 제시된 것처럼 국소 또는 여러곳 신경병증, 또는 여러신경병증으로 분류될 수 있다.[80~82]

발생률. 진단기준에 변이가 있고 보고되지 않는 경우가 있기 때문에, 정확한 유병률은 알 수 없다. 그러나 당뇨성 신경병증이 많다는 것은 확실하다.[83] 1,800만명 이상의 당뇨병 환자들이 있고, 매년 5% 이상의 당뇨병 환자가 증가하고 있다.[84] 말초신경병증은 당뇨병의 흔한 합병증이고, 당뇨병 진단시 5%는 이미 당뇨성 신경병증이 있고, 당뇨병 환자 중 50%는 25년에 걸쳐 신경병적 증상이 나타난다.[85] 한 연구에 의하면, 당뇨성 신경병증의 임상적 증상이 있는 환자는 32%이었고, 진단을 위해 전도속도와 신경학적 검진을 사용한 경우 83.5%까지 증가하였다.[86] 다른 연구에 의하면, Ⅱ형 당뇨병 환자인 경우 66%, Ⅰ형 당뇨병 환자인 경우 59%에서 신경병증 증거가 발견되었다.[87] 입원중인 당뇨병 환자 중 30%, 지역사회 거주중인 당뇨병 환자 20%가 신경병증이 있는 것으로 추정된다.[88] 조직학적으로, 당뇨성 신경병증의 진단은 징후와 증상에 달려있다. 현재 전기생리학적 검진은 증상이 명확하지 않은 경우에 진단하기 위해 사용된다.[81]

원인과 발생기전. 과거 20년 동안, 많은 연구들이 당뇨성 신경병증의 발생기전을 밝히려 노력하여 왔다. 명확한 기전은 아직 밝혀지지 않았지만, 하나의 일관된 설명 속으로 여러 이론을 조합시키기가 어렵다. 폴리올(polyol) 신진대사 변화, 미세혈관순환 불량, 독소당화(toxic glycoslylation) 최종생산물, 산화스트레스, 신경 영양요소 저하, 또는 필수지방산 신진대사 과도 생성에 의해 신경손상이 유발된다는 이론들이 있다.[81,84,85]

폴리올 신진대사변화가 당뇨성 신경병증에 영향을 준다는 주장이 있다.[89] 폴리올은 당알코올(sugar alcohol)의 일반적인 용어로 포도당(glucose)이 포함된다. 말초신경에 의한 포도당 섭취는 인슐린 의존성이 아니기 때문에, 혈당수준이 높아질 때 말초신경은 많은 양의 포도당을 함유한다. 이 포도당은 소르비톨(sorbitol, 설탕대용으로 당뇨병 환자에게 사용)로 전환된다. 소르비톨이 삼투압에 영향을 주어 신경 속으로 체액이 들어가 신경이 부풀고 손상된다는 이론이 있다.[81,82] 그러나 최근 연구에 의하면, 신경 내에 있는 높은 농도의 소르비톨은 신경손상을 유발하지 않으며, 말초신경을 손상시키는 폴리올 통로를 통해 포도당의 유입이 높아질 수 있다.[90,91]

또한, 당뇨성 신경병증이 미세혈관 허혈에 의해 유발된다는 이론도 있다. 당뇨는 미세혈관 수축과 죽상경화증, 모세혈관 기저막의 확장, 내피세포 과비대를 유발하는 것으로 알려져 있다.[78,92] 이는 결국 신경혈관 내의 혈액흐름이 줄어들게 되고, 산소가 감소하여 저산소증을 유발하여, 신경손상과 신경병증을 유발할 수 있다.[93~96]

신경 성장요소의 감소 역시 당뇨성 신경병증에 영향을 준다. 신경성장요소는 분자, 구조, 생리적 특성이 인슐린과 비슷한 신경 영양요소이다. 당뇨병 환자에서 신경 성장요소의 저하는 말초 신경병증의 정도와 높은 상관이 있다.[97,98] 당화 최종산물, 산화스트레스, 단백질 활성효소 C 역시 당뇨성 신경병증 발달에 영향을 준다.[78,81,82]

임상적 특성. 당뇨성 신경병증은 대칭적 신경운동 징후와 증상을 흔히 보인다. 전형적으로, 침범 영역이 기간의존 유형을 보이는데, 처음에는 발가락이 침범을 받고, 이후 발이 침범되고, 발까지 진행하여 양말유형(stocking pattern)을 보인다.[80] 신경병증은 손가락에도 침범할 수 있고 이후 손과 아래팔까지 번져나가는 장갑유형(glove pattern)을 보인다.[83,99] 진행된 경우에는 몸통의 앞쪽까지 침범되는 경우도 있다(그림 27-3).[80,100] 일반적으로 발등쪽 굽힘근과 발가락 폄근에서 감각변화와 약간의 근력약화가 있으면서 근전도검진에서 탈신경지배의 증거를 보인다.[80,82] 심해진 경우, 먼쪽 근육약화와 위축이 현저하게 나타난다(그림 27-4). 이상감각, 타는 듯한 감각, 쑤시는 느낌, 차가운 느낌, 날카로운 통증, 또는 정상자극에도 통증 또는 온도변화 같은 양성증상이 나타난다.[99,101] 통증이 있는 경우 밤에 심해진다.[80] 감각상실, 발목반사 감소 또는 소실, 진동감각 상실 같은 음성증상과 징후는 종종 나타나고 환자가 호소하지 않는 경우 검진을 통해 발견할 수 있다.[99,101]

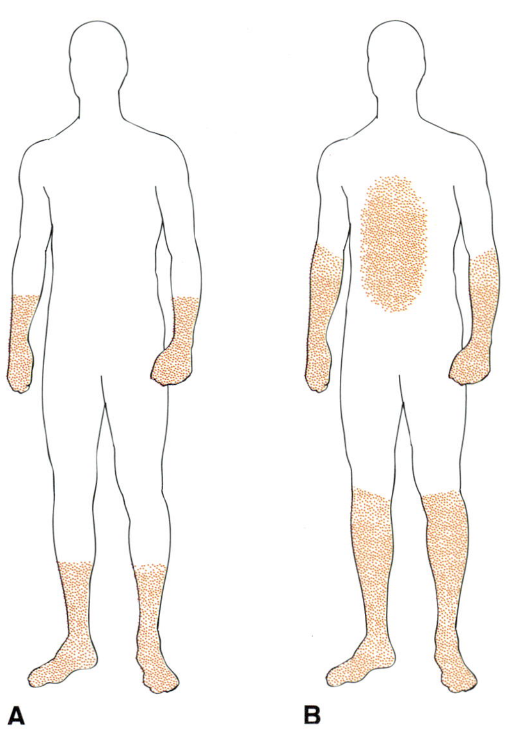

그림 27-3 길이의존 신경병증에서 감각상실. A, 양말장갑 유형. B, 일반적으로 무릎과 팔꿉까지 침범될 때, 진행된 경우 몸통 감각상실이 발생

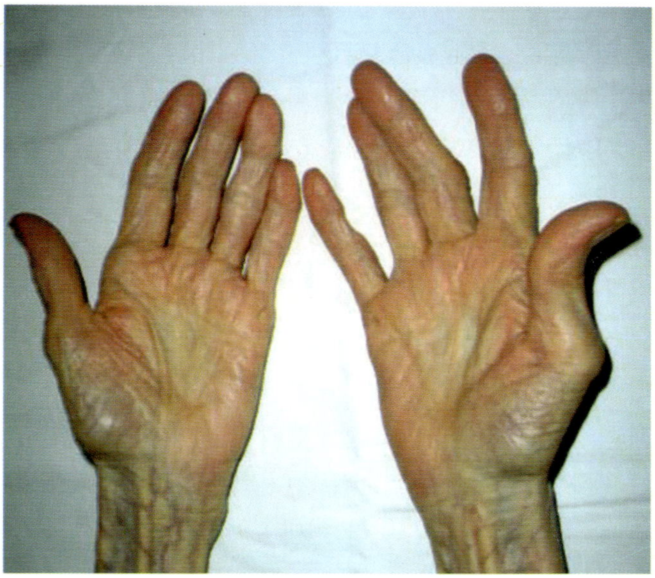

그림 27-4 당뇨성 신경병증이 진행된 경우, 새끼둔덕 근육의 위축. Courtesy Rehab R US Physical Therapy, Brooklyn, NY.

신경병성 관절병증으로 알려진 Charcot 관절병증은 말초 신경병증에 의해 감각상실이 발생한지 8~10년 후 당뇨병 환자에게 나타나는 것이다. Charcot 관절병증 통증감각과 고유감각 부족으로 인해 결국 자신도 모르게 관절이 손상받는 것으로, 일반적으로 발에서 발생한다. 반복적인 자극이 관절에 가해지고 결국 관절이 파괴되고 변해되는 과정을 거친다. 혈관 불충분에 감각상실이 더해진 것이 발궤양의 주요 원인으로 여겨지고 있으며, 이로 인한 절단이 흔하다(30장 참조). 절단을 경험 한 당뇨병 환자 중 80%는 감각운동성 여러신경병증을 가지고 있다.[102]

당뇨성 여러신경병증과 더불어 자율신경계 침범은 기립성 저혈압, 발기불능, 방광무긴장증, 위부전마비, 야간 설사, 식후 발한, 사지 발한 감소의 원인이기도 하다.[82]

유전성 운동과 감각신경병증

Charcot-Marie-Tooth 질병(CMT). 이 질병은 유전성 운동과 감각 신경병증이라 불리기도 하며, 운동과 감각신경에 영향을 주는 유전성 말초신경질병이다. 먼쪽 근육약화와 감각상실을 나타내며 10대 또는 20대에 발병하여 일생 동안 점진적으로 나빠진다. 프랑스인 Charcot와 Marie가 1886년에 처음 소개한 것이다. 발과 다리의 진행성 근육위축을 보이는 증후군으로, 이후 손과 아래팔의 위축, 아킬레스힘줄 단축, 오그린휜발(pes cavus)이 나타나며, 다리가 뒤집어진 병과 같은 모양이 된다(그림 27-5).[103,104] 영국 사람인 Tooth는 이를 유전적, 점진적, 대칭적인 먼쪽 근육(종아리근육) 위축이 젊은 시기에 시작되는 것으로 묘사하였고 말초신경 기능이상으로 유발된다고 하였다.[104,105] 최근 CMT는 신경퇴행 형태와 임상적 발현, 유전상태에 따라 여러 형태로 분류되고 있다.[104,106,107] CMT의 분류는 표 27-6에 제시되어 있다.[108]

발생률. 미국의 경우, 2,500명당 1명이 CMT를 진단받는다. 따라서 가장 흔한 유전성 신경학적 질환이다.[109] 유병률은 지역에 따라 다양한데 스페인은 100,000명당 28.2명,[110] 일본은 100,000명당 17.5명, 이탈리아는 100,000명당 10.8명이다.[111,112]

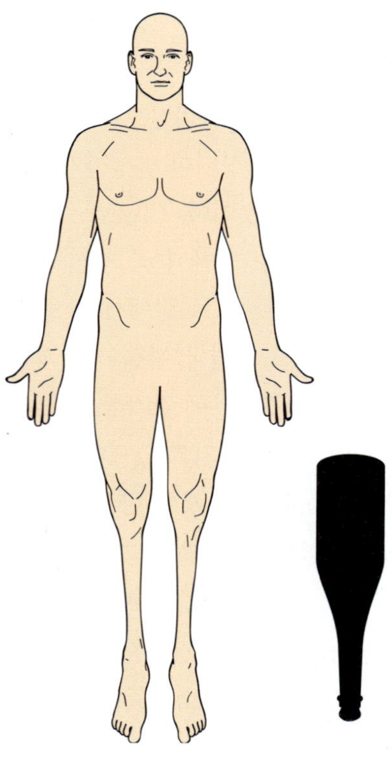

그림 27-5 Charcot-Marie-Tooth 질병에서 뒤집어진 병 모양의 다리

Redrawn from Feldman EL, Stevens MJ, et al: A practical two-step quantitative clinical and electrophysiological assessment for the diagnosis and staging of diabetic neuropathy, Diabetes Care 17:1281-1289, 1994.

원인과 발생기전. CMT는 말초신경축삭 또는 말이집을 구성하는 단백질을 생성하는 유전자 돌연변이에 의해 유발되며, 따라서 축삭 또는 말이집탈락 신경병증이다.[106,107] 말이집탈락 신경병증인 CMT1A인 경우, CMT1의 80%이고 전체 CMT 중 70%를 차지하고,[113,114] 염색체 17번은 말초신경계에 있는 Schwann 세포에 의해 말이집 생성을 담당하는 단백질(PMP22) 변이를 만드는 유전자 돌연변이(중복)이다.[108] 조직학적 검진에서, 여러 곳에 양파융기(예: Schwann 세포 증식)가 있으면서, 말이집이 가늘어지고 재신경지배된 섬유들이 발견되었으며, 몸쪽 신경보다 먼쪽 신경에서 더욱 흔하게 발견되었다.[115] 전형적으로, 양파융기 중앙에 축삭이 있으며, 말이집은 가늘어지거나 없다.

CMT2 같은 축삭신경병증인 경우, 말이집이 있는 신경섬유가 소실되고, 축삭위축, 재신경지배를 받은 신경에 약간의 말이집이 있는 것으로 나타난다. 또한 말이집 주름, Wallerian 같은 퇴행, 말이집재형성이 발견된다.[115]

임상적 특성. CMT 신경병증은 운동과 감각 신경 모두에 영향을 준다. 따라서 CMT가 있는 환자는 먼쪽 근력약화 또는 위축, 구조적인 발 모양 변형, 물렁조직 합병증(예: 굳은살, 궤양), 근전도 이상을 보인다. 더 나아가, 심부힘줄반사 저하 또는 상실과 감각손상 역시 CMT의 형태에 따라 다양하게 나타난다.[116] 침범 받은 가족 구성원들의 소견은 비슷한 양상을 보인다.[104]

일반적으로, 먼쪽 근력약화(발등쪽 굽힘근과 바깥번짐근)로 발 처짐(foot drop)과 계단보행(steppage gait)을 보이며 흔히 발이 걸리거나 넘어진다. 오그린휜발(pes cavus)과 망치발가락(hammertoe)이 흔하고, 내재 발근육의 약화와 긴발가락 굽힘근과 폄근의 조화이상으로 유발된다.[104] 전형적으로, 자신이 경험하고 있는 증상으로 인해 도움을 찾는 사람은 드물며, 이는 자신이 돌볼 수 있다고 여기거나 치료할 수 있는 전문가가 없다고 여기기 때문일 것이다.[104]

표 27-6 Charcot-Marie-Tooth 질병의 형태

형태	질병	유전	진행	유전자	기전
CMT 1형	CMT1A	AD	말이집탈락	PMP22	중복
	CMT1B	AD	말이집탈락	P_0	점돌연변이
	CMT1C	AD	말이집탈락	LITAF	
	CMT1D	AD	말이집탈락	EDGR2	점돌연변이
CMT 2형	CMT2A	AD	축삭	KIF 1Bβ	
	CMT2B	AD	축삭	RAB7	
	CMT2C	AD	축삭		
	CMT2D	AD	축삭		
DSD	DSD-A	AD 또는 AR	말이집탈락	PMP22	점돌연변이
	DSD-B	AD 또는 AR	말이집탈락	Po	점돌연변이
	DSD-C	AD 또는 AR	말이집탈락	EDGR2	점돌연변이
CMT 4형	CMT4A	AR	말이집탈락	GDAP1	
	CMT4B	AR	말이집탈락	MTMR2	
	CMT4C	AR	말이집탈락		
	CMT4D	AR	말이집탈락	NDRG1	
X-우세 CMT	CMT1X	X-관련	말이집탈락	Cx32	점돌연변이
	CMT2X	X-관련	축삭		
HNPP	HNPPA	AD	말이집탈락	PMP22	결손
	HNPPB				
DI	DI-CMT	DI			

Data from Berciano J, Combarros O: Curr Opin Neurol 16:613–622, 2003.
CMT, Charcot-Marie-Tooth disease; DSD, Dejerine-Sottas disease; AD, autosomal dominant; AR, autosomal recessive; HNPP, hereditary neuropathy with pressure palsies; DI, Dominant-intermediate.

CMT 증상은 일반적으로 20~30대에 흔히 발생하지만, CMT의 형태에 따라 유아부터 중년층까지 다양한 범위에서 나타날 수 있다.[115,118] 일반적으로 증상은 점차 악화되지만 심각성 정도는 다양하다. 증상이 약한 사람은 자신의 병을 인식하지 못할 수 있지만, 심한 증상을 보이는 형태인 경우는 호흡근육까지 침범을 할 수 있다.[115,118] CMT는 치명적이지 않기 때문에, 대부분의 사람은 정상 수명까지 살 수 있다.[109,115]

CMT의 유전적인 세부 형태는 비슷한 양상을 보이기 때문에, 임상적 양상만으로는 구별하기 힘들다. CMT1A인 경우, 대부분의 환자는 오그린휜발, 망치발가락, 통증이 동반되는 굳은살(callus) 같은 증상 때문에 치료실을 찾아오고, 다리에서 전형적인 뒤집어진 병모양의 변형을 나타내지 않는다.[115] CMT1A가 있는 환자 중 2/3는 팔근력약화를 보일 수 있다[107,115]; 50% 이상은 근육신장반사가 소실되고, 1/3은 자세 떨림을 보인다.[115] 마지막으로, CMT1형태의 환자 중 50%까지 촉진이 될 만큼 신경팽창을 보인다.[107,115]

CMT2는 4가지 세부 유형이 있다. 보통염색체 우성 유전이고 축삭신경병증을 유발한다. CMT2A는 임상적으로 CMT1과 매우 흡사하지만 신경전도속도가 느리지 않다.[115,118] CMT1인 경우, 말이집탈락 때문에 신경전도속도가 38㎧이하이지만, CMT2인 경우 말이집탈락이 없고 축삭퇴행만 있기 때문에 전도속도가 38㎧ 초과를 보인다.[108,117]

CMT2B 환자는 일반적으로 발궤양 치유가 불량하기 때문에 결국 다리절단을 흔히 경험한다.[115,118] CMT2C는 성대마비가 특징이기 때문에 쉰 목소리가 나고, 가로막과 갈비뼈사이근육약화로 호흡기능이 떨어지고, 몸쪽 근육약화로 의자에서 일어나기가 힘들다.[115] CMT2B 환자는 먼쪽 다리 침범이전에 손근육약화가 있다.[118]

Dejerine-Sottas 질병은 출생 시 발병, 저긴장증, 전신 근력약화, 실조, 촉진이 가능할 정도로 말초신경 팽창, 근육신장반사 소실이 특징이며, 말이집이 탈락되는 CMT의 하위 유형이다.[115,119] Dejerine-Sottas 질병은 보통염색체의 우성 또는 열성 유전이다.[115] 표 27-7은 CMT의 임상적 특성을 요약한 것이다.

독성 신경병증

알코올성 신경병증. 과도한 알코올섭취로 인한 신경병증은 200년 전에 보고되었다.[120,121] 알코올성 신경병증(alcoholic neuropathy)이 알코올 독소에 의한 것인지 알코올중독자에게 흔히 있는 영양결핍에 의한 것인지에 대한 논쟁은 있다.[121~124] 알코올성 신경병증의 증상이 티아민(thiamine) 결핍 같은 영양소 결핍에 의해 유발되는 신경병증과 비슷하기 때문에 그러하다.[123] 게다가, 알코올이 많은 칼로리를 제공하기 때문에, 많은 알코올중독자는 다른 음식을 거의 섭취하지 않아 상대적으로 영양불량에 걸리기 쉽다.[122] 또한, 알코올은 위창자에서 영양소를 흡수하는 능력을 방해한다.[122]

그러나 현재 근거에 의하면, 알코올성 신경병증이 기본적으로 알코올 독소에 의한 것이라는 주장이 설득력을 얻고 있다. 영양결핍이 없는 알코올중독자에게도 신경병증이 발생한다는 보고가 있고 영양보충만으로는 신경병증의 진행을 억제하지 못한다는 연구가 있다.[123,125,126] 알코올성 신경병증은 만성적으로 과도한 알코올 섭취를 하는 사람에게서 감각과 운동기능이 떨어지는 증상을 보이는 것이다.

발생률. 알코올성 신경병증의 정확한 발생률은 알 수 없다. 그러나 일부 연구자는 만성적으로 알코올을 섭취하는 사람 중 10~15%가 신경병증이 있다고 보고한다.[126,127] 진단을 위해 전기생리학적 방법을 사용하는 경우 약 30%까지 발생률이 증가한다.[125,128] 더 나아가, 알코올중독자의 3/4은 진동측정기, 소리굽쇠, 또는 열역치검진 같은 정밀한 감각검진시 감각기능의 이상을 보인다.[129~131] 알코올성 신경병증은 남자가 여자보다 흔하고, 연령이 증가할수록, 알코올섭취가 많을수록 흔하다.[121,129]

원인과 발생기전. 비록 명료한 발생기전과 병태생리는 알려져 있지 않지만, 알코올성 신경병증이 말이집이 있는 말초신경과 말이집이 없는 말초신경 모두의 축삭을 침범하고 분절적인 말이집탈락을 유발한다는 것은 밝혀져 있다.[123,123,132]

임상적 특성. 장시간 알코올섭취에 대한 이력을 알아보는 것이 중요하다. 3년 동안 매일 100gm의 에탄올을 섭취하는 것은 알코올성 신경병증을 유발하는 최소의 양으로 추정되고 있다.[121,122] 일반적으로, 알코올성 신경병증이 있는 환자인 경우 초기에는 먼쪽의 모든 감각(가벼운 접촉, 날카로운 감각, 진동, 온도)상실, 발과 장딴지 통증, 발목반사 감소를 포함한 먼쪽감각 또는 감각운동 소견을 보인다.[129~131] 감각상실은 장갑양말 유형을 보인다(그림 27-3). 알코올성 신경병증 환자의 50%는 질병의 심각성에 따라 근육약화, 점진적 발 처짐, 보행문제, 손목 처짐을 보인다.[122] 일반적으로, 근력약화는 팔보다 다리에서 두드러진다.[122,123]

알코올성 신경병증은 일반적으로 간경화, 위창자 출혈, Wernicke-Korsakoff증후군(티아민결핍으로 유발되는 뇌질환), 알코올성 소뇌퇴행, 알코올성 치매를 포함한 의학적인 상태와 연관이 있다. 그러나 대부분의 환자들은 이러한 상태와 연관된 증상보다는 신경병증으로 인한 통증 때문에 병원을 찾는다.

2. 검진

여러신경병증을 가진 환자에 대한 검진을 통해 진단과 예후(치료관리 포함), 적절한 중재 선택이 필요하다.[133]

병력

여러신경병증을 가진 환자는 일반적으로 감각 또는 운동, 또는 둘 모두 문제를 보인다. 운동문제가 있을 때 환

표 27-7 Charcot-Marie-Tooth의 임상적 특성

	CMT1A, 1B, 1C	CMT2A, 2B, 2D	CMT2C	DSD	CMT4A	CMT4B	CMT4C (CMT-X)	성 관련	HNPP
발병	10대	10 또는 20대	유아	유아	증상발현 2년 전	증상발현 20년 전	증상발현 10년 전	10 또는 20대	30 또는 30대
근육약화	먼쪽	먼쪽	성대 및 호흡근육	전신	먼쪽이 심하고 점차 몸쪽으로 진행	몸쪽과 먼쪽, 점차 손으로 진행	먼쪽, 손으로 진행	먼쪽	복합압박신경병증처럼 보임
반사	대부분 무반사	일부 무반사	힘줄반사 상실 또는 감소	무반사	무반사	무반사	무반사	먼쪽 감소	먼쪽 신장반사 소실
감각	상실	상실	상실(최소)	상실(심각)	상실(약간)	상실(약간)	상실(약간)	상실	홑신경병증 유형으로 상실
자세 떨림	환자 중 33%	CMT1 보다 덜함			실조				
촉진가능한 신경	환자 중 55%	없음	없음	흔함				흔하지 않음	
오그린휜발과 망치발가락	흔함	흔함	있을 수 있음	흔함, 척주옆굽음증	흔함, 척주옆굽음증	흔함, 척주옆굽움증	흔함 또는 편평발	흔함	있을 수 있음
팔전도속도	<40㎧		<20㎧	약 20~30㎧	약 14~17㎧	약 20~30㎧			
다리전도속도	<30㎧		<10㎧	약 20~30㎧	약 14~17㎧	약 20~30㎧			

Data from Mendell JR, Sahenk Z. Hereditary motor and sensory neuropathies and giant axonal neuropathy. In Mendell JR, Cornblath DR, Kissel JT (eds): Diagnosis and Management of Peripheral Nerve Disorders, Oxford, 2001, Oxford University Press.
CMT, Charcot-Marie-Tooth disease; DSD, Dejerine-Sottas disease; HNPP, hereditary neuropathy with pressure palsies; LE, lower extremities; NCV, nerve conduction studies; UE, upper extremities.

자는 근육불협응, 먼쪽근력약화(흔히 발이 걸리거나 넘어짐), 또는 근육약화(의자에서 일어나고 앉기가 힘듬)를 호소한다. 감각증상에는 저린 느낌, 타는 듯한 느낌, 쑤시는 느낌, 서투룸, 차가움, 뜨거움, 또는 무감각 등이 있다.

증상의 진행정도로 원인을 짐작할 수 있지만, 여러신경병증이 있는 일부 환자는 명확하지 않은 병력을 보인다. 많은 유전성 신경병증에서처럼 특히 증상이 점진적으로 나타날 때 그러하다.[134] 이런 환자들은 어린시절에 운동을 잘 못하거나 자주 넘어지거나 발목이 흔히 삐는 미세한 증상이 나타나기 때문에 증상이 심해진 다음에야 병원을 찾게 된다. 반대로, GBS 같은 여러신경병증은 수일에서 4주에 걸쳐 빠르게 증상이 나타난다.[135] CIDP는 증상발현까지 8주 이상 걸리고, 알코올성 또는 당뇨성 신경병증의 증상은 수년에 걸쳐 점진적으로 나타난다.[136]

특히 CMT 같은 일부 유형은 유전되기 때문에 가족력은 여러신경병증의 유형을 감별하는데 도움이 된다. 치료사는 환자의 가족력에 대해 살펴야 한다. 가족력에 대한 조사 시, 환자와 비슷한 증상, 기능적 제한, 보조도구 사용에 대한 정보도 수집해야 한다.

사회적 및 직업적 이력 역시 여러신경병증 유형에 따른 위험요인을 파악하는데 도움이 된다. 용접, 페인트, 배터리 제작에 종사하는 사람은 납에 노출되기 쉽고 납중독에 의한 신경병증이 발생할 수 있다.[137,138] 약물남용 또는 알코올 과도섭취의 경력이 있는 사람은 알코올성 신경병증의 위험이 높아진다.[121,124] 또한 인간 면역결핍 바이러스와 관련된 신경병증은 동성애자와 정맥주사를 이용한 약물주입을 경험한 사람에게서 흔하다.[36]

환자의 과거 병력, 특히 수술, 질병, 약물 위주로 조사되어야 한다. 최근의 수술 또는 병은 GBS를 의심하게 하는 이력이다. 약물의 부작용은 독성 신경병증을 유발한다. 신경포착에 대한 병력은 일반적으로 유전성 신경병증과 관련이 있다.

계통관찰

계통관찰은 좀 더 세밀한 검진이 필요한 영역을 확인하고 검진과 중재 동안 주의해야 할 사항과 합병증을 유발할 수 있는 영역을 알아보기 위해 시행된다. 자세한 내용은 1장을 참조한다.

검진과 측정

여러신경병증이 의심되는 환자를 위한 검진과 측정을 수행하기 위해 치료사는 적절한 도구를 사용해야 한다. 여기에는 관절각도기, 줄자, 악력측정기, 집기측정기, 반사망치, 2점 식별 검진과 감각(핀과 솔)을 위한 도구, 소리굽쇠(진동감각 측정), 접촉감각을 측정하는 홑섬유가 있다.[139,142]

여러신경병증의 초기 증상과 징후를 선별하기 위해 표준 종이와 연필 선별도구가 사용될 수 있다. Michigan 신경병증 선별도구는 여러신경병증이 있는 환자를 선별하는데 도움이 된다.[79,140]

근육뼈대

인체계측학적 특징. 특정 뼈대변형, 융기, 위축은 특정 여러신경병증과 관련이 있다(표 27-11 참조). 오그린휜발과 망치발가락은 CMT 신경병증에서 흔하다. DSD가 있는 환자는 일반적으로 척주옆굽음증(scoliosis)과 척주앞옆굽음증(kyphoscoliosis)를 보인다.

근육수행력. 여러신경병증이 있는 환자에 대한 근력검진은 필수적이다. 도수근력검진은 근육집단별 근력을 평가하는데 신뢰할만한 방법이다(5장 참조).[141~143] 그러나 악력측정기 같은 좀 더 정량적으로 측정할 수 있는 기구를 사용하는 것이 좋다.[144,145] 악력측정기인 Vigorimeter는 여러신경병증이 있는 환자에서 측정자간 및 측정자내 신뢰도 및 근거 타당도가 확립된 것으로 보고되고 있다.[146]

여러신경병증은 특징적인 증상, 침범 영역, 근력약화 과정을 가지고 있다. 대부분의 여러신경병증인 경우, 근력약화는 먼쪽에서 몸쪽으로 진행하고, 발에 있는 내재근육부터 시작한다. 이후 짧은발가락 폄근, 앞쪽정강이근, 뒤쪽정강이근이 약화되고 마지막으로 허벅지에 있는 근육에서 약화가 있다(그림 27-6). 따라서 초기에는 발처짐에 의해 계단보행이 발생하고, 이후 뒤집어진 병 모양

으로 다리의 위축이 발생한다(그림 27-5 참조).[147]

신경근육

뇌신경과 통합성. 뇌신경 기능은 여러신경병증의 유형에 따라 다르므로, 평가, 진단, 예후에 중요한 영향을 준다. 당뇨성 신경병증은 흔히 냄새를 맡는 감각이 상실되고 시각신경염이 발생한다.[148] CMT가 있는 환자와[104] 염증성 말이집탈락 신경병증이 있는 환자[148] 또한 시각신경위축이 발생한다. 얼굴근육약화는 GBS와 CIDP에서 흔하지 않다.[149,152] 성대마비는 CMT2C에서 나타나며, 이로 인해 쉰 목소리가 난다.[150]

반사통합성. 근육신장반사는 여러신경병증인 경우 양쪽에서 대칭적으로 소실되어, 한쪽에서 상실되는 홑신경병증 또는 다발홑신경병증과 차이가 있다. 더욱이, 여러신경병증인 경우 먼쪽 근육에서 기간의존적인 변화를 보이는 것이 염증성 말이집탈락 여러신경뿌리신경병증과 다른 점이다.

감각통합성. 비정상적인 감각이나 감각상실은 여러신경병증이 있는 환자에서 흔히 있다. 통증과 온도감각은 가는 신경섬유에 의해 전달되고, 고유감각과 진동은 굵은 신경섬유에 의해 전달되고, 가벼운 접촉은 가는 신경섬유와 굵은 신경섬유에 의해 전달되기 때문에 여러 감각을 검진하는 것이 필요하다(표 27-8).[151,152] 비교를 위해 몸쪽과 먼쪽, 신체 양쪽, 팔과 다리를 검진해야 한다. 또한 당뇨성 몸통 신경뿌리신경병증을 알아보기 위해 몸통에 대한 감각검진도 중요하다(그림 27-3 참조).

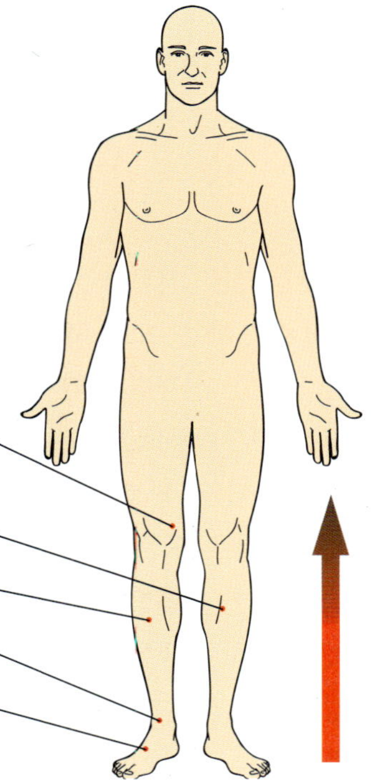

그림 27-6 대부분의 여러신경병증인 경우, 근력약화는 먼쪽에서 몸쪽으로 진행하고, 발에 있는 내재근육부터 시작한다. 이후 짧은 발가락 폄근, 앞쪽정강이근, 뒤쪽정강이근이 약화되고 마지막으로 허벅지에 있는 근육에서 약화가 있다.

Redrawn from Feldman EL, Stevens MJ, et al: A practical two-step quantitative clinical and electrophysiological assessment for the diagnosis and staging of diabetic neuropathy, Diabetes Care 17:1281–1289, 1994.

심혈관/호흡

유산소능력과 지구력. 말초신경손상은 가로막 또는 몸통근육을 지배하는 운동신경이 영향을 받기 때문에 여러

표 27-8 여러 형태의 신경이 손상을 받은 여러신경병증이 있는 환자에 대한 감각검진

신경 유형	말이집	감각	임상적 검진도구	양적인 감각검진
가는 섬유	민말이집	통증	안전한 핀	HPDT
	말이집	온도	냉/온의 물이 들어 있는 시험관	WDT CDT
가는/굵은 섬유		가벼운 접촉	면으로 문지르기	없음
굵은 섬유	말이집	진동	소리굽쇠	VDT
	말이집	고유감각	검진자에 의한 수동적 움직임	없음

QST, 양적인 감각검진; HPDT, 열적통증역치감지; WDT, 따뜻함역치감지; CDT, 차가움역치감지; VDT, 진동역치장치

신경병증이 있는 경우 호흡능력이 떨어질 수 있다. 특히 GBS인 경우 몸통 또는 가로막의 약화로 인해, 도관삽입이나 환기 보조장비가 필요할 수 있다.[147]

피부

피부통합성. 치료사들은 특히 발에서 영양변화, 색깔변화, 땀배출 패턴 이상, 궤양이 있는지 살펴야 한다. 발 궤양은 당뇨성 신경병증 환자뿐만 아니라 감각이상과 자율신경성 신경병증(autonomic neuropathy)이 있는 환자에서 흔하다(30장 참조).[149]

다리에서 탈모 같은 영양변화는 알코올 또는 독성 신경병증 같은 기간의존성 여러신경병증으로 인한 탈신경지배로 인해 발생한다. 더욱이, 땀샘에 대한 자율신경 탈신경지배는 피부가 얇아지고 건조하게 만든다(표 27-11 참조).[149]

전기진단적 검진. 근전도와 신경전도검진은 말초신경 신경병증이 있는 환자를 검진하는데 사용되는 가장 흔한 방법이고 신뢰할 수 있는 검진방법이다.[153~155] 전기진단적 검진은 일반적으로 의사(신경전문의 또는 재활의학전문의)에 의해 수행되지만, 훈련받고 자격을 취득한 물리치료사들도 사용할 수 있다. 이 검진은 침범된 신경의 유형(운동, 또는 감각), 기본적인 병리(축삭손상 대 말이집탈락), 침범유형(대칭적, 비대칭적, 또는 여러곳)을 확인하는데 도움이 된다.[153,155] 신경전도검진은 80%의 당뇨성 신경병증 환자, 80~100%의 GBS 환자를 발견할 수 있다.[156,157]

운동신경전도검진은 여러 변수들을 기록하는데, 전도속도, 먼쪽 잠복기(distal latency), 복합활동전위(compound action potential amplitude, CMAP) 진폭, 시간이 있다. 이러한 변수의 표준값은 표 27-9에 제시되어 있다. 말이집이 탈락되면, 전도속도가 느려지고, 먼쪽 잠복기가 길어지고, 시간분산이 보이고, 전도차단이 발생한다(그림 27-7).[151] 축삭손상이 있으면, 먼쪽 운동잠복기 또는 전도속도의 변화 없이 복합활동전위 진폭이 감소한다.[1,151] 사지 온도 감소와 연령 증가에 의해 신경전도속도가 감소할 수 있기 때문에, 검진 동안 사지 온도를 32℃ 이상 유지해야 하고, 연령에 따른 표준값으로 비교를 해야 한다.[152,158]

감각신경전도검진과 H반사는 뒤뿌리신경절과 말이집이 있는 굵은 축삭이 손상되었는지를 알아보기 위해 시행된다.[158] 기간의존성인 신경병증인 경우 감각신경이 먼저 손상되기 때문에, 감각전도속도검진은 굵은 섬유 여러신경병증을 진단하는데 흔히 사용된다.[158] 말이집이 있는 가는 축삭과 말이집이 없는 감각축삭으로부터 반응을 측정하기 위한 특수 기법은 신경뿌리와 앞뿔세포(anterior horn cell)가 온전한지를 알아보기 위해 사용된다.[152]

표 27-9 먼쪽 잠복기, 복합활동전위 진폭, 신경전도속도의 표준값

	신경	자극부위	먼쪽 잠복기(ms)	복합활동전위	전도속도(㎧)
운동	정중신경	팔꿉	3.49±0.34	7.0±2.7	63.5±6.2
	자신경	팔꿉 위	2.59±0.39	5.5±1.9	61.0±5.5
	정강이신경	무릎	3.96±1.00	5.1±2.2	48.5±3.6
	종아리신경	발목	3.77±0.86	5.1±2.3	52.0±6.2
감각	정중신경	손목	2.84±0.34	38.5±15.6	56.2±5.8
	자신경	손목	2.54±5.3	35.0±14.7	54.8±5.3
			기록부위까지 잠복기		
F파	정중신경	팔꿉	22.8±1.9		
	자신경	팔꿉 위	23.1±1.7		
	정강이신경	무릎 위	39.9±3.2		
	종아리신경	무릎	39.6±4.4		

Modified from Kimura J: Electrodiagnosis in Diseases of Nerve and Muscle: Principles and Practice, New York, 2001, Oxford University Press.
CMAP, Compound muscle action potential; NCV, nerve conduction velocities.

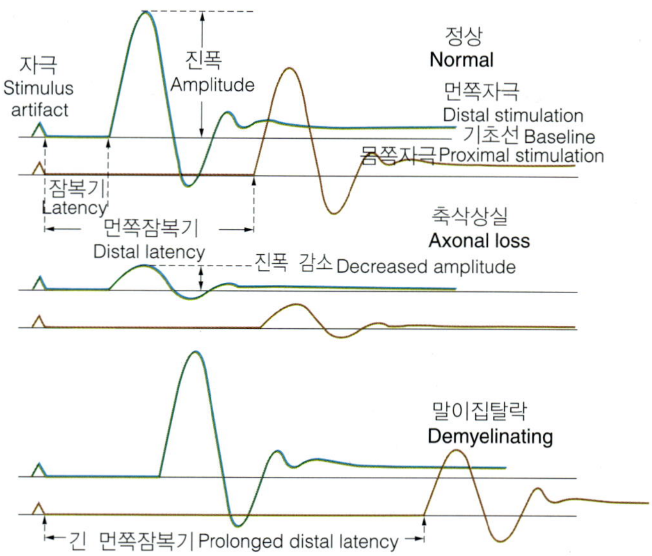

그림 27-7 축삭과 말이집탈락 병변이 있는 경우 복합활동전위의 변화

양적인 감각검진. 양적인 감각검진은 전통적인 신경전도검진으로 수행될 수 없는 굵은신경과 가는신경을 검진하기 위해 체계적으로 개발된 것이다.[159~161] 양적인 감각검진은 정량화된 감각자극으로 환자를 자극하고 환자의 반응에 기초하여 감각지각의 역치를 결정한다.[159,161] 가벼운 접촉, 진동, 열, 차가움과 뜨거움에 대한 통증에 대한 지각 역치는 양적인 검진으로 측정될 수 있다. 이러한 방법들은 A-델타(말이집이 있는 가는섬유)와 C 감각섬유(말이집이 없는 신경섬유)의 기능을 평가하는데 사용된다.[160,162]

양적인 감각검진을 위해 컴퓨터를 이용하는 전산화된 감각검진이 개발되어져 왔다. 이 장비는 열적통증 역치감지 (heat pain nociception detection threshold, HPDT), 따뜻함 역치감지(warm detection threshold, WDT), 차가움 역치감지(cold detection threshold, CDT), 진동 역치감지(vibration detection threshold, VDT)를 결정하는데 이용된다(표 27-8 참조).[163] 비록 양적인 감각검진은 가는섬유의 신경병증을 진단하는데 기여하지만, 여러 가지 단점이 있다.[163~166] 환자가 검진을 정확하게 수행하지 않거나, 정신피로, 지루함, 혼돈, 졸림에 의해 검진결과가 영향을 받을 수 있다.[163]

Semmes-Weinstein 감각측정기. 1950년대 후반, Semmes와 Weinstein은 피부감각지각을 양적으로 검진하기 위해 나일론 홑섬유(nylon monofilament)를 개발하였다. 이 홑섬유들을 이용하여 정상과 가벼운 접촉감각 감소, 보호감각 감소, 보호감각 상실을 구별할 수 있다(표 27-10). 이러한 홑섬유들은 신뢰성이 높다(kappa =0.92).[166~168]

표 27-10 홑섬유 감각검진의 해석

발바닥 역치	손과 발등의 역치	홑섬유 분류	힘(gm)
정상	정상	1.65	0.008
		2.36	0.02
		2.44	0.04
		2.83	0.07
	가벼운 접촉 감소	3.22	0.16
		3.61	0.4
가벼운 접촉 감소	보호감각 감소	3.84	0.6
		4.08	1
		4.17	1.4
		4.31	2
보호감각 감소	보호감각 상실	4.56	4
		4.74	6
		4.93	8
보호감각 상실		5.07	10
		5.18	15
		5.46	26
		5.88	60
		6.10	100
		6.45	180
		6.65	300

Semmes-Weinstein 측정기는 길이와 굵기가 다른 20개의 홑섬유로 구성되어 있다. 섬유의 끝을 피부에 직각으로 적용하고, 섬유의 끝이 굽어지도록 힘을 가한다. 이러한 홑섬유를 이용한 검진은 특이성이 부족한 것이 단점이다(자세한 사용법은 18장 참조). 이후, Weistein은 좀 더 민감성과 정확성이 있는 Weinstein enhanced sensory test를 개발하였다(그림 27-8).

3. 평가, 진단, 예후

대부분의 환자는 물리치료사 치료행위지침(guide to

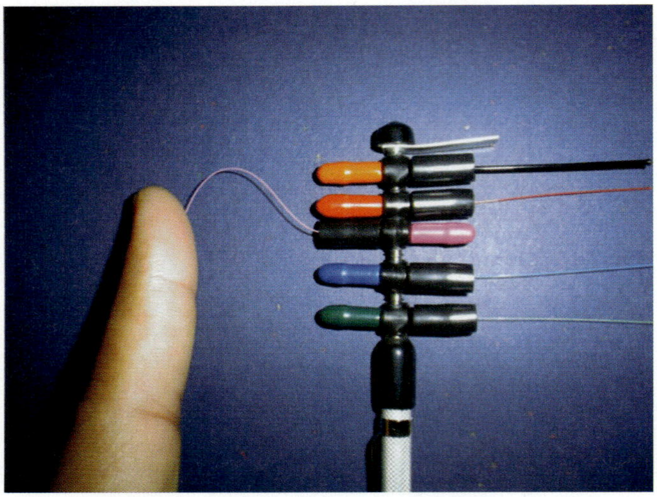

그림 27-8 Weinstein 증강 감각 검진

physical therapists practice)의[136] 우선적 치료행위 패턴 5 G(급성 또는 만성 여러신경병증과 관련된 말초신경 통합성과 근육수행력 손상)에 속하는 것으로, 비정상적인 소견은 다음과 같다. 하나 또는 그이상의 사지에서 근력약화, 신장반사 저하 또는 상실, 비정상적인 근육긴장도와 감각이다. 또한 다양한 비정상을 보일 수 있는데, 표 27-11에 요약되어 있다.

4. 중재

여기에서는 여러신경병증이 있는 환자를 위한 증거가 있는 중재방법에 대해 다루겠다. 환자 및 보호자교육과 운동, 물리적 인자, 전기자극, 보조기 적용과 기타 다른 장비들에 대해 논의할 것이다. Sackett 등은 근거중심 의학을 "임상적으로 환자와 전문가에게 가치가 있는 연구들의 통합"으로 정의하였다.[169] 여기에서 권장되는 연구는 무작위통제연구(randomized controlled trial, RCT) 또는 유사-RCT를 위주로 하였다. 사례연구도 언급하겠지만, 권장되는 연구결과로 소개하지는 않겠다.

표 27-11 여러신경병증이 있는 환자의 검진소견과 진단

상해	기능적 제한	병리현상/의학적 진단
다리		
먼쪽 근육약화	보행 중 흔히 발이 걸림	먼쪽 탈신경
발 처짐	계단 보행	GBS
몸쪽 근육약화	의자에서 일어나기 힘듬/쪼그려 앉은 자세에서 일어나기 힘듬	CMT
오그린발휜증과 망치발가락	보행 어려움	먼쪽 탈신경
장딴지 중간까지 털 소실	없음	기간의존 신경병증
얇고 마른 피부	없음	기간의존 신경병증
궤양	없음	유전성 감각 신경병증 또는 당뇨성 신경병증
팔		
몸쪽 근육약화	머리위로 팔 올리기 힘듬, 면도하기 빗질하기 힘듬	CMT
먼쪽 근육약화	문 열기, 단추 채우기, 작은 물건 만지기 등이 힘듬	먼쪽 탈신경
관절의 반복 외상, 병적인 골절, 뼈속질염(osteomyelitis)	통증감각 상실	신경병적인 관절, Charcot 관절
몸통		
척주옆굽음증-척주앞뒤굽음증	호흡곤란	척추 주변근육의 탈신경

CMT, Charcot-Marie-Tooth; GBS, Guillan-Barré syndrome.

1996년에서 2005년까지 발표된 연구를 Medline 검색을 통해 살폈고, 주제어는 신경병증, 길리안-바레증후군, 여러신경뿌리신경염, 여러신경병증 등이었다.

환자와 가족교육

회복의 진행과정에 대한 교육과 합병증에 대한 교육은 성공적인 재활을 위해 필요하다.[170] 지시에 대한 순응과 운동 같은 가정프로그램 추천은 환자, 질병, 중재, 환자와 치료사 사이 관계 같은 여러 변수에 의해 영향을 받는다.[171,172]

여러신경병증이 있는 환자의 순응도와 추천에 영향을 주는 요인에 대한 연구는 이루어지지 않고 있다. 그러나 다른 환자집단에서는 운동프로그램에 대한 환자의 순응이 보고 되고 있다.[173~175] 긍정적 되먹임의 부족, 도움 정도, 환자와의 장벽 등이 불순응을 유발하는 주요 원인이 된다.[174]

여러신경병증이 있는 환자의 기능적 및 임상적 결과에 대한 교육의 효과는 몇몇 연구에서 시행되어져 왔다. 당뇨성 발 관리에 대한 교육의 효과를 다룬 8편의 RCT를 기초로 한 체계적 고찰(systematic review) 결과, 교육이 환자의 지식과 행동에 긍정적으로 영향을 주고 특히 고위험 환자에서는 절단과 발 궤양의 발생이 줄었다.[176] 또한, 순응하지 않는 환자들은 발 궤양의 재발 같은 나쁜 결과들이 발견되었다.[170]

치료적 운동

여러신경병증이 있는 환자에 대한 운동의 효과연구는 질적 및 양적으로 많지 않다. 단지 몇 편의 RCT가 있으며, 연구대상자 수가 적은 편이다(표 27-12).[177~182] 따라서 여기에서 제시되고 있는 추천사항은 몇 편의 RCT와 관찰연구 및 무작위실험을 시행하지 않은 연구결과들을 종

표 27-12 말초 신경병증이 있는 환자에서 운동이 미치는 영향에 대한 연구

조건	연구방법(대상자 수)	운동유형	결과측정	이점	참고문헌
CMT(Ⅰ 또는 Ⅱ)	RCT(29)	점진적 근력강화 운동	근력 6분 걷기 설문과 기능적 수행력	있음	Linderman[177]
당뇨와 관련된 말초신경병증	유사-RCT(20)	점진적 근력강화 운동과 균형운동	일렬서기 시간 기능적 팔 뻗기 한발서기 ABC 점수	있음	Richardson[178]
만성 말초신경병증	유사-RCT(20)	가정운동프로그램	평균 근육 점수 악력 9분 걷기 SF-36	있음	Ruhland[179]
관절가동범위 제한과 말초신경병증	RCT 아님(11)	수동적 도수가동술	발목과 발의 운동성	없음	Dijs[180]
HMSN, MD,기타 신경근육 상태	RCT 아님(11)	가정운동프로그램, 중등도의 동적인 저항운동	최대 등속성 및 등척성 근력	있음	Aitkens[181]
HMSN, MD, LGD	RCT 아님(11)	가정운동프로그램, 고강도의 동적인 저항운동	팔꿉 굽힘근과 무릎 폄근의 최대 등속성 및 등척성 근력	있음	Kilmer[182]

*Refers to improvements in outcome.
CMT, Charcot-Marie-Tooth disease; RCT, randomized controlled trial; 6MWT, 6-minute walk test; 9MWT, 9-minute walk test; HMSN, hereditary motor sensory neuropathy; MD, muscular dystrophy; LGD, limb girdle dystrophy.

합한 것이다.

여러신경병증의 환자를 대상으로 연구에서 사용된 운동은 점진적 근력강화 운동, 균형, 중등도에서 고강도 저항운동들 이었으며, 이런 운동으로 근력증강, 6분 및 9분 걷기 검진, 일렬서기, 한발서기, SF-36 점수, 최대 등척성 및 등척성 근력증강을 포함한 기능적 능력이 향상되었다.

전향적인 무작위통제맹검법을 이용한 연구에서, Lindeman 등은 운동을 하지 않은 대조군에 비해 CMT가 있으면서 운동을 실시한 집단에서 크레아틴 인활성효소(creatine phosphokinase, CPK)의 증가 없이 등속성 무릎 폄근과 6분 걷기검진 수행력이 향상됨을 보고하였다.[177] 운동은 24주 동안 주 3회, 환자의 능력에 맞추어 등장성 운동으로 구성되었다.[177]

당뇨병과 관련된 말초신경병증이 있는 24명의 환자에 대한 연구에서, 환자들이 한발서기, 발가락 올리기, 발뒤꿈치 올리기, 발 안쪽번짐과 바깥번짐 운동에 3주간 참여한 결과, 기능적 팔 뻗기, 한발서기, 일렬서기, 활동-특이 균형 자신감(activity-specific balance confidence) 점수(13장 참조)가 향상되었다.[178]

전향적인 유사RCT 실험설계로, 만성말초신경병증이 있는 28명의 환자를 대상으로 일반적인 신장운동, 테라밴드를 이용한 저항훈련, 추정되는 최대 심장박동수 60~70% 강도로 자전거 타기로 구성된 가정운동프로그램을 6주간 적용하였다. 그 결과, 근력이 증가하였지만, 호흡기능, 보행속도, 또는 SF-36 점수가 호전되지 않았다. 부작용에 대한 언급은 없었다.[179]

동물을 대상으로 한 연구에서, 단 기간의 강한 운동이 신경재지배를 줄인다는 연구가 보고되었는데, 이는 너무 강한 운동이 신경재지배 과정 또는 부분적 탈신경화가 있는 환자에게 부정적인 영향을 줄 수 있다는 의미에서 관심을 끌었다.[183] 또한 일부 연구들은 전기자극 또는 과도한 운동에 의해 유발된 고강도의 신경근육활동이 근육의 탈신경을 재촉할 수 있다고 주장하고 있다. 더 나아가, 정상적인 신경근육활동 수준과 비교하여, 과도한 운동은 축삭발아를 줄일 수 있고 운동단위의 상실을 증가시킬 수 있다고 보고 되고 있다.[184] 동물연구에서 얻은 결과로 인해 GBS 또는 CIDP 같은 여러신경병증이 있는 환자는 운동을 피하게 되었다. 그러나 말초신경병증 환자를 대상으로 중등도 강도의 운동은 크레아틴 인활성효소(creatine phosphokinase, CPK)의 증가 없이 등속성 무릎 폄근과 6분 걷기검진 수행력을 향상시켰다(표 27-12 참조).[177] 비슷하게, 후-소아마비 환자인 경우에서도 중등도 강도의 운동이 운동단위의 감소 없이 근력을 향상시켰다.[185]

과부하를 피하기 위해, 운동은 지연성 근육통이나 운동 후 통증을 유발하지 않는 범위 내에서 실시하는 것이 좋다.[186,187] 또한 원심성 운동은 피하는 것이 좋은데, 이는 건강한 사람에게서도 원심성 운동이 등척성 또는 구심성 운동에 비해 근육 손상과 운동 후 통증을 더욱 유발하기 때문이다.[188~190]

Borg 척도(RPE)는 여러신경병증이 있는 환자의 심혈관 운동 강도를 위한 지침이 될 수 있다(23장 참조).[186,191,192] 여러신경병증 환자를 포함한 신경근육질병이 있는 환자의 심혈관 지구력을 증진하기 위해, 먼저 저강도에서 운동을 시작하고 점진적으로 난이도를 높이는 것이 필요하다.[186] 말초 신경병증과 신경근육 질병이 있는 환자를 위한 자세한 운동처방은 표 27-13에 요약되어 있다.[186,191,193,194]

물리적 기계

비록 여러신경병증 환자에게 적용되는 열과 냉의 이점이 제한적이지만,[195] 만일 적용되어야 하는 상황이라면 화상의 위험이 있기 때문에 온도감각에 대한 평가가 필수적으로 수행되어야 한다. 만일 온도감각이 없거나 떨어진다면, 깊은 층 또는 얇은 층 열치료 기계는 금기증에 해당한다. 안전하게 열을 환자에게 적용하기 위해서는 환자가 매우 차가움, 차가움, 실온, 따뜻함, 뜨거움을 구별할 수 있어야 한다.[196]

최근, 당뇨성 신경병 환자의 치료를 위해 빛-발광 다이오드(light-emitting diodes, LEDs)에서 단색적외선(파장 890㎚)을 방출하는 장비가 미국 식품약물청으로부터 승인을 받았다.[197] 이 장비는 동맥과 정맥의 확장을 유

표 27-13 말초 신경병증 환자를 위한 발표된 운동지침

조건	추천	출처
신경근육 질병	능동적인 생활양식 중등도(빈도, 부하, 시간을 제한적으로) 저항운동프로그램 중등도 유산소 운동프로그램, 부작용 염려 없음 피로 줄이기 위해 훈련 프로그램 중간 중간에 짧은 휴식시간 설정	Fowler[194]
신경근육 질병	근력약화가 심하지 않은 경우, 느리게 진행되는 저항운동이 유익 중등도에 비해 고강도 저항운동은 유익한 점이 없음	Kilmer[193]
신경근육 질병	유산소운동 독려 원심성 수축 피함 약화된 근육이 있는 관절에 보조기 적용 저강도의 운동에서 시작하여 점차 운동강도를 높임 8~15회 반복 움직임 심한 근력약화가 있거나 정상 근력의 10%만 남아있는 환자인 경우 저항운동으로 유익한 점이 없음	Forrest[186]
길리안-바레증후군	과부하 유무 평가 최대하 근력훈련 Borg 등급 척도를 이용한 유산소훈련 빠른-근육섬유동원/훈련 강한 원심성 수축 피함 기능적 활동연습	Bassile[191]

발하는 산화질소의 방출을 촉진함으로서 혈액순환을 증진시키는 것으로 여겨진다. 최근 Leonard 등은 이중맹검, 무작위, 위약조절실험설계를 통해 발바닥 보호감각이 없는 당뇨성 신경병증이 있는 27명의 환자를 대상으로 이 장비로 치료한 후 발 감각, 균형, 통증이 유의하게 향상되었다.[198] 모든 대상자는 주 3회, 1회 40분 동안 치료를 받거나 거짓 치료를 받았다. 이후 거짓 치료를 중단하고 대조군에게도 2주 동안 이 장비를 이용한 치료를 적용하였다. 이 장비를 이용한 다른 연구에서도 감각과 균형이 향상되었고 낙상빈도가 줄어들었다(표 27-14).[197~200] 다른 유형의 여러신경병증 환자에서도 이 장비가 효과가 있는지에 대한 추가적인 연구가 필요하다.

말초 신경병증을 관리하는데 있어 저강도 레이저의 역할에 대한 연구는 상반된 결과들이 보고되고 있다.[200,201,202]

전기자극

전기자극은 여러신경병증 환자를 위한 중재로써 사용되고 평가되어져 왔다. 탈신경화된 근육의 수축을 유발하

표 27-14 말초 신경병증이 있는 환자에서 광선치료의 효과에 대한 연구

상태(대상자 수)	연구방법	기계	이점	참고문헌
당뇨성 말초신경병증(27)	유사-RCT	LEDs에 나오는 적외선	있음	Leonard[198]
당뇨와 알코올로 인한 말초신경병증(38)	RCT 아님	LEDs에 나오는 적외선	있음	Kochman[199]
당뇨성 말초신경병증(49)	RCT 아님	LEDs에 나오는 적외선	있음	Kochman[197]
당뇨성 감각운동 여러신경병증(50)	RCT	저강도 적외선 레이저	없음	Zinman[200]

LEDs, light-emitting diodes; RCT, randomized controlled trial.

고 감각 또는 운동 수준에서 통증조절을 위해 사용되어져 왔다.

탈신경화된 근육. 여러신경병증이 있는 환자에서 운동신경의 탈신경화는 흔하고 과거 70년 동안 탈신경화된 근육의 위축을 방지하기 위해 전기자극이 적절한지에 대해 논의해 왔다. 탈신경화된 근육이 있는 동물을 대상으로 전기자극의 효과를 알아본 연구들은 상반된 결과를 보고하고 있다. 일부 연구에서는 근육위축 지연 또는 방지에 효과가 있다고 보고하고 있지만,[203~205] 다른 연구에서는 효과가 없다고 보고하고 있다.[206~208] 이런 차이는 중재방법의 차이 때문일 수 있다. 말초신경병증이 있는 인간을 대상으로 실시된 연구에서는 전기자극이 탈신경화된 근육의 재신경지배를 증진시키지 못하는 것으로 보고되어져 왔다.[209] 또한 동물인 경우 전기자극에 의해 자연스럽게 발생하는 축삭발아현상이 억제된다는 연구가 있기 때문에, 인간에게 전기자극을 적용하는 것이 적절한지에 대한 의문이 있다.[210~212]

통증관리. 여러신경병증이 있는 환자에서 감각과/또는 운동신경의 축삭손상 또는 말이집탈락으로 인한 신경손상은 결국 신경병적 통증을 유발한다.[213,214] 통증은 경피신경자극치료기의 적용으로 호전될 수 있다.[215~217] 당뇨성 말초신경병증과 관련된 통증을 위한 경피신경자극치료의 효과에 대한 증거는 명확하지 않다. 비록 많은 연구들이 경피신경자극치료가 통증 경감에 효과가 있다고 보고하고 있지만, 1편의 무작위통제연구에 의하면 위약치료보다 경피신경자극치료가 효과적이지 않았다(표 27-15).[218~223] 만일 경피신경자극치료가 C 섬유와 A-델타 섬유의 자극을 피하면서, 말이집이 있는 A-베타 섬유만 자극할 수 있다면, 일시적인 통증 경감은 치료 적용 동안만 나타날 것이다.[224] 1주 동안 경피신경자극치료를 적용한 결과, 치료 종료 후 수 주 동안 통증이 경감했다는 연구도 있다.[225]

보조기

보조기는 기능 증진과 변형을 방지하거나 교정하기 위해 외부적으로 적용되는 기구이다.[226] (34장 참조). 감각이 떨어지는 환자와 여러신경병증이 있는 환자가 보조기를 사용할 때, 압력이 넓은 부위에 골고루 분포하고 있는지, 피부 파괴의 징후가 있는지를 주의 깊게 살펴야 한다.[195] 여러신경병증이 있는 환자들이 흔히 사용하는 다리 보조기는 신경병적 궤양이 있는 환자들이 사용하는 전체 접촉 석고붕대(total contact cast)이다.[227](30장 참조). 이 장비는 발에 가해지는 압력을 분산하고, 전단력을 줄이고, 감염과 오염으로부터 상처를 보호하기 위해 고안된 것이다.[170,228,229] 또한, 발목-발 보조기(ankle-foot orthosis, AFO)도 발목발바닥쪽 굽힘의 구축예방과 발등쪽 굽힘근의 약화가 있는 여러신경병증 환자의 보행을 보조하기 위해 사용될 수 있다.

표 27-15 말초 신경병증이 있는 환자에서 광선치료의 효과에 대한 연구

상태(대상자 수)	연구방법	기계	이점	참고문헌
말초신경병증(24)	RCT	탄소 고무전극을 이용한 경피신경자극치료	있음	Thorsteinsson[218]
당뇨성 말초신경병증(10)	유사-RCT	삽입 척추전극	있음	Tesfaye[219]
당뇨성 말초신경병증(31)	RCT	탄소 고무전극을 이용한 경피신경자극치료	있음	Kumar[220]
당뇨성 말초신경병증(8)	RCT 아님	장갑전극을 이용한 경피신경자극치료	있음	Armstrong[221]
당뇨성 말초신경병증(50)	유사-RCT	피부경유 자극	있음	Hamza[222]
당뇨성 말초신경병증(30)	유사-RCT	장갑전극을 이용한 경피신경자극치료	없음	Oyibo[223]

**Only 14 completed.*
RCT, Randomized controlled trials; TENS, transcutaneous electrical nerve stimulation.

··· 사례연구 27-1 ···

1. 길리안-바레증후군

1) 검진

(1) 병력

PR은 41세 여성으로, 다리 근력약화(보행불가), 얼굴 압통, 사지의 저린 감각 때문에 병원에 입원하였다. 다리의 근력약화는 대칭적이었고 몸쪽과 먼쪽근육 모두에서 나타났다. 입원 7일 전, 인플루엔자 같은 증상이 있었다. 신경전도검진 결과는 감각운동 말초말이집탈락 신경병증과 일치하였고, 환자는 길리안-바레증후군으로 진단을 받았다. 입원 2일 후, PR은 호흡이 힘들어졌고, 다리를 움직일 수 없었고, 팔과 몸통 근력약화가 발생하기 시작하였다. PR은 중환자실에서 환기기계를 착용한 채 있다.

(2) 계통관찰

심장박동수는 62 bpm이고, 혈압은 114/72 mmHg, 호흡수는 분당 12회이었다.

(3) 검진과 측정

❶ 근육뼈대

관절가동범위. 모든 관절의 기능적인 수동적 관절가동범위는 정상범위 내에 있었다.

근육수행력. 도수근력검진 결과, 팔은 2+/5이었고, 다리는 1/5이었다.

2) 평가, 진단, 예후

PR은 침상 운동성, 이동, 균형이 감소하였다. 우선적 치료행위 유형은 5G(급성 또는 만성 여러신경병증과 관련된 운동기능과 감각 통합성 손상)이었다.

3) 중재

입원 8주 동안, PR은 매일 1~2회 물리치료를 받았다. 중재에는 다리 신장운동, 근력강화, 지구력훈련, 침상운동성 훈련, 선 자세에서 균형 훈련, 보행훈련, 환자와 가족교육이 포함되었다. AFO는 발목발바닥쪽 굽힘 구축을 방지하기 위해 조기에 양발에 적용되었고 보행훈련 동안 지속적으로 적용되었다.

(1) 결과

❶ 급성기 병동 입원 2주 후

기능. PR은 재활을 위해 간호병동으로 이송되었다.

❷ 입원 4주 후

관절가동범위. 모든 관절의 기능적인 능동적 가동범위는 정상범위 내에 있었다.

근육수행력. 도수근력검진 결과, 팔은 3+/5이었고, 다리는 3/5이었다.

기능. PR은 침상운동성(구르기, 누운 자세에서 앉기 등)을 독립적으로 수행하였고, 이동(앉은 자세에서 서기, 의자에서 침상으로 이동, 변기 사용)을 위해 중등도 정도의 도움이나 지도가 필요하였다.

❸ 입원 8주 후

관절가동범위. 모든 관절의 기능적인 능동적 가동범위는 정상범위 내에 있었다.

근육수행력. 도수근력검진 결과, 팔은 4+/5이었고, 다리는 4/5이었다.

기능. PR은 침상운동성(구르기, 누운 자세에서 앉기 등)을 독립적으로 수행하였고, 이동(앉은 자세에서 서기, 의자에서 침상으로 이동, 변기 사용)을 위해 약간의 도움이나 지도가 필요하였다.

❹ 보행. 8주까지, PR은 바퀴가 있는 보행기를 가지고 감독 하에 200발자국을 걸을 수 있었다. 다리의 통증과 피로 때문에 이 과정에서 2~3회 정도 쉬었다. 양쪽 발 처짐, 불량한 발뒤꿈치 닿기, 느린 분당 걸음수, 양쪽 걸음길이가 짧음과 같은 보행 이상을 보였다. 피로는 모든 보행변수에 부정적 영향을 주었다.

전반적으로, PR은 8주 동안 회복정도는 양호하였다. 간호병동을 퇴원할 때, PR은 바퀴가 있는 보행기를 이용해 걸을 수 있었고, 다리 근력은 거의 정상으로 되돌아 왔다. 기능적인 회복을 위해 지속적인 근력강화운동이 처방되었고, 달성되었다.

요약

여러신경병증은 여러 말초신경의 기능에 영향을 주는 상태이다. 여러신경병증은 원인과 증상이 다양하기 때문에 적절한 치료계획 및 중재선택이 필요하다. 대부분의 여러신경병증은 특히 먼쪽 사지의 감각 및 근력 감소와 관련이 있다. 환자 및 보호자 교육, 보조기, 전기자극, 물리치료 기구, 운동을 포함한 중재들이 여러신경병증이 있는 환자의 상해, 기능적 제한, 장애를 줄인다는 증거들이 있다. 그러나 이런 중재의 효과를 좀 더 명확하게 밝힐 수 있는 연구들이 필요하다.

추가정보

Useful Forms

Michigan Neuropathy Screening Instrument
Activities-Specific Balance Confidence (ABC) Scale
Berg Balance Scale

Books

Ahroni JH: 101 Foot Care Tips for People with Diabetes, Alexandria, 2000, American Diabetes Association.
Brown WF, Bolton CF, Aminoff MJ: Neuromuscular Function and Disease: Basic, Clinical, and Electrodiagnostic Aspects, Philadelphia, 2002, WB Saunders.
Dyck PJ: Peripheral Neuropathy, Philadelphia, 1993, WB Saunders.
Ouvrier RA, McLeod JG, Pollard JD: Peripheral Neuropathy in Childhood, New York, 1990, Raven Press.
Senneff JA: Numb Toes and Aching Soles: Coping with Peripheral Neuropathy, San Antonio, 1999, MedPress.
Staal A, Van Gijn J, Spaans F: Mononeuropathies: Examination, Diagnosis and Treatment, Philadelphia, 1999, WB Saunders.
Weiner WJ, Goetz CG: Neurology for the Non-Neurologist, Philadelphia, 1999, Lippincott Williams & Wilkins.

Web Sites

Alcoholic polyneuropathy: www.nlm.nih.gov/medlineplus/ency/article/000714.htm
Charcot-Marie-Tooth Disease Fact Sheet: www.ninds.nih.gov/disorders/charcot_marie_tooth/detail_charcot_marie_tooth.htm
Diabetic Neuropathies: www.diabetes.niddk.nih.gov/dm/pubs/neuropathies/index.htm
Neuromuscular Disease Center: www.neuro.wustl.edu/neuromuscular/index.html
GBS/CIDP Syndrome Foundation International: www.gbsfi.com/index.html
Chronic Inflammatory Demyelinating Polyneuropathy (CIDP): www.ninds.nih.gov/disorders/cidp/cidp.htm
Guillain-Barré Syndrome Information: www.ninds.nih.gov/disorders/gbs/gbs.htm
CIDP International Organization: www.cidpusa.org
The Neuropathy Association: www.neuropathy.org
National Diabetes Fact Sheet: www.diabetes.org/diabetes-statistics/national-diabetes-fact-sheet.jspl

용어

급성염증성 말이집탈락 여러신경병증(acute inflammatory demyelinating polyneuropathy): 길리안-바레증후군의 가장 흔한 변이. 말이집을 공격하는 자가면역질병

급성운동축삭 신경병증(acute motor axonal neuropathy): 길리안-바레증후군의 변이로서 일차적으로 운동신경의 축삭을 공격

급성운동감각 축삭신경병증(acute motor sensory axonal neuropathy): 길리안-바레증후군의 변이로 일차적으로 운동신경과 감각신경의 축삭을 공격

알코올성 신경병증(alcoholic neuropathy): 과도한 알코올 섭취로 인한 신경기능이 감소하는 것

무해자극통증(allodynia): 유해하지 않은 감각자극에 대한 통증감각

자율신경성 신경병증(autonomic neuropathy): 혈압, 심장박동수, 방광과 창자, 소화 같은 자율신경기능을 조절하는 신경의 손상

Charcot-Marie-Tooth 질병: 점진적 신경손상으로 인해 천천히 진행되는 유전적 질환. 증상에는 발과 다리에서 먼저 시작되고 이후 손과 팔로 퍼져나가는 무감각과 근육위축이 있다.

만성염증성 말이집탈락 여러신경뿌리신경병증(chronic inflammatory demyelinating polyradiculoneuropathy): 말이집과 Schwann 세포를 공격하는 자가면역질환으로, 천천히 진행되거나 하나 이상의 사지에서 감각과/또는 운동 증상이 발생하고, 적어도 8주 이후에 나타난다.

말이집탈락(demyelination): 말이집 상실

당뇨성 신경병증(diabetic neuropathy): 당뇨병의 흔한 합병증으로, 고혈당의 결과로 신경이 손상

길리안-바레증후군(Guillan-Barré syndrome): 말이집을 공격하는 자가면역 질병으로, 감염증상이 시작된 수일 후 점진적으로 근육약화 또는 마비가 발생

홑신경병증(mononeuropathy): 하나의 신경병변

말초신경병증(peripheral neuropathy): 말초신경의 기능이상

여러신경병증(polyneuropathy): 대칭적이고 확산적인 신경기능 이상

참고문헌

1. Hughes RA: Peripheral neuropathy, BMJ 324:466-469, 2002.
2. Martyn CN, Hughes RA: Epidemiology of peripheral neuropathy, J Neurol Neurosurg Psychiatry 62:310-318, 1997.
3. Hughes RA: Diagnosis of chronic peripheral neuropathy, J Neurol Neurosurg Psychiatry 71:147-148, 2001.
4. Hughes RA: Management of chronic peripheral neuropathy, Proc Roy Coll Phys (Edinburgh) 30:321-327, 2000.
5. Thomas PK, Ochoa J: Clinical features and differential diagnosis. In Dyck PJ (ed): Peripheral Neuropathy, Philadelphia, 1993, WB Saunders.
6. Landry O: Note sur la paralysie ascendante aigue, Gaz Hebd Med Chir 6:472-474, 1859.
7. Guillain G, Barré JA, Strohl A: Sur un syndrome de radiculo-nevrite avec hyperalbuminose du liguide cephalo-rachidien sans reaction cellulaire: Remarques sur les caracters clinques des reflexes tendineux, Bull Mem Soc Med Hop Paris 40:1462-1470, 1916.
8. Guillain G, Barré JA, Strohl A: Radiculoneuritis syndrome with hyperalbuminosis of cerebrospinal fluid without cellular reaction. Notes on clinical features and graphs of tendon reflexes. 1916], Ann Med Interne (Paris) 150:24-32, 1999.
9. Arnason BG, Soliven B: Acute inflammatory demyelinating polyradiculoneuropathy. In Dyck PJ (ed): Peripheral Neuropathy, Philadelphia, 1993, WB Saunders.
10. Fisher CM: An unusual variant of idiopathic polyneuritis (syndrome of ophthalmoplegia, ataxia, and areflexia), N Engl J Med 57-65, 1956.
11. Phillips MS, Stewart S, Anderson JR: Neuropathological findings in Miller Fisher syndrome, J Neurol Neurosurg Psychiatry 47:492-495, 1984.
12. Feasby TE, Gilbert JJ, Brown WF, et al: An acute axonal form of Guillain-Barré polyneuropathy, Brain 109 (Pt 6):1115-1126, 1986.
13. Feasby TE, Hahn AF, Brown WF, et al: Severe axonal degeneration in acute Guillain-Barré syndrome: evidence of two different mechanisms? J Neurol Sci 116:185-192, 1993.
14. Griffin JW, Li CY, Ho TW, et al: Pathology of the motor-sensory axonal Guillain-Barré syndrome, Ann Neurol 39:17-28, 1996.
15. Hafer-Macko C, Hsieh ST, Li CY, et al: Acute motor axonal neuropathy: An antibody-mediated attack on axolemma, Ann Neurol 40:635-644, 1996.
16. McKhann GM, Cornblath DR, Griffin JW, et al: Acute motor axonal neuropathy: a frequent cause of acute flaccid paralysis in China, Ann Neurol 33:333-342, 1993.
17. Gupta SK, Taly AB, Suresh TG, et al: Acute idiopathic axonal neuropathy (AIAN): A clinical and electrophysiological observation, Acta Neurol Scand 89:220-224, 1994.
18. Hankey GJ: Guillain-Barré syndrome in Western Australia, 1980-1985, Med J Aust 146:130-133, 1987.
19. Radhakrishnan K, el Mangoush MA, Gerryo SE: Descriptive epidemiology of selected neuromuscular disorders in Benghazi, Libya, Acta Neurol Scand 75:95-100, 1987.
20. Halls J, Bredkjaer C, Friis ML: Guillain-Barré syndrome: diagnostic criteria, epidemiology, clinical course and prognosis, Acta Neurol Scand 78:118-122, 1988.
21. Kinnunen E, Farkkila M, Hovi T, et al: Incidence of Guillain-Barré syndrome during a nationwide oral poliovirus vaccine campaign, Neurology 39:1034-1036, 1989.
22. Ballesteros M, Lasky T, Nash D, et al: Guillain-Barré syndrome incidence based on hospital discharge data, J Infect Dis 178:1228, 1998.
23. Ho TW, Li CY, Cornblath DR, et al: Patterns of recovery in the Guillain-Barré syndromes, Neurology 48:695-700, 1997.
24. A prospective study on the incidence and prognosis of Guillain-Barré syndrome in Emilia-Romagna region, Italy (1992-1993). Emilia-Romagna Study Group on Clinical and Epidemiological Problems in Neurology, Neurology 48:214-221, 1997.
25. Feasby TE, Hughes RA: Campylobacter jejuni, antiganglioside antibodies, and Guillain-Barré syndrome, Neurology 51:340-342, 1998.
26. Jiang GX, Pedro-Cuesta J, Fredrikson S, et al: Guillain-Barré syndrome in south-west Stockholm, 1973-1991, 2. Clinical epidemiology, Ital J Neurol Sci 18:49-53, 1997.
27. Jiang GX, Cheng Q, Ehrnst A, et al: Guillain-Barré syndrome in Stockholm County, 1973-1991, Eur J Epidemiol 13:25-32, 1997.
28. Jiang GX, Cheng Q, Link H, et al: Epidemiological features of Guillain-Barré syndrome in Sweden, 1978-93, J Neurol Neurosurg Psychiatry 62:447-453, 1997.
29. Ropper AH: The Guillain-Barré syndrome, N Engl J Med 326:1130-1136, 1992.
30. Hahn AF: Guillain-Barré syndrome, Lancet 352:635-641, 1998.
31. Allos BM: Campylobacter jejuni infection as a cause of the Guillain-Barré syndrome, Infect Dis Clin North Am 12:173-184, 1998.
32. Hao Q, Saida T, Kuroki S, et al: Antibodies to gangliosides and galactocerebroside in patients with Guillain-Barré syndrome with preceding Campylobacter jejuni and other identified infections, J Neuroimmunol 81:116-126, 1998.
33. Yuki N, Miyatake T: Guillain-Barré syndrome and Fisher's syndrome following Campylobacter jejuni infection, Ann N Y Acad Sci 845:330-340, 1998.
34. Gorson KC, Ropper AH: Guillain-Barré syndrome. In Cros D (ed): Peripheral Neuropathy: A Practical Approach to Diagnosis and Management, Philadelphia, 2001, Lippincott Williams & Wilkins.
35. Pentland B, Donald SM: Pain in the Guillain-Barré syndrome, Pain 59:159-164, 1994.
36. Cornblath DR, McArthur JC, Kennedy PG, et al: Inflammatory demyelinating peripheral neuropathies associated with human T-cell lymphotropic virus type III infection, Ann Neurol 21:32-40, 1987.
37. Hurwitz ES, Schonberger LB, Nelson DB, et al: Guillain-Barré syndrome and the 1978-1979 influenza vaccine, N Engl J Med 304:1557-1561, 1981.
38. Schonberger LB, Hurwitz ES, Katona P, et al: Guillain-Barré syndrome: Its epidemiology and associations with influenza vaccination, Ann Neurol 9(suppl):31-38, 1981.
39. Lasky T, Terracciano GJ, Magder L, et al: The Guillain-Barré syndrome and the 1992-1993 and 1993-1994 influenza vaccines, N Engl J Med 339:1797-1802, 1998.
40. Rees J, Hughes R: Guillain-Barré syndrome after measles, mumps, and rubella vaccine, Lancet 343:733, 1994.
41. Ropper AH, Wijdicks EFM, Truax BT: Guillain-Barré Syndrome, Philadelphia, 1991, FA Davis.
42. Arnason BG, Asbury AK: Idiopathic polyneuritis after surgery, Arch Neurol 18:500-507, 1968.
43. Case records of the MGH Weekly clinicopathological exercises: Case 8-1990. A 45-year-old woman with Hodgkin's disease and a neurologic disorder, N Engl J Med 322:531-543, 1990.
44. Jiang GX, Pedro-Cuesta J, Strigard K, et al: Pregnancy and Guillain-Barré syndrome: a nationwide register cohort study, Neuroepidemiology 15:192-200, 1996.
45. Ropper AH, Victor M: Influenza vaccination and the Guillain-Barré syndrome, N Engl J Med 339:1845-1846, 1998.
46. Salisbury DM: Association between oral polio vaccine and Guillain-Barré syndrome? Lancet 351:79-80, 1998.
47. Awong IE, Dandurand KR, Keeys CA, et al: Drug-associated Guillain-Barré syndrome: A literature review, Ann Pharmacother 30:173-180, 1996.
48. Ho TW, McKhann GM, Griffin JW: Human autoimmune neuropathies, Annu Rev Neurosci 21:187-226, 1998.
49. Steck AJ, Schaeren-Wiemers N, Hartung HP: Demyelinating inflammatory neuropathies, including Guillain-Barré syndrome, Curr Opin Neurol 11:311-318, 1998.
50. Kissel JT, Cornblath DR, Mendell JR: Guillain-Barré syndrome. In Mendell JR, Cornblath DR, Kissel JT (eds): Diagnosis and Management of Peripheral Nerve Disorders, Oxford, 2001, Oxford University Press.
51. Kwa MS, van Schaik IN, de Jonge RR, et al: Autoimmunoreactivity to Schwann cells in patients with inflammatory neuropathies, Brain 126:361-375, 2003.
52. Griffin JW, Li CY, Macko C, et al: Early nodal changes in the acute motor axonal neuropathy pattern of the Guillain-Barré syndrome, J Neurocytol 25:33-51, 1996.
53. Gibbels E, Giebisch U: Natural course of acute and chronic monophasic inflammatory demyelinating polyneuropathies (IDP). A retrospective analysis of 266 cases, Acta Neurol Scand 85:282-291, 1992.
54. Barohn RJ, Kissel JT, Warmolts JR, et al: Chronic inflammatory demyelinating polyradiculoneuropathy. Clinical characteristics, course, and recommendations for diagnostic criteria, Arch Neurol 46:878-884, 1989.
55. Kissel JT, Mendell JR: Chronic inflammatory demyelinating polyradiculoneuropathy. In Mendell JR, Cornblath DR, Kissel JT (eds): Diagnosis and Management of Peripheral Nerve Disorders, Oxford, 2001, Oxford University Press.
56. Nattrass FJ: Recurrent hypertrophic neuritis, J Neurol Psychopathol 2:159, 1921.
57. Dyck PJ, Prineas J, Pollard J: Chronic inflammatory demyelinating polyradiculoneuropathy. In Dyck PJ (ed): Peripheral Neuropathy, Philadelphia, 1993, WB Saunders.
58. DeJong RN: The Guillain-Barré syndrome. Polyradiculoneuritis with albuminocytologic dissociation, Arch Neurol Psychiatry 44:1044-1050, 1940.
59. Report from an Ad Hoc Subcommittee of the American Academy of Neurology AIDS Task Force: Research criteria for diagnosis of chronic inflammatory demyelinating polyneuropathy (CIDP), Neurology 41:617-618, 1991.
60. Sander HW, Latov N: Research criteria for defining patients with CIDP, Neurology 60:S8-S15, 2003.
61. Berger AR, Bradley WG, Brannagan TH, et al: Guidelines for the diagnosis and treatment of chronic inflammatory demyelinating polyneuropathy, J

Peripher Nerv Syst 8:282-284, 2003.
62. Lunn MP, Manji H, Choudhary PP, et al: Chronic inflammatory demyelinating polyradiculoneuropathy: a prevalence study in south east England, J Neurol Neurosurg Psychiatry 66:677-680, 1999.
63. McLeod JG, Pollard JD, MaCaskill P, et al: Prevalence of chronic inflammatory demyelinating polyneuropathy in New South Wales, Australia, Ann Neurol 46:910-913, 1999.
64. Mygland A, Monstad P: Chronic polyneuropathies in Vest-Agder, Norway, Eur J Neurol 8:157-165, 2001.
65. Dyck PJ, Lais AC, Ohta M, et al: Chronic inflammatory polyradiculoneuropathy, Mayo Clin Proc 50:621-637, 1975.
66. van der Meche FG, van Doorn PA: Guillain-Barré syndrome and chronic inflammatory demyelinating polyneuropathy: Immune mechanisms and update, Ann Neurol 37(suppl 1):S14-S31, 1995.
67. Reid VA, Black KR, Menkes DL, et al: Chronic inflammatory demyelinating polyradiculoneuropathy: Diagnosis and management. In Cros D (ed): Peripheral Neuropathy: A Practical Approach to Diagnosis and Management, Philadelphia, 2001, Lippincott Williams & Wilkins.
68. Molenaar DS, Vermeulen M, de Haan R: Diagnostic value of sural nerve biopsy in chronic inflammatory demyelinating polyneuropathy, J Neurol Neurosurg Psychiatry 64:84-89, 1998.
69. Matsumuro K, Izumo S, Umehara F, et al: Chronic inflammatory demyelinating polyneuropathy: Histological and immunopathological studies on biopsied sural nerves, J Neurol Sci 127:170-178, 1994.
70. Notermans NC, Wokke JH, Van den Berg LH, et al: Chronic idiopathic axonal polyneuropathy. Comparison of patients with and without monoclonal gammopathy, Brain 119(Pt 2):421-427, 1996.
71. Goldstein JM, Parks BJ, Mayer PL, et al: Nerve root hypertrophy as the cause of lumbar stenosis in chronic inflammatory demyelinating polyradiculoneuropathy, Muscle Nerve 19:892-896, 1996.
72. Ginsberg L, Platts AD, Thomas PK: Chronic inflammatory demyelinating polyneuropathy mimicking a lumbar spinal stenosis syndrome, J Neurol Neurosurg Psychiatry 59:189-191, 1995.
73. De Silva RN, Willison HJ, Doyle D, et al: Nerve root hypertrophy in chronic inflammatory demyelinating polyneuropathy, Muscle Nerve 17:168-170, 1994.
74. Oh SJ, Joy JL, Kuruoglu R: "Chronic sensory demyelinating neuropathy:" chronic inflammatory demyelinating polyneuropathy presenting as a pure sensory neuropathy, J Neurol Neurosurg Psychiatry 55:677-680, 1992.
75. Simmons Z, Wald JJ, Albers JW: Chronic inflammatory demyelinating polyradiculoneuropathy in children. I. Presentation, electrodiagnostic studies, and initial clinical course, with comparison to adults, Muscle Nerve 20:1008-1015, 1997.
76. Hattori N, Ichimura M, Aoki S, et al: Clinicopathological features of chronic inflammatory demyelinating polyradiculoneuropathy in childhood, J Neurol Sci 154:66-71, 1998.
77. Simmons Z, Wald JJ, Albers JW: Chronic inflammatory demyelinating polyradiculoneuropathy in children: II. Long-term follow-up, with comparison to adults, Muscle Nerve 20:1569-1575, 1997.
78. Duby JJ, Campbell RK, Setter SM, et al: Diabetic neuropathy: an intensive review, Am J Health Syst Pharm 61:160-173, 2004.
79. Simmons Z, Feldman EL. Update on diabetic neuropathy. Curr Opin Neurol 15:595-603, 2002.
80. Thomas PK, Tomlinson DR: Diabetic and hypoglycemic neuropathy. In Dyck PJ (ed): Peripheral Neuropathy, Philadelphia, 1993, WB Saunders.
81. Gominak S, Parry GJ: Neuropathies and Diabetes. In Cros D (ed): Peripheral Neuropathy: A Practical Approach to Diagnosis and Management, Philadelphia, 2001, Lippincott Williams & Wilkins.
82. Mendell JR: Diabetic neuropathies. In Mendell JR, Cornblath DR, Kissel JT (eds): Diagnosis and Management of Peripheral Nerve Disorders, Oxford, 2001, Oxford University Press.
83. Vinik AI, Holland MT, Le Beau JM, et al: Diabetic neuropathies, Diabetes Care 15:1926-1975, 1992.
84. US Department of Health and Human Services, CDC: National diabetes fact sheet, Available at: www.cdc.gov/diabetes/pubs/factsheet.htm. 2003.
85. Pirart J: Diabetes mellitus and its degenerative complications: a prospective study of 4,400 patients observed between 1947 and 1973, Diabetes Care 1:168-188, 1978.
86. Fedele D, Comi G, Coscelli C, et al: A multicenter study on the prevalence of diabetic neuropathy in Italy. Italian Diabetic Neuropathy Committee, Diabetes Care 20:836-843, 1997.
87. Dyck PJ, Kratz KM, Karnes JL, et al: The prevalence by staged severity of various types of diabetic neuropathy, retinopathy, and nephropathy in a population-based cohort: the Rochester Diabetic Neuropathy Study, Neurology 43:817-824, 1993.
88. Shaw JE, Zimmet PZ: The epidemiology of diabetic neuropathies, Diabetes Rev 7:245-252, 1999.
89. Tomlinson DR: Polyols and myo-inositol in diabetic neuropathy—of mice and men, Mayo Clin Proc 64:1030-1033, 1989.
90. Sheetz MJ, King GL: Molecular understanding of hyperglycemia's adverse effects for diabetic complications, JAMA 288:2579-2588, 2002.
91. Oates PJ: Polyol pathway and diabetic peripheral neuropathy, Int Rev Neurobiol 50:325-392, 2002.
92. Giannini C, Dyck PJ: Basement membrane reduplication and pericyte degeneration precede development of diabetic polyneuropathy and are associated with its severity, Ann Neurol 37:498-504, 1995.
93. Low PA, Lagerlund TD, McManis PG: Nerve blood flow and oxygen delivery in normal, diabetic, and ischemic neuropathy, Int Rev Neurobiol 31:355-438, 1989.
94. Malik RA, Masson EA, Sharma AK, et al: Hypoxic neuropathy: relevance to diabetic neuropathy, Diabetologia 33:311-331, 1990.
95. Sladky JT, Tschoepe RL, Greenberg JH, et al: Peripheral neuropathy after chronic endoneurial ischemia, Ann Neurol 29:272-278, 1991.
96. Cameron NE, Cotter MA: The relationship of vascular changes to metabolic factors in diabetes mellitus and their role in development of peripheral nerve complications, Diabetes Metab Rev 10:189-224, 1994.
97. Faradji V, Sotelo J: Low serum levels of nerve growth factor in diabetic neuropathy, Acta Neurol Scand 81:402-406, 1990.
98. Apfel SC, Arezzo JC, Brownlee M, et al: Nerve growth factor administration protects against experimental diabetic sensory neuropathy, Brain Res 634:7-12, 1994.
99. Vinik AI, Park TS, Stansberry KB, et al: Diabetic neuropathies, Diabetologia 43:957-973, 2000.
100. Waxman SG, Sabin TD: Diabetic truncal polyneuropathy, Arch Neurol 38:46-47, 1981.
101. Calissi PT, Jaber LA: Peripheral diabetic neuropathy: current concepts in treatment, Ann Pharmacother 29:769-777, 1995.
102. Pinzur MS: The diabetic foot, Compr Ther 28:232-237, 2002.
103. Charcot JM, Marie P: Sur une forme particulière d'atrophie musculaire progressive souvent familial débutant par les pieds et les jambs et atteignant plus tard les mains, Rev Méd (Paris) 86, 1886.
104. Dyck PJ, Chance P, Lebo R, Carney A: Hereditary motor and sensory neuropathies. In Dyck PJ (ed): Peripheral Neuropathy, Philadelphia, 1993, WB Saunders.
105. Tooth HH: The Peroneal Type of Progressive Muscular Atrophy, London, 1886, HK Lewis & Co.
106. Reilly MM: Classification of hereditary motor and sensory neuropathies, Curr Opin Neurol 13:561-564, 2000.
107. Harding AE, Thomas PK: The clinical features of hereditary motor and sensory neuropathy types I and II, Brain 103:259-280, 1980.
108. Berciano J, Combarros O: Hereditary neuropathies, Curr Opin Neurol 16:613-622, 2003.
109. National Institute of Neurological Disorders and Stroke: Charcot-Marie-Tooth Disease Fact Sheet. Available at: www.ninds.nih.gov/health_and_medical/pubs/CMT.htm. 2004.
110. Combarros O, Calleja J, Polo JM, et al: Prevalence of hereditary motor and sensory neuropathy in Cantabria, Acta Neurol Scand 75:9-12, 1987.
111. Morocutti C, Colazza GB, Soldati G, D'Alessio C, et al: Charcot-Marie-Tooth disease in Molise, a central-southern region of Italy: An epidemiological study, Neuroepidemiology 21:241-245, 2002.
112. Kurihara S, Adachi Y, Wada K, et al: An epidemiological genetic study of Charcot-Marie-Tooth disease in Western Japan, Neuroepidemiology 21:246-250, 2002.
113. Lupski JR, Oca-Luna RM, Slaugenhaupt S, et al: DNA duplication associated with Charcot-Marie-Tooth disease type 1A, Cell 66:227-232, 1991.
114. Raeymaekers P, Timmerman V, Nelis E, et al: Duplication in chromosome 17p11.2 in Charcot-Marie-Tooth neuropathy type 1a (CMT 1a). The HMSN Collaborative Research Group, Neuromuscul Disord 1:93-97, 1991.
115. Mendell JR, Sahenk Z: Hereditary motor and sensory neuropathies and giant axonal neuropathy. In Mendell JR, Cornblath DR, Kissel JT (eds): Diagnosis and Management of Peripheral Nerve Disorders, Oxford, 2001, Oxford University Press.
116. Chance PF: Genetic studies in polyneuropathy. In Cros D (ed): Peripheral Neuropathy: A Practical Approach to Diagnosis and Management, Philadelphia, 2001, Lippincott Williams & Wilkins.
117. Zhou L, Griffin JW: Demyelinating neuropathies, Curr Opin Neurol 16:307-313, 2003.
118. De Jonghe P, Timmerman V, FitzPatrick D, et al: Mutilating neuropathic ulcerations in a chromosome 3q13-q22 linked Charcot-Marie-Tooth disease type 2B family, J Neurol Neurosurg Psychiatry 62:570-573, 1997.
119. Guzzetta F, Ferriere G, Lyon G: Congenital hypomyelination polyneuropathy. Pathological findings compared with polyneuropathies starting later in life, Brain 105:395-416, 1982.
120. Jackson J: A peculiar disease resulting form the use of ardent spirits, N Engl J Med Surg 11:351, 1822.
121. Windebank A: Polyneuropathy due to nutritional deficiency and alcoholism.

In Dyck PJ (ed): Peripheral Neuropathy, Philadelphia, 1993, WB Saunders.
122. So Y: Nutritional and alcoholic neuropathies. In Cros D (ed): Peripheral Neuropathy: A Practical Approach to Diagnosis and Management, Philadelphia, 2001, Lippincott Williams & Wilkins.
123. Erdem S, Kissel JT, Mendell JR: Toxic neuropathies: Drugs, metals, and alcohol. In Mendell JR, Cornblath DR, Kissel JT (eds): Diagnosis and Management of Peripheral Nerve Disorders, Oxford, 2001, Oxford University Press.
124. D'Amour ML, Butterworth RF: Pathogenesis of alcoholic peripheral neuropathy: direct effect of ethanol or nutritional deficit? Metab Brain Dis 9:133-142, 1994.
125. Monforte R, Estruch R, Valls-Sole J, et al: Autonomic and peripheral neuropathies in patients with chronic alcoholism. A dose-related toxic effect of alcohol, Arch Neurol 52:45-51, 1995.
126. Estruch R, Nicolas JM, Villegas E, et al: Relationship between ethanol-related diseases and nutritional status in chronically alcoholic men, Alcohol Alcohol 28:543-550, 1993.
127. Boyd DH, MacLaren DS, Stoddard ME: The nutritional status of patients with an alcohol problem, Acta Vitaminol Enzymol 3:75-82, 1981.
128. Scholz E, Diener HC, Dichgans J, et al: Incidence of peripheral neuropathy and cerebellar ataxia in chronic alcoholics, J Neurol 233:212-217, 1986.
129. Sosenko JM, Soto R, Aronson J, et al: The prevalence and extent of vibration sensitivity impairment in men with chronic ethanol abuse, J Stud Alcohol 52:374-376, 1991.
130. Hilz MJ, Zimmermann P, Rosl G, et al: Vibrometer testing facilitates the diagnosis of uremic and alcoholic polyneuropathy, Acta Neurol Scand 92:486-490, 1995.
131. Hilz MJ, Zimmermann P, Claus D, et al: Thermal threshold determination in alcoholic polyneuropathy: An improvement of diagnosis, Acta Neurol Scand 91:389-393, 1995.
132. Tredici G, Minazzi M: Alcoholic neuropathy. An electron-microscopic study, J Neurol Sci 25:333-346, 1975.
133. American Physical Therapy Association: Guide to physical therapist practice, second edition, Phys Ther 81:9-746, 2001.
134. Barohn RJ: Approach to peripheral neuropathy and neuronopathy, Semin Neurol 18:7-18, 1998.
135. Kissel JT, Cornblath DR, Mendell JR: Guillain-Barré syndrome. In Mendell JR, Cornblath DR, Kissel JT (eds): Diagnosis and Management of Peripheral Nerve Disorders, Oxford, 2001, Oxford University Press.
136. Pollard JD: Chronic inflammatory demyelinating polyradiculoneuropathy, Curr Opin Neurol 15:279-283, 2002.
137. Rubens O, Logina I, Kravale I, et al: Peripheral neuropathy in chronic occupational inorganic lead exposure: a clinical and electrophysiological study, J Neurol Neurosurg Psychiatry 71:200-204, 2001.
138. Yeh JH, Chang YC, Wang JD: Combined electroneurographic and electromyographic studies in lead workers, Occup Environ Med 52:415-419, 1995.
139. Mueller MJ: Identifying patients with diabetes mellitus who are at risk for lower-extremity complications: Use of Semmes-Weinstein monofilaments, Phys Ther 76:68-71, 1996.
140. Feldman EL, Stevens MJ, Thomas PK, et al: A practical two-step quantitative clinical and electrophysiological assessment for the diagnosis and staging of diabetic neuropathy, Diabetes Care 17:1281-1289, 1994.
141. Kendall FP, McCreary EK, Provance PG: Muscles, Testing and Function, Baltimore, 1993, Williams & Wilkins.
142. Silver M, McElroy A, Morrow L, et al: Further standardization of manual muscle test for clinical study: applied in chronic renal disease, Phys Ther 50:1456-1466, 1970.
143. Frese E, Brown M, Norton BJ: Clinical reliability of manual muscle testing. Middle trapezius and gluteus medius muscles, Phys Ther 67:1072-1076, 1987.
144. Piao C, Yoshimoto N, Shitama H, et al: Validity and reliability of the measurement of the quadriceps femoris muscle strength with a hand-held dynamometer on the affected side in hemiplegic patients, J UOEH 26:1-11, 2004.
145. Mathiowetz V: Comparison of Rolyan and Jamar dynamometers for measuring grip strength, Occup Ther Int 9:201-209, 2002.
146. Merkies IS, Schmitz PI, Samijn JP, et al: Assessing grip strength in healthy individuals and patients with immune-mediated polyneuropathies, Muscle Nerve 23:1393-1401, 2000.
147. Sabin T: Generalized peripheral neuropathy: Symptoms, signs, and syndromes. In Cros D (ed): Peripheral Neuropathy: A Practical Approach to Diagnosis and Management, Philadelphia, 2001, Lippincott Williams & Wilkins.
148. Mendell JR, Kolkin S, Kissel JT, et al: Evidence for central nervous system demyelination in chronic inflammatory demyelinating polyradiculoneuropathy, Neurology 37:1291-1294, 1987.
149. Mendell JR, Kissel JT, Cornblath DR: Clues to diagnosis of peripheral neuropathy: History and examination of the patient. In Mendell JR, Cornblath DR, Kissel JT (eds): Diagnosis and Management of Peripheral Nerve Disorders, Oxford, 2001, Oxford University Press.
150. Dyck PJ, Litchy WJ, Minnerath S, et al: Hereditary motor and sensory neuropathy with diaphragm and vocal cord paresis, Ann Neurol 35:608-615, 1994.
151. Poncelet AN: An algorithm for the evaluation of peripheral neuropathy, Am Fam Phys 57:755-764, 1998.
152. Olney RK: Clinical trials for polyneuropathy: the role of nerve conduction studies, quantitative sensory testing, and autonomic function testing, J Clin Neurophysiol 15:129-137, 1998.
153. Donofrio PD, Albers JW: AAEM mini monograph #34—Polyneuropathy: Classification by nerve conduction studies and electromyography, Muscle Nerve 13:889-903, 1990.
154. Thrush D: Investigation of peripheral neuropathy, Br J Hosp Med 48:13-22, 1992.
155. McLeod JG: Investigation of peripheral neuropathy, J Neurol Neurosurg Psychiatry 58:274-283, 1995.
156. Oh SJ: Clinical Electromyography Nerve Conduction Studies, Baltimore, 1993, Williams & Wilkins.
157. Oh SJ: Principles of Clinical Electromyography: Case Studies, Baltimore, 1998, Williams & Wilkins.
158. Cornblath DR, Chaudhry V: Electrodiagnostic evaluation of the peripheral neuropathy patient. In Mendell JR, Cornblath DR, Kissel JT (eds): Diagnosis and Management of Peripheral Nerve Disorders, Oxford, 2001, Oxford University Press.
159. Dyck PJ, Zimmerman IR, O'Brien PC, et al: Introduction of automated systems to evaluate touch-pressure, vibration, and thermal cutaneous sensation in man, Ann Neurol 4:502-510, 1978.
160. Mendell JR, Cornblath DR: Evaluation of the peripheral neuropathy patient using Quantitative Sensory Testing. In Mendell JR, Cornblath DR, Kissel JT (eds): Diagnosis and Management of Peripheral Nerve Disorders, Oxford, 2001, Oxford University Press.
161. Stewart J, Freeman R: Quantitative Sensory Testing. In Brown WF, Bolton CF, Aminoff MJ (eds): Neuromuscular Function and Disease: Basic, Clinical, and Electrodiagnostic Aspects, Philadelphia, 2002, WB Saunders.
162. Dyck PJ, O'Brien PC: Quantitative sensation testing in small-diameter sensory fiber neuropathy, Muscle Nerve 26:595-596, 2002.
163. Siao P, Cros DP: Quantitative sensory testing, Phys Med Rehabil Clin N Am 14:261-286, 2003.
164. Gruener G, Dyck PJ: Quantitative sensory testing: methodology, applications, and future directions, J Clin Neurophysiol 11:568-583, 1994.
165. Dyck PJ, O'Brien PC: Quantitative sensation testing in epidemiological and therapeutic studies of peripheral neuropathy, Muscle Nerve 22:659-662, 1999.
166. Anderson AM, Croft RP: Reliability of Semmes Weinstein monofilament and ballpoint sensory testing, and voluntary muscle testing in Bangladesh, Lepr Rev 70:305-313, 1999.
167. Bell-Krotoski J, Tomancik E: The repeatability of testing with Semmes-Weinstein monofilaments. J Hand Surg 12A:155-161, 1987.
168. van Brakel WH, Khawas IB, Gurung KS, et al: Intra- and inter-tester reliability of sensibility testing in leprosy, Int J Lepr Other Mycobact Dis 64:287-298, 1996.
169. Sackett DL: Evidence-Based Medicine: How to Practice and Teach EBM, Edinburgh, 2000, Churchill Livingstone.
170. Helm PA, Walker SC, Pullium GF: Recurrence of neuropathic ulceration following healing in a total contact cast, Arch Phys Med Rehabil 72:967-970, 1991.
171. Meichenbaum D, Turk DC: Facilitating Treatment Adherence: A Practitioner's Guidebook, New York, 1987, Plenum Press.
172. Jensen GM, Lorish C, Shepard K: Understanding patient receptivity to change: teaching for treatment adherence. In Shepard K, Jensen GM (eds): Handbook of Teaching for Physical Therapists, Boston, 1997, Butterworth-Heinemann.
173. Chen CY, Neufeld PS, Feely CA, et al: Factors influencing compliance with home exercise programs among patients with upper-extremity impairment, Am J Occup Ther 53:171-180, 1999.
174. Sluijs EM, Kok GJ, van der ZJ: Correlates of exercise compliance in physical therapy, Phys Ther 73:771-782, 1993.
175. Jensen GM, Lorish CD: Promoting patient cooperation with exercise programs: Linking research, theory, and practice, Arthritis Care Res 7:181-189, 1994.
176. Valk GD, Kriegsman DM, Assendelft WJ: Patient education for preventing diabetic foot ulceration. A systematic review, Endocrinol Metab Clin North Am 31:633-658, 2002.
177. Lindeman E, Leffers P, Spaans F, et al: Strength training in patients with myotonic dystrophy and hereditary motor and sensory neuropathy: A randomized clinical trial, Arch Phys Med Rehabil 76:612-620, 1995.
178. Richardson JK, Sandman D, Vela S: A focused exercise regimen improves clinical measures of balance in patients with peripheral neuropathy, Arch

Phys Med Rehabil 82:205-209, 2001.
179. Ruhland JL, Shields RK: The effects of a home exercise program on impairment and health-related quality of life in persons with chronic peripheral neuropathies, Phys Ther 77:1026-1039, 1997.
180. Dijs HM, Roofthooft JM, Driessens MF, et al: Effect of physical therapy on limited joint mobility in the diabetic foot. A pilot study, J Am Podiatr Med Assoc 90:126-132, 2000.
181. Aitkens SG, McCrory MA, Kilmer DD, et al: Moderate resistance exercise program: its effect in slowly progressive neuromuscular disease, Arch Phys Med Rehabil 74:711-715, 1993.
182. Kilmer DD, McCrory MA, Wright NC: The effect of a high resistance exercise program in slowly progressive neuromuscular disease, Arch Phys Med Rehabil 75:560-563, 1994.
183. Okajima Y, Maloney FP: Overwork weakness in rats with acrylamide neuropathy, Am J Phys Med Rehabil 68:66-69, 1989.
184. Tam SL, Archibald V, Jassar B, et al: Increased neuromuscular activity reduces sprouting in partially denervated muscles, J Neurosci 21:654-667, 2001.
185. Chan KM, Amirjani N, Sumrain M, et al: Randomized controlled trial of strength training in post-polio patients, Muscle Nerve 27:332-338, 2003.
186. Forrest G, Qian X: Exercise in neuromuscular disease, NeuroRehabilitation 13:135-139, 1999.
187. Clarkson PM, Nosaka K, Braun B: Muscle function after exercise-induced muscle damage and rapid adaptation, Med Sci Sports Exerc 24:512-520, 1992.
188. Newham DJ, McPhail G, Mills KR, et al: Ultrastructural changes after concentric and eccentric contractions of human muscle, J Neurol Sci 61:109-122, 1983.
189. Newham DJ, Mills KR, Quigley BM, et al: Pain and fatigue after concentric and eccentric muscle contractions, Clin Sci (Lond) 64:55-62, 1983.
190. McCully KK, Faulkner JA: Injury to skeletal muscle fibers of mice following lengthening contractions, J Appl Physiol 59:127-126, 1985.
191. Bassile C: Guillain-Barré syndrome and exercise guidelines, Neurol Rep 20:31-36, 1996.
192. Borg GA: Psychophysical bases of perceived exertion, Med Sci Sports Exerc 14:377-381, 1982.
193. Kilmer DD: Response to resistive strengthening exercise training in humans with neuromuscular disease, Am J Phys Med Rehabil 81:S121-S126, 2002.
194. Fowler WM Jr: Role of physical activity and exercise training in neuromuscular diseases, Am J Phys Med Rehabil 81:S187-S195, 2002.
195. Stillwell K, Thorsteinsson G: Rehabilitation procedures. In Dyck PJ (ed): Peripheral Neuropathy, Philadelphia, 1993, WB Saunders.
196. Bélanger A: Evidence-Based Guide to Therapeutic Physical Agents, Philadelphia, 2002, Lippincott Williams & Wilkins.
197. Kochman AB, Carnegie DH, Burke TJ: Symptomatic reversal of peripheral neuropathy in patients with diabetes, J Am Podiatr Med Assoc 92:125-130, 2002.
198. Leonard DR, Farooqi MH, Myers S: Restoration of sensation, reduced pain, and improved balance in subjects with diabetic peripheral neuropathy: A double-blind, randomized, placebo-controlled study with monochromatic near-infrared treatment, Diabetes Care 27:168-172, 2004.
199. Kochman A: Monochromatic infrared photo energy and physical therapy for peripheral neuropathy: Influence on sensation, balance, and falls, J Geriat Phys Ther 27:18-21, 2004.
200. Zinman LH, Ngo M, Ng ET, et al: Low-intensity laser therapy for painful symptoms of diabetic sensorimotor polyneuropathy: a controlled trial, Diabetes Care 27:921-924, 2004.
201. Basford JR: Low-energy laser therapy: Controversies and new research. Lasers Surg Med 9:1-5, 1989.
202. Kalinina OV, Alekseeva NV, Burtsev EM: Infrared laser therapy in distal diabetic polyneuropathy, Zh Nevrol Psikhiatr Im S S Korsakova 98:23-25, 1998.
203. Valencic V, Vodovnik L, Stefancic M, et al: Improved motor response due to chronic electrical stimulation of denervated tibialis anterior muscle in humans, Muscle Nerve 9:612-617, 1986.
204. Carraro U, Catani C, Saggin L, et al: Isomyosin changes after functional electrostimulation of denervated sheep muscle, Muscle Nerve 11:1016-1028, 1988.
205. Yanai A, Harii K, Okabe K: Preventing denervation atrophy of a grafted muscle, J Reconstr Microsurg 7:85-92, 1991.
206. Girlanda P, Dattola R, Vita G, et al: Effect of electrotherapy on denervated muscles in rabbits: An electrophysiological and morphological study, Exp Neurol 77:483-491, 1982.
207. Nix WA, Dahm M: The effect of isometric short-term electrical stimulation on denervated muscle, Muscle Nerve 10:136-143, 1987.
208. Nix WA: Effects of intermittent high frequency electrical stimulation on denervated EDL muscle of rabbit, Muscle Nerve 13:580-585, 1990.
209. Herbison GJ, Jaweed MM, Ditunno JF Jr: Exercise therapies in peripheral neuropathies Arch Phys Med Rehabil 64:201-205, 1983.
210. Brown MC, Holland RL: A central role for denervated tissues in causing nerve sprouting, Nature 282:724-726, 1979.
211. Schimrigk K, McLaughlin J, Gruninger W: The effect of electrical stimulation on the experimentally denervated rat muscle, Scand J Rehabil Med 9:55-60, 1977.
212. Eberstein A, Eberstein S: Electrical stimulation of denervated muscle: is it worthwhile? Med Sci Sports Exerc 28:1463-1469, 1996.
213. Backonja MM: Defining neuropathic pain, Anesth Analg 97:785-790, 2003.
214. Dworkin RH, Backonja M, Rowbotham MC, et al: Advances in neuropathic pain: Diagnosis, mechanisms, and treatment recommendations, Arch Neurol 60:1524-1534, 2003.
215. Melzack R, Wall PD: Pain mechanisms: A new theory, Science 150:971-979, 1965.
216. Shealy CN, Mortimer JT, Reswick JB: Electrical inhibition of pain by stimulation of the dorsal columns: Preliminary clinical report, Anesth Analg 46:489-491, 1967.
217. Shealy CN: Six years' electrical stimulation for control of pain, Adv Neurol 4:775-782, 1974.
218. Thorsteinsson G, Stonnington HH, Stillwell GK, et al: Transcutaneous electrical stimulation: a double-blind trial of its efficacy for pain, Arch Phys Med Rehabil 58:8-13, 1977.
219. Tesfaye S, Watt J, Benbow SJ, et al: Electrical spinal-cord stimulation for painful diabetic peripheral neuropathy, Lancet 348:1698-1701, 1996.
220. Kumar D, Marshall HJ: Diabetic peripheral neuropathy: amelioration of pain with transcutaneous electrostimulation, Diabetes Care 20:1702-1705, 1997.
221. Armstrong DG, Lavery LA, Fleischli JG, et al: Is electrical stimulation effective in reducing neuropathic pain in patients with diabetes? J Foot Ankle Surg 36:260-263, 1997.
222. Hamza MA, White PF, Craig WF, et al: Percutaneous electrical nerve stimulation: A novel analgesic therapy for diabetic neuropathic pain, Diabetes Care 23:365-370, 2000.
223. Oyibo SO, Breislin K, Boulton AJ: Electrical stimulation therapy through stocking electrodes for painful diabetic neuropathy: A double blind, controlled crossover study, Diabet Med 21:940-944, 2004.
224. Wittink H, Allan J, Hoskins Michel T, et al: Management of selected syndromes. In Wittink H, Hoskins Michel T (eds): Chronic Pain Management for Physical Therapists, Boston, 1997, Butterworth-Heinemann.
225. Marchand S, Charest J, Li J, et al: Is TENS purely a placebo effect? A controlled study on chronic low back pain, Pain 54:99-106, 1993.
226. Kott K: Orthoses for patients with neurological disorders. In Seymour R (ed): Prosthetics and Orthotics Lower Limb and Spinal, Philadelphia, 2002, Lippincott Williams & Wilkins.
227. Helm PA, Walker SC, Pullium G: Total contact casting in diabetic patients with neuropathic foot ulcerations, Arch Phys Med Rehabil 65:691-693, 1984.
228. Harrelson JM: Management of the diabetic foot, Orthop Clin North Am 20:605-619, 1989.
229. Rajbhandari SM, Jenkins RC, Davies C, et al: Charcot neuroarthropathy in diabetes mellitus, Diabetologia 45:1085-1096, 2002.

제 28 장

비진행성 척수질환

Nonprogressive Spinal Cord Disorders

학습개요

목적

병리현상

척수쇼크 / 자율신경반사기능장애 / 압박궤양

검진

병력 / 계통관찰 / 검진과 측정

평가, 진단, 예후

중재

급성기 / 재활시기

사례연구

요약

추가정보

용어

참고문헌

학습목표

이 장을 읽은 후, 다음의 사항을 할 수 있어야 한다.

1. 가장 흔한 형태의 척수손상과 이로 인한 결과를 기술한다.
2. 병력과 계통관찰을 통해 수집된 정보에 기초하여 척수손상 환자를 위한 적절한 검진과 측정을 선택하고 수행한다.
3. 검진결과에 대한 평가에 기초하여 척수손상 환자의 기능적 회복에 대한 예후와 진단을 제안한다.
4. 척수손상 환자를 위한 물리치료적인 관리를 계획한다.
5. 치료계획을 실행하고, 지침에 맞추어 주기적 재평가와 계획 수정을 수행한다.
6. 척수손상이 신체적, 감정적, 사회적, 심리적 상태에 미치는 영향을 인식한다.
7. 척수손상 환자를 위한 장비추천 및 가정프로그램 작성을 위한 의사결정과정에 참여한다.

척수에 영향을 주는 손상과 병은 침범 받은 개인뿐만 아니라 주변 사람들을 힘들게 한다. 척수손상 환자가 독립적으로 생각할 수 있을지 아니면 어떤 개인적 결정이나 기계사용 그리고 모든 일상생활에서 다른 사람의 도움이 필요할지는 순간적인 동작이 요구되는 상황에서 어떤 움직임이 일어나느냐에 달려있다. 다른사람에게 의존해야하는 상황이 발생할 확률이 높기 때문에 척수손상(spinal cord injury, SCI)의 발병률은 많은 다른 질병보다 통계적으로 낮지만, 개인적 어려움과 재정적 지출은 높은 편이다.

현재 미국에는 247,000명의 SCI 환자들이 있고, 매년 11,000명의 새로운 SCI 환자들이 생기고 있다.[1,2] 여기에는 모든 인종과 연령이 포함되어 있다. 비록 척수손상이 비외상적 원인으로 인해 발생하기도 하지만, 외상(trauma)은 SCI의 가장 흔한 원인이 된다.

미국의 경우 외상으로 인한 척수손상에 관한 정보는 국립척수손상자료(NSCID)에 의해 수집되고 국립척수손상통계청(NSCISC)에 의해 분석된다. 다음의 자료는 NSCID와 NSCISC에 의한 자료에 근거한 것이다.[1,2]

자동차사고는 SCI 중 큰 비중을 차지한다(거의 반 정도). SCI의 다른 원인에는 격렬한 싸움(칼로 찌르기 또는 총기사용), 스포츠 손상이 있다. 그림 28-1은 각 원인별 SCI 발생현황이다. 비록 SCI를 유발하는 일차적인 원인은 과거 30년 동안 일정하게 유지되고 있지만, 원인별 분포는 변하고 있다. 스포츠로 인한 손상은 줄어들고 있는데, 이는 훈련기술과 응급처치가 향상되고 보호장비가 좋아졌기 때문이다. 반면 노인인구의 증가로 낙상으로 인한 SCI가 증가하고 있는데 45세 이하인 경우, SCI의 주된 원인은 자동차사고이지만, 45세 이후에는 낙상으로 인한 SCI가 많다. 격렬한 싸움으로 인한 SCI는 1990~1992년 21%로 최고였지만 점차 줄어들고 있는 상황이다. 예외적으로 다른 인종에 비해 아프리카계와 스페인계에서 싸움으로 인한 SCI 비중이 높게 나타난다.

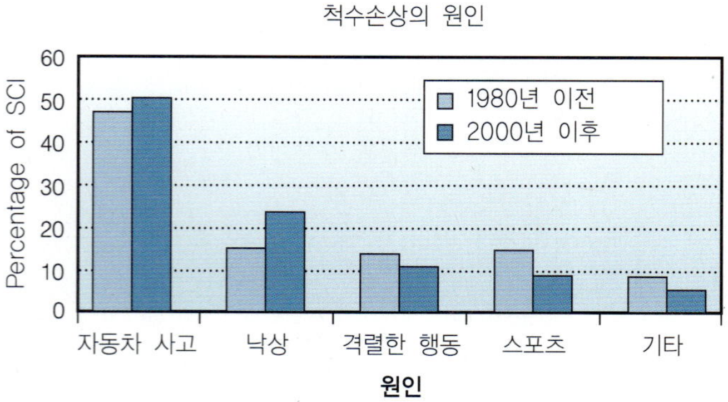

그림 28-1 척수손상의 원인

Data from the National Spinal Cord Injury Database.

1. 병리현상

일반적으로 신경에 상해를 줄 정도의 충분한 힘이 척수에 가해졌을 때 SCI와 관련된 신경학적 문제가 나타난다. 총알 또는 뼈조각 같은 물체가 척수와 척수신경을 관통하였을 때처럼 힘이 직접적으로 손상을 초래할 수도 있다. 좀 더 흔한 경우는 간접적인 힘에 의한 것으로 즉, 척수는 물리적으로 끊어지지 않았지만, 손상부위와 주변 조직에 영향을 주는 상해로 인해 이차적으로 신경요소들이 침범을 받는 것이다.

손상기전은 척수, 척추, 주변 조직의 역학적 손상의 초기 형태를 알게 해 준다. 척추의 한 분절이 다른 분절 위에서 앞쪽으로 움직이도록 만드는 힘이 작용하였을 때 굽힘(또는 과도한 굽힘) 손상이(그림 28-2, A) 발생한다(예: 고정된 물체에 신체 아래 부분이 접촉하였을 때 위 부분의 척추에서 굽힘이 발생). 이 결과로 뒤쪽인대파열, 뒤쪽척추사이원반 탈출 또는 찢어짐, 척추몸통 골절/탈구가 발생한다.[3~5] 신체표면 뒤쪽에서 힘이 가해졌을 때 폄(과도한 폄)손상이(그림 28-2, B) 발생하고 이로 인해 앞쪽인대파열, 앞쪽척추사이원반 탈출 또는 찢어짐, 척추 뒤쪽구조물의 골절/아탈구가 발생한다. 굽힘과 폄손상은 척추 중 가장 유연하고 잘 구부러지는 부위에서 흔히 발생한다. 목척추인 경우, 굽힘은 C5~6번, 폄은 C4~5번에서 가장 많이 일어나며, 이 부위에서 굽힘 또는 폄손상이 쉽게 발생한다.[5]

머리뼈에서 발로 향하는 수직적인 힘, 즉 축부하(척추압박)는 하나 이상의 척추몸통 분쇄골절을 유발할 수 있

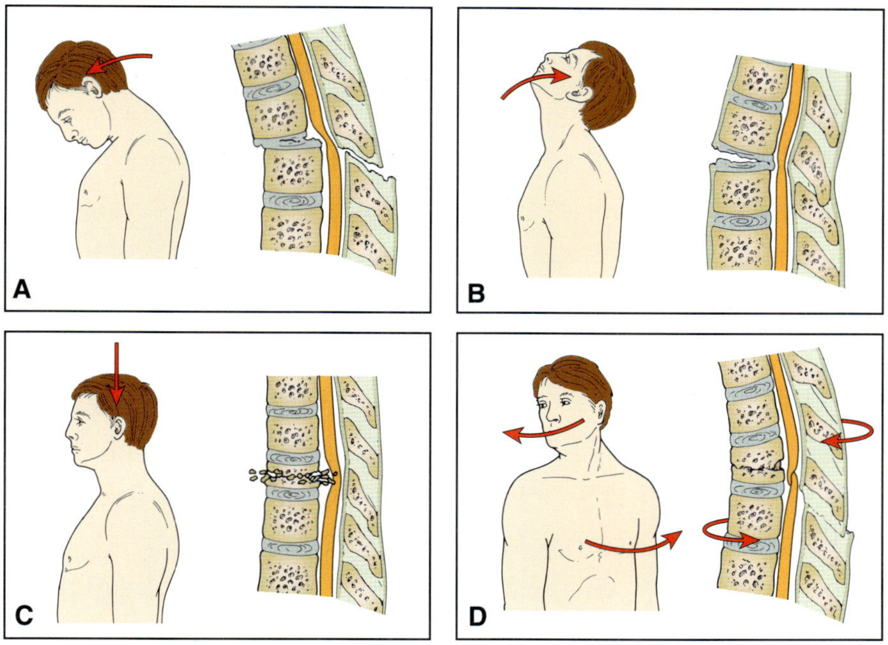

그림 28-2 SCI의 기전. A, 굽힘; B, 폄; C, 축 부하; D, 회전

다.[4,6] 골절은 파편을 만들고, 이 파편은 척수를 포함한 주변 조직을 손상시킬 수 있다(그림 28-2,C). 고정되거나 반대 방향으로 움직이는 다른 분절 위에서 척추 한 분절을 장축으로 비틀어지게 만드는 힘이 작용하였을 때 회전손상이 발생한다.[3] 반대 방향의 움직임은 신경조직 파열, 인대파열, 척추골절 같은 다양한 결과를 초래하는 회전력을 유발한다(그림 28-2,D).

격렬한 움직임 또는 외상 타격의 결과로 일시적인 기능상실을 초래한다면 척수의 일차적 손상의 분류는 진탕(concussion)이다.[4] 반대로, 타박상(contusion)은 척수의 표면과 덮고 있는 막이 온전하지만, 척수 가운데 부분에 있는 신경조직(백색질과 회색질)의 손상이 있는 것이다. 만일 아교세포(glia)가 손상되면 찢김(laceration 또는 maceration)으로 여겨지며 척수조직의 직접적인 손상이 있을 수 있다. 척수의 이차손상은 일차적인 구조적 손상 후 발생하는 것으로 초기 외상부위를 넘어서 확산될 수 있다.[6,7] 이차손상은 초기 병변의 위/아래 4분절까지 확산될 수 있다.[4,5,7] 외상으로 인한 손상 시, 초기에는 손상 받은 축삭에서 괴사성 구조파괴가 발생한다. 이후 확산되는 조직파괴는 명확하지 않지만, 일부는 혈관과 면역반응에 기인하는 것으로 여겨지고 있다.

허혈(또는 출혈)로 인한 혈액흐름 변화는 국소적 신경세포파괴를 유발한다. 손상부위에서 실질내(intraparenchymal) 출혈은 가장자리쪽에 있는 백색질과 중앙에 있는 회색질에 심한 스트레스를 유발하기 때문에 초기 조직손상에 영향을 준다.[7] 척수의 말초쪽에 있는 혈관은 초기 손상으로부터 상대적으로 생존가능성이 높다. 왜냐하면 백색질의 탄성(compliance)이 크기 때문이다. 회색질의 미세혈관 손상은 척수에서 혈류가 줄어들게 만들고 자가조절(autoregulation)능력을 떨어뜨린다. 또한 이 영역의 허혈손상은 혈관기인성 부종(혈액척수장벽의 파괴의 결과)으로 인해, 또는 주변 조직의 직접적인 압박, 또는 국소혈관경련으로 인해 발생한다.

면역세포가 SCI의 급성 및 만성병리과정에 영향을 주는 염증반응을 촉진하는 것으로 보인다.[4,7~10] 출혈과 혈액척수장벽의 파괴로 인해 염증성 세포들이 손상된 척수내로 들어오게 되는데, 손상 1시간 후에 시작하여 수주까지 지속된다. 이러한 세포들은 신경괴사와 말이집탈락과 관련이 있고 Wallerian 변성(degeneration)을 포함한 백색질의 변화를 유발한다. 더 나아가, 이로 인해 이온 수준의 변화와 척수 내 자유라디칼(radical) 생성이 발생한다.

면역반응의 다른 측면은 SCI으로부터 회복을 촉진하는

것이다.[4,7] 유익한 면역반응에는 세포파편의 제거와 신경 성장요소의 분비가 있다. 이러한 활동들은 신경을 보호하는 기능을 하고 신경재생을 촉진한다.

강한 파괴성 힘이 작용함에도 불구하고, 일부 신경조직은 살아남을 수 있다. 특히, 가장자리영역에 있는 신경조직이 그러하다. 일차적 및 이차적 손상을 최소화하는 적절한 조기 중재와 함께, 신경이 보존되어 있는 정도는 손상수준과 그 아래 수준에서 보존된 감각과 운동기능의 정도를 결정할 것이다.

SCI의 일차적 원인이 물리적 충격에 의한 것이기 때문에, SCI와 연관된 다른 많은 손상들이 있을 수 있다. 1985년에서 1995년 사이 NSCID의 보고에 의하면, SCI 환자 중 29%는 골절이 있고 29%는 의식상실이 있었다. 외상성 공기가슴증(pneumothorax) 또는 출혈가슴(hemothorax)은 18%이었다. 인지 또는 정서적 손상을 유발할 만큼 심한 외상성 뇌손상은 11.5%이었다.

비록 외상이 SCI의 주요 원인이지만, SCI를 유발하는 다른 병인도 있다. 비외상성 원인에는 횡단척수염(transverse myelitis)과 다발경화증 같은 척수의 신경요소에 손상을 유발하는 손상 또는 질병들이 있다.[11] 또한 척수는 압박력, 척주퇴행, 또는 척추사이원반 확장에 의해 손상을 입을 수 있다. 척수 또는 척주의 출혈과 허혈 역시 원인이 될 수 있다. 척추갈림증(spinal bifida)(15장 참조) 또는 척주옆굽음증(scoliosis)(4장 참조) 같은 척주 또는 척추관(canal)의 선천적 기형은 척수손상을 유발할 수 있다.

척수손상은 손상 후 보존되어 있는 운동과 감각기능의 정도와 유형에 따라 분류된다. 척수손상에 대한 신경학적 분류의 국제기준은 국제적인 SCI 분류와 관련된 사항에 대해 다루고 있다.[12] 이 체계에 따르면, 뼈대수준(skeletal level)은 가장 심한 손상이 있는 척추이고, 신경학적 수준(neurological level)은 신체 양쪽에서 정상적인 운동과 감각기능을 보이는 마지막 척수분절과 관련이 있다. 만약 신체 양쪽의 감각과 운동 수준이 다르면, 왼쪽감각, 오른쪽감각 또는 오른쪽운동, 왼쪽운동으로 구분하여 각 수준을 표현할 수 있다. 감각 수준(sensory level)이란 표현은 신체 양쪽에서 정상적인 감각기능을 보이는 마지막 척수분절을 말하고, 운동 수준(motor level)도 역시 같은 개념이다. 때로는 운동수준을 팔운동점수(upper extremity motor score, UEMS)와 다리운동점수(lower extremity motor score, LEMS)로 구분하며, 감각기능도 비슷하게 점수로 구분하기도 한다.

불완전 척추손상은 마지막 엉치분절에서 일부기능이 있으면서 신경학적 손상 수준 아래에서 감각(또는 운동기능)이 보존되어 있는 것이다. 완전 척추손상은 마지막 엉치분절을 포함한 신경학적 수준아래에서 운동과 감각기능이 모두 상실된 것이다. 부분적 보존영역(zone of partial preservation, ZPP)은 완전 척추손상과 관련된 용어이고, 감각 또는 운동기능이 남아 있는 마지막 피부분절과 운동분절을 말한다. 비록 이러한 정의가 연구와 문서작성에 사용되고 있지만, 임상적인 환경에서는 엉치분절의 기능 여부에 관계없이 신경학적 수준 아래에서 일부 기능이 남아 있는 경우 불완전 척추손상으로 간주하고 있으며, 신경학적 수준 아래에서 어떤 기능도 없는 경우 완전 척추손상으로 간주하고 있다.

사지마비(tetraplegia 또는 quadriplegia)란 척수 중 목분절의 신경학적 상해로 인해 운동 또는 감각기능이 상실 또는 손상이 있는 것이다. 사지마비는 결국 다리뿐만 아니라 팔도 침범된 것이다. 다리마비(paraplegia)는 가슴, 허리, 또는 엉치분절의 척수가 손상된 것으로 팔기능이 남아 있지만 손상 수준에 따라 몸통, 골반, 다리기능이 상실된 것이다. 말총(cauda equina)(성인인 경우 척추 L1~2 사이 공간) 이상에서 척수손상은 엉치반사는 남아 있지만, 위운동신경원과 아래운동신경원이 손상된다. 이 형태의 손상은 손상 수준아래에서 근육약화 또는 마비, 과긴장성, 동시수축, 과반사가 나타나는 것이 특징이다. 말총이 시작하는 부위에서 척추손상은 단지 아래운동신경원만 손상이 있어, 손상수준아래에서 엉치반사가 사라지고, 근육위축, 이완성 마비, 잔떨림(fibrillation)이 발생한다.

척수쇼크

척추손상시에 나타나는 척수쇼크(spinal shock)는 합병증에 영향을 주는 주요 요인이 된다. 척수쇼크는 병변 수준아래에서 감각, 운동, 자율신경성 조절이 모두 상실되는 것이 특징이다. 손상직후 발생하여 수일에서 수주까지 지속된다.[4,5] 이 시기 동안, 손상 수준아래의 모든 근육이(평활근 포함)은 이완성으로 변한다.

위운동신경원이 침범된 이후, 심부힘줄반사와 뼈대근과 내장근육에서 경직(spasticity)이 나타나면 척수쇼크에서 회복된 것을 의미한다. 하지만 아래운동신경원이 침범된 경우, 척수쇼크에서 회복되어도 뼈대와 내장 근육이 이완성 마비를 보인다.

척수쇼크 때문에, 초기와 급성기에는 손상 수준아래에서 근육긴장도가 떨어지고 유연성이 좋은 것처럼 나타난다. 하지만 척수쇼크가 끝나고 재활시기에는 과긴장성, 구축, 경직이 발달할 가능성이 있다(경직에 대한 논의 부분 참조).

자율신경반사기능장애

자율신경반사기능장애(autonomic dysreflexia, AD; 자율신경 과반사로 알려짐)은 조절되지 않는 고혈압으로 인해 심각하고, 생명을 위협하는 응급상황이며, T6 수준 이상에서 척수손상이 있는 경우에 발생한다. AD는 반사와 자율신경계 반응이 회복된 척수쇼크 이후에 발생한다. 척수손상에 대한 조사에 의하면(1996~1998), 척수손상 환자의 7.9%가 AD를 경험한다.[14] 완전 사지마비인 경우, 발생률이 29%이다. AD의 위험성과 발생 빈도 때문에, 척수손상 환자를 치료하는 물리치료사는 AD의 증상을 인식하고 적절하게 대응하는 방법을 습득하는 것이 매우 중요하다.

AD는 외부 또는 내부의 유해한 자극요인에 대한 조절되지 않는 자율신경성 반응의 결과이다. 비록 카테터의 막힘, 꽉 찬 창자, 또는 요로감염 같은 다른 원인도 있지만, AD의 가장 흔한 원인은 방광 또는 창자의 확장이다.[4,15] 유해한 자극은 정상적으로 교감성 반응을 유발하여 혈관수축과 혈압상승을 초래한다. 척수손상이 없는 경우는, 혈관을 확장하고 혈압을 정상화시키는 억제성 신호로 이현상을 조절한다. 그러나 척수손상이 있는 경우는, 손상부위아래에서 정상적인 보상기전이 작동하지 않아, 결국 혈압이 상승하게 된다. 만일 즉시 치료되지 않으면, 상승된 혈압은 뇌출혈, 간질, 망막출혈, 또는 심장경색을 유발하여 뇌, 콩팥, 눈 또는 심장을 손상시킨다.[16,17]

AD의 증상은 혈압상승(수축기혈압 20~40mmHg까지 상승)과 교감성 반응으로 초기에는 손상 수준 위에서 피부가 붉어지고 땀이 배출되며, 이후 심한 두통, 흐린 시력, 닭살과 떨림(chill)이 발생한다.[16,17] 상승된 혈압을 신체가 보상하기 위해 노력하는 동안 심장부정맥과 느린맥(bradycardia)이 발생할 수 있다. 또한 환자들은 설명할 수 없는 불안 또는 걱정을 경험할 수 있다. 모든 치료팀원(특히 환자와 가족)들은 이러한 증상과 대처방법에 대해 교육을 받아야 한다.

치료사는 즉시 유해자극(소변카테터, 방광확장, 꽉 끼는 의복, 배를 압박하는 자세 등) 요소를 확인하고 가능한 경우 자극요소를 제거해야 한다.[17] 만일 환자가 엎드린 자세나 바로 누운 자세에 있다면 앉은 자세로 만들어 뇌압을 줄여야 한다. 혈압과 심장박동수를 즉시 확인해야 한다. 또한 간병인은 즉시 의료진에게 알리고, 만일 유해자극을 제거해도 징후와 증상이 없어지지 않으면 응급치료를 위해 준비해야한다. 명확한 유해자극을 확인하고 제거할 때까지 혈압을 내리는 약물이 필요할 수 있다. AD 발생 후, 재발을 방지하기 위해 적어도 2시간 동안 혈압과 증상을 감시해야 한다.

압박궤양

압박궤양(pressure ulcer 또는 decubitus ulcer 또는 pressure sore)은 척수손상 후 가장 흔히 발생하는 문제 중 하나이고 재입원의 주요 원인이다. 압박궤양은 전단력(shearing force) 또는 지속적인 압력의 결과로서 물렁조직에서 발생하는 허혈성 궤양이다(자세한 내용은 28장 참조).

척수손상 환자 중 60~80%는 압박궤양을 경험하는데 30%는 한번이상 경험하게 된다.[18,19] 약 30%의 환자들은 손상 후 처음 병원에 입원하고 있을 때 궤양이 발생하고, 20%는 일생 동안 지속되는 것으로 조사되었다.[20] 미국의 경우, 질병통제센터는 척수손상과 관련된 압박궤양으로 120억 달러가 지출되는 것으로 추정하고 있다.[21] 직접 의료비용은 상처관리로 인한 경제적, 직업적, 사회적, 심리적 비용이 합산된 것이다.

압박궤양의 위험요인에는 감각상실, 장시간 압력, 부동, 전단력, 피부 벗겨짐, 불량한 영양이 포함된다. 이러한 요인은 약물남용, 비만, 흡연, 불량한 위생, 심리적 스트레스, 예방활동을 하지 않음으로 인해 더욱 악화될 수 있다.[5,20,21] 대부분 뼈돌출부위에서 궤양이 발생하며, 급성기 동안 바로 누운 자세에 있기 때문에 엉치뼈, 발뒤꿈치, 어깨뼈(scapula)에 궤양이 발생하기 쉽다. 환자가 휠체어에서 보내는 시간이 길어지면 궁둥결절(ischial tuberosity)에 궤양이 잘 발생한다.

압박궤양을 방지하기 위해서 다양한 팀원들이 노력해야 한다. 표 28-1은 압박궤양을 줄이는 여러 단계 중 일부를 기술한 것이다. 만일 압박궤양이 발생하면, 즉각적으로 청결을 유지하고 가능한 침범된 영역에 압력이 가해지지 않도록 노력해야 한다.[19] 상처치유를 위한 물리치료를 회복과정에 함께 사용하는 것이 도움이 된다. 또한 물리치료사는 상처치유 동안 피부보호를 돕는 자세와 움직임 방법에 대해 교육을 해야 한다.

표 28-1 압박궤양의 예방

예방기술	추천전략
침상과 휠체어에서 적절한 자세	1. 뼈돌출부위가 보호되고 압력이 균등하게 분포될 수 있는 자세와 위치 2. 쿠션, 매트리스 같은 압력을 균등하게 분포시킬 수 있는 도구 사용
자세변경	1. 침상인 경우 매 2시간마다 자세 변경 2. 앉아있는 경우 매 15~20분마다 압력 제거
청결하고 건조한 피부유지	1. 실변직후 즉시 청결유지 2. 매일 피부 청결 및 건조상태 확인 3. 오전과 오후에 붉은색의 피부가 있는지 확인 4. 피부 관리 제품 사용
영양	1. 적절한 칼로리, 단백질, 비타민, 미네랄 섭취 2. 충분한 수분 섭취 3. 알코올 섭취 제한
옷	1. 너무 조이거나 느슨한 옷은 피하기 2. 압력이 가해지는 영역에 두꺼운 이음매, 단추, 또는 지퍼가 있는 것은 피하기
활동	1. 규칙적 심혈관 운동 2. 새로운 활동, 장비, 자세에 대한 피부 내성 점진적 증진 3. 피부를 문지러거나, 끌거나 할퀴는 움직임 피하기

2 검진

병력

의료기록과 면접을 통해 얻은 환자병력은 검진 중 검진과 측정의 지침으로 이용된다.[22] 척수손상인 경우, 환자의 기본 정보(나이, 성, 등), 이전 병력과 중재, 발달 이력, 가족력뿐만 아니라 배경에 대한 정보를 살펴보아야 한다. 특히 현재 손상과 관련된 직접 및 간접적인 의료기록, 임상적 검진 자료, 다른 진단적 검진을 살펴야 한다. 또한 척수손상과 관련된 약물과 수술 기록(손상기전, 골절, 고정상태 등)을 필수적으로 살펴봐야 한다. 왜냐하면 자세한 검진이 필요한 일차 및 이차적 상해에 대한 정보를 알 수 있고, 주의사항을 알 수 있기 때문이다.

환자와 가족에 대한 면접을 통해 환자의 이전 성장과정에 대한 정보를 수집하는 것도 필요하다. 여기에는 이전의 기능 수준, 교육 수준, 고용상태, 사회적 습관, 건강습관, 여가활동, 개성, 삶의 목표에 대한 정보가 포함된다.[22] 이 정보는 평가, 중재, 퇴원계획을 위한 지침이 될 것이다. 또한 환자가 자신의 상태와 예후에 대해 이해하고 있는지를 평가해야한다. 마지막으로 환자의 목표와 기대되는 결과에 대해 논의해야 하고 회복을 위해 무엇을 해야할지를 논의해야 한다.[11] 치료사는 기대되는 환자의 기능 수준에 대해 명확하게 제시해야하고, 재활팀원들의 역할에 대해 소개해야 한다.

계통관찰

계통관찰은 정밀 검진이 필요한 영역을 알아보고 검진

과 중재를 하는 동안 주의해야 하는 영역과 합병증을 유발할 수 있는 영역을 확인하기 위해 실시된다. 자세한 내용은 1장을 참조한다.

만일 척수손상이 신체 전반적인 기능에 미치는 영향을 이해한다면, 물리치료사는 환자관리에 대한 더 나은 의사결정을 할 수 있을 것이다. 계통관찰을 통해, 재활을 하는 동안 환자의 참여에 영향을 줄 수 있는 계통기능의 변화를 인식하는 것은 중요하다. 다음은 척수손상과 관련된 여러 계통의 변화들이다.

위창자계. 척수손상 시, 위창자 관련 합병증은 다른 계통에 비해 심하지 않지만, 합병증이 발생하면 위험하고 주의를 요하게 된다. 창자막힘증(ileus)은 손상 후 24~72시간 안에 창자기능이 상실되며, 척수쇼크 시기에 발생할 수 있다.[4,5] 척수손상 환자 중 3~5%가 위창자출혈을 경험하며 급성 염증을 줄이기 위한 코르티코스테로이드의 사용은 위창자출혈의 위험을 높일 수 있다. 따라서 위창자출혈을 줄이기 위한 예방적 방법을 치료초기부터 종종 사용하기도 한다.[5] 척수손상과 관련된 만성적인 위창자합병증에는 쓸개돌(gallstone) 질병, 식도질병, 복부통증, 복부팽창, 위창자계와 관련된 자율신경 반사기능이상, 위확장(창자막힘증 있거나 없이), 위쪽 창자간막동맥증후군이 있다.

또한 척수손상은 결장의 정상적인 운동성과 배설을 방해한다. 척수손상으로 인해 창자기능이 떨어지는 것을 신경원성 창자(neurogenic bowel)라고 표현한다.[23,24] 척수손상이 결장과 식욕억제에 미치는 영향은 손상 수준에 달려있으며 2가지 기능이상유형이 있다. 엉치분절 위에서 완전 척수손상은 결국 위운동신경원 손상 또는 바깥항문조임근이 수의적으로 반사를 조절하지 못하는 반사적 창자를 유발한다. 이 경우, 결장 벽을 지배하는 신경은 정상이기 때문에 변 배출을 위한 반사적 협응이 나타난다. 정상적인 변 배출작용이 일어나지만 조임근의 이완이 없기 때문에 결국 변이 차게 되고 위창자기능에 영향을 주게 된다. 엉치분절에서 완전척수손상은 결국 아래운동신경원 손상 또는 무반사적 창자를 유발한다. 이 경우, 연동운동이 감소하고 조임근의 긴장도가 떨어진다. 이로 인해 변의 움직임이 불량해지고 조임근의 긴장도 감소로 인해 실변이 발생한다.

신경원성 창자를 위해 사용되는 기본적인 중재는 규칙적인 창자관리프로그램으로, 식사와 물관리 및 규칙적인 배변활동이 있다. 배변활동은 화학적 또는 역학적 자극, 자세취하기, 약물, 또는 배출도구를 사용하여 조절할 수 있다. 창자관리 프로그램의 목적은 창자가 꽉 차는 것을 방지하고 계획에 없는 창자움직임을 방지하는 것이다. 창자관리 프로그램을 일생 동안 지속적으로 적요하거나 최소한 신경학적 회복이 일어날 때까지는 지속적으로 적용해야 한다.[5]

방광관리. 척추손상 후 일정하고 효과적으로 방광을 비우는 방법을 익히도록 하는 것이 첫 번째 다루어야 할 문제 중 하나이다. 규칙적으로 방광을 깨끗하게 비우지 못하면, 요로감염(척수손상 환자 중 가장 흔한 합병증), 콩팥기능이상, 콩팥돌증, 기타 비뇨생식계통의 문제가 생길 수 있다.

척수손상 후 방광기능의 유형은 이전에 언급한 창자와 비슷하다. 척수원뿔(conus medullaris: 1~2째 허리뼈 높이에서 척수가 점점 작아지며 끝나는 부분) 이상에서 손상(위운동신경원 손상)은 결국 반사적인 신경원성 방광을 유발하는데, 경직, 배출의 어려움, 배뇨근(detrustor)의 과비대, 요료역류가 동반될 수 있다.[4,5] 척수원뿔 아래에서 병변은(아래운동신경원 손상) 결국 조임근육 긴장도 감소와 자발적인 배뇨가 안 되는 이완성 방광을 유발한다.

척수손상 후 방광기능에 대한 검진에는 여러 검진들이 포함되는데, 방광문제의 유형과 정도를 파악하고 처방하는 일은 일반적으로 비뇨기과 전문의에 의해 수행된다. 검진에는 초음파 콩팥스캔, 소변검진, 정맥내 깔때기조영술, 요역동학검진, 방광스캔이 있다.[4,5] 방광기능에 대한 평가 후, 효과적으로 방광을 비우고, 감염의 위험을 최소화하고, 배뇨실금을 방지하기 위한 방광관리 프로그램이 계획되어야 한다.

급성기 척수손상(척수쇼크 시기 동안)에서 방광관리를

위한 일차적인 중재는 카테터삽입(간헐적 또는 내재적 indwelling)이다.[5,11] 재활시기 동안, 반사성 방광을 위한 중재에는 손을 통한 자극(두덩위 suprapubic 부분을 두드림),규칙적인 배뇨 훈련, 점진적으로 간격을 늘려나가는 간헐적 카테터삽입이 있다. 물론 일부 환자는 장기간 내재카테터삽입을 해야 하는 경우도 있다. 무반사성 방광은 배뇨를 돕기 위해 간헐적 카테터삽입 또는 발사바기법(복부압력을 증가시켜 배뇨)과 Credé 방법(방광 위에서 한 방향으로 마사지 적용) 같은 기법을 같이 사용할 수 있다. 위운동신경원과 아래운동신경원 모두 병변이 있는 경우, 방광훈련을 보조하고 방광 또는 조임근 긴장도를 조절하기 위해 약물을 사용할 수 있다.

뼈밀도와 형성의 변화. 척추손상 후 수일 내에 시작하는 뼈신진대사의 변화는 지속적으로 뼈광물밀도를 줄이게 된다. 뼈상실로 인해 뼈엉성증(osteoporosis)이 발생하고 골절의 위험을 높이게 된다. 이 현상에 대한 정확한 기전은 밝혀지지 않았지만, 손상 후 움직이지 않음으로 인한 부정적 영향과 더불어, 신경학적, 순환계적, 또는 호르몬 변화와 관련이 있을 수 있다.[4,25,26] 알려진 것은 손상수준 이하의 여러 뼈에서 20~50%에 달하는 뼈광물밀도 감소, 겉질뼈(corticular bone)보다 잔기둥(trabecular)이 많이 상실된다는 것이다. 한 연구에 의하면, 척수손상 3개월 후 다리의 뼈 광물밀도가 22% 감소하고 14개월 후 32% 감소하였다.[27] Garland 등은 무릎골절(만성척수손상 환자에서 가장 흔히 발생하는 부위)을 경험한 척수손상 환자에 대한 뼈광물밀도를 조사한 결과, 같은 나이대의 대조군에 비해 환자들은 뼈광물밀도가 49% 감소하였다.[28]

척수손상 후 뼈상실의 예방과 관련된 연구들은 다양한 결과를 보고하고 있다. 일부 연구는 서기 같은 운동, 보행보조, 또는 전동자전거 사용 같은 방법이 뼈상실 비율을 줄인다고 하였다.[29,30] 다른 연구에서는 뼈광물밀도의 변화가 없다고 보고하고 있다.[25] 하지만 뼈광물밀도를 효과적으로 측정하는 새로운 기술들은 손상 후 뼈상실을 최소화하는 기법들을 연구하는데 도움이 되고 있다.[26]

신경원성 딴곳뼈되기(heterotopic ossification, HO)는 관절이외의 물렁조직에 비정상적인 뼈가 생기는 것이다. 진행성 HO는 결국 근육과 관절움직임에 심각한 제한을 유발한다. 비록 HO에 대한 정확한 병리현상은 이해할 수 없지만, 근육힘줄기관에 대한 역학적 스트레스와 미세손상으로 뼈모세포자극인자가 분비되어 직접적으로 뼈가 생기거나 국소적인 염증반응으로 인해 간접적으로 뼈가 생긴다는 가설이 일반적으로 수용되고 있다.[31,32]

HO는 척수손상 수준에서 먼쪽에 있는 관절에 흔하고 엉덩이와 무릎에서 가장 많이 발생한다. 심한 경우, HO는 움직임을 상당히 제한하여 개인위생을 어렵게 하고, 압박궤양을 유발하는 위험요인이 되기도 한다. 척수손상 환자 중 16~53%에서 HO가 발생하는 것으로 알려져 있다. 심한 경직이 있는 완전 척수손상 환자와 압박궤양이 있는 환자는 HO가 발생할 위험이 상대적으로 더 높다. HO는 보통 손상 6개월 이내에 생기기 시작하고 발생 18~24개월 후에 고정이 된다.[11]

HO를 위한 중재에는 예방적 약물과 근육과 관절에 대한 가벼운 가동술이 있다.[11] 조직단축을 예방하기 위한 수동적 관절가동범위운동과 관절가동술운동은 조심스럽게 시행되어야 하며, 의학적인 안정 상태가 되면 바로 시작하여 재활하는 동안 지속적으로 시행되어야 한다.[31,32] 관절가동범위 운동이 늦어지면, 조직 단축이 발생하고, 이를 치료하기 위한 강한 운동은 결국 조직손상을 유발하여 HO 형성을 자극할 수 있다. HO가 심한 경우, 기능적 운동성에 필요한 관절움직임을 확보하기 위해 과도하게 성장된 뼈를 제거하는 수술을 할 수 있다.

호흡관련 사항. 척수손상 환자는 호흡관련 합병증의 발생 위험이 높다. 폐렴은 척수손상 환자의 손상 후 1년 이내에 발생하며 첫 번째 사망원인이 되고, 폐색전은 두 번째 원인이 된다.[33] 손상 후 1년 이내에, 척수 환자가 폐렴이나 인플루엔자로 인한 사망이 일반인에 비해 80배 높다. 재활시기 후에 만일 호흡보조장비 없이 안정적으로 호흡이 유지된다면, 이후 호흡질환으로 인한 사망률은 일반인과 동일하다. 일반적으로 호흡관련 합병증의 발생률

표 28-2 호흡근육 신경지배

근육	지배 수준
들숨	
가로막	C3, C4, C5(가로막신경)
바깥갈비뼈사이근	T1~12
목빗근(srernocleidomastoid)	뇌신경 XI (척수덧신경)
목갈비근(scalene)	C1, C2
덧근육(accessory muscle): 등세모근(trapezius), 작은가슴근(pectoralis minor), 앞톱니근(serratus anterior)	
날숨	
안쪽갈비뼈사이근	T1~12
배근	T7~L1

은 나이(연령이 증가할수록 높음), 손상수준(상위수준일수록 높음), 완전 척수손상과 직접적인 관련이 있다.

사지마비인 경우, 들숨근육의 마비 또는 불완전마비, 가슴벽의 가동성 감소, 날숨근육의 마비 또는 불완전마비, 가로막의 위치변화, 자세변화, 기능적 운동성 감소 같은 여러 요인 때문에 호흡하는 것이 힘들다(표 28-2).

C3 수준이상의 완전 척수손상은 가로막의 완전마비가 발생하기 때문에, 즉각적인 소생술이 필요하고 평생 환기기구의 도움을 받아야 한다. 또한 기계적 환기는 하위 목수준의 척수손상 환자에서 급성상행부종이 있는 경우, 이전에 폐질환이 있는 경우, 또는 폐 또는 복부에 직접적인 외상이 있는 경우에 필요할 수 있다.

하위 목척수 또는 상위 가슴척수손상이 있는 환자인 경우, 가로막, 갈비뼈사이근육, 복부근육에 완전마비 또는 부분적 마비가 발생할 수 있다. 이것은 날숨과 들숨 흐름, 일회호흡량(tidal volume), 폐활량(vital capacity)을 감소시킨다. 들숨근육의 약화는 결국 폐포(alveolar) 저환기, 저산소혈증, 고탄산혈증, 무기폐와 폐감염에 쉽게 걸리게 한다.[33,34] 복부근육의 약화는 배공간에 있는 창자를 지지하는 능력을 떨어뜨려, 휴식 시 가로막의 위치가 아래로 처지게 한다. 이로 인해 가로막의 이동량이 감소하고 결국 들숨용적(inspiratory capacity)이 감소한다. 이는 호흡역학을 변하게 만들어, 결국 모순호흡(paradoxical breathing)을 유발한다. 즉, 들숨 시에 복부가 튀어나오고 가슴이 들어가게 되고, 날숨 시 가슴이 팽창하고 복부가 들어간다.[5] 변경된 호흡패턴은 결국 가슴 벽을 편평하게 만들고, 복부 벽이 팽창하게 만들며, 몸통에 있는 근육에 영향을 주게 된다.[4] 복부 벽에 있는 근육긴장도가 떨어져 탄성력이 상실되기 때문에 수동적 날숨량이 감소하고, 갈비뼈사이근과 복부근육기능상실로 인해 강제날숨이 줄어든다. 또한 기침능력과 가래제거능력이 떨어지고, 폐감염의 위험이 높아진다.

점차 근력과 운동성이 증가하므로, 손상 수개월 내에 가로막의 조절을 통해 폐활량을 증진시켜야 한다. 폐활량은 복부벽을 지지하는 도구(복대 등)를 이용하거나, 또는 몸통에 약한 경직이 발달됨으로서 향상될 수 있다.[34] 그러나 심한 가슴경직은 가슴벽의 탄성을 줄이고 호흡작용을 어렵게 만든다(26장 참조).

심혈관계. 척수손상과 관련된 3가지 주요 심혈관문제가 있다. 자율신경반사기능이상과 폐색전은 이전에 언급하였다. 깊은정맥혈전(deep vein thrombosis, DVT)은 특히 손상 초기에 주요 관심이 되는 합병증이다.

척수손상에서 DVT에 영향을 주는 요인에는 근육기능의 감소 또는 상실, 장기간 기능적 움직임 제한, 교감신경지배의 상실이 있다. 이러한 요인들은 혈관확장을 유발하고 혈액이 정맥에 고이도록 만든다.[5,35] DVT에 대한 인식부족과 치료실패는 결국 폐색전과 사망을 유발한다. Green 등은 243명의 척수손상 환자의 의료기록 관찰을 통해 비만, 노인, 이완성 마비를 가진 환자에서 DVT가 더욱 잘 발생함을 보고하였다.[36] DVT에 대한 임상적 증상은 부종, 국소적 발열 또는 침범된 사지의 붉은 색 피부, 근육신장(감각이 있는 경우) 시 통증, 열(fever)이다.[3] DVT에 대한 임상적 징후는 민감성과 특이성이 떨어지기 때문에, 의학적 선별검진이 필요할 수 있다.[5] 활성 DVT는 항응고제로 관리되며, 때로는 혈관필터의 배치를 위한 수술이 적용되는 경우도 있다.[37] DVT와 폐색전은 급성기 척수손상 관리에서(손상 후 7~10일 이내) 주요한 관심사

이지만 만성척수손상인 경우 발생률(2년에 1% 미만)이 매우 낮다.[37]

척수손상이 고콜레스테롤혈증, 고혈압, 심장동맥질병 같은 심혈관질병에 미치는 영향에 대한 증거는 여전히 논쟁적이다. 척수손상으로 인한 심혈관 변화가 신진대사 및 계통적 변화에 얼마나 직접적인 영향을 주는지 또는 얼마나 활동 수준과 생활양식에 영향을 주는지에 대한 의문이 여전히 남아있다. 예를 들어, 다리마비인 경우, 전체 콜레스테롤, LDL, 중성지방, 지방증(adiposis)이 우울증이 있는 사람보다 더욱 높았다.[38] 따라서 척수손상과 심혈관 위험요인 사이의 관련성과 이러한 위험요인을 줄이는 지침개발에 대한 연구가 더욱 필요하다.

성기능. 남성과 여성의 성기능에 대한 질문은 보통 재활과정 동안 야기된다. 성문제는 민감한 것이기 때문에, 물리치료사를 포함한 여러 전문가들이 관여하게 된다. 따라서 치료사는 척수손상이 어떻게 성기능에 영향을 주는지에 대한 기본적인 지식을 갖추고 있는 것이 필요하고 치료사의 지식을 넘어선 사항에 대해서는 다른 전문가에게 의뢰하는 것이 필요하다. 모든 환자는 성기능에 대한 체계적인 교육을 받아야 한다.

남성(male sexual)기능. 척수손상 후 남성기능은 손상 수준에 따라 달라진다. 손상 후 종종 감각기능이 상실되거나 손상되어, 결국 손상 수준 아래에서 접촉자극에 대한 반응이 변하거나 없어진다. 심리원성 발기(성적인 감정을 유발하는 감각입력으로부터 발생하는 발기)는 T10~T12 수준에서 조절된다. 따라서 이 수준 위에서 척수손상이 있으면 심리원성 발기가 상실된다. 반면에, 이 수준 아래에서 손상 또는 불완전 손상이 있으면 심리원성 발기 기능이 존재한다. 반사적 발기(불수의적이고 뇌로부터 입력이 필요 없는 발기)는 S2~S4 수준의 감각신경의 활성화에 의해 발생한다. 만일 이 척수분절에서 직접적인 상해가 없다면, 척수손상이 있는 대부분의 남자는 반사적 발기가 가능하다.

일부 발기능력이 종종 보존되어 있지만, 발기의 질과 시간은 성교를 할 만큼 충분하지 않을 수도 있다. 척수손상으로 인해 발기기능이상이 있는 경우, 성기능을 증진하기 위한 다양한 중재방법이 있다. 구강용 약물 또는 음경에 주사하는 약물, 음경이식 등이 적용되고 있다. 재활의학과 전문의와 비뇨기과 전문의는 각 개인에 적절한 발기 보조방법을 논의하여 적용해야 한다.

성생활을 할 만큼 충분한 발기가 되더라도, 대부분의 척수손상 남성의 90%는 성교 동안 사정을 할 수 없다.[39] 감각입력에 대한 반응을 촉진하기 위해 뇌로부터 나오는 신경로와 방출(emission)의 중추인 T10~T12, 사정(ejaculation)의 중추인 S2~S4와의 조화부재는 결국 측정기능을 어렵게 만든다. 일부 환자는 역류성 사정을 할 수 있는데, 이는 비뇨생식기계의 조임근 조절에 문제가 발생하여 정액들이 요로가 아닌 방광으로 사정되는 것이다. 사정이 가능하다할지라도, 척수손상 환자의 정자의 운동성 비율은 일반인의 70%에 비해 20%로 낮다.[40] 불량한 사정과 정자 운동성 감소로 결국 수정 가능성이 떨어진다.[41,42] 이런 이유 때문에, 척수손상 환자를 돕기 위해 다양한 방법들이 개발되어져 왔다. 여기에는 음경진동자극, 직장탐침측정, 정액배양법들이 있다. 이러한 방법은 임신을 위해 시험관 수정 또는 자궁내 수정방법들과 함께 사용되고 있다. 비록 이런 기법들이 임신가능성을 높일 수 있지만, 비용과 상당한 시간이 필요하기 때문에 양쪽 배우자에게 많은 부담을 준다.

여성(female sexual)기능. 여성인 경우 척수손상이 성기능에 미치는 영향은 남자에 비해 덜 하다. 여성 중 60%이상은 손상 후 거의 5개월 동안 무월경을 경험한다.[24] 손상 후 초기 단계가 지나면, 비록 생식기능을 변경하는 생리학적인 변화는 없지만, 다른 의미 있는 변화는 있다.

척수손상은 뇌로부터 엉치분절로 가는 성적인 반응 신호가 차단되기 때문에(남성에서 심리원성 발기반응과 비슷) 질 윤활액의 분비가 줄어들거나 없어진다. 윤활제는 이런 문제를 해결하는데 도움이 된다. 척수손상의 수준과 정도에 따라, 생식기 영역의 근육조절이 상실될 수 있고 근육기능 감소는 결국 성교 동안 마찰을 줄이는 역할을 할 수 있다. 성교자세의 변화는 이 효과를 줄이는데 도움이 된다.[43]

척수손상 후 감각상실로 오르가슴에 대한 경험이 달라질 수 있다. 척수손상 환자에 대한 연구에서, 성적으로 능동적인 여성 중 54%만 오르가슴을 경험한다고 보고하고 있다.[44] 성감대의 이동(흔히 손상 수준 위 영역)도 역시 보고되고 있다.

손상 수준에 관계없이 여성은 임신을 할 수 있다. 이 때문에, 척수손상이 있는 여성은 일반 여성과 같이 피임문제에 대해 고려를 해야 한다. 만일 임신하기로 결정하였다면, 위험한 임신상태로 만드는 요인에는 방광과 창자관리 프로그램을 어렵게 만드는 태아의 압박, 운동기술에 영향을 주고 압박궤양의 위험을 높이는 체중 증가, 경직 유형의 변화, 가로막에 압박을 가하는 태아 때문에 발생하는 호흡용적 감소, 심혈관 변화, 출산 동안 근육수축의 반응과 정상적인 느낌의 변화 등이 있다.[45,46] 자율신경반사이상도 특히 분만 동안 나타날 수 있다. 이러한 위협적인 요인에도 불구하고, 척수손상이 있는 여성은 산부인과 전문의 도움으로 안전하게 출산을 할 수 있다.

검진과 측정

환자병력과 계통관찰은 치료사가 각 개인에 대한 특정 검진과 측정을 선택하는데 지침이 된다. 검진 중 이 부분의 목적은 좀 더 세분해서 상해, 기능적 제한, 장애를 확인하는 것이다. 즉, 제한이 있는 영역을 위한 기능적 결과목표, 중재계획, 기타 관리계획을 설정하는데 사용될 것이다. 여기에서는 흔히 척수손상 환자에게 적용되는 검진과 측정에 대해 다루었다.

근육뼈대

자세. 앉은 자세에 대한 관찰을 할때 대칭성, 어깨뼈 위치, 다리와 몸통의 위치, 자세유지를 위해 팔을 사용하는지, 중력에 대항하여 똑바로 앉은 자세를 유지하는지를 집중적으로 살펴봐야 한다. 대칭성의 부족은 왼쪽과 오른쪽에 보존되어 있는 근육기능이 다름을 의미한다. 또한 비대칭성은 균등하지 않은 체중지지와 피부파괴위험의 증가를 의미할 수 있다. 어깨뼈 위치는 어깨뼈 영역의 조절 능력과 근육의 불균형을 나타내는 것이다. 몸통의 균형을 유지하기 위해 팔 사용과 심한 골반 앞쪽기울 또는 뒤쪽기움은 몸통근육조절이 불량함을 보여주는 것이다(자세검진에 대한 자세한 내용은 4장 참조).

인체계측학적 특성. 전반적인 신체구성과 비율을 살펴야 하는데, 몸통길이에 대한 사지길이는 중요한 의미가 있다. 긴 사지는 팔을 이용한 닫힌 사슬운동을 하는 동안 긴 지렛대를 제공하는 장점이 있고 이완성 또는 경직성 다리를 관리하는데 도움이 된다. 비만은 움직이는 동안 사지에 과중한 힘이 여러 형태의 움직임에 필요한 엉덩이와 골반 가동범위를 확보하는데 방해가 된다. 급성기 동안 체중이 많이 감소한 사람 또는 마른 사람은 뼈가 튀어나오기 쉽기 때문에, 압박궤양이 잘 발생한다.

관절가동범위. 근력결핍을 보상하기 위해 적절한 관절가동범위가 필요하기 때문에, 모든 관절의 가동범위에 대한 평가는 중요하다. 일반적인 관절가동범위검진이 적용되지만, 일부 환자는 의학적 상태, 척추안정성을 위한 보조기 착용, 또는 검진에 필요한 자세를 취할 수 있는 환자 능력에 따라 일반적인 관절가동범위검진을 적용하기 힘든 경우가 있다. 따라서 다양한 자세수정과 방법에 대해 알아두는 것이 필요하다.

근육수행력. 근력검진을 위해 도수근력검진이 적용된다(5장 참조).[5,22] 미국척수손상협회(american spinal cord association, ASIA)와 다리마비에 대한 국제의학연합은 척수손상의 신경학적 분류를 위한 국제표준으로 알려진 척수손상검진체계를 개발하였다(그림 28-3).[47] ASIA는 머리쪽에서 발쪽 순으로, 10쌍의 핵심근육에 대한 근력평가를 실시하도록 권장한다. 근력은 도수근력검진을 0~5점 척도로 기록하면 전체 운동점수를 결정하기 위해 각 운동영역의 점수를 모두 더할 수 있다. 또한 바깥항문조임근의 수축여부를 있음 또는 없음으로 표기할

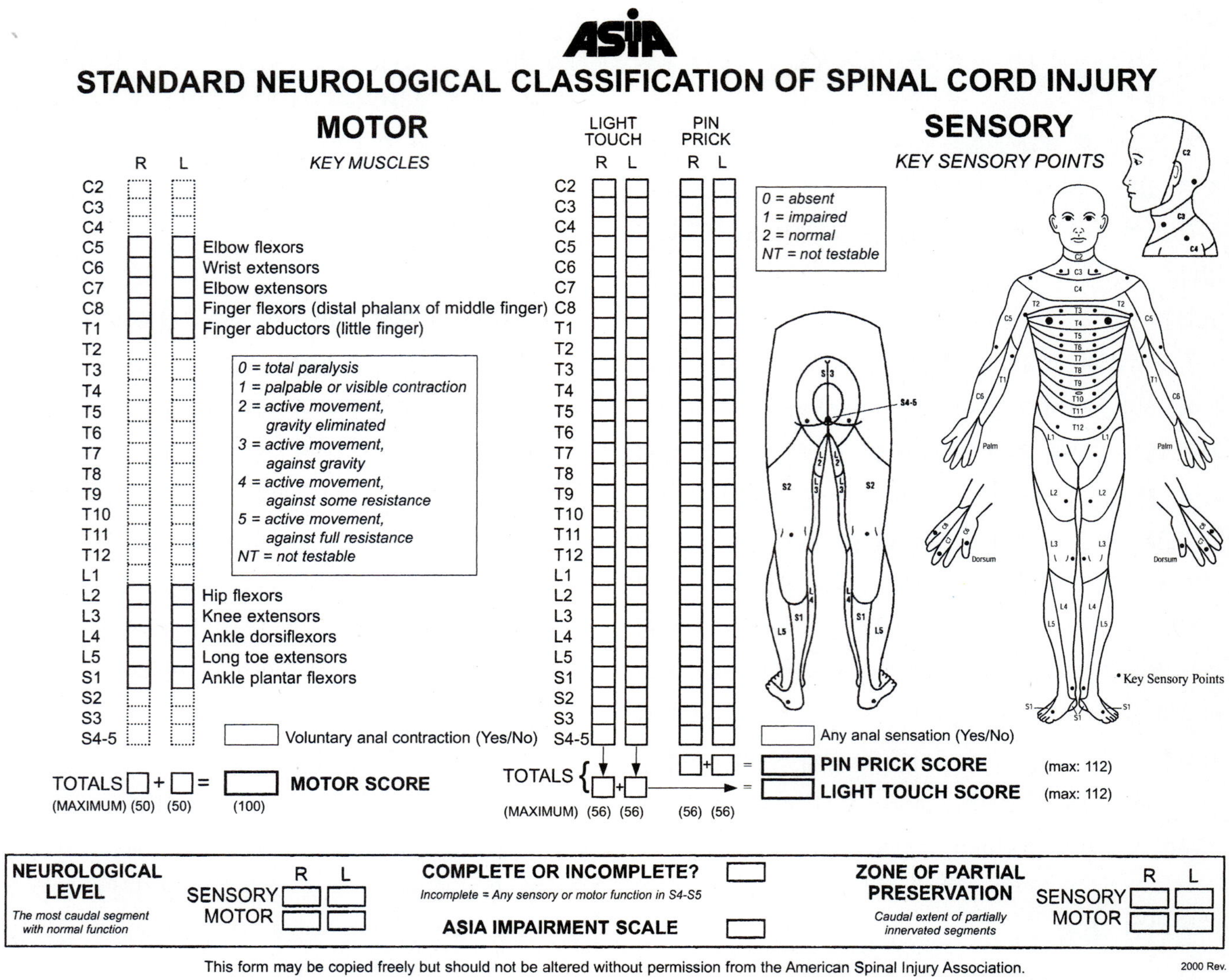

그림 28-3 미국척수손상협회 평가양식. *Courtesy American Spinal Injury Association, Atlanta, Ga.*

수 있다. 감각점수 및 기타 예후와 진단에 도움이 되는 정보들이 평가용지에 포함되어 있다.

특정 근육에서 약화가 있는 환자들은 움직임을 만들어 내기 위해 다른 근육을 사용할 수 있기 때문에(보상작용), 평가받는 근육에 대한 촉진이 필요하다.[5] 글상자 28-1은 흔히 발생할 수 있는 보상작용에 대해 기술하고 있다. 신경학적 결핍 때문에, 몸쪽관절과 신체분절의 고정이 흔히 잘 안되므로, 몸쪽영역에 대한 외적 고정을 제공한 후 먼쪽분절의 근력을 검진해야 한다. 예를 들어, 사지마비인 경우 몸통이 앞쪽으로 넘어지는 것을 방지하기 위해 몸통에 대한 외적인 고정을 제공해 주지 않으면 위팔두갈래근에 대한 도수근력검진 시 강한 저항을 줄 수 없다. 비슷하게, 관절가동범위 측정에서도 합병증이 있으면 표준적인 자세에서 가동범위를 측정할 수 없는 경우가 있다. 따라서 대체 자세에 대해 알고 있어야 한다.

관절통합성과 운동성. 관절통합성과 운동성은 능동적 및 능동보조, 수동적 움직임 동안 촉진과 관찰을 통해, 관절가동범위에 대한 측정을 통해 평가될 수 있다. 척수손상 환자들은 움직이는 동안 체중지지를 위해 팔을 이용하는 경우가 많기 때문에, 어깨가슴(scapulothoracic) 관절, 어깨관절, 팔꿉관절, 손목관절의 통합성을 주로 평

글상자 28-1 도수근력검진 시 흔한 보상작용

팔 및 어깨뼈

위쪽등세모근(upper trapezius)

- 어깨뼈올림근(levetor scapulae)이 보상작용을 한다; 어깨뼈올림과 어깨뼈안쪽면을 모은다.

중간등세모근(middle trapezius)

- 마름근이 보상작용을 한다; 어깨뼈모음과 어깨뼈아래각을 안쪽으로 돌린다.
- 어깨올림근이 보상작용을 할 수 있다; 어깨뼈올림과 어깨뼈안쪽면을 모은다.

마름근(rhomboid)

- 중간세모근이 보상작용을 한다; 어깨뼈 안쪽면을 모은다.
- 환자는 어깨 폄근(뒤쪽어깨세모근, 작은원근 teres minor, 넓은등근, 위팔세갈래근의 긴머리)을 이용하여 궁둥이에서 손을 들어올린다.
- 환자는 가슴근(pectoralis), 특히 작은가슴근과 부리위팔근(coracobrachialis)를 이용하여 어깨뼈를 앞쪽으로 내밀면서 궁둥이에서 손을 들어올린다.

앞톱니근(serratus anterior)

- 가슴근과 부리위팔근이 보상작용을 한다.
- 팔꿈치로 체중지지(prone-on-elbow)자세에서, 어깨뼈가 가슴벽에서 떨어지지 않아야 한다.

위팔두갈래근

- 아래팔이 중립위치에 있을 때 팔꿉 굽힘을 하면 위팔노근(brachioradialis)이 보상작용을 한다; 하지만 아래팔이 완전 뒤침 상태에 있을 때 팔꿉을 굽힐 수 없다.

큰가슴근(pectoralis major)

- 환자는 위팔두갈래근의 긴머리부분, 부리위팔근, 앞쪽어깨세모근 중 모음/안쪽돌림 요소를 이용하여 대상작용을 할 수 있고, 수동적으로 넓은등근을 이용할 수도 있다.
- 큰가슴근 중 빗장뼈(clavicle) 부분을 담당하고 있는 것이 C5~6이고, 복장뼈(sternum) 부분을 담당하는 것이 C7~8에서 T1임을 기억하라.

위팔세갈래근

- 환자는 중력에 의해 팔이 펴지도록 팔을 배치하기 위해 어깨바깥돌림근(가시위근 supraspinatus, 가시아래근 infraspinatus, 작은원근 teres minor)을 사용할 수 있다.
- 팔이 체중지지를 하고 있을 때, 환자는 중력과 어깨바깥돌림근을 함께 사용한다; 그러나 마지막 범위의 팔꿉펴기는 큰가슴근, 위팔두갈래근 긴머리, 부리위팔근에 의해 보상작용이 발생할 수 있다.

어깨세모근(deltoid)

- 중간어깨세모근의 마비는 위팔두갈래근의 긴머리, 위팔세갈래근의 긴머리, 큰가슴근의 빗장뼈부분, 주요 어깨바깥돌림근, 앞톱니근에 의해 보상될 수 있다.

어깨바깥돌림근(shoulder external rotator)

- 중력에 의해 어깨돌림이 발생하도록 만들기 위해 어깨를 내려 보상작용을 할 수 있다.
- 중력을 이용해 손목과 팔의 돌림을 유도하기 위해 아래팔 뒤침근과 손목 폄근으로 보상작용을 할 수 있다.

뒤침근(supinator)

- 위팔두갈래근, 어깨바깥돌림근, 위팔노근, 손목 폄근에 의해 보상작용이 발생할 수 있다.

어깨안쪽돌림근(shoulder internal rotator)

- 중력이 어깨관절을 안쪽으로 돌리도록 만들기 위해 작은가슴근과 부리위팔근으로 어깨를 앞쪽으로 내미는 보상작용이 발생할 수 있다.
- 또한 아래팔엎침근, 손목 굽힘근, 위팔노근을 이용하여 보상작용을 만들 수 있다.

글상자 28-1 도수근력검진 시 흔한 보상작용(계속)

손목 폄근

- 중력에 의해 손목이 펴지도록 만들기 위해 어깨바깥돌림을 함으로써 보상작용이 일어날 수 있다.
- 중력에 의해 손목이 펴지도록 만들기 위해 아래팔뒤침을 함으로써 보상작용이 일어날 수 있다.
- 긴손가락 폄근을 이용해 보상작용을 할 수 있다.

손목 굽힘근

- 중력에 의해 손목이 굽혀지도록 만들기 위해 어깨안쪽돌림을 함으로써 보상작용이 일어날 수 있다.
- 중력에 의해 손목이 펴지도록 만들기 위해 아래팔엎침을 함으로써 보상작용이 일어날 수 있다.

넓은등근(latissimus dorsi)

- 작은원근, 뒤쪽어깨세모근, 아래쪽등세모근, 위팔세갈래근의 긴머리를 이용해 보상작용을 할 수 있다.

긴손가락 굽힘근(long finger flexor)

- 환자는 손목펴기를 통해 긴손가락 굽힘근의 수동 수축을 유발하는 힘줄고정(tenodesis) 효과를 이용해 보상작용을 할 수 있다.

긴손가락 폄근(long finger extensor)

- 환자는 손목 굽힘을 통해 긴손가락 폄근의 수동 불충분을 유발하는 힘줄고정(tenodesis) 효과를 이용해 보상작용을 할 수 있다.

몸통

배근육(위쪽)

- 머리와 목 굽힘근, 가슴근과 앞톱니근을 이용해 보상작용을 할 수 있다.

빗근(oblique)

- 만일 팔이 굽혀져 있다면, 넓은등근을 이용하여 보상작용을 할 수 있다.

허리네모근(quadratus lumborum)

- 넓은등근 또는 배의 빗근을 이용하여 보상작용을 할 수 있다.

다리

엉덩이 굽힘근(hip flexor)

- 아래쪽 배근육을 이용하여 보상작용을 할 수 있다. 이 경우, 골반이 뒤로 기울어진다.
- 배의 아래쪽 빗근을 이용하여 보상작용을 할 수 있다. 이 경우 골반이 앞쪽으로 기울어진다.
- 엉덩이모음근이 엉덩이 굽힘을 유발할 수 있다.
- 넓은등근은 한쪽으로 골반을 올릴 때 엉덩이벌림과 굽힘을 일부 보조할 수 있다.

엉덩이 폄근

- 허리등근육을 이용하여 보상작용을 할 수 있다. 이 경우, 골반이 앞쪽으로 기울어진다.
- 큰모음근(adductor magnus)의 장축섬유를 이용해 보상작용을 할 수 있다.
- 허리네모근을 이용해 보상작용을 할 수 있다.

엉덩이벌림근(hip abductor)

- 골반을 올리는 넓은등근 또는 빗근을 이용해 중간볼기근(gluteal medius) 또는 작은볼기근을 대체한다.
- 넙다리빗근(sartorius)를 이용해 보상작용을 한다.
- 넙다리근막(tensor fascia late)을 이용해 보상작용을 한다.

엉덩이모음근

- 일부 엉덩이 굽힘근을 이용해 보상작용을 한다.
- 중력의 도움을 얻기 위해 골반을 앞쪽으로 돌리는 아래쪽 배근육을 이용해 보상작용을 한다.

엉덩이안쪽돌림근

- 중력의 도움을 얻기 위해 골반을 앞쪽으로 돌리는 아래쪽 배근육을 이용해 보상작용을 한다.

엉덩이바깥돌림근

글상자 28-1 도수근력검진 시 흔한 보상작용(계속)

- 중력의 도움을 얻기 위해 골반을 뒤쪽으로 돌리는 허리등근육을 이용해 보상작용을 한다.

무릎 굽힘근

- 두덩정강근(gracilis)과 넙다리빗근을 이용해 반힘줄모양근(semiteninosus)과 반막모양근(semimembranosus)을 대신한다.
- 넙다리근의 반발현상을 이용해 보상작용을 할 수 있다.

넙다리근(quadratus)

- 앉은 자세에서 몸통을 뒤로 기울여 보상작용을 할 수 있다.
- 바로 누운 자세 또는 옆으로 누운 자세에서 엉덩이와 무릎을 펴는 큰모음근을 이용하여 보상작용을 할 수 있다.

발안쪽번짐(foot inversion)

- 안쪽장딴지근을 사용하거나 엉덩이안쪽돌림을 통해 보상작용을 할 수 있다.

발바깥번짐(foot eversion)

- 바깥쪽장딴지근을 사용하거나 엉덩이바깥쪽돌림을 통해 보상작용을 할 수 있다.

Adapted from Nixon V: Spinal Cord Injury: A Guide to Functional Outcomes in Physical Therapy Management.

가해야 한다.

신경근육

인지. 환자의 치료 참여 가능성을 결정하기 위해, 기본적인 인지 선별검진인 간이정신상태검진(MMSE)이 흔히 사용되고 있다.[48] 국립척수손상자료실에 의하면 척수손상 환자 중 28.2%가 의식상실이 있고 머리손상으로 인해 인지 또는 정서에 영향이 생긴 경우가 11.5%이었다. 외상성 뇌손상의 징후여부와 신경심리학적 정밀검진이 필요한지를 파악하는 것은 중요하다(16장 참조).

통증. 척수손상 후 통증 발생률은 매우 다양하지만, 통증은 재활과정, 기능적 운동성, 삶의 질, 심리적 안녕상태에 중요한 영향요인이 된다. 대규모의 정규적 건강상태 평가연구에서, Budh 등은 환자 중 63.7%가 통증을 가지고 있으며, 32.3%가 통증이 삶의 질에 심각한 영향을 준다고 보고하였다.[49] 재활기간에 있는 환자에 대한 조사에서도 비슷한 결과가 나타났다(각각 79%와 37.9%).[50] 통증은 일반적으로 손상직후 시작되지만, 나중에 나타날 수도 있다.

척수손상 환자의 통증을 연구하는데 사용되는 방법이 다양하고 일반적으로 표준화되어 사용되고 있는 척도가 없기 때문에, 척수손상 후 통증을 평가하기가 쉬운것은 아니다.[51,52] McMaster 대학교 근거중심 연구센터는 척수손상 관련 신경병증 통증에 대해 폭 넓게 문헌조사를 하였다. 그 결과, 132편의 연구가 연구기준에 합당하였으며 132편 중 6편만이 무작위통제실험이고, 다른 연구들은 타당성, 신뢰성, 간결성, 임상적 적용측면에서 제한이 있었다. 치료 논리체계의 역할 또는 통증관리를 위한 다차원적 접근에 대한 연구는 없었으며, 척수손상 환자를 위한 효과적인 통증관리에 대한 결론을 이끌어낸 것도 없었다.

척수손상 후 통증은 일반적으로 유해성 통증 또는 신경병적 통증으로 구분될 수 있다. 유해성 통증은 온전한 말초수용기가 신경조직이 아닌 부위에서 국소적인 자극 또는 상해에 의해 활성화되었을 때 발생한다. 여기에는 근육뼈대와 내장 통증이 있다. 신경병적 통증은 말초 또는 중추신경계 내에 있는 신경조직에 직접적인 손상이 있을 때 발생한다. 여기에는 중추통증, 방사성 통증, 복합국소통증증후군(complex regional pain syndrome) 같은 통증 유형이 있다. 척수손상에서 통증을 손상 수준, 손상 수준 위 또는 아래로 더 세분할 수 있다.

통증의 유무, 위치, 강도에 대한 검진, 재평가가 이루어져야 한다. 22장 기술된 통증에 대한 다양한 설문, 척도, 지수들이 사용될 수 있다.

반사통합성. 이완된 근육의 힘줄에 반사망치를 두드려서 반사를 검진한다. 위팔두갈래근, 위팔세갈래근, 넙다리근, 장딴지세갈래근이 가장 일반적인 검진부위이다.[13] 급성기인 경우 척수쇼크로 무반사가 일어난다. 주기적인 반사에 대한 재평가는 척수쇼크가 끝났는지를 결정하는 데 또는 진단을 보조하는 데 사용된다.

감각통합성. 가벼운 접촉, 통증(날까로운 또는 둔한), 식별 가능한 접촉, 온도감각, 위치감각, 운동감각에 대한 검진은 모든 신체에 적용된다. 가벼운 접촉, 통증 식별, 온도감각, 2점 식별은 신체 한 부위에 적용하고 환자에게 자극이 적용된 지점에 대한 인식이나 느낌이 있는지에 대해 물어봄으로 이루어진다.[53] 척수손상인 경우 신경학적 척수손상의 수준을 결정하기 위해 피부분절을 따라 자극을 준다. ASIA 분류체계를 보면 가벼운 접촉(면)과 뾰족한 핀(안전한 핀)을 이용하여 신체 양쪽에 있는 28개의 피부분절을 각각 자극하여 검진한다(그림 28-3).[47] 검진결과는 3점 척도로 점수를 매기는데, 0점은 없음, 1점은 손상, 2점은 정상, 검진이 불가능한 경우 NT로 기록한다. 전체 감각점수를 결정하기 위해 각 감각영역의 점수를 모두 더할 수 있다.

운동기능조절과 학습. 손상의 형태와 운동기능의 상실이나 보존에 따라 운동조절능력은 다양하다. 완전 척수손상은 손상 수준 아래에서 수의적인 움직임이 완전히 상실되지만, 불수위적으로 근육긴장도를 높이는 경직이 나타날 수 있는데 이는 운동조절과 운동성 기술을 돕는 요인이 되기도 하지만 방해요인이 될 수도 있다. 불완전 척수손상인 경우, 수의적인 조절과 경직이 서로 겹쳐져 나타날 수 있는데 이는 운동기능에 대한 예측을 어렵게 만든다.

뇌졸중과 같이 다른 비진행성 중추신경계 질환(16장 참조)에서[13,53,54] 볼 수 있는 병리현상과 경직의 유형은 척수손상에서 보이는 일반적인 비정상적 움직임 형태와는 다소 차이가 있다. 척수손상에서의 경직은 신경조절과 근육에서의 변화로 인해 발생한다.[13,55,56] Ia 들섬유활동에 대해 반응하는 억제성 사이신경원의 활동이 억제되고, 이로 인해 과반사가 나타난다. 비교차성 억제는 감소하고, 이로 인해 근육에서 과긴장성이 발생한다. 피부에 있는 들섬유에서 운동신경원으로 신호전달이 촉진되고, 그 결과 정상적인 유해성이 없는 자극(예를 들어 허벅지에 가해지는 가벼운 접촉에 반응하여 나타나는 다리의 철회 반사)에 대해서도 과도한 반사가 발생한다. 근육의 역학적 특성은 근섬유 위축, 섬유화, 근육수축속성이 위상성(phasic)에서 긴장성(tonic)으로 변화되는 등의 결과로 인해 변하게 된다. 이러한 변화들로 인해 결국 근육약화, 협응능력손상, 자세변화, 불수의적 움직임이 발생한다.[5,57]

척수손상에서 경직의 발생률은 확인하기 힘들다. 왜냐하면 척수손상 환자를 위한 경직측정방법에 대한 일치된 의견이 존재하지 않기 때문이다. 국립척수손상 자료실에 의하면, 퇴원 전 경직이 있는 환자는 2/3이었고, 42.7%는 손상 1년 후까지 경직이 있었다. 여기에서 경직은 약물이나 수술적 치료가 필요할 정도로 상당히 심한 경직을 말한다. 1985년에서 1988년까지 미시간대학교 척수손상관리센터에 입원한 환자를 조사한 결과, "심부힘줄반사 증가, 수동적 움직임 동안 근육긴장도 증가 또는 불수의적인 근육경련"으로 경직을 정의한 경우 환자 중 67%가 경직이 있었다.[58] 같은 연구에서, 경직이 있는 환자 중 37%는 항경직제가 필요하였다. 이는 이전에 국립척수손상자료실에서 보고한 수치와 거의 일치하는 것이다. 경직의 발생률은 사지마비에서 높았고(다리마비에 비해), 완전손상보다 불완전손상인 경우(특히 급성기 시기) 높았다.[58]

이전에 언급한 운동조절문제와 더불어, 만일 경직이 심하고 조절이 어렵다면 근육과 관절의 구축, 일상생활과 운동성 기술의 제한, 적절한 자세유지 곤란, 개인위생 힘듦, 압박궤양 위험 증가, 수면방해, 삶의 질 저하가 발생할 수 있다.[5,11,59~62] 또한 경직의 심한 정도는 개인적인 생리상태에 의해 영향을 받을 수 있고,[60] 요로감염, 열, 월경, 방광 또는 창자 팽창, 근육의 역학적 단축, 압박궤양, 온도변화, 꽉 조이는 옷, 감정적인 스트레스 같은 생리적인 스트레스 인자에[5,61] 의해 경직이 증가될 수 있다.

여러 연구자들은[11,59,60] 경한 경직의 경우 근육긴장도를 높이거나, 혈액순환을 증진시키거나, 또는 원하는 시기에 반사적 반응(예: 움직임 동안 다리조작을 위해 또는 배뇨활동을 위해)을 촉진하기 위해 여러 형태의 자극을 의도적으로 사용하는 것은 일상생활동작에 도움이 된다고 보고하였다. 비록 이 주장이 연구자의 경험에 의한 것이지만, 이를 증명하거나 또는 반박하는 연구는 거의 없다.

척수손상에서 경직은 종종 경직이 기능적 운동성을 얼마나 자주 또는 얼마나 많이 방해하는가로 평가된다. (1) 일상생활동작을 수행하는데 방해가 되는 경직의 빈도, (2) 경직 관련 통증이 일상생활동작을 방해하는 빈도, (3) 수면을 방해하는 경직의 빈도, (4) 수동적 신장에 대한 저항여부와 관절가동범위 방해 정도 등이 흔히 사용되는 문항들이다. 수정된 Ashworth 척도[59,63] 같은 근육긴장도평가척도도 사용이 가능하지만, 이러한 척도는 단지 기본적인 과긴장도만 반영한 것이고 이전에 언급한 척수손상에서 보이는 경직을 완전히 묘사하지는 못 한다. 척수손상 환자의 근육긴장도를 알아보는 다른 형태의 검진에 대한 신뢰성 또는 타당성에 대한 문헌은 거의 없다.

심혈관/폐

순환. 높은 수준에서 척수손상이 발생한 환자는 정맥회귀 감소, 심장박출량 감소, 일부 신체영역에 혈액모임 때문에 기립성 저혈압이 발생하기 쉽기 때문에,[5] 세심한 측정과 지속적인 관찰이 필요하다. 이전에 언급한 것처럼, 자율신경성 반사이상은 혈액순환 변화를 유발하는 위험한 상황을 초래하기 때문에 지속적인 혈압감시가 필요하다(22장 참조).

환기와 호흡/가스교환. 호흡기능에 대한 검진에는 산소포화도 측정, 호흡근력검진(가로막, 배근육, 가슴근, 앞톱니근, 목갈비근(scalene), 목빗근, 넓은등근), 호흡용량, 호흡률, 가슴팽창을 검진하는 것이 포함된다.[5,15] 산소포화도는 맥박산소측정기(pulse oximeter)로 측정한다. 폐활량(vital capacity), 들숨예비량(inspiratory reserve volume), 날숨예비량은 폐활량계(spirometer)로 측정된다.[5,64] Kelly 등은 검진받은 278명의 척수손상 환자 중 92.4%가 폐활량계를 이용한 검진을 수행할 수 있다고 보고하였다.[65]

호흡유형(모순호흡 유무), 가슴모양과 대칭성, 기침능력, 발성시간에 대해 관찰하고 기록해야 한다. 호흡소리를 알아보기 위해 청진기를 사용할 수 있다. 환기기계 또는 양압환기기계 같은 보조장비의 사용과 설정된 임계값에 대해서도 기록해 두어야 한다.[5,66]

유산소능력과 지구력. 이동움직임이 필요하지 않은 방법으로 환자의 유산소능력 및 지구력에 대해 검진을 실시해야 한다. 가장 흔히 사용되고 있는 것이 팔운동능력측정검진(arm ergometry test)이다.[67~69] 심장박동수, 파워출력, 산소섭취를 지속적 또는 간헐적으로 측정할 수 있다. 교감신경의 변화로 정상적인 심장박동수 반응을 보이지 못하는 환자인 경우, 의식적인 노력 등급(예: Borg RPE[70])을 이용해 운동 강도를 결정할 수 있다(23장 참조).[67]

기능

기능적 운동성과 자가관리. 기능적 운동능력에 대한 관찰이 수행되어야 한다. 검진에는 침대 양쪽으로 구르기, 바로 누운 자세에서 엎드린 자세로, 다시 바로 누운 자세로 구르기, 바로 누운 자세에서 무릎을 펴고 길게 앉은 자세로 앉기, 바로 누운 자세에서 침상 끝에 걸터 앉기, 침상에서 휠체어로 옮겨가기가 있다. 환자의 기능적 수준에 기초하여 일상생활동작 및 수단적 일상생활동작에 대해서도 평가해야 한다.

운동성 능력은 기능적 운동척도의 수치로 기록할 수 있다. Hadley는 척수손상 환자를 위한 기능적 운동척도의 적용성, 신뢰성, 타당성에 관한 포괄적인 문헌고찰을 실시하였다.[71] 그 결과, 기능적 운동척도를 지지할만한 기준들이 불충분하였다. 연구자는 기능적 독립성 측정(functional independence measure, FIM)을 추천하였다. FIM은 18개 항목에 대해 7점 척도로 독립성과 의존성을 측정하는 것이다.[72] 이 도구는 다양한 환자에게 적용 가능하고, 신뢰성과 타당성이 증명된 것이다.[73]

FIM과 더불어, 다양한 도구들이 척수손상 환자에게 적

글상자 28-2 휠체어 순환검진

항목 1: 8자 모양으로 돌기

3개의 표시점을 1.5미터 간격으로 바닥에 일렬로 놓는다. 휠체어를 첫 번째 표시점 뒤에 배치한다. 시작신호와 함께 환자는 최대한 빠르게 8자형 모양으로 표시점을 통과한다. 앞바퀴가 다시 첫 번째 표시점을 통과할 때까지의 시간을 기록한다.

능력 점수 0: 60초 이내에 이 항목을 수행할 수 없다.

능력 점수 1: 60초 이내에 이 항목을 수행할 수 있다.

수행시간: 이 항목을 수행하는데 걸리는 시간을 기록한다.

항목 2: 현관 턱 넘어가기

나무로 만들어진 현관계단(높이 0.04미터)을 복도에 배치한다. 현관계단 앞과 뒤 1미터에 표시점을 놓는다. 시작신호와 함께 환자는 최대한 빠르게 첫 번째 표시점을 통과하고 현관계단을 넘어 두 번째 표시점을 통과할 때까지의 시간을 기록한다.

능력 점수 0: 120초 이내에 이 항목을 수행할 수 없다.

능력 점수 0.5: 120초 이내에 앞바퀴만 현관계단을 통과한다.

능력 점수 1: 120초 이내에 이 항목을 수행할 수 있다.

항목 3: 계단 오르기

나무로 만들어진 계단(높이 0.1미터)을 한쪽 벽에 배치한다. 계단 앞 2미터에 표시점을 놓는다. 시작신호와 함께 환자는 최대한 빠르게 첫 번째 표시점을 통과하고 4바퀴가 모두 계단 위에 올라갈 때까지의 시간을 기록한다.

이 항목은 항목 2가 가능한 사람에게만 적용한다.

능력 점수 0: 120초 이내에 이 항목을 수행할 수 없다.

능력 점수 0.5: 120초 이내에 앞바퀴만 현관계단을 통과한다.

능력 점수 1: 120초 이내에 이 항목을 수행할 수 있다.

항목 4: 15미터 밀기

2개의 표시점을 15미터 벌려 바닥에 일렬로 놓는다. 휠체어를 첫 번째 표시점 뒤에 배치한다. 시작신호와 함께 환자는 최대한 빠르게 표시점을 통과한다. 앞바퀴가 두 번째 표시점을 통과할 때까지의 시간을 기록한다.

능력 점수 0: 60초 이내에 이 항목을 수행할 수 없다.

능력 점수 1: 60초 이내에 이 항목을 수행할 수 있다.

수행시간: 이 항목을 수행하는데 걸리는 시간을 기록한다.

항목 5: 3% 경사

조정이 가능한 휠체어 트레드밀에서 실시한다. 시작신호와 함께 트레드밀이 0.56 ㎧속도로 움직인다. 10초 후 트레드밀의 경사가 3%가 되면, 환자는 10초 동안 휠체어를 추진한다.

능력 점수 0: 이 항목을 수행할 수 없다.

능력 점수 1: 이 항목을 수행할 수 있다.

수행시간: 이 항목 수행 동안 최대 심장박동수를 기록한다.

항목 6: 6% 경사

경사가 6%인 것을 제외하고 항목 5와 동일하게 적용된다. 항목 5가 가능한 사람에게만 적용한다.

능력 점수 0: 이 항목을 수행할 수 없다.

능력 점수 1: 이 항목을 180초 동안 수행할 수 있다.

항목 7: 휠체어 추진

조정이 가능한 휠체어 트레드밀에서 실시한다. 시작신호와 함께 트레드밀이 0.56, 0.83, 또는 1.1㎧속도로 움직인다(환자의 능력에 따라 결정). 180초 동안 휠체어를 추진한다.

능력 점수 0: 이 항목을 수행할 수 없다.

능력 점수 1: 이 항목을 180초 동안 수행할 수 있다.

항목 8: 이동

치료용 테이블 옆 1미터에 평행하게 선을 긋는다. 테이블의 높이는 휠체어 방석의 높이와 동일하게 설정한다. 휠체어를 바닥에 그

글상자 28-2 휠체어 순환검진(계속)

어진 평행선 뒤에 배치한다. 시작신호와 함께 환자는 최대한 빠르게 테이블로 접근해서, 휠체어에서 테이블로 옮겨간 후 앉은 상태에서 두 다리를 테이블 위로 올린다. 환자의 두 다리가 테이블 위에 올라갈 때까지의 시간을 기록한다. 환자가 이용하는 보조도구의 사용을 허용한다. 이 항목은 FIM 항목 중 이동점수가 3점 이하인 사람에게는 적용하지 않는다.
능력 점수 0: 300초 이내에 이 항목을 수행할 수 없다.
능력 점수 0.5: 300초 이내에 이 항목을 수행할 수 있지만, 위에 기술된 방법으로 하지 않는다.
능력 점수 1: 300초 이내에 올바르게 수행한다.

Kilkens OJ, Post MW, van der Woude LH, Dallmeijer AJ, van den Heuvel WJ: Arch Phys Med Rehabil 83(12):1783-1788, 2002.

용될 수 있는데, 개정된 Barthel지수(modified Barthel index, MBI)가 한 예이다. 또한 사지마비기능지수(quadriplegia index of function, QIF)와 척수독립성 측정(spinal cord independence measure, SCIM)을 이용할 수 있다.[71]

이동움직임과 보행. 대부분의 급성기 척수손상 환자는 휠체어를 이용하여 이동한다. 초기에는 휠체어 관리(브레이크, 발판 등) 능력과 휠체어 추진 능력에 대한 평가를 실시한다. 높은 수준의 사지마비인 경우, 전동휠체어 조작능력에 대해 검진을 실시해야 한다. 또한 휠체어 사용 시 압력제거 능력에 대해서도 평가를 한다.

지구력, 속도 같은 휠체어 추진능력을 다양한 측면에서 평가하는 검진들이 개발되어져 왔다. 휠체어 순환검진(wheelchair circuit test)은 척수손상 환자의 수동휠체어 운동성을 평가하기 위해 특별히 고안된 것이다. 이 검진은 능력(수행할 수 있는지), 수행시간(8자형 코스와 15미터 밀기), 신체적 부담(심장박동수 측정) 등의 8가지 휠체어 기술을 평가한다(글상자 28-2). 74명의 입원 환자를 대상으로 입원 시와 퇴원 시의 휠체어 순환 검진을 비교하였다. 그 결과, 이 검진은 척수손상 환자의 휠체어 운동성을 평가하는데 적절한 도구로 증명되었다. 휠체어 순환 검진에서 시간과 능력에 관한 점수는 FIM의 운동성 점수와 높은 상관성을 보였다.[74]

FIM과 MBI 같은 표준적인 보행평가(32장 참조)와 기능에 대한 측정은 이동할 수 있는 척수손상 환자의 보행 기술 수준을 결정하고 평가하는데 도움이 된다. 최근 척수손상 환자의 보행을 묘사하는 표준화된 2가지 척도가 개발되었다. 척수손상의 기능적 이동목록(spinal cord injury functional ambulation inventoty, SCI-FAI)은 3가지 영역에서 보행을 평가하는 도구이다. 보행변수, 보조 도구 사용, 보행 이동성 점수의[75] 22명의 환자를 대상으로 4명의 측정자가 이 도구를 적용한 결과, 측정자내 및 측정자간 신뢰도는 좋은 편이었다.[75] 19명의 척수손상 환자를 대상으로 집중적인 훈련프로그램 적용 후 SCI-FAI점수가 44.7% 향상되었다. 이는 이 도구가 척수손상 환자의 기능적인 보행능력 변화를 잘 반영함을 보여주는 것이다.

척수손상 환자의 보행지수(walking index for spinal cord injury, WISCI)는[76,77] 척수손상 후 보행의 기능적 제한(신체적 보조와 보조도구 사용 정도에 따라)을 20점으로 등급화한 것이다. 40명의 환자를 비디오로 촬영한 후 WISCI를 적용한 결과, 측정자간 신뢰도는 매우 우수하였다(100%).[76] WISCI와 다른 운동성 검진도구(FIM, MBI, Rivermead mobility index)들 사이 유의한 상관이 있었다.[78] 또한 WISCI와 ASIA LEMS 사이 유의한 상관이 있었다.

3. 평가, 진단, 예후

검진과정 동안 수집된 정보는 물리치료진단을 하는데 사용된다. 대부분의 척수손상 환자는 물리치료사 치료행위지침(guide to physical therapist practice)에 기술된

[22] 우선적 치료행위 패턴 5H(비진행성 척수손상과 관련된 운동기능, 말초신경 통합성, 감각 통합성 손상)에 속한다. 지침에 의하면, 이 패턴에 속하는 환자의 80%는 9개월 동안 물리치료 후 적절한 운동기능, 감각통합성, 말초신경통합성, 기능적 운동성이 달성되는 것으로 여겨진다. 여러 요인(예: 인지상태, 주거환경, 심리적 및 사회경제적인 요인)에 의해 치료횟수 또는 기간이 영향을 받을 수 있다. 압박궤양, 골절, 환기장비에 의존하는 경우는 우선적 치료형태 패턴 5H 이외에 다른 유형에도 속할 수 있다. 척수손상 환자는 신체적 상태, 환경, 간병상태, 또는 과제 요구의 변화에 적응하고 안정성을 유지하기 위해 일생동안 다양한 관리가 필요할 수 있다.

척수손상에 대한 평가는 ASIA 상해척도(그림 28-4)를[17] 이용한 상해 정도를 등급화하는 것이 있다. 상해 척도는 ASIA 운동 및 감각점수(검진부분 참조)에 따라 정해지는 것이고, 감각, 운동, 기능적 상해를 나타내는 것이다.[71,79~81] 다른 평가도구와 비교에서(예: 보행 예측지표로써 LEMS와[82] 운동 FIM 점수와 UEMS 사이 관련성[83]), 전체 운동점수를 이용하는 것보다 LEMS와 UEMS 점수를 분리하여 사용하는 것이 더욱 기능적 능력을 예측하는데 도움이 된다. ASIA 상해척도는 심각한 손상을 의미하는 A에서 정상을 의미하는 E까지 등급화할 수 있다. C 또는 그 이상의 등급을 받은 환자는 완전손상이 아니다. 왜냐

ASIA IMPAIRMENT SCALE

☐ **A = Complete:** No motor or sensory function is preserved in sacral segments S4ñS5.

☐ **B = Incomplete:** Sensory but not motor function is preserved below the neurological level, including sacral segments S4ñS5.

☐ **C = Incomplete:** Motor function is preserved below the neurological level, and more than half the key muscles below the neurological level have muscle grade less than 3.

☐ **D = Incomplete:** Motor function is preserved below the neurological level, and at least half the key muscles below the neurological level have muscle grade of 3 or more.

☐ **E = Normal:** Motor and sensory function are normal.

CLINICAL SYNDROMES

☐ Central cord
☐ Brown-SÈquard
☐ Anterior cord
☐ Conus medullaris
☐ Cauda equina

그림 28-4 ASIA 상해 척도
Courtesy American Spinal Injury Association, Atlanta, Ga.

표 28-3 척수손상증후군

증후군	신경학적 손상 유형	관련된 상해
중심척수증후군	척수 중심부분의 손상으로 가쪽은 보존되어 있음 주로 목 척수에서 흔히 발생	엉치감각보존. 다리보다 팔약화가 더욱 심함
Brown-Séquard증후군	척수 중 한쪽 반이 절단	같은쪽의 고유감각과 운동기능상실 반대쪽에서 가벼운 접촉, 압력, 통증, 온도감각상실
앞쪽척수증후군	척수의 앞쪽부분이 손상, 뒤쪽부분은 보존되어 있음	운동기능 완전상실. 가벼운 접촉과 온도감각일부상실
뒤쪽척수증후군	척수의 뒤쪽부분이 손상되지만, 상대적으로 앞쪽부분은 보존되어 있음	고유감각, 식별 가능한 접촉, 진동감각에서 심한 손상. 운동기능은 약간 손상되거나 보존됨
말총증후군	허리 또는 엉치신경뿌리손상	다리근육, 방광, 대장에서 감각상실과 이완성 마비

표 28-4 척수손상 후 기능적 결과

C4	C5	C6	C7~C8	T1~T8	T9~T12	L1~L3
호흡						
정상 VC의 30~50% 기관지 위생을 위해 완전한 도움이 필요	정상 VC의 60% 기관지 위생을 위해 일부 도움이 필요 자가도움 기침 기법을 수행	정상 VC의 60% 약간 초과 독립적인 기관지 위생 수행 자가도움 기침 기법을 수행	정상 VC의 60~80% 독립적인 기관지 위생 수행	정상 VC의 80% 이상 독립적인 기관지 위생 수행	정상 VC의 80% 이상 독립적인 기관지 위생 수행	독립적인 기관지 위생관리
압력제거						
전동휠체어에 앉아 변형된 방법으로 독립적으로 가능	전동휠체어에 앉아 변형된 방법으로 독립적으로 가능 수동휠체어 인 경우 변형된 보조가 필요	수동휠체어에 앉아 변형된 방법으로 독립적으로 가능	수동휠체어에 앉아 독립적으로 가능	침상에 누운 자세나 앉은 자세에서 독립적으로 가능	침상에 누운 자세나 앉은 자세에서 독립적으로 가능	침상에 누운 자세나 앉은 자세에서 독립적으로 가능
침상에서 자세 변경을 위해 완전한 도움이 필요	침상에서 난간을 이용한 자세 변경을 위해 중등도의 도움이 필요	침상에서 난간을 이용한 자세 변경을 위해 약간의 도움이 필요하거나 독립적으로 수정된 방법으로 가능	침상에서 자세 변경을 위해 약간의 도움이 필요하거나 독립적으로 수정된 방법으로 가능			
구르기						
완전한 도움	침상 난간을 이용한 중등도 도움	약간 도움 또는 침상 난간을 이용한 변형된 방법으로 가능	변형된 방법 또는 독립적 수행	독립적 수행	독립적 수행	독립적 수행
일어나 앉기						
완전한 도움	중등도에서 최대보조	약간 도움에서 보조도구를 사용하여 변형된 방법으로 독립적	변형된 방법으로 독립적	독립적	독립적	독립적
앉은 자세에서 움직이기						
완전한 도움	최대보조	약간 도움	평면에서 독립적	평면 및 높이가 다른 면에서 독립적	독립적	독립적
평탄한 지지면에서 옮겨가기(transfer)						
완전한 도움	중등도에서 최대보조, 미끄러짐 판 이용	보조도구(미끄러짐 판) 사용하여 약간 도움	변형된 방법으로 독립적	독립적	독립적	독립적

표 28-4 척수손상 후 기능적 결과(계속)

C4	C5	C6	C7~C8	T1~T8	T9~T12	L1~L3
평탄하지 않은 지지면에서 옮겨가기						
완전한 도움	완전에서 최대 보조, 미끄러짐 판 이용	보조도구(미끄러짐 판) 사용하여 중등도에서 최대도움	약간 도움에서 변형된 방법으로 독립적	변형된 방법으로 독립적	독립적	독립적
바닥에서 옮겨가기						
완전한 도움	완전한 도움	완전한 도움	최대에서 중등도 도움	다양; 중등도 도움에서 변형된 방법으로 독립적	약간 도움에서 독립적	변형된 방법으로 독립적
전동휠체어로 독립적 이동	전동휠체어로 독립적 이동 수동휠체어로 평지 이동 독립적(바퀴돌기 부착); 평탄하지 않은 바닥은 최대도움 필요	전동휠체어로 독립적 이동 수동휠체어로 평지 이동 독립적(바퀴 코팅); 평탄하지 않은 바닥은 중등도에서 약간의 도움 필요	수동휠체어로 평지 및 평탄하지 않은 바닥에서 독립적 이동(변형된 방법)	수동휠체어로 평지 및 평탄하지 않은 바닥에서 독립적 이동	수동휠체어로 평지 및 울퉁불퉁한 길에서 독립적 이동	수동휠체어로 평지 및 울퉁불퉁한 길에서 독립적 이동
	턱 통과는 의존적	턱 통과는 의존적	턱 통과 시 약간 도움에서 변형된 방법으로 독립적	턱 통과 시 약간 도움에서 변형된 방법으로 독립적; 계단통과 시 최대에서 약간 도움	턱 통과 시 변형된 방법으로 독립적; 계단통과 시 중등도 도움에서 변형된 방법으로 독립적	턱 통과 시 변형된 방법으로 독립적; 계단통과 시 중등도 도움에서 변형된 방법으로 독립적
적용 안됨	적용 안됨	적용 안됨	적용 안됨	최대에서 약간 보조로 일어서고 KAFO와 보조도구를 이용해 평지에서 제한적 이동	KAFO와 보조도구를 이용해 평지에서 독립적 이동	적절한 보조기와 보조도구를 이용해 평지 및 평탄하지 않은 바닥에서 변형된 방법으로 독립적 이동

*With orthotics and appropriate assistive device (not including body weight upported or electronically assisted ambulation).
VC, Vital capacity; TA, total assistance; SA, self-assisted; WC, wheelchair; NA, not applicable; KAFOs, knee-ankle-foot orthoses.

하면 엉치분절 S4~S5에서 감각 또는 운동기능이 보존되어 있기 때문이다. 또한, 이들은 수의적인 항문조임근 수축이 가능하거나 손상된 운동 수준 3분절 아래에서 운동기능이 보존되어 있다.

불완전손상과 관련된 다양한 증후군이 있다(표 28-3).[3,5,13,47] 이들 증후군에 대한 이해는 치료계획과 기능적 제한을 예측하는데 도움이 된다.

척수손상 후 기능적 회복에 대한 예후는 신경학적 손상유형이 다양하고 보존되어 있는 척수분절이 있을 수 있기 때문에 복잡하다. 불완전손상 후 회복은 진단적 분류와 검진

결과로 어느 정도 예측할 수 있다. 완전손상인 경우는 표 28-4에 기술되어 있는 것처럼 기능적 결과를 예측할 수 있다.

4. 중재

척수손상은 신체 전반에 걸쳐 영향을 주기 때문에, 환자관리를 위해 다양한 팀원들의 협조가 필요하다. 재활팀에는 재활의학 전문의, 물리치료사, 작업치료사, 간호사, 언어치료사, 사회사업사 등이 포함된다. 이후의 내용은 척수손상 후 급성기와 재활시기로 구분하여 중재방법에 대해 설명한다. 척수손상 후 다양한 증상들이 나타나기 때문에 증상에 따라 적절한 중재방법을 선택하여 적용하는 것이 필요하다.

급성기

척수손상 후 급성기에 사용하는 중재는 합병증 방지와 점진적 기립자세 확보에 초점을 둔다. 또한 수동적 및 능동보조운동, 관절가동범위유지와 피부손상방지를 위한 자세취하기, 가능한 호흡기능회복 또는 유지에 중점을 둔다.

환자 관련 교육. 치료서비스를 시작할 때 환자와 간병인에게 교육을 시작해야 한다. 환자는 자신의 신체적 및 심리적 관리를 위해 필요한 서비스에 대해 배워야 한다. 급성기인 경우, 물리치료사는 침상자세, 피부관찰과 압박궤양 위험요인, 호흡운동, 관절가동범위운동에 대해 환자에게 교육해야 한다. 교육이 제대로 학습되지 않으면 회복기에 합병증이 유발될 수 있기 때문에, 교육이 제대로 이루어 졌는지를 확인해야 한다. 환자가 안정기에 접어들면, 장기적 재활과정에 대해 교육을 시작해야 한다.

치료적 운동. 수동적 관절가동범위운동은 관절구조와 근육의 단축을 방지하기 위해 필요하다. 전통적인 수동적 관절가동범위운동은 사지, 몸통, 목 부위에 적용할 수 있는데, 의학적 제한상태를 고려하면서 실시해야 한다. 관절가동범위운동은 의학적으로 안정되자마자 시작해야 한다. 관절가동범위운동이 늦어지면 딴곳뼈되기(heterotopic ossification) 발생위험이 높아진다. 표준적인 관절가동범위운동은 1일 2회, 관절마다 5~10회 반복하여 적용한다.[5,11] 관절가동범위운동의 빈도는 임의적이며, 척수손상 환자를 대상으로 이것의 효율성을 지지하는 연구가 없는 실정이다. 하지만 짧은 기간 신장운동은 근육의 유연성에 거의 영향을 주지 못 한다는 연구가 있다.[84,85] 따라서, 긴 시간 동안 신장운동을 적용하는 것이 필요하다. 관절가동범위운동의 효과를 지지하는 증거가 부족함에도 불구하고, 유연성과 혈액순환기능 증진의 가능성, 압박궤양 방지, 환자에게 움직임 인식을 재교육하기 위해 사용하고 있다.

회복 초기 환자들이 저긴장성을 보이고 필요한 가동범위 이상의 움직임을 조절하기 위해 관절가동범위운동을 시행할 때 주의해야 할 사항이 있다:

1. 딴곳뼈되기와 물렁조직외상의 위험이 있기 때문에 강한 관절가동범위운동은 피해야 한다.
2. 특히 아래가슴 또는 허리 수술 후, 급성기에는 무릎펴고 들기(straight leg raise)와 엉덩이와 무릎 동시 굽힘 같은 운동을 피해야 한다. 경질막과 허리조직의 신장위험이 있기 때문이다.
3. 긴손가락 굽힘근 또는 긴손가락 폄근의 과도한 신장을 피하기 위해, 같은 방향으로 손목과 손가락을 동시에 신장시키는 움직임은 피해야 한다(예: 손목과 손가락 굽힘 또는 손목과 손가락 폄). 손목 폄을 통해 수동적인 손가락 굽힘을 유도하여 환자들은 잡기활동을 수행하는데, 이를 힘줄고정잡기(tenodesis grip)라 한다. 손목 폄으로 손가락이 굽혀지는 움직임이 유지되도록 긴손가락 굽힘근의 길이를 유지해야 한다. 또한 손목 굽힘을 통해 손가락 폄을 유도할 수 있다. 만일 환자가 경직이 심한 경우는 구축을 방지하기 위해 긴손가락 굽힘근 또는 폄근에 대한 신장운동 또는 부목을 예외적으로 적용할 수 있다.
4. 움직임 기술을 위해 어깨와 어깨뼈의 근력과 운동성이 필요하기 때문에, 이 부위의 운동은 먼쪽 사지의 움직임과 병행하여 다루어져야 한다.

5. 무반사를 보이는 척수쇼크 동안, 관절가동범위 운동은 관절의 외상을 방지하기 위해 사지를 지지하면서 조심스럽게 이루어져야 한다.

초기에는 관절가동범위 운동이 치료사 또는 간병인에 의해 수동적으로 수행되지만, 점차 환자가 참여하도록 하여 능동보조 또는 능동적인 관절가동범위 운동이 되도록 환자에게 자가관절가동범위 운동을 교육해야 한다.

자세취하기. 척수손상 후 급성기인 경우 환자는 주로 침상에서 시간을 보내기 때문에, 압박궤양의 위험을 줄이고, 뼈대배열을 유지하며, 경직으로 인한 부정적인 영향을 줄이기 위해 올바른 자세를 취하도록 하는 것이 매우 중요하다. 압력제거용 침상, 매트리스뿐만 아니라 환자의 피부를 주기적으로 관찰해야 한다. 매 2시간마다 자세를 변경하는 것이 압박궤양을 방지하는데 도움이 된다.

환자가 바로 누운 위치에 있을 때, 다음의 자세가 적절하다.

신체부위	해부학적 위치	자세
다리	엉덩이	돌림 없이 중립위치에서 약간 벌리고 편 자세
	무릎	편 자세, 하지만 지지를 통해 과도한 폄 방지
	발목	발등 굽힘자세, 일반적으로 보조기로 지지
	발가락	편 상태
팔 (사지마비인 경우)	어깨	돌림 없이 중립위치에서 약간 굽히고 모은 위치
	팔꿉	편 위치, 특히 위팔세갈래근기능이 없고 위팔두갈래근기능이 있는 경우. 위팔두갈래근에 경직이 있는 경우 공기부목이나 다른 보조기를 적용
	손목	30~45° 편 위치. 간헐적인 부목적용으로 적절한 손목위치 유지
	손가락	약간 굽힌 위치

어깨와 엉덩이에 있는 돌출된 뼈에 압력이 가해지기 때문에 완전히 옆으로 누운 자세는 거의 취하지 않는다. 대신에 약간 옆으로 누운 자세를 취하게 한다. 이 자세에서 무릎과 엉덩이는 약간 굽히고 위에 있는 다리는 아래에 있는 다리보다 뒤에 위치하게 하고, 다리 사이(특히 무릎과 발목)에 패드를 넣어준다. 아래에 있는 어깨를 90° 굽히고 약간 앞당김(protraction)위치로 만들고, 팔꿉을 펴고, 아래팔을 뒤침 위치에 놓고 베개로 지지한다. 위에 있는 팔은 어깨를 굽히고 팔꿉을 편 위치에서 베개로 지지를 받는다.

엎드린 위치는 엉덩이와 무릎 굽힘근을 신장하기에 적절한 자세이고 특히 회복 후 이동이 가능한 환자에게 중요한 자세이다. 의료장비(가슴절제, 영양튜브)가 장착된 경우 이 자세가 어려울 수 있지만, 배제할 필요는 없다. Halo 보조기가 착용된 경우 반드시 금기가 되는 것은 아니다. 이런 환자인 경우 천천히 엎드린 자세에서 시간을 보내게 하여 불편감과 가슴압박으로 인한 호흡기능변화에 적응하게 해야 한다. 사실, 엎드린 자세는 산소화를 증진시키고 폐부위의 순환을 증진시킬 수 있다.[86] 비록 Halo 보조기를 착용한 채 장시간 엎드린 자세를 유지할 수 없지만, 잠깐 동안 엎드린 자세를 취하는 것은 가래 같은 분비물의 이동을 촉진하고 피부관찰과 관리를 위해 필요하다.

환자의 상태가 안정됨에 따라, 점차 기립자세로 이동해야 한다. 복대와 하지에 적용되는 압력붕대는 혈액정체를 줄이는데 도움이 된다. 점진적으로 침상에서 앉은 자세가 되도록 하거나 휠체어 발판을 높인 상태에서 점진적으로 등판을 올리는 것이 필요하다. 이때 혈압과 심장박동수를 관찰하여 몽롱함이나 어지러움이 있는지 살펴야 한다. 환자가 15~30분 정도 앉은 자세를 참을 수 있으면, 다리를 내려서 걸쳐 앉은 자세가 되도록 점차 진행한다.

기도청결. 급성기 동안, 많은 척수손상 환자, 특히 목척수손상 환자들은 기계적인 환기가 필요하다. C4 이상 완전마비인 경우는 일생동안 기계적 환기가 필요할 수 있다. 급성기 동안 물리치료적 중재는 호흡 근력 및 지구력 증진 기술과 기도청결 증진 기술 및 장기간 부동으로 인한 호흡 합병증을 최소화하는 방법들이 있다. 이 시기의 치료는 언어치료사, 간호사, 호흡치료사, 작업치료사 같은 재활팀원과 협력하는 것이 필요하다.

호흡 검진과 평가에 기초해 중재를 선택해야 한다. 만일 기도에 분비물이 존재하거나 의심이 된다면, 이를 제거하기 위해 체위배액법(postural drainage), 타진법(percussion), 진동의 적용을 고려해야 한다(24장 참조). 이러한 중재는 침범된 폐영역(방사선이나 청진의 소견)에 적용해야 하고, 기도청결상태에 따라 치료시간을 결정한다. 치료 시간은 20~30분 정도가 적당하지만 호흡소리가 증진되거나 분비물이 나올 때까지(기침 유발 또는 흡입장비 사용) 지속해야 할 때도 있다.[66] 치료 전에는 호흡소리가 감소하거나 없다가 치료하는 동안 또는 치료 후 폐포흡소리, 삑삑거리는 소리(rhonchi), 또는 거품소리(crackle)가 발생하는 것은 효과적으로 분비물이 이동하고 있음을 보여주는 것이다. 주기적인 흡입(suction) 또는 기침보조는 분비물을 제거하는데 도움이 된다. 또한 가슴벽에 진동을 제공하는 공기조끼를 분비물을 이동시키기 위해 사용할 수 있다. 환자가 좀 더 능동적으로 기침을 통해 분비물을 제거할 수 있으면, 수동적인 기도청결방법은 중지해야 한다.

호흡을 보조하는 복대는 환자가 자발적인 호흡을 수행할 수 있을 때 적용할 수 있다. 복대는 칼돌기(xiphoid precess) 2~3인치 아래에서 앞쪽위엉치가시(ASIS) 약간 아래까지 적용한다.[66] 너무 높이 복대를 적용하면 날숨이 힘들어지고, 복대가 너무 아래까지 적용되면 피부파괴가 발생할 우려가 있다. 비록 호흡을 보조하는 복대 사용에 대한 논란이 있지만, 복대가 일부 환자에게 도움이 된다는 연구가 있다.[87,88] 폐활량, 호흡률, 호흡패턴, 산소포화도를 복대가 환자에게 도움이 되는지를 결정하기 위해 누운 자세와 앉은 자세에서 검진해야 한다. 기계적 환기장비를 제거하기 위해, 날숨훈련장비 또는 복부에 가해진 저항운동을 통해 호흡근육훈련을 실시해야 한다.[5,66] 손을 이용한 되먹임을 통해 특정 근육의 훈련을 촉진할 수 있다. 운동의 강도와 시간은 호흡근육의 피로를 줄이기 위해 서서히 증가시켜야 한다. 환자의 호흡지구력이 증가하여 환기장비를 떼려할 때 운동성을 위한 중재가 추가되어야 한다. 환기장비를 제거할 때 환자의 호흡을 보조하기 위해 지속적인 양압을 제공하는 것이 도움이 된다.

상위 목척수손상 환자는 혀인두호흡(glossopharyngeal breathing, GPB)이라 불리는 방법을 교육받아야 하는데, 이 방법은 구강을 확장하여 입 속으로 공기를 빨아들이기 위해 보조근육(뇌신경에 의해 신경지배를 받음)을 이용하고 들숨을 촉진하기 위해 음압을 만드는 것이다. 이후 들어온 공기를 턱을 당기고 혀를 목구멍쪽으로 움직여서 폐로 이동시킨다. 입안은 다시 양압으로 변하게 된다. 1회 호흡 시 공기를 모으는 동작은 3~12회 반복한다.[89] 환기장비 의존 환자도 이 방법을 사용하여 환기기계 의존도를 줄일 수 있다. 또한 일시적으로 기계적 환기사용이 어려운 경우에 짧은 시간 동안 호흡을 유지하는 방법으로 사용할 수 있다.

통증관리. 통증 형태에 따라 통증관리방법은 다양하다. 비록 척수손상 수준 위 또는 아래에 있는 근육뼈대계에서 통증이 발생할 수 있지만, 대부분 체중지지와 이동에 사용되는 팔에서 통증이 발생한다.[90] 어깨는 가장 흔히 통증이 발생하는 부위이다. 유해성 통증의 증상은 일반인에게 적용되는 것과 비슷한 방법으로 관리가 된다. 예를 들어, 진통제, 항염증제, 휴식, 생활습관 수정, 치료적 기구, 운동 등이 적용된다.[90,91] 척수손상 환자를 위한 부가적인 중재에는 인간공학적 평가와 휠체어 추진방법과 의자 수정이 있다.[92,93] 척수손상 환자와 관련된 유해성 통증에 대한 다양한 중재방법의 효율성을 알아본 연구들이 있다. 척수손상 환자 120명을 대상으로 통증관리에 대한 자가기입식 설문조사 연구에서, 40명은 물리치료를 받았고 이들 중 50%는 통증이 줄어들거나 사라졌다고 응답하였다.[152]

신경병적 통증은 확진하고 치료하기 힘들다. 특히 손상수준 아래에서 발생하는 경우에 더욱 그러하다. 이런 유형의 통증을 위한 치료는 만성통증 환자에게 적용되는 것과 비슷하게 적용된다. 즉, 약물(예: 마약류, 항우울제, 항경련제 등), 심리적 지지, 인지행동치료, 수술적 중재를 사용한다.[51,91,93] 척수자극과 약물주입도 가능하다.[94] 특정 치료의 효과를 연구한 임상적인 연구들이 일부 있지만, 동일한 효과를 보이는 치료방법은 없다. 따라서 척수손상 후 신경학적 통증을 위한 효과적인 중재방법에 대한 연구가 필요하다.[52,91,93~95]

재활시기

회복기에 재활을 위한, 중재는 운동능력훈련과 자가관리에 대한 교육에 초점을 둔다. 이 시기에 압력제거 방법, 침상 운동성 기술, 옮겨가기훈련, 휠체어움직임기술, 호흡관리, 보행훈련(가능한 경우)을 실시한다. 각 과제를 위해, 근력, 유연성, 또는 과제를 수행하는데 필요한 조절능력을 높이기 위한 특수 운동들이 먼저 적용된다. 각 과제를 수행하는 방법에 대해 기술하겠다.

환자 관련 지도

앉은 자세에서 압력제거기술. 척수손상 환자는 손상 후 초기에 압박궤양이 발생할 위험이 높다. 따라서 가능한 조기에 압력제거 기술에 대한 교육이 필요하고 재활시기 동안 강화되어야 한다. 환자는 이러한 기술의 중요성을 인식해야 하고, 모두 팀원들이 환자가 이러한 기술을 습득하도록 도와야 한다.

앉아 있을 때, 궁둥뼈결절 주변 조직에 피부파괴가 발생할 위험이 높아지고, 만약 환자가 골반을 뒤로 기울인 채 앉아 있다면 엉치뼈에서도 압박궤양이 흔히 발생한다.[96,97] 얼마나 오래, 얼마나 자주 압박궤양을 줄이기 위한 제거방법을 적용해야 하는지는 의견이 다양하다.[11,18,19] 대부분은 매 15~30분마다 최소 15초 이상 압력제거기술을 적용하는 것이 적절하다는 것에 동의하고 있다. 그러나 최근 연구에 의하면 압박을 받은 조직에 다시 산소를 공급하는데 위의 방법이 적절하지 않다는 증거가 보고되었다. 압력제거 동안 피부경유 산소 수준에 의하면, 최소 1.5~2분 정도 압력제거기술을 적용해야 압박 이전 수준으로 회복된다는 보고가 있다.[98,99]

C4 또는 그 이상의 상위 사지마비 환자인 경우 압력을 제거하기 위해 도움을 받거나 전동휠체어를 뒤로 기울임으로서 수행할 수 있다(그림 28-5). 보조해주는 방법은

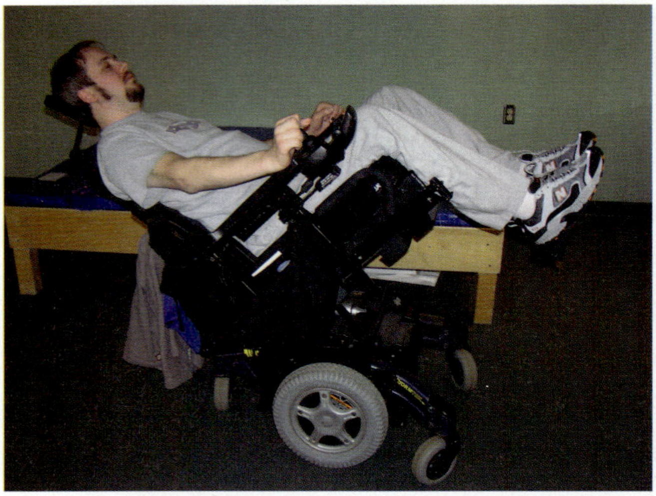

그림 28-5 뒤로 기울어지는 전동휠체어를 이용한 수동적 압력제거

휠체어 뒤에서 손잡이를 잡고 적어도 65° 뒤로 기울이는 것이다(휠체어의 등받이가 보조자의 무릎에 닿는 정도).[100] 일부 휠체어는 등받이가 뒤로 기울어지는 것도 있다. 이런 유형의 휠체어인 경우 환자가 편안함을 느낄 정도(120~150°)로[101] 뒤로 기울이고 발을 올려주면 된다. 휠체어를 타고 뒤로 누운 자세에서 양쪽으로 움직이는 것은 체중이동을 더욱 촉진할 수 있다. 환자를 뒤로 기울이는 방법은 압력제거 후 환자의 위치를 다시 바로 잡아주어야 하는 단점이 있고, 이로 인해 강직이 촉발될 수 있는 단점이 있다. 또한 뒤로 기울이는 각에 따라 궁둥뼈결절에 전단력이 작용할 가능성이 높다.[101]

머리와 목조절이 좋고 팔기능이 일부 있는(위팔세갈래근 제외) C5~6번의 척수손상 환자인 경우, 압력제거에 도움이 되는 여러 방법들이 있다. 가슴을 무릎쪽으로 숙이는 방법이 사용될 수 있다(그림 28-6,A). Henderson 등은 뒤로 35° 또는 65° 기울이는 것보다 이 방법이 궁둥뼈결절 압력제거에 더욱 효과적이라고 보고하였다.[100] 앞으로 숙이는 방법에서 가장 힘든 부분은 위팔세갈래근의 기능 없이 다시 원위치로 되돌아오는 방법을 배우는 것이다. 환자에게 앞쪽어깨근육을 사용하는 방법을 교육하거나, 팔을 뒤로 던져 손잡이에 걸어 기립자세로 되돌아오는 방법을 교육해야 한다. 다른 방법은 옆으로 기울이는 정도를 조절하고 다시 원위치로 되돌아오기 위해 반

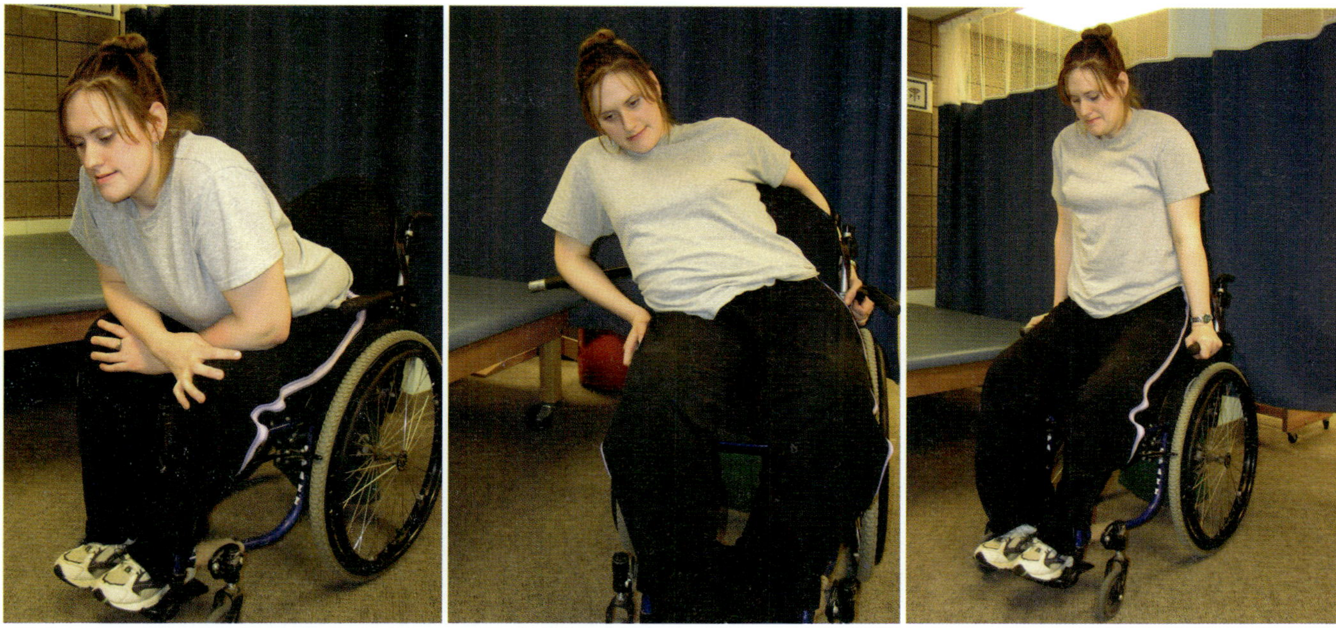

A B C

그림 28-6 능동적 압력제거 방법. A, 앞으로 숙이기; B, 옆으로 숙이기; C, 들어올리기

대 팔을 이용하여(예: 오른쪽으로 기울이기 위해 왼쪽 팔을 사용) 휠체어 손잡이에 팔을 걸어(C5번인 경우 아래팔로 걸고 C6인 경우 손목 폄을 이용해 건다) 휠체어에서 최대한 옆으로 기대는 방법이다(그림 28-6,B). 압력제거를 위해 이 방법을 양쪽 다 적용해야 한다.

위팔세갈래근의 기능이 있는 환자인 경우, 압력제거는 팔꿉혀펴기 방법을 이용하여 수행할 수 있다(그림 28-6, C). 손을 휠체어 바퀴 또는 팔걸이에 놓고 위팔세갈래근을 수축시켜 몸을 들어올리는 것이다. 일부 환자는 위팔세갈래근을 사용하지 않고 이 방법을 수행할 수 있다. 만일 휠체어에서 수동적 팔꿉잠금위치(locking position)가 가능하다면, 어깨내림근(depressor)을 이용하여 신체를 들어올릴 수 있을 것이다. 팔꿉혀펴기 방법의 단점은 어깨와 손목의 과도한 사용을 유발한다는 것이다.[102] 또한 일부 환자는 팔꿉혀펴기 자세를 충분히 오래 동안(1.5~2분) 유지하는 것이 어렵다는 것이다.

규칙적인 압력제거기법과 더불어, 압력분산을 유도하는 방석을 사용해야 한다. 휠체어 방석은 4가지 유형이 사용될 수 있는데, 각 유형마다 장점과 단점이 있다. 공기를 사용하는 방석은 뼈 돌출부위의 압력을 일정하게 줄이는 역할을 하고[103,104] 일반적으로 가볍지만, 운동성 기술을 수행하는데 안정적인 지면을 제공하지 못하고 공기량을 규칙적으로 점검해야하는 단점이 있다. 겔 방석은 유지관리가 쉽고 일반적으로 방석에서 움직이는 것이 쉽지만 무겁고 습기를 간직하는 단점이 있다. 발포(foam) 방석은 모양이 다양하고 혼합되는 물질이 다양하다. 압력제거의 효과와 내구성은 발포 유형에 따라 다양하므로, 환자의 압력분산과 운동 요구에 따라 적절한 것을 선택해야 한다. 또 다른 유형은 합성 물질로 만들어진 방석으로 모양이 다양하고, 다양한 운동성과 압력분산을 제공할 수 있다.

보행과 이동움직임훈련

휠체어운동성. 독립적인 일상 움직임을 위해 휠체어를 다루는 기술을 훈련하는 것이 필요하다. 초기 기술훈련과 지구력훈련 후, 근육피로와 통증유발 없이 지역사회 내에서 환자는 휠체어를 추진할 수 있어야 한다. 이 목표를 성취하기 위해 환자의 손상 수준에 따라 요구되는 기술과 휠체어 유형을 선정해야 할 것이다.

C4 이상의 척수손상 환자는 이동하기 위해 전동휠체어를 사용해야 할 것이다. 전동휠체어는 환자의 능력에 따라 다양한 장치에 의해 조절될 수 있다. 머리, 턱, 입술,

호흡, 또는 어깨의 움직임은 휠체어조작이나 압력제거를 위해 이용될 수 있다. 손과 팔의 다양한 장치는 환자가 팔을 사용하는 능력이 제한되더라도 휠체어를 조작할 수 있게 만든다. 환기장비에 의존해야 하는 환자의 경우 휠체어에 환기장비를 장착하여 집안이나 지역사회 내에서 이동할 수도 있다. 초기 전동휠체어 훈련은 넓은 장소에서 느린 속도로 움직이도록 설정하고, 점차 조작기술이 향상됨에 따라 평탄하지 않은 바닥장애물 주변, 공중장소, 엘리베이터 등에서 훈련을 실시해야 한다. 전동휠체어 사용자는 모든 조절기를 독립적으로 조작할 수 있어야 한다.

C5~6번 척수 손상은 수동휠체어 추진에 제한을 받는다. 특별히 고안된 추진돌기는 환자들이 손가락 기능이 없이도 휠체어추진이 가능하도록 만든다. 바퀴를 앞으로 추진하기 위해 엉덩이 뒤쪽에 손바닥을 배치하고 위팔두갈래근을 처음에 이용하고 이후 앞쪽어깨근육과 가슴근육을 이용해 끝까지 바퀴를 민다. 휠체어 밀기능력을 최대화하기 위해 휠체어를 조절해야 하며, 동시에 보상적인 자세변경 없이 효율적으로 휠체어를 밀 수 있도록 안정적인 의자와 등받이를 제공해야 한다.[105,106] 대부분의 척수손상 환자들은 평지에서 휠체어를 추진할 수 있지만, 지역사회에서 휠체어를 추진하기 위해서는 전동보조 또는 전동휠체어가 필요한 경우도 있다.

C7 이하의 완전마비가 있는 대부분의 환자는 이동을 위해 수동휠체어를 사용할 수 있다. 이러한 환자들은 엉덩이 뒤쪽 위치에서 바퀴를 잡고(손상수준에 따라 바퀴 변경), 바퀴를 앞쪽으로 추진한 후, 어깨를 뒤로 뻗어 다시 시작 자세가 되도록 하면서 휠체어를 추진한다. 이러한 형태의 밀기방법은 팔을 앞뒤로 움직이는 것이 아니라 원형으로 움직이는 것이다. Boninger 등은 어깨손상에 대한 자기공명영상 결과, 바퀴의 축과 평행하게 힘을 가하기보다 축을 향해 강하게 힘을 가할수록 손상의 위험이 높다고 보고하였다. 위험군에 속하는 사람은 대부분 여성이었다.[92] 비록 연구대상의 수가 적어(남자 8명, 여자 6명) 휠체어 추진 방향과 어깨손상 사이 관련성을 일반화하기 힘들지만, 손상을 줄이기 위한 휠체어 추진 방향과 장비에 대한 더 많은 연구가 필요함을 보여주는 것이다.

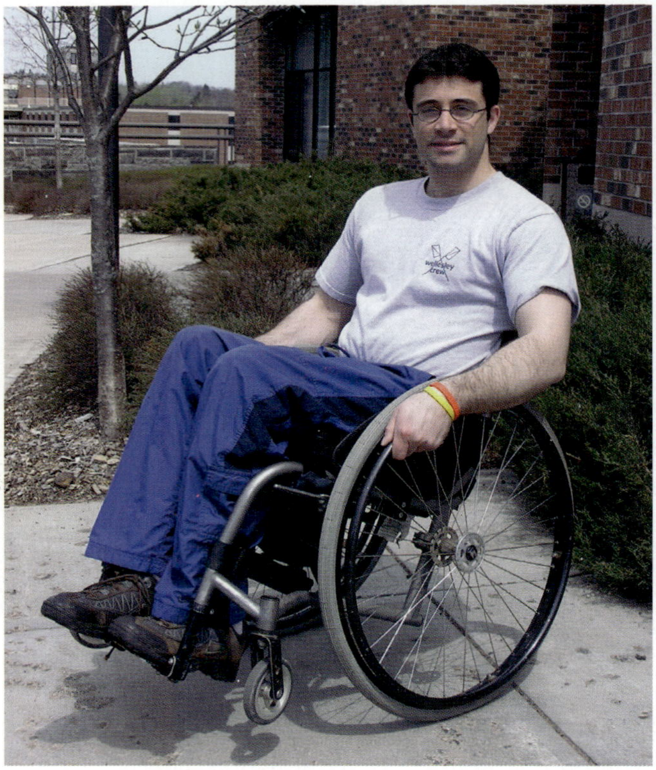

그림 28-7 T10 다리마비 환자가 앞바퀴 들기 상태에서 균형을 잡고 있는 모습

평지에서 휠체어를 추진하는 방법에 대한 교육을 받은 후, 수동휠체어 사용자들은 일상생활에서 적응하기 위해 추가적인 기술들을 배워야 한다. 문 열고 닫기, 엘리베이터 조작하기, 앉은 자세에서 일상생활과제 수행하기는 재활시기 동안 배워야 하는 것이다. 경사로를 내려가는 동안 중심을 잡기 위해, 거친 바닥을 이동하는 동안 앞바퀴가 걸리는 것을 방지하기 위해, 턱을 오르는 수단으로 "앞바퀴들기(wheelie)" 기술 역시 환자들은 배워야 한다(그림 28-7). 앞바퀴 들기 자세는 머리와 어깨를 등받이에 붙이면서, 동시에 바퀴를 앞으로 미는 것이다. 결국 앞바퀴가 바닥에서 들리고 체중이 뒷바퀴로 이동하게 된다. 반복 훈련을 통해 대부분의 환자는 뒷바퀴로 중심을 잡을 수 있을 것이다. 이 기술을 훈련할 때, 치료사는 뒤로 넘어지는 것을 방지하기 위해 뒤에서 지지해 주거나 손잡이에 끈을 연결하여 안정성을 제공해 주어야 한다.

치료사는 뒤로 넘어지는 경우 환자 자신을 보호하는 방법을 교육해야 한다. 만일 뒤로 넘어진다면, 머리를 앞쪽

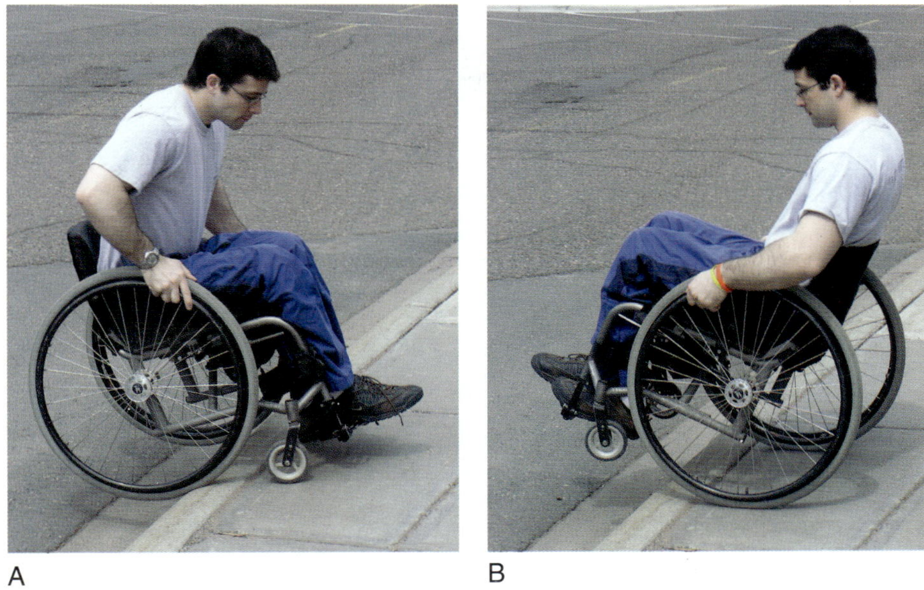

그림 28-8 턱을 오르고 내리고 있는 T10 다리마비 환자

으로 들고(다리가 자신의 머리로 오는 것을 방지하기 위해) 앞바퀴에 있는 휠체어 틀(frame)을 잡아야 한다.

환자는 턱을 오르거나 내려오는 기술을 반복 연습을 통해 습득해야한다. 낮은 턱인 경우, 앞바퀴 들기를 통해 턱 위에 앞바퀴를 먼저 올리고 이후 몸통을 최대한 앞쪽으로 숙이고 뒷바퀴를 강하게 밀어 올린다. 이 방법은 강한 팔과 잡기가 필요하다. 낮은 턱을 내려가는 경우, 몸통을 앞으로 숙이고 뒷바퀴로 먼저 내려가는 방법을 사용할 수 있다. 뒷바퀴가 턱에서 내려오면 한쪽 바퀴씩 뒤로 밀어 앞바퀴를 내리거나 앞바퀴 들기를 한 채 뒷바퀴를 뒤로 밀어 앞바퀴를 턱에서 내린다. 턱을 올라가는 가장 효율적인 방법은 휠체어를 앞쪽으로 밀어 이때 발생하는 전진모멘트를 이용하는 것이다(그림 28-8). 즉 휠체어를 앞으로 추진하여 앞바퀴가 턱에 가까워지면 앞바퀴 들기를 이용해 앞바퀴를 올림과 동시에 몸통을 앞으로 숙이면서 계속해서 뒷바퀴를 밀어 올리는 것이다. 턱을 내려갈 때는 턱의 가장자리에 와서 앞바퀴를 들고 뒷바퀴로 내려오는 것이다. 뒷바퀴가 낮은 바닥에 도달하자마자 또는 약간 전에 앞바퀴를 내린다. 이 방법은 협응과 시기(timing)가 매우 중요하다. 환자가 안전하게 성공할 수 있도록 치료사는 안정하게 보호하면서 반복적인 훈련을 해야 한다.

휠체어를 움직이는 기술에 대한 학습과 더불어 발판과 팔걸이 관리, 브레이크 조작, 휠체어 접기와 펴기, 휠체어 조절(등받이 각도 조절 등) 등 휠체어 조작에 대해 잘 이해하고 있어야 한다.

보행. 전통적으로, 척수손상을 위한 보행훈련은 다리로 체중지지와 기립 자세를 유지하고 제한적인 기능적 이동을 위해 보조기와 보조도구를 이용하는데 중점을 두었다. 이 방법은 나중에 다루겠지만, 지금도 여전히 수행되는 방법이다. 하지만 최근 연구들은 척수신경회로를 탐구하는데 더욱 초점을 두고 있다. 이 치료 틀에는 다양한 이동움직임 훈련과 부가적인 치료방법(예: 기능적 전기자극, 약물치료)이 포함되어 있다.

이동움직임훈련. 이동움직임(locomotion)훈련은 고유감각 및 상위척수의 반응 없이도 율동적인 신경활동성을 만들어내는 중추패턴발생기(central pattern generators, CPGs)라 불리는 척수에 있는 신경망의 이점을 이용하는 것이다. CPGs는 기본적인 움직임 패턴을 제공하는 것으로, 상위척수와 감각입력에 의해 시작되고 수정될 수 있다. 다양한 움직임에 영향을 주는 CPGs의 존재는 인간보다는 척추동물들에 대한 연구에서 잘 나타나고 있고, 반복적인 훈련이 CPG 운동출력을 수정하거나 증진시키는 충분한 입력을 제공할 수 있다는 연구들이 동물들을 대상으로 이루어져 있다.[107~111] 인간에서 CPGs의 존재와 정확한 기능에는 논쟁이 있지만, 척수에 감각입력을 제공하기 위해 외부 도움을 이용해 다리를 보행 형태로 움직일 때 완전 및 불완전 척수손상 환자에서 이동움직임 형태움직임과 근전도 유형이 유발된다는 연구들이 보고되고 있다.[112~114]

인간에서 CPGs의 존재를 지지하는 연구들은 척수손상 환자에서 이동움직임을 유발하는 신경로를 이용하기 위한 다양한 중재방법들을 제시하고 있다. 일반적으로 환자의 체중을 현수를 통해 지지하면서 트레드밀 보행을 실시하는 방법이 적용되고 있다. 수동적인 도움이나 전기적 자극을 통해 보행과 유사한 운동역학적인 방법으로 트레드밀 보행을 시작하고, 시간이 경과함에 따라 반복적인 걸음연습으로 결국 자발적인 걸음이 증가하면 점차 보조의 양과 체중을 지지하는 정도를 줄인다. 이 중재의 목적은 이동능력을 최대화하기 위해 척수 신경망의 가역성을 이용하는 것이다.

다양한 접근법을 적용한 결과 다양한 결과들이 보고되고 있다. 기능적 전기자극과 더불어 트레드밀 위에서 이동움직임 훈련을 한 연구들에 대한 고찰 결과, 보행에 따른 생리학적 에너지소비가 감소하고 최대보행속도가 증가되는 이점이 있었다.[115] Carhart 등은 경질막바깥척수자극과 함께 부분적 체중지지를 통한 트레드밀훈련의 효과를 사례연구를 통해 알아본 결과, 보행을 위한 과도한 동작(Borg 척도 상 8/10에서 3/10으로)이 줄어들었고 보행속도가 100% 증가하였다.[116] Stewart 등은 8명의 만성척수손상 환자를 대상으로(평균 기간 8.1년) 체중지지-트레드밀훈련연구를 실시하였다.[117] 6개월 후, 대상자들은 보행속도가 135% 증가하였고 보행 지속시간이 55% 증가하였다. 또한 9명중 4명은 Wering 걷기척도(walking scale) 점수뿐만 아니라 평지에서 기능적인 보행능력이 향상되었다. 흥미롭게도, 이들은 콜레스테롤이 감소하였고 근육섬유 Ⅰ형과 Ⅰa형의 크기가 증가하였다. Field-Fote와 Tepavac은 14명의 만성불완전 척수손상 환자를 대상으로 기능적 전기자극치료와 체중지지를 통한 트레드밀훈련을 실시하였다. 12주 36번의 치료 후, 평균 평지 보행속도가 84% 증가하였고 트레드밀 보행속도는 158% 증가하였다.[118] 14명 중 4명은 다리의 협응도 증가되었다. 이동움직임훈련은 신체적 및 기능적 이점뿐만 아니라 자신감, 신뢰감, 희망, 삶의 질 같은 심리적 이점도 있었다.[119~121]

비록 이런 연구의 결과가 매우 인상적이지만, 연구대상자의 수가 적었고, 중재방법이 일관되지 않으며, 자발적인 회복 또는 전기자극으로 인한 효과 같은 오류요인이 존재한다. 이동움직임훈련은 척수손상을 위한 가망 있는 치료일 수 있지만, 다양한 척수손상 환자에서도 효과가 있을지에 대한 의문이 존재하고, 전통적인 중재방법보다 더욱 효과적인지에 대한 의문은 여전히 존재한다.

최근 이동움직임훈련의 기술이 발달하여, 보행할 때 도움이 되는 것(치료사의 부담을 줄이고 적용시간을 늘리는 것) 즉 환자가 보행할 때 보조해주는 기계적인 로봇장비 이용,[122] 서기와 운동성을 높이기 위한 전기자극기 삽입, 약물과 이동움직임훈련의 조합 같은 방법들이 보존되어 있는 신경로의 가역성 또는 CPGs 활동성을 높이기 위해 적용되고 있다.

이동움직임훈련으로 중재하기를 원하는 치료사는 다양한 연구에서 사용된 치료프로토콜을 살펴보아야 한다. 척수손상 후 효과적인 이동움직임훈련을 실시하기 위해 현재 여러 연구 단체에서 표준화된 프로토콜을 적용하고 있다.[123] 이 프로토콜에는 20분 동안 지속적으로 발떼기를 하기 위해 주 5일 동안 체중지지를 통한 트레드밀에서 1시간 동안 발떼기(step)훈련을 실시하는 것이 포함된다. 훈련 초기에는 체중지지율을 20~50%로 적용한다. 보행속도는 환자의 능력에 따라 다양하지만, 가능한 적어도 시간당 2~2.5마일 속도로 걷도록 한다. 발떼기 시 다리, 몸통, 골반에 필요한 보조를 해준다. 이 프로토콜이 많은 연구에서 사용되고 있는 것으로, 주 5일 대신 주 3일 적용하는 경우도 있다. 이동움직임 훈련은 과제지향적 훈련에 속하는 것이므로, 가능한 평지보행프로그램과 조화를 이루면서 실시하는 것이 필요하다.

동물과 인간을 대상으로 실시된 이동움직임훈련연구에 의하면, 신경학적 입력의 효과를 극대화하기 위해 체중지지를 한 상태에서 트레드밀을 시키는 동안 치료사가 조절해야할 보행변수들이 많음을 알 수 있다.[107,124,125] 보행패턴에 악영향을 주지 않는 범위 내에서 체중지지를 최소로

해야 한다. 보행속도는 일반적인 보행속도(손상 이전 속도)와 가능한 비슷하게 적용해야 한다. 대부분의 보행속도는 적어도 2.0 ㎧이다. 입각기 말기에, 완전한 엉덩이 폄이 일어나도록 해야 하며, 동시에 같은쪽 굽힘반응과 반대쪽 부하반응(loading response)을 촉진하기 위해 반대쪽 다리의 부하를 촉진해야 한다. 무릎과 발목의 운동역학도 가능한 정상이 되도록 해야 한다. 팔을 이용한 체중지지를 피해야 하고, 교차적인 팔 흔들기를 독려해야 한다. 이동움직임과 연관된 감각정보와 상반되는 감각자극은 최소화해야 한다(예: 유각기 동안 폄근의 들섬유 자극).

양쪽 무릎-발목-발 보조기 착용 후 보행훈련. 기능적인 보행기술이 없는 완전 또는 불완전마비 환자인 경우, 보조기를 착용한 채 교대적인 보행패턴을 이용하도록 교육할 수 있다. 가장 흔히 교육하는 보행패턴은 2점 보행 넘어가기(swing through)로써, 아래팔 목발(forearm crutch)과 무릎관절이 완전 폄상태로 잠겨있고 발목관절이 약간 발등쪽 굽힘이 되도록 고안된 무릎-발목-발 보조기를 사용한다. 이 기술을 효과적으로 사용하기 위해, 강한 힘과 지구력이 동반된 정상적인 팔 기능이 필요하고 몸통기능이 일부 있어야 한다(T8 이하). 또한 수동적 엉덩이 폄, 발등쪽 굽힘, 허리 폄의 가동범위가 완전해야 한다.

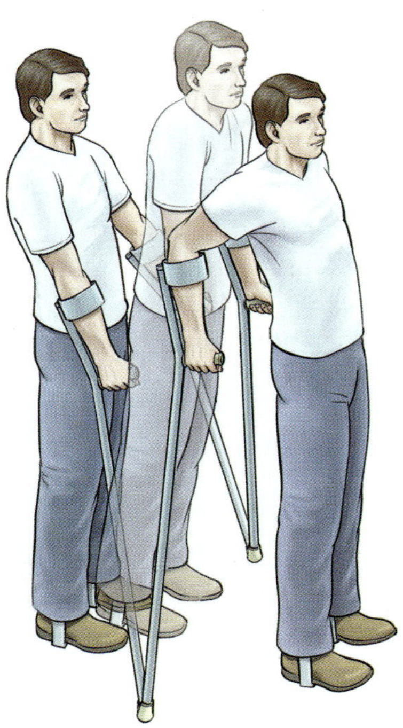

그림 28-9 무릎-발목-발 보조기를 착용한 보행훈련

가장 효과적인 무릎-발목-발 보조기를 이용한 보행순서는 다음과 같다(그림 28-9).

1. 팔을 펴서 목발을 발 앞에 놓고 엉덩이와 몸통을 펴면서 발 위로 체중을 옮기면 모멘트 균형이 만들어진다. 이 자세에서 앞쪽 안정성은 발목부분의 고정으로 이루어진다.
2. 양쪽 목발을 들어 동시에 앞쪽으로 옮기고, 목발쪽으로 체중을 이동시킨다.
3. 팔을 이용하여 몸통과 다리를 들어 목발 앞쪽으로 다리가 위치하도록 목발을 넘어간다.
4. 목발 넘어가기 시 엉덩이 폄을 만들기 위해 허리 폄을 하여 1번과 같은 모멘트 균형 자세가 되도록 한다.

비록 이 방법을 습득하여도, 많은 에너지가 소모되기 때문에 환자들은 이동 수단으로 휠체어를 흔히 사용한다. 이 기술은 휠체어가 통과하기 좁은 공간, 짧은 거리 이동, 또는 짧은 시간 동안 선 위치에서 행해지는 일상동작에 적용될 수 있다.

자가관리와 집관리를 위한 기능적인 훈련

운동성 기술. 척수손상 후 많은 근육이 기능을 하지 못하기 때문에 환자는 움직임을 위해 보상적인 전략을 사용해야 한다. 환자 이전의 움직임 패턴으로 돌아오기 위해 노력하는 다른 치료와는 다르게, 척수손상 환자는 일상 생활 동작을 위해 다양한 방법을 배워야 한다. 대부분의 척수손상 환자의 경우, 재활과정에서 약하거나 없는 다리기능을 보상하기 위한 팔의 이용에 대해 배우게 된다. 하지만 물리치료사는 환자가 보존되어 있는 근육을 이용하여 효율적인 움직임 수단을 배우도록 교육해야 한다.

다음의 내용은 기능적 운동성을 위한 기본적인 자세에 대한 것으로, 훈련을 통해 각 자세유지와 변경기술에 대해 환자가 습득하도록 해야 한다. 환자의 능력에 따라 자세에 따른 보조 정도가 달라질 수 있다.

기본자세

팔꿉으로 지지한 채 엎드리기(prone on elbows). 팔꿉으로 지지한 채 엎드리는 자세는 침상자세, 구르기, 앉은 자세로 변경하기 위해 유용한 자세이다. 또한 이 자세는 장시간 앉거나 누운 자세로 있을 때 신체 뒤쪽에 발생하는 압력을 제거하는데 유용하고 장시간 앉은 자세에 있을 때 발생하는 몸통과 엉덩이 앞쪽 근육의 단축을 예방하는데 유용하다. 팔꿉으로 지지한 채 엎드린 자세는 넓은 지지면이 있기 때문에 매우 안정적인 자세로써, 옮겨가기(transfer) 같은 팔을 이용한 체중지지를 하면서 운동조절(운동성, 안정성, 조절된 운동성, 기술)을 증진하기 위해 재활과정에서 흔히 사용된다. 이 자세를 달성하기 위해서는 허리척추앞 굽힘이 충분해야 하고 매우 심한 어깨 불안정성이 있는 환자는 이 자세를 피해야 한다.

팔꿉으로 지지한 채 엎드린 자세에서 밀어올리기(push-up)는 앞톱니근과 어깨앞쪽근육의 강화와 어깨뼈(scapula) 근육의 원심성 조절을 강화하는 운동이 된다 (그림 28-10). 기능적 운동이 독립적으로 가능하도록 하기 위해서는 여러 가지 중요한 사항이 관련된다. 앞톱니근이 약하거나 없는 환자(C6 이상)는 이 운동 동안 어깨뼈 날개(winging scapula)가 발생할 것이다.

이 자세에서의 운동조절은 여러 활동과 병행하여 시행한다:

1. 운동성(mobility) – 옆으로 누운 자세 또는 엎드린 자세에서 팔꿉으로 지지한 엎드린 자세 취하기, 밀어올리기.
2. 안정성(stability) – 이 자세에서 체중지지하기, 손을 이용해 관절압박(joint approximation) 가하기, 여러 방향으로 교대적인 등척성 수축, 율동적 안정화(rhythmic stabilization).
3. 조절된 운동성(controlled mobility) – 앞뒤 및 좌우 체중이동 조절, 밀어올리기, 한쪽 팔로 체중지지하면서 다른 팔 뻗기.
4. 기술(skill) – 앞뒤 및 좌우로 움직이기(walking).

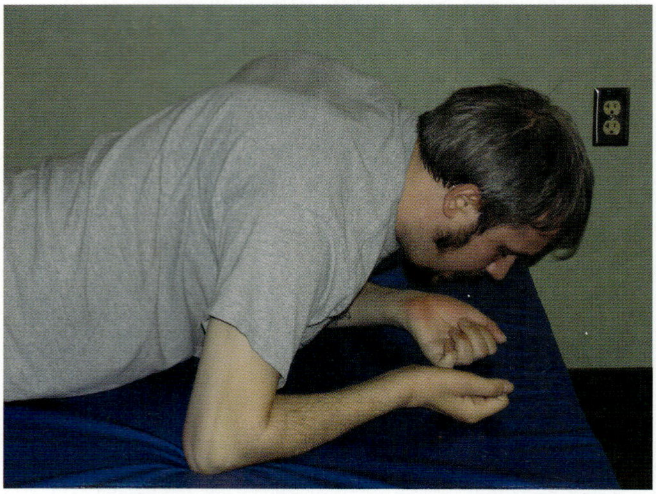

그림 28-10 팔꿉으로 지지한 채 엎드린 자세에 있는 C5 사지마비 환자. 어깨뼈 날개는 앞톱니근의 신경지배가 부족함을 보여주는 것이고 가쪽 안정성을 위해 넓은 지지면을 이용하고 있음을 관찰해야 한다.

팔꿉으로 지지한 채 바로 눕기(supine on elbow). 이 자세는 어깨의 운동성과 유연성을 위해, 바로 누운 위치에서 무릎 펴고 길게 앉은 위치로 자세변경을 준비하기 위해 기본적으로 이용된다. 팔꿉으로 엎드린 자세와 비슷하게, 이 자세에서도 체중이동, 체중지지, 옆으로 움직이기 같은 활동과 함께 운동조절을 높이기 위한 운동을 실시한다. 이 자세를 만들기 위한 과정은 바로 누운 자세에서 무릎 펴고 길게 앉은 자세로 가기에서 다루겠다.

네발자세와 무릎서기(quadruped and kneeling). 네발자세와 무릎서기는 이전에 언급한 팔꿉으로 지지한 채 엎드리기 자세에서 진행된 자세이다. 이 자세는 움직임을 위한 지지면이 줄어들고 지렛대 길이가 길어지기 때문에 더 많은 근육과 운동조절이 필요하다. 무릎서기 자세에서 대부분의 환자는 몸통을 똑바로 유지하기 위해 테이블이나 기타 물건을 이용한 팔지지가 필요하다.

사지마비와 높은 수준의 다리마비인 경우, 네발자세는 팔을 편 상태에서 부분적 체중지지를 하면서 운동조절 훈련을 시행하는데 유용하다. 위팔세갈래근의 기능이 없는 환자인 경우는 치료사가 팔이 구부러지지 않게 보조해주는 것이 필요하다. 네발자세 동안 몸통 아래에 공을 넣어 훈련하는 방법도 가능하다. 무릎서기자세는 흔히 몸통기능이 일부 보존되어 있는 환자에게 적용하며, 팔은 지지를 하면서 움직임을 조절하는데 사용된다.

완전 낮은 수준의 다리마비 또는 불완전마비인 환자는 앉은 자세와 선 자세에서 필요한 운동조절능력을 갖추기 위해 이들 자세에서 다리, 몸통, 골반을 조절하는 연습을 할 수 있다. 엎드린 자세 또는 옆으로 앉은 자세로부터 네발자세를 만들 수 있다. 무릎서기자세는 네발자세에서 만들어 질 수 있으며, 일반적으로 팔의 도움이 필요하다. 일단 무릎서기가 이루어지면 엉덩이와 몸통을 펴서 균형을 유지하기 위해 노력해야 하고 팔의 체중지지를 최소화해야 한다. 이들 자세에서 수행되는 등척성 및 동적인 활동은 더 높은 수준의 운동조절을 준비하는데 도움이 된다.

무릎 펴고 길게 앉기(long sitting). 길게 앉는 것은 특히 몸통 또는 완전한 팔 조절이 안 되는 환자에게 옷 입기와 기타 일상생활이 가능하도록 하는 기본적인 자세이다(그림 28-11). 또한 길게 앉는 자세는 안정적인 자세이며 생활에 필요한 기술을 연습하고 더 높은 수준의 동작을 습득하기 위해 필요한 것이다. 안정성은 넓은 지지면과 짧아진 넙다리뒤근에 의해 유지되는 골반의 중립위치에 의해 제공된다. 적절한 넙다리뒤근의 길이를 유지하는 것이 중요한데, 너무 짧으면 골반이 뒤쪽으로 기울어지고, 너무 길면 골반이 앞쪽으로 기울어져 앉은 자세 유지가 어려워진다. 이상적인 넙다리뒤근 길이는 수동적 다리 펴고 들기(passive straight leg raise) 시 100° 정도가

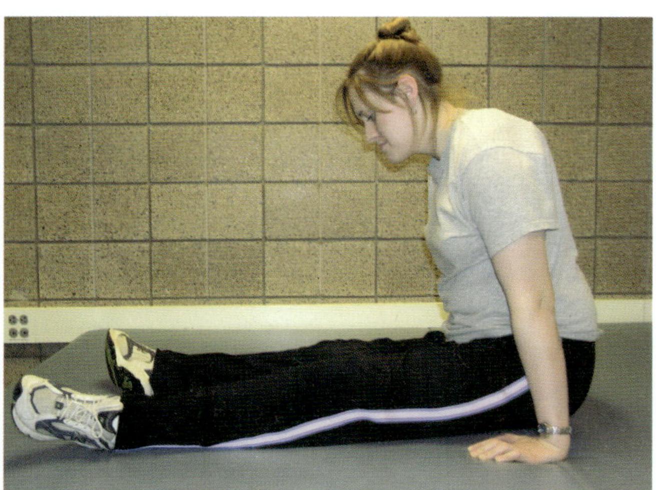

그림 28-11 균형을 위해 머리를 앞쪽으로 이동하고 길게 앉아 있는 C7 완전마비 환자

적당하다.

길게 앉기에서 운동은 엎드린 자세에서의 운동과 비슷하다. 이 자세에서 밀어올리기 운동은 근력강화에 도움이 되는데 옮겨가기 기술을 습득하기 위한 준비과정으로 중요하다. 또한 이 자세는 팔을 이용하거나 이용하지 않고 균형훈련을 하는데 이용된다. 이 자세에서 누운 자세로 변경하기 위해, 손을 엉덩이 앞쪽에서 엉덩이 뒤쪽으로 옮기는 연습을 해야 한다. 이를 위해서는 팔의 지지 없이 짧게 균형을 유지하는 것이 필요하다. 몸통근육이 신경지배를 받고 있는 환자인 경우, 이 자세에서 정적 및 동적 움직임 조절을 연습하고 몸통근육을 강화하는 훈련을 해야 한다.

무릎 굽히고 걸터 앉기(short sitting). 독립적인 옮겨가기, 매트 또는 침상 운동성, 일부 일상생활동작을 수행하기 위해 무릎 굽히고 걸터 앉은 자세를 취하고 유지하는 능력은 중요하다. C5 이하 대부분의 척수손상 환자는 팔의 체중지지 없이 이 자세에서 정적 균형을 유지할 수 있으며 팔 지지 시 동적 균형도 유지할 수 있다. 하체의 안정성을 위해 무릎과 엉덩이가 거의 90°인 자세에서 발이 체중을 지지 할 수 있도록 하는 것이 중요하다. 목척추손상인 경우, 손가락이 굽혀진 상태로 팔을 이용한 체중지지를 해야 한다. 이는 긴손가락 굽힘근이 너무 늘어나는 것을 방지하고 힘줄고정 잡기(tenodesis grip)가 약해지는 것을 막기 위함이다.

짧게 무릎을 굽히고 걸터 앉은 자세에서, 보존되어 있는 능동적 움직임의 정도에 따라 균형유지를 위해 필요한 보상적 전략이 결정된다. 아래가슴 척수손상인 경우, 뒤쪽으로 골반 기움 없이 정적인 기립자세를 유지할 수 있다. 동적인 움직임은 약간 가능한데, 머리, 팔, 어깨의 움직임으로 체중이동하면서 균형을 잡을 수 있다. 지지면을 벗어나는 움직임은 한쪽 팔로 지지하는 것이 필요할 것이다. 위가슴과 목 손상인 경우, 골반뒤쪽기움, 몸통 굽힘, 머리앞쪽이동자세로 정적 균형을 유지할 수 있다(그림 28-12). 이 자세에서 팔과 머리의 보상적 움직임을 통해 짧은 시간이지만 팔을 움직일 수 있다. 동적 움직임을 위해서는 지지면을 넓히기 위해 팔지지가 필요하다.

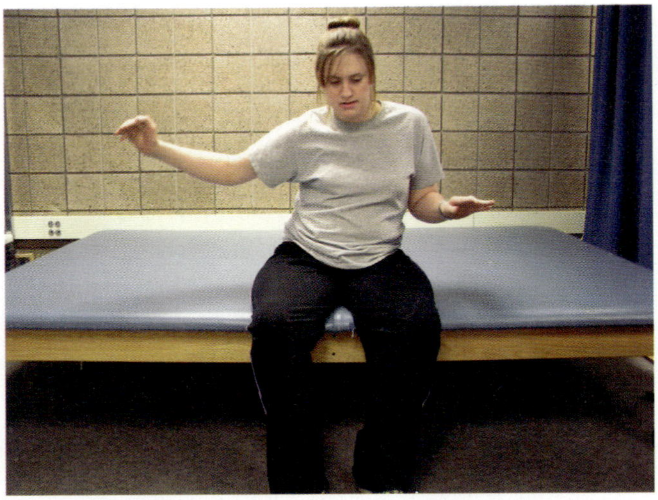

그림 28-12 팔 사용 없이 무릎 굽히고 앉은 자세에서 정적 균형을 유지하기 위해 보상적으로 머리와 팔을 이용하고 있는 C7 불완전마비 환자

길게 앉은 자세처럼, 이 자세에서도 손을 엉덩이 앞에 놓는 것과 뒤에 놓는 것을 연습해야 한다. 이러한 체중지지 훈련을 하는 동안 팔꿉을 편 상태로 유지하기 위해, 위팔세갈래근의 기능이 없는 사람은 손가락이 굽힌 자세에서 어깨바깥돌림을 통해 팔꿉의 잠김 자세(elbow locking)를 유지해야 한다. 이것은 팔꿉관절을 중력선 앞쪽으로 배치시켜 수동적으로 팔꿉이 펴지게 만드는 것이다. 또한 손을 고정한 상태에서 앞으로 기대는 동안, 앞쪽 삼각근과 큰가슴근의 빗장뼈 부분은 위팔뼈의 모음을 유발하여, 팔꿉이 펴지도록 만든다.

엎드린 자세에서 수행되는 운동조절을 위한 운동순서는 짧게 앉은 위치에서도 적용된다. 무릎 굽히고 걸터 앉은 자세에서 바닥에서 엉덩이를 들어올리는 기술인 밀어올리기는 이동기술을 위해 매우 중요하다. 이 기술은 팔꿉잠김에서 지레 점으로 어깨와 어깨뼈를 고정한 후, 가능한 몸통근육과 어깨내림근(depressor)을 사용하고 머리를 앞으로 숙임으로써 몸통과 골반을 들어올리는 것이다.[126] 이 기술을 습득하기 위해서는 많은 훈련과 힘, 지구력, 운동조절이 필요하다.

자세변경

구르기(rolling). 구르기는 여러 형태의 일상생활동작을 위해 필수적이고 다른 운동성 기술(예: 누운 자세에서 앉기)을 위한 필수 단계이기 때문에 재활과정 초기에 교육을 해야 한다. 구르기를 위한 초기훈련은 치료용매트에서 시작되지만, 환자는 침상에서도 구르기를 할 수 있어야 한다. 가능하다면, 침상난간, 줄, 또는 침상 위에 배치된 고리 같은 보조도구의 사용 없이 구르기가 가능하도록 교육해야 한다. 그러나 일부 완전 목척수손상 환자인 경우는 이 기술을 수행하기 위해 보조도구가 필요한 경우가 있다.

바로 누운 자세에서 옆으로 누운 자세로 가기 위해서는 조화로운 움직임순서가 필요하다. 대부분의 환자는 다음의 방법을 약간 변경하여 이용하고 있다(그림 28-13).

1. 가능한 팔을 가슴 위에서 편다. 위팔세갈래근이 없는 환자인 경우, 두 손을 마주 잡거나 팔을 약간 내려 중력에 의해 팔이 펴지도록 해야 한다.
2. 모멘트를 만들기 위해 양 팔을 대칭적 패턴으로 좌우로 흔든다.
3. 원하는 방향으로 상체를 움직이기 위해 팔의 움직임과 같은 방향으로 머리를 굽히고 돌린다.
4. 팔과 머리움직임으로 모멘트가 형성되면, 한 번의 강한 움직임으로 돌기를 시도한다. 이 후 가능한 팔을 도는 쪽으로 뻗고, 어깨 앞당김을 하고, 몸통을 늘리고, 머리를 도는 방향으로 이동시켜 상체가 엎드린 자세가 되게 한다.

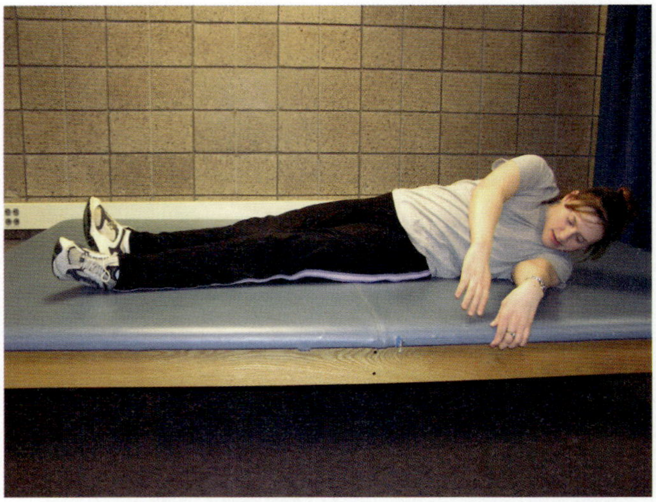

그림 28-13 상체 구르기를 위해 머리와 팔을 이용해 누운 위치에서 옆으로 누운 위치로 구르는 C7 불완전척수손상 환자

5. 하체는 수동적으로 돌아가게 된다.
6. 머리와 팔을 원하는 방향으로 돌림으로써 다시 바로 누운 자세로 돌아간다. 아래 어깨의 수평적 벌림은 이 움직임을 돕는다. 상체가 중심선을 통과하면, 하체는 자동적으로 따라온다. 만일 필요하다면, 머리와 팔을 강하게 원하는 방향으로 이동시켜 이 움직임을 달성할 수도 있다.

초기훈련 동안, 구르기는 여러 방법을 이용해 난이도를 쉽게 할 수 있다. 완전히 바로 누운 위치보다는 약간 몸이 돌아간 위치에서 시작할 수 있다. 또한 구르기를 시작하기 전에 미리 발을 겹쳐 놓아 골반이 약간 돌아가게 만들 수 있다. 위팔세갈래근의 기능이 없는 경우, 공기부목은 팔꿉을 펴기 위해, 흔들기 시 팔의 지레팔을 길게 하기 위해 사용될 수 있다. 팔꿉이 펴진 상태에서, 모멘트를 높이기 위해 손목에 모래주머니를 부착할 수도 있다. 중력의 도움을 얻기 위해 구르는 매트 한쪽을 미리 높게 설정할 수도 있다. 또한 치료사는 완전한 돌기가 가능하도록 골반이나 상체의 돌림을 보조해 줄 수 있다. 구르기가 습득되면 난이도를 높이기 위해 반대로 환경을 설정한다: 매트를 반대로 기울게 하거나, 팔꿉을 굽혀 팔 지레팔을 줄이거나, 골반이나 어깨에 저항을 가한다.

팔에 양쪽 대칭성 고유수용성신경근육촉진법 적용, 율동적인 흔들기 동안 들숨과 날숨의 조화, 완전한 돌기에 필요한 몸통 신장과 팔 뻗기를 촉진하기 위한 앞톱니근과 가슴근육의 강화 같은 운동들도 필요하다.

바로 누운 자세에서 무릎 펴고 길게 앉은 자세로 가기 (supine to long sitting transition). 누운 자세에서 앉은 자세로 가는 것은 일상생활동작, 침상 운동성, 이동을 위한 준비과정으로 필요하다. 이 가술을 달성하기 위해 이용 가능한 환자의 근육에 따라 여러 방법들이 사용된다. 일반적으로 위팔세갈래근과 배근육의 기능에 따라 기술이 선택된다.

위팔세갈래근 또는 배근육의 기능이 불량한 환자는 누운 자세에서 앉기 위해 위팔두갈래근과 보조도구를 사용하게 된다. 보조도구로 다양한 침상난간의 높이와 크기가 이용된다. 일부 환자는 일어나 앉기 위해 발쪽 침상에 부착된 여러 개의 고리를 이용하기도 한다. 일부 환자는 침상 위쪽에 설치된 고리에 아래팔을 끼워 상체를 일으키고 점차 다음 고리로 팔을 끼워 일어나는 경우도 있다.

누운 자세에서 앉기 위해 흔히 사용되는 기술은 먼저 옆으로 구르고 이후 앉은 자세가 될 때까지 팔꿉을 이용해 옆으로 기는 것이다. 개인마다 이 기술의 적용 방법은 다소 다르지만, 일반적인 순서는 다음과 같다(그림 28-14).

1. 앞서 기술된 것처럼 엎드린 위치로 구른다(그림 28-14,A).
2. 옆으로 누운 자세 또는 3/4 옆으로 누운 자세에서 팔꿉으로 체중을 지지하는 자세로 이동한다. 이 자세로 가기 위해서는 아래쪽 팔의 어깨벌림과 내림, 위팔의 수평적 모음이 필요하다(그림 28-14,B). 위팔세갈래근의 기능이 있는 경우, 이 자세에서 바로 아래쪽 팔꿉을 펼 수 있다.
3. 다리쪽으로 팔꿉을 이용해 기어서 상체를 옮긴다. 다리에 가까워지면, 위쪽에 있는 팔을 다리에 걸어 당기면 더욱 상체를 다리쪽으로 이동시킬 수 있다(그림 28-14,C).
4. 팔꿉으로 체중지지자세에서 손바닥으로 체중지지 자세로 변경한다. 위팔세갈래근이 없는 경우, 먼쪽부위인 손을 고정하고 몸쪽부위인 가슴근육(pectoral muscle)을 수축하여 상체를 밀어 올릴 수 있다(그림 28-14,D). 또는 위쪽에 있는 팔을 다리에 건 후 위팔두갈래근을 수축시켜 아래쪽 팔에 체중이 가해지지 않게 한 후, 빠르게 아래쪽 팔을 펴서 상체를 세울 수 있다. 위팔세갈래근의 기능이 있는 경우는 밀어올리기(push-up)를 통해 상체를 세울 수 있다.
5. 이후 팔을 편 채 교대로 체중지지하면서 상체를 옮겨 길게 앉은 자세를 만든다(그림 28-14,E와 F).

다리마비 또는 하위 목척수손상인 경우, 다른 방법으로 앉기가 가능하다. 순서는 다음과 같다(그림 28-15).

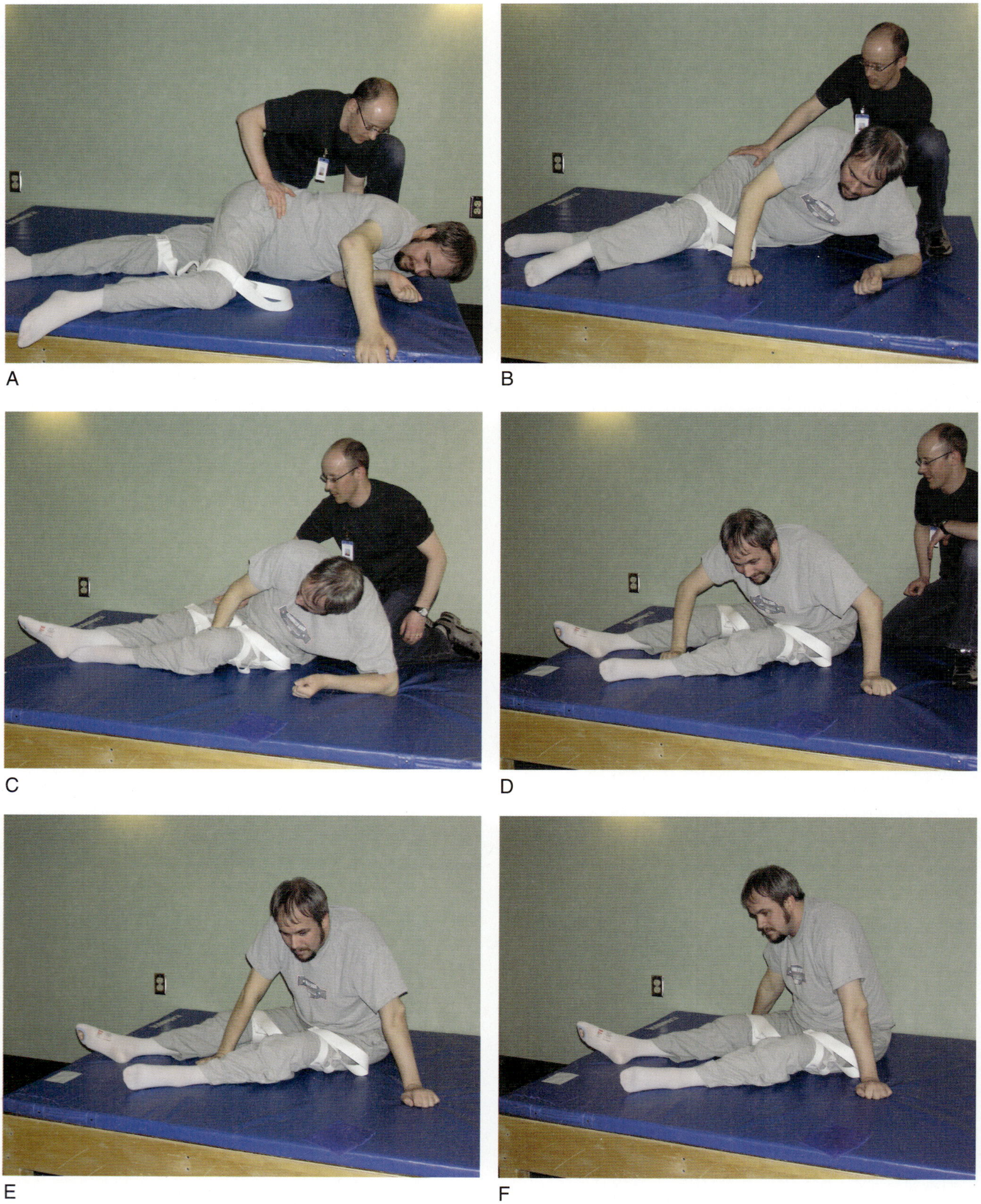

그림 28-14 위팔세갈래근의 기능이 없는 C5 사지마비 환자인 경우, "옆으로 걷기" 기술을 이용한 앉기 방법

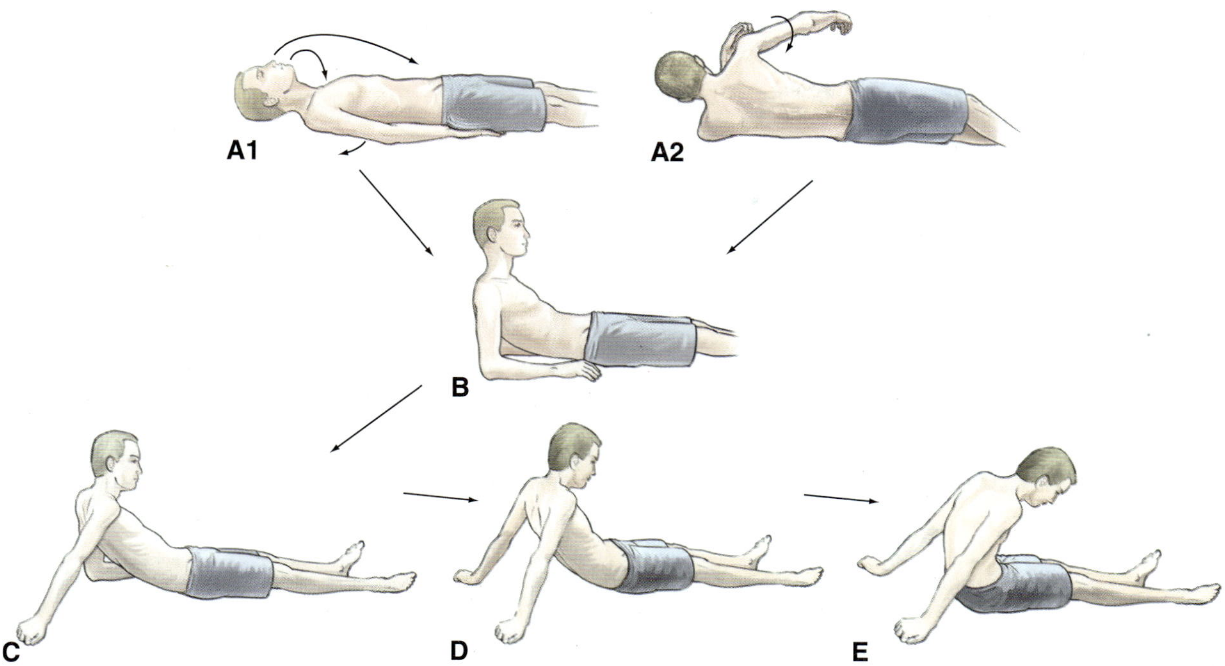

그림 28-15 팔꿉으로 지지한 채 바로 누운 자세에서 길게 앉기 기술; 다리마비 또는 하위 목척추손상으로 인한 사지마비 환자

1. 누운 자세에서, 손을 엉덩이 밑에 넣고 팔꿉과 머리를 구부려 바로 누운 자세에서 팔꿉으로 체중을 지지하는 자세를 만든다(그림 28-15,A1). 다른 방법으로, 옆으로 누운 자세로 가서 팔꿉을 굽힌 채 어깨를 빠르게 펴서 다시 바로 누운 자세로 이동하여 한쪽 팔꿉으로 체중을 지지하는 바로 누운 자세를 만든다(그림 28-15,A2). 이후 머리를 흔들어 팔꿉으로 체중지지하고 있는 쪽으로 구름과 동시에 반대쪽 팔꿉을 굽히고 어깨를 펴서 양쪽 팔꿉으로 체중지지하는 바로 누운 자세를 만든다(그림 28-15,B).
2. 한쪽 팔꿉으로 머리와 상체를 이동시키면서 반대쪽 팔을 뒤로 편다(위팔세갈래근이 없어도 모멘트에 의해 팔꿉이 펴짐). 이후 손으로 체중지지를 한다. 이를 위해 좋은 어깨 근력과 유연성이 필요하다(그림 28-15,C).
3. 이후 머리와 상체를 흔들면서 체중을 뒤로 뻗어 팔로 이동시키면서 반대쪽 팔을 뒤로 편다(그림 28-15,D).
4. 두 손으로 체중을 지지한 상태에서, 머리와 몸통을 흔들면서 점차 한쪽 팔씩 앞으로 이동시킨다(그림 28-15,E).

이 방법은 몸쪽 팔조절과 균형이 좋은 높은 수준의 사지마비 환자에게도 사용할 수 있다.

배근육의 기능이 있거나 일부 있는 환자는 머리와 몸통을 굽히면서 팔로 바닥을 밀어 길게 앉은 자세로 올 수 있을 것이다.

팔꿉으로 체중을 지지한 채 바로 누운 자세, 팔꿉으로 체중을 지지한 채 약간 옆으로 누운 자세, 또는 길게 앉은 자세에서 고유수용성신경근육촉진법의 운동성(mobility)과 조절된 운동성(controlled mobility)의 운동을 하는 것이 도움이 된다. 또한 길게 앉은 자세에서 정적 및 동적 균형훈련, 바로 누운 자세에서 위팔두갈래근을 수축하여 상체 들기, 엎드린 자세에서 밀어올리기 운동 역시 앉기 움직임에 도움이 된다.

무릎 굽혀 앉은 자세에서 무릎 펴고 바로 누운 자세 가기(transition from short sitting to long sitting to supine). 휠체어에서 침상에 눕기 위해서는 먼저 휠체어에서 침상으로 이동하고 이후 다리를 들어올리고 누운 자세로 가야 한다. 이를 위해서는 좋은 균형과 협응뿐만 아

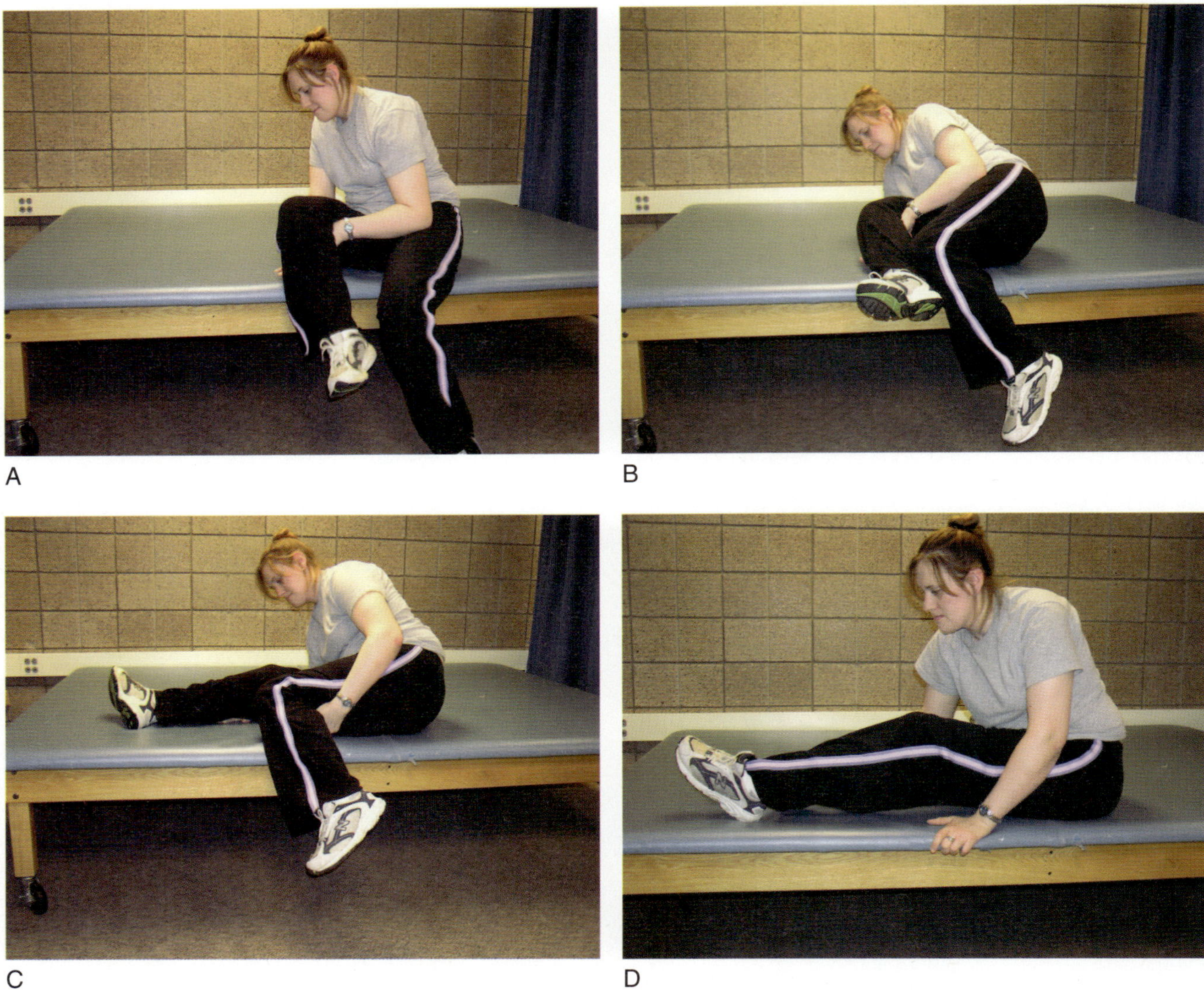

그림 28-16 무릎 굽혀 짧게 앉은 자세에서 길게 앉은 자세로 이동하는 C7 불완전 사지마비 환자

니라 충분한 넙다리뒤근의 길이가 확보되어야 한다. 다리 또는 몸통의 경직은 이 동작을 방해하는 요인으로 작용한다.

목중간부위의 손상으로 인한 사지마비 환자는 침상에 다리를 올리기 위해서 다음의 과정이 필요하다. 여기서 제시되는 예는 오른쪽으로 올라가는 경우이다(그림 28-16).

1. 무릎을 굽혀 침상에 걸쳐 앉은 위치에서, 가능한 엉덩이를 침상쪽으로 밀어 넣고 상체를 약간 돌린다.
2. 오른쪽 다리를 왼쪽 팔로 들어올리면서 오른쪽 팔로 체중을 지지한다(그림 28-16,A). 손으로 잡을 수 없는 환자인 경우, 손목 또는 아래팔을 이용하여 다리를 들거나, 또는 먼쪽 허벅지에 고리를 장착하여 다리를 들어올린다. 이때, 안전하게 다리를 들어올리기 위해 오른쪽 팔을 굽혀 팔꿉으로 체중을 지지하는 것이 필요할 수도 있다(그림 28-16,B).
3. 일단 오른쪽 다리가 안전하게 침상 위에 올라가면, 신체를 침상쪽으로 더욱 밀어 넣는다.
4. 처음과 비슷한 방법으로 왼쪽다리를 들어 올린다. 이후 다리를 펴서 균형이 잡힌 길게 앉은 자세를 취한다(그림 28-16,C와 D).
5. 길게 앉은 자세에서 누운 자세로 가는 것은 누운 자세에서 앉는 자세로 오는 방법을 역순으로 적용하면 된다.

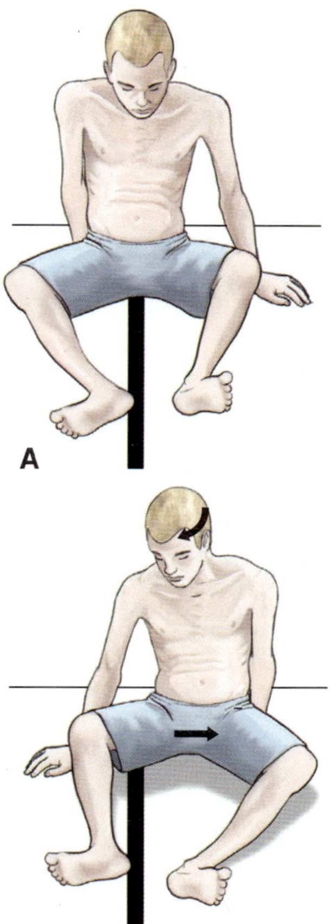

그림 28-17 앉은 자세에서 이동하기. 머리엉덩이 관계를 이용함을 주목한다.

앉은 자세에서 이동하기. 앉은 자세에서 옆으로 이동하는 능력은 이동과 침상 운동성을 증진시키는 기술이다. 이동하기는 무릎을 굽히고 걸터 앉은 자세와 길게 앉은 자세에서 비슷하게 적용된다(그림 28-17).

1. 두 팔을 펴서 체중을 지지하면서, 이동하는 쪽에 있는 팔을 약간 벌려 엉덩이 옆에 놓는다.
2. 머리를 앞으로 숙이면서 양팔로 바닥을 밀어 상체를 들어올린다(그림 28-17,A).
3. 엉덩이가 바닥에서 들리면, 머리를 움직이려는 반대 방향으로 돌리며, 엉덩이가 움직이려는 방향으로 가게 된다(그림 28-17,B).
4. 다시 엉덩이를 내리고 균형 잡힌 자세를 위해 양팔을 재배치한다.
5. 다리를 옮기기 위해, 먼저 움직인 쪽에 있는 팔에 체중지지를 하고 다른 팔을 이용하여 다리를 옮긴다. 잡기 능력이 없는 환자는 다리에 고리를 부착하여 다리를 옮기는데 이용할 수 있다.

이러한 움직임을 하는 동안, 항상 머리는 움직이려는 방향과 반대 방향으로 움직여야 한다. 엉덩이를 들기 위해서는 머리를 앞으로 숙여야 하고 오른쪽으로 엉덩이를 옮기기 위해서는 왼쪽으로 머리를 돌려야 한다. 이것이 머리엉덩이 관계(head-hip relationship)이고 팔에 체중지지를 한 상태에서 움직이려할 때 흔히 사용되는 방법이다.

옮겨가기(transfer). 한 면에서 다른 면으로 옮겨가기(예: 휠체어에서 침상으로) 위해서는 운동성, 균형, 운동조절, 움직임 순서의 조화가 필요하다. 대부분의 환경에서 옮겨가기의 순서는 비슷하지만, 보존되어 있는 근육기능 정도, 신체구성비율, 지구력, 개인적 선호도에 따라 옮겨가기 기술이 결정된다. 대부분의 경우, 옮겨가기를 위해 다음의 일반적인 지침을 따라야 한다.

1. 엉덩이를 바닥에 끌지 말고 들어야 한다. 만일 혼자서 엉덩이를 들지 못하는 경우, 옮겨가기를 하는 동안 전단력을 최소화하기 위해 도움을 받거나 미끄럼판(sliding board) 같은 도구를 이용해야 한다.
2. 옮겨가기를 수행하기 전에 가능한 주변 환경정리를 해야 한다.
3. 움직임 모멘트 사용을 최소화하고, 느리고 조절된 움직임이 일어나도록 해야 한다.
4. 옮겨가기 훈련 초기에, 성공적인 기술습득을 위해 충분한 보조와 지도를 제공해야 한다. 환자가 가능한 독립적으로 이 과제를 수행하도록 하여 독립성과 조절 감각을 획득하도록 하는 것이 중요하다.

휠체어에서 침상으로 옮겨가기를 할 때, 먼저 휠체어를 침상에 30~45° 방향으로 접근시켜야 한다. 발판이 제거되지 않는 경우, 발을 발판 위에 둔 채 발의 방향을 약간 돌린다. 발판이 제거되는 경우, 발판을 제거하고 발을 바닥에 놓고, 균형이 떨어지는 환자는 옮겨가기를 시도하기 전에 발을 들어 침상 위에 먼저 올려 안정적인 자세를 취한다. 이후 골반을 휠체어 앞쪽으로 이동시켜 엉덩이가

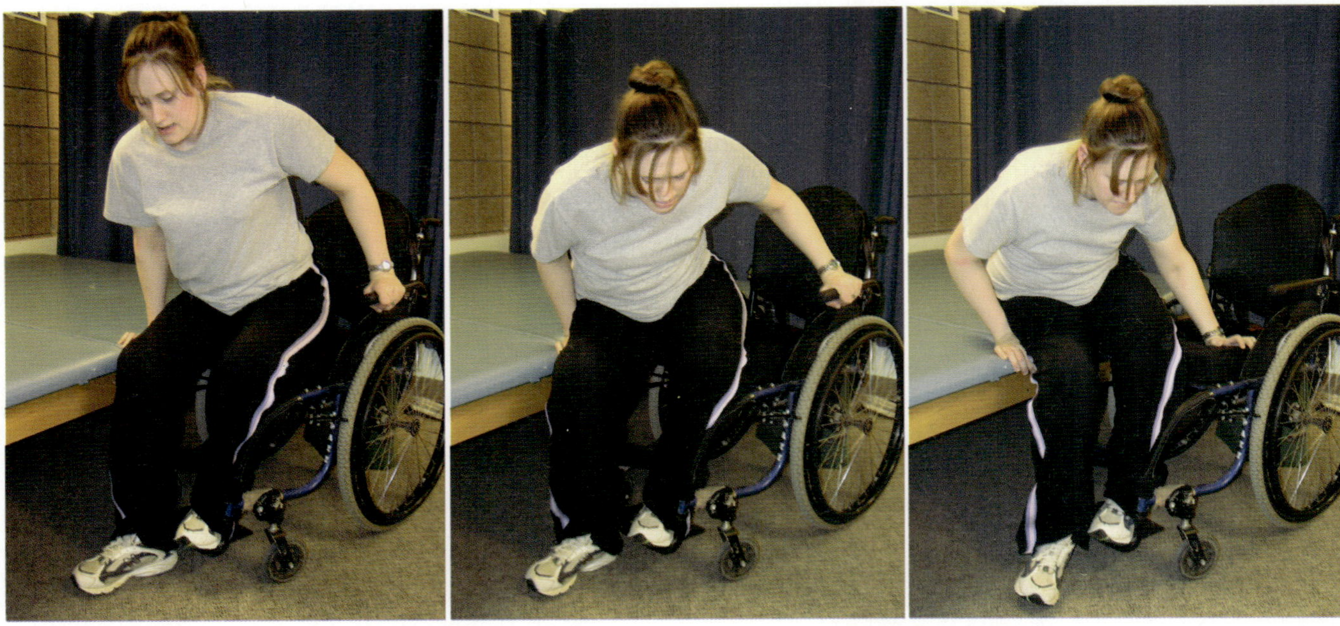

A B C

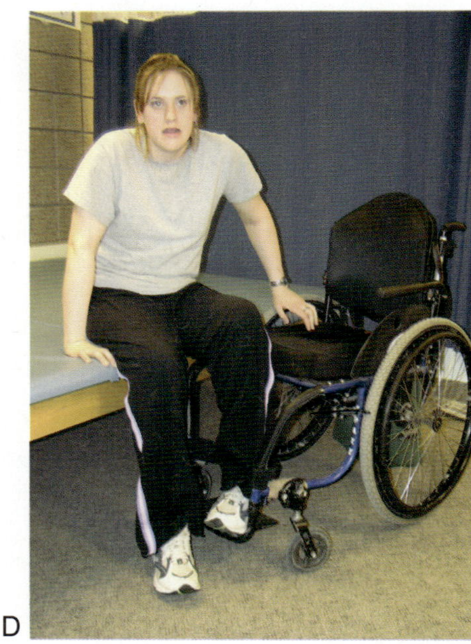

D

그림 28-18 같은 높이에서 옮겨가기. A, 옮겨가기를 준비하기 위한 발의 위치와 휠체어 앞쪽으로 이동하기. B, 옮겨가기 초기 동안 머리 숙이고 엉덩이 들기. C, 침상 안쪽으로 들어가기 위해 손과 몸통 다시 배치하기. D, 엉덩이를 침상 안쪽 깊숙이 밀어 넣고 균형잡기

침상에 가까이 위치하도록 하고, 체중의 일부가 발에 의해 지지되도록 만든다(그림 28-18, A). 사지마비인 경우, 엉덩이를 앞쪽으로 이동시키기 위해 한쪽 팔로 손잡이에 걸고 머리와 상체를 돌리고, 이후 반대편에 이 방법을 반복 적용한다.

만일 미끄럼 판이 필요하다면(위팔세갈래근의 기능이 없는 환자 또는 옮겨가기 훈련 초기인 경우), 판을 허벅지 중간에서 반대쪽 골반의 궁둥뼈결절쪽으로 향하게 배치한다. 이후 머리를 숙이고 밀어올리기(push-up)를 이용해 엉덩이를 들고 머리를 옮겨가는 반대방향으로 돌려 엉덩이가 침상쪽으로 가게 만든다(머리엉덩이관계)(그림 28-18, B). 엉덩이를 내리고 균형을 다시 잡고 팔을 재배치시킨다(그림 28-18, C). 이후 엉덩이가 안전하게 침상으로 갈 때까지 이 방법을 반복한다(그림 28-18, D). 옮겨갈 바닥의 환경에 따라 다소 변형이 있지만, 높이가 같은 면에서 옮겨가기는 이런 방법과 유사한 순서로 진행

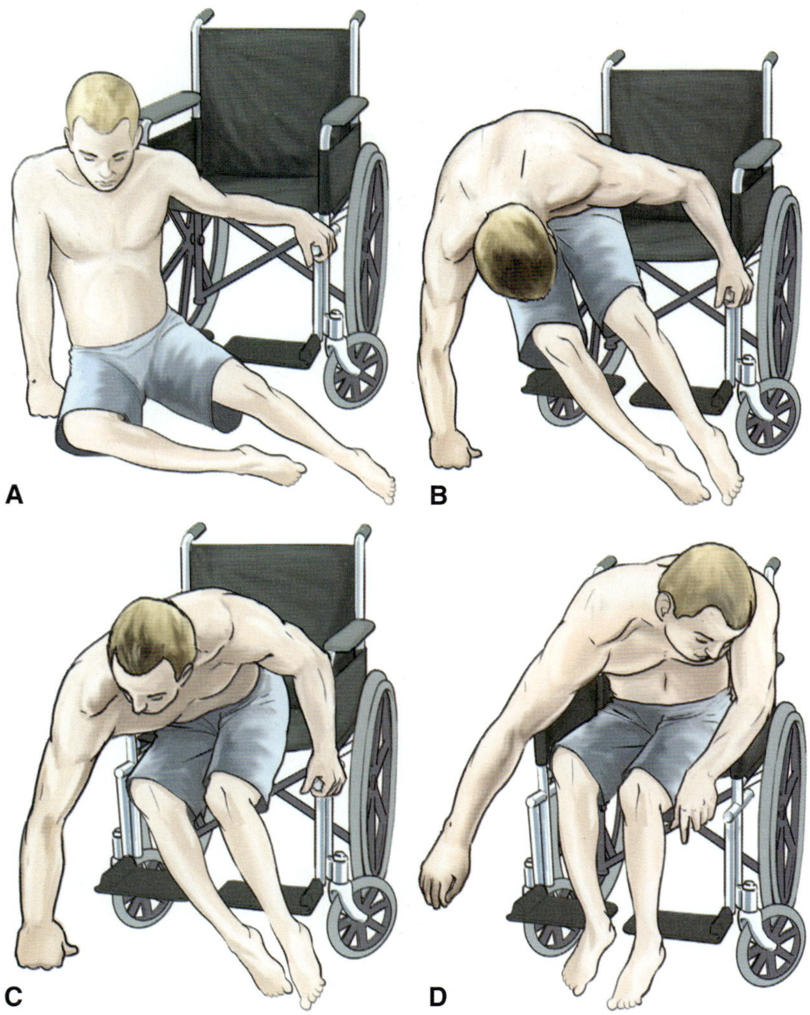

그림 28-19 한 손은 바닥에 놓고 한 손은 휠체어를 잡고, 바닥에서 휠체어로 옮겨가기

하면 된다.

상위 목척수손상 환자는 옮겨가기를 하는 동안 신체적으로 상당부분 다른사람에게 의존해야 하지만 재활을 거쳐 퇴원하기 전에는 도움이 필요한 부분이 무엇인지는 정확히 알고 있어야 한다. 기계를 이용한 들기는 병원 또는 가정에서도 사용가능하다. 비록 적용하는데 어려움이 있긴 하지만, 기계를 이용한 들기는 간병인의 신체적 부담을 줄이는데 도움이 된다. 기계를 이용한 들기가 불가능한 경우, 미끄럼 판을 이용하거나 한 사람 이상이 옮겨가기를 도와야 한다. 타인에 의해 옮겨가기 동안 환자의 발이 바닥에 유지되는 것이 옮기는 동안 부담을 줄일 수 있다는 것을 기억하면 좋다. 머리엉덩이관계 역시 이용되어야 한다. 환자는 옮겨가는 동안 머리를 반대방향으로 돌려야 옮기는 사람의 부담을 줄일 수 있다.

바닥에서 휠체어로 옮겨가기는 상당히 어려운 기술로 높이가 같은 면에서 옮겨가기가 숙달되고 근력, 유연성, 협응이 발달되었을 때 가능한 것이다. 이 기술을 습득하기 위한 몇 개의 기본적인 방법이 있다. 첫 번째 방법은 먼저 휠체어와 거의 평행하게 위치를 잡은 후 한쪽 손은 휠체어 좌석을 잡고 다른 손은 엉덩이 옆에 놓는다(그림 28-19,A). 머리를 숙이면서 두 팔로 엉덩이를 휠체어 좌석으로 밀어 올린다(그림 28-19,B와 C). 이후 엉덩이를 조금씩 휠체어 좌석 깊숙이 밀어 넣고 몸통을 바로 세운다(그림 28-19,D). 이 기술은 휠체어에서 방석을 제거하여 엉덩이 밑에 넣어 휠체어 좌석의 높이를 낮춘 후 시행하면 더욱 쉽게 달성될 수 있다.

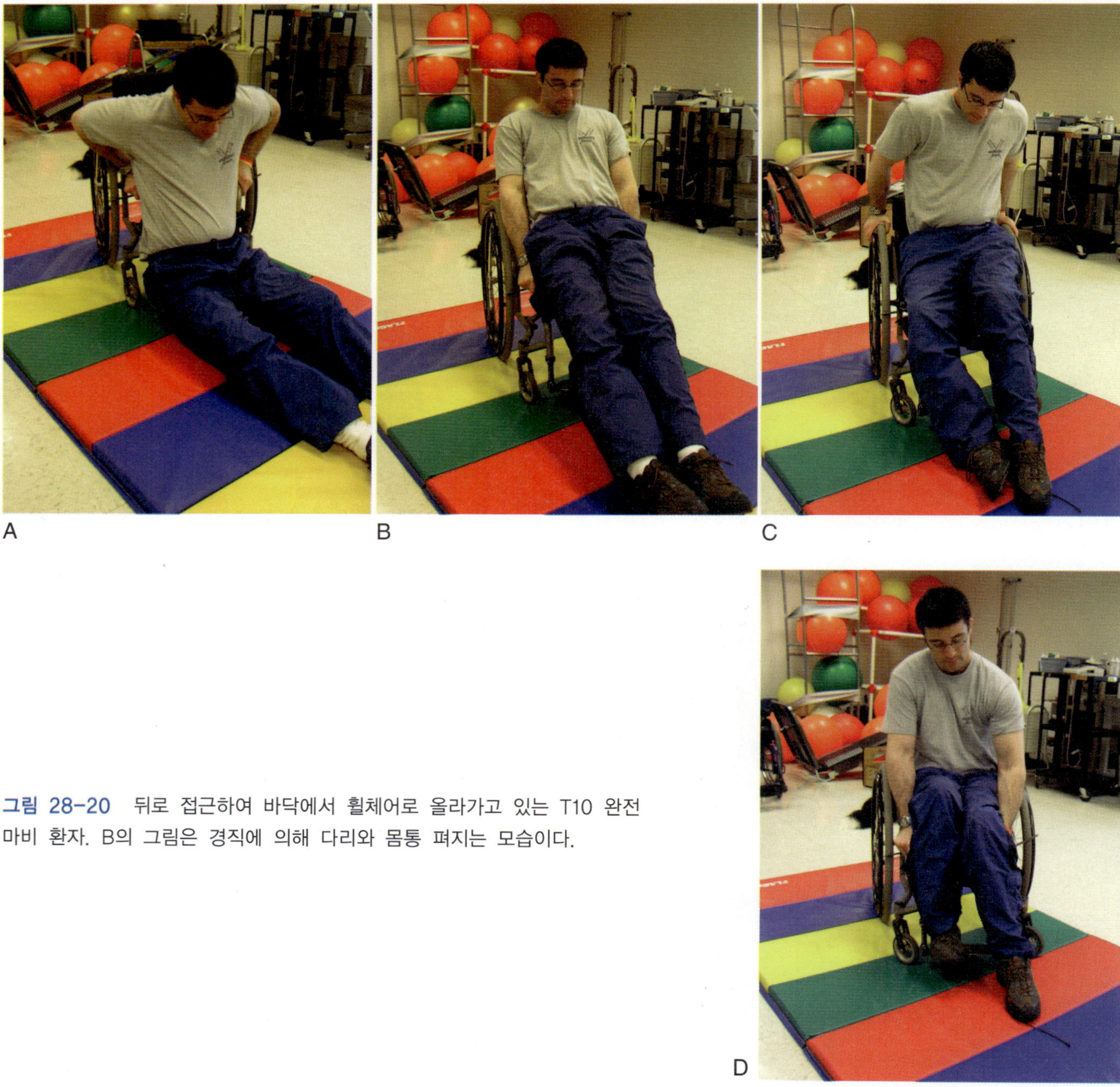

그림 28-20 뒤로 접근하여 바닥에서 휠체어로 올라가고 있는 T10 완전 마비 환자. B의 그림은 경직에 의해 다리와 몸통 펴지는 모습이다.

다른 방법은 네발자세에서 휠체어를 잡고 신체를 밀어 올려 앉는 것이다. 환자는 휠체어를 바라보면 무릎을 꿇고 두 손으로 휠체어 손잡이를 잡는다. 이후 엉덩이가 휠체어 좌석에 이를 때까지 손잡이를 잡은 손으로 밀어 올리고(push-up) 휠체어 좌석에 엉덩이가 걸치도록 몸통을 돌린다. 손을 재배치시키고 엉덩이가 좌석 깊숙이 들어가도록 다시 밀어 넣는다. 이 방법은 몸통을 크게 비트는 동작이 필요하기 때문에, 능동적인 몸통조절이 일부 있는 환자에게 적절하다.

다른 방법은 뒤로 상체를 밀어 휠체어로 올라가는 방법이다(그림 28-20). 환자는 등 뒤로 휠체어에 접근한 후, 좌석 앞쪽에 있는 휠체어 틀에 손을 배치하고 밀어 올려 엉덩이를 휠체어 좌석에 올린다. 이 방법은 근력이 강해야 하며, 과도한 어깨 폄과 올림이 필요하기 때문에 역학적인 단점이 있다.

비록 일부 환자는 바닥에서 휠체어로 올라가는 방법을

온전히 습득했다 할지라도, 모든 척수손상 환자는 바닥에서 의자로 안전하고 효과적으로 올라갈 수 있는 자신에게 맞는 방법을 교육받아야 한다. 이렇게 함으로 의도적이든 사고에 의해서든 어떠한 상황에 처해도 스스로 안전하게 바닥에서 휠체어로 옮겨 탈 수 있어야 한다.

여가통합 또는 재통합을 위한 기능적 훈련. 휠체어와 다른 보조장비의 발달로 인해, 척수손상 환자들은 다양한 여가활동에 참여할 수 있게 되었다. 테니스, 농구, 럭비 같은 스포츠에 척수손상 환자들이 참여하고 있다. 또한 스키 같은 여가활동에도 참여하고 있다(그림 28-21). 치료사는 환자가 참여하는 활동에 맞는 보조장비평가와 운동기술, 근력형성 및 컨디션강화, 손상예방과 관리에 대해 훈련시키고 교육해야 한다. 또한 환자의 관심영역에 도움이 되는 정보를 지역사회, 국가 프로그램, 학교 등을 통해 제공하는 것이 필요하다.

기도청결방법. 재활하는 동안 환자가 의학적 및 신체적으로 좀 더 안정되고 능동적이 되면, 급성기 동안 여러 가지의 호흡중재를 추가로 제공해야 한다. 초기에는 능동적인 운동성과 분비물 제거에 초점을 둔다. 분비물 제거는 기침능력 증진을 위한 기술을 통한 훈련에 의해 향상된다. 이 기술에는 손을 이용한 기침보조방법들이 포함될 수 있다. 여기에는 Heimlich 방법 또는 배압박 같은 방법을 이용한 강력한 날숨, 갈비뼈가로막보조(costophrenic assist), 가슴 앞쪽 압박, 또는 몸통 반대돌림(trunk counter-rotation) 같은 것이 있다.[5,11,89] 환자는 자신의 팔을 이용해 갈비뼈 아래를 압박하여 기침능력을 높이거나 기침하는 동안 몸통을 숙이는 방법으로 기침능력을 높이는 방법을 배워야 한다. 충분한 균형과 들숨폐활량이 있는 환자는 호흡능동주기(active cycle of breathing, ABC)라 불리는 기도청결전략 후 강제날숨기법(forced expiratory technique, FET)을 이용하는 방법을 배우는 것이 좋다(24장 참조).[89,127]

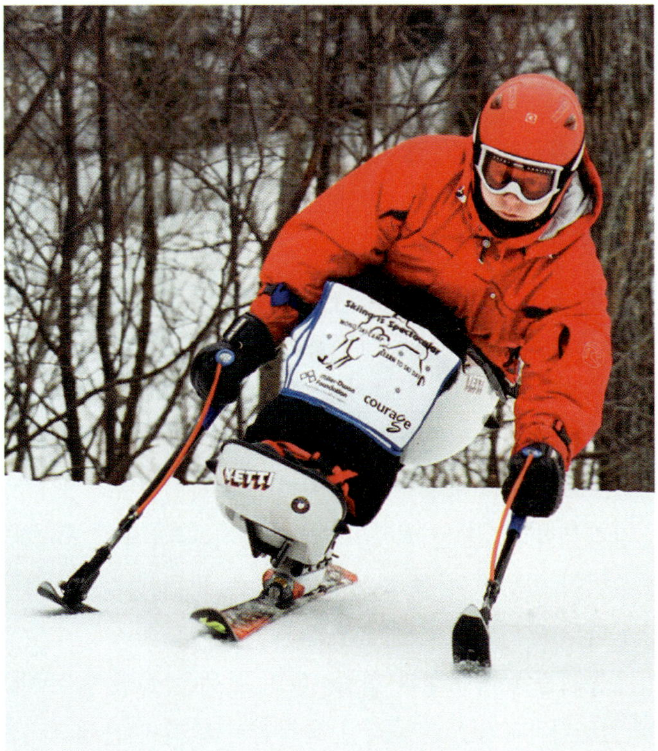

그림 28-21 스키를 즐기고 있는 다리마비 환자

환자가 기립자세에 있을 수 있으면, 적절한 배열을 유지함으로 호흡근육의 촉진을 유도할 수 있을 것이다. 약간 어깨 뒤당김(retraction)(앞쪽 가슴벽 개방), 어깨 중립 또는 바깥돌림, 가슴척추 폄, 과도한 뒤쪽기울을 방지하는 골반위치가 적절한 자세이다. 이 자세는 일차 및 보조호흡근육의 동원을 촉진하고 호흡능력을 줄이는 자세(예: 척주뒤굽음)를 예방한다.[5,89] 올바른 움직임과 호흡을 함께하는 것은 운동기술과 호흡능력을 극대화하는데 도움이 된다.[5,89] 만일 과제가 몸통 폄(머리 위로 팔뻗기, PNF 팔 굽힘 패턴, 옆으로 누운 위치에서 바로 누운 위치로 구르기 등)이 포함되는 것이라면, 들숨(갈비뼈 확장)과 짝을 이루어 시행하는 것이 좋다. 반대로, 가슴 굽힘과 압박이 포함되는 움직임은(앞으로 숙이기, 머리와 몸통을 굽히면서 누운 위치에서 옆으로 누운 위치로 구르기, PNF 폄 패턴) 날숨과 짝을 이루어 수행하는 것이 좋다. 구심성 몸통 및 사지 움직임은 구심성 호흡과 짝을 이루는 것이 좋고 원심성 움직임은 원심성 호흡과 짝을 이루는 것이 좋다. 접촉 또는 언어적 신호 역시 적절한 움직이 일어나도록 촉진하기 위해 사용되는데, 강한 수축에는 강한 언어적 신호, 약한 수축에는 부드러운 언어적 신호를 준다.

호흡계의 능력 향상과 지구력은 호흡근육의 훈련으로 증

대될 수 있다. 날숨의 길이와 조절은 노래 부르기와 빨대로 불기 등을 통해 촉진될 수 있다. 유발폐활량기(incentive spirometer)를 호흡운동을 위해 사용할 수 있다. 환기근육훈련장비는 호흡근육에 저항을 가해 근력을 증진시키는데 사용된다. 대부분의 환기근육훈련장비는 6주 동안 주 5~7일, 1일 2회, 1회 20분 동안 적용된다. 환기근육훈련으로 들숨근육의 근력과 지구력이 증가되고 호흡하기가 편해졌다는 보고가 있다.[128,129]

··· 사례연구 28-1 ···

1. T10 완전 척수손상

1) 검진

(1) 환자병력

JD는 22세의 학생으로, 22일 전 교통사고를 당하였다. 골절과 T10 완전 척수손상으로 병원에 입원하였다. 오른쪽 갈비뼈 9, 10, 11번에 골절이 있었다. 고정을 위해 플라스틱 재킷 형태의 가슴허리엉치 보조기를 초기에 착용하였고 척추고정 수술을 받았다. 분비물 제거가 부족해 폐렴이 발생하였다. 급성기 치료를 관절가동범위운동, 침상에서 자세취하기, 환자 및 보호자교육, 능동적 호흡훈련을 적용하였다. JD는 갈비뼈골절과 멍으로 인해 기침보조 또는 손을 이용한 호흡촉진에 어려움이 있었다. JD는 침상을 벗어날 때 가슴허리엉치 보조기를 착용하였고 침상에 있을 때는 보조기를 벗었다. 입원 3주 후, 폐렴은 해결되었고 JD는 의학적으로 상당히 안정되었고 재활을 위해 재활병동으로 전과되었다.

과거 병력으로, 3년 전 오른쪽 무릎에 무릎관절 초승달연골제거술을 받았으나 완쾌되었다. 재활병동 입원 시 복용약물은 heparin(DVT 예방), 통증 완화를 위한 meperidine(Demerol), 변을 부드럽게 만드는 docusate sodium이었다.

(2) 계통관찰

환자는 5피트 11인치(약 180cm)이고 183파운드(약 83kg)였다. 안정 시 누운 자세에서 심장박동수는 80bpm이었고 혈압은 110/68mmHg이었고 침상에 앉아 있는 동안 변화가 없었다. 호흡률은 분당 14회였고 가로막 호흡 패턴을 보였다.

(3) 검진과 측정

❶ 근육뼈대

관절가동범위. 팔의 능동적 가동범위는 거의 정상범위 내에 있었다. 다리의 수동적 관절가동범위는 거의 정상범위 내에 있었지만, 최근 척추 수술을 받았기 때문에 엉덩이 굽힘과 무릎펴고 다리들기(straight leg raise) 끝 범위에서 발등쪽 굽힘은 측정하지 않았다.

근육수행력. 도수근력검진 시 팔은 4/5 이상이었다. JD는 다리에서 가시적인 근육수축을 보이지 않았고 능동적인 움직임이 없었기 때문에 등급은 0/5이었다. 다리는 전반적으로 저긴장성을 보였다. 통증과 수술 후 제한 때문에 몸통에 대한 근력은 측정하지 않았다. 그러나 JD는 위쪽에 있는 배근육에서 가시적인 수축을 보였고 등척성 수축을 할 수 있었다. JD는 정상적인 호흡패턴을 보였지만, 호흡이 얕았으며, 가로막 호흡패턴을 보였지만 가슴 앞뒤 확장은 거의 보이지 않았다. 이는 아마도 통증 때문일 것이다.

❷ 신경근육

각성, 집중력, 인지. JD는 의식, 인지, 지남력이 온전하였다.

통증. JD는 수술부위 근처에 통증을 호소하였다. 갈비뼈 통증은 항상 존재하였고(안정 시 2/10) 깊은 호흡, 움직임, 가슴허리엉치 보조기 착탈 시 통증이 증가하였다(8/10). 통증 때문에 약물을 복용 중이었고, 약물을 복용하면, 움직임 시 통증이 3/10이하로 유지되었다.

감각통합성. JD는 배꼽위부분의 모든 감각이 온전하게 보존되어 있었고 배꼽 아래부분에서는 모든 감각이 소실되었다.

운동기능 운동조절과 학습. 팔의 협응은 정상 범위 내에 있었다. 다리는 능동적인 움직임이 없기 때문에 측정되지 않았다.

❸ 심혈관/호흡계

JD는 휠체어를 움직이는 기술을 연습할 때와 휠체어를 추진하는 동안 호흡곤란을 보였다. JD의 폐활량은 정상인의 40% 미만이었다.

❹ 피부계

피부통합성. JD의 피부는 모든 부위에서 온전하였고 붉게 보이는 부분이 없었다. 수술절개부위인 가슴척추부위는 드레싱으로 덮여 있었고 뼈이식은 골반에서 하였다. 이 부위에 대해 직접적으로 관찰을 할 수 없었지만, 간호사에 의하면 감염의 징후 없이 점차 호전되고 있었다.

❺ 기능

보행, 이동움직임, 균형. JD는 부드럽고 평탄한 바닥에서 50발자국 정도 독립적으로 휠체어 추진이 가능하였다. 보조자가 옆에 있는 경우, JD는 치료용 매트 가장자리에 앉아 양손으로 지지한 채 균형을 유지할 수 있었다. 그는 손으로 지지하지 않은 경우 균형을 유지할 수 없었고, 동적인 균형은 불량한 상태이었다.

보조 및 적응장비. JD는 발판이 제거되는 수동휠체어를 사용하고 있다. 압력제거용 방석 역시 사용하고 있다. 그는 침상 운동성을 위해 침상위에 부착된 고리를 사용하고 있었지만 지금은 이 장비를 사용하지 않으려고 시도하고 있다. 압력제거용 침상을 사용하고 있으며, 양말 같은 것을 신기 위해 긴고리막대장비를 이용하고 있다. 깊은 호흡을 촉진하기 위해 유발폐활량기를 사용하고 있다.

자가관리 및 집관리. JD는 같은 높이에서 옮겨가기를 시도하기 위해 미끄러짐 틀이 필요하고 최대보조가 필요한 상태이었다. JD는 음식이 준비된 경우 독립적으로 먹을 수 있지만, 나머지 일상생활동작은 모든 의존적이었다. JD는 실변과 실금이 있었다. JD는 삽입용 카테터를 제거하였으며, 지금은 간헐적인 카테터삽입 프로그램에 참여하고 있다. 또한 2일에 1번 대변제거 프로그램을 적용받고 있다.

2) 평가, 진단, 예후

JD는 T10 이하에서 근육기능과 감각 상실의 상해를 가지고 있고 호흡능력이 감소되어 있다. 그는 ASIA A 등급으로 분류되고 있으며, 완전다리마비이다. FIM 점수는 옮겨가기(transfer) 2점, 이동움직임(locomotion) 2점이었다.

기능적 제한은 옮겨가기, 일상생활동작(ADL), 수단적 일상생활동작(IADL) 능력 감소, 지구력 감소, 휠체어 또는 보행 같은 기능적 운동성 감소이었다. 그는 호흡, 위창자, 피부에서 합병증 위험이 높았고 우울증도 있었다. 이 시기엔 학생으로서의 역할 및 여가활동에 대한 평가는 이루어지지 않았다.

JD의 결과는 우선적 치료행위 패턴 5H(척수의 비진행성 질환과 관련된 운동기능, 말초신경통합성, 감각통합성 손상)와 일치하였다.

(1) 목표

1. JD와 그의 간병인은 척수손상 후 발생하는 합병증에 대해 인지하고 예방하고 치료하는 것에 대한 중요성을 인식하고 있어야 한다.
2. JD는 적응장비 없이 침상 운동성을 수행할 수 있어야 한다.
3. JD는 일상생활동작을 위해 수행해야 하는 같은 높이에서 옮겨가기를 독립적으로 수행할 수 있어야 한다.
4. JD는 접근성이 용이한 지역사회와 집안에서 적어도 500발자국 이상을 휠체어로 이동할 수 있어야 한다.
5. JD는 난이도가 높은 휠체어 기술 및 옮겨가기가 중등도의 도움으로 가능해야 한다.
6. JD와 간병인은 유연성, 근력강화, 지구력 훈련을 위한 가정프로그램을 잘 수행할 수 있어야 한다.
7. JD는 정상인의 약 80%에 해당하는 호흡능력과 지구력을 가질수 있어야 한다.

(2) 예후

JD의 예후는 좋은 편이다. 왜냐하면 사회적 지지체계가 좋고, 인지기능이 온전하고, 정상적인 팔기능이 있기 때문이다. 호전에 제한을 주는 요인으로는 가슴허리엉치보조기 착용으로 인한 움직임 제한, 수술부위와 갈비뼈골절로 인한 통증이 있다.

(3) 치료계획

4주간 약 50회 방문치료를 실시한다.

3) 중재

(1) 환자 관련 지도

❶ **교육.** JD는 피부파괴의 위험이 높고 이 합병증은 운동성 훈련에 제한을 초래하기 때문에, 피부에 대한 교육과 훈련은 필수적이다. 피부관리훈련에는 압력제거방법에 대한 교육, 침상 및 휠체어에서 올바른 자세취하기, 운동성 훈련을 하는 동안 피부보호방법이 포함된다. JD는 매 2시간마다 침상에서 위치를 바꾸도록 교육을 받았고 앉아 있는 경우 매 15분마다 2분간 압력제거를 위한 전략(밀어올리기는 통증을 유발하기 때문에 앞으로 숙이는 방법을 사용)을 사용하도록 교육받았다. 식이, 위생, 방광 및 창자관리 프로그램을 통해 피부 관리방법에 대해 교육을 받았다.

(2) 중재

❶ **호흡훈련.** 폐렴의 병력이 있고 호흡패턴이 변하였기 때문에, 호흡기능 증진은 초기치료의 초점이었다. 갈비뼈 골절로 인한 통증이 있기 때문에 가동술과 호흡관리를 위한 손을 이용한 압박은 부드럽게 적용하였다. 호흡훈련은 유발폐활량기 사용, 능동적인 노력이 호전될 때까지 3주 동안 1일 2회 환기근육훈련, 호흡기술 교육과 연습, 심혈관 지구력 훈련, 체위배액법이 적용되었다.

❷ **운동성 기술훈련.** 운동성 기술훈련은 물리치료 중 핵심이었다. 운동성 기술은 휠체어 이용 훈련, 침상 운동성, 앉은 자세에서 균형훈련, 옮겨가기 훈련이었다. JD는 같은 높이와 다른 높이에서 옮겨가기를 훈련 받았고 경사로와 턱 넘어가기에 대해 훈련을 받았다. 승강기와 에스컬레이터를 사용 하는 방법에 대해 교육을 받았다. 침상 운동성 훈련은 구르기, 누운 자세에서 앉은 자세로 가기, 앉은 자세에서 누운 자세로 가기였다. 또한 앉은 자세에서 균형훈련을 받았고 옮겨가기와 차량 승차하는 방법, 바닥으로 옮겨가는 방법 등을 훈련받았다.

❸ **일상생활동작 및 수단적 일상생활동작 훈련.** 옷 입기, 씻기, 적응장비 이용하기, 집 및 지역사회에서 필요한 작업수행방법에 대해 재활팀으로부터 교육을 받았다.

❹ **치료적 운동.** 치료적 운동에는 유연성 운동과 다리에 대한 자가 관절가동범위운동 훈련이 있었고, 또한 운동성 기술에 필요한 어깨와 어깨뼈 근육을 강화하는 훈련을 받았다.

❺ **기구.** 기능적 전기치료(functional electrical stimulation)와 생체되먹임치료가 근육재교육을 위해 고려되었지만 초기에는 적용되지 않았다.

❻ **보행훈련.** 관절가동범위유지와 기립 자세에 대한 내성을 높이기 위해 서기틀(standing frame) 내에서 서는 훈련을 시작하였다. 또한, JD는 체중지지 이동움직임 훈련에 참여하였다. 훈련 초기, JD는 보행훈련을 하는 동안 발 떼기를 위해 최대 보조가 필요하였다. 다리 근력의 회복 정도와 수준에 따라, 서기와 보행훈련이 계획되어 있었다.

❼ **통합.** JD는 기능적인 훈련의 일부로 휠체어 상태에서 참여하는 여가활동과 스포츠를 소개 받았다. 이는 JD가 동료와 의견을 나누는 기회를 제공하였다.

요약

척수손상은 위창자, 뼈대, 호흡, 심혈관, 비뇨기, 피부, 근육뼈대, 신경근육계에 변화를 초래한다. 이러한 변화는 의학적인 관리를 필요로 하며, 개인의 일상생활동작을 변하게 만든다. 척수손상으로 인한 변화 중 압박궤양과 자율신경성 반사기능이상은 생명을 위협하는 요인이 된다. 척수손상 환자를 위해 다양한 팀과 전문가에 의한 치료가 필요하고 손상 후 건강한 삶을 위해 재활과정이 필요하다.

추가정보

Useful Forms

ASIA Standard Neurological Classification of Spinal Cord Injury Form
The Wheelchair Circuit Test
Walking Index for Spinal Cord Injury (WISCI)

Web Sites

Paralyzed Veterans of America: www.pva.org
Spinal Cord Injury Information Network: www.spinalcord.uab.edu
The National SCI Statistical Center: www.NSCISC@uab.edu
The American Spinal Injury Association (ASIA): www.asia-spinalinjury.org
The Miami Project to Cure Paralysis: www.miamiproject.miami.edu
Wheelchair Sports, USA: www.wsusa.org

용어

앞쪽척수증후군(anterior cord syndrome): 척수의 앞쪽부분이 파괴되어 결국 완전한 운동기능상실과 일부 가벼운 접촉과 온도감각상실을 보이며 고유감각과 식별 가능한 접촉감각이 보존되는 특징을 보인다.

자율신경반사기능장애(autonomic dysreflexia): 심각하고 생명을 위협하는 응급상황으로, 외적 또는 내적 요인으로부터 발생하는 유해 요인에 대한 조절되지 않는 자율신경 반응이 나타나는 것이다.

Brown-Séquard증후군: 척수의 반이 절단된 것으로, 같은 쪽에서 고유감각과 운동기능의 상실이 발생하고 반대쪽에서 통증과 온도감각이 소실된다.

말총증후군(cauda equina syndrome): 허리 또는 엉치 신경뿌리의 손상으로, 손상수준 이하에서 감각상실과 이완성 마비가 발생한다.

중심척수증후군(central cord syndrome): 척수의 중심부분이 손상을 입는 것으로, 결국 다리보다 팔의 운동손상이 심하고, 엉치분절의 기능이 보존되는 특징을 보인다.

중추패턴발생기(central pattern generator): 움직임을 만들 수 있는 있는 척수 내의 신경회로

머리엉덩이 관계(head-hip relationship): 운동성 기술 동안 역학적인 원리를 설명하는 용어로 팔이 체중지지하는 동안 어깨가 지레점으로 작용하고, 이 점을 중심으로 머리와 엉덩이가 서로 반대방향으로 움직이는 것이다.

딴곳뼈되기(heterotopic ossification): 관절바깥 물렁조직에 형성되는 비정상적인 뼈로 결국 근육과 관절에 심한 움직임 제한을 유발한다.

운동 수준(motor level): 신체 양측에서 운동기능이 정상으로 나타나는 척수의 가장 아래 분절

모순호흡(paradoxical breathing): 사지마비에서 흔히 보이는 비정상적인 호흡형태로 들숨 시에 복부가 튀어나오고 가슴이 들어가게 되고, 날숨 시 가슴이 팽창하고 복부가 들어간다.

다리마비(paraplegia): 가슴, 허리 ,또는 엉치분절의 척수가 손상된 것으로 팔기능이 남아 있지만 손상 수준에 따라 몸통, 골반, 다리기능이 상실된 것이다.

압박궤양(pressure ulcer): 척수손상 후 흔히 있는 합병증으로, 지속되는 압력이나 전단력에 의해 물렁조직에 허혈성 궤양이 발생하는 것이다.

사지마비(quadriplegia): 척수 중 목 분절의 신경학적 상해로 인해 운동 또는 감각기능이 상실 또는 손상이 있는 것이다. 사지마는 결국 다리뿐만 아니라 팔이 침범된 것이다.

감각 수준(sensory level): 신체 양측에서 감각기능이 정상으로 나타나는 척수의 가장 아래 분절

뼈대 수준(skeletal level): 척수손상 후 발견되는 가장 심한 척추손상이 있는 척수 수준

경직(spasticity): 척수손상 수준 이하에서 발생하는 질환이며 속도 의존적인 것이 특징으로, 신경조절과 근육속성에서 다양한 변화를 유발한다.

척수손상(spinal cord injury): 질병 또는 외상 때문에 일차적 또는 이차적으로 유발되는 척수의 신경학적 손상

척수쇼크(spinal shock): 급성 척수손상 후 일시적으로 발생하는 상태로서, 손상 수준 이하에서 모든 감각, 운동, 자율신경조절이 상실되는 것

힘줄고정 잡기(tenodesis grip): 손목 폄을 통해 수동적인 손가락 굽힘을 유도하여 환자들은 잡기 활동을 수행하는 것

사지마비(tetraplegia): 척수 중 목분절의 신경학적 상해로 인해 운동 또는 감각기능이 상실 또는 손상이 있는 것이다. 사지마비는 결국 다리뿐만 아니라 팔이 침범된 것이다.

부분적 보존영역(zone of partial preservation): 감각 또는 운동기능이 남아 있는 마지막 피부분절과 운동분절(엉치분절의 기능 없이)

참고문헌

1. National Spinal Cord Injury Statistical Center: Annual Statistical Report, Birmingham, Ala, 2004, The Center.
2. National Spinal Cord Injury Statistical Center: Spinal Cord Injury Facts and Figures at a Glance, Birmingham, Ala, 2004, The Center.
3. Senelick R, Dougherty K: The Spinal Cord Injury Handbook, Birmingham, Ala, 1998, HealthSouth Press.
4. Fuller KS: Traumatic spinal cord injury. In Goodman CC, Fuller KS, Boissonnault WG (eds): Pathology: Implications for the Physical Therapist, ed 2, Philadelphia, 2003, WB Saunders.
5. Buchanan LE, Nawoczenski DA (eds): Spinal Cord Injury: Concepts and Management Approaches, Baltimore, 1987, Williams & Wilkins.
6. Basso DM: Neuroanatomical substrates of functional recovery after experimental spinal cord injury: Implications of basic science research for human spinal cord injury, Phys Ther 80(8):808-817, 2000.
7. Mautes A, Weinzierl M, Donovan F, et al: Vascular events after spinal cord injury: contribution to secondary pathogenesis, Phys Ther 80:673-687, 2000.
8. Dusart I, Schwab ME: Secondary cell data and the inflammatory reaction after dorsal hemisection of the rat spinal cord, Eur J Neurosci 6:712-724, 1994.
9. Beattie MS, Bresnahan JC: Cell death, repair, and recovery of function after spinal cord contusion injuries in rats. In Kalb RG, Strettmatter SM (eds): Neurobiology of Spinal Cord Injury, Totowa, NJ, 2000, Human Press.

10. Bregman BS: Transplants and neurotrophins modify the response of developing and mature CNS neurons to spinal cord injury. In Kalb RG, Strettmatter SM (eds): Neurobiology of Spinal Cord Injury, Totowa, NJ, 2000, Human Press.
11. Bromley I: Tetraplegia and Paraplegia: A Guide for Physiotherapists, ed 5, Edinburgh, 1998, Churchill Livingstone.
12. Marino RJ (ed): International Standards for Neurological Classification of Spinal Cord Injury, ed 5, Chicago, Ill, 2000, American Spinal Injury Association.
13. Lundy-Ekman L: Neuroscience: Fundamentals for Rehabilitation, Philadelphia, 1998, WB Saunders.
14. Chen D, Apple DF, Hudson LM, et al: Medical complications during acute rehabilitation following spinal cord injury—current experience of the model systems, Arch Phys Med Rehabil 80:1397-1401, 1999.
15. Carter P, Edwards S: General principles of treatment. In Edwards S (ed): Neurological Physiotherapy, ed 2, Edinburgh, 2002, Churchill Livingstone.
16. Blackmer J: Rehabilitation medicine: Autonomic dysreflexia, Can Med Assoc J 169(9):931-935, 2003.
17. Consortium for Spinal Cord Medicine Clinical Practice Guidelines: Acute Management of Autonomic Dysreflexia: Individuals with Spinal Cord Injury Presenting to Health-Care Facilities, Washington, DC, 2001, Paralyzed Veterans of America.
18. Spinal Cord Injury InfoSheet No. 13: Prevention of Pressure Sores through Skin Care, Birmingham, Ala, 2000, Medical RRTC on Secondary Conditions of SCI.
19. Consortium for Spinal Cord Medicine Clinical Practice Guidelines: Pressure Ulcer Prevention and Treatment Following Spinal Cord Injury, Washington, DC, 2000, Paralyzed Veterans of America.
20. Krause JS: Skin sores after spinal cord injury: Relationship to life adjustment, Spinal Cord 36:51-56, 1998.
21. Centers for Disease Control and Prevention/National Center for Injury Prevention and Control: Injury Fact Book 2001-2002, Available at http://www.cdc.gov/ncipc/fact_book/25_Spinal_Cord_Injury.htm. Accessed September 9, 2004.
22. American Physical Therapy Association: Guide to Physical Therapist Practice, ed 2, Alexandria, Va, 2001, The Association.
23. Steins SA, Bergman SB, Goetz LL: Neurogenic bowel dysfunction after spinal cord injury: clinical evaluation and rehabilitative management, Arch Phys Med Rehabil 78:S86-S102, 1997.
24. Consortium for Spinal Cord Medicine Clinical Practice Guidelines: Neurogenic Bowel Management in Adults with Spinal Cord Injury, Washington, DC, 1998, Paralyzed Veterans of America.
25. Eser P, deBruin ED, Telley I, et al: Effect of electrical stimulation-induced cycling on bone mineral density in spinal cord-injured patients, Eur J Clin Invest 33(5):412-419, 2003.
26. Szollar SM, Martin EME, Sartoris DJ, et al: Bone mineral density and indexes of bone metabolism in spinal cord injury, Am J Phys Med Rehabil 77:28-35, 1998.
27. Garland DE, Stewart CA, Adkins RH, et al: Osteoporosis after spinal cord injury, J Orthop Res 10:371-378, 1992.
28. Garlamd DE, Maric Z, Adkins RH, et al: Bone mineral density about the knee in spinal cord injured patients with pathological fractures, Contemp Orthop 26:375-379, 1993.
29. Hangartner TN, Rodgers MM, Glaser RM, et al: Tibial bone density loss in spinal cord injured patients. Effects of RES exercise, J Rehabil Res Dev 31:50-61, 1994.
30. Bloomfield SA, Mysiw WJ, Jackson RD: Bone mass and endocrine adaptations to training in spinal cord injured individuals, Bone 19:61-68, 1996.
31. Silver J: Letter to the editor, Spinal Cord 41:421-422, 2003.
32. Van Kuijk A, Geurts A, van Kuppevelt H: Letter to the editor, Spinal Cord 41:423-424, 2003.
33. Spinal Cord Injury InfoSheet No. 19: Understanding and Managing Respiratory Complications after SCI, Birmingham, Ala, 2001, Office of Research Services.
34. Clough P: Restrictive lung dysfunction. In Hillegass E, Sadowsky HS (eds): Essentials of Cardiopulmonary Physical Therapy, ed 2, Philadelphia, 2001, WB Saunders.
35. Chiou-Tan FY, Garza H, Chan KT, et al: Comparison of Dalteparin and Enoxaparin for deep venous thrombosis prophylaxis in patients with spinal cord injury, Am J Phys Med Rehabil 82(9):678-685, 2003.
36. Green D, Hartwig D, Chen D, et al: Spinal cord injury risk assessment for thromboembolism, Am J Phys Med Rehabil 82(12):950-956, 2003.
37. Chiou-Tan FY, Garza H, Chan KT, et al: Comparison of Dalteparin and Enoxaparin for deep venous thrombosis prophylaxis in patients with spinal cord injury, Am J Phys Med Rehabil 82(9):678-685, 2003.
38. Kemp B, Spungen E, Adkins R, et al: The relationship among serum lipid levels, adiposity, and depressive symptomology in persons aging with spinal cord injury, J Spinal Cord Med 23:216-220, 2000.
39. Spinal Cord Injury InfoSheet No 3: Sexual Function for Men with SCI, Birmingham, Ala, 2000, Office of Research Services.
40. Amador M, Lynne C, Brackett N: A Guide and Resource Directory to Male Fertility Following Spinal Cord Injury/Dysfunction, Miami, Fla, 2000, Miami Project to Cure Paralysis.
41. Amble J, Lannoye-Amble R: The winding road of infertility: the successful path to parenthood with an SCI, SCI Nurs 19(3):113-116, 2002.
42. Cardenas D, Farrell-Roberts L, Sipski M, et al: In Stover S, DeLisa J, Whiteneck G, eds. Spinal Cord Injury: Clinical Outcomes from the Model Systems, Gaithersburg, Md, 1995, Aspen Publishers.
43. Spinal Cord Injury InfoSheet No. 21: Sexuality for Women with Spinal Cord Injury, Birmingham, Ala, 2002, Office of Research Services.
44. Jackson A, Wadley V: A multicenter study of women's self-reported reproductive health after spinal cord injury, Arch Phys Med Rehab 80(11):1428-1428, 1999.
45. Spinal Cord Injury InfoSheet No. 14: Pregnancy for Women with Spinal Cord Injury, Birmingham, Ala, 2003, Office of Research Services.
46. Bake E, Cardenas D, Benedetti T: Risks associated with pregnancy in spinal cord injured women, Obstet Gynecol 80:425-428, 1992.
47. Marino RJ (ed): International Standards for Neurological Classification of Spinal Cord Injury, ed 5, Chicago, Ill, 2000, American Spinal Injury Association.
48. Folstein MF, Folstein SE, McHugh PR: Mini-mental state: a practical method for grading the cognitive state of patients for the clinician, J Psychiatr Res 12:189-198, 1975.
49. Budh C, Lund I, Ertzgaard P, et al: Pain in a Swedish spinal cord injury population, Clin Rehabil 17:685-690, 2003.
50. McDonald H, Fish W: Pain during spinal cord injury rehabilitation: Client perspectives and staff attitudes, SCI Nurs 19:125-131, 2003.
51. Bryce T, Kristjan R: Epidemiology and classification of pain after spinal cord injury, Top Spinal Cord Inj Rehabil 7(2):1-17, 2001.
52. Widerstrom-Noga EG, Turk DC: Types and effectiveness of treatments used by people with chronic pain associated with spinal cord injuries: Influence of pain and psychosocial characteristics, Spinal Cord 41(11):600-609, 2003.
53. Schmitz TJ. In O'Sullivan SB, Schmitz TJ: Physical Rehabilitation: Assessment and Treatment, ed 4, Philadelphia, 2001, FA Davis.
54. Dietz V, Trippel M, Berger W: Reflex activity and muscle tone during elbow movement in patients with spastic paresis, Ann Neurol 30:767-779, 1991.
55. Segal RL, Wolf SL: Operant conditioning of spinal stretch reflexes in patients with spinal cord injuries, Exp Neurol 130:202-213, 1994.
56. Sedgwick EM, Benfield J: Spasticity II: Physiological measurements. In Illis LS (ed): Spinal Cord Dysfunction, Oxford, 1992, Oxford University Press.
57. Coffey RJ, Cahill D, Steers W, et al: Intrathecal baclofen for intractable spasticity of spinal origin: Results of a long-term multicenter study, J Neurosurg 78:226-232, 1993.
58. Maynard FM, Karunas RS, Waring WP: Epidemiology of spasticity following traumatic spinal cord injury, Arch Phys Med Rehabil 71:566-569, 1990.
59. Beck T: Current spasticity management in children with spinal cord injury, SCI Nurs 19:28-31, 2002.
60. Satkunam L: Rehabilitation Medicine: Management of adult spasticity, Can Med Assoc J 169(11):1173-1179, 2003.
61. Illis LS: Spasticity I: Clinical aspects. In Illis L (ed): Spinal Cord Dysfunction: Intervention and Treatment, Oxford, 1992, Oxford University Press.
62. Thompson A: Drug treatment or neurological disability. In Edwards S (ed): Neurological Physiotherapy, Edinburgh, 2002, Churchill Livingstone.
63. Bohannon RW, Smith MB: Interrater reliability of a Modified Ashworth Scale of muscle spasticity, Phys Ther 67:206-207, 1987.
64. Watchie J: Cardiopulmonary Physical Therapy, Philadelphia, 1995, WB Saunders.
65. Kelley A, Garshick E, Gross ER, et al: Spirometry testing standard in spinal cord injury, Chest 123(3):725-730, 2003.
66. Ciesla, ND: Physical therapy associated with respiratory failure. In Deturk WE, Cahalin LP (eds): Cardiovascular and Pulmonary Physical Therapy: An Evidence-Based Approach, New York, 2004, McGraw Hill.
67. Hick AL, Martin KA, Ditor DS, et al: Long-term exercise training in persons with spinal cord injury: effects on strength, arm ergometry performance and psychological well-being, Spinal Cord 41:34-43, 2003.
68. Groot PCE, Hjeltnes N, Heijboer AC, et al: Effect of training intensity on physical capacity, lipid profile and insulin sensitivity in early rehabilitation of spinal cord injured individuals, Spinal Cord 41:673-679, 2003.
69. Davis GM: Exercise capacity of individual with paraplegia, Med Sci Sports Exerc 25:423-432, 1993.
70. Borg GAV: Psychophysical bases of perceived exertion, Med Sci Sport Exerc 14:377-381, 1970.
71. Hadley MN: Clinical assessment after acute cervical spinal cord injury, Neurosurgery 50(3):S21-S29, 2002.
72. Guide for the Uniform Data Set for Medical Rehabilitation, version 5.0, section III: Functional Independence Measure, Buffalo, NY, 1996, UB Foundation Activities.
73. Dodds TA, Martin DP, Stolov WC, et al: A validation of the functional independence measurement and its performance among rehabilitation

inpatients, Arch Phys Med Rehab 74:531-536, 1993.

74. Kilkens OJ, Kallmeijer AJ, de Whitte LP, vander Woude LH, Post MW: The wheelchair circuit: construct validity and responsiveness of a test to assess manual wheelchair mobility in persons with spinal cord injury, Arch Phys Med Rehab 85(3):424-431, 2004.
75. Field-Fote EC, Fluet GG, Schafer SD, et al: The spinal cord injury functional ambulation inventory (SCI-FAI), J Rehabil Med 33:177-181, 2001.
76. Ditunno JF, Ditunno PL, Graziani V, et al: Walking index for spinal cord injury (WISCI): an international multicenter validity and reliability study, Spinal Cord 38:234-243, 2000.
77. DitunnoPL, Dittuno JF: Walking index for spinal cord injury (WISCI II): scale revision, Spinal Cord 39:654-656, 2001.
78. Marganti B, Scivoletto G, Ditunno P, Ditunno JF, Molinari M: Walking index for spinal cord injury (WISCI): criterion validation, Spinal Cord 43:27-33, 2005.
79. Bode RK, Heinemann AW, Chen D: Measuring the impairment consequences of spinal cord injury, Am J Phys Med Rehabil 78(6):582-594, 1999.
80. Kirschblum SC, Memmo P, Kim N, Campagnolo D, Millis S: Comparison of the revised 2000 American Spinal Injury Association classification standards with the 1996 guidelines, Am J Phys Med Rehabil 81:502-505, 2002.
81. Curt A, Dietz V: Ambulatory capacity in spinal cord injury: significance of somatosensory evoked potentials and ASIA protocol in predicting outcome, Arch Phys Med Rehab 78(1):39-43, 1997.
82. Waters RL, Adkins R, Yakura J, Vigil D: Predication of ambulatory performance based on motor scores derived from standards of the American spinal injury association, Arch Phys Med Rehab 75(7):756-760, 1994.
83. Marino RJ, Graves DE: Metric properties of the ASIA motor score: subscales with functional activities, Arch Phys Med Rehab 85(11):1804-1810, 2004.
84. Harvey L, Byak A, Ostrovskaya M, et al: Randomised trial of the effects of four weeks of daily stretch on extensibility of hamstring muscles in people with spinal cord injuries, Austral J Physiother 49:176-181, 2003.
85. Harvey LA, Herbert RD: Muscle stretching for treatment and prevention of contracture in people with spinal cord injury, Spinal Cord 40:1-9, 2002.
86. Dellinger R: Inhaled nitric oxide versus prone positioning in acute respiratory distress syndrome, Crit Care Med 28:572-574, 2000.
87. Bonaventura CD, Gastaldi AC: Effect of abdominal binder on the efficacy of respiratory muscles in seated and supine tetraplegic patients, Physiotherapy 89(5):290-295, 2003.
88. Goldman JM, Rose LS, Williams SJ, Silver JR, Denison DM: Effects of abdominal binders on breathing in tetraplegic patients, Thorax 41(12):940-945, 1986.
89. Massery M, Cahalin L: Physical therapy associated with ventilatory pump dysfunction and failure. In Deturk WE, Cahalin LP (eds): Cardiovascular and Pulmonary Physical Therapy: An Evidence-Based Approach, New York, 2004, McGraw Hill.
90. Apple D: Pain above the injury level, Top Spinal Cord Inj Rehabil 7(2):18-29, 2001.
91. Wegener ST, Haythornthwaite JA: Psychological and behavioral issues in the treatment of pain after spinal cord injury, Top Spinal Cord Inj Rehabil 7(2):73-83. 2001.
92. Boninger M, Dicianno B, Cooper R, et al: Shoulder magnetic resonance imaging abnormalities, wheelchair propulsion, and gender, Arch Phys Med Rehabil 84(11):1615-1620, 2003.
93. Kezar LB, Ness TJ: Systemic medications, Top Spinal Cord Inj Rehabil 7(2):57-72, 2001.
94. Penn R: Treatment of pain in persons with spinal cord injury: spinal cord stimulation and intrathecal drugs, Top Spinal Cord Inj Rehabil 7(2):51-56, 2001.
95. Agency for Healthcare Research and Quality, Public Health Service, US Department of Health and Human Services: Management of chronic central neuropathic pain following traumatic spinal cord injury: Executive summary of evidence report/technology assessment: No. 45, J Pain Palliat Care Pharmacother 17(2):99-109, 2003.
96. Minkel JL: Seating and mobility considerations for people with spinal cord injury, Phys Ther 80(7):701-709, 2000.
97. Defloor T, Grypdonck MH: Sitting posture and prevention of pressure ulcers, Appl Nurs Res 12(3):136-142, 1999.
98. Bogie KM, Nuseibeh I, Bader DL: Early progressive changes in tissue viability in the seated spinal cord injured subject, Paraplegia 33(3):141-147, 1995.
99. Coggrave MJ, Rose LS: A specialist seating assessment clinic: Changing pressure relief practice, Spinal Cord 41(12):692-695, 2003.
100. Henderson JL, Price SH, Brandstater ME, et al: Efficacy of three measures to relieve pressure in seated persons with spinal cord injury, Arch Phys Med Rehabil 75(5):535-539, 1994.
101. Hobson DA: Comparative effects of posture on pressure and shear at the body-seat interface, J Rehabil Res Dev 29(4):21-31, 1992.
102. Nawoczenski DA, Clobes SM, Gore SL, et al: Three-dimensional shoulder kinematics during a pressure relief technique and wheelchair transfer, Arch Phys Med Rehabil 84(9):1293-1300, 2003.
103. Defloor T, Grypdonck MH: Do pressure relief cushions really relieve pressure? West J Nurs Res 22(3):335-350, 2000.
104. Yuen HK, Garrett D: Comparison of three wheelchair cushions for effectiveness of pressure relief, Am J Occup Ther 55(4):470-475, 2001.
105. Tomlinson JD: Managing maneuverability and rear stability of adjustable manual wheelchair: An update, Phys Ther 80:904-911, 2000.
106. Minkel JL: Seating and mobility considerations for people with spinal cord injury, Phys Ther 80:701-709, 2000.
107. Dietz V, Harkema SJ: Locomotor activity in spinal cord-injured persons, J Appl Physiol 96:1954-1960, 2004.
108. MacKay-Lyons M: Central pattern generation of locomotion: A review of the evidence, Phys Ther 82:69-79, 2002.
109. Field-Fote EC: Spinal cord control of movement: Implications for locomotor rehabilitation following spinal cord injury, Phys Ther 80:477-484, 2000.
110. Basso DM: Neuroanatomical substrates of functional recovery after experimental spinal cord injury: Implications of basic science research for human spinal cord injury, Phys Ther 80:808-817, 2000.
111. de Leon RD, Roy R, Edgerton VR: Is the recovery of stepping following spinal cord injury mediated by modifying existing neural pathways or by generating new pathways? A perspective, Phys Ther 81:1904-1911, 2001.
112. Harkema SJ, Hurley SL, Patel UK, et al: Human lumbosacral spinal cord interprets loading during stepping, J Neurophysiol 77:797-811, 1997.
113. Beres-Jones JA, Harkema SJ: The human spinal cord interprets velocity-dependent afferent input during stepping, Brain 127:2232-2246, 2004.
114. Wernig A, Muller S, Nanassy A, et al: Laufband therapy based on "rules of spinal locomotion" is effective in spinal cord injured persons, Eur J Neurosci 7:823-829, 1997.
115. Barbeau H, Fung J, Leroux A, et al: A review of the adaptability and recovery of locomotion after spinal cord injury. In McKerracher L, Doucet G, Rossignol S (eds): Progress in Brain Research, vol 137, Boston, 2002, Elsevier Science.
116. Carhart MR, Jiping H, Herman R, et al: Epidural spinal-cord stimulation facilitates recover of functional walking following incomplete spinal cord injury, IEEE Trans Neur Sys Rehabil Engin 12(1):32-41, 2004.
117. Stewart B, Tarnoplsky M, Hicks A, et al: Treadmill training-induced adaptations in muscle phenotype in person with incomplete spinal cord injury, Muscle Nerve 204:61-68, 2004.
118. Field-Fote EC, Tepavac D: Improved intralimb coordination in people with incomplete spinal cord injury following training with body weight support and electrical stimulation, Phys Ther 82(7):707-715, 2002.
119. Lawless AR, Davis S, Bowden M, et al: Locomotor training, progression and outcomes after incomplete spinal cord injury: A case study. Poster presented at Combined Sections Meeting of The American Physical Therapy Association, New Orleans, February, 2005.
120. Hannold E, Young M, Rittman M, et al: Locomotor training experiences: Cognitive-emotional reactions and training benefits identified by persons with incomplete spinal cord injury. Poster presented at Combined Sections Meeting of The American Physical Therapy Association, New Orleans, February, 2005.
121. Agarwal S, Triolo R, Kobetic R, et al: Long-term user perceptions of an implanted neuroprosthesis for exercise, standing, and transfers after spinal cord injury, J Rehabil Res Dev 40(3):241-252, 2003.
122. Colombo G, Matthias J, Schreier R, et al: Treadmill training of paraplegic patients using a robotic orthosis, J Rehabil Res Dev 37(6):693-700, 2000.
123. Dobkin B, Apple D, Barbeau H, et al: Methods for a randomized trial of weight-supported treadmill training versus conventional training for walking during inpatient rehabilitation after incomplete traumatic spinal cord injury, Neurorehab Neural Repair 17(3):153-167, 2003.
124. Behrman AL, Harkema SJ: Locomotor training after human spinal cord injury: A series of case studies, Phys Ther 80:688-700, 2000.
125. Field-Fote EC: The injured spinal cord: Pathology and potential. Presented at American Physical Therapy Association Combined Sections Meeting, Tampa, February, 2003.
126. Bernard PL, Codine P, Minier J: Isokinetic shoulder rotator muscles in wheelchair athletes, Spinal Cord 42:222-229, 2004.
127. Down AM: Physiological basis for airway clearance techniques and clinical applications of airway clearance techniques. In Frownfelter DL, Dean E (eds): Principles and Practice of Cardiopulmonary Physical Therapy, ed 3, St. Louis, 1996, Mosby.
128. Rutchik A, Weissman AR, Almenoff PL, et al: Resistive inspiratory muscle training in subjects with chronic cervical spinal cord injury, Arch Phys Med Rehabil 79(3):293-297, 1998.
129. Liaw M, Lin M, Cheng P, Wong MA, et al: Resistive inspiratory muscle training: Its effectiveness in patients with acute complete cervical cord injury, Arch Phys Med Rehabil 81:752-756, 2000.

제 29 장

의식장애: 혼수, 식물상태, 약간 의식상태

Disorders of Consciousness: Coma, Vegetative State, and Minimally Conscious State

학습개요

목적

병리현상

의식 관련 질환의 진단을 위한 임상적 정의와 기준 / 혼수 / 식물상태 / 약간 의식상태 / 거의 혼수 / 의식 관련 질환에 대한 감별진단

검진

병력 / 계통관찰 / 검진과 측정

평가, 진단, 예후

외상성 손상으로 인한 혼수 / 비외상성 손상으로 인한 혼수 / 식물상태 / 약간 의식상태

중재

기본적 중재 / 선택적 중재

사례연구

요약

추가정보

용어

참고문헌

학습목표

이 장을 읽은 후, 다음의 사항을 할 수 있어야 한다.

1. 혼수, 식물상태, 약간 의식상태에 대해 이해하고 정의한다.
2. 혼수, 식물상태, 약간 의식상태의 특성을 알고 임상적 기준을 정의한다.
3. 의식변화를 유발하는 원인에 대해 이해한다.
4. 혼수, 식물상태, 약간 의식상태의 예후 지표에 대해 이해하고 적절한 중재방향에 대해 이해한다.

과거 20년간 의학기술이 발전하여 심각한 질병과 뇌손상 후 사망률이 줄어들었고, 이로 인해 심각한 의식(consciousness)손상이 있어도 생존하는 경우가 늘어나고 있다. 뇌손상 후 30~40%와 심장발작 후 80%는 의학적 안정 후 의식손상이 여전히 존재하는 것으로 추정되고 있다.[1,2] 비록 이들 중 일부는 의식이 어느 정도 좋아지지만, 대부분의 환자들은 심한 신경학적 기능제한과 의식손상을 동반한 채 일생을 살아야 한다. 이런 환자들은 흔히 다양한 재활 팀으로부터 관리를 받기 위해 재활병동으로 입원한다.

의식손상이 있는 사람을 위한 재활의 역할은 퇴행을 방지하고 감각운동계를 유지하고 의학적 합병증을 방지하고 기능을 최대화하는 것이다.[3] 지속적인 검진과 적절한 중재를 통해, 치료사들은 환자의 예후와 진단 및 최적의 임상결과를 결정할 수 있을 것이다. 모든 재활 전문가들은 의식손상과 관련된 정의, 특징, 연구근거, 예후지표를 이해하고 있어야 가장 효과적인 중재를 환자와 가족에게 제공할 수 있다. 이 장은 검진, 평가, 진단 및 예후, 중재에 대해 다룰 것이다. 의식손상질환에는 외상, 종양, 뇌졸중, 대뇌무산소증, 신진대사장애로 인한 혼수(coma), 식물상태(vegetative state), 약간 의식상태(minimally conscious state)가 있다. 혼수, 식물상태, 약간 의식상태는 일시적 또는 영구적일 수 있다.

물리치료사 치료행위지침에 의하면 이러한 질환을 우선적 치료행위 5I(혼수, 거의 혼수, 또는 식물상태에 관련된 각성, 관절가동범위, 운동조절손상)로 분류하고 있다.[4] 이 장에서 사용되는 용어는 지침과 좀 다른데, 최근 문헌에서 사용되고 있는 용어를 중심으로 기술되어 있다. 이 장에서는 사용되는 용어는 혼수, 식물상태, 약간 의식상태이고, 거의 혼수(near coma)는 사용하지 않았다. 용어에 따른 진단과 정의는 나중에 다루겠다.

1. 병리현상

온전한 의식에 대해 알기 위해서는 의식손상에 대한 이해가 필요하다. 신경생리, 철학, 심리, 정신의학 같은 다양한 분야에서 의식에 대해 연구하고 있다. 온전한 의식의 필수적인 부분이 자신과 환경에 대한 인식과 각성이라는 것에 모든 분야가 동의하고 있다.[5] 의식 중 기본적인 요소인 각성(arousal)은 만일 개인이 자발적 또는 외부 자극에 의해 자신의 눈을 뜰 수 있는 경우 온전한 것이다. 각성을 위해서는 기능적인 오름그물체활성화체계(ascending reticular activation system, ARAS)가 필요하다. ARAS는 시상과 대뇌겉질을 연결하는 뇌줄기 중 위쪽 $\frac{2}{3}$에 위치하고 있는 광범위한 그물망이다(그림 29-1). ARAS는 접촉 또는 소리 같은 몸감각자극, 또는 배고픔 또는 목마름 같은 기본적인 욕구에 의해 활성화된다.

의식 중 좀 더 복잡한 요소인 인식(awareness)은 자신에 대한 인식뿐만 아니라 자신과 환경과의 관계에 대한 인식을 말한다. 자신에 대한 인식뿐만 아니라 자신과 환경과의 관계에 대한 인식은 대뇌 기능이 필요하며 의식적인 인지행동을 유발한다. 인식이 대뇌반구의 기능을 필요로 하지만, 각성은 그렇지 않다. 각성은 단지 위쪽 뇌줄기 기능만 요구한다. 각성은 인식 없이 가능하지만, 인식은 각성 없이 존재하지 않는다.

각성을 스위치로 여기고 인식을 전구로 생각하는 것이 도움이 될 것이다(그림 29-2). 의식이 온전하기 위해서는 기능적인 ARAS(스위치), 기능적인 대뇌반구(전구), 두 영역 사이 정보를 전달하는 기능적인 시상(연결선)이 필

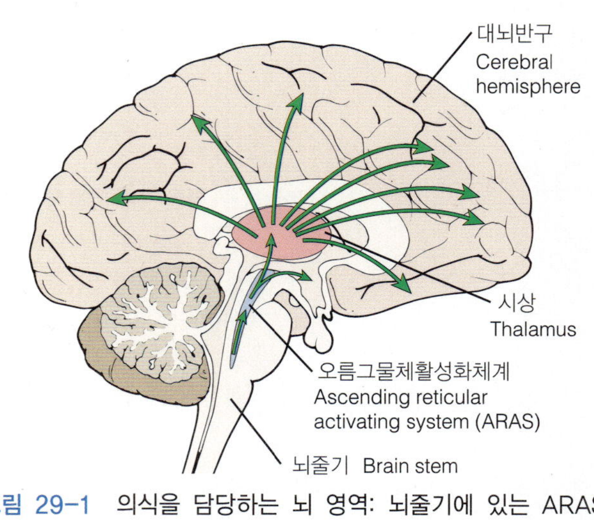

그림 29-1 의식을 담당하는 뇌 영역: 뇌줄기에 있는 ARAS와 대뇌반구

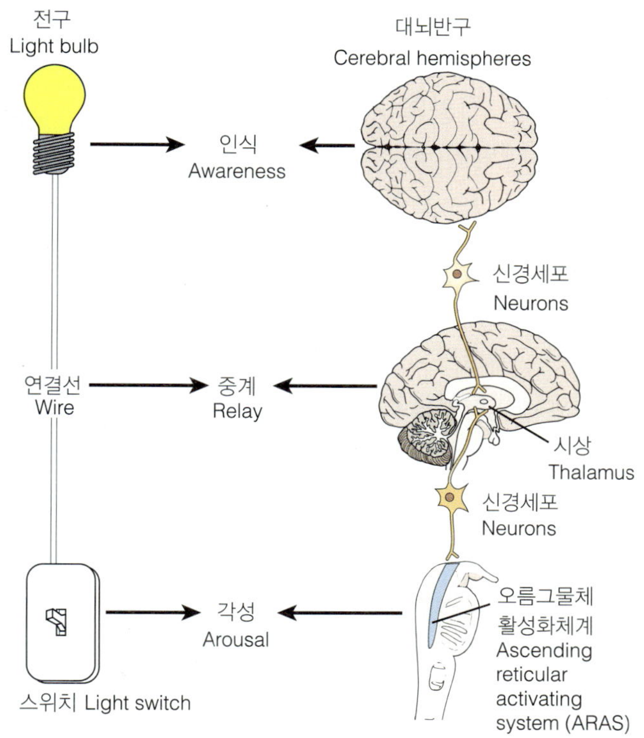

그림 29-2 스위치와 전구를 이용한 인식과 연관된 각성 체계 도식

요하다. 중추신경계에서 이런 영역의 손상을 유발하는 병인은 의식변경 또는 손상을 유발한다.

의식을 변하게 만드는 대뇌반구, 시상, 뇌줄기에 영향을 주는 3가지 기전이 있다. 첫째는 뇌졸중, 암, 농양, 또는 외상 같은 상태에 의해 유발되는 구조적인 병변이다. 두 번째는 독성 또는 신진대사 비정상에 의한 것이고, 세 번째는 무산소증 같은 넓은 범위의 뇌 손상에 의한 것이다.[6]

천막(tentorium) 이상의 구조적인 병변은 위천막(supratentorial)으로 분류되고, 천막 아래 병변이 있는 경우는 아래천막(subtentorial)으로 분류된다(그림 29-3). 의식에 영향을 주는 위천막 병변은 대뇌반구 또는 시상이 침범을 받는 것이고, 아래천막 병변은 뇌줄기가 침범을 받는 것이다. 임상적으로, 위천막 병변인 경우 초기에는 반대쪽 감각/운동마비 같은 대뇌반구 징후가 국소적으로 나타난다(중간대뇌동맥의 뇌졸중처럼, 16장 참조). 이후 점차 진행되면 전체 대뇌반구를 위협하거나 뇌탈출이 발생되어 결국 의식손상이 발생할 수 있다. 뇌줄기에 있는

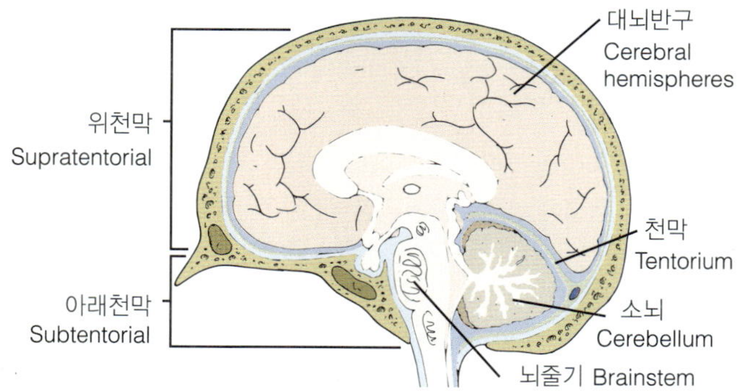

그림 29-3 천막에 의해 구분되는 위천막 및 아래천막 구조물

ARAS의 구조적인 병변, 즉 아래천막 병변은 대뇌반구 또는 뇌신경 징후가 존재하거나 없이 임상적으로 빠르게 의식변화 또는 상실이 발생한다. 아래경질막 혈종은 의식손상을 유발하는 가장 흔한 위천막 병변이며, 전체 중 80%에 달한다. 뇌줄기 경색은 아래천막 병변의 71%를 차지하며 주요 의식변경의 원인이 된다.[6]

독성에 의한 의식변화는 알코올 또는 다른 심리활성약물의 과도섭취, 또는 신장이나 간 기능이상으로 독성 물질의 제거가 불량한 경우에 발생한다. 또한 저혈당증 또는 고혈당증 역시 의식손상을 유발할 수 있다. 독소와 신진대사 비정상은 의식손상을 유발하는 가장 흔한 비외상성 원인이고 원인불명 혼수로 인해 응급실을 찾는 환자 중 47%에 달한다.[6] 이들 중 55%는 약물이나 알코올에 의한 것이다. 독소나 신진대사 비정상에 의해 의식손상이 발생하였을 때, 환자는 전형적으로 혼수상태로 진행하기 전에 졸림 또는 섬망(delirium)을 보인다. 이들은 일반적으로 국소적인 운동 또는 감각 비정상 같은 신경학적 징후를 보이지 않는다.

의식은 지주막밑출혈, 또는 감염, 심장발작으로 인한 대뇌 무산소증, 또는 외상으로 인한 확산적 축삭손상의 같은 넓은 부위 대뇌손상으로 인해 발생할 수 있다. 광범위한 뇌 손상으로 인한 의식손상은 그다지 흔하지 않은데, 비외상성 혼수를 보이는 환자 중 4.5%에 불과하다. 표 29-1은 의식손상을 유발하는 비외상적인 원인을 나열한 것이다.

외상 후, 혼수를 유발하는 주요 2가지 원인은 기본적으로 약물과용으로 인한 독소/신진대사 손상과 전반적인 허

표 29-1 의식손상의 비외상적인 원인*

진단	백분율
신진대사/독소	
1. 외인성 독소(예: 약물남용, 에틸알코올)	34
2. 내인성 독소(예: 간, 신장 기능부전)	27
전체	61
확산적 뇌 손상	
1. 무산소증/허혈	17
2. 감염	4
3. 지주막밑출혈	3
4. 진탕	3
전체	34
위천막 병변	
1. 뇌안쪽출혈	11
2. 아래경질막혈종	7
3. 뇌경색	2
4. 뇌종양	2
5. 뇌농양	1
6. 경막바깥혈종	0.5
전체	23.5
아래천막 병변	
1. 뇌줄기경색	13
2. 뇌줄기출혈	2
3. 소뇌출혈	1
4. 뇌줄기종양	0.5
5. 소뇌농양	0.5
전체	17

*From a sample of 292 patients with initial diagnosis "coma of unknown etiology" (nontraumatic), with some patients having more than one cause.
Adapted from Kandel ER, Schwartz JH, Jessell TM (eds): Principles of Neuroscience, ed 3, New York, 1991, Elsevier.
EtOH, Ethyl alcohol.

혈을 유발하는 심장발작이다. 일부 연구자들은 공공장소에서 잔떨림제거기(defibrillators)에 쉽게 접근할 수 있는 상황과 심폐소생술에 대한 관심이 증가하여 뇌를 포함한 여러 조직이 장시간 혈액공급을 받지 않아도 생존할 수 있게 되었다고 믿고 있다. 이는 결국 "심장발작으로 인한 혼수"를 증가시키는 요인이 될 것이다.[2]

다양한 의학적 상태 또한 의식손상과 무반응을 유발할 수 있다. 혼수는 치료되지 않는 질병으로 여겨지고 있다. 의식손상의 원인에 대한 이해는 환자의 예후를 예측하고 환자가족 교육과 재활중재를 설정하는데 도움이 된다.

의식 관련 질환의 진단을 위한 임상적 정의와 기준

의식손상이 있는 환자를 관리하는 임상가들이 대면하고 있는 문제 중 하나는 의식관련 질환을 정의하는 기준이 명확하지 않다는 것이다.[7] 간호시설이나 재활병동에 입원한 혼수 또는 식물상태로 진단받은 환자 중 18~43%가 올바르게 진단되지 않았다고 여러 연구들이 보고하고 있다.[8~10] 임상적인 의학적 진단은 의식손상이 있는 환자의 신경학적 및 기능적 예후를 결정하는데 중요할 뿐만 아니라 재활중재의 강도, 시간, 형태에 관한 결정에도 중요하게 영향을 준다. 각 질환에 대한 기준과 이들 사이 차이에 대한 이해는 환자의 기능적 결과를 예측하고 필요한 협력 팀원을 구성하는데 필요하다. 적절한 관리계획, 중재시간, 치료 빈도, 기대되는 결과는 이들 팀원에 의해 결정되고 개발될 것이다.

미국재활의학위원회,[11] 식물상태에 대한 여러 분야 과제위원회, Aspen 신경행동위원회는[14] 의식 관련 질환에 사용되는 용어와 기준을 표준화하기 위해 노력하여 왔다. 이들이 제언하는 사항을 아래에 요약하였다.

혼수

혼수는 "각성 없는 무인식" 상태에 있는 환자에 사용되는 신경행동학적 용어이다. 이것은 1966년에 처음 출판된 "혼미(stupor)와 혼수(coma)에 대한 진단"이라는 책에서 Pulm와 Posner에 의해 처음 사용되었다. 1982년 가장 최근에 출판된 3판에서는 혼수를 "외부에서 자극을 받았을 때조차도 자신과 환경에 대한 인식이 전혀 없는 상태"로 기술하고 있다.[6] 이 정의를 토대로 Aspen 신경행동위원회(Aspen Neurobehavioral Conference)는 혼수를 "자발적인 눈 뜨기가 없고 강한 감각자극에도 깨어나지 않는 각성체계의 완전한 기능상실"으로 정의하였다.[14] Pulm와 Posner를[6] 참고한 식물상태에 대한 여러 분야 과제위원회는 혼수를 "뇌줄기에 있는 ARAS 또는 대뇌반구의 기능이상으로 인한 장기적인 병적 무의식 상태이고, 눈은 여전히 감고 있고 환자는 각성을 할 수가 없다."라고 정의하였다.[12,13] Pulm와 Posner를[6] 참고한 미국재활의학위원회는 혼수를 "각성 없음과 환경과의 상호작용 상실을 나타내는 진단적 용어로 혼수에 빠진 환자는 어떤 방법으로도 각성을 유발하지 못 한다."로 정의하였다.[11]

혼수 진단을 위한 기준

환자는 자발적 또는 외부의 자극에 의해 눈을 뜨지 못한다.
환자는 어떤 명령도 따라하지 못한다.
환자는 인식할 수 있는 단어를 발음하지 못한다.
환자는 의도적인 움직임을 보이지 않는다(자세, 회피반사, 또는 불수의적 웃음 같은 반사적인 움직임은 있을 수 있음).
환자는 수동적으로 눈을 뜨게 한 후, 눈앞에서 45° 범위 내에 이동하는 물체를 시각적으로 추적하지 못한다.
위의 기준이 마취(마비)제 사용으로 인한 것이 아니다.

식물상태

Jennett과 Plum은 1972년에 "인식이 없는 각성"으로 표현되는 환자를 "장기적인 식물인간상태"란 용어를 처음으로 사용하여 구분하였다.[15] 식물상태에 있는 환자는 ARAS에서 일부 활동이 나타나지만, 시상 또는 대뇌반구에 의한 활동은 부족하다. 과거 10년 동안, 식물상태에 있는 환자에게 "장기적인"이란 용어를 사용하는 것이 적절한지에 대한 논쟁과 토의가 있어 왔다.[11,14,16] 장기적인이란 용어를 사용하는 것은 이 상태에 있는 환자는 어떤 호전도 없다는 것을 의미하는 것으로 대부분의 사람들은 여겼다. 이는 보험업계들이 이러한 환자를 위한 재활서비스에 대한 비용지불을 거부하는 원인이 될 수 있었다. 많은 연구자들은 "장기적인"이란 용어사용의 중지를 권고하였고, 식물상태의 예후 또는 진단에 이 용어를 사용하는 것은 아무런 의미가 없다고 주장하였다.[11,14,16] 여러 분야 과제위원회에서 사용한 "장기적인 식물상태"는 외상으로 인해 뇌손상 12개월 후 그리고 다른 원인으로 인해 뇌손상 3개월이 경과된 후에도 식물상태가 지속된다면 의미 있는 회복의 가능성이 낮다는 것을 의미하는 것이다. "식물상태"와 "영구적인 식물상태"는 뇌손상 후 인식이 없는 각성을 묘사하는 용어로 사용된다는 것에 대부분 동의하고 있다.

"식물상태는 자신과 환경에 대해 완벽하게 인식이 없는 임상적인 상태로, 시상하부와 뇌줄기의 자율기능이 전부 또는 일부 보존되어 있으면서 주기적인 수면-깸을 보이는 상태이다."[12]

식물상태 진단을 위한 기준

환자는 자신이나 환경에 대한 인식이 없다: 타인과 상호작용 불능.
환자는 시각, 청각, 촉각, 또는 유해자극에 대해 일정하거나, 재현가능하거나, 목적이 있거나, 또는 수의적인 행동반응을 보이지 않는다.
환자는 말을 이해하거나 표현하지 못한다.
환자는 간헐적으로 깨워있는 시기가 있고 수면-깸 주기가 있다.
환자는 의학적 관리로 생명유지를 위한 시상하부와 자율신경기능이 충분히 보존되어 있다.
환자는 실변과 실금이 있다.
환자는 일정치 않은 뇌신경반사(동공, 각막, 구토 등)와 척수반사를 보인다.

약간 의식상태

"약간 의식상태"는 지침(guide)에 없는 용어이지만, 의식손상과 관련된 문헌에서 사용되고 있다. 더 이상 혼수 또는 식물상태가 아니지만, 심각한 장애가 있는 환자를 기술하기 위해 1995년 미국재활의학위원회에서 "약간 반응상태"란 용어를 처음으로 사용하였다. 식물상태의 환자도 반사적 반응이 있기 때문에 식물상태와 약간 반응상태를 구별하기 힘들어, 이 진단적 용어는 약간 의식상태로 변경되었다. 이 두 상태의 차이는 약간 의식상태인 경우 일부 인지기능이 존재하는 것이다. 따라서 약간 의식상태란 용어가 좀 더 명확하다.[17]

Aspen 신경행동위원회는 2002년 약간 의식상태를 위한 기준을 개발하였다.[14] 의식질환과 관련된 문헌고찰을 통해, 연구자들은 약간 의식상태의 진단, 예후, 관리를 위한 기준이 되는 자료가 불충분함을 알게 되었다. 따라서 이 위원회는 약간 의식상태를 위한 진단 기준을 개발하게 되었다.

"약간 의식상태는 의식변경이 심각하지만 자신 또는 환경에 대한 인식이 약간 존재하는 것이다"[14]

약간 의식상태 진단을 위한 기준

환자는 간단한 명령을 따를 수 있다.

환자는 예/아니오를 몸짓 또는 언어적으로 표현할 수 있다(정확성에 관계없이).

환자는 지적인 언어를 구사할 수 있다.

환자는 반사적 활동이 아닌 목적 있는 행동을 할 수 있다.

환자는 혼수 또는 식물상태의 기준과 다르게, 약간 의식상태는 위의 기준 중 하나 이상을 만족하면 된다.

거의 혼수

지침에 있는 우선적 치료행위 유형 5I(혼수, 거의 혼수, 식물상태와 관련된 각성, 관절가동범위, 운동조절 손상)에는 "거의 혼수"라는 용어가 포함되어 있다. 이 용어는 혼수/거의 혼수척도에서도 이 용어가 사용되고 있지만, 현재 문헌에서는 사용되지 않고 있다. 혼수/거의 혼수척도에 의한 거의 혼수의 정의는 "두 가지 감각자극에 일정하게 반응/또는 간단한 명령에 불규칙적 또는 부분적으로 반응을 보이는 것"이다.[18] 거의 혼수는 현재 약간 의식상태로 불리고 있다. 약간 의식상태인 환자는 의식이 없지만, 가끔 눈으로 물건 추적하기, 팔 뻗기, 타인의 손잡기 같은 의식적인 징후를 보인다. 거의 혼수란 용어는 이제 거의 사용되지 않고 약간 의식상태로 변경되어 문헌에서 사용되고 있다.

의식 관련 질환에 대한 감별진단

의식 관련 질환에 대한 올바른 진단을 위해서는 각각에 대한 특수한 임상적 징후와 행동특성에 대한 이해뿐만 아니라 비슷한 양상을 보이는 상태에 대한 이해가 필요하다. 비슷한 유형으로 감금증후군(locked-in-syndrome)이 있다. 이 증후군은 뇌줄기에 있는 숨뇌의 뇌졸중으로 인해 흔히 발생한다. 환자는 정상적인 시상 및 겉질연결과 ARAS가 있으며, 의식도 온전하다. 그러나 얼굴, 몸통, 사지의 모든 움직임이 상실된다. 따라서 환자는 온전한 인식이 있지만 몸을 움직일 수 없다. 눈을 깜박이거나 눈을 수직으로 움직이는 능력이 일부 잔존하여 이를 통해 의사소통을 할 수 있다. 감금증후군이 있는 환자는 장기적인 식물상태로 잘못 진단되는 경우가 있다.[10,19]

뇌사(brain death) 역시 혼수와 식물상태로 잘못 진단되기 쉬운 상태이다. 혼수, 뇌줄기 반사 상실, 무호흡과 같은 신경학적 기준에 맞는 환자는 뇌사이다.[20] 뇌사의 개념은 1950년대와 1960년대에 개발된 것으로, 뇌의 불가역적 손상이 있고 기계를 이용한 환기가 필요한 중환자실에 있는 환자들이다. 이 개념의 목적은 심호흡계 질환으로 사망하지 않은 사람을 대상으로 빠른 판단을 통해 장기를 적출하여 타인에게 이식하기 위한 것이다.[21] 환기장비가 개발되기 이전, 환자들은 수분 내에 호흡과 심장박동의 문제로 사망하였다. 뇌사는 법적인 사망과 동일하지만, 심호흡계 기능은 장시간 유지될 수 있다. 대부분의 환자는 장비를 동원하여도 수일 이내에 심호흡계 기능이 정지하게 되고[22] 뇌사로 진단된 사람이 다시 의식이 회복되는 사례는 없었다. 뇌사인 경우는 재활중재의 대상이 아니다. 표 29-2는 혼수, 식물상태, 약간 의식상태, 감금증후군, 뇌사에 대한 주요 진단기준을 요약한 것이다.

2. 검진

병력

검진은 환자병력에 대한 조사로부터 시작된다. 의식질환이 있는 환자인 경우 대부분의 정보는 의료기록을 통해 수집된다. 의료기록을 살필 때, 4가지 영역을 중심으로 살펴야 한다. 첫째, 환자의 예후를 알아보기 위해 질환의 원인을 알아보아야 한다. 둘째, 이전 신경학적 검진의 소견을 살펴야 한다. 이러한 소견은 환자가 호전될 것인지 악화될 것인지에 대한 신경학적 상태를 보여준다. 또한 환자의 예후를 결정하는데 도움이 되고 현재 검진결과와 비교하는데 이용될 수 있다. 셋째, 간호노트를 통해 환자의 활동 수준, 생체징후, 피부파괴 영역에 대한 정보를 얻을 수 있다. 넷째, 복용 중인 약물을 살펴야 하는데, 특히 검진(떨림, 근력약화, 저혈압, 빠른맥, 눈떨림 등) 결과를 혼동시킬 수 있는 약물의 부작용을 알아야 한다.[23] 이러한 4가지 정보는 환자에게 적절한 중재방법, 빈도, 강도, 형태를 결정하는데 이용될 것이다.

표 29-2 혼수, 식물상태, 약간 의식상태, 감금증후군, 뇌사에 대한 주요 진단기준

혼수	식물상태	약간 의식상태	감금증후군	뇌사
외부 자극이나 자발적으로 눈을 뜨지 못한다.	자발적으로 눈을 뜬다.	간단한 명령을 따른다.	외부 자극에 의한 반응 또는 자발적으로 눈을 뜬다.	혼수
명령을 따르지 못한다.	수면-깸 주기가 있다.	예/아니오를 몸짓 또는 언어로 표현한다.	눈을 깜박이거나 눈을 수직으로 움직이는 것만 가능하다	뇌줄기반사(동공반응, 각막반사, 안구안뜰반사 등) 소실
의미 있는 단어를 발음하지 못한다.	자신 또는 환경에 대한 인식이 없다.	지적인 언어	뇌줄기에 있는 눈돌림 신경핵 아래에 있는 모든 뇌신경에서 마비	무호흡
의도적인 움직임이 없다.	타인과 상호작용을 할 수 없다.	반사가 아닌 목적 있는 행동	자신과 환경에 대한 인식이 있다.	모든 자극에 대한 반응 소실
시각적인 추적을 할 수 없다.	언어적 표현이나 이해가 없다.	하나 이상의 존재하면 약간 의식상태이다.	눈움직임을 통해 의사소통이 가능하다.	의사소통 불가능
마취제에 의해 영향을 받은 것이 아니다.	목적 있는 움직임이 없다. 시각적인 추적이 없다. 실금/실변 일정치 않은 뇌신경 반사가 존재한다.			

계통관찰

계통관찰은 좀 더 세밀한 검진이 필요한 영역을 확인하고 검진과 중재 동안 주의해야 할 사항과 합병증을 유발할 수 있는 영역을 알아보기 위해 시행된다. 자세한 내용은 1장을 참조한다.

의식 관련 질환이 있는 환자는 전형적으로 장기간 침상안정을 취해야 되므로, 침상안정에 따른 생리적인 변화를 치료사들이 이해하는 것이 필요하다.

심혈관/폐. 침상안정은 심혈관과 폐에 상당한 영향을 준다. 완전 침상안정 3~4일 이내에 기립불내성(orthostatic intolerance) 징후가 시작된다.[24] 심혈관과 폐는 중추 및 말초요소들이 영향을 받는다. 중추적으로는 심장근육위축, 심장박출량(cardiac output)을 유지하기 위한 1회박출량 감소와 심장박동수 증가가 나타난다. 운동뿐만 아니라 누운 자세에서 앉기와 서기 같은 신체적 부담에 대한 반응능력이 실질적으로 감소한다. 말초적으로는 침상안정 3~4주 이내에 혈액이 가슴쪽으로 이동하게 된다. 바로 누운 위치에서 다른 위치로 변경은 가슴에 있는 혈액의 양이 줄어들게 만들고, 심장으로 정맥회귀가 줄어들어 심장박출량이 줄어들게 된다. 심장박출량의 감소는 누운 자세에서 선 자세로 움직일 때 심장박동수를 급격히 증가시킨다. 때로는 분당 35회가 넘는 경우도 있다.[25]

심혈관/호흡계에 대한 초기 검진 시 환자가 받고 있는 환기보조 정도를 관찰해야 한다(26장 참조). 호흡치료사는 환자의 호흡상태에 관한 귀중한 정보를 제공해 주는 사람이고 대부분의 경우 재활팀에 속한다. 만일 환자가 환기장비를 사용하지 않는다면, 환자의 자발적인 호흡율과 패턴을 기록해야 한다. 뇌줄기는 호흡율(RR)과 패턴을 조절하는데, 만일 비정상적이라면 뇌줄기에 기능이상이 있는 것이다.

피부. 피부에 대한 초기 검진 시 체계적인 관찰이 필요하다. 머리에서 발까지 피부파괴의 여부와 잠재적 위험이 있는지를 살펴야 하고 기록해야 한다(28장 참조). 드레싱 위치에 대한 정보도 기록지에 남겨야 하는데, 이는 환자의 자세를 설정하는데 필요하다.

근육뼈대. 침상안정은 근육뼈대계에도 많은 영향을 준다. 근력 감소는 부동자세 1주 후에 가장 많이 발생하는데, 절대 침상안정인 경우 매일 1~1.5%씩 감소하고 석고붕대를 적용한 경우 1.3~5.5%씩 매일 감소한다.[26] 침상안정으로, 힘줄과 인대의 단단함 역시 감소하게 된다. 뼈상실도 발생하는데, 중력이 제거된 위치로 환자들이 있기 때문에 뼈형성보다 뼈흡수가 더 많이 발생한다. 침상안정이 지속됨에 따라, 뼈의 밀도는 점차 줄어들고 골절이 쉽게 발생하게 된다. 넙다리뼈목부위에서 발견되는 잔기둥뼈(trabecular bone)는 겉질뼈보다 뼈흡수가 더욱 빠르다. 침상안정으로 연골퇴행, 관절피막위축, 섬유조직약화 같은 관절변화도 발생한다.[26]

신경근육. 이러한 환자에 대한 신경근육의 검진은 주의 깊게 시행되어야 한다. 심한 뇌손상이 있는 환자에게 흔히 있는 비정상적인 자발적 또는 반사적 움직임 패턴을 관찰해야 한다. 표 29-3은 의식손상이 있는 환자에서 흔히 나타나는 운동패턴을 요약한 것이다. 다리 꼬기, 정상적인 자세변경, 하품, 재치기는 의식손상이 심하지 않음을 보여주는 것이다.[5] 해로운 자극쪽으로 움직이는 것은 반사적 움직임이지만, 해로운 자극으로부터 반대로 돌기는 목적 있는 움직임이다.[5] 촉각자극에 대한 전신 굽힘, 폄, 모음은 반사적 반응으로, 양쪽 대뇌반구 또는 뇌줄기 기능이상을 의미하는 것이다.[5] 지속적으로 다리가 펴지고 팔이 구부러지는 자세는 겉질제거(decorticate)반응이라 불린다. 지속적으로 팔과 다리가 펴지는 자세는 대뇌제거(decerebrate) 반응이라 불리는데, 이들은 심각한 운동기능이상이 있음을 보여주는 것으로, 양쪽 대뇌반구 병변 또는 뇌줄기 압박에 의해 발생한다. 그림 29-4는 겉질제거 자세(decorticate posture)와 대뇌제거 자세(decerebrate posture)를 묘사한 것이다. 손바닥에 가해진 접촉 자극에 의한 잡기반사와 입에 물건을 넣으면 꽉 다무는 반사가 종종 나타날 수 있다. 이러한 반사를 환자의 가족 또는 친지들이 보았을 때 깨어나는 신호로 착각될 수 있다.

자발적인 눈움직임 역시 의식손상이 있는 환자에서 흔하다. 특히, 좌우 또는 상하로 눈이 움직이고 휴식 시, 소리 또는 빛에 대한 반응으로 눈을 깜박이는 경우도 있다. 이러한 눈움직임은 환자가 좀 더 나은 각성 또는 인식상

표 29-3 의식손상 환자에서 흔히 나타나는 운동패턴

자세	설명	가능한 원인
잡기반사	환자의 손바닥을 자극하면 손가락이 구부러진다.	대뇌겉질 기능이상
겉질제거 자세	팔 굽힘, 다리 폄	대뇌겉질 기능이상
대뇌제거 자세	팔 및 다리 폄	겉질제거보다 좀 더 심한 운동기능이상. 양쪽 깊은 대뇌병변 또는 뇌줄기기능이상. 진행된 신진대사기능이상에서도 나타남
전체적인 굽힘, 폄, 또는 모음		반사반응, 양쪽 깊은 대뇌 또는 뇌줄기기능이상
하품, 재치기, 또는 다리 꼬기; 정상적인 자세 이동		심하지 않은 의식손상. 좋은 예후를 나타내는 지표로 여겨짐
입벌림장애	입에 어떤 것을 넣을 때 입이 다물어지거나 자발적인 입 다물기	중간 숨뇌 이상의 기능이상
유해자극쪽으로 돌기		반사적 반응(비정상)
유해자극 반대로 돌기		목적 있는 움직임일 수 있음

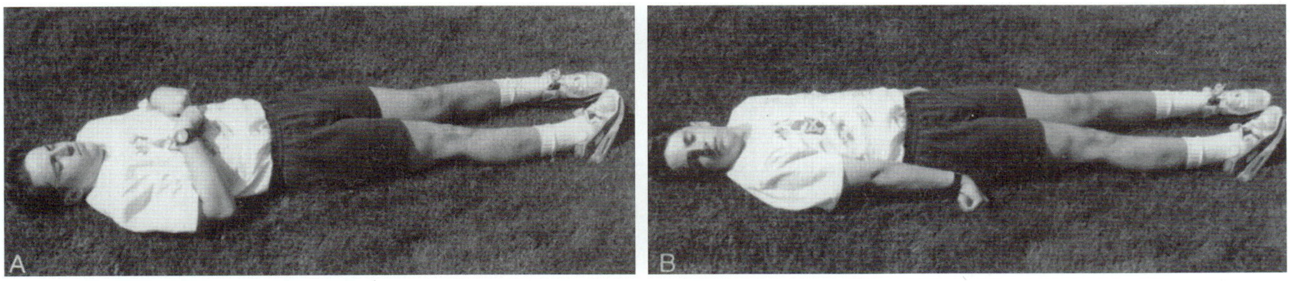

그림 29-4 A, 겉질제거 자세; B, 대뇌제거 자세. *From Magee D: Orthopedic Physical Assessment, ed 4, Philadelphia, 2005, Saunders.*

태로 호전되고 있음을 의미하는 것은 아니다. 치료사는 혼수 또는 식물상태에 있는 환자에서 눈떨림(nystagmus)이 흔하지 않음을 알아야 한다.[6] 눈떨림은 눈을 가운데로 옮기는 과정에서 발생하는데 주로 수평적으로 떨림이 발생한다. 이것은 대뇌겉질과 뇌줄기의 상호작용이 필요한데, 식물상태 또는 혼수에 있는 환자는 이런 상호작용이 부족하다. 지속적인 시각적 추적은 환자가 더 이상 식물상태가 아님을 보여주는 지표이고 약간의 인식이 있음을 보여주는 것이다.[12]

검진과 측정

의식질환이 있는 환자에 대한 마지막 검진 단계는 특수 검진과 측정이다. 검진과 측정은 초기에 시행되고 이후 새로운 목적 있는 움직임 여부와 같은 신경학적 징후의 변화를 확인하기 위해 주기적으로 시행되어야 한다. 의식 관련 질환이 있는 환자에 대한 초기 검진은 여러 모니터가 장착되고, 진정제가 투입되고, 환기보조장비들이 장착된 중환자실에서 시행되기 때문에 검진에 다소 어려움이 있다. 이 경우, 치료사는 관절가동범위 유지와 구축 방지 및 압박궤양 예방에 주력해야 한다. 환자가 중환자실에서 일반병동으로 이동하면, 치료사는 좀 더 정확한 검진과 중재를 할 수 있을 것이다.

근육뼈대

관절가동범위. 능동적 관절가동범위와 수동적 관절가동범위는 각도기를 사용해 측정한다. 측정방법은 다른 교재를 참조하기 바란다.[27] 수동적 관절가동범위 측정에서 각도기의 신뢰성이 떨어진다는 두 편의 연구가 있다. 이런 결과는 질병 또는 손상의 유형과 사용된 도구 형태에 따라 신뢰성이 달라질 수 있다.[28,29]

자세. 최근, 각성과 인식수준이 자세변화에 미치는 영향을 조사한 연구가 발표되었다.[30] 12명의 환자(식물상태 5명과, 약간 의식상태 7명)를 대상으로 한 예비연구에서, 기립대를 이용한 서기 자세와 침상에 누워 있는 자세를 평가하였다. Wessex 머리손상모형(wessex head injury matrix, WHIM)에 따라 점수를 매겼다. 이것은 의식손상 환자에서 자세에 따라 62점 척도로 평가하는 도구이다.[31] 점수가 낮을수록 각성과 인식수준이 낮은 것이다. 12명 중 8명(식물상태 3명과 약간 의식상태 5명)은 선 자세에 있는 동안 관찰되는 행동의 형태가 향상되었다. 이런 결과의 의미는 명확하지 않지만, 식물상태 또는 약간 의식상태에 있는 환자에게 가능하면 선 자세를 취하도록 만드는 것이 유익함을 보여주는 것이다.[30]

이전 연구에 의하면 식물상태에 있는 환자에게 똑바로 앉은 자세를 취하도록 만들면, 뇌손상으로 의한 비정상적인 반사와 움직임이 억제되는 것으로 나타났다.[32] 비록 표준화된 도구는 아니지만, 임상적인 관찰을 통한 이 연구의 결과는 환자를 평가할 때 누운 자세가 아닌 다른 자세에서 평가하는 것이 적절함을 보여주는 것이다.

신경근육

각성, 집중력, 인지. 혼수척도와 인지기능척도는 환자의 예후 결정, 질병상태의 변화 관찰, 임상적 연구목적으로 개발되어져 왔다.[33] 대부분의 혼수 및 인지기능척도는 운동기능, 장애 수준, 각성 수준, 집중력, 인지를 측정한다.

표 29-4 Glasgow 혼수척도

눈 뜨기		운동반응		언어반응	
자발적	4	지시에 의해	6	지남력이 있고 의사소통 가능	5
지시에 의해	3	통증자극에 의해	5	지남력이 떨어지고 의사소통 가능	4
통증에 의해	2	회피 굽힘	4	부적절한 단어	3
무반응	1	비정상적 굽힘	3	이해할 수 없는 소리	2
		폄	2	무반응	1
		무반응	1		
점수		점수		점수	

전체 점수 = 눈 점수 +운동반응 점수 + 언어반응 점수
해석: ≤8=혼수; ≥9=혼수가 아님; 9~11=중등도 심각; ≥12=약간 손상.

1974년에 개발된 Glasgow 혼수척도(GCS)는 응급실 및 연구소 같은 기관에서 흔히 사용되고 있다(표 29-4).[34] 원래 외상성 뇌손상 환자를 위해 개발된 것이지만, 비외상성 뇌손상 환자의 결과를 예측하는 지표로도 사용되고 있다.[35] Glasgow 혼수척도는 측정자간 및 측정자간 신뢰도가 높다.[36,37]

Glasgow 혼수척도는 눈 뜨기, 운동반응, 언어반응 3가지 범주로 구성되어 있다. 각 범주는 특정 반응에 따른 점수를 부여한다. 눈 뜨기의 점수는 1~4점이고, 운동반응은 1~6점, 언어반응은 1~5점이다. 전체 점수는 3~15점까지 있을 수 있다. 만약 8점 이하이면 혼수를 의미한다. 9~11점은 중등도로 심한 손상, 12점 이상은 약간 손상을 의미한다. Glasgow 혼수척도는 뇌줄기반사가 포함되어 있지 않은 단점이 있고, 삽관을 하고 있는 환자에서 언어반응을 평가할 수 없다는 단점이 있다.[38]

Glasgow 결과척도는 1975년에 심한 뇌손상이 있는 환자의 결과를 기술하기 위해 임상적 연구를 위한 표준화된 용어를 개발하기 위해 만들어진 것이다(표 29-5).[39] 오늘날까지 사용되고 있지만 원본 척도는 5가지 범주가 있었다(사망, 장기적인 식물상태, 심한 장애, 중등도 장애, 좋은 회복). 1985년에 개정된 Glasgow 결과척도는 기능적 수행력을 좀 더 세분화하기 위해 8가지 범주로 하였다.[40] Glasgow 결과척도는 상세하게 상해와 장애를 표현하기 위해 개발된 것이 아니다.[39,41] 이 척도의 측정자간 신뢰도는 아주 나쁘지만, 일부 연구에서는 50%의 일치도를 보인다.[42,43] 하지만 체계적인 면담을 통해, Glasgow 결과척도 범주를 결정하는데 사용하는 경우, 측정자간 신뢰도는 85%, 검진-재검진 신뢰도 90%를 보였다.[41,44~46] 상세한 내용과 사용지침은 다른 교재를 참고하길 바란다.[47]

표 29-5 Glasgow 결과척도

점수/범주	정의
1: 사망	A. 뇌손상의 결과 B. 의식회복 후, 이차적인 합병증으로 사망
2: 장기적인 식물상태	장기간 무반응과 언어반응이 없음 눈을 뜰 수도 있고 수면-깸 주기를 보이지만 대뇌겉질의 기능이 없음
3: 심한 장애 (의식은 있지만 장애가 있음)	정신적 또는 신체적 장애로 일상이 의존적임
4: 중등도 장애 (장애는 있지만 독립적)	대중교통을 이용하고 보호작업장에서 일을 할 수 있음; 일상생활이 독립적임. 말더듬증, 불완전마비, 또는 실조, 기억 및 지적인 결핍, 개성 변화 같은 장애가 있을 수 있음
5. 좋은 회복	비록 신경학적 및 병리적인 결핍이 약간 있지만 정상적인 생활로 복귀

장애등급척도(disability rating scale, DRS)는 1982년에 심한 뇌손상이 있는 환자의 장애를 양적으로 평가하기 위해 개발되었다.[48] 이 척도는 혼수에서 완전 회복된 환자까지 적용될 수 있다. 비외상성 뇌손상으로 인한 환

자에게 적용되는 경우도 간혹 있지만, 기본적으로 외상성 뇌손상 환자에게 적용된다.[49~51] 장애등급척도는 혼수결과 척도보다 환자의 변화에 좀 더 민감하게 반응한다.[48] 장애등급척도는 심한 뇌손상에서 회복될 때 발생할 수 있는 환자의 미세한 변화를 양적으로 평가하기 위해 개발된 것이었다. 이 척도의 점수는 0~30점으로 0점이 장애가 없는 경우이다. 이 척도는 뇌손상 환자의 변화를 기록하기 위해 임상적으로 흔히 사용되고 있다.[51] 연구에 의하면, 장애등급척도는 측정자간 및 검진-재검진 신뢰도가 높고(98%), 동시타당도와 예측타당도는 67%이다.[48,52~55] 장애등급척도의 사용지침은 추가정보에 기술된 웹사이트를 참고하길 바란다.

Rancho Los Amigos 인지기능 수준척도는 전형적으로 외상성 뇌손상 후 발생하는 행동 및 인지 회복순서를 묘사하는 척도로 1972년에 개발되었다(표 29-6).[56] 이 척도는 외상센터에 입원 후 초기에 흔히 적용되고 급성기, 아급성기, 병동으로 전원 될 때 재적용된다. 이 척도의 자극에 대한 환자의 반응을 관찰하여 기록하는 것이기 때문에, 환자의 협조를 필요로 하지 않는다. 8단계로 분류되어 있고 로마 숫자로 기록한다(Ⅰ: 반응 없음, Ⅷ: 목적 있고 적절한 반응). 환자는 특정 단계에서 더 이상 나아지지 않을 수도 있다. 이 척도는 뇌손상 환자의 예후를 알아보기 위해 적용하는 것이 아니다. 외상성 뇌손상이 있는 환자에게만 적용하고 재활팀원 및 임상의와 보호자 사이 의사소통을 원활히 하기 위해 사용되고 있다. 자극에 대한 환자의 반응수준에 따라 환자의 회복 수준을 결정한다. 이 척도의 측정자간 신뢰도는 89%이고, 검진-재검진 신뢰도는 82%이고, 동시와 예측 타당도는 59%와 79%이다.[7,54]

혼수인 환자는 Rancho Los Amigos 인지기능 수준척도 Ⅰ 또는 Ⅱ에 해당하고, 식물상태 또는 약간 의식상태는 Ⅱ 또는 Ⅲ에 해당한다. Ⅲ~Ⅷ 수준은 환자가 어느 정도 인식 또는 의식적인 행동이 있는 경우이다.

혼수/거의 혼수(coma/near coma, CNC) 척도는 식물상태의 매우 낮은 기능이 있는 환자에서 작은 변화를 측정하기 위해 1992년에 개발되었다.[57] 이 척도는 외상성 및 비외상성으로 인한 손상 환자에게 적용될 수 있다. 이 척도는 "혼수 없음"에서 "매우 심한 혼수"까지 5단계로 되어 있다. 감각, 지각, 원시적인 반응 결핍 정도를 알아보는 11개 항목의 점수에 따라 수준이 결정된다. 이 척도는 신경학적 상태수준이 낮은 환자에게 적절하다.[57,58] 측정자간 신뢰도는 95~97%이다.[57] 이 척도의 타당도는 장애등급척도(DRS)와의 상관성 검증을 통해 확립되었다.[57] 이 척도에 대한 자세한 사항은 COMBI(Center for Outcome Measurement in Brain Injury) 웹사이트(추가정보 참조)에서 확인할 수 있다. 이 척도는 의식손상이 있는 환자와 관련된 문헌에서 사용되지 않고 있다. 이전에 언급

표 29-6 Rancho Los Amigos 인지기능 수준척도

수준Ⅰ: 무반응. 환자는 자극에 대해 반응하지 않고 깊은 수면 상태에 있는 것처럼 보인다.

수준Ⅱ: 전신적인 반응. 환자는 자극에 대해 상동적인 형태로 목적 없이 일정치 않은 방법으로 반응하고 반응이 제한되어 있다.

수준Ⅲ: 국소적인 반응. 환자는 자극에 대해 지연되고 일정치 않지만 특정 반응을 보인다. 하지만 간단한 명령을 따라 하지 못한다.

수준Ⅳ: 혼돈이 있고 흥분된 반응. 환자는 이상하거나, 목적이 없거나, 부적절한 행동을 보이고, 단기 회상력이 없고, 집중력이 짧고 선택적 집중이 안 된다.

수준Ⅴ: 혼돈이 있고, 부적절하고, 흥분되지 않은 반응. 환자는 복잡하거나 체계적이지 않은 자극에 대해 일정치 않고, 부분적이고, 목적 없는 반응을 보인다. 간단한 명령은 일정하게 따라할 수 있고, 기억력과 선택적인 집중이 떨어지고, 새로운 정보에 대한 기억력이 없다.

수준Ⅵ: 혼돈이 있고 적절한 반응. 지시에 따라 다르지만, 환자는 상황에 맞고 목적 있는 반응을 보인다. 학습된 사항에 대한 전이효과가 있지만 새로운 과제와 단기 기억에는 문제가 있다.

수준Ⅶ: 자동적이고 적절한 반응. 환자는 친근한 상황에서 적절하게 행동하고, 일상적인 활동을 기계적으로 수행하고, 정상 보다 낮지만 새로운 학습을 위한 전이효과를 보인다. 환자는 사회적인 교류를 시작하지만, 판단력은 떨어진다.

수준Ⅷ: 목적 있고 적절한 반응. 환자는 환경에 대해 적절하게 반응하지만 추상적인 추리능력이 질병 이전 수준보다 떨어진다.

하였듯이, 이 척도에서 사용되는 용어는 현재 사용하고 있는 용어와 다르다.

Wessex 머리손상 매트리스는 의식손상이 있는 환자의 행동에 대해 62점 척도로 기록하는 것이다. 점수가 낮을수록 인식과 각성이 떨어지는 것이다. 2000년에 영국에서 개발된 것으로, 신뢰성과 타당도에 대한 예비검증만 이루어진 상태이다.[59]

뇌신경과 통합성. 의식손상 환자를 대상으로, 뇌신경 또는 반사에 대한 검진은 일반적으로 실시되지 않는다. 이전에 언급하였듯이, 오름그물체활성화체계(ARAS)는 뇌줄기에 위치하고 있는데(특히 위쪽 다리뇌와 중간뇌), 의식 중 각성에 관여한다. 인식과 인지기능은 각성 없이 가능하지 않기 때문에 기능적인 오름그물체활성화체계(ARAS)를 필요로 한다. 뇌신경의 핵은 뇌줄기에 있어, 오름그물체활성화체계(ARAS) 주변에 있는 뇌신경에 대한 검진을 통해 뇌줄기의 상태를 추정할 수 있다. 일반적으로 뇌신경반사가 존재하면, 뇌줄기 기능이 온전하며, 만일 반사가 없으면 뇌줄기 기능이 상실되었다고 생각할 수 있다. 다양한 마약류, 항생제, 신경근육차단제, 안뜰계 질병은 뇌신경반사를 방해할 수 있다.[6] 그림 29-5는 뇌줄기에 있는 오름그물체활성화체계(ARAS)와 주변의 뇌신경 및 핵의 위치를 보여주는 것이다.

흔히 검진되는 뇌신경반사는 동공빛반사(뇌신경 Ⅱ와 Ⅲ), 각막반사(뇌신경 Ⅴ와 Ⅶ), 눈머리반사(oculocephalic reflex)와 눈안뜰반사(oculovestibular reflex) (뇌신경 Ⅲ, Ⅳ, Ⅵ, Ⅷ)이다. 동공빛반사는 밝은 빛을 각각의 눈에 비추어 동공수축이 발생하는지, 반대쪽 눈에서도 동조현상이 발생하는지를 살펴보는 것이다(그림 29-6). 각막반사는 각 눈에 있는 각막을 솜으로 접촉할 때, 눈꺼풀이 내려오는지(또는 눈이 위로 움직이는 Bell 현상이라 불리는 눈움직임이 나타나는지)를 살핀다(그림 29-7). 인형눈(doll' s eye) 현상이라 불리는 눈머리반사는 빠르게 머리를 한쪽에서 다른 쪽으로, 위와 아래로 움직일 때 끝부분에서 유지할 수 있는지를 알아보는 것이다(그림 29-8). 환자의 눈이 머리가 움직이는 반대방향으로 주시할 수 있

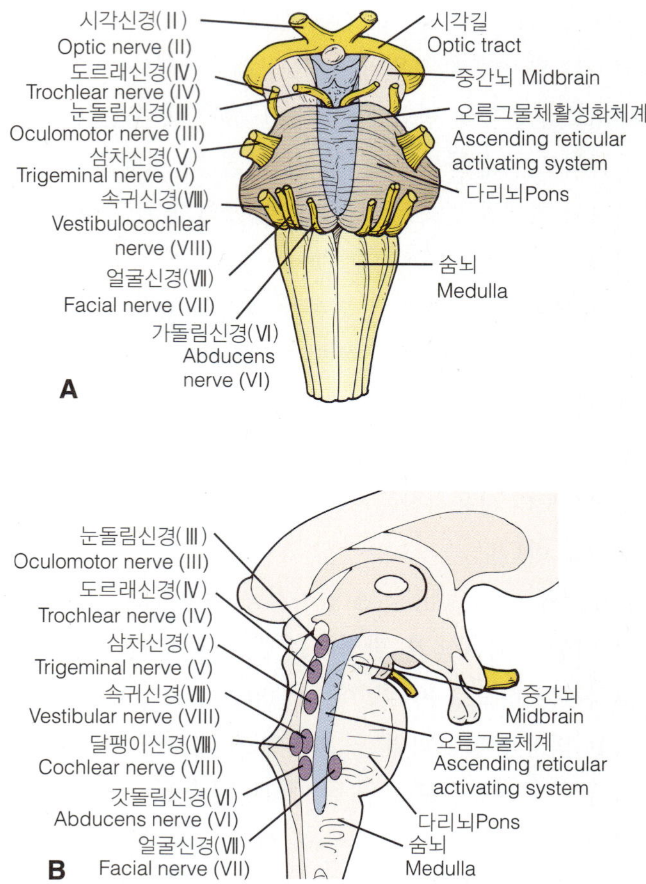

그림 29-5 오름그물체계와 뇌신경 그리고 주위핵 A, 앞쪽면. B, 정중시상면

으면 반사가 온전한 것이다. 눈머리반사검진은 환자의 목척추가 불안정하면 수행되지 않는다. 눈안뜰반사는 종종 온도눈떨림검진(caloric test)을 의미하는데, 이 검진은 눈안뜰검진보다 강한 반응을 보이지만 반응현상은 동일하다. 온도눈떨림검진을 실시하기 전에 환자의 고막통합성이 평가되어야 한다. 왜냐하면 이 검진을 수행하는 동안 찬물과 따뜻한 물을 귀에 삽입해야 하기 때문이다(그림 29-9). 이 반사를 검진하기 위해, 환자의 머리를 수평에서 30° 들어올리고 먼저 각 귀에 소량의 얼음물을 삽입시킨다. 무의식 환자의 눈은 자극되는 방향으로 돌아간다. 이후 양쪽 귀에 얼음물을 동시에 적용하면 양쪽 눈이 위로 움직인다. 이후 따뜻한 물을 삽입하면 눈이 아래로 내려온다. 그림 29-8은 4개의 뇌신경이 정상인 경우를 보여주는 것이다. 한 연구에 의하면 뇌신경 반사의 측정자간 신뢰성은 69%이다.[60]

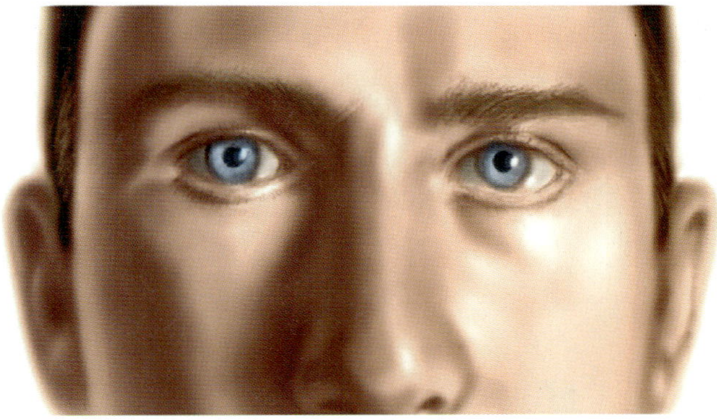

(1)

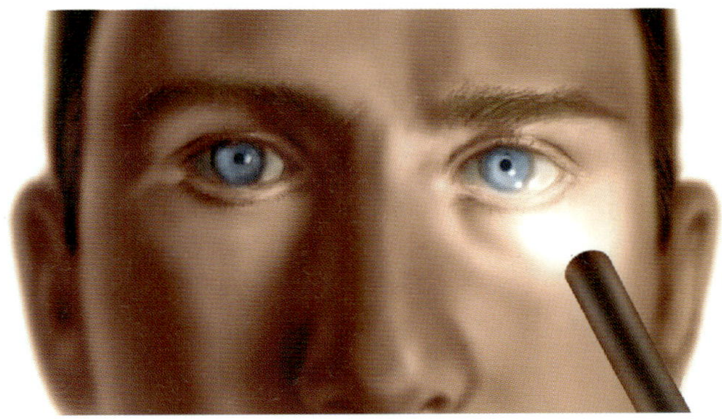

(2)

그림 29-6 뇌신경반사: 동공빛반사(뇌신경 II 와 III)

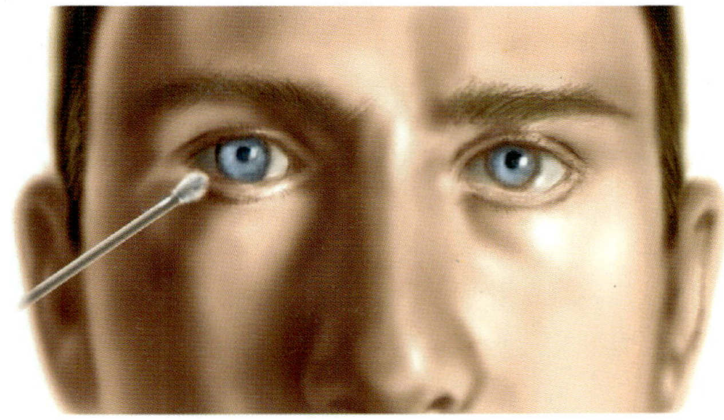

(1)

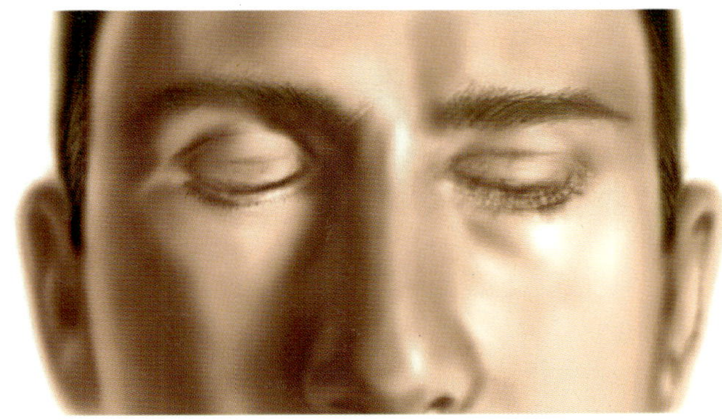

(2)

그림 29-7 뇌신경반사: 각막반사(뇌신경 V 와 VII)

반사 통합성. 비정상적인 깊은힘줄반사와 근육긴장도(16장과 17장 참조)는 혼수, 식물상태, 또는 약간 의식상태에 있는 환자에서 흔하다. 고긴장성, 저긴장성, 경직(spasticity), 클로누스(clonus)란 용어는 이러한 소견을 묘사하기 위해 사용되는 것이다.

심혈관/호흡

유산소능력과 지구력. 식물상태와 약간 의식상태에 있는 환자에서 회복 초기 동안 열, 수축기 혈압상승, 심장박동수 상승은 흔하다.[61~63] 식물상태 또는 약간 의식상태에 있는 환자에서 호흡수, 맥박, 체온, 혈압을 측정하는 방법은 22장에 제시되어 있다.

피부. 의식질환이 있는 환자는 운동성 손상뿐만 아니라 영양 및 호흡기능손상 때문에 압박궤양이 발생할 위험이 높다(28장 참조).

3. 평가, 진단, 예후

의식손상으로부터 회복에 대한 예후는 나이, 원인, 무반응의 정도, 뇌줄기 반사 정도에 따라 다양하다. 드물지만 14일 이상 혼수상태에서 무반응과 무각성을 보이는 환자는 일반적으로 사망하거나 식물상태가 된다.[7,64,65]

외상성 손상으로 인한 혼수

외상성 손상으로 인한 혼수는 비외상인 경우와 예후가 다르다. 일반적으로, 외상으로 인한 혼수 환자는 비외상으로 인한 혼수 환자보다 결과가 더욱 좋다.[66] 나이가 어리고 손상 1주 후 GCS 점수가 높으면, 외상으로 인한 혼수 환자인 경우 6개월 후 기능적인 회복의 결과가 좋다. 혼수 자료은행에 의하면, 외상으로 인한 혼수 환자의 사망률은 36%이다. 생존자는 64%이며, 이중 27%는 손상

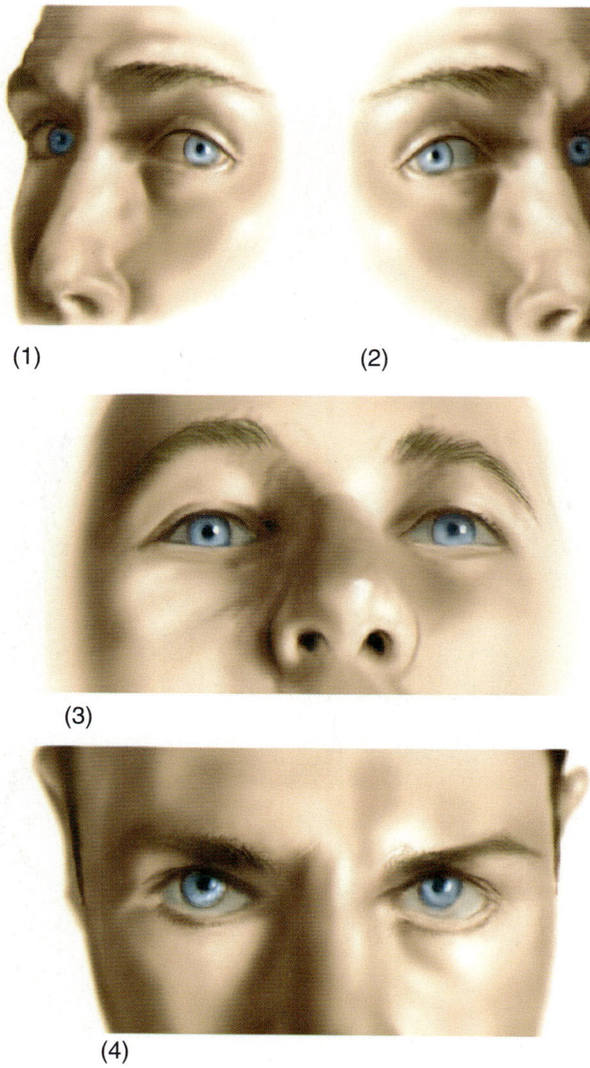

그림 29-8 뇌신경반사: 눈머리반사(인형-눈 현상으로 알려짐)(뇌신경 Ⅲ, Ⅳ, Ⅵ, Ⅷ)

이전 활 동 수준으로 회복되고, 16%는 독립적이지만 이전 활동 수준으로 회복되지 못하며, 16%는 심한 장애가 남고, 5%는 식물상태를 유지한다.

비외상성 손상으로 인한 혼수

두 편의 연구에 의해, 비외상성 혼수 후 예후에 영향을 주는 4가지 임상적인 특징이 알려졌다. 이러한 특징에는 혼수 원인, 혼수 깊이, 혼수 기간, 임상적 징후이다.[67,68]

신진대사/독소 원인, 특히 약물과도 사용으로 인한 혼수는 예후가 가장 좋다. 약물과도 사용으로 인한 혼수는 종종 약물이 뇌줄기에 작용하여 뇌줄기 반사가 억압되면

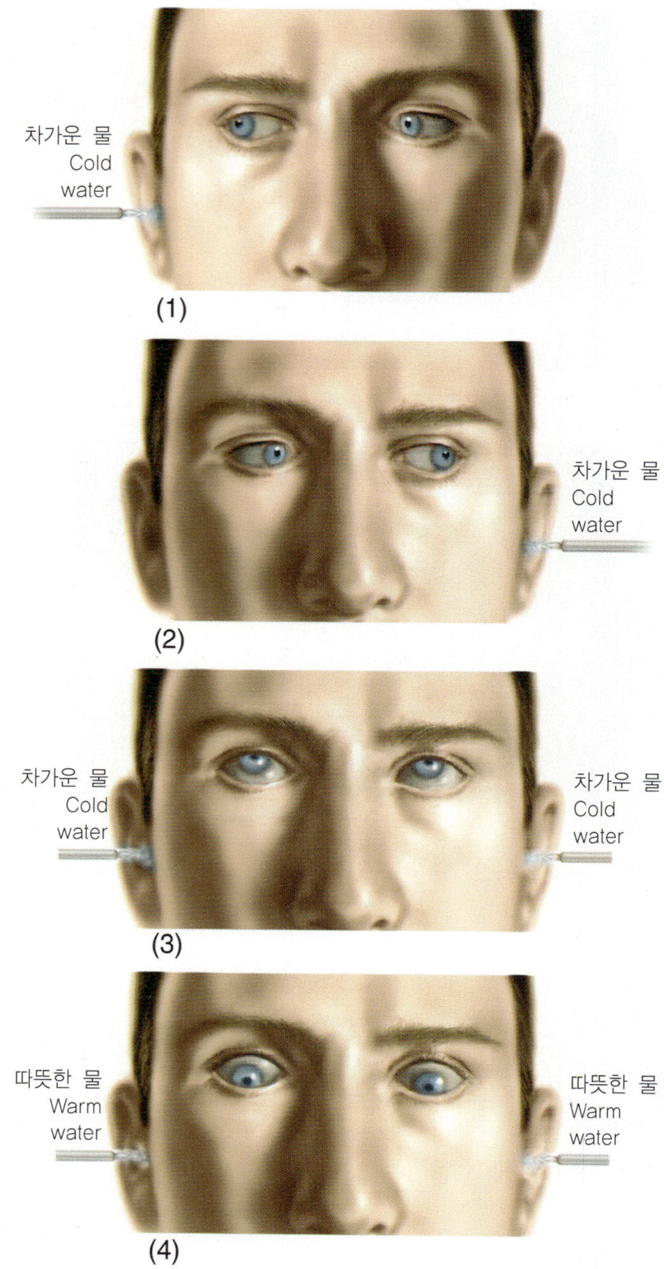

그림 29-9 뇌신경반사: 눈안뜰반사(온도눈떨림반사로 알려짐)(뇌신경 Ⅲ, Ⅳ, Ⅵ, Ⅷ)

서 깊은 혼수를 보인다. 이러한 환자는 운동활동성이 높고, 모두 회복의 가능성이 매우 높다. 2주 이내에 혼수로부터 깨어날 확률은 다른 비외상성 혼수보다 약물에 의한 혼수인 경우가 8배가량 높다. 다음으로 예후가 좋은 것이 저산소성/허혈에 의한 혼수이고, 출혈에 의한 혼수는 기능적 회복에 대한 예후가 가장 나쁘다.[65]

GCS로 측정되는 혼수 깊이 역시 비외상성 혼수를 예

측할 수 있는 결과(outcome)이다. 혼수 발병 6시간 후 점수가 높을수록 예후가 좋다. 초기 검진 시 GCS 점수가 3~5점인 환자의 2주 후 예후는 14.8%가 깨어나고 85.2% 사망하거나 식물상태가 된다; 6~8점인 환자의 2주 후 예후는 53.1%가 깨어나고 46.9% 사망하거나 식물상태가 된다.[64] 6~8점인 환자는 깨어날 확률이 7배 정도 높다.[64]

발병 6시간 후 눈을 뜨는 비외상성 혼수 환자는 1/5만이 좋은 회복을 보이고, 눈을 뜨지 못하는 환자인 경우 단지 1/10만이 좋은 회복을 보인다. 6시간 이내에 운동반응이 없는 경우는 3%만이 좋은 회복을 보이고, 유해한 자극에 대해 철회반사를 보이는 경우는 15%가 좋은 회복을 보인다. 6시간 이내에 아무 소리도 내지 못하는 경우 8%만이 좋은 회복을 보이고, 신음소리를 내는 경우 30%가 좋은 회복을 보인다.[65] 혼수에 있는 시간이 길어질수록 좋은 결과를 보일 확률은 떨어진다. 만일 혼수가 3일 이상 지속되면, 좋은 회복을 보일 확률이 단지 7%이고 14일이면 2%로 떨어지게 된다.[65]

혼수 24시간 후 뇌줄기반사의 소실은 불량한 회복을 나타내는 지표가 된다.[65] 혼수 24시간 후 각막 및 동공반사가 소실된 환자와 혼수 72시간 후 운동반응이 없는 환자는 의미 있는 신경학적 회복이 있을 확률이 매우 낮다.[2,69]

식물상태

1994년 다분야 과제위원회(Multi-Society Task Force)는 장기적인 식물상태에 있는 환자 754명을 대상으로 한 연구를 통해 회복에 대한 예후의 지침을 마련하기 위해 인식과 기능회복부분으로 분류하여 분석을 실시하였다.[13] 만일 환자가 시각 및 청각자극에 대해 일정한 수의적인 행동반응을 보이고 타인과 상호작용을 일부 보이면 인식은 있는 것이다. 기능회복은 GCS의 범주인 "좋은 회복", "중등도 장애", "심한 장애"로 측정되었다. 좋은 회복과 중등도 장애는 기능이 독립적인 경우이지만, 심한 장애는 일상생활이 의존적인 경우이다. 다분야 과제위원회는 나이(성인: ≥16세 대 아동: <16세)와 식물상태의 원인(외상성 대 비외상성)에 따라 분류하였다. 과제위원회는 손상 후 1개월, 3개월, 6개월 동안 식물상태에 있는 사람의 1년 후 예후를 요약하여 제시하였다(표 29-7).[13]

일반적으로, 외상성 뇌손상으로 식물상태가 된지 1년 후 인식의 회복은 성인과 아동에서 차이가 있는 것 같다. 외상으로 인한 손상 후 인식회복에 대한 예후는 손상 후 1년까지 성인보다 아동이 좋은 편이다. 그러나 외상으로 인한 손상 후 기능회복은 아동과 성인에서 비슷하다. 특히 손상 후 6개월 이내에 인식이 돌아오는 경우 기능회복이 성인과 아동 모두 좋은 편이었다. 비외상성인 경우 3개월 후 식물상태에서 인식회복이 되는 경우는 드물다. 또한 3개월 후 성인인 경우 기능회복은 나쁜 편이고 아동인 경우 성인보다는 좀 나은 편이다. 과제위원회는 식물상태가 1년 이상 지속되는 경우 "심한 장애"보다 나은 예후를 보이는 사례가 없다고 하였다.

표 29-7 식물상태 1개월인 환자에 대한 회복지표와 예후

외상적 원인		비외상적 원인	
인식회복	기능회복	식물상태 3개월 후 인식회복	식물상태 3개월 후 기능회복
아동			
1년 후 회복 잘 안됨 1년까지는 성인보다 아동이 좋은 편임	만일 손상 후 6개월까지 인식이 돌아오면 기능회복은 좋은 편임	드묾	성인인 경우 약간 좋음
성인<40세			
1년 후 회복 잘 안됨 1년까지는 노인보다 좋은 편임	만일 손상 후 6개월까지 인식이 돌아오면 기능회복은 좋은 편임	드묾	나쁨
성인>40세			
손상 3개월 후 인식회복의 확률이 나쁨	기능회복의 확률이 나쁨		

약간 의식상태

"약간 의식상태"는 상대적으로 새로운 용어이기 때문에, 이 상태에 있는 환자의 예후에 대한 정보는 적은 편이다.[14] Aspen 신경행동위원회는 1997년에 이 용어를 정의하였고 "약간 의식상태에 있는 환자의 예후와 병력에 대한 문헌이 부족하다"라고 지적하였다.[14] 이 위원회는 "약간 의식상태에서 회복은 신경병리의 형태와 심각성에 달려있다"라고 주장하였다. 외상성보다 비외상성으로 인한 경우 상대적으로 예후가 나쁜 편이다.[14] 위원회는 "어떤 원인이든지 손상 12개월 후 약간 의식상태에 있는 환자는 최상의 경우 이 상태가 유지되고, Glasgow 혼수점수에 따라 심한 장애가 있을 것이다"라고 제한적인 결론을 제시하였다.[14] Aspen 신경행동위원회는 이 상태에 대한 좀 더 많은 연구가 필요하다고 하였다.

연구들에 의하면, 손상 1년 후까지 식물상태에 있는 환자에 비해 약간 의식상태에 있는 환자는 점차 호전되고 결과도 좋은 편이다.[70] 재활병동에 입원한 식물상태 또는 약간 의식상태에 있는 104명을 대상으로 실시된 연구에 의하면, 손상 후 3, 6, 12개월 후 기능적인 결과는 식물상태에 있는 환자보다 약간 의식상태에 있는 환자들이 더욱 좋았다. 약간 의식상태에 있는 환자에서 시각적 추적과 흥분성 운동이 관찰되었는데, 이는 두 집단 사이 차이가 있음을 보여주는 것이다. 이 연구의 저자는 이 영역에 대한 더 많은 연구가 필요하다고 제안하였다.

4. 중재

의식손상이 있는 환자를 위한 관리와 재활에 관한 근거중심지침은 없다.[71,72] 이러한 환자를 위한 표준적인 치료 접근법이 부족하고 적절한 중재방법이 제시되지 않고 있다.[30] 그럼에도 불구하고, 초기부터 적극적인 재활이 추천되고 있다.[58,65] 몇몇의 사례연구에서 초기 중재의 이점이 보고 되어져 왔으며,[14,58,62,73] 일반적으로 의식 관련 질환이 있는 환자에게 적용되고 있다.

Aspen 신경행동위원회는 치료적 중재에서 초점을 두어야 하는 4영역(의사소통 증진, 합병증 예방, 의미 있는 행동반응 촉진, 간호 관리)을 제시하였다.[14] 인식이 부족한 환자(혼수와 식물상태)인 경우, 신체적 건강을 유지하는 것이 필요하다.[14]

Aspen 신경행동위원회는 관절가동범위, 자세취하기, 근육긴장도 정상화하기 같은 신체적 건강을 유지하기 위한 기본적인 중재와 개인별 선택적 중재의 두 범주로 구분된 중재를 제안하였다. 감각자극과 약물치료가 선택적 중재의 예이다.[14] 또한 관절가동범위 증진과 과긴장성을 줄이기 위한 석고붕대 역시 선택적 중재에 포함된다.

기본적 중재

관절가동범위운동. 침상생활을 하는 환자에서, 매일 수행되는 관절가동범위운동이 관절구축을 방지하고, 가동범위를 유지하고, 딴곳뼈되기(heterotopic ossification)의 위험을 줄이는데 도움이 된다는 신념은 물리치료분야에서 오랫동안 있어 왔다. 하지만 이 신념은 문헌에 의해 뒷받침을 받지 못하고 있다. 심한 뇌손상이 있는 환자에서 딴곳뼈되기의 발생률은 76%이다. 엉덩이와 어깨에서 흔히 발생한다.[61] 관절가동범위운동이 딴곳뼈되기에 미치는 영향에 대한 연구는 없다.

뇌손상 환자에서 구축의 발생률은 84%로 보고되고 있다. 엉덩이관절이 가장 흔히 침범되고, 그 다음은 어깨, 발목, 팔꿉이다.[74] 신경학적 손상으로 부동의 기간이 길어지고 신경학적 수준이 낮을수록 구축되는 관절의 수가 증가하는 것으로 보고되고 있다.[74,75] 구축은 중추와 말초요소에 의해 유발된다. 중추요소는 중추신경계 질환으로 인한 과긴장성이다. 수동적 관절가동범위운동이 과긴장성을 줄인다는 증거는 없다. 구축에 영향을 주는 말초요소는 장기간 부동으로 인해 물렁조직에서 발생하는 구조적인 변화이다. 인대, 힘줄, 관절주머니, 근육섬유의 단축(관절에서 섬유지방조직의 증식) 관절내 유착이 있다.[76] 수동적 관절가동범위운동이 구축의 말초요소에 미치는 영향을 연구한 연구가 아직 없다.

이전에 언급하였듯이, 침상생활을 하는 환자의 관리를 위해 관절가동범위를 유지하는 것은 중요하다. 가동범위의 제한은 자세변경과 자세유지에 많은 제약을 유발한다. 신장운동은 물렁조직의 확장성을 증진하고 관절가동범위 증진을 위해 흔히 사용되는 방법이다. 2002년에 구축이 없는 정상인을 대상으로 관절가동범위에 신장이 미치는 효과를 검증한 연구들에 대한 고찰연구가 보고되었다.[77] 정상인인 경우, 신장운동 중단 후 1일 이상 증가된 관절가동범위가 유지된다고 하였다. 하지만 분석된 연구들은 잘 설계된 설계가 아니었고, 구축의 위험이 있거나 구축이 있는 환자를 대상으로 신장운동의 효과가 지속되는 시간에 대한 연구가 없다.

두 번째 고찰연구는 식물상태 또는 약간 의식상태에 있는 아동에게 있는 과긴장성에 수동적 관절가동범위운동이 미치는 영향을 알아본 것이었다.[78] 이 연구는 이러한 환자를 대상으로 실시된 수동적 신장운동이 관절가동범위 증진과 과긴장성 억제에 효과가 있다고 보기 힘들다고 결론을 내렸다. 그러나 이 연구의 저자는 분석된 연구의 수가 적고 연구의 질이 떨어지기 때문에 조심스럽게 해석하는 것이 필요하다고 지적하였다.

구축예방과 경직억제를 위한 수동적 관절가동범위의 효과를 지지하는 증거가 부족함에도 불구하고, 더 좋은 방법이 제시되기 전까지 여전히 신장운동의 적용은 필요하다는 것에 대부분의 전문가들이 동의하고 있다.[77~79] 임상적인 효과를 극대화하기 위해, 물렁조직은 매일 20분간 신장되거나 1일 12시간 정도 가능한 오래 신장되어야 한다.[80]

자세 취하기. 자세 취하기 지침은 장기 침상안정으로 인한 압박궤양을 방지하고, 폐분비물을 배출하고, 폐렴을 유발하는 질식을 방지하기 위해 개발된 것이다. 질식으로 인한 폐렴은 의식 관련 질환이 있는 환자에게 흔히 있는 것이다.[62,63] 침상의 머리쪽을 올려 반 누운 자세로 만드는 것은 폐렴을 줄이는데 효과가 있다.[81,82] 하지만 반 누운 자세는 압박궤양을 잘 유발시키는 자세이기 때문에 신중히 고려되어야 한다. 재활관점에서, 휠체어에서 올바른 자세(근육긴장도 정상화 참조)는 일시적으로 비정상적인 근육긴장도와 반사를 줄이는 효과가 있고,[33] 기립대를 이용한 서기는 종종 높은 수준의 행동반응을 촉진할 수 있다.[31] 의식관련 질환이 있는 환자에게 이런 자세취하기 프로토콜이 적용될 수 있다.

근육긴장도 정상화하기. 비정상적인 근육긴장도는 의식질환이 있는 환자에게 흔하다. 과긴장성은 자세취하기를 어렵게 만들고 구축이 잘 유발되는 자세를 취하게 만든다.[63] 과긴장성을 줄이기 위해 많은 방법들이 적용되고 있다. 여기에는 전기자극, 진동, 신체위치 변경, 장시간 근육신장(부목 포함)이 있다.[83] 그러나 과긴장성 근육을 영구히 정상화시키는 방법은 아직 없다. 적절한 앉기 자세는 일시적으로 근육긴장도를 정상화시키는 것이 임상적으로 관찰되기 때문에, 많은 연구자들은 식물상태에 있는 환자에게 앉기 자세를 권유한다.[33,74] 하지만 아직 이를 지지해주는 연구가 없다.

선택적 중재

감각자극. 감각자극은 각성과 행동반응을 증진하기 위해 환경적인 자극을 적용하는 것이다.[84] 비록 감각자극의 효과를 지지하는 증거는 부족하지만, 1980년대에 식물상태 또는 혼수에 있는 환자를 치료하기 위해 유행하게 되었다. 감각자극프로그램은 중재의 빈도와 강도뿐만 아니라 목표로 하는 감각에 따라 다양하다. 대부분의 프로그램에는 시각, 청각, 후각, 운동감각, 접촉 감각이 포함되어 있다.

이런 프로그램의 옹호자는 의식 관련 질환이 있는 환자가 환경으로부터 자극을 받지 않아 문제가 발생한다고 주장하고 있다. 또한 이들은 환경으로부터 탈감각이 결국 지적 및 지각능력의 손상뿐만 아니라 대뇌의 흥분성 감소를 유발한다고 생각하고 있다.[85] 1990년대 이후부터 이런 프로그램에 대한 논쟁이 있어왔다. Cochrane 공동연구에서 1999년 감각자극의 효과를 검증하였다. 일반적인 재활프로그램과 감각자극의 효과를 비교한 1편의 무작위연구를 포함한 여러 문헌을 고찰하였다. 그 결과, "혼수 또는 식물상태에 있는 환자에서 감각자극프로그램의 효과를 지지하는 신뢰할 수 있는 증거는 없다"라고 결론을 내렸다.[86] 약간 의식상태에 있는 환자에 대한 감각자극의 효과를 조사한 연구는 없었다. 임상치료사들은 감각자극 프로그램을 적용하기 전에 효과의 불확실성이 있음을 알아야 하고 효과를 검증할 다른 요소를 고려해야 할 것이다.

석고붕대. 의식손상이 있는 환자에서 근육긴장도 관리를 위한 석고붕대의 적용은 논쟁의 여지가 있다. 석고붕대 적용의 3가지 목적은 관절가동범위 증진, 경직 감소, 기능 증진이다. 2003년에 이에 대한 문헌고찰 결과, 단지 관절가동범위 증진만이 지지를 받았다. 뇌손상 환자에서 석고붕대가 경직을 줄이거나 기능을 증진한다는 증거는 불충분하다.[87]

··· 사례연구 29-1 ···

1. 비개방성 머리손상

1) 검진

(1) 환자병력

BT는 외상으로 인해 의식소실과 비개방성 머리손상을 진단받고 외상센터에 입원하였다. 응급차로 BT는 외상센터에 들어왔다. 의료기록차트를 통해 그의 병력에 대한 정보를 얻었다. 가족은 없었다. 응급구조사에 의하면 BT는 길모퉁이에서 의식을 잃은 채 발견되었다. 무의식 기간은 알 수 없었다. 방사선검진 결과, 관자(temporal)뼈와 뒤통수(occipital)뼈에 골절이 있었고, 여러 군데 갈비뼈골절, 오른쪽 아래팔골절이 있었다. CT검진에서, 2군데의 경막아래혈종이 발견되었다. 입원 시 그의 GCS 점수는 10점이었고 2일 후 7점으로 떨어졌다. 뇌부종관리와 좀 더 자세히 신경학적 변화를 관찰하기 위해 중환자실에 계속 있었다. 입원 5일 째, 그의 GCS 점수가 8점으로 되었고 이후 물리치료 의뢰를 하였다. 의료차트에 의하면, 입원 시 그는 동공반사, 각막반사, 눈안뜰반사가 거의 정상이었다. 눈머리반사는 목척추의 손상 우려가 있기 때문에 검진되지 않았다. 아직 호흡기계를 착용하고 있지만 아침 이후 제거를 시도하고 있다. 골절로 인한 통증을 줄이기 위해 마약제 약물이 투입되고 있다.

(2) 계통관찰

호흡을 위해 호흡기계가 필요한 상태이고, 생체징후는 안정적이다. 호흡치료로 아침 이후 호흡기계를 제거하려는 시도가 시작되었다. 피부파괴가 있는 부위는 없었다. 뇌신경반사는 정상적이었다. 입원 초기 GCS 점수는 10점 이었다. 눈 뜨기=3, 운동반응=5, 언어반응=2. 이 시기 그는 혼수는 아니었다. 이후 BT는 신경학적으로 악화되었다. GCS 점수 7점(눈 뜨기=1, 운동반응=4, 언어반응=2). 이 시기 BT는 GCS가 8점 이하였기 때문에 혼수상태가 되었다. 물리치료검진 시 BT의 GCS 점수는 8점(눈 뜨기=1, 운동반응=5, 언어반응=2)이었고 LCFS Ⅱ단계(전신적인 반응)로 기록되었다.

(3) 검진과 측정

❶ 근육뼈대

관절가동범위. 다리와 왼쪽 팔에 대한 관절가동범위측정이 실시되었다. 가동범위제한은 없었지만, 움직임 동안 약간의 저항이 느껴졌다.

근육수행력/근력. BT의 정신상태가 명료하지 않아 도수근력검진은 실시되지 않았다. 하지만 관절가동범위 측정 동안 왼쪽 팔과 다리에서 자발적인 움직임이 있어 기록을 하였다.

❷ 신경근육

각성, 집중력, 인지. 물리치료검진 동안, BT는 자발적으로 눈을 뜨고 있었다. 그는 지시에 따라 반응하지 않았다. 눈은 옆으로 목적 없이 움직이고 있었고 추적은 되지 않았다. 이러한 반응은 기록되었고, 의사에게 알렸다. 자발적인 눈뜨기가 있기 때문에 GCS 점수는 11점(만일 다른 영역의 변화가 없다면)으로 향상될 것이다. 이는 BT가 더 이상 혼수가 아님을 의미하는 것이지만 심한 장애가 있는 점수이다. 그의 LCFS 수준은 Ⅱ단계로 유지되었다.

반사통합성. 클로누스와 Babinski 징후검진에서 정상이었고, 근육신장반사는 양쪽에서 과도한 반응을 보였다.

2) 평가, 진단, 예후

호흡기구 착용, 골절로 인한 고정 등에 의해 BT에 대한 초기 물리치료검진은 제한적으로 실시되었다. GCS 점수는 점차 향상되고 있었다. BT의 자발적인 눈 뜨기는 더 이상 혼수가 아님을 보여주는 것이다. 그러나 그는 인식이 있다는 징후가 없었다. 따라서 식물상태로 결정되었다. 외상으로 인한 혼수 또는 식물상태에서 회복 예후는 다른 질환으로 인한 혼수 또는 식물상태에서 회복되는 예후보다 좋다. 외상으로 인한 혼수 또는 식물상태에서 완전히 회복되는 환자는 40%이다. 의학적으로 안정되자마자, 기능적 회복을 최대화하기 위해 BT는 급성기 재활병동으로 전원되는 것이 권장되었다.

3) 중재

BT는 매일 관절가동범위운동과 자세취하기프로그램 적용이 포함된 물리치료중재를 받았다. 그의 신경학적 상태는 세밀히 관찰되었다. 입원 7일 째, BT에게 삽입된 관이 제거되었고, 오른쪽 아래팔골절부위에 부목이 적용되었다. 누운 위치에서 앉은 위치로 가기 위해서는 간병인 또는 간호사에게 의존해야 한다. 앉은 상태에서 생체징후는 안정적이었지만, 환경에 대한 인식이 없었다. 입원 10일 후 앉은 자세에서 방 주변을 눈으로 살피는 움직임이 보였고 관절운동 동안 도우려고 하는 모습이 관찰되었다. BT의 LCFL 수준은 Ⅲ단계가 되었다. 입원 11일 째 외상성 뇌손상 병동으로 전원되었다.

(1) 결과

급성기 입원 동안, BT는 사지의 수동관절가동범위의 제한이 없었고 피부손상도 없었다. 기립 자세에 대한 BT의 인내력이 점차 호전되었고, 신경학적 상태도 점차 호전되었다.

요약

과거 20년 동안 심한 뇌손상으로 인한 사망을 줄이는 의학기술이 발전하여 왔다. 이로 인해 이전에는 사망했던 환자가 지금은 혼수 또는 식물상태로 생존하면서 재활중재를 받는 경우가 증가하고 있다. 의식 관련 질환이 있는 환자를 다루는 임상치료사들은 이런 환자의 예후 지표에 대해 이해하고 있어야 하고 적절한 중재방법에 대해 알고 있어야 한다.

손상 초기 재활의 중점은 감각운동체계의 퇴행을 방지하고 장기 침상안정에 따른 부작용을 줄이기 위한 관리이다. 또한 치료사들은 환자의 행동적 및 기능적 변화를 감시하고 이런 변화가 의미하는 바를 이해하고 있어야 한다. 적절한 관리를 위해 의식 관련 용어와 관련 예측지표를 치료사들은 이해하고 있어야 한다.

우선적 치료행위 형태 5I와 관련된 행동측정, 재활중재, 환자의 결과에 관한 근거중심자료가 부족하다. 환자의 기능 증진과 인식회복을 극대화하기 위한 프로그램을 개발하기 위해 질적인 연구가 더욱 필요하다.

추가정보

Useful Forms

Activities-Specific Balance Confidence (ABC) Scale
Disability Rating Scale (DRS)
Glasgow Coma Scale (GCS)
Glasgow Outcome Scale (GOS)
Rancho Los Amigos Levels of Cognitive Function Scale (LCFS)

Books

Jennett B: The Vegetative State: Medical Facts, Ethical and Legal Dilemmas, London, 2002, Cambridge University Press.
Plum F, Posner JB: The Diagnosis of Stupor and Coma, ed 3, Philadelphia, 1982, FA Davis.
Young B, Ropper A, Bolton C: Coma and Impaired Consciousness, New York, 1998, McGraw Hill.

Web Sites

Brain Injury Association: www.biausa.org
Center for Outcome Measurement in Brain Injury (COMBI): www.tbims.org/combi
Coma Recovery Association: www.comarecovery.org
National Institute of Neurological Disorders and Stroke: www.ninds.nih.gov/index.htm
National Rehabilitation Information Center (NARIC): www.naric.com

용어

클로누스(clonus): 운동신경원의 정상적인 방전패턴의 변화에 의해 유발되는 것으로 여겨지는 불수의적인 경련성 근육의 수축과 이완

혼수(coma): 각성이 없고 수면-깸 주기가 없는 신경행동적인 진단. 환자는 환경과 상호작용할 수 없다. 자발적이거나 외부 자극에 의해 눈을 뜰 수 없고 지시에 따라 움직일 수 없다.

의식(consciousness): 일정한 시간 또는 인생의 일정 시기에서 개인 또는 집단의 느낌, 감각, 지각, 생각, 태도에 대한 심리적인 총체; 깨어 있는 동안 정신상태는 정상

대뇌제거 자세(decerebrate posturing): 팔꿈 폄; 어깨안쪽돌림; 다리 폄. 뇌줄기의 중뇌부위손상으로 발생한다.

겉질제거자세(decorticate posturing): 팔 굽힘과 다리 폄. 일반적으로 겉질척수로 손상으로 발생하고 대뇌제거보다 흔하다.

섬망(delirium): 지남력이상, 흥분, 두려움, 환각, 감각자극에 대한 지각 오류가 특징인 비정상적인 정신상태. 섬망은 빠르게 발병하고 7일 이상 지속되지 않는 특징이 있다. 섬망은 신경계의 독성 및 신진대사성 질환에서 흔하다.

딴곳뼈되기(heterotopic ossification): 물렁조직에 뼈가 있는 것으로 일반적으로 관절주변에 위치하고 있다. 홍반, 부종, 따뜻함이 나타나고 관절움직임에 제한을 유발한다.

감금증후군(locked-in-syndrome): 명료하고 환경에 대한 인식이 있고 상호작용할 수 있지만 움직이거나 말을 할 수 없는 상태를 말하는 신경행동학적 진단. 의사소통은 눈움직임으로 가능하다. 뇌줄기의 병변으로 발생한다.

약간 의식상태(minimally conscious state): 약간의 의식변화가 있지만 자신 또는 환경적 인식이 제한적으로 있는 신경행동학적 진단. 자극에 의해 또는 자발적으로 눈을 뜰 수있다. 환자는 일정치 않게 지시에 따른다.

둔감(obtunded): 명료함이 떨어지고 자극에 느리게 반응하고 수면시간이 길고 깨어있는 시간에도 졸고 있다.

그물체활성화체계(reticular activating system): 뇌줄기에서 중간뇌까지 뻗어 있는 그물체의 일부이고 시상을 통해 대뇌겉질과 연결되어 있고 중추신경계의 활동성 정도를 조절한다.

졸린(somnolent): 깊은 수면

경직(spasticity): 수동적 움직임에 대한 저항으로 속도에 의존적이다.

혼미(stupor): 깊은 수면상태로 깨어있을 때 흥분되고 과격하다. 자극이 중지되면 환자는 다시 무반응상태로 빠진다.

아래천막(subtentorial): 소뇌천막 아래에서 발생하는

위천막(supratentorial): 소뇌천막 위에서 발생하는

식물상태(vegetative state): 환경과 상호작용하는 능력이 완전히 상실되지만 수면-깸 주기가 온전한 신경행동학적 진단. 환자는 자발적으로 또는 자극에 의해 눈을 뜬다. 환자는 지시에 따라 행동하지 못한다.

참고문헌

1. Hughes RA: Peripheral neuropathy, BMJ 324:466-469, 2002.
2. Martyn CN, Hughes RA: Epidemiology of peripheral neuropathy, J Neurol Neurosurg Psychiatry 62:310-318, 1997.
3. Hughes RA: Diagnosis of chronic peripheral neuropathy, J Neurol Neurosurg Psychiatry 71:147-148, 2001.
4. Hughes RA: Management of chronic peripheral neuropathy, Proc Roy Coll Phys (Edinburgh) 30:329-327, 2000.
5. Thomas PK, Ochoa J: Clinical features and differential diagnosis. In Dyck PJ (ed): Peripheral Neuropathy, Philadelphia, 1993, WB Saunders.
6. Landry O: Note sur la paralysie ascendante aigue, Gaz Hebd Med Chir 6:472-474, 1859.
7. Guillain G, Barré JA, Strohl A: Sur un syndrome de radiculo-nevrite avec hyperalbuminose du liguide cephalo-rachidien sans reaction cellulaire: Remarques sur les caracters clinques des reflexes tendineux, Bull Mem Soc Med Hop Paris 40:1462-1470, 1916.
8. Guillain G, Barré JA, Strohl A: Radiculoneuritis syndrome with hyperalbuminosis of cerebrospinal fluid without cellular reaction. Notes on clinical features and graphs of tendon reflexes. 1916], Ann Med Interne (Paris) 150:24-32, 1999.
9. Arnason BG, Soliven B: Acute inflammatory demyelinating polyradiculoneuropathy. In Dyck PJ (ed): Peripheral Neuropathy, Philadelphia, 1993, WB Saunders.
10. Fisher CM: An unusual variant of idiopathic polyneuritis (syndrome of ophthalmoplegia, ataxia, and areflexia), N Engl J Med 57-65, 1956.
11. Phillips MS, Stewart S, Anderson JR: Neuropathological findings in Miller Fisher syndrome, J Neurol Neurosurg Psychiatry 47:492-495, 1984.
12. Feasby TE, Gilbert JJ, Brown WF, et al: An acute axonal form of Guillain-Barré polyneuropathy, Brain 109 (Pt 6):1115-1126, 1986.
13. Feasby TE, Hahn AF, Brown WF, et al: Severe axonal degeneration in acute Guillain-Barré syndrome: evidence of two different mechanisms? J Neurol Sci 116:185-192, 1993.
14. Griffin JW, Li CY, Ho TW, et al: Pathology of the motor-sensory axonal Guillain-Barré syndrome, Ann Neurol 39:17-28, 1996.
15. Hafer-Macko C, Hsieh ST, Li CY, et al: Acute motor axonal neuropathy: An antibody-mediated attack on axolemma, Ann Neurol 40:635-644, 1996.
16. McKhann GM, Cornblath DR, Griffin JW, et al: Acute motor axonal neuropathy: a frequent cause of acute flaccid paralysis in China, Ann Neurol 33:333-342, 1993.
17. Gupta SK, Taly AB, Suresh TG, et al: Acute idiopathic axonal neuropathy (AIAN): A clinical and electrophysiological observation, Acta Neurol Scand 89:220-224, 1994.
18. Hankey GJ: Guillain-Barré syndrome in Western Australia, 1980-1985, Med J Aust 146:130-133, 1987.
19. Radhakrishnan K, el Mangoush MA, Gerryo SE: Descriptive epidemiology of selected neuromuscular disorders in Benghazi, Libya, Acta Neurol Scand 75:95-100, 1987.
20. Halls J, Bredkjaer C, Friis ML: Guillain-Barré syndrome: diagnostic criteria, epidemiology, clinical course and prognosis, Acta Neurol Scand 78:118-122, 1988.
21. Kinnunen E, Farkkila M, Hovi T, et al: Incidence of Guillain-Barré syndrome during a nationwide oral poliovirus vaccine campaign, Neurology 39:1034-1036, 1989.
22. Ballesteros M, Lasky T, Nash D, et al: Guillain-Barré syndrome incidence based on hospital discharge data, J Infect Dis 178:1228, 1998.
23. Ho TW, Li CY, Cornblath DR, et al: Patterns of recovery in the Guillain-Barré syndromes, Neurology 48:695-700, 1997.
24. A prospective study on the incidence and prognosis of Guillain-Barré syndrome in Emilia-Romagna region, Italy (1992-1993). Emilia-Romagna Study Group on Clinical and Epidemiological Problems in Neurology, Neurology 48:214-221, 1997.
25. Feasby TE, Hughes RA: Campylobacter jejuni, antiganglioside antibodies, and Guillain-Barré syndrome, Neurology 51:340-342, 1998.
26. Jiang GX, Pedro-Cuesta J, Fredrikson S, et al: Guillain-Barré syndrome in south-west Stockholm, 1973-1991, 2. Clinical epidemiology, Ital J Neurol Sci 18:49-53, 1997.
27. Jiang GX, Cheng Q, Ehrnst A, et al: Guillain-Barré syndrome in Stockholm County, 1973-1991, Eur J Epidemiol 13:25-32, 1997.
28. Jiang GX, Cheng Q, Link H, et al: Epidemiological features of Guillain-Barré syndrome in Sweden, 1978-93, J Neurol Neurosurg Psychiatry 62:447-453, 1997.
29. Ropper AH: The Guillain-Barré syndrome, N Engl J Med 326:1130-1136, 1992.
30. Hahn AF: Guillain-Barré syndrome, Lancet 352:635-641, 1998.
31. Allos BM: Campylobacter jejuni infection as a cause of the Guillain-Barré syndrome, Infect Dis Clin North Am 12:173-184, 1998.
32. Hao Q, Saida T, Kuroki S, et al: Antibodies to gangliosides and

galactocerebroside in patients with Guillain-Barré syndrome with preceding Campylobacter jejuni and other identified infections, J Neuroimmunol 81:116-126, 1998.
33. Yuki N, Miyatake T: Guillain-Barré syndrome and Fisher's syndrome following Campylobacter jejuni infection, Ann N Y Acad Sci 845:330-340, 1998.
34. Gorson KC, Ropper AH: Guillain-Barré syndrome. In Cros D (ed): Peripheral Neuropathy: A Practical Approach to Diagnosis and Management, Philadelphia, 2001, Lippincott Williams & Wilkins.
35. Pentland B, Donald SM: Pain in the Guillain-Barré syndrome, Pain 59:159-164, 1994.
36. Cornblath DR, McArthur JC, Kennedy PG, et al: Inflammatory demyelinating peripheral neuropathies associated with human T-cell lymphotropic virus type III infection, Ann Neurol 21:32-40, 1987.
37. Hurwitz ES, Schonberger LB, Nelson DB, et al: Guillain-Barré syndrome and the 1978-1979 influenza vaccine, N Engl J Med 304:1557-1561, 1981.
38. Schonberger LB, Hurwitz ES, Katona P, et al: Guillain-Barré syndrome: Its epidemiology and associations with influenza vaccination, Ann Neurol 9(suppl):31-38, 1981.
39. Lasky T, Terracciano GJ, Magder L, et al: The Guillain-Barré syndrome and the 1992-1993 and 1993-1994 influenza vaccines, N Engl J Med 339:1797-1802, 1998.
40. Rees J, Hughes R: Guillain-Barré syndrome after measles, mumps, and rubella vaccine, Lancet 343:733, 1994.
41. Ropper AH, Wijdicks EFM, Truax BT: Guillain-Barré Syndrome, Philadelphia, 1991, FA Davis.
42. Arnason BG, Asbury AK: Idiopathic polyneuritis after surgery, Arch Neurol 18:500-507, 1968.
43. Case records of the MGH Weekly clinicopathological exercises: Case 8-1990. A 45-year-old woman with Hodgkin's disease and a neurologic disorder, N Engl J Med 322:531-543, 1990.
44. Jiang GX, Pedro-Cuesta J, Strigard K, et al: Pregnancy and Guillain-Barré syndrome: a nationwide register cohort study, Neuroepidemiology 15:192-200, 1996.
45. Ropper AH, Victor M: Influenza vaccination and the Guillain-Barré syndrome, N Engl J Med 339:1845-1846, 1998.
46. Salisbury DM: Association between oral polio vaccine and Guillain-Barré syndrome? Lancet 351:79-80, 1998.
47. Awong IE, Dandurand KR, Keeys CA, et al: Drug-associated Guillain-Barré syndrome: A literature review, Ann Pharmacother 30:173-180, 1996.
48. Ho TW, McKhann GM, Griffin JW: Human autoimmune neuropathies, Annu Rev Neurosci 21:187-226, 1998.
49. Steck AJ, Schaeren-Wiemers N, Hartung HP: Demyelinating inflammatory neuropathies, including Guillain-Barré syndrome, Curr Opin Neurol 11:311-318, 1998.
50. Kissel JT, Cornblath DR, Mendell JR: Guillain-Barré syndrome. In Mendell JR, Cornblath DR, Kissel JT (eds): Diagnosis and Management of Peripheral Nerve Disorders, Oxford, 2001, Oxford University Press.
51. Kwa MS, van Schaik IN, de Jonge RR, et al: Autoimmunoreactivity to Schwann cells in patients with inflammatory neuropathies, Brain 126:361-375, 2003.
52. Griffin JW, Li CY, Macko C, et al: Early nodal changes in the acute motor axonal neuropathy pattern of the Guillain-Barré syndrome, J Neurocytol 25:33-51, 1996.
53. Gibbels E, Giebisch U: Natural course of acute and chronic monophasic inflammatory demyelinating polyneuropathies (IDP). A retrospective analysis of 266 cases, Acta Neurol Scand 85:282-291, 1992.
54. Barohn RJ, Kissel JT, Warmolts JR, et al: Chronic inflammatory demyelinating polyradiculoneuropathy. Clinical characteristics, course, and recommendations for diagnostic criteria, Arch Neurol 46:878-884, 1989.
55. Kissel JT, Mendell JR: Chronic inflammatory demyelinating polyradiculoneuropathy. In Mendell JR, Cornblath DR, Kissel JT (eds): Diagnosis and Management of Peripheral Nerve Disorders, Oxford, 2001, Oxford University Press.
56. Nattrass FJ: Recurrent hypertrophic neuritis, J Neurol Psychopathol 2:159, 1921.
57. Dyck PJ, Prineas J, Pollard J: Chronic inflammatory demyelinating polyradiculoneuropathy. In Dyck PJ (ed): Peripheral Neuropathy, Philadelphia, 1993, WB Saunders.
58. DeJong RN: The Guillain-Barré syndrome. Polyradiculoneuritis with albuminocytologic dissociation, Arch Neurol Psychiatry 44:1044-1050, 1940.
59. Report from an Ad Hoc Subcommittee of the American Academy of Neurology AIDS Task Force: Research criteria for diagnosis of chronic inflammatory demyelinating polyneuropathy (CIDP), Neurology 41:617-618, 1991.
60. Sander HW, Latov N: Research criteria for defining patients with CIDP, Neurology 60:S8-S15, 2003.
61. Berger AR, Bradley WG, Brannagan TH, et al: Guidelines for the diagnosis and treatment of chronic inflammatory demyelinating polyneuropathy, J Peripher Nerv Syst 8:282-284, 2003.
62. Lunn MP, Manji H, Choudhary PP, et al: Chronic inflammatory demyelinating polyradiculoneuropathy: a prevalence study in south east England, J Neurol Neurosurg Psychiatry 66:677-680, 1999.
63. McLeod JG, Pollard JD, MaCaskill P, et al: Prevalence of chronic inflammatory demyelinating polyneuropathy in New South Wales, Australia, Ann Neurol 46:910-913, 1999.
64. Mygland A, Monstad P: Chronic polyneuropathies in Vest-Agder, Norway, Eur J Neurol 8:157-165, 2001.
65. Dyck PJ, Lais AC, Ohta M, et al: Chronic inflammatory polyradiculoneuropathy, Mayo Clin Proc 50:629-637, 1975.
66. van der Meche FG, van Doorn PA: Guillain-Barré syndrome and chronic inflammatory demyelinating polyneuropathy: Immune mechanisms and update, Ann Neurol 37(suppl 1):S14-S31, 1995.
67. Reid VA, Black KR, Menkes DL, et al: Chronic inflammatory demyelinating polyradiculoneuropathy: Diagnosis and management. In Cros D (ed): Peripheral Neuropathy: A Practical Approach to Diagnosis and Management, Philadelphia, 2001, Lippincott Williams & Wilkins.
68. Molenaar DS, Vermeulen M, de Haan R: Diagnostic value of sural nerve biopsy in chronic inflammatory demyelinating polyneuropathy, J Neurol Neurosurg Psychiatry 64:84-89, 1998.
69. Matsumuro K, Izumo S, Umehara F, et al: Chronic inflammatory demyelinating polyneuropathy: Histological and immunopathological studies on biopsied sural nerves, J Neurol Sci 127:170-178, 1994.
70. Notermans NC, Wokke JH, Van den Berg LH, et al: Chronic idiopathic axonal polyneuropathy. Comparison of patients with and without monoclonal gammopathy, Brain 119(Pt 2):429-427, 1996.
71. Goldstein JM, Parks BJ, Mayer PL, et al: Nerve root hypertrophy as the cause of lumbar stenosis in chronic inflammatory demyelinating polyradiculoneuropathy, Muscle Nerve 19:892-896, 1996.
72. Ginsberg L, Platts AD, Thomas PK: Chronic inflammatory demyelinating polyneuropathy mimicking a lumbar spinal stenosis syndrome, J Neurol Neurosurg Psychiatry 59:189-191, 1995.
73. De Silva RN, Willison HJ, Doyle D, et al: Nerve root hypertrophy in chronic inflammatory demyelinating polyneuropathy, Muscle Nerve 17:168-170, 1994.
74. Oh SJ, Joy JL, Kuruoglu R: "Chronic sensory demyelinating neuropathy:" chronic inflammatory demyelinating polyneuropathy presenting as a pure sensory neuropathy, J Neurol Neurosurg Psychiatry 55:677-680, 1992.
75. Simmons Z, Wald JJ, Albers JW: Chronic inflammatory demyelinating polyradiculoneuropathy in children. I. Presentation, electrodiagnostic studies, and initial clinical course, with comparison to adults, Muscle Nerve 20:1008-1015, 1997.
76. Hattori N, Ichimura M, Aoki S, et al: Clinicopathological features of chronic inflammatory demyelinating polyradiculoneuropathy in childhood, J Neurol Sci 154:66-71, 1998.
77. Simmons Z, Wald JJ, Albers JW: Chronic inflammatory demyelinating polyradiculoneuropathy in children: II. Long-term follow-up, with comparison to adults, Muscle Nerve 20:1569-1575, 1997.
78. Duby JJ, Campbell RK, Setter SM, et al: Diabetic neuropathy: an intensive review, Am J Health Syst Pharm 61:160-173, 2004.
79. Simmons Z, Feldman EL. Update on diabetic neuropathy. Curr Opin Neurol 15:595-603, 2002.
80. Thomas PK, Tomlinson DR: Diabetic and hypoglycemic neuropathy. In Dyck PJ (ed): Peripheral Neuropathy, Philadelphia, 1993, WB Saunders.
81. Gominak S, Parry GJ: Neuropathies and Diabetes. In Cros D (ed): Peripheral Neuropathy: A Practical Approach to Diagnosis and Management, Philadelphia, 2001, Lippincott Williams & Wilkins.
82. Mendell JR: Diabetic neuropathies. In Mendell JR, Cornblath DR, Kissel JT (eds): Diagnosis and Management of Peripheral Nerve Disorders, Oxford, 2001, Oxford University Press.
83. Vinik AI, Holland MT, Le Beau JM, et al: Diabetic neuropathies, Diabetes Care 15:1926-1975, 1992.
84. US Department of Health and Human Services, CDC: National diabetes fact sheet, Available at: www.cdc.gov/diabetes/pubs/factsheet.htm. 2003.
85. Pirart J: Diabetes mellitus and its degenerative complications: a prospective study of 4,400 patients observed between 1947 and 1973, Diabetes Care 1:168-188, 1978.
86. Fedele D, Comi G, Coscelli C, et al: A multicenter study on the prevalence of diabetic neuropathy in Italy. Italian Diabetic Neuropathy Committee, Diabetes Care 20:836-843, 1997.
87. Dyck PJ, Kratz KM, Karnes JL, et al: The prevalence by staged severity of various types of diabetic neuropathy, retinopathy, and nephropathy in a population-based cohort: the Rochester Diabetic Neuropathy Study, Neurology 43:817-824, 1993.
88. Shaw JE, Zimmet PZ: The epidemiology of diabetic neuropathies, Diabetes Rev 7:245-252, 1999.
89. Tomlinson DR: Polyols and myo-inositol in diabetic neuropathy—of mice

and men, Mayo Clin Proc 64:1030-1033, 1989.
90. Sheetz MJ, King GL: Molecular understanding of hyperglycemia's adverse effects for diabetic complications, JAMA 288:2579-2588, 2002.
91. Oates PJ: Polyol pathway and diabetic peripheral neuropathy, Int Rev Neurobiol 50:325-392, 2002.
92. Giannini C, Dyck PJ: Basement membrane reduplication and pericyte degeneration precede development of diabetic polyneuropathy and are associated with its severity, Ann Neurol 37:498-504, 1995.
93. Low PA, Lagerlund TD, McManis PG: Nerve blood flow and oxygen delivery in normal, diabetic, and ischemic neuropathy, Int Rev Neurobiol 31:355-438, 1989.
94. Malik RA, Masson EA, Sharma AK, et al: Hypoxic neuropathy: relevance to diabetic neuropathy, Diabetologia 33:311-331, 1990.
95. Sladky JT, Tschoepe RL, Greenberg JH, et al: Peripheral neuropathy after chronic endoneurial ischemia, Ann Neurol 29:272-278, 1991.
96. Cameron NE, Cotter MA: The relationship of vascular changes to metabolic factors in diabetes mellitus and their role in development of peripheral nerve complications, Diabetes Metab Rev 10:189-224, 1994.
97. Faradji V, Sotelo J: Low serum levels of nerve growth factor in diabetic neuropathy, Acta Neurol Scand 81:402-406, 1990.
98. Apfel SC, Arezzo JC, Brownlee M, et al: Nerve growth factor administration protects against experimental diabetic sensory neuropathy, Brain Res 634:7-12, 1994.
99. Vinik AI, Park TS, Stansberry KB, et al: Diabetic neuropathies, Diabetologia 43:957-973, 2000.
100. Waxman SG, Sabin TD: Diabetic truncal polyneuropathy, Arch Neurol 38:46-47, 1981.
101. Calissi PT, Jaber LA: Peripheral diabetic neuropathy: current concepts in treatment, Ann Pharmacother 29:769-777, 1995.
102. Pinzur MS: The diabetic foot, Compr Ther 28:232-237, 2002.
103. Charcot JM, Marie P: Sur une forme particulière d'atrophie musculaire progressive souvent familial débutant par les pieds et les jambs et atteignant plus tard les mains, Rev Méd (Paris) 86, 1886.
104. Dyck PJ, Chance P, Lebo R, Carney A: Hereditary motor and sensory neuropathies. In Dyck PJ (ed): Peripheral Neuropathy, Philadelphia, 1993, WB Saunders.
105. Tooth HH: The Peroneal Type of Progressive Muscular Atrophy, London, 1886, HK Lewis & Co.
106. Reilly MM: Classification of hereditary motor and sensory neuropathies, Curr Opin Neurol 13:561-564, 2000.
107. Harding AE, Thomas PK: The clinical features of hereditary motor and sensory neuropathy types I and II, Brain 103:259-280, 1980.
108. Berciano J, Combarros O: Hereditary neuropathies, Curr Opin Neurol 16:613-622, 2003.
109. National Institute of Neurological Disorders and Stroke: Charcot-Marie-Tooth Disease Fact Sheet. Available at: www.ninds.nih.gov/health_and_medical/pubs/CMT.htm. 2004.
110. Combarros O, Calleja J, Polo JM, et al: Prevalence of hereditary motor and sensory neuropathy in Cantabria, Acta Neurol Scand 75:9-12, 1987.
111. Morocutti C, Colazza GB, Soldati G, D'Alessio C, et al: Charcot-Marie-Tooth disease in Molise, a central-southern region of Italy: An epidemiological study, Neuroepidemiology 21:241-245, 2002.
112. Kurihara S, Adachi Y, Wada K, et al: An epidemiological genetic study of Charcot-Marie-Tooth disease in Western Japan, Neuroepidemiology 21:246-250, 2002.
113. Lupski JR, Oca-Luna RM, Slaugenhaupt S, et al: DNA duplication associated with Charcot-Marie-Tooth disease type 1A, Cell 66:219-232, 1991.
114. Raeymaekers P, Timmerman V, Nelis E, et al: Duplication in chromosome 17p11.2 in Charcot-Marie-Tooth neuropathy type 1a (CMT 1a). The HMSN Collaborative Research Group, Neuromuscul Disord 1:93-97, 1991.
115. Mendell JR, Sahenk Z: Hereditary motor and sensory neuropathies and giant axonal neuropathy. In Mendell JR, Cornblath DR, Kissel JT (eds): Diagnosis and Management of Peripheral Nerve Disorders, Oxford, 2001, Oxford University Press.
116. Chance PF: Genetic studies in polyneuropathy. In Cros D (ed): Peripheral Neuropathy: A Practical Approach to Diagnosis and Management, Philadelphia, 2001, Lippincott Williams & Wilkins.
117. Zhou L, Griffin JW: Demyelinating neuropathies, Curr Opin Neurol 16:307-313, 2003.
118. De Jonghe P, Timmerman V, FitzPatrick D, et al: Mutilating neuropathic ulcerations in a chromosome 3q13-q22 linked Charcot-Marie-Tooth disease type 2B family, J Neurol Neurosurg Psychiatry 62:570-573, 1997.
119. Guzzetta F, Ferriere G, Lyon G: Congenital hypomyelination polyneuropathy. Pathological findings compared with polyneuropathies starting later in life, Brain 105:395-416, 1982.
120. Jackson J: A peculiar disease resulting form the use of ardent spirits, N Engl J Med Surg 11:351, 1822.
121. Windebank A: Polyneuropathy due to nutritional deficiency and alcoholism. In Dyck PJ (ed): Peripheral Neuropathy, Philadelphia, 1993, WB Saunders.
122. So Y: Nutritional and alcoholic neuropathies. In Cros D (ed): Peripheral Neuropathy: A Practical Approach to Diagnosis and Management, Philadelphia, 2001, Lippincott Williams & Wilkins.
123. Erdem S, Kissel JT, Mendell JR: Toxic neuropathies: Drugs, metals, and alcohol. In Mendell JR, Cornblath DR, Kissel JT (eds): Diagnosis and Management of Peripheral Nerve Disorders, Oxford, 2001, Oxford University Press.
124. D'Amour ML, Butterworth RF: Pathogenesis of alcoholic peripheral neuropathy: direct effect of ethanol or nutritional deficit? Metab Brain Dis 9:133-142, 1994.
125. Monforte R, Estruch R, Valls-Sole J, et al: Autonomic and peripheral neuropathies in patients with chronic alcoholism. A dose-related toxic effect of alcohol, Arch Neurol 52:45-51, 1995.
126. Estruch R, Nicolas JM, Villegas E, et al: Relationship between ethanol-related diseases and nutritional status in chronically alcoholic men, Alcohol Alcohol 28:543-550, 1993.
127. Boyd DH, MacLaren DS, Stoddard ME: The nutritional status of patients with an alcohol problem, Acta Vitaminol Enzymol 3:75-82, 1981.
128. Scholz E, Diener HC, Dichgans J, et al: Incidence of peripheral neuropathy and cerebellar ataxia in chronic alcoholics, J Neurol 233:212-217, 1986.
129. Sosenko JM, Soto R, Aronson J, et al: The prevalence and extent of vibration sensitivity impairment in men with chronic ethanol abuse, J Stud Alcohol 52:374-376, 1991.
130. Hilz MJ, Zimmermann P, Rosl G, et al: Vibrometer testing facilitates the diagnosis of uremic and alcoholic polyneuropathy, Acta Neurol Scand 92:486-490, 1995.
131. Hilz MJ, Zimmermann P, Claus D, et al: Thermal threshold determination in alcoholic polyneuropathy: An improvement of diagnosis, Acta Neurol Scand 91:389-393, 1995.
132. Tredici G, Minazzi M: Alcoholic neuropathy. An electron-microscopic study, J Neurol Sci 25:333-346, 1975.
133. American Physical Therapy Association: Guide to physical therapist practice, second edition, Phys Ther 81:9-746, 2001.
134. Barohn RJ: Approach to peripheral neuropathy and neuronopathy, Semin Neurol 18:7-18, 1998.
135. Kissel JT, Cornblath DR, Mendell JR: Guillain-Barré syndrome. In Mendell JR, Cornblath DR, Kissel JT (eds): Diagnosis and Management of Peripheral Nerve Disorders, Oxford, 2001, Oxford University Press.
136. Pollard JD: Chronic inflammatory demyelinating polyradiculoneuropathy, Curr Opin Neurol 15:279-283, 2002.
137. Rubens O, Logina I, Kravale I, et al: Peripheral neuropathy in chronic occupational inorganic lead exposure: a clinical and electrophysiological study, J Neurol Neurosurg Psychiatry 71:200-204, 2001.
138. Yeh JH, Chang YC, Wang JD: Combined electroneurographic and electromyographic studies in lead workers, Occup Environ Med 52:415-419, 1995.
139. Mueller MJ: Identifying patients with diabetes mellitus who are at risk for lower-extremity complications: Use of Semmes-Weinstein monofilaments, Phys Ther 76:68-71, 1996.
140. Feldman EL, Stevens MJ, Thomas PK, et al: A practical two-step quantitative clinical and electrophysiological assessment for the diagnosis and staging of diabetic neuropathy, Diabetes Care 17:1281-1289, 1994.
141. Kendall FP, McCreary EK, Provance PG: Muscles, Testing and Function, Baltimore, 1993, Williams & Wilkins.
142. Silver M, McElroy A, Morrow L, et al: Further standardization of manual muscle test for clinical study: applied in chronic renal disease, Phys Ther 50:1456-1466, 1970.
143. Frese E, Brown M, Norton BJ: Clinical reliability of manual muscle testing. Middle trapezius and gluteus medius muscles, Phys Ther 67:1072-1076, 1987.
144. Piao C, Yoshimoto N, Shitama H, et al: Validity and reliability of the measurement of the quadriceps femoris muscle strength with a hand-held dynamometer on the affected side in hemiplegic patients, J UOEH 26:1-11, 2004.
145. Mathiowetz V: Comparison of Rolyan and Jamar dynamometers for measuring grip strength, Occup Ther Int 9:201-209, 2002.
146. Merkies IS, Schmitz PI, Samijn JP, et al: Assessing grip strength in healthy individuals and patients with immune-mediated polyneuropathies, Muscle Nerve 23:1393-1401, 2000.
147. Sabin T: Generalized peripheral neuropathy: Symptoms, signs, and syndromes. In Cros D (ed): Peripheral Neuropathy: A Practical Approach to Diagnosis and Management, Philadelphia, 2001, Lippincott Williams & Wilkins.
148. Mendell JR, Kolkin S, Kissel JT, et al: Evidence for central nervous system demyelination in chronic inflammatory demyelinating polyradiculoneuropathy, Neurology 37:1291-1294, 1987.
149. Mendell JR, Kissel JT, Cornblath DR: Clues to diagnosis of peripheral neuropathy: History and examination of the patient. In Mendell JR, Cornblath DR, Kissel JT (eds): Diagnosis and Management of Peripheral

Nerve Disorders, Oxford, 2001, Oxford University Press.
150. Dyck PJ, Litchy WJ, Minnerath S, et al: Hereditary motor and sensory neuropathy with diaphragm and vocal cord paresis, Ann Neurol 35:608-615, 1994.
151. Poncelet AN: An algorithm for the evaluation of peripheral neuropathy, Am Fam Phys 57:755-764, 1998.
152. Olney RK: Clinical trials for polyneuropathy: the role of nerve conduction studies, quantitative sensory testing, and autonomic function testing, J Clin Neurophysiol 15:129-137, 1998.
153. Donofrio PD, Albers JW: AAEM mini monograph #34—Polyneuropathy: Classification by nerve conduction studies and electromyography, Muscle Nerve 13:889-903, 1990.
154. Thrush D: Investigation of peripheral neuropathy, Br J Hosp Med 48:13-22, 1992.
155. McLeod JG: Investigation of peripheral neuropathy, J Neurol Neurosurg Psychiatry 58:274-283, 1995.
156. Oh SJ: Clinical Electromyography Nerve Conduction Studies, Baltimore, 1993, Williams & Wilkins.
157. Oh SJ: Principles of Clinical Electromyography: Case Studies, Baltimore, 1998, Williams & Wilkins.
158. Cornblath DR, Chaudhry V: Electrodiagnostic evaluation of the peripheral neuropathy patient. In Mendell JR, Cornblath DR, Kissel JT (eds): Diagnosis and Management of Peripheral Nerve Disorders, Oxford, 2001, Oxford University Press.
159. Dyck PJ, Zimmerman IR, O'Brien PC, et al: Introduction of automated systems to evaluate touch-pressure, vibration, and thermal cutaneous sensation in man, Ann Neurol 4:502-510, 1978.
160. Mendell JR, Cornblath DR: Evaluation of the peripheral neuropathy patient using Quantitative Sensory Testing. In Mendell JR, Cornblath DR, Kissel JT (eds): Diagnosis and Management of Peripheral Nerve Disorders, Oxford, 2001, Oxford University Press.
161. Stewart J, Freeman R: Quantitative Sensory Testing. In Brown WF, Bolton CF, Aminoff MJ (eds): Neuromuscular Function and Disease: Basic, Clinical, and Electrodiagnostic Aspects, Philadelphia, 2002, WB Saunders.
162. Dyck PJ, O'Brien PC: Quantitative sensation testing in small-diameter sensory fiber neuropathy, Muscle Nerve 26:595-596, 2002.
163. Siao P, Cros DP: Quantitative sensory testing, Phys Med Rehabil Clin N Am 14:261-286, 2003.
164. Gruener G, Dyck PJ: Quantitative sensory testing: methodology, applications, and future directions, J Clin Neurophysiol 11:568-583, 1994.
165. Dyck PJ, O'Brien PC: Quantitative sensation testing in epidemiological and therapeutic studies of peripheral neuropathy, Muscle Nerve 22:659-662, 1999.
166. Anderson AM, Croft RP: Reliability of Semmes Weinstein monofilament and ballpoint sensory testing, and voluntary muscle testing in Bangladesh, Lepr Rev 70:305-313, 1999.
167. Bell-Krotoski J, Tomancik E: The repeatability of testing with Semmes-Weinstein monofilaments. J Hand Surg 12A:155-161, 1987.
168. van Brakel WH, Khawas IB, Gurung KS, et al: Intra- and inter-tester reliability of sensibility testing in leprosy, Int J Lepr Other Mycobact Dis 64:287-298, 1996.
169. Sackett DL: Evidence-Based Medicine: How to Practice and Teach EBM, Edinburgh, 2000, Churchill Livingstone.
170. Helm PA, Walker SC, Pullium GF: Recurrence of neuropathic ulceration following healing in a total contact cast, Arch Phys Med Rehabil 72:967-970, 1991.
171. Meichenbaum D, Turk DC: Facilitating Treatment Adherence: A Practitioner's Guidebook, New York, 1987, Plenum Press.
172. Jensen GM, Lorish C, Shepard K: Understanding patient receptivity to change: teaching for treatment adherence. In Shepard K, Jensen GM (eds): Handbook of Teaching for Physical Therapists, Boston, 1997, Butterworth-Heinemann.
173. Chen CY, Neufeld PS, Feely CA, et al: Factors influencing compliance with home exercise programs among patients with upper-extremity impairment, Am J Occup Ther 53:171-180, 1999.
174. Sluijs EM, Kok GJ, van der ZJ: Correlates of exercise compliance in physical therapy, Phys Ther 73:771-782, 1993.
175. Jensen GM, Lorish CD: Promoting patient cooperation with exercise programs: Linking research, theory, and practice, Arthritis Care Res 7:181-189, 1994.
176. Valk GD, Kriegsman DM, Assendelft WJ: Patient education for preventing diabetic foot ulceration. A systematic review, Endocrinol Metab Clin North Am 31:633-658, 2002.
177. Lindeman E, Leffers P, Spaans F, et al: Strength training in patients with myotonic dystrophy and hereditary motor and sensory neuropathy: A randomized clinical trial, Arch Phys Med Rehabil 76:612-620, 1995.
178. Richardson JK, Sandman D, Vela S: A focused exercise regimen improves clinical measures of balance in patients with peripheral neuropathy, Arch Phys Med Rehabil 82:205-209, 2001.
179. Ruhland JL, Shields RK: The effects of a home exercise program on impairment and health-related quality of life in persons with chronic peripheral neuropathies, Phys Ther 77:1026-1039, 1997.
180. Dijs HM, Roofthooft JM, Driessens MF, et al: Effect of physical therapy on limited joint mobility in the diabetic foot. A pilot study, J Am Podiatr Med Assoc 90:126-132, 2000.
181. Aitkens SG, McCrory MA, Kilmer DD, et al: Moderate resistance exercise program: its effect in slowly progressive neuromuscular disease, Arch Phys Med Rehabil 74:711-715, 1993.
182. Kilmer DD, McCrory MA, Wright NC: The effect of a high resistance exercise program in slowly progressive neuromuscular disease, Arch Phys Med Rehabil 75:560-563, 1994.
183. Okajima Y, Maloney FP: Overwork weakness in rats with acrylamide neuropathy, Am J Phys Med Rehabil 68:66-69, 1989.
184. Tam SL, Archibald V, Jassar B, et al: Increased neuromuscular activity reduces sprouting in partially denervated muscles, J Neurosci 21:654-667, 2001.
185. Chan KM, Amirjani N, Sumrain M, et al: Randomized controlled trial of strength training in post-polio patients, Muscle Nerve 27:332-338, 2003.
186. Forrest G, Qian X: Exercise in neuromuscular disease, NeuroRehabilitation 13:135-139, 1999.
187. Clarkson PM, Nosaka K, Braun B: Muscle function after exercise-induced muscle damage and rapid adaptation, Med Sci Sports Exerc 24:512-520, 1992.
188. Newham DJ, McPhail G, Mills KR, et al: Ultrastructural changes after concentric and eccentric contractions of human muscle, J Neurol Sci 61:109-122, 1983.
189. Newham DJ, Mills KR, Quigley BM, et al: Pain and fatigue after concentric and eccentric muscle contractions, Clin Sci (Lond) 64:55-62, 1983.
190. McCully KK, Faulkner JA: Injury to skeletal muscle fibers of mice following lengthening contractions, J Appl Physiol 59:119-126, 1985.
191. Bassile C: Guillain-Barré syndrome and exercise guidelines, Neurol Rep 20:31-36, 1996.
192. Borg GA: Psychophysical bases of perceived exertion, Med Sci Sports Exerc 14:377-381, 1982.
193. Kilmer DD: Response to resistive strengthening exercise training in humans with neuromuscular disease, Am J Phys Med Rehabil 81:S129-S126, 2002.
194. Fowler WM Jr: Role of physical activity and exercise training in neuromuscular diseases, Am J Phys Med Rehabil 81:S187-S195, 2002.
195. Stillwell K, Thorsteinsson G: Rehabilitation procedures. In Dyck PJ (ed): Peripheral Neuropathy, Philadelphia, 1993, WB Saunders.
196. Bélanger A: Evidence-Based Guide to Therapeutic Physical Agents, Philadelphia, 2002, Lippincott Williams & Wilkins.
197. Kochman AB, Carnegie DH, Burke TJ: Symptomatic reversal of peripheral neuropathy in patients with diabetes, J Am Podiatr Med Assoc 92:125-130, 2002.
198. Leonard DR, Farooqi MH, Myers S: Restoration of sensation, reduced pain, and improved balance in subjects with diabetic peripheral neuropathy: A double-blind, randomized, placebo-controlled study with monochromatic near-infrared treatment, Diabetes Care 27:168-172, 2004.
199. Kochman A: Monochromatic infrared photo energy and physical therapy for peripheral neuropathy: Influence on sensation, balance, and falls, J Geriat Phys Ther 27:18-21, 2004.
200. Zinman LH, Ngo M, Ng ET, et al: Low-intensity laser therapy for painful symptoms of diabetic sensorimotor polyneuropathy: a controlled trial, Diabetes Care 27:929-924, 2004.
201. Basford JR: Low-energy laser therapy: Controversies and new research. Lasers Surg Med 9:1-5, 1989.
202. Kalinina OV, Alekseeva NV, Burtsev EM: Infrared laser therapy in distal diabetic polyneuropathy, Zh Nevrol Psikhiatr Im S S Korsakova 98:23-25, 1998.
203. Valencic V, Vodovnik L, Stefancic M, et al: Improved motor response due to chronic electrical stimulation of denervated tibialis anterior muscle in humans, Muscle Nerve 9:612-617, 1986.
204. Carraro U, Catani C, Saggin L, et al: Isomyosin changes after functional electrostimulation of denervated sheep muscle, Muscle Nerve 11:1016-1028, 1988.
205. Yanai A, Harii K, Okabe K: Preventing denervation atrophy of a grafted muscle, J Reconstr Microsurg 7:85-92, 1991.
206. Girlanda P, Dattola R, Vita G, et al: Effect of electrotherapy on denervated muscles in rabbits: An electrophysiological and morphological study, Exp Neurol 77:483-491, 1982.
207. Nix WA, Dahm M: The effect of isometric short-term electrical stimulation on denervated muscle, Muscle Nerve 10:136-143, 1987.
208. Nix WA: Effects of intermittent high frequency electrical stimulation on denervated EDL muscle of rabbit, Muscle Nerve 13:580-585, 1990.

209. Herbison GJ, Jaweed MM, Ditunno JF Jr: Exercise therapies in peripheral neuropathies Arch Phys Med Rehabil 64:201-205, 1983.
210. Brown MC, Holland RL: A central role for denervated tissues in causing nerve sprouting, Nature 282:724-726, 1979.
211. Schimrigk K, McLaughlin J, Gruninger W: The effect of electrical stimulation on the experimentally denervated rat muscle, Scand J Rehabil Med 9:55-60, 1977.
212. Eberstein A, Eberstein S: Electrical stimulation of denervated muscle: is it worthwhile? Med Sci Sports Exerc 28:1463-1469, 1996.
213. Backonja MM: Defining neuropathic pain, Anesth Analg 97:785-790, 2003.
214. Dworkin RH, Backonja M, Rowbotham MC, et al: Advances in neuropathic pain: Diagnosis, mechanisms, and treatment recommendations, Arch Neurol 60:1524-1534, 2003.
215. Melzack R, Wall PD: Pain mechanisms: A new theory, Science 150:971-979, 1965.
216. Shealy CN, Mortimer JT, Reswick JB: Electrical inhibition of pain by stimulation of the dorsal columns: Preliminary clinical report, Anesth Analg 46:489-491, 1967.
217. Shealy CN: Six years' electrical stimulation for control of pain, Adv Neurol 4:775-782, 1974.
218. Thorsteinsson G, Stonnington HH, Stillwell GK, et al: Transcutaneous electrical stimulation: a double-blind trial of its efficacy for pain, Arch Phys Med Rehabil 58:8-13, 1977.
219. Tesfaye S, Watt J, Benbow SJ, et al: Electrical spinal-cord stimulation for painful diabetic peripheral neuropathy, Lancet 348:1698-1701, 1996.
220. Kumar D, Marshall HJ: Diabetic peripheral neuropathy: amelioration of pain with transcutaneous electrostimulation, Diabetes Care 20:1702-1705, 1997.
221. Armstrong DG, Lavery LA, Fleischli JG, et al: Is electrical stimulation effective in reducing neuropathic pain in patients with diabetes? J Foot Ankle Surg 36:260-263, 1997.
222. Hamza MA, White PF, Craig WF, et al: Percutaneous electrical nerve stimulation: A novel analgesic therapy for diabetic neuropathic pain, Diabetes Care 23:365-370, 2000.
223. Oyibo SO, Breislin K, Boulton AJ: Electrical stimulation therapy through stocking electrodes for painful diabetic neuropathy: A double blind, controlled crossover study, Diabet Med 21:940-944, 2004.
224. Wittink H, Allan J, Hoskins Michel T, et al: Management of selected syndromes. In Wittink H, Hoskins Michel T (eds): Chronic Pain Management for Physical Therapists, Boston, 1997, Butterworth-Heinemann.
225. Marchand S, Charest J, Li J, et al: Is TENS purely a placebo effect? A controlled study on chronic low back pain, Pain 54:99-106, 1993.
226. Kott K: Orthoses for patients with neurological disorders. In Seymour R (ed): Prosthetics and Orthotics Lower Limb and Spinal, Philadelphia, 2002, Lippincott Williams & Wilkins.
227. Helm PA, Walker SC, Pullium G: Total contact casting in diabetic patients with neuropathic foot ulcerations, Arch Phys Med Rehabil 65:691-693, 1984.
228. Harrelson JM: Management of the diabetic foot, Orthop Clin North Am 20:605-619, 1989.
229. Rajbhandari SM, Jenkins RC, Davies C, et al: Charcot neuroarthropathy in diabetes mellitus, Diabetologia 45:1085-1096, 2002.

PART 5

심폐계

Cardiopulmonary system

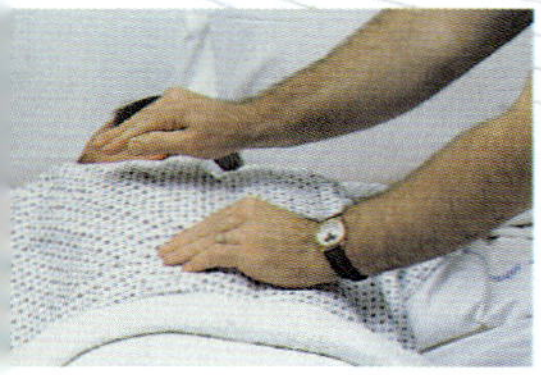

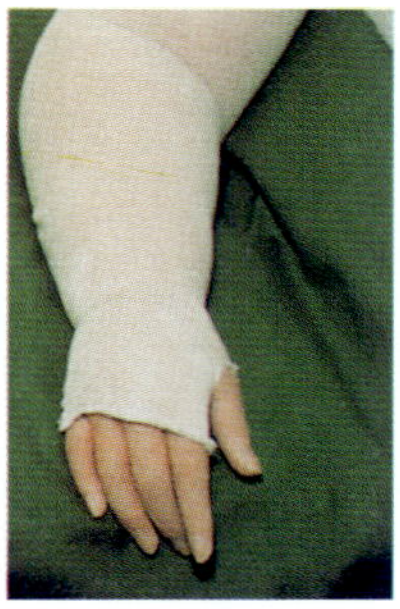

제 30 장

활력징후

Vital signs

학습개요

목적

체온

체온의 의미 / 체온측정방법 / 정상체온범위 / 체온측정과 재활의 관련성

맥박

맥박측정의 의미 / 맥박측정방법 / 정상 맥박범위 / 맥박과 재활의 관련성

호흡수

호흡수측정의 의미 / 호흡수측정방법 / 정상 호흡범위

혈압

혈압측정 방법 / 코로코프음 / 대체 혈압측정부위 /
혈압측정 시 나이와 관련된 고려사항들 / 혈압측정에 대한 금기사항 / 정상 혈압범위 /
백색막 고혈압 / 소금과 고혈압 / 저혈압 / 기립성 저혈압 / 혈압과 재활과의 관련성

자율신경반사이상

재활과 자율신경반사이상

통증

통증의 의미 / 시각유추척도와 숫자척도 / 미리 정의된 자극 비교 /
의미차이척도 / 다른 측정방법들

동맥산소포화도

동맥산소포화도의 의미 / 맥박산소측정법 / 동맥산소포화도 측정방법 /
맥박산소측정의 관련성과 정확성에 영향을 주는 요소 / 정상수치 / 임상적용

요약

용어

참고문헌

학습목표

이 장을 읽은 후, 다음의 사항을 할 수 있어야 한다.

1. 활력징후를 정의할 수 있다.
2. 각각의 활력징후의 생리학적인 의미와 중요성을 논의할 수 있다.
3. 활력징후(맥박, 호흡수, 혈압, 통증 수준, 동맥산소포화도)를 측정하기 위한 적절한 절차를 설명하고 수행할 수 있다.
4. 활력징후의 정상범위를 정의할 수 있다.
5. 재활기간 중 활력징후를 주시해야 하는 시기를 알 수 있다.

활력징후(vital sign)는 인간의 건강과 최근 의학상태에 대한 중요한 지표이다. 신체세포와 기관들은 특정 신체 시스템(혈관계, 폐기관, 신경계, 내분비계)들이 적절하게 잘 기능하고 있는지를 반영하는 활력징후와 기능을 위해 상대적이고 일정한 내적 환경을 요구한다.[1] 활력징후는 종종 신체에서 해로운 생리학적 변화나 문제를 드러내는 첫 번째 지표이면서 좀 더 안정적인 상태로 돌아가는 첫 번째 지표가 된다.[2]

체온(temperature), 맥박(pulse), 호흡수(respiratory rate), 혈압(blood pressure)은 네 가지 전통적인 활력징후이다(기본징후, cardinal sign이라고도 함). 통증수준과 산소포화도는 최근에 추가된 사항이다. 통증 수준은 많은 환자들이 통증을 가지고 있으며, 통증이 종종 환자들이 의료적인 도움을 찾는 이유가 되기 때문에 추가되었다. 따라서 통증은 환자의 경과상태, 편안함의 지표가 될 수 있다.[1] 게다가, 맥박산소측정법(pulse oximetry)으로 측정되는 산소포화도의 수준은 혈액에 산소가 얼마나 포함되어 있는지에 대한 정보를 제공하며, 심장, 순환, 폐 상태의 변화를 알려준다.

초진 환자에서 기초측정(baseline measurement)으로 활력징후를 기록하는 것은 차후의 측정치와 비교를 위해 중요하다. 활력징후의 정기적인 기록과 문서화(documentation)는 다른 방법으로 관찰되지 않을 수 있는 급격한 혹은 점진적인 변화를 보여줄 수 있다. 정확하고 신뢰할 만한 활력징후의 측정은 이러한 변화들을 감지하기 위해 필요하다. 활력징후의 정상범위에 대한 지식은 환자 평가 및 중재의 방향에 있어서도 중요하다.

이 장은 체온, 맥박, 혈압, 호흡수, 통증수준, 산소포화도 등의 활력징후에 관한 정보를 제공한다. 활력징후의 의미, 측정방법, 측정법들의 신뢰성과 타당성에 대한 근거, 각 활력징후의 정상범위와 재활과 관련성을 중심으로 환자관리 동안 언제 측정되어져야 하는지를 논의하겠다.

1. 체온

체온의 의미

열은 우리 몸 안에서 실질적인 모든 화학반응에 의해 발생하며, 핵심체온(core body temperature)은 열 발생과 열 손실 사이의 균형을 나타낸다. 체온은 아주 정밀하게 좁은 생리학적(physiological) 범위 내에서 일정하게 유지되지만 감염(infection) 혹은 신체활동 증가에 대한 반응으로 현저히 증가될 수도 있다. 대기온도(ambient temperature), 하루주기리듬(circadian rhythm), 신경학적 기능, 옷, 나이, 성별, 생리주기, 임신, 정서, 손상(injury) 등과 같은 많은 다른 요소들이 핵심체온에 영향을 준다. 체온은 일차적으로 시상하부에 의해 일정하게 조절되는데, 핵심체온이 거의 37℃(98.6°F)로 설정된 온도조절기처럼 작동한다. 시상하부는 일정하게 체온을 유지하기 위해 열 발생과 열 손실기전에 직접 관여한다.

감염은 시상하부의 설정온도를 바꿀 수도 있는데, 이는 열 발생기전을 활성화하고 열 손실기전을 억제하여 핵심체온을 증가시킨다. 일단 감염의 원인이 제거되면, 열 손실기전이 활성화되어 다시 개인의 정상적인 설정온도로 돌아오게 된다.

외적 및 내적 체온조절기전이 존재한다. 열은 전도(conduction), 대류(convection), 전환(conversion), 방사(radiation), 증발(evaporation)에 의해 전달될 수 있다. 전도는 직접적인 접촉을 통한 물질 혹은 물체로 열이 전달되는 것이다. 대류는 표면을 지나는 액체 혹은 가스 덩어리의 흐름에 의해 일어나는 열의 전달이다. 공기 혹은 액체는 일반적으로 대류에 의해 몸을 차게 하거나 뜨겁게 한다. 신체 근처의 공기는 전도에 의해 따뜻해지고, 따뜻해진 공기는 차가운 공기보다 밀도가 높기 때문에 대류 흐름을 발생시키고 그 결과 따뜻한 공기는 차가운 공기로 대체되고 이 과정이 계속 일어난다. 신체표면과 환경 사이에 온도차가 크면 클수록 공기의 교환은 더욱 빨리 일어나고, 열은 더욱 빨리 소실된다. 신체에서 혈액순환은 대류에 의해 열을 전달한다. 신체는 시상하부에서

처리된 정보에 대한 반응으로 체온을 올리거나 내리기 위해, 혈관의 직경을 넓히는 혈관확장(vasodilation)과 혈관의 직경을 줄이는 혈관수축(vasocontriction)을 통해 열전달의 비율을 조절한다.

체온상승은 신체로부터의 열을 제거하고 핵심체온을 감소시키기 위해 말초혈관확장과 피부로 혈액흐름을 촉진한다. 반대로, 체온하강은 혈액을 신체 중심부로 보내고 체온을 보존하기 위해 말초혈관수축을 자극한다. 전환은 다른 형태의 에너지로부터 전환되어 열이 생산되는 것이다. 대사(metabolism)와 초음파(ultrasound) 모두 전환에 의해 신체에서 열을 발생시킨다. 방사는 접촉 없이 물체들 사이에 전기자기장(electromagnetic) 파장의 형태로 열을 이동 또는 방출하는 것이다. 예를 들어, 태양은 방사를 통해 우리를 따뜻하게 한다. 증발은 액체가 증기가 될 때 피부에너지(열)가 표면으로부터 멀리 방출되는 과정을 말한다. 증발은 공기 중에 수분이 있을 때 줄어든다. 따라서 상대적인 습도가 높으면 높을수록 증발은 덜 효과적으로 신체를 차갑게 만든다.

만약 온도조절이 환경적인 변화를 따라갈 수 없다면, 핵심체온은 과도하게 떨어져 체온저하(hypothermia)가 발생한다. 또한 체온이 상승하면 체온상승(hyperthermia)이 발생한다. 체온저하는 체온이 35℃ 이하일 때이다. 만약 체온측정이 안된다면, 체온저하는 차가운 느낌이 처음으로 발생하고, 이후 떨림, 혈관수축, 근육강직, 혈압하강, 혼동, 반사상실, 자발적인 움직임의 상실, 혼수상태(coma), 사망의 원인이 되고, 또한 핵심체온이 21.2~29.4℃로 떨어질 때 심장부정맥(cardiac arrhythmia)이 발생하여 사망할 수 있다.

체온측정방법

체온은 다양한 형태의 온도계를 이용하여 다양한 부위에서 측정될 수 있다. 온도계의 형태는 수은유리온도계, 전자온도계, 고막(tympanic membrane)온도계, 일회용 온도계 등이 있다. 온도측정을 위한 부위로는 혀, 겨드랑이, 고막, 곧창자(rectum) 등이 있다. 곧창자의 온도측정을 위한 절차는 치료사들이 수행하지 않는 절차들이므로 설명하지 않겠다.

체온에 대한 절대표준 측정을 위해 폐동맥도관(pulmonary artery catheter)을 사용한다.[3] 이것은 지속적으로 정확한 온도를 확인할 수 있게 하지만 침습적 의료과정(invasive medical procedure)이 필요하다. 폐동맥도관의 온도측정은 깊이 있게 논의하지 않겠지만 비침습성 측정법들과 비교를 위해 설명하겠다.

온도계의 종류

수은유리온도계. 수은유리온도계는 연구뿐만 아니라 임상에서 광범위하게 사용되어져 왔다. 그러나 혈압계(sphygmomanometers)와 수은유리온도계처럼 수은을 포함하고 있는 측정기의 사용을 국제적으로 금지하는 경향이 커지고 있는데, 이것은 환경과 개인에게 미치는 수은의 유독성 때문이다. 최근 미국의 최소 10개 주에서 수은유리온도계의 판매를 금지하고 있다. 실질적으로, 전자온도계, 고막온도계, 일회용 온도계가 수은유리온도계보다 더욱 흔히 사용되고 있다.

수은유리온도계에는 섭씨온도와 화씨온도가 눈금으로 표시되어있으며, 한쪽 끝에는 수은이 저장되어 있는 봉인된 유리관이 있다. 저장된 수은은 온도상승과 더불어 확장되는데 온도계에서 수은이 위로 올라가게 된다. 온도가 떨어질 때 수은이 축소되어 다시 내려온다. 수은유리온도계는 일반적으로 세 가지 형태의 끝부분(tip)이 있다: 가느다란 끝(입과 겨드랑용), 짧고 둥근 끝, 배모양의 끝(곧창자용)(그림 30-1).

고막온도계. 고막온도계(tympanic membrane thermometers)는 고막으로부터 발생되는 피부 적외선 에너지를 감지하고 측정하기 위해 바깥귀길(external auditory canal)을 통해 주입하는 귀보개(otoscope) 형태의 탐침을 사용한다(그림 30-2). 측정을 시작하기 위해 스캔(scan)단추를 누르면 신호음이 발생하는데, 이는 디지털 방식의 모니터에 온도를 기록할 준비가 되어 있음을 나타낸다. 고막온도계는 대략 3초 안에 25~43℃ 범위의 온도를 기록하며, 점막(mucous membrane)과 직

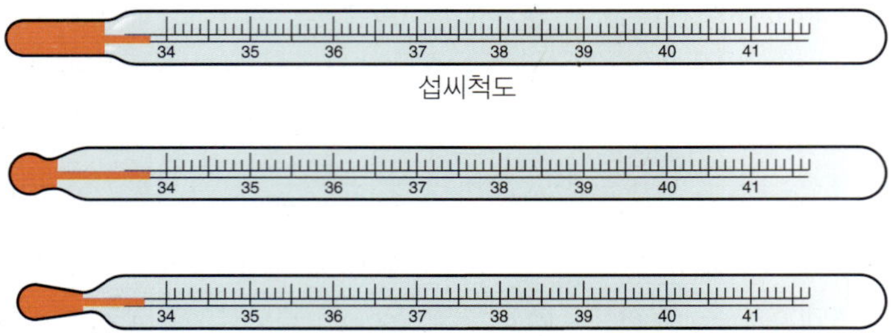

그림 30-1 3가지 형태의 끝부분이 있는 수은유리온도계

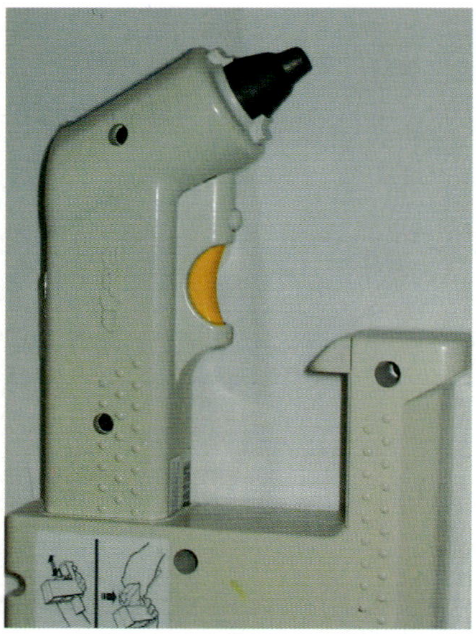

그림 30-2 고막온도계

접적인 접촉은 없으며, 일회용 탐침덮개(probe cover)가 제자리에 있을 때에만 작동한다.[4] 탐침렌즈는 조심스럽게 다루지 않는다면 쉽게 손상을 입을 수 있으므로 각 사용 전에 렌즈를 확인하는 것과 사용하지 않을 때 보호덮개를 입혀두는 것이 중요하다.[4] 비록 폐동맥도관을 통한 온도측정과 비교했을 때 한쪽 귀를 통해 측정된 체온이 양쪽 귀를 통해 측정된 평균체온과의 일치성은 떨어지지만,[6] 작동하는 사람의 우세 손, 환자의 자세, 귀(오른쪽 혹은 왼쪽)는 임상적으로 중요한 변이를 유발하지 않는다.[5] 귀지에 의한 고막막힘은 고막측정의 정확성을 떨어뜨릴 수 있다.[7]

고막온도계는 임상적으로 정확하고 쉽게 사용 가능하고,[8] 기본적으로 간헐적인 온도측정을 위해 만족도가 높다.[9] 곧창자에 적용된 체온측정만큼 정확성이 높고, 폐동맥도관이 적절하지 않은 경우 핵심체온을 측정하는데 적합하다.[10] 고막온도계는 37.5℃보다 높은 체온을 측정하기 위해 가장 민감한 비침습적 장치이며, 아세트아미노펜(acetaminophen) 이후 온도변화를 감지하는데 일회용 또는 수은유리온도계보다 낫다.[11] 어떤 저자들은 만약 폐동맥도관과 곧창자온도계를 사용하는 것이 힘들고 금기증에 해당한다면 고막과 입(oral) 전자온도계를 사용하여 측정하는 것이 좋다고 한다.[12]

온도측정에서 중요한 변이(significant variation)들이 다양한 측정기들 사이에서 연구되어져 왔으며, 장비를 사용하는 사람간의 변이를 최소화하는 고막온도계가[10,13,14] 만들어졌다.[5] 비록 고막온도계가 좀 더 다양한 결과들을 생성하더라도, 평균적인 기록(reading)은 수은유리온도계로 측정한 값들과 크게 다르지 않다.[15] 만약 온도계가 성인을 위해 눈금이 설정되고, 정확하지 않은 크기의 탐침을 사용하거나, 또는 아동이 1세 이하라면(가장 작은 끝부분, tip을 사용해도 잘 맞지 않음), 어린이들에게 부정확할 것이다.[14,16] 게다가, 부정확성은 올바르지 않은 자세에서도 발생할 수 있는데,[16] 따라서 연구자들은 먼저 입 전자온도계를 적용한 후 고막온도계를 적용하기를 권장하고 있다.[17]

전자온도계. 전자온도계(electric thermometer)는 온도변화가 있을 때 전기적 저항에서 변화가 발생하는 내열성장치(thermoresistive device)를 사용하여 온도변화를 감지한다(그림 30-3). 서미스터(thermistor; 온도가 오르면 전기저항이 감소하는 반도체 회로소자) 혹은 열전기쌍(thermocouple)인 이 장치는 탐침의 끝부분에서 전기저항을 통합한다. 서미스터는 매우 작으며 따라서 온도변화에 빠르게 반응한다.[18] 서미스터에서 나오는 전류는

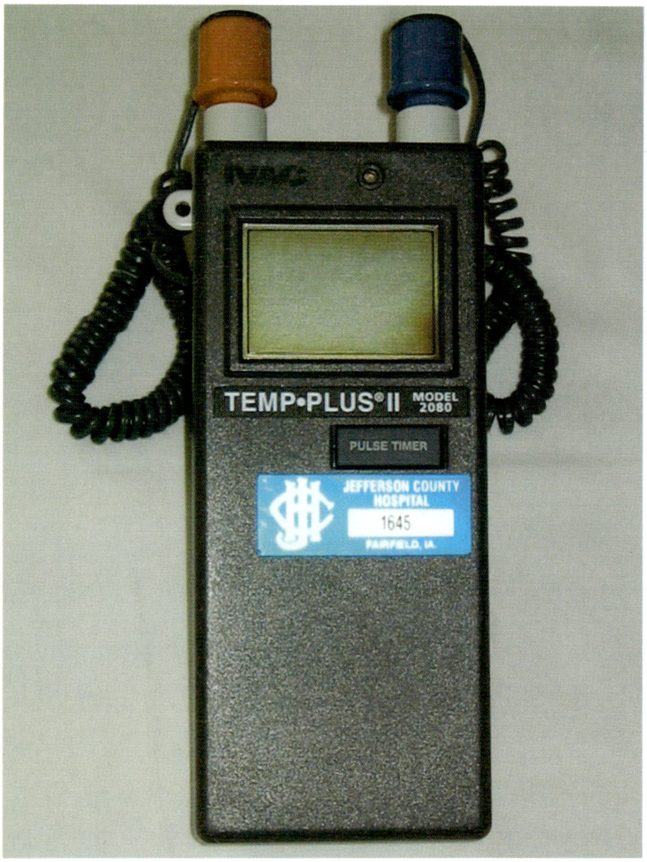

그림 30-3 전자온도계

디지털해독기로 전달되어 온도로 전환되어 나타난다. 전자온도계들은 15~30초에 걸쳐(예측모드에서) 예측 가능한 평형 온도를 나타내거나 1분 미만(지속모드)에서 얻어질 수 있는 실제 평형 온도를 나타낼 수 있다.[4]

전자온도계는 상대적으로 사용하기 편리하며, 예측모드에서 31.6~42.2℃, 지속적 모드에서 26.7~42.2℃ 사이의 온도를 측정하기에 편리하다.[18] 지속모드에서 사용 가능한 낮은 온도범위는 체온저하가 있는 환자들을 측정할 때 유용하다. 전자온도계는 휴대하기 편하고, 입, 겨드랑이, 곧창자의 온도를 측정할 때 사용될 수 있다. 겨드랑이의 온도는 수은유리온도계와 같은 방식으로 측정되지만, 전자탐침을 사용할 때 온도가 디지털표시기에 측정준비가 되었다는 표시가 나타날 때까지 기다려야 한다. 입과 곧창자의 측정을 위해서는 색깔이 다른 탐침을 사용하고, 측정 시 일회용 탐침덮개를 사용하여 교차감염의 위험을 줄일 수 있다.[1,18] 가청신호음은 디지털표시기에 온도를 기록할 준비가 되었을 때 들린다.

Giuliano 등은 전자온도계를 사용하는 입 측정기가 고막온도계보다 정확하고 반복측정할 수 있음을 보고하였다. 따라서 폐동맥도관측정이 힘들 때 이것이 추천된다.[17] Pugh-Davies 등은 비록 전자온도계와 수은유리온도계를 이용한 입 체온측정이 유의한 차이가 없지만, 전자온도계는 0.5℃까지 차이가 있는 경우가 23%이었고 수은유리온도계는 16%이었다고 보고하였다.[19]

일회용 온도계. 일회용 온도계는 일반적으로 점이 있는 바탕질(dot-matrix)의 플라스틱 띠(strip)로 구성되어 있는데, 이 점들은 섭씨와 화씨온도에 따라 배열되어 있다(그림 30-4). 이 점들은 온도에 따라 색깔이 변하는 두 가지 열감지 화학물질을 포함하고 있다. 이러한 형태의 온도계는 주로 35.5~40.5℃(96~104℉) 사이의 온도를 측정하도록 설정되어 있고, 입 체온을 측정하는데 1분 정도 소요되며, 겨드랑이나 곧창자 온도를 측정하는데 3분 정도 소요된다.[4,20]

일회용 온도계는 개봉했을 때 살균된(sterile) 상태이며, 잘 깨어지지 않고, 사용하기 편리하며, 입, 겨드랑이, 곧창자 온도를 측정하는데 적합하고, 교차감염의 위험을 감소시킬 수 있는 장점이 있다.[4,20] 그렇지만 점에 있는 화학

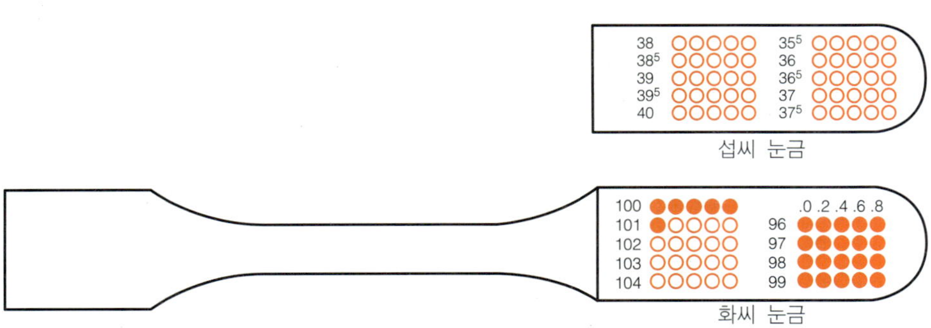

그림 30-4 일회용 점-바탕질 온도계

물질들이 35℃ 이상에서 보관되면 변질될 수 있으며, 만약 반복측정이 필요한 경우 비용이 상승하고, 이전에 언급했듯이 35.5~40.5℃ 사이의 온도만 측정할 수 있다.[4,20]

일회용 온도계는 전자온도계, 고막온도계, 수은유리온도계와 비교할 때 열이 있는 아동 혹은 열이 없는 아동에게서 정확하고 정밀하며 임상적으로 타당한 온도를 측정할 수 있다.[11,21,22] 일회용 온도계는 정확성과 효율성 때문에 종종 임상에서 권장되며[11,22] 격리 또는 전염가능 질병을 가지고 있는 환자들을 치료할 때도 적절하게 사용될 수 있다.

일회용 온도계를 사용하기 위해, 입과 겨드랑이에 적용하는 절차와 배치 위치는 수은유리온도계와 기본적으로 같다. 다만 겨드랑이에서 측정할 때 바탕질에 있는 점을 안쪽으로 돌려야 한다.

사용된 온도계의 형태가 무엇이든지, 정확성과 신뢰성을 높이기 위해 올바르고 일관된 적용절차를 따라야 하고, 반복측정 시 신뢰성을 높이기 위해 온도계를 반드시 같은 부위에 사용해야 한다.[4,21]

체온측정부위. 핵심체온은 앞에서 설명했듯이 다양한 형태의 온도계를 통해 입, 겨드랑이, 고막 혹은 곧창자 부위에서 측정될 수 있다. 부위와 도구의 선택은 부분적으로 환자의 나이, 의료 상황, 편의성, 측정부위에 대한 접근용이성 등에 의해 결정된다.

Pontious 등은 5세 아동을 대상으로 일회용 온도계, 고막온도계, 수은유리온도계를 사용하여 측정부위에 따른 차이를 알아본 결과, 입, 겨드랑이, 고막, 곧창자 순으로 정확하였다.[11] 정밀성(precise)은 입, 고막, 곧창자, 겨드랑이 순이었다. 나이, 행동, 발열상태(febrile status), 고막 팽창 등은 정확성에 크게 영향을 주지 못하였다.[11] Schmitz 등은 집중치료실에 입원한 열이 있는 성인 환자들을 대상으로 고막온도계와 전자온도계를 사용하여 입, 겨드랑이, 곧창자 부위에서 체온을 측정하였고 참고기준으로 폐동맥도관으로 체온을 측정한 결과[12] 곧창자의 온도가 폐동맥도관과 가장 밀접하게 일치하며, 그 다음으로 입, 고막, 겨드랑이부위이었다. 따라서 곧창자부위에서 체온을 측정하는 것이 추천되고, 만약 가능하지 않은 경우 입과 고막부위로 대체할 수 있다.

Romano 등은 집중치료실에 있는 소아 환자를 대상으로 2가지 고막온도계, 전자온도계를 사용하여 겨드랑이와 곧창자부위에서 체온을 측정하였고 참고기준으로 폐동맥도관으로 체온을 측정하였다. 곧창자와 겨드랑이측정이 폐동맥도관측정과 가장 높은 상관이 있었다.[10]

비록 이전에 인용된 연구에 의하면 겨드랑이온도측정이 덜 민감하지만, 일부 연구자들은 수은유리온도계를 이용한 겨드랑이측정이 임상적으로 유용하다고 주장한다.[3,23]

입을 통해서 체온을 측정할 때, 온도계를 혀밑주머니(sublingual pocket)(그림 30-5)에 배치하여 측정하는 것이 핵심체온을 가장 잘 반영한다. 왜냐하면 혀 아래에 있는 주름띠(frenulum) 양쪽 부위가 혀밑동맥(sublingual artery)에 가장 가까이 있기 때문이다.[13,21,24] 혀밑주머니는 환자들이 가장 잘 받아들일 수 있는 부위이지만, 혼동 또는 무의식적인 환자, 어린 아동, 입의 감염 또는 외상이 있는 환자들에게 사용하기는 어려울 수 있다.[18]

입의 체온측정 시 발생하는 대부분의 문제는 입안안뜰(buccal cavity)의 환경적인 영향으로부터 발생한다.[18] 빠른호흡(tachypnea)은 혀밑의 온도를 현저히 낮출 수 있다.[25] 얼음물을 마시는 것은 15분 동안 3℃까지 입의 온도를 낮출 수 있으며, 뜨거운 물은 1℃까지 증가시킬 수 있다.[26,27] 온도측정 이전의 흡연은 거의 영향이 없으나 측정 동안 흡연은 입의 온도를 2℃까지 증가시킬 수 있다.[28] 이러한 관찰에 근거하여, 입의 온도는 차가운 음료 혹은 뜨

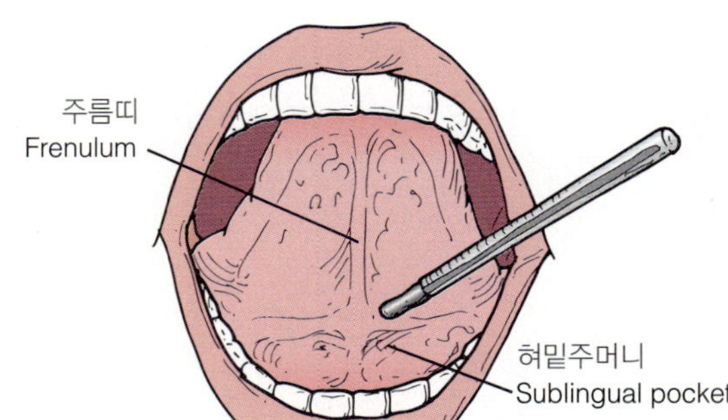

그림 30-5 혀 아래 있는 주름띠 양쪽에 있는 혀밑주머니 부위는 입을 통해 핵심체온을 측정하는데 가장 적절한 부위이다.

거운 음식을 먹은 후 적어도 15분 동안은 측정되어서는 안되며, 환자들은 입의 온도를 측정하는 동안 흡연을 해서는 안된다.

측정절차. 신체온도를 측정하기 위한 권장되는 측정절차는 약간 다를 수 있지만, 여기에서 제시되는 절차는 입, 겨드랑이, 고막온도를 측정하는데 승인된 방법이다.[1,29,30]

수은유리온도계를 사용한 입 체온측정

1. 환자는 측정부위에 쉽게 접근할 수 있도록 반드시 편안하게 휴식을 취해야 한다.
2. 일회용 장갑을 착용한다.
3. 온도계의 끝을 잡는다. 만약 끝부분이 색깔로 구분된다면 파란색이 될 것이다.
4. 눈금이 명확하게 보일 때까지 온도계를 회전시켜 눈높이에서 수은수준을 읽는다.
   A. 만약 온도가 35.5℃ 이상이면, 손목으로 몇 번 가볍게 흔들어서 수은수준을 아래로 내린다.
   B. 다른 물체와 체온계가 부딪히지 않도록 하며 안전하게 확실히 잡는다.
5. 가능하다면 온도계의 끝을 플라스틱 슬리브(sleeve)로 끼운다.
6. 온도계를 부드럽게 환자의 혀아래주머니에 배치한다(그림 30-5 참조).
7. 환자가 입술로 부드럽게 온도계를 물도록 한다. 온도계를 깨물지 않게 하고, 같은 위치에 온도계가 유지하도록 지시한다.
8. 온도계를 3분 동안 같은 위치에 유지한다.
9. 부드럽게 온도계를 제거하고, 플라스틱 슬리브를 버리고 깨끗한 화장지로 남은 분비물을 닦아준다.
10. 눈높이에서 온도계를 읽고 온도를 기록한다.

수은유리온도계를 이용한 겨드랑이 체온측정

1. 입 체온측정 중 1~4까지의 절차를 동일하게 수행한다.
2. 가능하다면 환자를 바로 누운 위치로 만든다. 그렇지 못할 경우 편안하게 앉게 한다.
3. 겨드랑이를 건조하게 만든다. 겨드랑이를 노출시킬 수 있게 팔을 벌린다. 온도계의 끝을 겨드랑이 중앙부위에 배치한 후 온도계 위치를 유지하도록 아래팔을 배 앞으로 오도록 다시 팔을 내린다(그림 30-6).
4. 온도계는 최소한 3분 동안 같은 위치에 있어야 하지만 보다 안정적인 온도를 얻기 위해서는 6~9분 정도는 유지해야 한다.
5. 플라스틱 커버를 제거한 후 깨끗한 화장지로 남은 분비물을 닦아준다.
6. 눈높이에서 온도계를 읽고 온도를 기록한다.

고막온도계. 고막온도계는 환자의 귀에 온도계를 넣어 적외선 센서를 통해 온도를 측정한다(그림 30-7). 이러한 장치를 이용하기 위한 절차는 다음과 같다.

1. 환자는 반드시 편안한 자세를 취해야 하며, 머리를 검진자의 반대방향으로 돌린 채로 앉아 있거나 혹은 누워 있는다.
2. 귀길(auditory canal)안에 과도한 귀지가 있는지 확인한다.
3. 온도계의 센서 끝을 보호 플라스틱 덮개로 감싸고, 적합한 위치에서 고정한다.
4. 제작자가 지시하는 방향을 따라 귀길 속으로 끝을 넣는다.
   A. 성인의 경우 귓바퀴를 위쪽, 바깥쪽, 뒤쪽으로 당긴다.
   B. 탐침의 끝을 제대로 위치시키도록 끝을 8자 형태로 움직인다.
   C. 탐침을 편안하게 맞추고 움직이지 않게 한다.
   D. 코 방향으로 끝이 향하게 한다.
5. 일단 탐침이 적절하게 위치되면, 스캔버튼을 누르고

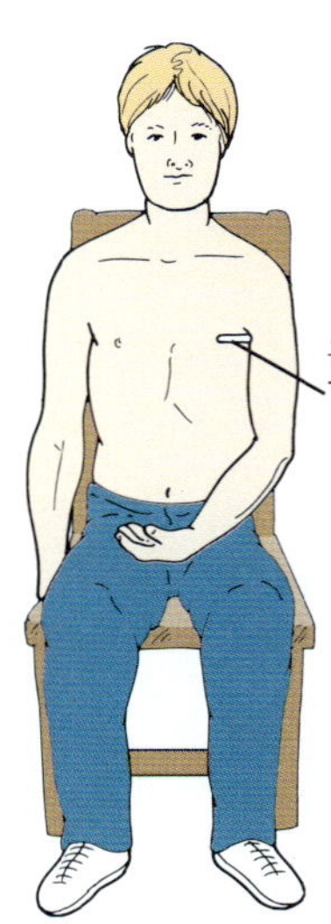

그림 30-6 겨드랑이 체온측정을 위해 아래팔을 배 앞으로 하고 앉은 자세. 수은유리, 전자 또는 일회용 온도계가 이 방법으로 적용된다.

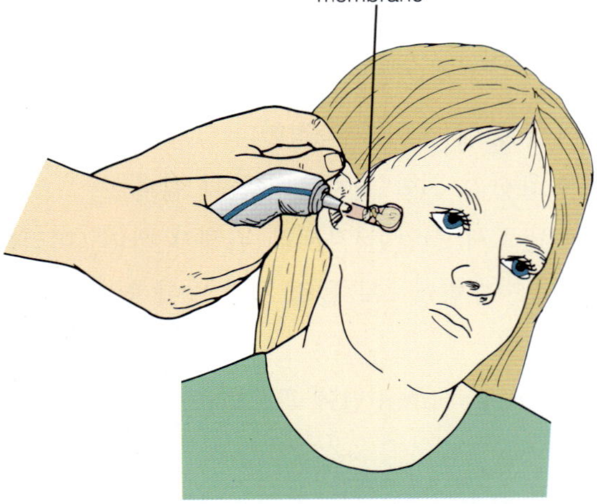

그림 30-7 고막온도계의 위치. 한손은 귓바퀴를 위쪽, 바깥쪽, 뒤쪽으로 당기고, 다른 손은 코 방향으로 온도계의 끝이 향하게 한다.

온도를 읽을 준비가 되었다는 신호가 있을 때까지 기다린다.

6. 귀에서 끝을 제거하고 플라스틱 덮개는 버린다.
7. 온도를 기록한다.

전자온도계

1. 일회용 장갑을 낀다.
2. 입에 사용하는 탐침/파란색을 부착한다. 고정될 때까지 플라스틱 탐침덮개 중 하나 끼워 넣는다.
3. 부드럽게 탐침을 환자의 혀아래주머니에 배치한다 (그림 30-5 참고).
4. 환자에게 신호가 들릴 때까지 입술을 다문 채 탐침이 제자리에 유지될 수 있도록 지도한다.
5. 모니터에서 온도를 읽고 기록한다.
6. 탐침을 제거하고 플라스틱 탐침 덮개를 버린다.

측정시간. 전자 및 고막온도계는 온도측정이 완성되었을 때 알 수 있도록 소리를 낸다. 대부분의 전자온도계는 예측모드에서 혹은 지속모드에서 1분 이내로 체온을 보여주고,[18] 고막온도계는 3초 이내로 체온을 표시한다.[4]

일회용 온도계는 입을 통한 측정 시 1분이 소요되고, 겨드랑이와 곧창자 측정 시 3분이 걸린다.[20] 수은유리온도계는 추천되는 측정시간이 3~10분까지 다양하며, 주로 입 측정 시 일반적으로 3분이 추천되며, 겨드랑이 측정 시 5분이 권장된다.[3,20,22,31]

정상체온범위

비록 정상 어른의 핵심체온범위가 36~38℃(96.8~100.4°F)라고 일반적으로 받아들이고 있으나,[1,2,32] 하한범위는 더 낮아질 필요가 있고 남자와 여자 사이에 차이가 있다는 증거들이 제시되고 있다. 표 30-1은 잘 설계된 연구를 통해 얻어진 자료를 바탕으로 남자와 여자에서 부위에 따른 체온범위를 보여주는 것이다.[33]

입으로 측정했을 때 평균 정상온도는 37℃(98.6°F)로 보고되고 있으며, 곧창자로 측정했을 때 37.6℃(99.6°F), 겨드랑이 측정 시 36.4℃(97.6°F)로 보고되고 있다.[3] 겨드랑이 측정은 입 측정보다 0.6℃ 정도 낮으며, 곧창자 체온보다 1.2℃(2°F) 정도 낮은 것으로 받아들여지고 있다.[3] 겨드랑이를 통한 핵심체온측정 시 1.2℃ 온도 차이는 전체 측정시기 중 5%에서만 발생하기 때문에, 겨드랑이를 통한 체온측정도 정확하다는 주장이 지지되고 있다.[3]

체온측정과 재활의 관련성

대부분의 외래 환자들은 정상체온을 가지고 있지만, 때때로 어떤 환자들은 열을 호소하거나 냉기를 호소할 수도 있는데, 이때 체온측정을 통해 이를 확인해야 한다. 만약 환자가 최근에 수술을 받았다면, 감염을 확인하기 위해 절개부위에 열, 발적, 부종, 배액(drainage), 압통이 있는지 살핀다. 만약 환자의 체온이 비정상이라면 주치의에게 알리고, 물리치료를 취소하는 것을 고려해야 한다.

입원 환자들은 종종 진단과 관련된 감염으로 입원을 한

표 30-1 체온범위

측정부위	성인정상범위(℃)	남성(℃)	여성(℃)
입	33.2~38.2	35.7~37.7	33.2~38.1
곧창자	34.4~37.8	36.7~37.5	36.8~37.1
고막	35.4~37.8	35.5~37.5	35.7~37.5
겨드랑이	35.5~37.0		

다. 체온이 수용할 수 있는 범위 내에 있는지를 결정하기 위해 의료차트를 통해 활력징후 중 체온을 검토해야 한다. 비정상체온을 가진 환자들은 활동내성이 떨어질 것이다.

2. 맥박

맥박측정의 의미

환자의 말초맥박수는 자신의 심장박동수와 거의 비슷하다. 말초맥박의 질과 규칙성 또한 심혈관 기능에 대한 다른 정보를 제공해준다. 맥박을 측정하는 가장 단순하고 가장 흔한 방법은 표층동맥(superficial artery)이 촉진될 수 있는 부위에서 일정 시간 동안 느낄 수 있는 맥박수를 세는 것이다.

정상적인 상황인 경우, 심장주기는 오른쪽 심방(atrium)의 뒤쪽 벽에 있는 굴심방결절(sinoatrial node)에서 시작된다. 굴심방결절의 자발적인 탈분극과 재분극은 심장근육의 수축과 이완을 유발하고 정상적인 심장박동수를 만든다. 탈분극 후 신호는 방실결절(atrioventricular node)까지 심장을 따라 흐르는데, 이 시기에 심방에 있는 혈액이 완전히 비워지게 된다. 그 다음 신호는 심실(ventricle)을 통해 확산되는데, 이 시기에 심실이 수축을 시작하고 연속적으로 혈액을 동맥계로 분출한다.[34]

심장으로부터 분출된 혈액은 동맥벽(arterial walls)을 밀고 빠르게 맥동성 파장형태로 대동맥에서 말초사지의 동맥으로 전달된다. 각각의 심장박동과 더불어서 동맥들을 통해 움직임으로써 혈액에 의해 발생된 파장은 촉진할 수 있는 맥박을 만들어내며 각 심장주기마다 동맥을 통해 이동하는 혈액에 의해 형성된 파장은 촉진할 수 있는 맥박을 만들어 낸다. 1분 동안 감지되는 맥동성 파장의 수가 맥박수이며 1분마다 심장이 얼마나 뛰는가를 산출하기 위해, 15초 동안 감지된 맥박수에 4를 곱하여 1분 동안의 맥박수를 계산한다(분당 회수, bpm).

맥박은 분당 회수와 더불어 리듬과 강도에 특성이 있다. 리듬은 심장박동의 규칙성을 반영하고 강도는 분출된 혈액의 양을 반영한다. 문서작성 시 심장박동수, 강도, 리듬을 기록해야 한다(예; 60bpm, 강하고 규칙적 또는 70bpm이나 약하고 불규칙적).

심장리듬은 일반적으로 맥박이 일정한 간격으로 발생할 때 규칙적 또는 일정하지 않은 간격이 발생될 때 불규칙적으로 판단된다. 비록 불규칙적인 심장박동이 양성(benign)일 수 있지만, 잠재적으로 생명을 위협하는 심장기능이상을 의미할 수 있으므로 정밀한 검진이나 중재가 필요한지를 결정할 수 있게 반드시 담당의사에게 보고해야 한다.

맥박의 강도는 일반적으로 강한(strong), 경계(bounding)/충만(full), 또는 약한(weak)으로 표시된다. 강한 맥박은 정상이다. 손가락으로 약간의 압박만으로도 맥박이 쉽게 감지되며 쉽게 사라지지 않는다. 경계/충만 맥박은 좀더 강하게 감지되고 중등도 압박에도 맥박이 쉽게 사라지지 않는다. 약한 맥박은 촉진하기 어려우며 가벼운 촉진 시 맥박이 사라진다. 또한 약한 맥박은 연약한 혹은 실같이 가느다란 것으로 알려져 있으며, 이것은 1회 심장박출량(stroke volume)이 감소함을 의미할 수 있다. 또한 맥박의 강도는 표 30-2와 같이 숫자로 등급화될 수 있다.

심장기능을 평가하기 위해 맥박을 측정하는 것에 더하여, 말초에서 느껴지는 맥박의 질은 국소동맥관류(perfusion)를 평가하는데 사용될 수 있다. 예를 들어, 넙다리 맥박이 약하거나 없으면 다리가 충분한 혈액공급을

표 30-2 맥박강도 결정

숫자	설명	정의
0	없음	맥박이 없음.
1+	실같이 약한 (thready)	맥박이 쉽게 느껴지지 않음; 약간의 압박으로 맥박이 사라짐.
2+	약한(weak)	1+보다 약간 강하다; 약간의 압박에도 맥박이 있음.
3+	정상	쉽게 맥박이 느껴짐; 중등도 압박에 맥박이 사라짐.
4+	경계 (bounding)	맥박이 강하고 중등도 압박에도 사라지지 않음.

Adapted from Timby BK: Fundamental Skills and Concepts in Patient Care, ed 7, Philadelphia, 2003, Lippincott, Williams and Wilkins.

받지 못함을 의미하고, 발등맥박이 약하거나 없으면 발이 충분한 혈액공급을 받지 못함을 의미한다. 다리에서, 말초동맥질병(peripheral arterial disease, PAD)을 확인하는 발목 위팔지수(ankle-brachial index, ABI)는 말초혈류에 대한 간단하고 신뢰할 만한 평가방법이다. ABI는 발목과 위팔의 수축기혈압의 비율이다. 정상범위는 0.95~1.2까지 다양하다. 0.95 이하의 ABI 혹은 운동 후에 떨어지는 ABI는 주의를 요하는 상태이거나 PAD가 있음을 의미할 수 있다.

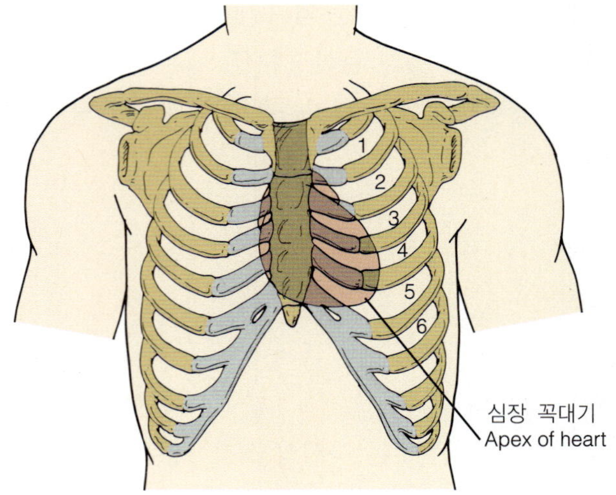

그림 30-9 심장 꼭대기의 위치와 박동수 평가부위

맥박측정방법

맥박은 피부에 가까이 있는 동맥부위(그림 30-8) 또는 심장꼭대기 바로 위(그림 30-9)에서 평가될 수 있다. 가장 흔하게 평가되는 말초맥박은 노동맥(radial artery)인데, 이것은 이 부위가 접근이 용이하며 맥박이 일반적으로 잘 촉진되기 때문이다. 쉽게 촉진될 수 있는 다른 부위는 목에 위치한 목동맥(carotid artery), 팔꿈치 앞 또는 위팔두갈래와 세갈래 사이 위팔의 안쪽 부분에 있는 위팔동맥(brachial artery), 머리에 있는 관자동맥(temporal artery), 다리에 있는 발등동맥(dorsalis pedis artery), 뒤정강이동맥(posterior tibial artery), 넙다리동맥(temoral artery), 오금동맥(popliteal artery)이다. 이러한 부위들은 만약 노동맥부위의 접근이 용이하지 않게 되었을 때 혹은 또 다른 영역에서 혈액순환에 대한 평가가 필요할 때 사용된다. 게다가, 심장의 꼭대기 박동수는 노동맥 맥박수와 비교될 수 있는데, 이는 모든 심장수축이 말초맥박을 생성하기 때문이다.

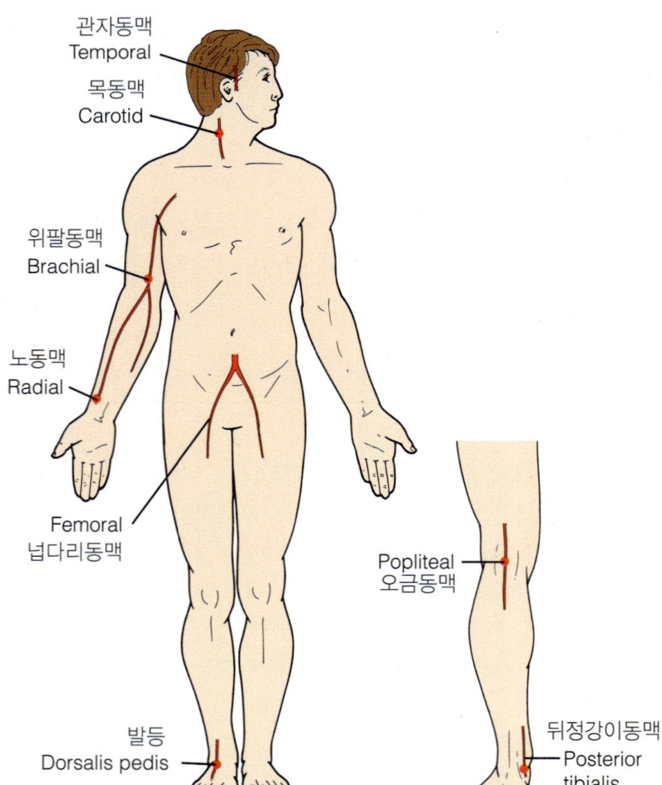

그림 30-8 말초맥박이 평가되는 신체부위

측정절차. 맥박을 측정하기 위해 추천되는 절차는 다양하지만, 여기서 설명되는 절차들은 널리 받아들여지고 있는 손목에서의 맥박을 측정하는 것이다.[1,2,29,30] 비슷한 절차들이 다른 말초맥박을 측정하는데도 사용될 수 있다.

장비: 초를 잴 수 있는 시계

1. 환자는 반드시 맥박을 측정하기 전에 최소한 5분 정도 쉬어야 한다.
2. 환자에게 무엇을 할 것인지 설명을 하고 더 좋은 결과를 얻기 위해 어떻게 함께 협력을 해야 하는지 설명한다.
3. 환자는 아래팔을 지지받으면서 손목을 약간 편 채로 편안하게 앉거나 누운 자세를 취한다. 만약 환자가 침대에 있다면, 측정을 위해 선택되어진 부위에 쉽게 접근할 수 있도록 측정부위를 높여준다.
4. 노뼈 안쪽부위에 집게와 가운데 손가락을 배치하고 맥박을 감

진한다. 엄지손가락은 사용하지 않는데, 이는 자신의 맥박을 환자의 맥박으로 오해할 수 있기 때문이다.
5. 시계를 보고 15초 혹은 30초 이내에 일어나는 맥박수를 세고, 4 또는 2로 곱한다. 만약 첫 번째 측정이거나 맥박이 불규칙하다면 1분 동안 맥박을 측정해야 한다.
6. 맥박수, 리듬, 강도, 사용된 말초 부위를 기록한다.
7. 담당의사에게 비정상적인 사항을 알린다.

만약 맥박이 너무 약해서 말초 부분에서 촉진할 수 없거나, 확연히 불규칙하거나, 또는 유아에게 심박박동수를 측정할 때, 심장 꼭대기 박동수를 청진기 또는 직접 촉진을 통해 측정한다. 심장의 꼭대기 혹은 최대 박동점은 일반적으로 성인 젖꼭지 약간 아래인 5번째 갈비뼈사이의 공간에 위치해 있다(그림 30-9 참조). 유아와 어린이에서 심장의 꼭대기는 성인보다 약간 위쪽에 있는데, 일반적으로 유아인 경우 3~4번째 갈비뼈사이 공간, 7세 이하의 어린이인 경우 4번째 갈비뼈사이 공간에 위치한다.[29]

게다가, 손으로 촉진하기 힘든 약한 말초맥박은 도플러초음파(doppler ultrasound)장치를 이용해 감지할 수 있고 측정할 수 있다. 이 장치는 혈액의 움직임을 감지하고 움직임 정보를 소리로 전환한다. 매개 겔을 평가하고자 하는 부위 또는 탐침에 묻히고 스피커를 통해 맥박소리가 들릴 때까지 혈관 위를 문지른다(그림 30-10). 동맥소리와 정맥소리와 동시에 들릴 수 있기 때문에 반드시 구별되어야 한다. 동맥은 명백한 맥박이 생성하며, 반면에 정맥은 분명하지 않은 소리를 만들며, 호흡에 따라 간헐

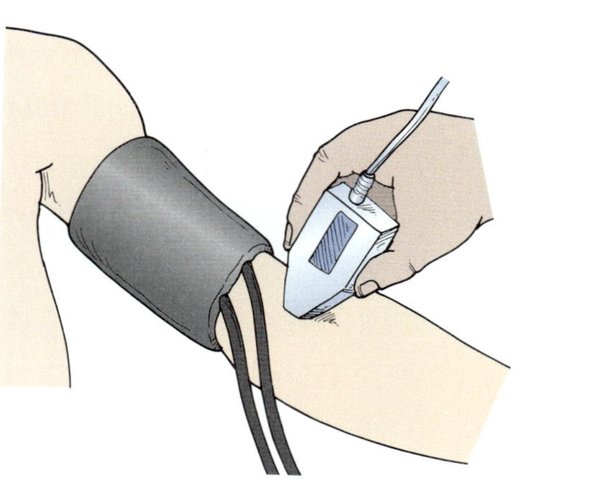

그림 30-10 혈압을 측정하기 위해 위팔동맥에 적용된 도플러초음파

적이고 다양한 소리를 만든다. 만약 동맥소리가 분명하게 들리지 않는다면, 명확성을 높이기 위해 탐침을 재배치시킨다. 일단 동맥이 명확하게 들리기 시작하면 탐침을 제위치에 유지하고 1분 동안의 맥박수를 계산한다. 측정 후 탐침과 피부로부터 겔을 닦아내고 탐침을 다른 소독제로 깨끗하게 닦는다.

때때로 만약 말초맥박이 불규칙적이거나, 건너뛰거나, 계산하기 어렵다면, 심장꼭대기 박동과 노동맥 맥박을 비교한다. 두 위치에서 맥박수는 2회 이하로 차이가 나야 한다.[1] 차이가 클수록 맥박결핍이 있는 것으로 볼 수 있다. 말초맥박수는 심장수축이 파동을 만들어 내지 못할 만큼 약할 때 줄어들 수 있다.

또한 촉진, 청진, 또는 도플러초음파를 이용하는 방법과 더불어, 전기적으로 심장박동수를 감지하는 다양한 장비가 있다. 이러한 장치들 중 일부는 휴식기와 집에서 활동 중에 심장박동수를 측정하는데 사용되며, 일부는 병원이나 임상에서 사용하도록 의료전문가를 위해 고안되어진 것들이다. 전문적인 장치들은 일반적으로 심장박동수와 함께 활력징후 또는 심장 관련 변수를 측정할 수 있다.

정상 맥박범위

성인에서 정상적인 휴식기 맥박수는 60~100bpm이다.[30] 빠른맥(tachycardia) 또는 빠른 맥박수는 휴식기에 100bpm을 넘는 경우이다. 빠르고 지속적인 빠른맥은 심장에 과부하를 유발하고 심장박출량(cardiac output)을 감소시켜 적절한 말초산소공급을 방해한다. 심박박동수가 증가하면, 심장수축 사이 혈액이 채워지는 시간이 없어, 결국 각 수축 시마다 박출되는 혈액량이 줄어든다.[30] 느린맥(bradycardia) 또는 느린 맥박수는 휴식기 맥박이 60bpm 이하인 경우이다. 비록 느린맥이 병적이지만, 운동으로 신체적 훈련을 받은 사람은 흔히 맥박이 느린데, 이는 병적인 현상이 아니다.[35~37] 전문적으로 자전거를 타는 사람들과[38] 다른 형태의 지구력 운동선수들은 휴식기 심장박동수가 40bpm보다 낮을 수 있다. 비록 훈련된 사람들에게서 발생되는 휴식기 느린맥에 대한 정확한 메커니즘이 밝혀지지 않았지만, 이것은 부교감신경계 활성화

와 교감신경계 저활성화로 인해 발생하는 것으로 보인다.[39]

비록 휴식기 맥박수에 대한 정상적인 범위가 있다하더라도 나이, 시간, 성별, 신체구성, 활동, 스트레스, 신체온도, 혈액량, 빈혈과 다양한 약물 같은 많은 요소들이 맥박수에 영향을 줄 수 있다. 심장박동수는 전형적으로 저녁보다 아침에 더욱 낮다.[30] 사춘기 이후, 맥박은 일반적으로 여자보다 남자가 7~8회 정도 느리다.[2,29,30] 키 크고 마른 사람들은 보통 키 작고 몸무게가 나가는 사람들보다 심장박동수가 좀 더 느리다.[2,30] 운동 동안과 직후에 심장박동수는 급격히 올라간다. 그러나 규칙적인 유산소운동은 휴식기 심장박동수를 감소시키고 운동 시 심장박동수가 느리게 증가하도록 만든다. 유산소훈련은 휴식 시와 운동 시 맥박을 훈련받은 운동선수보다 느리게 만든다.[29,30,35~37]

그리고 공포, 화, 흥분, 또는 통증 같은 교감신경 자극, 체온 증가, 탈수, 과도한 혈액 소실, 빈혈과 같은 생리학적인 변화들은 심장박동수를 증가시킨다.[1,2,29,30] 게다가, 많은 약물들은 휴식기 심장박동수를 증가시키거나 감소시킨다. 예를 들어, 디기탈리스제제(digitalis preparation; 강심제)와 진정제는 심장박동수를 느리게 만들고, 반면에 카페인, 니코틴, 코카인, 갑상선대체호르몬, 에피네프린(epinephrine)은 모두 심장박동수를 증가시킬 것이다.[1,2,29,30]

나이는 지속적으로 휴식기 심장박동수에 영향을 주는데, 태어나서부터 어른이 될 때까지 점차적으로 심장박동수가 떨어지기 시작해서 사춘기쯤에는 평균 성인 심장박동수인 60~100bpm에 이르게 된다(표 30-3).[1,2,29,30]

표 30-3 나이별 정상 맥박수

	범위(bpm)	평균(bpm)
신생아	100~180	140
1~12개월	80~140	120
1~2년	70~130	110
3~6년	75~120	100
7~12년	75~110	95
청소년기	60~100	80
성인기	60~100	80

Data from Perry AG, Potter PA: Clinical Nursing Skills and Techniques, ed 5, St. Louis, 2002, Mosby; DeWit SC: Rambo's Nursing Skills for Clinical Practice, ed 4, Philadelphia, 1994, WB Saunders. bpm, Beats per minute.

맥박과 재활의 관련성

맥박수는 상태악화(deconditioned)가 있는 환자들과 심장재활 중인 환자들에게 운동 강도와 목표를 설정할 때 심장부담의 측정치로써 사용된다(23, 25장 참조). 느린 심장박동수는 심장의 부담이 적음을 의미하고, 같은 운동에서 심장박동수가 더 느려지면 심장박동수에 영향을 주는 약물복용이 변하지 않은 한 심장상태가 호전됨을 의미한다. 일반적으로, 상태개선운동(conditioning exercise)은 개인의 휴식기 심장박동수와 예측 최대심장박동수를 기준으로 목표 심장박동수를 설정하고 운동을 처방한다. 만약 환자가 비정상적인 맥박이 호흡곤란증상 또는 경미한 두통과 함께 나타난다면, 즉각 치료를 중단하고 주치의에게 알려야 하는데 이는 이러한 것들이 생명을 위협하는 심장 혹은 심혈관의 병리를 의미할 수 있기 때문이다.

3. 호흡수

호흡수측정의 의미

호흡(respiration)과 환기(ventilation)를 포함한 숨쉬기(breathing)는 산소를 신체에 제공하고 이산화탄소를 제거하는 여러 단계로 생리적 절차이다(26장 참조). 호흡은 폐포(꽈리)와 혈액 간의 가스교환과정이고, 환기는 폐로 들어가고 나오는 공기의 움직임이다.

환기는 두 가지 단계로 이루어져 있다. 들숨(inspiration)은 폐로 공기를 채우는 것이다. 날숨(expiration)은 폐로부터 공기를 제거하는 것이다. 일차적인 들숨근육은 가로막(diaphragm)과 바깥갈비사이근(external intercostals)이다. 더 작은 보조근육들은 목갈비근(scalenes), 목빗근(sternocleidomastoids), 가슴근(pectorals)인데, 이 근육들은 운동 시와 병적 상황 하에 있을 때 들숨을 돕는다.[40] 날숨은 휴식기와 가벼운 활동 동안에 수동적으로 작동한다. 이는 들숨근육들의 이완과 폐의 자연적인 탄성에 의해 유발되는데 가슴공간의 크기는 줄어들고 공기는 폐에서 나가게 된다. 중등도 이상의 운동은 안쪽갈비사이근(internal intercostals)과 배근육들이 갈비뼈를 뒤, 아래로 잡아당기고 배 공간을 축소시켜 폐로부터 공기를 좀 더 강제적으로 뽑아내도록 만든다.[34] 호흡중추는 숨뇌(medulla)에 있는데, 동맥산소부분압(Pao_2), 이산화탄소부분압(Pco_2), pH를 감시하는 말초 및 중앙에 있는 화학수용기에 의해 영향을 받는다. 또한 호흡수는 어느 정도 수의적으로 조절될 수 있다. 호흡수는 1분 동안 숨쉬기 횟수 또는 호흡주기(들숨과 날숨)의 수이다.

호흡수측정방법

치료사들은 적절한 공기의 양이 교환되고 있는지에 대하여 결정하기 위해 호흡수와 호흡의 규칙성뿐만 아니라 호흡의 깊이까지 평가해야 한다. 호흡과 더불어 나타나는 특정한 소리는 부가적인 병리가 있음을 나타내기도 한다(24, 26장 참조).

절차

1. 환자는 검진 받기 전 5분 동안 아무 활동도 하지 않아야 한다.
2. 환자가 바로 누운 자세 또는 기립 자세로 편안하게 앉는다. 환자의 가슴을 관찰한다.
3. 만약 호흡수를 세고 있다는 것을 알게 된다면 환자는 종종 수의적으로 자신의 호흡을 바꿀 수 있기 때문에 환자가 알지 못할 때 세는 것이 가장 좋다. 맥박을 측정하거나 체온을 측정하는 동안 호흡수를 세는 것이 좋다.
4. 만약 이상한 것이 발견되면 전체 시간 동안 가슴이 올라가고 내려가는 것을 센다. 특이한 것이 없으면 30초간 측정하고 2를 곱한다. 만일 명확하게 알 수 없다면 손을 환자의 배에 두고 호흡수를 센다.
5. 호흡수, 리듬, 깊이를 기록하고 관찰되는 비정상적인 요소를 기록한다.

정상 호흡범위

호흡수의 정상범위는 나이와 성별에 따라 다양하다. 일반적으로, 호흡수는 성인보다 신생아에게서 더 높으며 성인에서는 남자보다는 여자가 약간 더 높다. 신생아에게서 전형적인 범위는 1분당 30~60회이다. 영유아기는 1분당 20~40회, 아동기는 15~28회이며, 사춘기는 18~22호흡, 성인남자는 분당 14~18회이며, 성인 여자에게서는 16~20회이다.[2,30]

표준범위를 벗어나는 경우 주치의에게 알릴 필요가 있다. 성인에서, 분당 20회보다 빠른호흡을 빠른호흡(tachypnea)이라고 부르며, 10회보다 느린 호흡을 느린호흡(bradypnea)이라고 한다. 빠른호흡은 열이 있는 경우 흔히 나타나며, 0.5℃(1°F) 체온마다 호흡수가 분당 4회 빨라진다.[2] 과다환기(hyperventilation)는 혈중 이산화탄소 농도가 줄어들 정도로 숨쉬기 빈도와 깊이가 증가한 것이다. 이것은 불안이 큰 시기, 심한 운동 후, 또는 열과 당뇨산성증이 발생했을 때 일어난다.[2]

느린호흡(bradypnea)은 모르핀사용,[30] 머리손상, 또는 호흡중추에 영향을 주는 뇌압 상승에 의해 유발될 수 있다.[2] 만약 어른의 호흡수가 1분당 10회 이하로 떨어지고 호흡이 얇다면, 이들은 안정되지 못하거나, 혼란스러워하거나, 어지러움이 생기거나, 또는 뇌로 가는 산소가 부족하여 의식이 혼미해질 것이다.[2] 무호흡(apnea)은 숨을 쉬지 않는 것이며, 짧은 기간 동안 혹은 생명을 위협할 정도로 충분히 긴 시간 동안 일어날 수 있다. 만약 오래 지속되면, 무호흡은 뇌손상을 발생시키거나 심각한 비정상적인 심장리듬을 만들어낼 수 있다.[30]

4. 혈압

혈압은 동맥벽에 혈액이 부딪히면서 생기게 되는 압력이다. 이것은 왼쪽 심실이 발휘하는 힘 각각의 심장박동과 함께 분출되는 혈액의 양(즉, 일회박출량), 그리고 혈액흐름에 대한 혈관의 저항에 의해 결정된다. 혈압은 심장 수축의 효율성, 혈액량의 적절성, 혈관을 통한 혈액흐름에서 장애물의 출현 등을 반영한다. 동맥혈압은 주기적으로 심장박동과 함께 변한다. 최고 동맥혈압은 수축기혈압으로 알려져 있으며, 최저 동맥혈압은 확장기혈압으로 알려져 있다.

수축기혈압은 혈관을 통하여 혈액을 밀어내는 최고 심실수축력을 나타낸다. 반면에 확장기혈압은 심실이 다시 채워지는 동안에 심장박동 사이 동맥에서 최소한의 압력을 말한다. 혈압은 120/80mmHg 같이, 수은에 대하 밀

리미터(mmHg)로 수축기/확장기를 표기한다. mmHg는 동맥 내에 작용되는 힘에 의해 유지되는 수은기둥을 의미한다.

혈압측정 방법

혈압은 일반적으로 혈압계(sphygmomanometer)와 청진기(stethoscope)를 이용하여 비침습적으로 측정한다. 혈압계는 압력을 측정하는 장치(압력계)와 폐쇄 커프(cuff)로 이루어져 있다. 압력계는 측정된 압력을 보여주기 위해 수온 유리기둥, 아네로이드 눈금판, 또는 전자장치를 사용한다(그림 30-11~그림 30-13). 폐쇄 커프는 동맥을 차단할 수 있도록 부풀어 오르는 주머니와 커프를 팽창시킬 수 있는 펌프(bulb)가 있다. 수은이나 아네로이드 압력계를 사용할 때 청진기는 심장소리를 듣기 위해 필요하다(그림 30-14). 전자 압력계를 사용할 때, 청진기는 필요 없다. 아네로이드 눈금판이 있는 혈압계와 청진기는 현재 혈압측정을 위해 가장 널리 사용되는 것이다. 왜냐하면 이러한 장치들은 경제적이며, 사용하기 간단하고, 다루기 쉬우며, 수은과 관련된 위험들을 피하면서 빠르게 정확한 결과를 제공하기 때문이다.

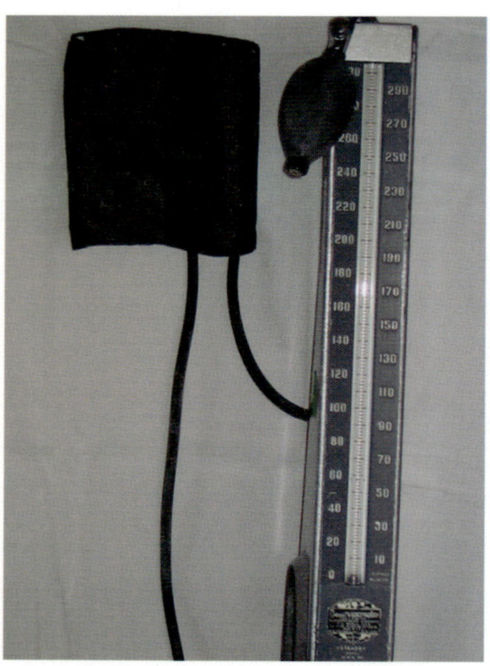

그림 30-11 압력계, 펌프, 커프로 구성된 수은유리 혈압계

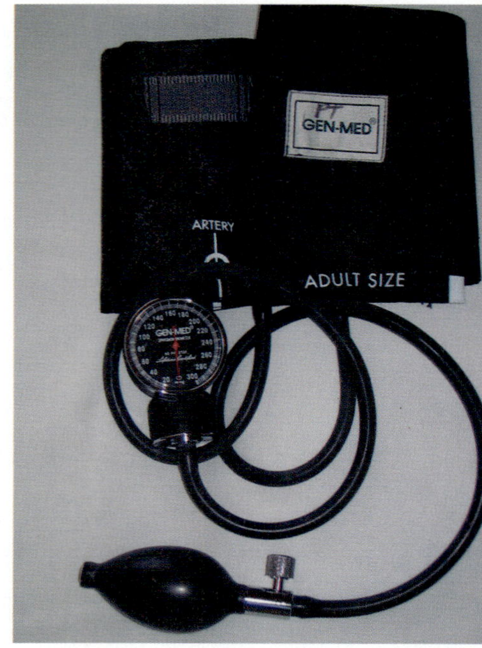

그림 30-12 위팔 커프, 펌프, 압력계로 구성된 아네로이드 혈압계

수은 압력계는 수은이 들어있는 부위와 투명한 관이 연결되어 있다. 이 압력계는 눈금을 오래 동안 유지할 수 있어 지속적으로 정확한 측정을 제공할 수 있다는 장점을 갖고 있다.[41] 수은기둥의 꼭대기에 있는 볼록한 렌즈의 끝부분은 혈압을 읽기 위해 사용된다. 측정자는 반드시 눈높이에 렌즈를 맞추어서 읽어야 하는데, 이는 눈의 시각적 왜곡을 피하기 위해서이다.

아네로이드 압력계는 얇은 금속 벽으로 된 통으로 만들어졌다. 벽 중 하나는 유동적이고 압력의 변화에 따라 움직인다. 이러한 움직임은 눈금판에 있는 바늘이 움직여 압력을 가리키게 된다. 아네로이드 압력계는 일반적으로 정확하지만, 이것들을 읽는 것은 외부 온도 변화에 따라 달라지고 만약 정기적으로 눈금조정이 되지 않거나 부드럽게 다루지 않는다면 수은보다는 덜 정확할 것이다.[42] 아네로이드 압력계는 반드시 매 6~12개월마다 눈금을 재정렬시켜야 하고, 만약 수은 압력계와 비교했을 때 눈금이 2~4mmHg 이상 차이가 있다면 눈금정렬을 다시 조정해야 한다.[41] 눈금 재정렬이 되지 않으면 압력이 낮게 읽혀질 것이다.[41,42]

전자 혈압계는 커프가 팽창 후, 최고혈압과 최저 혈압

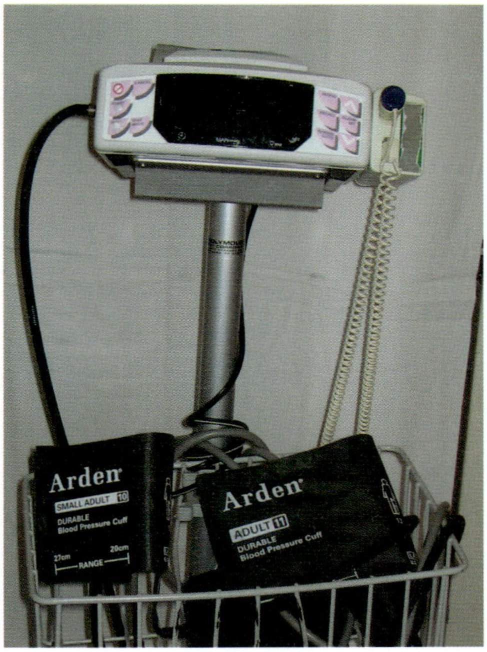

그림 30-13 전자 혈압장치, 온도계, 맥박산소측정기가 결합된 장비

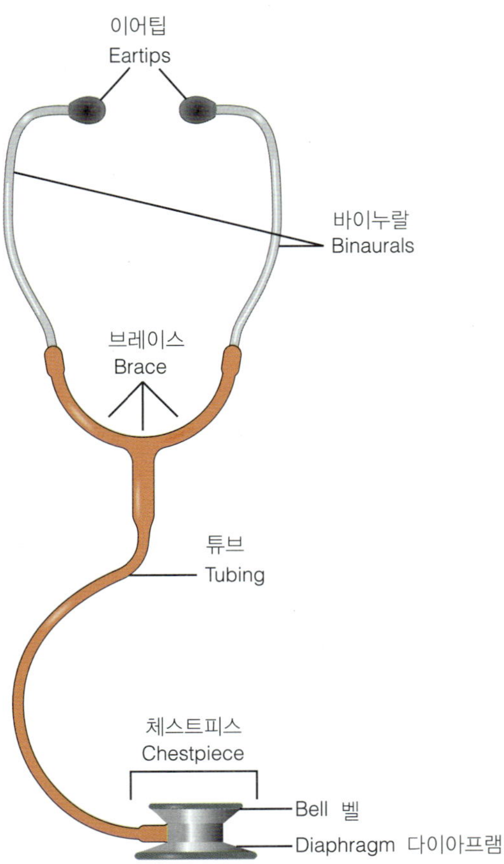

그림 30-14 청진기

을 측정하기 위해 아네로이드 압력계 기술과 전자장치를 사용한다. 이러한 장치의 유형은 디지털화면을 통해 확장기혈압과 수축기혈압을 나타낸다. 또한 이 장치는 정기적으로 정확성을 확인해야 한다.

맥박 커프의 크기는 연령대별, 측정부위에 따라 다양하다. 어린 아동들은 좀 더 짧은 주머니와 더불어 좀 더 좁은 커프를 필요로 하고, 반면에 근육질에 덩치 큰 환자들은 좀 더 긴 주머니와 더불어 좀 더 넓은 커프를 필요로 한다.[2] 주머니는 어른의 경우 적어도 사지의 80%를, 어린이에게서는 전체를 감쌀 만큼 충분히 길어야 한다.[41,43] 일반적인 성인용 커프는 대개 12~13cm(4.8~5.2인치)의 너비와 22~23cm(8.5~9인치)의 길이를 갖고 있다.[1] 적절한 커프 크기는 측정의 정확성을 높인다. 커프가 너무 작거나 너무 좁거나 혹은 너무 짧다면, 혈압이 과대평가될 것이다. 또한 만약 너무 크다면, 혈압이 과소평가될 것이다.[41,44] 따라서 치료사는 반드시 몇 개의 사용가능한 다양한 사이즈의 커프를 다양한 환자들에 맞출 수 있도록 구비하고 있어야 한다.

모든 장비는 잘 관리되어야 하며, 제조자의 권고에 따라 혹은 정책에 따라 정기적으로 반드시 눈금을 다시 점검해야 한다. 만약 장비가 표준에 맞지 않다면, 반드시 다른 것으로 교체해야 한다. Kinght 등은 의료기관에 있는 다양한 의료장비들의 안정성과 정확성을 평가하는 연구에서, 수은 압력계의 69.1%와 아네로이드 혈압계의 95.7%가 서비스기록이 없는 것으로 조사되었다. 이들 중 수은 압력계의 8.1%, 아네로이드 혈압계의 0.9%만이 지난 12개월 동안 기록이 있었다. 기준에 맞는 장비는 없었고, 수은 압력계의 3.9%, 아네로이드 혈압계의 6.1%만이 질적 기준 중 50% 미만으로 충족되었다. 수은 혈압계의 2/3와 아네로이드 장비의 38.8%만이 모든 기준에 만족되었다. 연구자들은 이러한 결점이 진단과 혈압측정에 영향을 주고, 특히 고혈압에 영향을 준다고 결론지었다. 2편의 추가적인 연구에서도 혈압계의 정확성이 환자의 순응과 환자관리 결정에 있어 영향을 준다고 보고했다.[46,47]

측정절차. 맥박을 측정하기 위해 여기서 설명하는 절차는 일반적으로 받아들여지고 있는 것이다. 환자와 치료사의 자세는 정확한 결과를 얻는데 있어 중요하다. 치료사는 불편함이나 과도한 노력으로 인하여 부정적 영향을 배제하기 위해 알맞은 자세로 혈압계를 읽어야 한다.

비록 다른 신체부위들이 사용이 가능하다 하더라도 위팔부분은 혈압을 얻기 위해 가장 흔히 사용되는 부위이며, 일반적인 설명 후에 간단히 의논하겠다. 초기 측정은 반드시 양쪽 팔에서 모두 이루어져야 한다.

1. 환자는 측정 전 최소한 5분 동안 그들의 발을 바닥에 대고 의자에 편안하게 앉아야 한다. 환자는 측정 30분전 흡연, 운동, 또는 카페인을 삼가야 한다. 환자는 가능하다면 바로 누운 자세 또는 선 자세를 취한다. 주변은 가능하다면 조용해야 한다.
2. 환자가 앉아 있거나, 누워 있거나, 또는 서 있더라도 팔은 심장 높이에서 지지되어야 한다. 팔이 심장보다 아래이면 혈압이 올라가며 팔이 심장보다 높으면 혈압이 떨어진다.[48~50] 만약 앉는 것보다 다른 자세에서 혈압을 측정한다면, 일관성을 위해 측정된 자세를 기억하고 있어야 한다. 환자는 심장 위치에서 자신의 팔을 능동적으로 올릴 필요가 없으며, 등척성 수축은 인위적으로 혈압을 증가시킬 수 있다. 다리를 꼬는 것 역시 피해야 하는데 이는 수축기와 이완기혈압 모두를 증가시키기 때문이다.[51]
3. 적절한 크기의 커프와 압력계 위치를 선택하여 혈압계의 수치를 읽는데 방해가 되지 않게 해야 한다. 커프에 공기를 주입하지 않을 때 수치는 0mmHg이어야 한다. 공기주머니는 반드시 사지의 80%를 감쌀 만큼 충분히 길어야 한다.
4. 위팔을 노출시키고 커프를 피부에 직접 적용한다. 옷을 입고 측정하면 커프의 정확한 위치를 설정할 때 및 수치를 읽을 때 방해가 될 수 있다. 커프를 고르게 위팔을 감싸고 주머니의 중심이 팔꿈치오목(antecubital fossa)에 오도록 하여 직접적으로 위팔동맥을 덮을 수 있게 한다. 커프에 있는 화살표는 일반적으로 위팔동맥을 덮도록 표시되어 있다. 팔꿈치는 살짝 구부러져야 하고, 커프의 아래쪽 경계부위가 성인의 팔꿈치오목 1인치(약 2.5cm) 위에 오도록 배치해야 한다(그림 30-15).
5. 만약 이것이 초기검진이라면, 다음과 같이 수축기혈압을 결정하기 위해 사전 촉진을 수행한다. 이것은 근사치 수축기혈압을 알아보는 것이고 커프가 과도하게 팽창하는 것을 피하면서 동맥을 폐쇄할 만큼 충분한 압력(수축기혈압을 초과)을 가하기 위한 기준으로 사용된다. 노동맥 또는 위팔동맥을 손가락으로 촉진한다. 펌프(bulb)에 있는 밸브를 잠근다. 맥박이 더 이상 느껴지지 않는 지점보다 30mmHg가 더 올라가도록 펌프질한다. 매초 2mmHg씩 천천히 커프의 압력을 내려 맥박이 다시 나타나는 지점을 주시한다. 이 두 가지 숫자 모두를 기억한다. 나중에 나오는 수치가 수축기혈압의 근사치이며, 반면에 먼저 나온 수치가 다음 단계에서 설명될 정확한 측정을 위한 측정절차에서 사용될 것이다. 한 번 더 측정하기 위해서는 최소 2분을 기다려야 하는데 이것은 정맥에 몰려 있는 혈액이 방출되도록 하여 측정오류를 예방하기 위함이다.
6. 귀에 청진기를 착용한다. 청진기는 좀 더 명확하게 소리를 듣기 위하여 귀길(ear canal) 방향에서 약간 앞쪽으로 향하는 것이 좋다. 청진기의 관이 청진 시 소리를 방해하지 않도록 어떤 것에도 부딪히지 않게 한다. 팔꿈치오목에 있는 위팔동맥 위에 청진기의 가로막표면(diaphragm)을 배치하고 피부와 밀착되도록 만든다. 이전에 맥박이 사라졌던 지점보다 30mmHg 높게 올라가도록 커프를 빠르게 팽창시킨다.
7. 청진기로 들으면서 점진적으로 매초 2mmHg 정도씩 커프에서 공기를 뺀다. 수축기혈압은 맥박이 처음에 들리는 곳에서의 수치이다. 이완기혈압은 더 이상 소리를 들을 수 없는 지점에서의 수치이다. 만약 수치를 알기 힘들다면, 다시 측정해야 신뢰도가 높아진다. 정확성을 위해 다시 측정하기 전에 최소 2분을 기다린다. 만약 소리가 0까지 들린다면, 소리가 약해지기 시작하는 지점(4단계/ 4번째 코로코프음)(표 30-4, 그림 30-16)을 확인하고 확장기혈압으로 기록한다.
8. 만약 이것이 초기검진이라면, 반대 팔에도 혈압을 측정한다. 두 팔 사이에 10mmHg 이상 차이가 나지 않아야 한다. 혈압

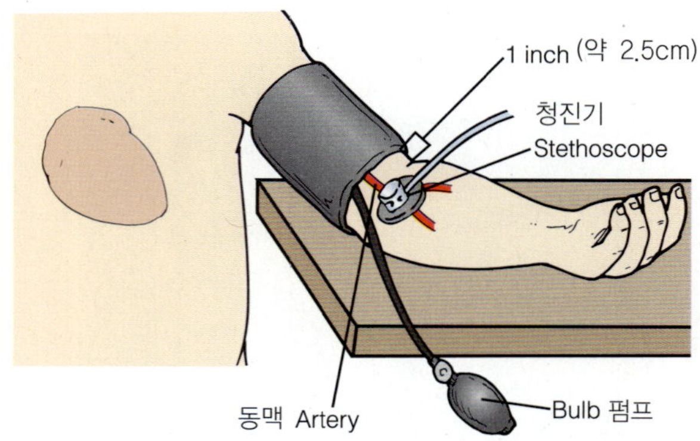

그림 30-15 혈압측정을 위한 청진기와 커프의 위치와 위팔의 위치

표 30-4 코로코프음과 단계

코로코프음 (단계)	특성
1	날카롭게 탁치는 소리로 점진적으로 커지는 두드리는 소리
2	커프 공기가 빠질 때 증가하는 바람 부는 소리(휙휙)
3	1단계보다 부드러운 두드리는 소리
4	이전의 두드리는 소리가 점차 약해짐
5	모든 소리가 사라짐

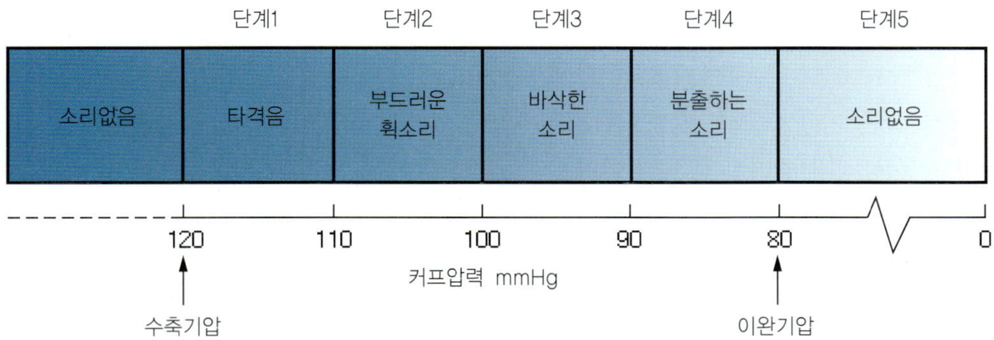

그림 30-16 혈압 청진 동안 1~5단계에 해당하는 코로코프음

이 높게 나온 팔을 다음부터 측정에 이용해야 한다.
9. 커프를 제거한다.
10. 각 팔의 측정으로부터 얻어진 결과를 기록한다.

비록 두 팔의 혈압이 다른 것이 병적인 상태를 나타내는 것이지만, 차이는 흔하다.[52,53] 질병이 없는 사람을 대상으로 실시된 연구에서, 확장기혈압은 대상자 중 40%가 10mmHg까지, 수축기혈압은 대상자 중 23%가 최대 20mmHg까지 차이가 있었다.[52] 또 다른 연구에서는 두 팔의 평균 수축기혈압과 절대 수축기혈압과 확장기혈압의 평균 사이 유의한 차이가 있다고 하였다.[53] 따라서 혈압은 최소한 초기검진 동안 반드시 동일하게 양팔에서 측정되어야 하며, 비교와 추적검진을 위해서도 같은 팔을 검진해야 한다. 일부 연구자들은 비교와 추적검진을 위해 오른팔을 지속적으로 사용할 것을 권고하는데, 이는 오른팔에서의 혈압이 일반적으로 더 높기 때문이다.[52] 반면에 다른 연구가들은 초기측정 시 좀 더 혈압이 높은 팔을 사용할 것을 권장한다.[53]

코로코프음(Korotkoff sounds)

청진을 통한 혈압측정은 커프에서 공기가 빠질 때 동맥위에서 들리는 소리를 들어야 한다. 이러한 소리들은 심장주기에 따른 변화이며, 코로코프음 또는 5단계로 알려져 있다(표 30-4와 그림 30-16 참조).

최초의 코로코프음(1단계)은 최대 압력으로부터 커프에서 공기가 빠질 때 들리는 첫 번째 소리이다. 첫 번째 코로코프음은 점차적으로 커지는 두드리는 소리이다. 소리가 처음으로 들릴 때 압력이 수축기혈압이다. 4단계는 소리가 갑자기 줄어들 때이고, 5단계는 소리가 들리지 않을 때를 말한다. 5단계에서 시작되는 압력은 일반적으로 이완기혈압으로 기록된다. 그러나 만약 극도로 낮은 압력에서 소리가 들리지 않는다면 4단계의 시작하는 압력이 이완기혈압으로 고려된다. 좀 더 정확하기 위해서, 4단계와 5단계 모두에서의 혈압을 기록할 필요가 있다. 예를 들어, 125/82/0에서 125는 수축기혈압이 되며, 4번째 코로코프음과 0은 약해진 4번째 코로코프음이 압력계에서 0이 될 때까지 들리는 것을 의미한다.[41,82] 4단계 코로코프음은 13세 이하의 어린이, 임산부, 심장박출량이 높은 상태, 말초확장이 있는 사람에서 전형적으로 확장기혈압으로 사용된다. 왜냐하면 심장소리는 종종 이러한 환자들에게서 조용해지지 않기 때문이다.[41]

대체 혈압측정부위

일반적으로 혈압은 위팔에서 측정이 되지만, 오금(popliteal)동맥을 이용한 허벅지 혈압측정은 화상, 외상, 혹은 양쪽 유방절제술 등으로 인하여 양팔을 측정할 수 없을 때, 한쪽 허벅지 혈압을 다른 쪽 혈압과 비교할 때, 혹은 커프가 위팔에 비해 너무 클 때 사용된다.[29]

허벅지에서 혈압측정 시 환자는 반드시 누워야 하며, 오금오목(popliteal fossa)을 노출시킬 수 있도록 엎드린 위치가 가장 이상적이며, 만일 필요하다면 누운 위치에서 무릎을 살짝 구부리는 것을 제외하고 팔에서의 방법과 비슷하다. 코로코프음을 듣기 위해서는 오금동맥 위에서 청진을 한다.

많은 손목 커프장치들은 아래팔에서 혈압을 측정하기 위해 사용될 수 있다. 이동성과 편리성 때문에 이런 장치들이 애용되고 있다. 일부 연구에서는 표준 위팔 청진과 전기 혈압계와 차이가 없다고 보고한다.[54,55] 그러나 손목 커프 혈압계가 실제적인 사용에서 충분히 정확하고 신뢰할 만하다는 주된 근거는 밝혀지지 않았으며, 따라서 이러한 것의 사용은 권장되지 않는다.[41,56~59]

혈압측정 시 나이와 관련된 고려사항들

유아인 경우, 작은 가로막표면을 가진 청진기는 청진을 위해 사용되고 성인보다 커프를 팔꿈치오목에 더 가까이 배치해야 한다. 왜냐하면 유아의 팔은 너무 작기 때문이다. 팔과 허벅지의 압력은 1세 이하의 어린이인 경우 기본적으로 같기 때문에 허벅지에서의 측정이 좀 더 용이하다면 허벅지에서 측정할 수 있다.[29]

아동인 경우, 가능하다면 단계들을 설명하고, 처음 느낌이 어떤지 알려주고 가능하다면 인형 혹은 동물을 대상으로 시범을 보여주는 것이 좋다. 커프의 주머니는 반드시 팔의 40%를 덮을 만큼 충분히 넓어야 하며, 팔 둘레의 80~100%를 감쌀 정도로 충분히 길어야 한다. 1세 이상의 아동인 경우 허벅지의 혈압은 팔보다 약 10mmHg 높다.

노인인 경우, 커프의 압력은 약한 피부를 파괴할 위험을 최소화할 수 있도록 필요 이상으로 오래 지속해서는 안된다. 또한 만약 환자가 어떤 항혈압제를 복용하고 있다면, 마지막 복용이 언제이며 어느 약물이었는지를 반드시 알고 있어야 한다.[6]

혈압측정에 대한 금기사항

환자가 유방 수술 또는 겨드랑이 수술을 받았을 때, 환자가 정맥내 주사를 위한 관을 착용하고 있을 때, 최근 사지를 통해 혈액수혈을 받았을 때, 만약 환자의 사지에 동정맥 균열(fistula)이 있을 때 팔에서 혈압을 측정하지 말아야 한다. 만약 엉덩이 또는 다리에서 최근 수술을 받았다면 허벅지에서 혈압을 측정하지 말아야 한다.

정상 혈압범위

성인에서 정상혈압은 120/80mmHg 이하이다. 고혈압은 각각의 수축기혈압 또는 이완기혈압이 140/90mmHg 이상일 때이다(표 30-5).

고혈압의 유병률은 특히, 수축기의 고혈압은 나이가 들어감에 따라 증가하는데 60~69세 사람들 중 대략 50%에서, 70세 이상의 사람들 중 75%에서, 80~85세 사람 중 90%에서 고혈압을 보인다(표 30-6).[61~63] 비록 수축기보다는 확장기혈압을 조절하는 것을 더욱 강조되고 있지만, 50세 이하인 경우 확장기혈압이 더욱 중요하고, 50세 이상인 경우 수축기혈압은 확장기혈압보다 심장질환의 위험에 더 많은 영향을 준다.[61~66]

단독(isolated) 수축기고혈압은 노인들에게서 흔하며 공중보건차원에서 많은 관심이 집중되고 있다. 단독 수축성고혈압에 대한 조절은 전체 사망률, 심혈관 사망률, 뇌졸중 발생, 심장기능상실(heart failure)의 발생률을 감소시킨다.[70~72] 그러나 연구들에 의하면, 확장기혈압은 수축기혈압보다 일반적으로 더욱 효과적으로 조절된다고 보고되고 있다.[73~76]

혈압상승(수축기 혹은 확장기)은 심장발작, 뇌졸중, 심장기능상실, 말초혈관질환, 콩팥기능상실 등을 포함한 모든 형태의 심장질환들에게서 위험요소이다.[41,43] 위험은 혈압이 높아짐에 따라 증가한다. 허혈심장병과 뇌졸중으로 인한 사망 위험은 수축기혈압이 115mmHg 이상이고 확

표 30-5 JNCⅦ 혈압분류

범주	혈압(mmHg)
정상	<120/80
고혈압전	120~139/80~89
고혈압	≥140/90
Ⅰ단계	140~159/90~99
Ⅱ단계	≥180/110

From Chobanian AV, Bakris GL, Black HR, et al: Hypertension, 42:1206–1252, 2003.
JNCVII, Seventh Report of the Joint National Committee on Prevention, Detection, Evaluation, and Treatment of High Blood Pressure; BP, blood pressure.

표 30-6	혈압에 영향을 주는 요소들
나이	연령 증가에 따라 수축기혈압은 점차 증가 50~60세까지 확장기혈압의 증가 신생아 평균 수축기혈압은 73mmHg 10~19세 사이의 혈압범위는 소년 124~136/77~84mmHg; 여자 124~127/63~74mmHg. 노인 혈압은 일반적으로 140~160/90mmHg.
성별	폐경 후까지 여자가 남자보다 전형적으로 혈압이 더 낮다.
운동	신체적인 노력은 일시적으로 혈압을 증가시키고, 안정기 혈압은 시간 경과에 따라 감소한다.
위치	혈압은 누운 자세에서 앉기 혹은 앉기에서 서기 등과 같은 자세변화 이후 떨어질 수 있다(기립성 저혈압부분 참조).
약물	많은 약물들은 혈압을 증가시키거나 혹은 감소시킨다. 항고혈압제, 이뇨제, 베타차단제, 칼슘채널차단제, 혈관확장제, ACE억제제는 혈압을 감소시킨다. 카페인과 같은 촉진제는 일반적으로 혈압을 증가시킨다.
교감신경 자극	스트레스, 걱정, 공포, 통증은 혈압을 증가시킨다.
비만	비만은 잠재적으로 고혈압을 유도한다.
하루변이	혈압은 신진대사가 가장 낮을 때인 아침에 가장 낮고 점차 증가하다가 정신적으로 깨어있고 신체적으로 활동적인 늦은 오후에 가장 높다.
열/냉	열과 관련된 신진대사 증가는 혈압을 상승시킨다. 혈관확장과 관련된 외적인 열은 혈압을 감소시킨다. 혈관수축과 연관된 온도하강은 혈압을 증가시킨다.
흡연	흡연은 혈관수축을 유발하는데, 이것은 말초저항을 증가시켜 결과적으로 혈압상승으로 이어진다. 혈압은 일시적으로 흡연 후 약 15분까지 상승된 채 유지된다.
인종	전형적으로, 35세 이상의 아프리카계 미국인은 유럽의 같은 나이 사람들보다 더 혈압이 높다.

BP, Blood pressure(혈압); ACE, angiotensin-converting enzymes (안지오텐신변환효소).

장기혈압이 75mmHg 이상일 때 직선적으로 증가하게 된다. 수축기혈압이 20mmHg 오를 때마다 확장기혈압이 5mmHg 오를 때마다 허혈심장병과 뇌졸중의 위험은 두 배로 증가한다.[77]

고혈압의 예방, 감시, 평가, 치료를 위한 JNC(Joint National Committee)의 7차 보고서에는 고혈압전(120~139/80~89mmHg)에 대한 정의가 포함되어 있다. 이것은 질병의 범주에 속하지는 않으나, 고혈압으로 발전할 위험이 있는 사람을 판별하여, 혈압을 줄이거나 고혈압으로 진행을 늦추거나, 또는 완전히 예방할 수 있는 건강한 생활양식을 갖도록 교육하고 조기 중재를 적용하는데 기준이 된다.[43]

심장질환의 위험은 혈압에 의해 결정되지만, 흡연, 이상고지질혈증(dyslipidemia), 당뇨, 연령, 성별, 비만, 가족력과 같은 위험요소들에 의해서도 결정되어질 수 있다. 위험요소 수정을 통한 예방은 치료보다 더 효과적인 것으로 여겨진다. 위험요인 수정에는 주로 체중을 줄이기 위한 칼로리 섭취억제, 중간 정도의 알코올섭취, 운동, 금연, 지방섭취와 스트레스 감소 등과 같은 생활양식 변경이 있다. 만약 이러한 전략들이 실패했을 때, 주치의는 약물을 처방하게 된다.

백색막 고혈압

백색막효과 또는 격리사무실 고혈압(isolated office hypertension)으로 알려져 있는 백색막 고혈압(white coat hypertension, WCH)은 다른 시기보다 의사 집무실에서 혈압을 측정했을 때 특히 더 높은 것이다.[6] 한 연구는 간호사나 스스로 혈압을 측정할 때보다 주치의에 의해서 혈압을 측정할 때 환자의 33%가 WCH를 가지고 있음을 발견했는데, 특히 이 연구는 수축기혈압이 10mmHg 확장기혈압 5mmHg 증가했다고 보고했다. 흥미로운 것은, 이 연구에서 환자의 10%가 간호사나 스스로 측정할 때 보다 그들의 주치의가 측정을 했을 때 눈에 띄게 낮은 혈압을 보였는데, 이것은 최소한 몇몇의 환자들이 역 WCH 효과를 가지고 있을 가능성을 시사한다. 혈압에 대한 자가측정 또는 외래에서 혈압측정은 실제 상승된 혈압으로부터 WCH를 구별시키기 위해 사용될 수 있다.[43,60]

WCH가 양성 현상인지 혹은 심혈관 위험 증가를 의미하는지는 아직도 알려져 있지 않다. WCH는 가볍게 취급

해서는 안되는데, 이는 환자에게 고혈압으로 오진하거나 환자들에게 불필요한 약물투여로 부작용을 유발할 수 있기 때문이다. 그러나 진짜 고혈압을 치료하는데 실패하는 것도 심각한 장기적 결과로 갖고 올 수 있다. 만약 WCH가 의심된다면, JNCVII에서는 집에서의 혈압과 의사 집무실에서의 혈압 차이를 확인하는 절차가 필요하다고 권장한다. 사무실에서 측정 시 혈압이 올랐더라도 자가측정 시 혈압이 130/80mmHg 이하이면 적극적인 약물치료를 피하는 것이 좋다.

소금과 고혈압

섭취된 소금이 혈압에 영향을 준다는 것은 일반적인 공통점이다. 소금은 심장동맥질병과 뇌졸중 발병기전과 연관되어있다. 이것은 혈압에 대한 소금의 영향 혹은 다른 독립적인 기전 때문일 수 있다. 섭취된 소금은 동맥벽을 경화시키거나 왼쪽 심실의 두께를 증가시키는 것과 같은 고혈압에 악영향을 끼쳐 심혈관계에 해롭다. 4주 이상 소금섭취를 줄인 결과 혈압이 떨어진다는 연구들은 심혈관 질환의 위험성과 혈압을 줄이기 위해 소금섭취를 줄이는 것이 권장된다는 이론을 지지한다. 그러나 연구들에 의하면, 평소 많은 소금섭취 후 매우 낮은 수준으로 갑자기 소금섭취를 줄여도 아무런 효과가 없었다.

저혈압

비록 어떤 성인들에게서는 낮은 혈압이 정상일 수 있지만, 저혈압은 일반적으로 수축기혈압이 90mmHg 이하인 경우이다.[1] 임상적으로 중요한 저혈압의 증상은 빠른맥(tachycardia), 어지럼증, 정신착란, 안절부절, 차가움, 창백 또는 청색(cyanotic) 피부, 실신(syncope)이 있다.[29] 혈액순환 붕괴 혹은 쇼크증상과 관련 있는 낮은 혈압은 치료되기도 전에 사망으로 빠르게 진행될 수 있는 위험한 상황을 나타낼 수 있다.[2] 쇼크는 출혈, 구토, 설사, 화상, 심근경색증(myocardial infarction), 감염 등과 같은 광범위한 원인들에 의해 혈압이 떨어진 경우 발생할 수 있다. 쇼크의 증상은 저혈압, 빠른맥, 냉습피부(cold clammy skin), 어지럼증, 흐린 시력, 불안 등이 있다. 저혈압이 있고 이러한 증상들 중 어느 한 가지라도 나타나면, 쇼크 혹은 혈액순환 붕괴를 의미할 수 있으므로 즉각적인 의료적 관리를 해야 한다.

기립성 저혈압

자세저혈압(postural hypotension)으로도 알려져 있는 기립성 저혈압(orthostatic hypotension)은 일반적으로 누운 위치에서 선 위치로 자세변경 같은 위치변경에 따른 일시적인 혈압하강이다. 일반적으로 수축기혈압이 20mmHg 이상 감소하고, 확장기혈압이 10mmHg 이상 감소할 때이다.[87,88]

기립성 저혈압은 장기간의 침상안정 후 일어나려고 처음 시도를 할 때 환자들에게서 자주 볼 수 있다.[89] 환자가 서 있을 때, 다리와 몸통에서 울혈이 발생하고 정맥회귀가 떨어지게 된다. 이로 인해 심장박출량(cardiac output)이 감소하고 혈압이 떨어지며 대뇌로 가는 혈액량도 떨어지게 된다.[88] 정상적인 경우, 자율반사는 혈관수축을 유도하여 재빠르게 혈압을 회복시키고 어지럼증이나 몽롱함을 예방하기 위해 일시적으로 심장박동수를 높인다. 그러나 만약 울혈이 심각하거나 자율반응이 지연 또는 부적절하다면, 환자는 몽롱함을 느끼게 되며 환자는 실신할 수도 있다.

이뇨제와 베타차단제(beta-blocker)를 포함한 특정 약물은 기립성 저혈압을 억제하거나 악화시킬 수 있다.[87]

혈압과 재활과의 관련성

물리치료사는 운동 시와 안정 시 혈압을 감소시키는데 도움이 될 만한 치료적 중재와 관련된 생활상에 대한 교육을 제공함으로써 대중의 건강 향상에 참여할 수 있어야 하며, 고혈압에 대한 사회적 부담과 그것의 합병증을 줄일 수 있어야 한다. 혈압측정은 재활 동안 환자의 기본적인 혈류역학상태(hemodynamic status)를 알기 위해 격한 운동과 안정성에 대하여 지도하기 위해 사용된다. 환자들은 주로 트레드밀 걷기와 달리기, 팔운동기, 고정식 자전거에서 치료의 한 부분으로 이러한 운동들을 하게 된다. 비록 이러한 운동들이 유용하다 하더라도, 이것들은 모두 환자 개개인의 필요성과 한계를 따라 운동이 처방되어야 한다.

전형적으로, 유산소운동은 몇 분 동안 수축기혈압을 빠르게 상승하고 확장기혈압을 약간 상승하며 그 이후에는 다시 떨어지게 한다.[34] 저항운동 시 수축기혈압은 좀 더 두드러지게 상승한다. 높은 강도의 저항운동은 고혈압이 있거나 심장질환이 있는 환자에게 상당히 해로운 혈압상승을 유발할 수 있기 때문에 운동부하는 낮은 강도로 유지되어야 한다. 팔을 사용하여 이루어지는 유산소운동이 다리를 이용하여 같은 강도로 이루어지는 운동보다 수축기와 확장기혈압을 더욱 높인다(이는 최대 산소섭취량% 측정했을 때 임).[34] 따라서 팔운동기(ergometry)는 피하거나 신중하게 적용해야 하는 운동이다. 또한 일반적으로 심혈관 위험이 높은 환자들에게는 다리운동으로 대체해야 한다. 비록 운동이 일시적으로 혈압을 상승시킨다 하여도, 규칙적인 최대하 유산소운동과 저항운동은 장기간으로 안정기혈압을 상승시키지 않으며, 오히려 운동 후 2~3시간 동안 혈압이 감소되는 결과를 가져오고 이러한 형태의 운동에 대한 혈압의 변화는 크지 않다.[34]

5. 자율신경반사이상

척수손상에 의한 자율신경계 상해는 자율신경계의 기능이상을 초래한다(20장 참조). 척수손상은 자율신경반사이상(autonomic dysreflexia, AD)을 유발할 수 있다. 비록 AD는 일반적으로 T6 수준 이상의 손상과 관련되어 있지만, T8과 T10과 같은 수준의 척수손상에서도 발생할 수 있다. AD는 척수손상 환자들 중 19~70% 사이에서 발생한다.

AD는 하나의 심혈관 증상에 의해 나타나는 급성증후군이며, 혈압의 갑작스런 증가에 의해 발생하는 것이 특징이다.[91] 발작성 고혈압과 함께, AD는 일반적으로 쑤시는 두통, 척수손상 수준이상에서 과도한 땀 배출, 얼굴에서 홍조, 느린맥(bradycardia), 또는 빠른맥(tachycardia) 등을 유발한다.[90,92,99~101] 두통은 AD의 가장 흔한 증상 중 하나이며 환자의 50%에서 발생한다.[102] 흔하지 않지만, AD는 코울혈, 털세움(piloerection), 이상감각, 떨림, 회피욕구, 불안, 권태, 메스꺼움, 흐린 시야 등을 유발한다.[90,99~101] 처치를 받지 않으면, AD는 발작, 뇌졸중, 심장부정맥(cardiac arrhythmia), 사망을 유발할 수 있다.[91,100~105]

AD의 주된 객관적인 징후는 수축기혈압(250~300 mmHg)과 확장기혈압(200~220mmHg)이 과도하게 증가하는 것이다.[102,106] 대부분의 연구자들은 수축기혈압이 30~ 40mmHg 증가하거나 기초선보다 20% 상승하면서 두통, 홍조, 털세움, 땀, 떨림 등의 증상 중 하나라도 동반되면 AD로 진단한다. 비록 느린맥이 AD의 한 증상으로 고려되지만, 연구에 의하면 단지 10% 정도에서만 발생하고,[102] 빠른맥(tachycardia)은 38% 정도만 발생한다고 보고되고 있다.[107]

AD의 시작은 빠르며 종종 급격하게 발생하고,[90] 척수손상 아래에서 피부 혹은 내장자극이 AD 반응을 촉발할 수 있다.[99] AD에 대한 공통적인 촉발자극은 관모양의 기관이 수축하거나 팽창하는 것이며, 통증수용기 역시 촉발제가 된다. 자연적으로 발생하는 한 가지 이상의 자극은 좀 더 심각한 반응을 만들어낼 것이다. 대장과 방광의 팽창은 AD의 가장 흔한 원인이 될 것이다. 그러나 도관삽입(catheterization)과 내재카테터의 조작은 또한 잘 알려진 촉진인자이다. 비록 발생빈도는 떨어지나, 부가적인 촉진인자들은 위궤양,[109] 위식도역류,[110] 척수손상 수준 이하에서 골절,[111,112] 임신,[113,114] 분만,[115] 성활동,[90] 수술,[116] 기타[117] 등이 있다.

재활과 자율신경반사이상

생명을 위협할 가능성 때문에 척수손상 환자들을 치료하는 치료사들은 반드시 AD를 잘 알고 있어야 하고, AD의 유발과 증상에 대해 이해하고 있어야 한다. 척수손상 환자들은 방광 또는 복부의 과도한 압력, 통증을 피하기 위해 반드시 조심스럽게 자세를 취해야 한다. 과도한 신장운동이나 ROM운동 등은 AD를 유발하는 유해수용기를 자극할 수 있음을 반드시 기억하고 있어야 한다. 게다가, 도관차단, 꼬임, 혹은 주머니가 과도하게 차 있는지를 확인해야 한다.

AD 반응이 있을 때는 반드시 의료적인 긴급상황이므로 즉각적인 조치들이 이루어져야 한다. 환자를 가능한 한 기립위치로 유지해야 하며 AD를 유발할만한 기전이 있는지 점검해야 한다. 달라붙는 옷이나 옷에 주름이 잡힌 상태로 앉는 것과 같이 아주 단순한 것들로부터 발생할 수 있음을 기억하고 있어야 하며 모든 잠재적인 유발인자들은 가능한 빨리 해결되어야 한다. 예를 들어, 달라붙는 옷을 느슨하게 하거나 제거해야 하며, 도관이 엉키지 않도록 해줘야 한다.

6. 통증*

통증의 의미

통증은 유쾌하지 않은 감각이며, 실제적 또는 잠재적인 조직손상과 연관된 정서적인 경험이며, 손상이란 용어로 설명될 수 있다.[118] 통증은 환자들이 치료사를 찾는 가장 흔한 증상이며 재활에 있어서 환자들의 목표는 통증 감소이다. 통증의 측정은 원인과 증상의 원천들을 평가하고 중재법을 선택하며 재활의 평가를 끌어내는 것이다.

통증을 다섯 번째 활력징후로 고려할 경우에는 통증을 감소시키기 위해 문제점을 극복하려는 시도,[119] 환자와 치료사 사이 의사소통을 원활히 하려는 목적,[120] 전반적으로 환자관리에 대한 질적 향상을 위한 노력으로부터 시작된다.[121]

통증은 뇌에 도달하는 유해신호일 뿐 아니라 그들의 과거와 현재의 경험과 감정들이 얽힌 감각경험이다. 따라서 성공적인 통증관리를 위해서는 유해한 자극뿐만 아니라 이러한 문제들을 다루는 것이 필요하다.[123]

통증측정에는 특성, 위치, 정도, 통증이 기능적 제한 또는 장애 등을 초래하는 정도, 환자의 통증경험 기간 등이 포함된다. 다양한 측정법과 평가도구들이 양적 및 질적으로 발달되어져 왔다. 이러한 방법들은 환자 자신이 느끼는 통증 정도를 숫자 또는 시각적 유추를 통해 측정하며 미리 정의된 방법으로 통증자극을 정량화하여 이전의 경험과 현재의 통증 정도를 비교한다. 측정도구가 다르면, 제공되는 정보의 형태와 통증정도는 달라지고 통증측정을 위해 소요되는 시간과 요구되는 인지 정도가 다르다.

시각유추척도와 숫자척도

시각유추척도(visual analog scale, VAS)와 숫자척도(numeric scale)는 선이 그려진 종이 또는 1~10 혹은 1~100으로 표시된 숫자 위에 자신이 느끼는 통증 정도를 표시하도록 지시하여 통증강도를 측정한다.[124] VAS인 경우, 환자는 수평선에 자신이 느끼는 통증 수준을 표시하는데, 한쪽 끝은 통증이 전혀 없음이 표시되어 있고 다른 쪽 끝은 자신이 상상할 수 있는 가장 강한 통증으로 표시되어 있다(그림 30-17). 숫자등급척도(numeric rating scale, NRS)에인 경우, 0은 통증이 없음을 의미하고 10 혹은 100은 가장 심한 통증을 의미한다. VAS는 타당성이 있고 신뢰할만한 척도로 인식되고 있다.[125]

VAS 또는 NRS와 유사한 척도들은 이러한 척도를 사용하는데 어려움을 보이는 사람들을 위한 개발되어져 왔다. 예를 들어, 그림을 이해할 수 있지만 너무 어려서 숫자척도를 이해하기 어려운 아동을 위해, 각기 다른 정도의 통증을 나타내는 얼굴통증척도(face pain scale, FPS)가 사용된다(그림 30-18). FPS는 종종 어린이(3~12세)를 위해 또는 말로 의사소통하기 힘든 사람을 위해 사용될 수 있다.[126,127] 이러한 종류의 척도는 언어장애 또는 인지결핍으로 인해 제한된 이해력을 가진 환자들에게서 통증을 평가하기 위해 사용될 수 있다. 또한 통증척도는 매우 어린 아동과 유아들의 통증을 평가하기 위해서도 사용될 수 있다. 이러한 도구들은 아동들의 행동 즉, 슬픔에 잠긴 혹은 우는 것에서부터 웃는 것까지 이러한 행동들을 묘사하고 있다.

이러한 단순한 척도들은 종종 환자의 임상적인 통증을 평가하기 위해 사용되기도 하는데, 이는 빠르게 적용할

*The information on measurement of pain in this chapter is adapted from Cameron MH: Physical Agents in Rehabilitation, ed 2, Philadelphia, 2003, WB Saunders.

수 있고, 쉽게 이해할 수 있으며, 양적인 자료들을 제공하기 때문이다.[124] Herr 등은 노인들(64~94세)에게 사용될 수 있는지를 알아보기 위하여 성인들(25~55세)에게 사용되는 심리측정도구들과 다섯 가지 통증척도들을 비교했다. 모든 사용된 통증척도(VAS, verbal rating scale, VRS; 언어적 등급척도, verbal descriptor scale, VDS; 언어적 묘사척도, FPS, 21-point NRS)는 각 연령 층 집단과 심지어 약간의 중등도 인지결핍이 있는 집단에까지 적용할 수 있는 것으로 나타났다. 특히 NRS는 두 집단 모두가 자신의 통증강도를 표현하는데 있어 선호하는 도구이었으며, 반면에 VDS는 최고의 심리측정도구로 선택되었다.[128]

VAS와 NRS는 환자의 통증호소에 대한 정보만을 제공하고 통증에 대한 환자의 정서적인 반응 또는 자신의 기능적 활동에 통증이 미치는 영향에 대한 정보를 제공하지 않는다. 비록 두 척도 사이의 일치성이 높음에도 불구하고,[129] Herr 등은[128] VAS와 NRS의 신뢰성이 사람마다 다양하고 심지어 같은 환자집단 내에서도 다양하게 나타난다고 하였다. 이러한 종류의 측정도구들은 치료에 대한 환자의 경과를 빠르게 측정하거나 필요한 중재를 선정하는데 유용하게 사용될 수 있다.

미리 정의된 자극 비교

미리 정의된 통증자극과의 비교하는 통증 정량화방법은 VAS와 NRS보다 측정대상자들 사이에 신뢰성을 높이기 위해 고안되었다. 이러한 형태의 평가를 위해, 사람들은 자신의 증상심각성을 미리 정의된 자극들과 비교한다. 이러한 측정들은 임상적으로 사용되지는 않으나 일부 연구에서는 표준화되어 있을 때 사용하기도 한다.[130,131]

의미차이척도

의미차이척도(semantic differential scale)는 단어 목록들이 있고 환자자신의 통증경험에 대한 다양한 측면을 나타내는 범주들이 있다. 환자에게 자신의 현재 통증경험을 가장 잘 설명할 수 있는 단어를 목록에서 선택하도록 지시한다. 이러한 종류의 척도들은 환자의 통증경험에 대한 광범위한 정보를 수집하고, 측정대상자간 및 측정대상자내 비교를 위한 정량화된 자료를 제공하기 위해 사용된다. McGill 통증설문(pain questionnaire)을 포함한 의미차이척도는 통증을 평가하기 위해 흔히 사용된다(그림 30-19).[132~134] 이러한 척도들은 환자의 통증에 대한 감각, 감정, 평가적인 측면의 단어들이 범주화되어 나열되어 있으며 통증에 대한 감각측면을 묘사하기 위해 범주에는 시간, 공간, 압력, 열이 포함되어 있다. 통증에 대한 감정적 측면을 묘사하기 위한 범주에는 두려움, 걱정, 긴장이 포함되어 있다: 통증에 대한 평가측면을 묘사하기 위해 범주에는 과거 경험과 학습된 행동에 기초한 통증에 대한 인지경험이 포함되어 있다. 환자는 현재 통증을

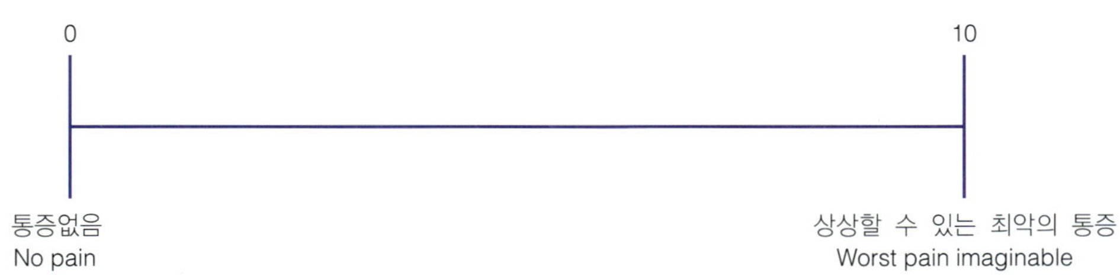

그림 30-17 시각유추척도

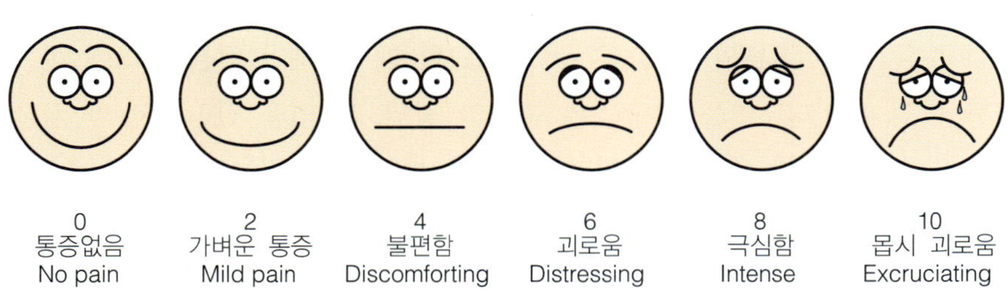

그림 30-18 어린 아동 또는 언어장벽이 있는 사람을 위한 얼굴통증척도

Adapted from Wong DL, Perry SE, Hockenberry MJ: Maternal Child Nursing Care, ed 2, St. Louis, 2002, Mosby.

What does your pain feel like?

Some of the words below describe your *present* pain. Indicate which words describe it best. Leave out any word group that is not suitable. Use only a single word in each appropriate group—the one that applies *best.*

1	2	3	4
1 Flickering	1 Jumping	1 Pricking	1 Sharp
2 Quivering	2 Flashing	2 Boring	2 Cutting
3 Pulsing	3 Shooting	3 Drilling	3 Lacerating
4 Throbbing		4 Stabbling	
5 Beating		5 Lancinating	
6 Pounding			
5	**6**	**7**	**8**
1 Pinching	1 Tugging	1 Hot	1 Tingling
2 Pressing	2 Pulling	2 Burning	2 Itchy
3 Gnawing	3 Wrenching	3 Scalding	3 Smarting
4 Cramping		4 Searing	4 Stinging
5 Crushing			
9	**10**	**11**	**12**
1 Dull	1 Tender	1 Tiring	1 Sickening
2 Sore	2 Taut	2 Exhausting	2 Suffocating
3 Hurting	3 Rasping		
4 Aching	4 Splitting		
5 Heavy			
13	**14**	**15**	**16**
1 Fearful	1 Punishing	1 Wretched	1 Annoying
2 Frightful	2 Gruelling	2 Blinding	2 Troublesome
3 Terrifying	3 Cruel		3 Miserable
	4 Vicious		4 Intense
	5 Killing		5 Unbearable
17	**18**	**19**	**20**
1 Spreading	1 Tight	1 Cool	1 Nagging
2 Radiating	2 Numb	2 Cold	2 Nauseating
3 Penetrating	3 Drawing	3 Freezing	3 Agonizing
4 Piercing	4 Squeezing		4 Dreadful
	5 Tearing		5 Torturing

그림 30-19 의미차이척도인 McGill 통증설문. *From Melzack R: The McGill Pain Questionnaire: major properties and scoring methods, Pain 1:277–299, 1975.*

가장 잘 설명할 수 있는 단어를 적용 가능한 범주에서 동그라미 표시를 한다.[132,134]

의미차이척도는 다른 종류의 측정도구들과 비교할 때 많은 장점과 단점이 있다. 이들 도구들은 통증의 범위, 질, 강도 등에 대해 다양한 측면에서 평가하고 정량화한다. 선택된 단어들의 전체 숫자를 세어서 통증강도를 신속히 알아볼 수 있다. 더욱 민감하게 통증강도를 평가하기 위해서는 통증등급지수를 만들기 위해 선택한 모든 단어들에 대한 순위의 합계를 추가하여 알 수 있다. 가장 문제가 있는 영역에 대한 특이성을 높이기 위해, 설문 3영역을 위한 지수가 계산될 수 있다.[134] 이 척도의 기본적인 단점은 적용하는데 소요시간이 길고 환자의 인지상태가 좋아야 한다는 것이다. 이러한 장점과 단점에도 불구하고 이러한 종류의 척도는 만성 환자의 치료프로그램이나 임

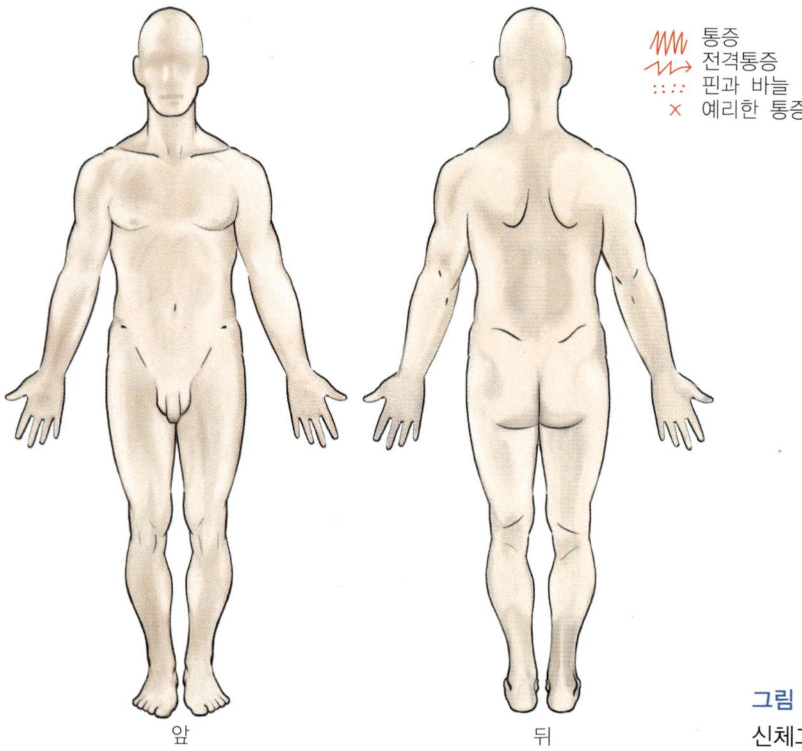

그림 30-20 통증증상을 기록하는 신체그림

상적인 연구에서 환자의 통증에 대한 세부적인 정보가 필요할 때 사용되고 있다.

다른 측정방법들

개인의 통증호소와 임상적 상황에 대해 추가적으로 유용한 정보를 제공하는 다른 측정들 또는 통증지표는 일상활동 및 활동이 통증을 완화시키는지 악화시키는지를 알려주는 통증측정기(log), 환자가 통증의 위치와 특성의 표시할 수 있는 신체그림(body diagram)(그림 30-20), 개방형으로 된 체계적인 면담 등이 있다.[135] 또한 자세관찰과 근력평가, 운동성, 감각, 지구력, 기능적 활동검진에 대한 반응, 물렁조직의 긴장과 질을 포함한 신체검진은 통증호소의 원인과 강도에 대한 소중한 정보들을 줄 수 있다.

통증의 특성과 강도와 더불어, 통증은 지속적 또는 간헐적 같이 시간경과에 따른 발현형태에 따라 묘사될 수 있다. 지속적인 통증은 항상 있는 통증이다. 이 사람은 비록 통증의 강도가 시간에 따라 다양하더라도 항상 통증으로부터 자유로울 수 없다. 간헐적인 통증은 항상 나타나지는 않는 통증이다. 비록 짧은 시간이지만, 통증이 있다가 없어지고, 통증이 종종 없을 때도 있다. 염증과정과 관련하여 화학적으로 유발된 통증은 종종 지속적이다. 일반적으로 자세, 정렬불량 또는 압력과 같은 것과 관련된 기계적인 통증은 주로 간헐적이다.

통증을 평가하기 위해 측정법을 선택할 때는 반드시 증상의 기간, 환자의 인지능력, 평가시간을 고려해야 한다. 대부분의 경우, 단순한 VAS는 급성 손상으로부터 환자가 회복됨에 따라 통증변화에 대한 충분한 정보를 제공할 수 있다. 그러나 좀 더 복잡하거나 장기간 통증이 있는 경우, 의미차이척도 또는 여러 척도를 혼합한 형태 같은 좀 더 정밀한 측정이 필요할 수도 있다.

7. 동맥산소포화도

동맥산소포화도의 의미

1988년 초기, 동맥산소포화도(arterial oxygen saturation, Sao_2)는 하나의 활력징후로 고려해야 한다는 제안이 있었다.[136] 동맥산소포화도로 일반적으로 알려진 동맥산소혈색소포화도(arterial oxyhemoglobin saturation)는 혈액 속에 혈색소가 산소를 얼마나 포함하고 있는지에 대한 것이다. 각각의 혈색소분자는 4곳의 산소결합부위가 있고, 모든 결합부위가 산소와 결합하고 있을 때 100%로 간주한다. 95~100%는 정상으로 간주되며, 맥박산소측정법(pulse oximetry)은 일반적으로 70~100% 범위에서 산소포화도를 측정하는 신뢰성이 있는 도구이다.[137]

Sao_2는 맥박산소측정법 또는 동맥혈액의 표본을 통한 동맥가스분석(arterial blood gas, ABG)에 의해 측정될 수 있다. 맥박산소측정법은 일반적으로 더 선호되는데, 이는 간단하고 통증이 없으며, 정확하고 비침습적이고, 일시적 또는 지속적으로 측정할 수 있기 때문이다.[137] 맥박산소측정법은 중등도 이상의 폐질환이 있는 환자에서 저산소증을 감시하고 산소보충의 효과를 알아보기 위해 사용된다.[136]

비록 많은 요인들이 산소포화도에 영향을 주지만 가장 중요한 영향은 산소분압이다(동맥산소분압, Pao_2). 정상적인 상황인 경우 100mmHg이다. 동맥산소분압이 높아지면 산소포화도가 높아질 것이다. 그러나 이 관계는 비례적이지 않다(그림 30-21). 산소혈색소결합은 산소분압이 10~60mmHg로 증가할 때까지 매우 빠르게 증가되고, 그런 다음 산소분압이 70~100mm Hg로 증가될 때 천천히 증가한다. 따라서 60mmHg의 산소분압에서, 혈색소의 약 90%는 산소포화상태이며, 이 시점을 넘어서는 산소분압에서 나머지 10%의 혈색소가 포화된다. 이 관계는 고도가 바뀌거나, 비행으로 인해 산소분압이 변하거나, 호흡계 질환에 의해 발생되는 산소분압의 변이로부터 몸을 보호하는 역할을 한다.

산소혈색소결합은 혈액 중 수소이온 농도지수, 체온, 동맥이산화탄소분압에 영향을 받는다.[137] 해리곡선은 체온 증가, 동맥이산화탄소분압 증가, 또는 낮은 수소이온농도지수의 반응하여 오른쪽으로 이동한다. 각 요소들은 단독으로 또는 다른 요인과 함께 산소혈색소결합에 영향을 준다. 해리곡선이 오른쪽으로 이동함에 따라, 혈색소는 산소친화력이 떨어지게 되고, 일정한 산소분압에서 혈색소가 산소와 결합을 유지하는 힘이 약하게 된다. 만일 산성도가 증가되거나, 이산화탄소분압이 낮아지거나, 또는 체온이 낮아지면 반대 현상이 발생한다.

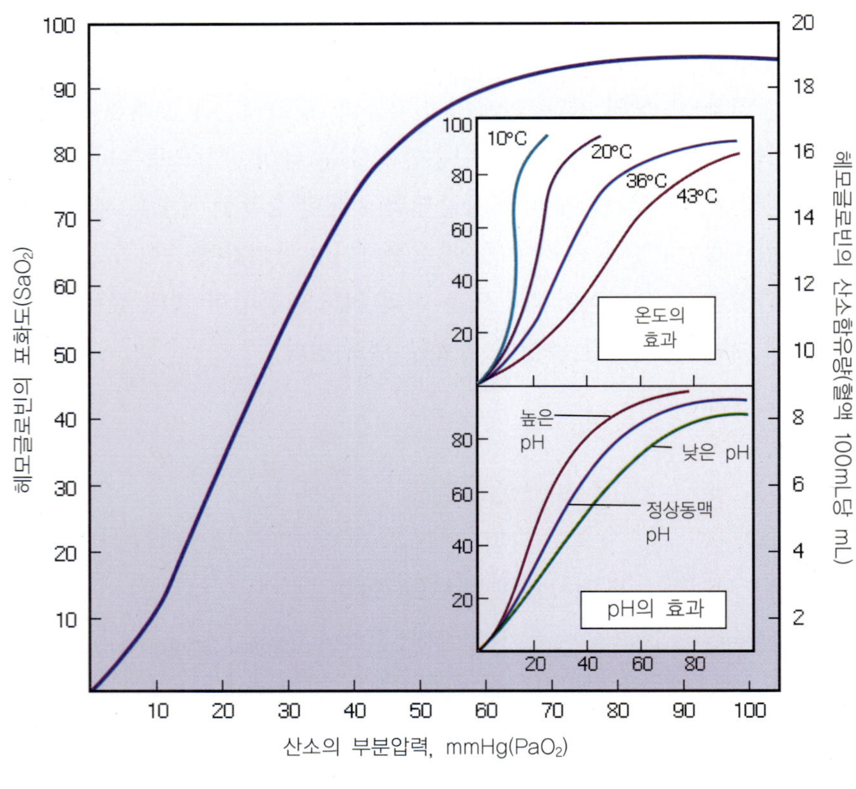

그림 30-21 산소혈색소 해리곡선. 정상 포화도는 산소분압이 80~100mmHg인 경우 쉽게 유지된다. 산소분압이 60mmHg 이하(약 90% 산소포화도 수준)로 낮아지면, 산소포화도는 급격히 떨어진다. 따라서 90% 산소포화도는 일반적으로 산소포화를 위한 가장 안전한 하한선으로 여겨진다. 체온이 낮아지거나 pH가 높아지면 곡선이 왼쪽으로 이동하고, 체온이 높아지거나 pH가 낮아지면 곡선이 오른쪽으로 이동한다.

Redrawn from McArdle WD, Katch FI, Katch VL: Essentials of Exercise Physiology, Philadelphia, 1994, Lea & Febiger.

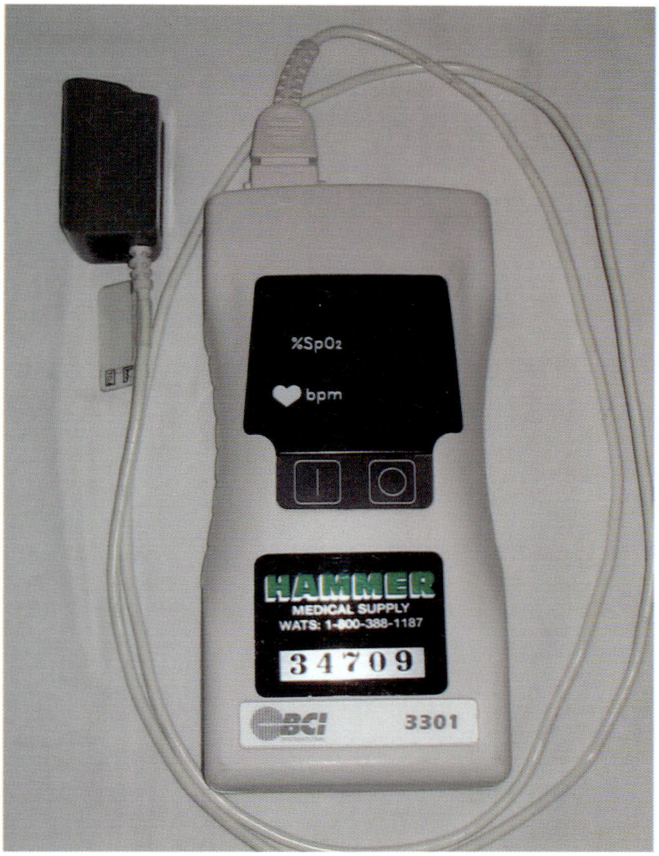

그림 30-22 손가락 집게가 달린 맥박산소측정기

맥박산소측정법

맥박산소측정기는 마이크로프로세서에 감지기가 연결되어 있다(그림 30-22). 대부분의 감지기는 작은 손가락 집게나 납작한 패치처럼 생겼다. 빨래집게 형태의 감지기는 손가락을 고정하는 것이고, 패치 감지기는 피부에 붙이거나, 손가락을 감싸거나, 유아나 어린이의 발을 감싸는데 사용된다. 감지기는 빛의 공급을 발광다이오드(LED)로 하고, 빛 탐지기 또는 광검출기는 LED 반대쪽에 직접 위치해 있다. LED는 붉은 빛과 적외선 빛을 교대로 반짝인다. 산소가 적은 혈색소는 붉은 빛을 더 흡수하고, 산소가 많은 혈색소는 적외선 빛을 더 흡수한다. 광검출기는 조직을 따라 빛이 통과하는 양을 측정하고, 이 데이터로부터 마이크로프로세서는 산소포화도를 계산한다. 맥박산소측정기는 동맥관류가 좋은 부위에서만 적용되며[139] 일반적으로 동맥산소포화도와 맥박수를 보여준다.

일반적으로 맥박산소측정은 ±2%까지 정확하다.[138] 건강한 사람들에게서 맥박산소측정법으로 측정된 산소포화도의 정확성을 동맥가스분석과 비교하여 발표된 연구에 대한 메타분석 결과, 맥박산소측정법은 정확하고 타당성이 있었다(가중치 평균 상관계수=0.893).[139] 이는 일반 정상인을 대상으로 맥박산소측정법을 이용하여 산소포화도를 측정하는 것은 동맥가스분석과 상관성이 매우 높다는 것을 의미한다. 대조적으로, 최근 만성폐쇄성폐질환 환자를 대상으로 맥박산소측정법과 동맥가스분석을 비교한 결과 상관이 낮아 맥박산소측정법으로 동맥가스분석을 대체할 수 없다는 연구가 발표되었다.[140] 그러나 대부분의 학자나 연구자들은 응급실, 중요한 치료, 수술실, 호흡 관련 질환병동에서 산소포화도를 계속적으로 모니터링 할 때 맥박산소측정법의 사용을 추천하고 있다.[140]

동맥산소포화도 측정방법

혈중 산소포화도를 측정하는 과정은 기계마다 조금씩 다르다. 여기에서 설명하는 과정은 일반적으로 받아들여지는 절차들이다. 가능하다면 동맥산소포화도를 측정하기 전에 측정자는 환자의 혈색소 수준과 사전 기초 동맥산소포화도와 체온을 알아야 한다. 또한 환자가 산소치료를 받고 있거나 산소치료를 받은 이력이 있는지 확인해야 한다.

절차

1. 측정절차에 대해 설명하고 환자가 어떻게 협조해야 하는지를 설명한다.
2. 손을 씻는다.
3. 편안한 자세를 취할 수 있도록 해주고 환자가 호흡을 규칙적으로 하는지 확인한다.
4. 감지기를 부착할 부위를 정한다. 감지기 부착 부위는 혈액량이 많은 손가락, 발가락, 귓불, 귓바퀴 또는 콧등 같은 곳에 부착한다. 감지기 부착 부위는 혈액흐름이 충분해야 하고, 가능한 움직여서는 안된다. 왜냐하면 어떠한 움직임도 조직을 통한 빛 전달을 방해할 것이기 때문이다.
5. 선택한 부위에 적절한 감지기를 선택한다. 유아에게 적용하기에 손가락이나 발가락 감지기가 너무 크다면, 접착성 타입의 감지기를 사용하는 것이 좋다.
6. 만약 감지기 부착 부위로 손가락이 사용된다면, 아래팔을 지

지해주고, 매니큐어를 바른 손가락 또는 인공 손톱이 없는 손가락을 선택한다. 만약 가능하다면 매니큐어를 제거하거나 인공손톱을 제거한 후 감지기를 부착한다. 만약 제거할 수 없다면 발가락 또는 손가락의 옆 부위에 감지기를 부착한다.

7. 감지기를 환자에게 부착한다. 환자에게 감지기는 안전하며 약간의 압박만 줄 것이라는 것을 설명한다. 감지기의 정렬을 확인한다. 만약 맥박산소측정이 계속되어진다면 안전예방차원에서 2시간을 주기로 스프링자동장력을 사용하여 센서를 안전하게 이동시켜야 한다.
8. 산소측정기를 켠다. 맥박강도를 관찰하고 발신음을 확인한다. 정확성을 위해 맥박을 손으로 촉진, 산소측정기의 맥동과 비교한다.
9. 환자에게 움직이지 않도록 주의를 주고, 감지기가 떨어지거나 위치가 이동되면 경고음이 울릴 것이라고 말해준다. 만약 주변의 빛이 강하거나 감지기 위가 밝게 빛난다면 센서를 수건으로 덮어준다. 이 빛이 측정수치에 영향을 주기 때문이다.
10. 산소측정기가 각 심장주기 동안 안정된 산소측정과 맥박을 표시할 수 있게 감지기를 그대로 유지한다. 혈중산소포화도를 읽는다. 만약 혈중산소포화도가 95%보다 낮은 경우, 환자가 습관적으로 낮은 측정수치를 보이지 않는 한 재 측정을 하거나 다른 대체부위에서 측정을 실시한다.
11. 혈중산소포화도, 맥박수, 감지기의 위치, 활동수준, 환자의 자세, 날짜, 시간 등을 기록하고 만약 환자가 산소공급을 받고 있다면 산소공급율과 공급방법도 기록한다. 필요한 경우 측정결과를 주치의와 상의한다.

맥박산소측정의 관련성과 정확성에 영향을 주는 요소

맥박산소측정법을 사용한 혈중 산소포화도측정에는 많은 요소들이 영향을 미친다. 요소에는 환경적인 요소가 아닌 환자에 따른 요소도 있다. 혈색소 수준, 일산화탄소의 흡입, 혈색소의 유형뿐만 아니라 검진 중 움직임, 빛의 상태, 매니큐어, 기계적인 문제가 영향을 준다.

혈색소 수준. 동맥산소혈색소포화도는 특히 환자의 혈색소 수준을 포함한 환자의 의학적 상태를 완전히 파악한 후 해석되어야 한다. 비록 환자가 높은 수준의 포화도를 보이더라도, 혈색소 수준이 낮다면 조직으로 산소공급은 원활하지 않을 것이다.[137] 정상적인 혈색소 수준의 범위는 여자 12~16g/dL 남자 13~18g/dL이다. 완전한 포화 상태에서, 혈색소 1g은 1.34ml의 산소를 운반할 수 있다.[137] 혈액의 전체적인 산소전달능력을 결정하기 위해서, 1.34ml/g을 환자의 혈색소 수치와 곱하고, 혈중산소포화도와 곱한다. 정상적인 산소전달능력은 19~20ml/dL이다. 예를 들어, 혈색소 수치가 15g/dL이고, 산소포화도는 97%인 여성은 1.34ml×15g/dL×0.97=19.50ml/dL이고, 이는 정상범위 내에 있는 것이다. 이와는 반대로, 12g/dL의 낮은 혈색소 수치와 97%의 혈중산소포화도를 가진 환자는 1.34ml×12g/dL×0.97=15.6ml/dL이고, 이는 정상범위 19~20ml/dL보다 낮은 수치이다. 산소전달력의 감소는 조직으로의 산소전달력을 저하시키고, 저혈중산소포화도와 같은 증상을 유발할 것이다.

일산화탄소 흡입. 일산화탄소혈색소(carboxy-hemoglobin)는 산소혈색소처럼 빛을 흡수한다. 맥박산소측정기는 일산화탄소 또는 산소와 결합한 혈색소를 구별할 수 없다. 그러므로 많은 양의 일산화탄소를 흡입한 환자는 정상적인 결과처럼 보이는 잘못된 맥박산소측정값을 보이게 된다. 만약 일산화탄소중독이 의심된다면, 산소포화도를 결정하기 위해서 동맥가스분석을 실시해야 한다.[137]

혈색소의 유형. 낫적혈구빈혈(sickle cell anemia)이 있는 환자인 경우 혈중산소포화도가 낮게 측정된다 하더라도 맥박산소측정법이 사용될 수 있다. 왜냐하면 그 차이는 임상적으로 중요치 않기 때문이다.[141] 맥박산소측정기는 태아 혈색소를 가지고 있는 유아나 1개월 미만의 신생아에게도 사용될 수 있는데, 그 이유는 맥박산소측정기가 이러한 집단에서 정확하고, 신뢰할 수 있고, 임상적으로 수용가능한 동맥혈색소의 측정치를 제공하기 때문이다.[142~144]

저관류상태. 말초맥동이 약하거나 없어진 상태인 저관류상태는 맥동산소농도기의 정확성을 떨어뜨릴 수 있다. 왜냐하면 이 기계는 기능적인 작동을 위해서 맥동성 혈액흐름을 찾아야만 하기 때문이다.[137] 저혈압이나 말초혈관장애, 말초혈관수축, 말초부종, 저체온증, 저혈량성 쇼크나 심장정지가 있는 사람들은 저관류의 위험이 있는 환자들이다.[1,137] 이러한 조건들은 신뢰할 수 없는 측정결과를 유발할 것이다. 차갑지만 저체온이 아닌 환자인 경우는 말초보다 신체 중심부위에서 측정하거나 말초를 따뜻하게 하는 것이 권장된다. 이것은 말초혈관수축으로 인한 부정확성을 피하기 위함이다.[137]

검진 동안 자세. 맥박산소측정기를 사용하여 동맥의 산소포화도를 측정할 때 환자의 움직임은 다양한 오류를 유발하는 요인이 된다. 오류에는 부정확성, 신호 상실, 잘못된 산소불포화 경고, 감지하지 못한 허혈성 문제 등이 있다.[145] 특히 어린아이나 신생아인 경우, 잘못된 움직임은 산소측정기의 감지기를 부분적으로 움직이게 만드는데, 이때 조직으로 빛의 전달이 방해된다. 소아를 포함한 중요한 치료를 받는 환자에서 산소농도가 71%일 때까지의 경고는 거짓 알람으로 알려져 왔다.[146] 게다가, 감지기는 신체의 율동적인 움직임과 맥동성 흐름을 구별하는 것이 어렵고, 떨림, 운동, 진동 같은 움직임은 감지기가 떨어지게 되는 요인이 된다.[137] 따라서 환자는 산소포화도를 측정할 때 가능한 가만히 있어야 한다. 움직임을 보상할 수 있도록 새롭게 설계된 장비는 환자가 움직일 때보다 더 정확하고 신뢰할 수 있는 측정치를 보여줄 수 있다.[145~149]

주위의 빛. 만약 발광다이오드에서 나오는 빛과 유사한 파장의 빛이 주변에 있다면 이 빛에 의해 산소측정기의 측정치가 변경될 수 있다.[150] 감지기를 수건으로 덮음으로서 간단히 이 문제를 해결할 수 있다.[150]

매니큐어. 매니큐어, 특히 어두운 색의 매니큐어는 손가락이나 발가락에서 맥박산소측정치의 오류를 유발한다. 따라서 만약 환자가 어두운 색의 매니큐어를 발랐다면 손가락이나 발가락에서 매니큐어를 제거하거나, 손가락 옆 부위나 다른 부위에서 산소포화도를 측정한다.[137]

기계 문제들. 맥박산소측정기와 같은 모든 기계들은 보수유지가 필요하고 정기적으로 보정(calibration)이 필요하다. 만약 단위의 불일치가 의심된다면 즉시 확이해야 하고 나타나야 할 결과로 알려진 단위로 계속되야 한다.

정상수치

95~100%의 산소포화도는 일반적으로 정상이라고 여겨진다. 90% 이하의 산소포화도는 환자를 심각한 상태로 급속히 악화시킬 수 있고, 70% 이하의 산소포화도는 생명을 위협한다.[29] 환자는 산소포화도가 급격히 변하기 전에 상당히 악화될 것이다. 왜냐하면 이전에 언급하였듯이, 산소포화도가 90%까지 떨어지기 전에 동맥혈산소분압이 100mmHg에서 60~70mmHg까지 떨어지기 때문이다. 악화의 증상은 낮은 혈압, 호흡수 증가, 맥박수 증가 등이다.[137] 동맥산소포화도를 측정해야 한다고 판단되는 산소포화도 변화에 따르는 그 밖의 증상들에는 호흡수, 호흡 깊이와 리듬, 이상한 호흡소리, 손톱 · 입술 · 또는 점막의 청색증, 거무스름한 피부, 착란, 의식수준 떨어짐, 호흡곤란 등이 있다.[1,29]

임상적용

맥동산소측정기는 환자의 최대운동허용량을 평가하거나 재활 프로그램을 진행할 때 중요한 기구이다. 게다가 치료적 중재로서 산소포화도를 기록하는 것은 가정에서 산소요법의 필요성을 뒷받침해 주는 근거가 된다.

요약

활력징후는 환자의 일반적인 건강상태를 나타낸다. 활력징후의 기록은 시간에 따른 환자의 상태를 보여주고, 현재의 측정치들은 급격한 변화들을 나타내는데 굉장히 중요한 역할을 한다. 치료사들은 반드시 정상과 비정상적인 문제점들을 구분할 수 있어야 하고, 적합한 기술과 활력증후를 기록하고 모을 수 있는 기구를 보유하고 있어야 한다. 정확하고 믿을 수 있는 측정은 목표설정과 치료계획에 도움을 주고 기여한다(그림 30-23). 이러한 정확하고 믿을 수 있는 측정은 치료적 중재를 하는 동안 안전하고 효과적인 환자 관리를 위하여 필요하다.

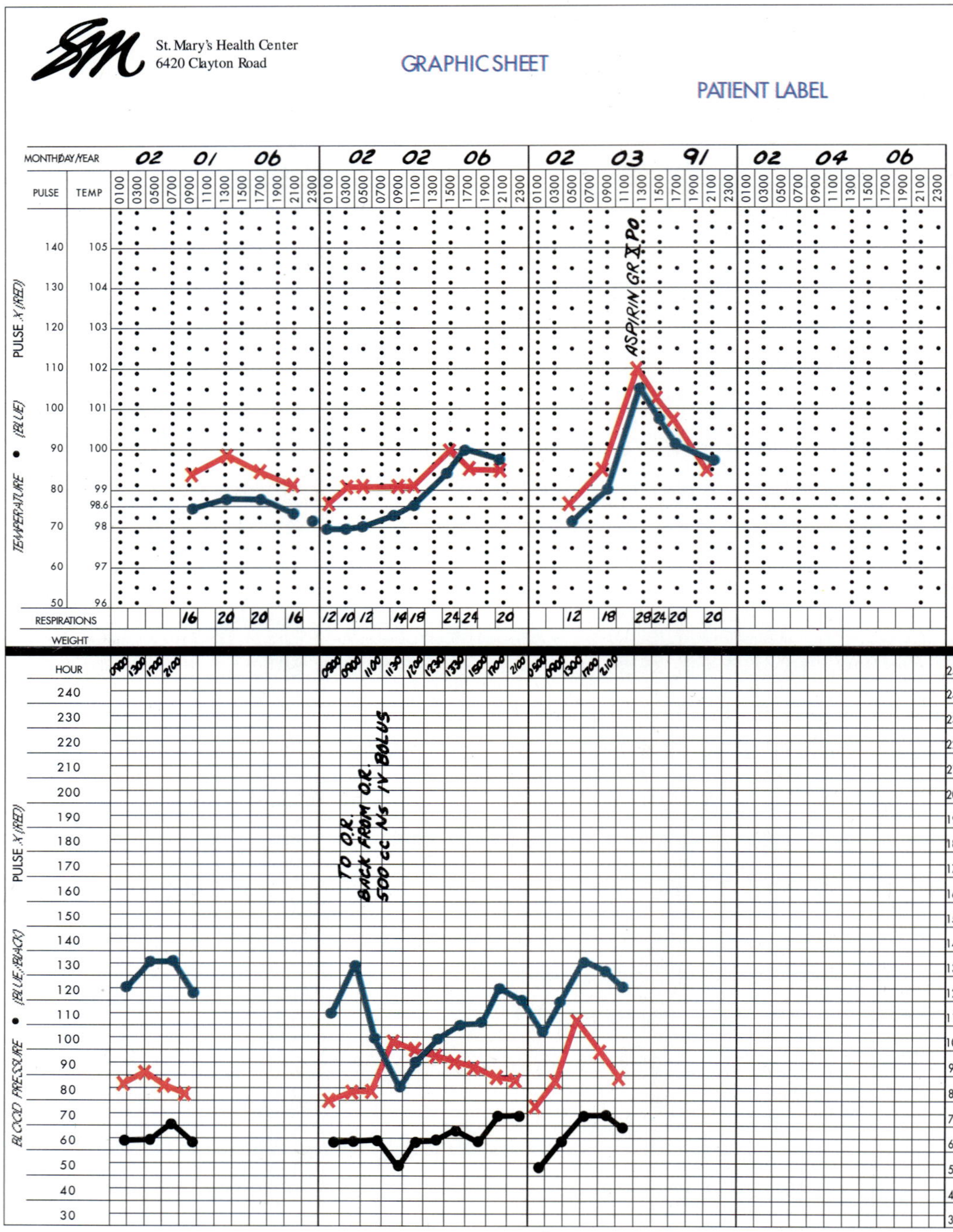

그림 30-23 활력징후 문서지의 예. *Courtesy St. Mary Health Center, St. Louis, MO.*

용어

실온(ambient temperature): 특정 장소의 온도

꼭대기(apical): 어떤 구조에서 끝 부위

부정맥(arrhythmia): 특히 심장박동수에서의 불규칙 또는 리듬의 상실, 리듬장애로도 알려져 있다.

양성(benign): 재발성 또는 진행성이 아님. 악성의 반대

느린맥(bradycardia): 보통 분당 60회보다 늦은 심장박동수

일산화탄소혈색소(carboxyhemoglobin): 일산화탄소 중독에 의해 형성된 일산화탄소와 혈색소의 혼합물

청색증(cyanotic): 혈액에서 비정상적으로 혈색소의 양이 감소된 결과로 피부의 색이 푸르스름하고 어두운 자주 빛을 보인다.

주름띠(frenulum): 혀의 정중선을 따라 입안 바닥의 혀아래 표

면으로부터 퍼진 점막의 주름

체온저하(hypothermia): 정상보다 낮은 체온으로 보통 35℃(95℉) 또는 그 아래

귀보개(otoscope): 귀를 검진하거나 청진하는 도구

귓바퀴(pinna): 속귀에서 소리의 파형을 모으고 처리하는 귓바퀴 또는 외부 귀의 돌출된 부분

맥박(pulse): 심장박동수와 같이 혈관을 따라 혈액이 지나가는 파형으로써 동맥 위에서 느껴지는 주기적인 파동

혈압계(sphygmomanometer): 수은기둥 또는 아네로이드와 커프를 이용하여 혈압을 측정하기 위해 사용되는 도구

Spo_2: 맥박산소측정법으로 동맥혈의 포화도 측정

혀밑주머니(shblingual pocket): 혀 양쪽 주름띠의 아래 뒤 영역

실신(synope): 대뇌로의 불충분한 혈액공급으로부터 발생되는 일시적인 의식상실 또는 기절이나 졸도로 알려져 있다.

빠른맥(tarchcardia): 심박수가 비정상적으로 빠른 상태로 보통 휴식 시 성인의 심박수인 100회 이상의 빠른 맥박을 말한다.

빠른호흡(tarchypnea): 숨쉬기 또는 호흡수가 비정상적으로 빠른 것

고막(tympanic membrane): 고막공간의 외벽을 제공하고 바깥귀길과 분리하는 막

혈관수축(vasocontriction): 혈관 직경의 감소

혈관확장(vasodilation): 혈관 직경의 증가

활력징후(vital sign): 인간의 건강과 현재 의학적인 상태를 나타내는 결정적인 지표(맥박, 체온, 호흡, 혈압, 산소 포화도, 인식된 통증)

참고문헌

1. Perry AG, Potter PA: Clinical Nursing Skills and Techniques, ed 5, St. Louis, 2002, Mosby.
2. DeWit SC: Rambo's Nursing Skills for Clinical Practice, ed 4, Philadelphia, 1994, WB Saunders.
3. Guiffre M, Heidenreich T, Carney-Gersten P, et al: The relationship between axillary and core body temperature measurements, Appl Nurs Res 3(2):52-55, 1990.
4. O'Toole S: Alternatives to mercury thermometers, Prof Nurs 12(11):783-786, 1997.
5. Weiss ME, Sitzer V, Clarke M, et al: A comparison of temperature measurements using three ear thermometers, Appl Nurs Res 11(4):158-166, 1998.
6. Stavem K, Saxholm H, Smith-Erichsen N: Accuracy of infrared ear thermometry in adult patients, Intensive Care Med 23:100-105, 1997.
7. Doezema D, Lunt M, Tandberg D: Cerumen occlusion lowers infrared tympanic membrane temperature measurement, Acad Emerg Med 2:17-19, 1995.
8. Shinozaki T, Deane R, Perkins FM: Infrared tympanic thermometer: evaluation of a new clinical thermometer, Crit Care Med 16(2):148-150, 1988.
9. Erickson RS, Yount ST: Comparison of tympanic and oral temperatures in surgical patients, Nurs Res 40(2):90-93, 1991.
10. Romano MJ, Fortenberry JD, Autrey E, et al: Infrared tympanic thermometry in the pediatric intensive care unit, Crit Care Med 21(8):1181-1185, 1993.
11. Pontious SL, Kennedy A, Chung KL, et al: Accuracy and reliability of temperature measurement in the emergency department by instrument and site in children, Pediatr Nurs 20(1):58-63, 1994.
12. Schmitz T, Bair N, Falk M, et al: A comparison of five methods of temperature measurement in febrile intensive care patients, Am J Crit Care 4(4):286-292, 1995.
13. Erickson R: Oral temperature differences in relation to thermometer and technique, Nurs Res 29(3):157-164, 1980.
14. Gayle F, Brown M: Comparing three methods of temperature taking: oral mercury-in-glass, oral Diatek and tympanic First Temp, Nurs Res 44(22):120-122, 1995.
15. Dowding D, Freeman S, Nimmo S, et al: An investigation into the accuracy of different types of thermometers, Prof Nurs 18(3):166-168, 2002.
16. Wilshaw R, Beckstrand R, Waid D, et al: A comparison of the use of tympanic, axillary and rectal thermometers in infants, Pediatr Nurs 14(2):88-93, 1999.
17. Giuliano KK, Scott SS, Elliot S, et al: Temperature measurement in critically ill orally intubated adults: a comparison of pulmonary artery core, tympanic and oral methods, Crit Care Med 27(10):2188-2193, 1999.
18. Closs J: Oral temperature measurement, Nurs Times 83(1):36-39, 1987.
19. Pugh-Davies S, Kassab JY, Thrush AJ, et al: A comparison of mercury and digital clinical thermometers, J Adv Nurs 11:535-543, 1985.
20. Buswell C: Comparing mercury and disposable thermometers, Prof Nurs 12(5):359-362, 1997.
21. Pontius S, Kennedy AH, Shelley S, et al: Accuracy and reliability of temperature measurements by instrument and site, Pediatr Nurs 9(2):114-123, 1994.
22. Board M: Comparison of disposable and glass mercury thermometers, Nurs Times 91(33):36-37, 1995.
23. Eoff MJ, Joyce B: Temperature measurement in children, Am J Nurs 81(5):1010-1011, 1981.
24. Blainey CG: Site selection in taking body temperature, Am J Nurs 74:1859-1861, 1974.
25. Tandberg D, Sklar D: Effect of tachypnea on the estimation of body temperature by an oral thermometer, N Engl J Med 308:945-946, 1983.
26. Woodman EA, McConnell PS, Simms L: Sources of unreliability in oral temperatures, Nurs Res 16(3):276-279, 1967.
27. Forster B, Adler DC, Davis M: Duration of effects of drinking iced water on oral temperature, Nurs Res 19(2):169-170, 1970.
28. Lee RE, Atkins E: Spurious fever, Am J Nurs 72(6):1094-1095, 1972.
29. Kozier B, Erb G, Berman A, et al: Techniques in Clinical Nursing: Basic to Intermediate Skills, ed 5, New Jersey, 2004, Pearson Prentice Hall.
30. Timby BK: Fundamental Skills and Concepts in Patient Care, ed 7, Philadelphia, 2003, Lippincott, Williams & Wilkins.
31. Baker N, Bidwell-Cerone S, Gaze N, et al: The effect of type of thermometer and length of time inserted on oral temperature measurements of afebrile subjects, Nurs Res 33(2):109-111, 1984.
32. Severine JE, Mckenzie NE: Advances in temperature monitoring: a far cry from shake and take, Nursing 27(5):1-16, 1997.
33. Sund-Levander M, Forsberg C, Wahren LK: Normal oral, rectal, tympanic and axillary body temperature in adult men and women: a systematic literature review, Scand J Car Sci 16:130-128, 2002.
34. McArdle WD, Katch FI, Katch VL: Essentials of Exercise Physiology, Philadelphia, 1994, Lea & Febiger.
35. Maciel BC, Gallo L, Marin Neto JA, et al: Parasympathetic contribution to bradycardia induced by endurance training in man, Cardiovasc Res 19:642-648, 1985.
36. Ekblom B, Kilbom ASA, Soltysiak J: Physical training, bradycardia, and autonomic nervous system, Scand J Clin Lab Invest 32:251-256, 1973.
37. Roeske WR, O'Roarke RA, Klein A, et al: Noninvasive evaluation of ventricular hypertrophy in professional athletes, Circulation 53:286-292, 1976.
38. Wilcockson J, Von Neupauer KS: Brother Klodi: Is Ullrich's understudy ready for the big time? VeloNews 34 (1):40-41, 2005.
39. Scheuer J, Tipton CM: Cardiovascular adaptations to physical training, Ann Rev Physiol 39:221-251, 1977.
40. Marieb EN: Human Anatomy and Physiology, ed 2, Redwood City, 1992, Benjamin/Cummings.
41. Perloff D, Grim C, Flack J, et al: Human blood pressure determined by sphygmomanometry, Circulation 88(5):2460-2470, 1993.
42. Yarows SA, Quin K: Accuracy of aneroid sphygmomanometers in clinical usage: University of Michigan experience, Blood Press Monit 6(2):101-106, 2001.
43. Chobanian AV, Bakris GL, Black HR, et al: National High Blood Pressure Education Program Coordinating Committee: Seventh report of the joint national committee on prevention, detection, evaluation, and treatment of high blood pressure, Hypertension 42:1206-1252, 2003.
44. Rastam L, Prineas RJ, Gomez-Marin O: Ratio of cuff width/arm circumference as a determinant of arterial blood pressure measurements in adults, J Intern Med 227, 225-232, 1990.
45. Knight T, Leech F, Jones A, et al: Sphygmomanometers in use in general practice: an overlooked aspect of quality in patient care, J Hum Hypertens

15, 681-684, 2001.
46. Markandu N, Whitcher F, Arnold A, et al: The mercury sphygmomanometer should be abandoned before it is proscribed, J Hum Hypertens 14, 31-36, 2000.
47. Beevers M, Morgan H: An audit of blood pressure measurement in two teaching hospitals, J Hum Hypertens 7, 98, 1997.
48. Hemingway T, Guss D, Abdelnur D: Arm position and blood pressure measurement, Ann Intern Med 140(1):74-75, 2004.
49. Mourad A, Carney S: Arm position and blood pressure: An audit, Intern Med J 34(5):290-291, 2004.
50. Mourad A, Carney S, Gillies A, et al: Arm position and blood pressure: a risk factor for hypertension? J Hum Hypertens 17(6):389-395, 2003.
51. Foster-Fitzpatrick L, Ortiz A, Sibilano H, et al: The effect of crossed leg on blood pressure measurement, Nurs Res 48,105-108, 1999.
52. Cassidy P, Jones K: A study of inter-arm blood pressure differences in primary care, J Hum Hypertens 15, 519-522, 2001.
53. Lane D, Beevers M, Barnes N, et al: Inter-arm differences in blood pressure: When are they clinically significant? J Hypertens 20, 1089-1095, 2002.
54. Mourad A, Gillies A, Carney S: Inaccuracy of wrist-cuff oscillometric blood pressure devices: An arm position artefact? Blood Press Monit 10(2):67-71, 2005.
55. Yarrows SA: Comparison of the Omron HEM-637 wrist monitor to the auscultation method with the wrist position sensor on or disabled, Am J Hypertens 17(1):54-58, 2004.
56. Kikyua M, Chonan K, Imai Y, et al: Accuracy and reliability of wrist-cuff devices for self-measurement of blood pressure, J Hypertens 20:629-638, 2002.
57. Zweiker R, Schumacher M, Fruhwald FM, et al: Comparison of wrist blood pressure measurement with conventional sphygmomanometry at a cardiology outpatient clinic, J Hypertens 18(8):1013-1018, 2000.
58. Rogers P, Burke V, Stroud P, et al: Comparison of oscillometric blood pressure measurements at the wrist with an upper-arm auscultatory mercury sphygmomanometer, Clin Exp Pharma Physiol 26(5-6):477-481, 1999.
59. Palatini P, Longo D, Toffanin G, et al: Wrist blood pressure overestimates blood pressure measured at the upper arm, Blood Press Monit 9(2):77-81, 2004.
60. Guidelines Subcommittee: World Health Organization International Society of Hypertension Guidelines for the management of hypertension., J Hypertens 17(2):151-183, 1999.
61. Burt VL, Whelton P, Roccella EJ, et al: Prevalence of hypertension in the U.S. adult population. Results from the Third National Health and Nutrition Examination Survey, 1988-1991, Hypertension 25(3):305-313, 1995.
62. Vasan RS, Beiser A, Seshadri S, et al: Residual lifetime risk for developing hypertension in middle-aged women and men: The Framingham Heart Study, JAMA 287(8):1003-1010, 2002.
63. Franklin SS, Gustin W, Wong ND, et al: Hemodynamic patterns of age-related changes in blood pressure. The Framingham Heart Study, Circulation 96(1):308-315, 1997.
64. Banegas J, de la Cruz J, Rodriguez-Artalejo F, et al: Systolic vs diastolic blood pressure: community burden and impact and impact on blood pressure staging, J Hum Hypertens 16(3):163-167, 2002.
65. Tin L, Beevers D, Lip G: Systolic vs. diastolic blood pressure and the burden of hypertension, J Hum Hypertens 16:147-150, 2002.
66. Franklin SS, Larson MG, Khan SA, et al: Does the relation of blood pressure to coronary heart disease risk change with aging? The Framingham Heart Study, Circulation 103(9):1245-1249, 2001.
67. Sulbaran T, Silva E, Maestre G: Isolated systolic hypertension: a new challenge in medicine, J Hum Hypertens 16(suppl 1):S44-S47, 2002.
68. Leonetti G, Cuspidi C, Facchini M, et al: Is systolic pressure a better target for antihypertensive treatment than diastolic pressure? J Hypertens 18(suppl 3):S13-S20, 2000.
69. Perry HM Jr, Miller JP, Baty JD, et al: Pretreatment blood pressure as a predictor of 21 year mortality, Am J Hypertens 13(6):724-733, 2000.
70. Kostis JB, Davis BR, Cutler J, et al: Prevention of heart failure by antihypertensive drug treatment in older persons with isolated systolic hypertension. SHEP Cooperative Research Group, JAMA 278(3):212-216, 1997.
71. SHEP Cooperative Research Group: Prevention of stroke by antihypertensive drug treatment in older persons with isolated systolic hypertension. Final results of the Systolic Hypertension in the Elderly Program (SHEP), JAMA 265(24):3255-3264, 1991.
72. Staessen JA, Thijs L, Fagard R, et al: Predicting cardiovascular risk using conventional vs ambulatory blood pressure in older patients with systolic hypertension: Systolic Hypertension in Europe Trial Investigators, JAMA 282(6):539-546, 1999.
73. Hyman DJ, Pavlik VN: Characteristics of patients with uncontrolled hypertension in the United States, N Engl J Med 345:479-486, 2001.
74. Loyd-Jones DM, Evans JC, Larson MG, et al: Differential control of systolic and diastolic blood pressure: factors associated with lack of blood pressure control in the community, Hypertension 36:594-599, 2000.
75. Cushman WC, Ford CE, Cutler JA, et al: Success and predictors of blood pressure control in diverse North American settings: The Antihypertensive and Lipid-Lowering Treatment to Prevent Heart Attack Trial (ALLHAT), J Clin Hypertens 4(6):393-404, 2002.
76. Black HR, Elliott WJ, Neaton JD, et al: Baseline characteristics and early blood pressure control in the CONVINCE trial, Hypertension 37(1):12-18, 2001.
77. Lewington S, Clarke R, Qizilbash N, et al: Age-specific relevance of usual blood pressure to vascular mortality: A meta-analysis of individual data for one million adults in 61 prospective studies. Prospective Studies Collaboration, Lancet 360:1903-1913, 2002.
78. Pickering T, James G, Boddie G, et al: How common is white coat hypertension? JAMA 259(2):225-228, 1988.
79. Kumpusalo E, Teho A, Laitila R, et al: Janus Faces of the White Coat Effect: Blood pressure not only rises, it may also fall, J Hum Hypertens 16:725-728, 2002.
80. Mancia G, Parati G, Pomidossi G, et al: Alerting reaction and rise in blood pressure during measurement by physician and nurse, Hypertension 31:1185-1189, 1987.
81. Celis H, Fagard RH: White-coat hypertension: A clinical review, Eur J Intern Med 15(6):348-357, 2004.
82. Beevers D: Salt and cardiovascular disease: not just hypertension, J Hum Hypertens 15:749-750, 2001.
83. De Wardener H, MacGregor G: Harmful effects of dietary salt in addition to hypertension, J Hum Hypertens 16:213-223, 2002.
84. He F, MacGregor G: Effect of modest salt reduction on blood pressure: a meta-analysis of randomized trials. Implications for public health, J Hum Hypertens 16:761-770, 2002.
85. Midgley J, Matthew A, Greenwood C, et al: Effect of reduced dietary sodium on blood pressure: a meta-analysis of randomized controlled trials, JAMA 275:1590-1597, 1996.
86. Grandal N, Galloe A, Garred P: Effect of sodium restriction on blood pressure, rennin, aldosterone, catecholamines, cholesterols and triglycerides: A meta-analysis, JAMA 279:1383-1391, 1998.
87. Poon IO, Braun U: High prevalence of orthostatic hypotension and its correlation with potentially causative medications among elderly veterans, J Clin Pharm Therapeut 30(2):173-178, 2005.
88. Bradley JG, Davis KA: Orthostatic Hypotension, Am Fam Phys 68(12):2393-2398, 2003.
89. Sclater A, Alagiakrishnan K: Orthostatic hypotension. A primary care primer for assessment and treatment, Geriatrics 59(8):30-27, 2004.
90. Karlsson AK: Autonomic dysreflexia, Spinal Cord 37:383-391, 1999.
91. Naftchi NE, Richardson JS: Autonomic dysreflexia: Pharmacological management of hypertensive crises in spinal cord injured patients, J Spinal Cord Med 20(3):355-360, 1997.
92. Vaidyanathan S, Soni BM, Watt JWH, et al: Pathophysiology of autonomic dysreflexia: long term treatment with terazosin in adult and pediatric spinal cord injury patients manifesting recurrent dysreflexic episodes, Spinal Cord 36:761-770, 1998.
93. Gimovski ML, Ojeda A, Ozaki R, et al: Management of autonomic hyperreflexia associated with low thoracic spinal cord lesion, Am J Obstet Gynecol 153:223-224, 1985.
94. Kiker JD, Woodstide JR, Jelinek GE: Neurogenic pulmonary edema associated with autonomic dysreflexia, J Urology 128:1038-1039, 1982.
95. Moeller BA Jr, Scheinberg D: Autonomic dysreflexia in injuries below the sixth thoracic segment, JAMA 224:1295, 1973.
96. Braddom RL, Rocco JF: Autonomic dysreflexia. A survey of current treatment, Am J Phys Med Rehabil 70:234-241, 1991.
97. Snow JC, et al: Autonomic hyperreflexia during cystoscopy in patients with high spinal cord injuries, Paraplegia 15:327-332, 1978.
98. Lindan R, Joiner F, Freehafer AA, et al: Incidence and clinical features of autonomic dysreflexia in patients with spinal cord injury, Paraplegia 18:285-292, 1980.
99. Erickson RP: Autonomic hyperreflexia: pathophysiology and medical management, Arch Phys Med Rehabil 61:431-440, 1980.
100. Eltorai I, Kim R, Vulpe M, et al: Fatal cerebral hemorrhage due to autonomic dysreflexia in a tetraplegic patient: Case report and review, Paraplegia 30:355-360, 1992.
101. Lee BY, Karmaker MG, Herz BL, et al: Autonomic dysreflexia revisited, J Spinal Cord Med 18:75-87, 1995.
102. Kewalramani LS: Autonomic dysreflexia in traumatic myelopathy, Am J Phys Med 59:1-21, 1980.
103. Yarkony GM, Katz RT, Yeong-Chi W: Seizures secondary to autonomic dysreflexia, Arch Phys Med Rehabil 67:834-835, 1986.
104. Pine ZM, Miller SD, Alonso JA: Atrial fibrillation associated with autonomic dysreflexia, Am J Phys Med Rehabil 70:271-273, 1991.
105. Kursh ED, Freehafer A, Persky L: Complications of autonomic dysreflexia, J Urology 118:70-72, 1977.
106. Kurnick N: Autonomic hyperreflexia and its control in patients with spinal cord lesions, Ann Intern Med 44:678-685, 1956.

107. Scott MB, Morrow JW: Phenoxybenzamine in neurogenic bladder dysfunction after spinal cord injury. II. Autonomic dysreflexia, J Urology 119:483-484, 1978.
108. Perkash I: Autonomic dysreflexia and detrusor-sphincter dyssynergia in spinal cord injury patients, J Spinal Cord Med 20:365-370, 1997.
109. Finestone HM, Teasell RW: Autonomic dysreflexia after brainstem resection. A case report, Am J Phys Med Rehabil 72:395-397, 1993.
110. Donald IP, Gear MW, Wilkinson SP: A life threatening respiratory complication of gastro-esophageal reflux in a patient with tetraplegia, Postgrad Med J 63:397-399, 1987.
111. Beard JP, Wade WH, Barber DB: Sacral insufficiency stress fracture as etiology of positional autonomic dysreflexia: case report, Paraplegia 34:173-175, 1996.
112. Givre S, Freed HA: Autonomic dysreflexia: a potentially fatal complication of somatic stress in quadriplegics, J Emerg Med 7:461-463, 1989.
113. Craig DI: The adaptation to pregnancy of spinal cord injured women, Rehabil Nurse 15:6-9, 1990.
114. Craig DI: Spinal cord injury and pregnancy: the stories of two women, SCI Nurse 11:100-104, 1994.
115. McGregor JA, Meeuwsen J: Autonomic hyperreflexia: a mortal danger for spinal cord damaged women in labor, Am J Obstet Gynecol 151:330-333, 1985.
116. Eltorai IM, Wong DH, Lacerna M, et al: Surgical aspects of autonomic dysreflexia, J Spinal Cord Med 20(3):361-364, 1997.
117. Teasell RW, Arnold JMO, Krassioukov A, et al: Cardiovascular consequences of loss of supraspinal control of the sympathetic nervous system after spinal cord injury, Arch Phys Med Rehabil 81:506-516, 2000.
118. Mersky H: The definition of pain, Eur J Psychiatry 6:153-159, 1991.
119. Lynch M: Pain as the fifth vital sign, J Intraven Nurs 24(2):85-94, 2001.
120. Davis MP, Walsh D: Cancer pain: how to measure the fifth vital sign, Cleve Clin J Med 71(8):625-632, 2004.
121. Chanvej L, Petpichetchian W, Kovitwanawong N, et al: A chart audit of postoperative pain assessment and documentation: the first step to implement pain assessment as the fifth vital sign in a university hospital in Thailand, J Med Assoc Thai 87(12):1447-1453, 2004.
122. Schaffer I: Postoperative pain as the fifth vital parameter, Medicinski Pregled 54(5-6):283-287, 2001.
123. Mckenzie R, May S: The Human Extremities: Mechanical Diagnosis and Therapy, Wellington, 2000, Spinal Publications.
124. Downie W, Leatham PA, Rhind VM, et al: Studies with pain rating scales, Ann Rheum Dis 37(4):378-381, 1978.
125. Maio RF, Garrison HG, Spaite DW, et al: Emergency Medical Services Outcomes Project (EMSOP) IV: Pain measurement in out-of-hospital outcomes research, Ann Emerg Med 40:172-179, 2002.
126. Luffy R, Grove SK: Examining the validity, reliability, and preference of three pediatric patient measurement tools in African-American children, Pediatr Nurs 29:54-59, 2003.
127. Tyler DC, Tu A, Douthit J, et al: Toward validation of pain measurement tools for children: a pilot study, Pain 52:301-309, 1993.
128. Herr KA, Spratt K, Mobily PR, et al: Pain intensity assessment in older adults: use of experimental pain to compare psychometric properties and usability of selected pain scales with younger adults, Clin J Pain 20:207-219, 2004.
129. Grossman SA, Sheidler VR, McGuire DB, et al: A comparison of the Hopkins Pain Rating Instrument with standard visual analogue and verbal description scales in patients with cancer pain, J Pain Symptom Manage 7(4):196-203, 1992.
130. Posner J: A modified submaximal effort tourniquet test for evaluation of analgesics in healthy volunteers, Pain 19:143-151, 1984.
131. Kast EC: An understanding of pain and its measurement, Med Times 94:1501-1503, 1966.
132. Melzack R: The McGill Pain Questionnaire: major properties and scoring methods, Pain 1:277-299, 1975.
133. Byrne M, Troy A, Bradley LA, et al: Cross-validation of the factor structure of the McGill Pain Questionnaire, Pain 13(2):193-201, 1982.
134. Prieto EJ, Hopson L, Bradley LA, et al: The language of low back pain: factor structure of the McGill Pain Questionnaire, Pain 8(1):11-19, 1980.
135. Ransford AO, Cairns D, Mooney V: The pain drawing as an aid to the psychological evaluation of patients with low back pain, Spine 1(2):127-134, 1976.
136. Neff TA: Routine oximetry: A fifth vital sign? (editorial), Chest 94(2):227, 1988.
137. Carroll P: Pulse oximetry at your fingertips, RN 60(2):30-27, 1997.
138. Carroll P: Using pulse oximetry in the home, Home Healthc Nurse 15(2):89-95, 1997.
139. Jensen LA, Onyskiw JE, Prasad NGN: Meta-analysis of arterial oxygen saturation monitoring by pulse oximetry in adults, Heart Lung 27:387-408, 1998.
140. Kelly AM, McAlpine R, Kyle E: How accurate are pulse oximeters in patients with acute exacerbations of chronic obstructive airway disease? Respir Med 95(5):336-340, 2001.
141. Fitzgerald R, Johnson A: Pulse oximetry in sickle cell anemia, Crit Care Med 29(9):1803-1806, 2001.
142. Brouillette RT, Waxman DH: Evaluation of the newborn's blood gas status. National Academy of Clinical Biochemistry, Clin Chem 43(1):215-221, 1997.
143. Rajadurai VS, Walker AM, Yu VY, et al: Effect of fetal haemoglobin on the accuracy of pulse oximetry in preterm infants, J Pediatr Child Health 28(1):43-46, 1992.
144. Denjean A, Bridey F, Praud JP, et al: Accuracy of measurements of HbF with OSM3 in neonates and infants, Eur Respir J 5(1):105-107, 1992.
145. Barker SJ: Motion-resistant pulse oximetry: A comparison of new and old models, Anesth Analg 95(4):967-972, 2002.
146. Lawless ST: Crying wolf: False alarms in a pediatric intensive care unit, Crit Care Med 22:981-985, 1994.
147. Bohnhorst B, Peter CS, Poets CF: Pulse oximeters' reliability in detecting hypoxemia and bradycardia: A comparison between a conventional and two new generation oximeters, Crit Care Med 28:1565-1568, 2000.
148. Hay WW, Rodden DJ, Collins SM, et al: Reliability of conventional and new pulse oximetry in neonatal patients, J Perinatol 22(5):360-366, 2002.
149. Torres A, Skender K, Wohrley J, et al: Pulse oximetry in children with congenital heart disease; effects of cardiopulmonary bypass and cyanosis, Intensive Care Med 19(4):229-234, 2004.
150. Amar D, Neidzwiski J, Wald A, et al: Fluorescent light interferes with pulse oximetry, J Clin Monit 5(2):135-136, 1989.

제 31 장

상태악화

Deconditioning

학습개요

목적

병리현상

상태악화과정

검진

병력 / 계통관찰 / 검진과 측정

평가, 진단, 예후

중재

의사소통 / 교육 / 동기부여 / 유산소운동 / 웨이트 트레이닝 / 순환 웨이트 트레이닝

사례연구

요약

추가정보

용어

참고문헌

학습목표

이 장을 읽은 후, 다음의 사항을 할 수 있어야 한다.

1. 상태악화의 결과와 관련된 병리현상의 위험요인을 논의할 수 있다.
2. 상태악화가 있는 환자를 위한 최상의 검진방법과 검진도구들을 적용할 수 있다.
3. 상태악화가 있는 환자를 평가하고 진단하는데 사용되는 물리치료사의 치료행위지침과 장애모형을 이해할 수 있다.
4. 상태악화가 있는 환자를 위한 근거중심 위주의 중재방법을 적용할 수 있다.

상태악화는 질병, 노화, 또는 비활동(inactivity)으로 인해 정상적인 해부학적 및 생리학적 기능이 감소하는 것이다.[1] 상태악화(deconditioning)는 여러 계통에 영향을 줄 수 있고, 한 계통의 기능 감소로 인해 인체의 여러 계통이 영향을 받을 수 있다. 심폐계는 상태악화에 의해 가장 영향을 받는 계통이고, 이로 인해 근육뼈대계가 이차적으로 가장 크게 영향을 받는다. 심폐계의 상태악화는 신체 움직임을 위해 필요한 뼈대근육을 포함한 신체조직으로 산소와 혈액의 전달능력을 떨어뜨린다. 근육뼈대계의 상태악화는 근육세포의 신진대사를 변화시키고, 모세혈관에 혈액공급을 감소시키며, 장시간 작업할 수 있는 능력을 떨어뜨린다.[1]

물리치료사가 만나게 될 상태악화가 있는 환자는 손상으로 인해 신체적 훈련을 할 수 없는 운동선수에서 중환자실에 있는 사람 또는 활동성이 부족한 노인까지 다양하다. 높은 수준의 신체적 적합성을 가진 환자는 낮은 수준의 적합성을 가진 사람보다 생리적인 기능 감소가 더욱 빨리 발생한다.[2] 부동 또는 활동성의 감소는 결국 최대 산소소비율 감소, 전체 혈액량, 일회박출량의 감소를 유발한다. 이러한 변화는 적어도 부동 2주 후에 나타날 수 있다.[1,2] 폐 기능, 심장박동수, 근육 신진대사의 변화는 느리게 진행되기 때문에, 부동 1달 후 정도에 나타날 수 있다.[1]

상태악화가 있는 환자인 경우, 치료계획을 세우기 위해 상해, 기능적 제한, 장애의 정도를 평가해야 한다. 상태악화가 있는 환자는 검진과 측정시 설명될 수 있는 몸 전체를 사용한 활동 또는 팔과 다리에 반복적인 움직임에 의해 측정되어지는 지구력 상해(endurance impairment)를 보일 것이다. 재활전문가들은 환자의 일차적 병리상태, 동반 질병, 상태악화에 영향을 주는 심리적 요인뿐만 아니라 환자의 현재 활동수준을 고려하여 치료계획을 세워야 한다. 상태악화가 있는 환자에 대한 검진, 평가, 진단을 위해 장애모형을 사용하여 설명할 것이다.

1. 병리현상

물리치료사 치료행위지침(guide to physical therapist practice)에는 우선적 치료행위 패턴 6B(상태악화와 관련된 유산소 능력 · 지구력 손상)가 포함된다.[3] 이 치료행위 패턴에는 유산소 능력 · 지구력이 감소된 상태악화 환자를 위한 물리치료적인 관리가 제시되어져 있다. 이 치료행위 패턴에 속하는 환자를 위한 장애모형을 완전히 수행하기 위해, 치료사는 환자의 지구력 상해와 기능적 제한 사이의 관계를 고려해야 한다. 기능적 제한과 관련된 지구력 상해는 과제 또는 운동 시 환자가 일반적으로 기대되는 것보다 짧은 시간 동안 또는 낮은 반복행위를 보이는 것이다. 이 우선적 치료행위 패턴에 속하는 환자인 경우, 지구력 상해가 가장 주요 상해로 여겨진다. 왜냐하면 이것이 기능적 제한과 관련이 높기 때문이다.

근육뼈대계, 신경근육 또는 피부와 관련된 우선적 치료행위 패턴에 속하는 사람도 상태악화와 지구력 상해가 있을 수 있다. 따라서 이 장에서 제공되는 정보는 일차적으로 다른 형태의 우선적 치료행위 패턴을 가졌더라도 상태악화가 발생할 우려가 있는 환자를 위한 유용한 기준이 될 것이다. 근육뼈대계에 대한 우선적 치료행위 패턴 4C(근육수행력 손상)는 상태악화와 관련이 깊다(5장 참조). 근육지구력 상실은 반복적인 작업을 수행할 수 없게 만들고, 기능적 업무수행능력을 감소시키기 때문에 여기에 포함되는 환자도 상태악화에 포함될 수 있다. 근육수행력 손상은 기본적으로 근육뼈대계에 영향을 주는 문제이지만, 상태악화는 여러 계통에 좀 더 광범위하게 영향을 준다.

상태악화 과정

병리적인 문제 없이 운동선수에서 훈련중지와 일반인에서 침상안정이 미치는 효과들이 연구되어져 왔다.[1,2,4] 이러한 연구들은 지구력 상해를 초래하는 환자들에게 상태악화가 심폐계, 근육뼈대계, 내분비계에 미치는 영향에 대한 기초지식을 제공하였다.

최대산소섭취(maximum oxygen uptake; $\dot{V}O_2max$)율은 심폐 적합성을 알려주는 지표이다.[5,6] 최대산소섭취율은 신체 1㎏당 1분 동안 섭취하는 산소량(ml)이다. 최대산소섭취율은 걷기, 뛰기 또는 자전거타기 같은 활동 동안 소비되는 산소의 양을 측정함으로서 알 수 있다. 건장한 성인에서 최대산소섭취율은 24~50ml/kg/min이다.[6] 최대산소섭취율은 비활동 시 떨어지며, 비활동 후 첫 1개월에 빠르게 감소하고 적어도 다음 2개월 동안에는 느리게 감소한다고 Alber 등은 보고하였다.[1,2] 일회심장박출량(stroke volume), 전체 혈액량, 심장박동수, 환기능력의 변화는 최대산소섭취율에 영향을 준다.

안정 시 산소섭취율은 약 3.5ml/kg/min이다. 머리빗기, 음식준비하기, 느리게 걷기 같은 일상생활동작 시 약 7~10ml/kg/min의 산소가 필요하다. 장애의 기준은 18ml/kg/min이상의 산소가 필요한 활동을 할 수 없는 경우이다.[5] 장시간 서기, 시간당 3마일(약 4.8km)로 걷기, 계단 오르기 같은 활동은 최고 산소섭취율이 18ml/kg/min인 사람이 수행할 수 없는 활동이다.[7]

비활동. 비활동(inactivity) 또는 침상안정 시 첫 30일 동안 약 12%까지 일회심장박출량이 줄어든다.[2] 이러한 감소는 기본적으로 왼쪽 심실이 이완기 동안 혈액을 충분히 채우지 못해서 발생한다.[8] 심실이 말기 이완기에 충분히 혈액을 채우지 못할 때, 심장은 수축할 때마다 배출되는 혈액이 줄어들게 되고, 심장이 충분히 늘어나지 않아 수축력도 떨어지게 된다. 일회심장박출량 감소는 최대하운동 시 심장박동수 증가와 혈액량 감소로 이어진다.[1,9] 또한 폐의 최대 환기능력은 비활동 4주 후 10~15%까지 떨어진다.[2]

또한 비활동은 근육의 유산소 신진대사에 필요한 미토콘드리아 효소에 영향을 준다. 이러한 효소들의 수준은 비활동 1개월 이내에 떨어지고, 에너지 생성을 위해 미토콘드리아가 더욱 무산소 신진대사에 의존하게 만든다.[10] 근육 내에 있는 모세혈관도 감소한다.[11] 근육의 모세혈관은 근육에 산소를 확산하는 능력과 신진대사 산물을 제거하는 능력에 영향을 준다. 근육에서 미토콘드리아 신진대사 감소율과 모세혈관은 유전적 요인과 활동수준에 따라 영향을 받는다.[2]

비활동은 몸쪽축으로 인해 근육굵기가 줄어든다. 위축이 있는 경우, 근육에 있는 굵은근육미세섬유(myosin)와 가는근육미세섬유(actin)의 양, 전체 근육의 가로면이 줄어든다.[12] 일반적으로 비활동은 체중지지와 움직임에 관여하는 근육에서 가장 위축을 유발하는데, 특히 다리 폄근에서 잘 발생한다(5장 참조).[11]

비활동과 침상안정은 운동에 대한 무산소 신진대사와 노르에피네프린 반응에 영향을 준다. 3일 침상안정 후 인슐린매개 당분 섭취가 줄어들고 코르티솔(cortisol)과 성장호르몬의 농도가 떨어진다는 연구가 있다.[13,14] 또한 비활동은 백혈구 수에 영향을 주고, 신체면역반응에 영향을 준다.[15]

노화. 노화(aging)는 인간의 기능과 지구력의 수준에 점진적으로 영향을 주는 퇴행과정이다. 노화로 인한 신체적 영향은 뼈 무기질침착(mineralization)의 상실, 근육 질량 상실, 미토콘드리아 효소 감소, 폐기능 감소, 혈관의 기능부족이 있으며[16~18] 이러한 모든 변화는 노인에서 상태악화에 영향을 준다. 변화 정도는 유전적 요인, 행동, 질병, 심리적 요인, 신체활동수준, 주거환경 등에 따라 다르게 나타난다. 건강한 노인인 경우, 생리적 기능의 감소는 자신이 수행하고 있는 운동수준에 따라 결정된다.[19]

지구력과 기능적 활동에 노화가 미치는 영향은 폭 넓게 연구되어져 왔다.[16,17,19] 심폐와 근육뼈대계의 노화는 상태악화에 가장 크게 영향을 준다. 노화는 운동하는 동안 심장박출량(candiac output)의 감소와 최대심장박출량의 감소와 관련이 있다.[18] 성인기 동안 최대심장박출량은 매년 1%씩 감소한다.[20] 심장근육의 기능 감소는 심장근육의 전도와 수축력을 떨어뜨리고, 결국 운동에 대한 일회심장박출량과 심장박동수 감소를 유발한다.[21] 베타 아드레날린 자극에 대한 말초혈관과 심장근육의 반응 변화, 동맥벽의 유순도 감소 역시 운동에 대한 심혈관 반응을 떨어뜨리는 원인이 된다.[22]

노화로 인해 근육 내 결합조직과 지방조직의 증가와 더

불어 근육섬유수의 감소가 발생하여 뼈대근육이 위축된다.[23] Ⅱ형 근유섬유의 크기는 노화로 줄어들고, 결국 Ⅰ형 근육섬유의 질량이 차지하는 %가 커진다. 특히 다리근육에서 심하다. 이러한 변화는 근력 감소를 초래하는데, 80세에 약 40%까지 근력이 감소한다.[24] 근력변화는 노인에서 활동제한을 유발한다. 다리근력 감소와 체중지지활동의 감소는 뼈의 무기질밀도 상실과 뼈엉성증과 관련이 있다(3장 참조).[17]

비만. 비만 역시 상태악화에 영향을 준다. 좌식생활과 수의적인 비활동은 비만율을 높인다.[25~27] 비만은 동맥경화증의 진행을 가속화시키고, Ⅱ형 당뇨병의 위험을 높이고 이에 따른 부정적인 결과와 더불어 운동내성을 떨어뜨려 상태악화를 유발시킨다. 또한 비만은 젊은 성인에서 Ⅱ형 당뇨병과 심장질병의 위험을 높인다.[28] 신체적 및 심리적 요인들이 비만에 영향을 준다. 이러한 요인 중 대부분은 신체적 활동수행력을 제한하여 비만과 상태악화에서 탈출하는 것을 어렵게 만든다.

상태악화가 있는 환자는 자신의 지구력에 영향을 주는 여러 형태의 병리적 과정이 있을 수 있다. 치료사는 이러한 상태에 대해 이해해야 하고 적절한 중재를 고려해야 한다. 상태악화가 있는 환자에 대한 검진은 활동내성에 영향을 주는 요인과 활동 수준을 높이기 위한 동기부여 방법을 중심으로 이루어져야 한다.

2. 검진

병력

상태악화가 있는 환자를 검진할 때 치료사는 환자·보호자 또는 의료차트를 통해 정보를 모으고, 환자의 병력과 현재상태를 파악해야 한다. 치료사는 나머지 검진결과와 함께 병력을 종합하여 병리현상, 상해, 기능적 제한, 장애를 파악해야 한다. 병력에는 환자의 일반적인 건강상태(신체, 심리, 사회기능), 현재 활동 수준, 피로, 호흡곤란, 또는 가슴조임증 같은 증상들이 포함되어야 한다. 특히, 일반적인 건강상태는 계통관찰의 지침이 될 수 있고 운동프로그램의 참여 여부를 결정하는데 도움이 된다.

동기부여. 기능적인 능력을 높이기 위해, 상태악화가 있는 대부분의 환자는 운동프로그램을 시작하고 유지해야 한다. 이전의 운동경험과 여가활동의 참여경험에 대한 이력은 환자에게 적절한 중재방법을 선택하는데 도움이 된다. 환자의 사회적 경력, 습관, 주거환경, 고용, 운동습관은 운동지속성 여부에 영향을 줄 수 있다.

운동을 시작하고 유지하기 위해서는 수의적인 노력이 필요하다.[6] 환자동기부여(patient motivation)는 운동을 수행하고 지속하는 중요한 요인이다.[29~31] 치료사는 환자가 운동을 시작하고 유지할 준비가 되어있는지를 파악해야 한다. 동기부여를 평가하고 촉진하기 위해서는 환자의 배경, 현재의 요구, 발달상태를 고려해야 한다.[32]

환자동기부여를 촉진하기 위한 이론 중 중요 세 가지인 행동수정이론, 사회인지이론, 변화 단계이론을 간략히 설명하겠다.

행동수정이론(behavior modification theory)은 종종 재활과 건강 증진 분야에서 사용된다. 이 이론에 따르면, 행동수행에 대한 보상과 되먹임은 행동유지에 가장 중요한 인자이다.[33] 이 이론은 환자가 행동목표의 설정과 계획하는데 참여하게 하고, 성공에 대한 되먹임을 받고, 필요에 따라 목표를 수정하도록 한다.

사회인지이론(social cognitive theory)은 자기 효능성이 행동변화에 가장 중요한 인자로 여기고 있다. 자가효능성은 상황을 관리하기 위해 필요한 행동을 수행하고 조직화하는 자신의 능력에 대한 믿음이다.[34] 운동에 대한 자가효능감은 자신의 상태를 통해 증진되고 중재될 수 있다. 따라서 치료사는 먼저 운동에 대한 환자의 믿음과 운동프로그램을 유지할 수 있다는 자신감에 대해 평가를 해야 한다. 운동에 대한 신뢰를 토의하는 것은 자신의 프로그램을 지속하기 위한 효과적인 전략을 개발하는데 있어 반복적인 오류를 범하는 환자에게 도움이 된다.[6,35]

변화 단계이론(stages of change theory)은 동기부여와 행동변화에 대한 과도기 이론적 모형 중 일부이다.[36~38]

이 이론에 따르면, 행동변화 실제화와 행동변화를 위한 개인의 감정적 및 지적인 준비에는 5단계가 있다. 치료사는 환자가 어느 단계에 해당하는지를 결정해야 하고 신체적 운동 참여의 의지와 활동 수준에 대한 일련의 질문을 통해 변화에 대한 환자의 준비 정도를 파악해야 한다 (글상자 31-1).[6,39]

글상자 31-1 운동에 대한 변화 단계를 결정하기 위한 질문

먼저 다음의 지문을 읽고, 자신에게 해당하는 운동 상태에 x를 기입하라.

규칙적인 운동이란 중등도 이상의 강도(빠른 걸음, 수영, 자전거타기, 달리기, 축구, 에어로빅 같은 운동으로 약간의 땀이 나는 정도. 단, 볼링, 낚시, 또는 승마는 제외)로 20분 이상 주 3회 운동을 하는 것이다.

다음 중 하나만 선택하라.

1. ___ 나는 운동에 참여하지 않고 있고, 운동을 시작할 생각이 없다.
2. ___ 나는 운동에 참여하지 않고 있지만, 운동을 시작할 생각이 있다.
3. ___ 나는 운동에 참여하고 있지만, 규칙적이지 않다.
4. ___ 나는 규칙적인 운동에 참여하고 있고, 시작한지 6개월 정도 지났다.
5. ___ 나는 규칙적인 운동을 하고 있고, 운동을 시작한지 6개월 이상 되었다.

변화 단계

환자가 선택한 지문은 다음의 단계와 거의 일치할 것이다.

1. 심사숙고 전 단계로, 미래에 운동을 시작할 의도가 없다.
2. 심사숙고 단계로, 문제에 대해 인식하고 있고 운동을 시작하려고 진지하게 고려하고 있지만, 행동을 취하지 않는다.
3. 준비 단계로, 의도와 행동기준이 있다. 이 단계의 사람은 다음달에 운동을 시작하려고 하거나 운동을 시작했지만 신체적 적합성을 증진하는 수준까지 도달하지 못한다.
4. 행동 단계로, 신체적 적합성을 증진할 수준에서 운동프로그램을 시작하고 유지하기 위해 자신의 행동과 환경을 수정한다.
5. 유지 단계로, 6개월 이상 운동프로그램을 유지하여 왔고 재발을 방지하기 위해 힘쓰고 있다.

From Reed GR, Velicer WF, Prochaska JO, et al: Am J Health Promot 12(1):57–66, 1997.

계통관찰

계통관찰은 검진과 중재 동안 주의해야 할 사항이 있는지 또는 합병증을 유발할 영역이 있는지를 알아보고 정밀 검진이 필요한 부분이 있는지를 알아보기 위해 시행된다. 1장의 계통관찰을 참조하길 바란다.

지구력을 위한 많은 검진들이 보행을 필요로 하기 때문에, 이러한 검진을 시작하기 전에 보행에 대한 간략한 검진을 먼저 시행해야 한다. 보행 동안 환자의 전반적인 안전성과 안정성이 평가해야 하고, 보행이상을 파악해야 한다(32장 참조). 보행안정성과 안전성에 피로가 미치는 영향을 지구력 검진을 하는 동안 파악해야 한다.

검진과 측정

상태악화 환자는 다양한 문제를 가질 수 있기 때문에 근육뼈대, 심호흡, 또는 피부기능에 대한 측정을 해야 한다. 그러나 상태악화는 기본적으로 심호흡계 기능이 떨어지기 때문에, 이 영역에 대한 검진과 측정에 초점을 두어야 한다. 심호흡계 상태는 심혈관, 폐, 근육뼈대, 신경계의 상호 의존적이다.[40] 치료사는 환자의 상태를 평가하기 위해 적절한 검진과 측정을 선택해야 하고, 환자의 병력과 안정성뿐만 아니라 이용 가능한 임상적 자원과 기술을 고려해야 한다.

근육뼈대. 일반적으로 자세, 관절가동범위, 근육수행력에 대한 검진과 측정을 시행한다.

인체계측학적 특징. 신체구성이 운동프로그램에 대한 내성에 영향을 줄 수 있기 때문에 신체구성에 대한 평가가 이루어져야 한다. 비만 환자는 운동프로그램 동안 과사용에 의한 손상위험이 높아진다.[41] 신체질량지수(body mass index, BMI)는 신체구성에 대해 가장 흔히 사용되는 지표이다(그림 31-1). 신체질량지수(kg/m^2)는 자신의 키(m)의 제곱으로 몸무게(kg)를 나눈 값이다.[42] 비록 신체질량지수가 신체구성에 대한 특수검진을 대체할 수 있지만, 지방과 근육뼈대의 무게를 구별하지 못한다는 것을 알아야 한다.[43] 신체질량지수는 비만과 관련된 위험요인 신체질량지수를 결정하는데 있어서 가장 왼쪽의 세로줄은 키를 의미하고 키에 따른 체중은 가로줄을 따라 해석한다. 제일 위쪽의 가로줄은 체중에 따른 신체질량지수를 나열한 것이다. 신체질량지수가 18.5~24.9 사이는 정상체중범위이고 25~29.9 사이는 과체중, 30 이상은 비만범위이다.

BMI	19	20	21	22	23	24	25	26	27	28	29	30	31	32	33	34	35
키 Height	체중(파운드) Weight in Pounds																
4′10″	91	96	100	105	110	115	119	124	129	134	138	143	148	153	158	162	167
4′11″	94	99	104	109	114	119	124	128	133	138	143	148	153	158	163	168	173
5′	97	102	107	112	118	123	128	133	138	143	148	153	158	163	158	174	179
5′1″	100	106	111	116	122	127	132	137	143	148	153	158	164	169	174	180	185
5′2″	104	109	115	120	126	131	136	142	147	153	158	164	169	175	180	186	191
5′3″	107	113	118	124	130	135	141	146	152	158	163	169	175	180	186	191	197
5′4″	110	116	122	128	134	140	145	151	157	163	169	174	180	186	192	197	204
5′5″	114	120	126	132	138	144	150	156	162	168	174	180	186	192	198	204	210
5′6″	118	124	130	136	142	148	155	161	167	173	179	186	192	198	204	210	216
5′7″	121	127	134	140	146	153	159	166	172	178	185	191	198	204	211	217	223
5′8″	125	131	138	144	151	158	164	171	177	184	190	197	203	210	216	223	230
5′9″	128	135	142	149	155	162	169	176	182	189	196	203	209	216	223	230	236
5′10″	132	139	146	153	160	167	174	181	188	195	202	209	216	222	229	236	243
5′11″	136	143	150	157	165	172	179	186	193	200	208	215	222	229	236	243	250
6′	140	147	154	162	169	177	184	191	199	206	213	221	228	235	242	250	258
6′1″	144	151	159	166	174	182	189	197	204	212	219	227	235	242	250	257	265
6′2″	148	155	163	171	179	186	194	202	210	218	225	233	241	249	256	264	272
6′3″	152	160	168	176	184	192	200	208	216	224	232	240	248	256	264	272	279
	정상체중 Healthy Weight						과체중 Overweight					비만 Obese					

From U.S. Department of Health and Human Services, U.S. Department of Agriculture: Dietary guidelines for Americans 2005, ed 6, Washington, DC, 2005, Authors. Accessible at www.healthierus.gov/dietaryguidelines.
Source: National Institutes of Health, National Heart, Lung, and Blood Institute: Evidence report of clinical guidelines on the identification, evaluation, and treatment of overweight and obesity in adults, Bethesda, Md, 1998, Author.

그림 31-1 신체질량지수는 자신의 키(m^2)의 제곱으로 몸무게(kg)를 나눈 값이다.

을 선별하는데 사용될 수 있다.[44] 신체질량지수가 30 이상인 경우 식이에 대한 상담을 받아야 하고, 35 이상인 경우는 정규적인 의학적 상담이 필요하다.[45]

신체구성과 지방 %에 대한 좀 더 정확한 검진을 위해서는 수중체중(underwater weight), 피부두께(skinfold), 또는 생체전기임피던스분석(bioelectrical impedance analysis)을 실시해야 한다.[42] 수중체중측정은 신체구성을 평가하는 가장 표준적이고 간접적인 방법이고 숨을 내쉰 후 물 속에 들어갔을 때 체중과 대기 중의 체중을 비교하는 것이다. 시간과 장비의 문제로 임상적인 상황에서 적용하기 힘든 면이 있다. 피부두께 측정 역시 신체지방을 알아보기 위해 사용된다. 정확한 캘리퍼(caliper)와 숙련된 측정자가 검진하는 경우, 이 방법은 정확하고 신뢰가 있다. 생체전기임피던스분석은 신체임피던스를 측정하기 위해 낮은 수준의 전류를 이용하여 신체지방 비율을 추정하는 것이다. 이 방법은 피부두께측정보다 쉽고, 비용이 싸지만, 과도한 수분 또는 부종이 있는 환자인 경우는 부정확할 수 있다. 신체지방 비율을 이용하는 경우, 남자 30%, 여자 40% 이상일 때 비만으로 간주된다.[42]

신경근육

각성, 집중, 인지. 병력청취 동안 환자가 피로를 호소하면 상태악화가 있음을 알려주는 것일 수도 있지만 상태악화로 인한 것이 아닌 피로는 상태악화가 있는 환자의 활동을 심하게 제한한다. 피로는 시각유추척도(visual analogue scale) 또는 피로심각성척도(fatigue severity scale)로 측정할 수 있다(그림 31-2).[46,47] 심한 제한이 있는 환자는 다차원적 피로평가(multudementional assessment of fatigue),[47,48] 또는 만성피로증후군활동과 참여설문(chronic fatigue syndrome-activity and participation questionnaire)을 이용하는 것이 더욱 효과적이다. 이들 도구는 재활 환자에서 타당성이 검증되었다.[49]

지난주 동안 나는…

	전혀 아니다 1	아니다 2	약간 아니다 3	보통이다 4	약간 그렇다 5	그렇다 6	매우 그렇다 7
피곤할 때 동기부여가 떨어진다.							
운동시 피로가 생긴다.							
쉽게 피곤해진다.							
피로때문에 신체적 기능이 떨어진다.							
피로때문에 자주 문제가 생긴다.							
피로때문에 신체적 기능을 유지하기 힘들다.							
피로때문에 직무와 책임을 다하기 힘들다.							
피로는 나에게 3가지 가장 중요한 장애 증상 중 하나이다.							
피로는 나의 일, 가족 또는 사회생활을 방해한다.							
Total							

피로점수는 각 문항의 합을 더하고 9로 나눈 수치이다.

그림 31-2 피로심각성척도

From Krupp LB, LaRocca NG, Muir-Nash J, et al: Arch Neurol 46(10) :1121-1123, 1989.

통증. 활동과 휴식 동안 통증 정도와 위치를 파악하기 위해 일반적인 시각유추척도(visual analogue scale)가 사용된다(22장 참조).

심혈관/폐. 상태악화가 있는 환자에 대한 검진은 심호흡계 기능을 중점으로 평가되어야 한다. 심장박동수, 혈압, 호흡수에 대한 검진은 환자의 심호흡계 기능과 능동적 운동참여에 대한 준비성 같은 기본적인 정보를 제공하고 운동에 대한 기초자료가 된다.[50] 혈압과 심장박동수에 대한 비정상적인 소견은 다른 건강전문가에게 의뢰가 필요한지 그리고 환자에게 적절한 운동프로그램을 선택하는데 영향을 준다.

심장과 폐질병병력이 있는 환자인 경우, 심장과 폐에 대한 청진과 심장초음파로 심장리듬을 관찰하는 것은 환자의 현재 병리현상를 결정하는데 도움이 되고 운동 동안 심장근육의 변화를 감지하는데 사용된다.[6,51]

환기와 가스교환. 활동 동안 호흡 관련 불편감을 호소하는 환자는 운동 동안과 전에 호흡곤란 정도에 대한 평가와 폐기능검진이 필요할 수 있다.[52,53] 그림 31-3은 호흡불편감을 주관적으로 평가하는 호흡곤란척도이다.

유산소능력 및 지구력. 이전에 언급하였듯이, 환자의 심호흡계 기능에 대한 가장 정확한 측정은 최대산소섭취율이다.[6,54] 최대산소섭취율이 같은 연령대의 사람의 60% 이하이면 유산소 능력 또는 지구력이 떨어지는 것으로 간주된다.[55]

비록 최대유산소검진이 최대유산소 능력을 평가하기 위한 표준적인 방법이지만, 이 형태는 환자가 최대산소섭취 상태까지 도달해야 하기 때문에 위험하고, 과도한 피로를 유발할 수 있고 환자가 다른 상해때문에 제한을 받을 수 있다. 따라서 상태악화 환자를 위해 임상치료사들은 환자의 최대산소섭취율을 추정하기 위해 최대하 유산소검진을 시행해야 한다.[6,40,56] 최대산소섭취율을 추정하기 위한 검진은 유산소부하에 대한 심호흡계반응을 결정하기 위해 부하량 증가에 따른 환자의 심장박동수 변화를 기본적으로 이용한다. 심장박동수는 산소섭취율과 직선적인 관계를 보이기 때문에, 심장박동수는 환자의 산소섭취를 추정하고 최대산소섭취율을 추정하기 위해 사용된다. 최대하 검진이 이용될 때, 그림 31-4에서처럼 운동부하량에 따른 심장박동수에서 최대예상심장박동수를 통해 최대산소섭취율을 추정한다.[6,57]

고정식 자전거와 트레드밀 걷기는 최대산소섭취율을 추정하는데 흔히 사용되는 도구이다.[54,56] 고정식 자전거의 이점은 안전하고 상대적으로 비용이 싸며, 검진 동안 활력징후를 정확하게 측정할 수 있다는 것이다. 그러나 자전거에 익숙하지 않은 환자는 검진 동안 일정한 운동부하를 유지하기 힘들다. 왜냐하면 환자가 일정한 박자(cadence)를 유지할 수 없기 때문이다.[56] 고정식 자전거를

0= 호흡곤란이 없음
1= 약간, 관찰자가 인식할 수 없음
2= 약간, 관찰자가 인식할 수 있음
3= 중간, 활동을 지속할 수 있음
4= 심한, 활동을 지속할 수 없음

그림 31-3 호흡곤란척도

From Williams MA (ed): Guidelines for Cardiac Rehabilitation and Secondary Prevention Programs, ed 4, Champaign, Ill, 2004, Human Kinetics.

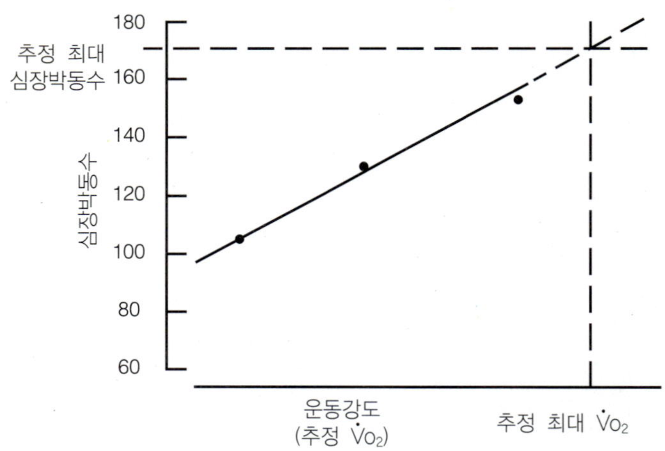

그림 31-4 추정 최대산소섭취율. 수정된 브루스 운동부하검진을 이용한 50대 환자의 최대산소섭취율. 최대심장박동수는 170 (220~50). 3단계의 프로토콜 동안 얻은 산소섭취와 심장박동수는 최대예상심장박동수와 잘 맞고 있으며 직선적인 관계를 보인다. 추정되는 최대산소섭취율은 42ml/kg/min이다.

From Guiccione A: Geriatric Physical Therapy, ed 2, St. Louis, 2005, Mosby.

이용한 운동검진은 최대산소섭취율 추정에서 10% 미만의 예측오류를 보인다.[57] 트레드밀 걷기는 트레드밀 운동에 친숙한 사람에게 적절하다. 트레드밀 걷기에 대한 친숙도가 사람마다 다르기 때문에, 이 방법으로 인한 예측오류는 17%정도이다.[58] 고정식 자전거와 트레드밀을 이용할 수 없거나 적절하지 않은 경우 걷기검진을 통해 시간과 거리를 측정할 수 있다. 이러한 검진은 일반적으로 걷기가 끝나는 시점에서 심장박동수를 평가하며 예측오류는 10% 미만이다.[59,60]

수정된 브루스 운동부하검진(modified Bruce protocol)은 기능적 능력이 낮은 환자에서 최대산소섭취율을 추정하기 위해 흔히 사용되는 운동전개 프로토콜이다(표 31-1).[40,54] 이 프로토콜은 직접적인 최대산소섭취율측정과 상관성이 높다.[61] 수정된 브루스 운동부하검진은 경사가 0%이고 1.7마일의 느린 속도에서 시작하는데, 이전의 Bruce 프로토콜은 1.7마일과 경사 10%에서 시작하였다. 수정된 브루스 운동부하검진에서 시작되는 운동부하는 약 7.0ml/kg/min이고, 휴식 시 사용되는 산소의 두 배이다. 매 3분마다 경사와 속력을 정해진 기준에 따라 점차 증가시킨다.[62]

Astrand/Rhyming과 YMCA 프로토콜은 트레드밀보다 고정식 자전거를 이용하여 최대산소섭취율을 추정하는 대안적인 방법이다. 이러한 방법들은 의자에 앉아서 다리를 이용해 페달을 밟는 동안 유산소 능력을 평가하는 것이다.[6,54,56] Astrand/Rhyming 프로토콜은 하나의 운동부하를 사용하기 때문에 기능적 능력이 낮은 환자에게 적절하다. 이 검진은 설정된 운동부하(남자 50 또는 100watts, 여자 75watts)에서 6분 동안 페달을 분당 50회로 돌리는 것이다. 5분과 6분째 측정된 평균 심장박동수는 계산도표(nomogram)를 이용해 최대산소섭취율을 추정하는데 사용된다. 이후 추정된 산소섭취율은 나이에 따라 교정된다.[6]

기능이 높은 환자는 YMCA 프로토콜을 사용한다. 이 프로토콜은 매 3분마다 부하가 증가한다. 첫 단계는 낮은 운동부하에서 3분 동안 페달을 돌리고, 3분 말기의 심장박동수 반응에 따라 운동부하를 높인다. 두 번째 단계의 환자 반응에 따라 세 번째와 네 번째 단계를 위한 운동부하를 높인다. 이후 검진 동안 각각 운동부하에서 최대산소섭취율을 추정하기 위해 환자의 심장박동수를 기초로 하여 나이를 고려한 최대예상심장박동수를 추정한다(그림 31-4 참조).[6,58]

환자의 심장박동수, 혈압, 폐의 소리는 운동검진 전, 동안, 후에 관찰하여야 한다. 심장박동수는 심장감시기 또는 맥박촉진으로 측정될 수 있다. 환자가 탈진을 호소하거나 심장박동수가 자신의 최대예상심장박동수의 85%에 도달하였을 때 운동을 중지한다. 운동을 중지해야 하는

표 31-1 수정된 브루스 운동부하검진*

단계	속력/경사 (mph/%)	산소소비 (ml/kg/min)	METs
1	1.7/0	7.0	2
2	1.7/5	12.3	3.5
3	1.7/10	17.5	5
4	2.5/12	24.5	7
5	3.4/14	33.3	9.5
6	4.2/16	45.5	13
7	5.0/18	56	16

* 준비운동 후, 트레드밀을 경사 0%/1.7마일로 설정하고 매 3분마다 경사를 높인다.

Data from Franklin BA (ed): ACSM's Guidelines for Exercise Testing and Prescription, ed 6, Baltimore, 2000, Lippincott Williams & Wilkins.
METs, Metabolic equivalents.

글상자 31-2 운동검진 중지 기준

우선적 기준:
1. 피로때문에 환자가 중지를 원하는 경우
2. 심장박동수가 자신의 최대예상심장박동수의 85%에 도달하였을 때

안전을 위해 중지해야 하는 기준:
1. 가슴조임증 발생
2. 수축기혈압 20mmHg 이상 하강
3. 수축기혈압 260mmHg 초과 상승
4. 이완기혈압 115mmHg 초과 상승
5. 착란, 청색증, 또는 메스꺼움 같은 증상

From Franklin BA (ed): ACSM's Guidelines for Exercise Testing and Prescription, ed 6, Baltimore, 2000, Lippincott, Williams & Wilkins.
BP, Blood pressure.

사항에는 가슴조임증 발생, 수축기혈압 20mmHg 이상 하강, 수축기혈압 260mmHg 초과 상승, 이완기혈압 115mmHg 초과 상승, 또는 착란, 청색증, 또는 메스꺼움 같은 증상이 있다(글상자 31-2).[6,33]

일정한 속도의 트레드밀 또는 고정식 자전거를 이용한 검진이 불가능한 경우 일정 거리를 자신에게 편안한 속도로 걷는 검진도 상태악화가 있는 환자의 기초선을 알아보는데 사용된다. 2분 또는 6분 동안 걷는 거리는 실내 환경에서도 적용가능하다.[63] 이러한 검진들은 폐질환뿐만 아니라 다른 환자에게도 신뢰성이 있는 것으로 보고되고 있다.[64] 자신에게 편안한 속도로 걷기검진은 검진 동안 일정한 운동부하를 주지 못하기 때문에 최대산소섭취율을 추정할 수 없다.[58]

기능

자가관리와 집 관리. 상태악화가 있는 환자는 종종 자가관리 및 집관리능력이 떨어진다. 일상생활동작과 일을 할 수 있는 능력은 면접 또는 여러 기능적 능력평가도구를 이용하여 알아볼 수 있다(표 31-2). 이러한 도구들은 초기 기능적 제한, 기능 증진을 위한 목표설정을 결정하기 위해 사용된다.

바텔지수(Barthel index)는 10가지 일상생활동작의 수행을 평가하는 도구로써(그림 31-5), 기능이 낮은 사람에게 적합하다. 측정자내 신뢰도와 내용타당도가 높기 때문에 재활분야에서 폭넓게 사용되고 있다.[65~67]

다리기능척도(lower extremity functional scale, LEFS)는 기능이 높은 사람에게 적합하다(그림 31-6). 이 도구는 자가관리와 서기, 걷기, 달리기를 포함한 20가지 활동을 5점 척도를 사용하여 자가보고식으로 기능상태를 알아보는 것이다. 다리기능척도는 다른 기능상태 평가도구보다 신뢰도와 구성타당도가 높다.[68]

기능적 독립성 측정(functional independence measure, FIM)은 재활환경에 있는 환자를 위해 개발되었다. 7점 척도로 되어 있고 옷 입기, 씻기, 옮겨가기(transfer) 같은 활동이 포함되어 있다. 기능적 독립성 측정은 신뢰도와 내용타당도가 높다.[69] 이동움직임(locomotion)의 독립성 측정은 재활목표와 결과를 평가하는데 사용된다. 기능적 독립성 측정 중 이동움직임은 다리기능척도와 양적인 상관성을 보인다.[70]

3. 평가, 진단, 예후

평가는 치료사가 검진을 통해 수집한 자료에 대해 임상적인 판단을 하는 동적인 과정이다.[3] 상태악화 환자에 대한 검진 동안, 치료사는 환자의 문제와 중재계획을 설정하기 위해 관련된 소견에 대한 해석을 해야 한다. 장애모형을 이용하여, 우선순위를 주어야 할 기능적인 제한을 설정하고 환자의 주요 상해, 지구력 상해, 기타 상해들 사이의 관계를 파악해야 한다. 지구력 상해와 기능적 제한 사이의 관련성은 기능적 능력과 지구력을 증진하기 위한 적절한 중재를 결정하는데 도움이 된다. 상태악화가 있는 대부분의 환자는 우선적 치료행위 패턴 6B(상태악화와 관련된 유산소 능력/지구력 손상)에 해당된다.[3]

상태악화 환자를 위한 치료계획은 환자의 능력과 목표에 따라 개별적으로 설정되어야 한다. 이 치료행위 패턴에 속하는 대부분의 환자는 6~12주간 중재과정을 거쳐 최적의 유산소 능력과 지구력을 달성하고 가정, 직장, 지

표 31-2 상태악화 환자를 위한 기능평가도구

도구	척도 내용	추천 환자	장점
바텔지수	10가지 일상생활동작	급성 및 재활환경	약간의 기능변화에 민감
다리기능척도	20가지 기능적 활동	근육뼈대계 문제	중등도 이상의 높은 기능을 측정
기능적 독립성 측정	일상생활동작과 이동움직임을 포함한 기능적 활동	재활환경	여러 분야에 적용 가능

ADLs, Activities of daily living(일상생활동작).

바텔지수

활동	점수
먹기 0=할 수 없음 5=자르기 또는 버터 바르기 등의 도움이 필요하거나 수정이 필요 10=독립적으로 할 수 있음	5 10
씻기 0=할 수 없음 5=독립적으로 할 수 있음(또는 샤워)	0 5
빗질하기 0=할 수 없음 5=얼굴/머리/이닦기/면도를 독립적으로 할 수 있음(도구제공)	0 5
옷 입기 0=할 수 없음 5=도움이 필요하나 반은 할 수 있음 10=독립적으로 할 수 있음(단추, 지퍼, 끈 등 포함)	0 5 10
대변보기 0=실변 5=종종 발생 10=독립적으로 할 수 있음	0 5 10
소변보기 0=실금 또는 관 삽입이 필요 5=종종발생 10=독립적으로 할 수 있음	0 5 10
변기이용 0=의존적 5=도움이 필요하나 일부는 가능 10=독립적으로 할 수 있음(옷입기, 닦기)	0 5 10
옮겨가기(침상에서 휠체어) 0=할 수 없음, 앉은 자세유지 안됨 5=많은 도움(한 사람 또는 두 사람의 도움), 앉을 수 있음 10=적은 도움(구두 혹은 신체적) 15=독립적	0 5 10 15
운동성(평지) 0=움직일 수 없거나 500야드 미만 5=휠체어 사용, 500야드(약 45m) 초과 10=500야드 초과하여 한 사람의 도움으로 걸을 수 있음(구두 혹은 신체적) 15=독립적으로 500야드(약 45m) 초과하여 걷을 수 있음(지팡이 등 이용)	0 5 10 15
계단 0=할 수 없음 5=도움이 필요(구두, 신체적, 보조도구) 10=독립적으로 할 수 있음	0 5 10
전체 점수(0~100)	

바텔지수: 지침

1. 환자가 할 수 있는 것과 할 수 없는 것을 기록하는데 사용한다.
2. 주요 목적은 독립성 정도를 알아보는 것이다.
3. 감독이 필요한 경우는 독립적인 것이 아니다.
4. 환자의 수행력은 보호자, 친구, 간호사 등에 의해 알 수 있지만, 직접적인 관찰이 중요하다.
5. 24~48시간 동안 환자의 수행력이 중요하지만, 가끔 더 오랜 시간이 필요할 수 있다.
6. 중간 점수는 환자가 50% 이상을 수행할 수 있는 경우이다.
7. 독립성을 위해 보조도구를 사용하는 것은 허용된다.

그림 31-5 바텔지수 *From Maboney FI, Barthel D: Functional evaluation: the Barthel Index, Maryland State Med J 14:61-65, 1965.*

역사회에서 높은 기능을 유지할 수 있을 것이다.[3] 예후는 중재프로그램에 적극 참여하려는 환자의 의지, 초기건강수준과 기능상태, 동반질병에 따라 다르다. 운동은 환자의 적합성과 지구력을 증진하기 위한 중재프로그램 중 일부이다. 이전 상태로 회복하기 위해서는 중재 시작 전에 환자와 명확한 토의가 필요하다.

4. 중재

상태악화가 있는 환자를 위한 중재는 기능적 능력 증진, 특히 일상생활과 관련된 동작을 증진시키는데 초점을 두어야 한다. 유산소훈련과 웨이트 트레이닝프로그램은 유산소 능력을 높이는데 가장 효과적인 것으로 여겨져 왔다.[33,71,72] 따라서 휴식 시와 운동 동안 유산소신진대우리는 당신이 다리문제 때문에 다음의 활동에서 어려움이 있는지에 대해 관심이 있다.
다음 활동 중 수행하기 힘든 정도를 표시하라.

활동	매우 힘들거나 수행할 수 없음	많이 어려움	중등도 어려움	약간 어려움	어려움이 없음
a) 일상적인 일, 집안일, 또는 학교활동 중 어떤 것	0	1	2	3	4
b) 일상적인 취미, 여가활동, 또는 스포츠 활동	0	1	2	3	4
c) 욕조 들어가고 나오기	0	1	2	3	4
d) 방 사이 오고 가기	0	1	2	3	4
e) 양말 또는 신발신기	0	1	2	3	4
f) 쪼그리기	0	1	2	3	4
g) 바닥에서 가방 같은 물건 들기	0	1	2	3	4
h) 집 주변에서 가벼운 활동하기	0	1	2	3	4
i) 집 주변에서 힘든 활동하기	0	1	2	3	4
j) 차에 타고내리기	0	1	2	3	4
k) 두 블록 걷기	0	1	2	3	4
l) 1마일(약 16.km) 걷기	0	1	2	3	4
m) 10계단 오르내리기	0	1	2	3	4
n) 1시간 서기	0	1	2	3	4
o) 1시간 앉기	0	1	2	3	4
p) 평지 달리기	0	1	2	3	4
q) 울퉁불퉁한 길 달리기	0	1	2	3	4
r) 빠르게 달리면서 급하게 돌기	0	1	2	3	4
s) 뜀뛰기	0	1	2	3	4
t) 침대에서 구르기	0	1	2	3	4
세로 합					
점수: ____/80					

그림 31-6 다리기능척도

사를 이용하는 능력을 직접적으로 증진시켜야 한다. 유산소운동과 함께, 의사소통, 교육, 다른 팀원과의 협조가 필요하다.

의사소통

급성기 또는 장기관리환경에 있는 심한 상태악화가 있는 환자를 위해, 어떤 운동을 어떻게 안전하게 시행할지에 대해 환자와의 의사소통을 하는 것이 필요하다. 운동을 너무 제한하거나 너무 많은 보조를 제공할 필요는 없다. 너무 과도한 운동부하로 인한 부작용을 피하기 위해 피로징후에 대해 환자와 토의하는 것이 중요하며, 재활동안 기능을 높이고 피로를 줄이기 위해 환자와 의사소통을 하는 것이 중요하다.[33]

외래 환자인 경우, 환자, 가족, 간병인에게 일상생활과 운동에 대한 지침을 전달해야 한다. 일상생활동작은 재활프로그램의 일부로 여기면서 참여해야 한다. 환자의 독립성을 높이기 위해 보호자와 간병인에게 적절한 보조 수준에 대해 교육을 해야 한다. 보호자와 간병인에게 평가에 따른 치료계획과 전개방향에 대해 명확히 전달하는 것이 필요하다.

교육

환자와 가족들은 신체적 활동의 유익한 점에 대해 교육을 받아야 한다. 운동의 생리적 및 심리적 효과에 대한 이해는 환자가 좀 더 프로그램에 적극 참여하도록 유도하는데 도움이 된다. 환자는 호흡과 심장박동수 증가와 같은 운동에 따른 정상적인 생리적 반응을 알아야 하고 휴식이 필요한 징후를 알고 있어야 한다.

환자는 하루 중 휴식시간이 배정되는 것이 피로를 줄이는데 중요하다는 것을 알아야 한다. 또한 환자는 휴식시간이 그들의 활동 속도를 맞추고 피로를 제한하기 위해 중요하다는 것을 이해해야 한다.[33] 환자와 보호자에게 안전성 문제에 대해서도 교육해야 한다. 응급실과 응급구조체계(119)의 번호를 기억하도록 교육해야 한다.

표 31-3 변화 단계에 따른 중재전략

변화 단계	중재
심사숙고 전	운동프로그램 시작에 대한 정보를 제공한다. 심사숙고 단계로 진행하게 강제로 밀어붙이지 않는다.
심사숙고	운동시작을 위해 필요한 것을 물어본다. 운동시작에 걸림돌이 되는 심리적 및 환경적 걸림돌을 생각하게 한다.
준비	운동프로그램을 시작하고 유지하기 위해 필요한 것에 대해 환자와 상의하여 문제를 해결한다.
행동	환자가 문제와 사회적 지지 또는 환경변화에 참여하는데 도움을 준다. 운동을 유지하기 위한 대안적 계획을 만든다.
유지	운동프로그램 유지에 대해 격려하고, 만일 문제가 발생하면 도움을 준다.

동기부여

운동프로그램을 유지하는데 동기부여는 가장 중요한 요인이기 때문에,[29~31] 치료사는 환자가 자신의 운동프로그램을 유지할 수 있게 동기부여와 자신감을 제공하는 것이 필요하다. 치료사는 운동에 대한 환자의 신념에 대해 토의하고 운동프로그램을 어떻게 유지할지를 논의하는 것이 필요하다. 성공적이고 효과적인 프로그램을 작성하기 위해 환자의 운동 및 활동경험을 중심으로 토의하는 것이 좋다.[6,35]

변화 단계이론(글상자 31-1 참조)을 이용하여, 치료사는 운동시작과 유지를 위한 환자 감정적 및 지적인 준비성을 파악하여 적절한 중재를 하는 것이 필요하다(표 31-3). 독립적으로 운동을 시작했지만 매주 시행하지 않는 준비상태에 있는 환자인 경우, 적절한 중재전략은 운동빈도를 높이는데 걸림돌이 되는 문제를 파악하고, 운동할 시간을 만들기 위해 활동이나 행동을 변경시키고, 가족과 친구들의 지지를 파악하는 것이다. 또한 환자는 운동을 하기 힘들게 만드는 요인을 기록하고, 각 운동 동안 극복한 걸림돌에 대해 기록을 하는 것이 필요하다.

유산소운동

상태악화 환자에서 치료적 운동의 기본은 유산소운동이다.[74~76] 건강한 사람에서 유산소운동이 심폐계에 미치는 효과는 잘 알려져 있다.[75~77] 치료사는 기능적 제한과 장애에 직접적 또는 간접적으로 영향을 주는 운동프로그램을 작성해야 한다.

최근 연구들은 유산소운동이 기능적 제한에 미치는 영향을 조사하여 왔다. 무릎의 뼈관절염 환자 34명을 대상으로 연구한 결과, 12주간 걷기 운동프로그램이 걷는 능력을 향상시켰다.[78] 엉덩관절 전치환술을 받은 환자를 대상으로 연구한 결과, 12주간 적어도 주 3회 30분 동안 걷는 운동이 보행속도와 운동수행력을 높였다.[79] 뇌졸중 45명을 대상으로 실시된 2편의 연구결과, 가정 또는 지역사회 중심으로 8주간 적용된 유산소운동이 보행과 관련된 다리기능을 향상시켰다.[80,81] 혈액투석 환자를 대상으로 실시된 연구에서, 지구력훈련에 참여한 환자들은 신체 수행력이 유의하게 향상되었다.[82,83]

유산소운동은 강도, 빈도, 기간을 고려하여 처방되어야 한다. 치료사는 검진에 기초하여 운동처방을 해야 하고 환자의 반응에 따라 운동처방을 수정해야 한다. 초기에는 환자가 수행할 수 있는 운동형태가 제한될 수 있지만, 환자의 기호와 목표에 따라 운동형태를 결정해야 한다.

급성기 입원상황. 급성기 입원상황에 있는 환자인 경우, 운동프로그램의 일차적 목적은 퇴원 또는 다른 기관으로 이동을 준비하기 위해 기능적 능력을 높이는 것이다. 운동으로 인한 여러 이점이 있지만, 입원기간이 짧기 때문에 일차적인 목표는 기능적 활동으로 인한 피로를 줄이는 것이다. 입원 환자 운동프로그램은 장기운동프로그램 중 첫 번째 단계이다.[72]

심한 상태악화가 있는 환자인 경우, 침대 또는 의자에 똑 바로 앉는 것이 상태회복을 위한 운동프로그램 중 첫 번째 단계이다. 이후 환자는 서기와 짧은 거리(50발자국) 걷기 시간을 점차 늘려야 한다. 걷는 거리는 피로 또는 환자에게 부착된 장비 때문에 제한을 받을 수 있다. 앉은 자세 또는 선 자세에서 능동적 팔운동은 심혈관 부담을 증가시켜 기능과 지구력을 높일 수 있다.

보행할 수 있는 환자는 초기 운동 형태로 걷는 것이 적절하며, 걷는 거리와 속도는 점진적으로 늘어나야 한다. 걷는 동안 피로를 호소하는 환자인 경우, 짧은 휴식시간을 가지면 좀 더 걸을 수 있을 것이다. 걷기운동프로그램은 점진적으로 걷는 속도, 거리 시간을 늘려야 하고 중간에 쉬는 시간을 점차 줄여야 한다. 환자의 심장박동수, 호흡수, 호흡곤란 등급, 운동 자각도(rating of perceived exertion, RPE)는 강도를 결정하기 위해 걷는 동안 감시되어야 한다.[72] 환자의 혈압, 심장리듬, 산소포화도(22장 참조)는 운동에 대한 심호흡계의 내성을 알아보기 위해 운동 전, 동안, 후에 관찰되어야 한다.

운동중지를 위한 일반적인 지침

심장박동수: 휴식 시보다 떨어지거나 휴식 시보다 분당 20~30회 이상 증가할 때

수축기혈압: 휴식 시보다 10mmHg 이상 떨어질 때

산소포화도: 90% 이하[84]

증상: 가슴조임증, 심한 호흡곤란[6,33]

입원기간, 이전의 상태 수준, 운동 초기의 상태악화 수준에 따라, 입원 환자는 운동형태와 운동시간을 변경할 수 있다. 고정식 자전거 또는 팔운동기를 병실에 배치하여 지구력운동을 할 수 있다. 그러므로 환자의 페달속도 또는 운동수준은 이 운동의 강도를 진행하고 관찰하기 위해 이용될 수 있다. 또한 환자는 걷기의 지구력을 증가시키기 위해 병원의 긴 복도와 계단을 이용할 수 있다. 가벼운 저항을 이용하여 12~15회 반복하는 팔관절가동범위운동 역시 권장된다.

외래상황. 외래 환자들은 입원 환자보다 좀 더 시간이 많고 포괄적이고 장기운동프로그램을 견딜 수 있을 것이다. 환자의 기능, 직업, 여가활동에 근거하여 치료사와 환자는 운동프로그램의 목적을 설정해야 한다. 운동프로그램은 이러한 활동의 수행력을 향상, 전반적인 적합성의 유지 및 증진, 종종 질병 재발의 위험을 줄이기 위해 설계된다.[33,76] 이 시기의 운동은 생리적 변수를 증진시킬 수 있다.

운동처방은 생리학적 기능에 대한 객관적인 측정, 환자의 일반적 건강과 의학적 병력에 기초한 환자가 이룰 수 있는 목표, 그리고 효과적인 운동에 대한 근거에 기초하여 수행되어야 한다. 상태악화를 줄이기 위해, 운동처방은 기본적으로 유산소운동을 포함해야 하지만, 일부 환자는 근력과 유연성을 증진하기 위한 운동이 필요할 수 있다.

클리닉 또는 헬스센터에 다니는 외래 환자인 경우, 환자는 관절가동범위운동과 가능한 장비를 사용한 유산소운동을 실시해야 할 것이다. 치료사는 환자에게 안전한 장비를 선정해주어야 한다. 속도와 경사를 쉽게 조절할 수 있기 때문에 트레드밀을 이용한 유산소운동이 가장 적절할 것이다. 환자는 팔과 다리의 움직임 효율을 높이고 좋은 균형을 이루면서 안전한 보행을 해야 한다. 보행과 비슷한 움직임을 하는 다른 장비는 타원보행훈련기와 크로스컨트리 글라이더(cross-country gliders)이다. 이들 장비는 균형과 협응이 좀 더 필요하고, 장비 사용방법에 대해 배워야 하는 단점이 있다.

상태악화가 있는 환자를 위한 운동은 환자의 현재 상태와 적합성 수준, 장비 또는 운동 환경을 고려하여 개별적으로 처방되어야 한다. 비록 환자를 위한 운동처방은 과학적 근거에 기초하여 이루어져야 하지만, 환자의 반응에 따라 운동설계와 전개를 수정해야 한다. 운동처방을 위해서는 강도, 빈도, 시간을 결정해야 한다.

운동에는 준비운동과 마무리운동이 포함되어야 하고 본 운동부하도 서서히 증가시키고 그러고 나서 줄여야 한다. 준비운동은 심장부정맥과 허혈을 줄이고 근육수행력을 높이기 위한 것이다.[71,85,86] 준비운동에는 정적 신장과 함께 심혈관의 반응을 준비하기 위해 큰 근육을 움직이는 활동이 포함되어야 한다. 마무리운동 동안, 환자를 가까이서 감시해야 하는데, 이는 이 시기 동안 부정적인 심장발작이 잘 발생하기 때문이다.[6] 마무리운동은 심장박동수와 혈압이 휴식 시기와 비슷하게 회복되도록 충분히 길게 수행해야 한다.

운동강도. 준비운동 후 운동강도는 환자의 생리적인 반응에 기초하여 결정되어야 한다. 미국스포츠의학대학은 추정 최대심장박동수의 55~65% 또는 예비심장박동

수(heart rate reserve, HRR)의 40~50% 수준에서 운동프로그램을 시작하기를 권고한다.[73,76] 운동강도의 측정은 산소소모율보다 환자의 심장박동수를 중심으로 수행된다. 왜냐하면 심장박동수는 운동 동안 쉽게 측정할 수 있기 때문이다.

운동강도를 결정하기 위해 최대심장박동수의 백분율을 이용할 때, 최대심장박동수는 일반적으로 220에서 환자의 나이를 뺀 것으로 추산된다.[76] 따라서 환자의 초기운동 목표는 0.55×(220−나이)와 0.65×(220−나이) 사이이다. 그렇지만 이 방법은 상태악화 환자에게 적절하지 않다. 왜냐하면 이들의 최대심장박동수는 220−나이보다 실제 더 낮을 수 있기 때문이다.[71] 따라서 예비심장박동수(카르보넨 방법(Karvonen method)으로 알려짐)가 상태악화 환자에게 더욱 적합하다.[76] 예비심장박동수는 최대심장박동수에서 휴식 시 심장박동수를 뺀 값이다. 카르보넨 방법을 이용하여 목표심장박동수를 계산하기 위해서는 다음의 계산식을 따라야 한다.

([최대심장박동수 − 휴식 시 심장박동수]×예비심장박동수의 목표 백분율) + 휴식 시 심장박동수

여기에서, 최대심장박동수는 운동부하검진에서 증상이 없는 최대심장박동수이지만, 가능하지 않은 경우 220−나이로 추정한다. 예를 들어, 휴식 시 심장박동수가 80회인 50세의 환자에서 목표심장박동수를 예비심장박동수의 50%로 결정하는 경우, 목표심장박동수는 ([220−50−80]×0.50) + 80 = 125회가 될 것이다.[76]

목표심장박동수를 추정하기 위해 어떤 방법을 이용하든지, 치료사는 이는 단지 환자를 위한 적절한 운동 수준을 추정하기 위한 값이라는 것을 명심해야 한다. 각 운동시기 동안 운동 강도는 환자의 호흡, 피로, 심장박동수를 감시하면서 점진적으로 높여야 한다. 추정된 운동강도에서 운동을 견딜 수 없는 환자는 목표 수준을 내리거나 운동형태를 수정해야 한다.[33,71] 운동프로그램이 진행됨에 따라 최대심장박동수의 90% 또는 예비심장박동수의 85% 수준까지 점진적으로 높여나가야 한다.[71]

운동 동안 운동강도를 감시하는 또 다른 방법은 자신의 노력에 대한 지각 정도이다. Borg가 제시한 RPE는 자신의 운동에 대한 주관적 느낌을 표현(6~20)하는 것이다(글상자 31-3).[86,87] RPE척도는 다른 생리적인 측정치와 상관이 높고 신뢰도가 높다.[88] RPE척도는 운동강도를 알아보기 위해 심장박동수와 함께 사용된다. 10~12 수준의

글상자 31-3 Borg RPE척도

Borg RPE척도를 위한 지시사항

6 전혀 힘들지 않음
7
8 극도로 약한(extremely light)
9 매우 약한(very light)
10
11 약한(light)
12
13 약간 힘든(somewhat hard)
14
15 힘든(heavy)
16
17 매우 힘든(very hard)
18
19 극도로 힘든(extremely hard)
20 최대 힘든

Borg RPE척도
© Gunnar Borg 1970, 1985, 1998

작업 동안 당신이 얼마나 힘든지를 알고 싶다(당신이 얼마나 피로한지 얼마나 강하게 운동을 하는지). 힘듦은 근육의 피로와 부담 및 호흡곤란과 가슴통증으로 느껴지는 것이다.
6~20까지의 척도를 이용하라. 여기에서 6은 전혀 힘들지 않음이고 20은 최대 힘듦이다.

9 매우 약함. 건강한 사람이 자신에게 편안한 속도로 짧게 걷는 것과 같다.
13 약간 힘듦. 운동을 지속하는데 부담이 없는 상황이다.
15 힘듦과 지침. 지속하기에는 어렵지 않다.
17 매우 힘듦. 매우 힘든 상황으로, 지속할 수 있지만 이로 인해 매우 지치게 되는 상황이다.
19 극도로 힘든 수준. 대부분의 사람에서 자신이 경험한 것 중 가장 강한 운동이다.

실제적인 신체적 부담을 고려하지 말고, 가능한 진솔하고 자발적으로 피로와 힘듦에 대한 당신의 감정을 평가하도록 한다. 과소 또는 과대평가를 하지 않는다. 다른 사람과 비교하여 평가하지 말고 자신이 느끼는 힘듦 또는 노력 정도를 표현한다. 척도를 보고 적절한 수를 선택한다. 질문 있습니까?

"Bory's RPE Scale," Borg G, 1994.

표 31-4 다양한 활동에 대한 신진대사 등가	
활동	신진대사 등가(METs)
볼링	2~4
당구	2.5
셔플보드	2~3
악기연주	2~3
낚시: 선 자세	2~4
카누: 두사람	3~5
골프: 전동카트	2~3
골프: 수동카트+걷기	5
춤	3~8
탁구	3~5
10mph로 자전거타기	7

From Franklin BA (ed): ACSM's Guidelines for Exercise Testing and Prescription, ed 6, Baltimore, 2000, Lippincott Williams & Wilkins.

RPE는 상태악화가 있는 환자의 초기운동강도로 적절하다.[71] 운동형태에 따라 환자가 인식하는 노력정도는 달라지므로 각각의 운동형태에 따라 RPE 수준을 달리해야 한다.[33,71] 환자가 독립적으로 운동프로그램을 수행할 수 있을 때, 특정 운동강도를 유지하기 위해 RPE 수준을 사용할 수 있다.[71]

신진대사등가(metabolic equivalent, MET)는 운동처방과 감시에서 흔히 사용되는 또 다른 방법이다. 1 MET는 휴식 시 사용되는 에너지와 같고, 약 3.5ml/kg/min의 산소에 해당한다. 운동처방과 훈련을 위한 미국스포츠의학대학의 지침에는 일상생활동작과 여가활동을 위한 신진대사등가가 제시되어 있다(표 31-4).[6] 이러한 표는 상태악화 환자에게 적절한 운동강도를 치료사가 설정하는데 도움이 된다.

운동기간과 빈도. 전체 훈련양은 운동강도와 시간에 달려 있다.[76,89] 이전에 언급하였듯이, 운동프로그램의 이점을 극대화하기 위해 운동강도는 목표수준까지 서서히 높여야 하고 환자의 내성에 맞추어 운동시간을 조절해야 한다. 유산소적합성을 유지하고 증진하기 위한 최적의 운동강도와 시간은 논란이 많다. 초기에는 환자가 5분 정도 운동을 견딜 수 있거나 중간에 휴식을 취하면서 짧은 시간 운동을 할 수도 있다. 이후에는 점진적으로 휴식시간을 줄이고 운동시간을 늘리는 것이 필요하다.[71,74] 상태악화 환자들은 유산소운동의 효과를 얻기 위해 중등도 이하의 강도에서 20~40분 동안 운동을 해야 한다.[76] 운동시간을 증가시킴에 따라, 환자의 반응을 보면서 일시적으로 운동강도를 내릴 수 있다. 이러한 조절은 운동프로그램을 유지하는데 영향을 준다.[76,90]

미국 스포츠의학대학은 상태악화 환자의 유산소 능력을 증진하기 위해 주당 2~5회의 운동을 추천한다.[76] 그러나 심한 상태악화가 있는 환자인 경우 초기에는 매일 운동과 기능적 활동을 수행함으로서 좀 더 신념을 가질 수 있다.[56,72] 운동에 대한 내성이 증가함에 따라, 회복과 수행력을 높이기 위해 빈도를 조절하는 것이 필요하다.[71,76]

웨이트 트레이닝

상태악화 환자는 저항 웨이트 트레이닝(resistive weight training)프로그램으로 효과를 얻을 수 있다. 저항 웨이트 트레이닝프로그램은 손상된 근력을 높이고 관련된 기능적 제한을 증진시킨다.[31] 일부 환자는 유산소운동보다 웨이트 트레이닝을 더욱 선호하는데, 이는 이들이 근력과 관련된 활동을 높이는 것이 필요하다는 인식 때문이다.[91]

심장동맥질병이 있는 환자를 대상으로 유산소운동과 더불어 저항 웨이트 트레이닝의 효과를 검증한 연구들이 많이 있다. 18명의 심장동맥질 환자를 대상으로 연구한 결과, 유산소운동만 실시한 것보다 유산소운동과 더불어 저항 웨이트 트레이닝을 실시하는 것이 다리근력과 유산소 능력을 더욱 향상시켰다.[92] 그러나 36명의 심장동맥질 환자를 대상으로 실시된 다른 연구에서는 유산소운동과 더불어 저항 웨이트 트레이닝을 실시한 것이 근력향상에는 도움이 되었지만 유산소 능력은 비슷하였다.[93] 40명의 심장동맥질환이 있는 남성을 대상으로 유산소운동과 더불어 저항 웨이트 트레이닝 실시한 것과 유산소운동과 배구프로그램을 실시한 것을 비교하였다. 유산소운동과 더불어 저항 웨이트 트레이닝을 실시한 집단이 근력과 유산소 능력이 더욱 향상되었고 다른 활동에도 더욱 자신감이 높았다.[94] 상태악화 환자에서 근력증강은 운동프로그램 지속성과 감정적인 안녕감을 향상시킨다.

순환 웨이트 트레이닝

상태악화가 있는 환자는 순환 웨이트 트레이닝(circuit weight training)을 이용한 웨이트 트레이닝으로 효과를 얻을 수 있다.[71,72,76] 순환 웨이트 트레이닝은 여러 형태의 운동을 1RM(repetition maximum)의 40~60%로 10~15회 반복하고 짧은 휴식시간을 취하면서 실시하는 것이다. 순환운동은 5~15개의 운동형태로 구성되고, 각 운동은 2~3회 실시되고, 주 3~5회 실시한다.[95] 유산소 신진대사를 높이기 위해 각 운동을 수행한 후 빠르게 다음 운동으로 이동하여 실시한다.[96] 그러나 훈련받지 않은 건강한 사람에서 순환운동은 8~20주 훈련 후 20~40%까지 근력을 향상시켰지만, 유산소 능력은 5~10%만 향상되었다.[95,98]

… 사례연구 31-1 …

1. 폐공기증(emphysema)이 있는 만성폐쇄성폐질환

1) 검진

(1) 환자병력

TD는 76세의 남성으로 폐공기증이 있는 만성폐쇄성폐질환이 있다. 그는 기본적으로 밤에 산소치료를 받았고 1일 2회 분무형태의 기관지확장제를 사용하였다. 그는 지구력 감소와 일상생활동작, 특히 음식 준비하기와 부엌청소에서의 어려움으로 호흡기전문의에 의해 물리치료실에 의뢰되었다. 겨울 날씨가 더욱 차가워지고 아들이 분가를 하여 혼자 살기 때문에 최근 3개월 전보다 활동이 많이 줄어들었다. 집안일과 바깥활동을 돕기 위해 그의 아들은 주 2회 방문하고 있다. TD는 일상생활에서 아들에게 의존해야 하기 때문에 많은 스트레스를 받고 있다. 그는 운동이 필요하다는 것을 알고 있으며, 호흡곤란으로 점차 음식먹기가 힘들어지고 있다. TD는 독립적인 생활을 유지할 수 없을까봐 고민하고 있다.

호흡기전문의와의 상담을 통해 TD의 폐 기능이 3개월 전보다 약간 떨어짐을 알 수 있었다. 호흡기전문의는 호흡재활프로그램에 참여하기를 제안하였지만 TD가 거절하고 독립적인 운동프로그램의 시작을 원하였다. 그는 앉은 자세에서 중간부위에 불편감이 있지만 근육뼈대계 문제는 없었다. 그는 팔과 다리를 이용한 협응에 문제가 있음을 부인하고 있다.

(2) 계통관찰

TD는 술통형가슴(barrel chest)과 호흡보조근육의 과비대를 보였다. 키는 5피트 9인치(약 175cm)이고 체중은 132파운드(약 60kg, BMI=19.5)이었다. 안정 시 혈압은 128/86mmHg이고 심장박동수는 82회이며, 호흡수는 분당 18회이었다. 산소포화도는 92%이었고 안정 시 호흡곤란정도는 4/10이었다. 폐청진 결과, 중간과 아래엽에서 폐소리가 줄어들었다. 피로심각성척도는 6.1이었다.

(3) 검진과 측정

❶ 근육뼈대

관절가동범위. 엉덩 굽힘근의 문제로 인한 엉덩관절 폄이 제한되는 것을 제외하고 팔과 다리의 능동관절가동범위는 정상이었다. 바로 누운 자세에서 호흡곤란을 보였다.

근육수행력. 팔 지구력은 선 위치에서 팔을 90° 굽히고 은못을 들게 하였다. 80초 후 그는 호흡곤란이 심해져 검진을 중지하였다. 검진 말기 호흡곤란 정도는 7/10이었다.

❷ 심혈관/폐

유산소 능력과 지구력. 산소사용 없이 편안한 속도로 6분 걷기 검진을 수행하였다.[99] 서서 잠깐 2회 쉬면서 210m를 걸었다. 검진 말기에서, 산소포화도는 88%이고 호흡곤란 정도는 8/10이었다. 검진 마지막 4분 동안 그는 오므린입술호흡법을 사용하였다. 검진 말기 심장박동수는 112회이었고, 혈압은 140/104mmHg이었다. 앉은 자세에서 쉰 후 10분 이내에 안정 시 수준으로 호흡곤란과 활력징후가 회복되었다.

2) 평가, 진단, 예후

TD는 폐공기증으로 인한 상태악화가 있어 결국 집과 지역사회활동이 감소하고 있다. 그는 선 자세와 걷기에서 내성이 떨어지는 지구력 감소를 보이고 있다. 그는 집에서 지구력운동을 시작하기를 원하고 있다.

가사일, 음식준비, 먹기와 관련된 문제 때문에, 그는 에너지보존법교육과 집환경평가를 위해 작업치료사에게 의뢰되는 것이 필요하고 칼로리섭취를 위해 영양사에게 의뢰되는 것이 필요하다. 사회적 관계가 떨어지는 것 역시 관심사이다. 이 부분은 나중에 다루어져야 할 것이다.

(1) 목표

1. 3개월 이내에 6분 걷기 동안 300m를 걸을 수 있다.
2. 중등도 정도의 호흡곤란을 보이면서 3분 동안 팔 들기를 유지할 수 있을 것이다.
3. 지구력이 증가할 것이고 에너지보존법에 대해 배울 것이다.
4. 자기 주도적으로 사회적 활동에 참여할 것이다.

(2) 예후

지속적인 가정운동프로그램으로 호전될 것이다. 만일 TD가 기능적 능력을 호전시키지 못하면, 호흡기 재활프로그램에 의뢰해야 한다.

3) 중재

최소의 감독 하에 진행된 가정운동프로그램은 폐쇄성 폐질환이 있는 환자의 지구력과 활동 내성을 높이는 것으로 보고되어져 왔다.[100,101] TD는 매일 걷기운동과 팔운동을 실시하였다. 운동강도를 설정하고 감시하기 위해 10점의 호흡곤란척도를 이용하도록 교육하였다.

처음에는 4분 동안 매일 2회 걷고 중간에 앉아서 쉬도록 교육을 받았다. 호흡곤란이 4/10이 될 때까지 휴식을 취하도록 하였다. 또한, 만일 호흡곤란이 8/10을 초과하면 운동을 중지하도록 하였다. 만일 날씨때문에 실외보행이 불가능하면 집안에서 옆으로 걷거나 지그재그로 걷게 하였다. 매주 1분씩 걷는 시간을 추가하였다.

호흡곤란을 줄이고 팔기능을 높이기 위해 팔운동이 권장되었다.[102,103] 처음에는 선 위치에서 한 손으로 은못을 들고 머리 위로 올리는 활동을 시작하였다. 10회 반복, 3세트를 시작하였고 각 세트 사이 1분간 휴식을 취하였다. 만일 호흡곤란이 8/10에 도달하면 팔올리기를 중지하였다.

요약

상태악화는 정상적인 해부학적 및 생리적인 기능이 질병, 노화, 또는 비활동으로 인해 떨어지는 것이다. 상태악화는 기본적으로 심폐계에 영향을 주고 유산소 신진대사를 위해 근육뼈대계에 산소를 전달하는 능력을 떨어뜨린다. 결국 지구력 감소를 유발하고 원하는 활동을 충분히 긴 시간 동안 수행하는 능력을 떨어뜨린다. 질병, 노화, 활동 감소의 상호작용은 상태악화를 유발하고 지구력 감소와 기능적 제한을 유발한다.

상태악화가 있는 환자를 위한 중재는 기능적 능력, 특히 일상생활과 관련된 활동을 증진시키는데 초점을 두어야 한다. 상태악화가 있는 경우 지구력과 기능적 능력을 높이기 위한 기본적인 중재는 유산소운동이다. 상태악화가 있는 경우 운동은 장기간 지속되어야 하기 때문에, 운동에 대한 환자의 동기부여를 높이고 생리적 효과를 얻기 위해 개인적 취향에 맞게 개별적으로 처방되어야 한다. 개별 운동프로그램에는 운동강도와 운동강도를 감시하는 방법, 운동시간과 빈도가 포함되어야 한다. 운동변수를 조정하고 치료목표를 성취하기 위한 전개를 위해 재평가가 필요하다.

추가정보

Useful Forms

Fatigue Severity Scale
Dyspnea scale
Barthel Index
Lower Extremity Functional Scale

Books

Franklin BA (ed): ACSM's Guidelines for Exercise Testing and Prescription, ed 6, Baltimore, 2000, Lippincott, Williams & Wilkins.

Noonan V, Dean E: Submaximal exercise testing: Clinical application and interpretation, Phys Ther 80(8):782-807, 2000.

Franklin BA: Abnormal cardiorespiratory responses to acute aerobic exercise. In ACSM's Resource Manual for Guidelines for Exercise Testing and Prescription, ed 4, Baltimore, 2001, American College of Sports Medicine.

Williams MA (ed): Guidelines for Cardiac Rehabilitation and Secondary Prevention Programs, ed 4, Champaign, Ill, 2004, Human Kinetics.

Web Sites

American Heart Association: www.justmove.org/

America on the Move: www.americaonthemove.org/

American Association of Cardiovascular and Pulmonary Rehabilitation: www.aacvpr.org/

American College of Sports Medicine: www.acsm.org/health%2Bfitness/index.htm

용어

행동수정이론(behavior modification theory): 환자의 동기부여와 행동변화를 위한 이론이 재활과 건강 증진에서 사용된다. 이 이론에 따르면 행동수행에 대한 보상과 피드백이 행동을 유지하는 가장 큰 결정요인이다.

신체질량지수(body mass index, BMI): 신체구성에 대해 가장 흔히 사용되는 지표로, 신체질량지수(kg/m^2)는 자신의 키(m)의 제곱으로 몸무게(kg)를 나눈 값이다.

순환 웨이트 트레이닝(circuit weight training): 여러 형태의 운동을 1 RM(repetition maximum)의 40~60%로 10~15회 반복하고 짧은 휴식시간을 취하면서 실시하는 것이다.

상태악화(deconditioning): 질병, 노화, 또는 비활동(inactivity)으로 인해 정상적인 해부학적 및 생리학적 기능이 감소하는 것이다.

지구력상해(endurance impairment): 상태악화로 인한 일차적인 상해로서, 전신활동 또는 사지의 반복적인 움직임으로 측정된다.

예비심장박동수(heart rate reserve, HRR): 최대심장박동수에서 휴식 시 심장박동수를 뺀 값이다. 유산소운동 강도를 결정하는데 사용된다.

카르보넨 방법: 예비심장박동수를 이용하여 목표심장박동수를 계산하는 것으로 다음의 공식을 따른다: ((최대심장박동수−휴식 시 심장박동수)×예비심장박동수의 목표 %) + 휴식 시 심장박동수

최대산소섭취(maximal oxygen uptake): 활동 동안 신체가 소비하는 최대산소량으로, 심폐 적합성을 알려주는 지표이다.

신진대사등가(metabolic equivalent, MET): 휴식 시 필요한 에너지 양으로, 3.5ml/kg/min의 산소가 필요하다. 활동수준을 결정하는 보편적인 측정값이 MET이다.

수정된 브루스 운동부하검진(modified Bruce protocol): 기능적 능력이 낮은 환자에서 최대산소섭취율을 추정하기 위해 흔히 사용되는 운동전개 프로토콜이다.

환자 동기부여(patient motivation): 자신의 행동을 활성화하려는 내적인 동기로서, 운동을 수행하고 지속하는 중요한 요인이다.

운동 자각도(rating of perceived exertion, RPE): 운동 동안 운동강도를 감시하기 위한 흔한 방법으로, 힘듦에 대한 자신의 인식을 이용한다.

사회인지이론(social cognitive theory): 자기 효능성이 행동변화에 가장 중요한 인자로 여기며, 행동변화를 위한 환자 동기부여에 관한 이론이다.

변화 단계이론(stage of change theory): 동기부여와 행동변화에 대한 과도기 이론적 모형 중 일부이다. 5단계 측면에서 변화를 위한 지적 및 감정적 준비를 다룬다.

참고문헌

1. Mujika I, Padilla S: Cardiorespiratory and metabolic characteristics of detraining in humans, Med Sci Sports Exerc 33(3):413-421, 2001.
2. Coyle EF: Detraining and retention of adaptation induced by endurance training. In ACSM's Resource Manual for Guidelines for Exercise Testing and Prescription, ed 4, Baltimore, 2001, American College of Sports Medicine.
3. American Physical Therapy Association: Guide to Physical Therapist Practice, second edition, Phys Ther 81:9-744, 2001.
4. Dudley GA, Ploutz-Synder LL: Deconditioning and bed rest: Musculoskeletal response. In ACSM's Resource Manual for Guidelines for Exercise Testing and Prescription, ed 4, Baltimore, 2001, American College of Sports Medicine.
5. Fletcher GF, Balady GJ, Amsterdam EA, et al: Exercise standards for testing and training: a statement for healthcare professionals from the American Heart Association, Circulation 104(14):1694-1740, 2001.
6. Franklin BA: ACSM's Guidelines for Exercise Testing and Prescription, ed 6, Baltimore, 2000, Lippincott Williams & Wilkins.
7. Ainsworth BE, Haskell WL, Whitt MC, et al: Compendium of physical activities: An update of activity codes and MET intensities, Med Sci Sports Exerc 32(suppl 9):S498-504, 2000.
8. Coyle EF, Martin WH, Dinacore DR, et al: Time course of loss adaptations after stopping prolonged intense endurance training, J Appl Physiol 57:1857-1864, 1984.
9. Thompson PD, Cullinane EM, Eshleman R, et al: The effects of caloric restriction or exercise cessation on the serum lipid and lipoprotein concentrations of endurance athletes, Metabolism 33(10):943-950, 1984.
10. Coyle EF, Martin WH, Bloomfield SA: Effects of detraining on responses to submaximal exercise, J Appl Physiol 59:853-859, 1985.
11. Klausen K, Andersen LB, Pelle I: Adaptive changes in work capacity, skeletal muscle capillarization and enzyme levels during training and detraining, Acta Physiol Scand 113:9-16, 1981.
12. Manfredi TG, Fielding RA, O'Reilly KP, et al: Plasma creatine kinase activity and exercise-induced muscle damage in older men, Med Sci Sports Exerc 23(9):1028-1034, 1991.
13. Oshida Y, Yamanouchi K, Hayamizu S, et al: Effects of training and training cessation on insulin action, Int J Sports Med 12(5):484-486, 1991.
14. Smorawinski J, Nazar K, Kaciuba-Uscilko H, et al: Effects of 3-day bed rest on physiological responses to graded exercise in athletes and sedentary men, J Appl Physiol 91(1):249-257, 2001.
15. Murdaca G, Setti M, Brenci S, et al: Modifications of immunological and neuro-endocrine parameters induced by anti-orthostatic bed rest in human healthy volunteers, Minerva Med 94(6):363-378, 2003.

16. Lewis CB, Bottomley JM: Geriatric Rehabilitation: A Clinical Approach, ed 2, Upper Saddle River, NJ, 2003, Prentice Hall.
17. Guiccone AA: Geriatric Physical Therapy, ed 2, St. Louis, 2000, Mosby.
18. Cheitlin MD: Cardiovascular physiology changes with aging, Am J Geriatr Cardiol 12(1):9-13, 2003.
19. Tanaka H, Seals DR: Dynamic exercise performance in Masters athletes: Insight into the effects of primary human aging on physiological functional capacity, J Appl Physiol 95(5):2152-62, 2003.
20. Dehn MM, Bruce A: Longitudinal variations in maximal oxygen uptake with age and activity, J Appl Physiol 33:805-807, 1972.
21. Rodeheffer FJ: Exercise cardiac output is maintained with advancing age in health human subjects, Circulation 69:203-213, 1984.
22. Shimada K, Kitazumi T, Sadakne N: Age related changes of baroreflex function, plasma norepinephrine, and blood pressure, Hypertension 7:113-117, 1985.
23. Overend TJ, Cunningham DA, Paterson DH, et al: Thigh composition in young and elderly men determined by computed tomography, Clin Physiol 12:629-640, 1992.
24. Lexell J, Taylor CC, Sjostorm M: Total number, size and proportion of different fiber types studied in whole vastus lateralis muscle from 15 to 83 years old men, J Neurol Sci 84:275-294, 1988.
25. Hill JO, Melanson EL: Overview of the determinants of overweight and obesity: Current evidence and research issues, Med Sci Sports Exerc 31(suppl 11):S515-521, 1999.
26. Jebb SA, Moore MS: Contribution of a sedentary lifestyle and inactivity to the etiology of overweight and obesity: Current evidence and research issues, Med Sci Sports Exerc 31(suppl 11):S534-541, 1999.
27. Patrick K, Norman GJ, Calfas KJ, et al: Diet, physical activity, and sedentary behaviors as risk factors for overweight in adolescence, Arch Pediatr Adolesc Med 158(4):385-390, 2004.
28. Goldberg RB: Prevention of type II diabetes, Med Clin North Am 82:805-821, 1998.
29. Damrosch S: General strategies for motivating people to change their behavior, Health Promot 26:833-843, 1991.
30. Dishman RK, Ickes W, Morgan WP: Self-motivation and adherence to habitual physical activity, J Appl Soc Psych 10:115-132, 1980.
31. Lee RE, Nigg CR, DiClemente CC, et al: Validating motivational readiness for exercise behavior with adolescents, Res Q Exerc Sport 72:401-410, 2001.
32. Jitamontree N: Evidence-based protocol: Exercise promotion, J Gerontol Nurs 27:7-18, 2001.
33. Williams MA (ed): Guidelines for Cardiac Rehabilitation and Secondary Prevention Programs, ed 4, Champaign, Ill, 2004, Human Kinetics.
34. Bandura A: Self-efficacy: Toward a unifying theory of behavior change, Psychological Rev 84:191-215, 1977.
35. Plonczynski DJ: Measurement of motivation for exercise, Health Educ Res 15:695-705, 2000.
36. Prochaska JO, Velicer WF: The transtheoretical model of health behavior change, Am J Health Promot 12(1):38-48, 1997.
37. Marshall SJ, Biddle SJ: The transtheoretical model of behavior change: A meta-analysis of applications to physical activity and exercise, Ann Behav Med 23(4):229-246, 2001.
38. Reed GR, Velicer WF, Prochaska JO, et al: What makes a good staging algorithm: examples from regular exercise, Am J Health Promot 12(1):57-66, 1997.
39. Marttila J, Nupponen R: Assessing stage of change for physical activity: How congruent are parallel methods? Health Educ Res 18:419-428, 2003.
40. Noonan V, Dean E: Submaximal exercise testing: clinical application and interpretation, Phys Ther 80(8):782-807, 2000.
41. Suni JH, Oja P, Miilunpalo SI, et al: Health-related fitness test battery for adults: Associations with perceived health, mobility, and back function and symptoms, Arch Phys Med Rehabil 79:559-569, 1998.
42. Going S, Davis R: Body composition. In ACSM's Resource Manual for Guidelines for Exercise Testing and Prescription, ed 4, Baltimore, 2001, American College of Sports Medicine.
43. Ravaglia G, Forti P, Maioli F: Measurement of body fat in healthy elderly men: A comparison of methods, J Gerontol A Biol Sci Med Sci 54:M70-76, 1999.
44. Deurenberg P, Weststrate JA, Seidell JC: Body mass index as a measure of body fatness: age and sex-specific prediction formulas, Br J Nutr 65:105-114, 1991.
45. Riley R: Nutrition and weight management. In ACSM's Resource Manual for Guidelines for Exercise Testing and Prescription, ed 4, Baltimore, 2001, American College of Sports Medicine.
46. Krupp LB, LaRocca NG, Muir-Nash J, et al: The fatigue severity scale, Arch Neurol 46(10):1121-1123, 1989.
47. Winstead-Fry P: Psychometric assessment of four fatigue scales with a sample of rural cancer patients, J Nurs Meas 6(2):111-122, 1998.
48. Aaronson LS, Teel CS, Cassmeyer V, et al: Defining and measuring fatigue, Image J Nurs Sch 31:45-51, 1999.
49. Nijs J, Vaes P, McGregor N, Van Hoof E: Psychometric properties of the Dutch Chronic Fatigue Syndrome–Activities and Participation Questionnaire, Phys Ther 83:444-454, 2003.
50. Eason JM: Cardiopulmonary assessment, Cardiopulm Phys Ther 10:135-142, 1999.
51. Sansoy V, Watson DD, Beller GA: Significance of slow upsloping ST-segment depression on exercise stress testing, Am J Cardiol 15:709-712, 1997.
52. Mahler DA, Wells CK: Evaluation of clinical methods for rating dyspnea, Chest 93:580-586, 1988.
53. Weaver TE, Narsavage GL, Guilfoyle MJ: The development and psychometric evaluation of the pulmonary functional status scale: An instrument to assess functional status in pulmonary disease, J Cardiopulm Rehabil 18:105-111, 1998.
54. American Thoracic Society, American College of Chest Physicians statement on cardiopulmonary exercise testing, Am J Respir Crit Care Med 167:211-277, 2003.
55. Bruce RA, Kusumi F, Hosmer D: Maximal oxygen intake and nomographic assessment of functional aerobic impairment in cardiovascular disease, Am Heart J 85(4):546-562, 1973.
56. McConnell TR: Cardiorespiratory assessment of apparently healthy populations. In ACSM's Resource Manual for Guidelines for Exercise Testing and Prescription, ed 4, Baltimore, 2001, American College of Sports Medicine.
57. Macsween A: The reliability and validity of the Astrand nomogram and linear extrapolation for deriving Vo2max from submaximal exercise data, J Sports Med Phys Fitness 41(3):312-317, 2001.
58. Ragg KE, Murray TF, Karbonitt LM, et al: Errors in predicting functional capacity form a treadmill exercise stress test, Am Heart J 100:581-583, 1980.
59. Cahalin L, Pappagianopoulos P, Prevost S, et al: The relationship of the 6-min walk test to maximal oxygen consumption in transplant candidates with end-stage lung disease, Chest 108:452-459, 1995.
60. Solway S, Brooks D, Lacasse Y, et al: A qualitative systematic overview of the measurement properties of functional walk tests used in the cardiorespiratory domain, Chest 119:256-270, 2001.
61. Foster C, Jackson AS, Pollock ML, et al: Generalized equations for predicting functional capacity from treadmill performance, Am Heart J 107(6):1229-1234, 1984.
62. Kaminsky LA, Whaley MH: Evaluation of a new standardized ramp protocol: the BSU/Bruce Ramp protocol, J Cardiopulm Rehabil 18:438-444, 1998.
63. Butland RJ, Pang J, Gross ER, et al: Two-, six-, and 12-minute walking tests in respiratory disease, BMJ 284:1607-1608, 1982.
64. Eiser N, Willsher D, Dore CJ: Reliability, repeatability and sensitivity to change of externally and self-paced walking tests in COPD patients, Respir Med 97(4):407-414, 2003.
65. Mahoney FI, Barthel DW: Functional evaluation: The Barthel Index, Md State Med J 14:61-65, 1965.
66. Wolfe CD, Taub NA, Woodrow EF, et al: Assessment of scales of disability and handicap for stroke patients, Stroke 22:1242-1244, 1991.
67. Gresham GE, Phillips TF, Labi ML: ADL status in stroke: Relative merits of three standard indexes, Arch Phys Med Rehabil 61:355-358, 1982.
68. Binkley JM, Stratford PW, Lott SA, et al: The lower extremity functional scale (LEFS): Scale development, measurement properties and clinical application, Phys Ther 79:371-383, 1999.
69. Kidd D, Stewart G, Baldry J, et al: The Functional Independence Measure: A comparative validity and reliability study, Disabil Rehabil 17:10-14, 1995.
70. Stratford PW, Binkley JM, Watson J, et al: Validation of the LEFS on patients with total joint arthroplasty, Physiother Can 52:97-105, 2000.
71. Holly RG, Shaffrath JD: Cardiorespiratory endurance. In ACSM's Resource Manual for Guidelines for Exercise Testing and Prescription, ed 4, Baltimore, 2001, American College of Sports Medicine.
72. Hillegass EA, Sadowsky HS: Cardiopulmonary Physical Therapy, ed 2, Philadelphia, 2001, WB Saunders.
73. Rosen CS: Is the sequencing of change processes by stage consistent across health problems? A meta-analysis, Health Psychol 19(6):593-604, 2000.
74. Lemura LM, von Duvillard SP, Mookerjee S: The effects of physical training of functional capacity in adults ages 46 to 90: A meta-analysis, J Sports Med Phys Fitness 40(1):1-10, 2000.
75. Fleg JL, Pi•a IL, Balady G: Assessment of functional capacity in clinical and research applications. An advisory from the Committee on Exercise, Rehabilitation, and Prevention, Council on Clinical Cardiology, American Heart Association, Circulation 102:1591-1597, 2000.
76. American College of Sports Medicine Position Stand: The recommended quantity and quality of exercise for developing and maintaining cardiorespiratory and muscular fitness and flexibility in healthy adults, Med Sci Sports Exerc 30(6):975-991, 1998.
77. Wilmore JH, Stanforth PR, Gagnon J, et al: Cardiac output and stroke volume changes with endurance training: the HERITAGE Family Study, Med Sci Sports Exerc 33(1):99-106, 2001.

78. Talbot LA, Gaines JM, Huynh TN, et al: A home-based pedometer-driven walking program to increase physical activity in older adults with osteoarthritis of the knee: a preliminary study, J Am Geriatr Soc 51(3):387-392, 2003.
79. Jan MH, Hung JY, Lin JC, et al: Effects of a home program on strength, walking speed, and function after total hip replacement, Arch Phys Med Rehabil 85(12):1943-1951, 2004.
80. Eng JJ, Chu KS, Kim CM, et al: A community-based group exercise program for persons with chronic stroke, Med Sci Sports Exerc 35(8):1271-1278, 2003.
81. Duncan P, Richards L, Wallace D, et al: A randomized, controlled pilot study of a home-based exercise program for individuals with mild and moderate stroke, Stroke 29(10):2055-2060, 1998.
82. Deligiannis A: Exercise rehabilitation and skeletal muscle benefits in hemodialysis patients, Clin Nephrol 61(suppl 1):S46-50, 2004.
83. Kopple JD, Storer T, Casburi R: Impaired exercise capacity and exercise training in maintenance hemodialysis patients, J Ren Nutr 15(1):44-48, 2005.
84. American Thoracic Society: Standards for the diagnosis and care of patients with chronic obstructive pulmonary disease, Am J Respir Crit Care Med 136:225-244, 1995.
85. Foster C, Dymond DS, Carpenter J, et al: Effect of warm-up on left ventricular response to sudden strenuous exercise, J Appl Physiol 53(2):380-383, 1982.
86. Franklin BA (ed): Abnormal cardiorespiratory responses to acute aerobic exercise. In ACSM's Guidelines for Exercise Testing and Prescription, ed 6, Baltimore, 2000, Lippincott, Williams & Wilkins.
87. Borg GA: Psychophysical basis of perceived exertion, Med Sci Sports Exerc 14:377-381, 1982.
88. Williams JG, Eston RG: Determination of the intensity dimension in vigorous exercise programmes with particular reference to the use of the rating of perceived exertion, Sports Med 8(3):177-189, 1989.
89. Pollock ML, Ward A, Ayres JJ: Cardiorespiratory fitness: response to differing intensities and durations of training, Arch Phys Med Rehabil 58(11):467-473, 1977.
90. Sallis JF, Hovell MF, Hofstetter CR: Predictors of adoption and maintenance of vigorous physical activity in men and women, Prev Med 21(2):237-251, 1992.
91. Ewart CK: Psychological effects of resistive weight training: Implications for cardiac patients, Med Sci Sports Exerc 21(6):683-688, 1989.
92. McCartney N, McKelvie RS, Haslam DR, et al: Usefulness of weightlifting training in improving strength and maximal power output in coronary artery disease, Am J Cardiol 67(11):939-945, 1991.
93. Pierson LM, Herbert WG, Norton HJ, et al: Effects of combined aerobic and resistance training versus aerobic training alone in cardiac rehabilitation. J Cardiopulm Rehabil 21(2):101-110, 2001.
94. Ewart CK, Stewart KJ, Gillilan RE, et al: Self-efficacy mediates strength gains during circuit weight training in men with coronary artery disease, Med Sci Sports Exerc 18(5):531-540, 1986.
95. Gettman LR, Pollock ML: Circuit weight training: A critical review of its physiological benefits, Phys Sportsmed 9(1):44-66, 1981.
96. Gettman LR, Ayres JJ, Pollock ML, et al: The effect of circuit weight training on strength, cardiorespiratory function, and body composition of adult men, Med Sci Sports Exerc 10(3):171-176, 1978.
97. Harber MP, Fry AC, Rubin MR, et al: Skeletal muscle and hormonal adaptations to circuit weight training in untrained men, Scand J Med Sci Sports 14(3):176-185, 2004.
98. Wilmore JH, Parr RB, Girandola RN, Ward P, et al: Physiological alterations consequent to circuit weight training, Med Sci Sports Exerc 10(2):79-84, 1978.
99. ATS Committee on Proficiency Standards for Clinical Pulmonary Function Laboratories: ATS statement: Guidelines for the six-minute walk test, Am J Respir Crit Care Med 166(1):111-117, 2002.
100. Ferrari M, Vangelista A, Vedovi E, et al: Minimally supervised home rehabilitation improves exercise capacity and health status in patients with COPD, Am J Phys Med Rehabil 83(5):337-343, 2004.
101. Wijkstra PJ, Ten Vergert EM, van Altena R, et al: Long term benefits of rehabilitation at home on quality of life and exercise tolerance in patients with chronic obstructive pulmonary disease, Thorax 50(8):824-828, 1995.
102. Couser JI Jr, Martinez FJ, Celli BR: Pulmonary rehabilitation that includes arm exercise reduces metabolic and ventilatory requirements for simple arm elevation, Chest 103(1):37-41, 1993.
103. Martinez FJ, Vogel PD, Dupont DN, et al: Supported arm exercise vs unsupported arm exercise in the rehabilitation of patients with severe chronic airflow obstruction, Chest 103(5):1397-1402, 1993.
104. Larsson P, Olofsson P, Jakobsson E, et al: Physiological predictors of performance in cross-country skiing from treadmill tests in male and female subjects, Scand J Med Sci Sports 12(6):347-353, 2002.
105. Ng AV, Demment RB, Bassett DR, et al: Characteristics and performance of male citizen cross-country ski racers, Int J Sports Med 205-209, 1988.

제 32 장

기도청결기능이상

Airway Clearance Dysfunction

학습개요

학습목표

이 장을 읽은 후, 다음의 사항을 할 수 있어야 한다.

1. 기도청결기능이상의 4가지 주요 원인을 이해한다.
2. 특수한 병리적 소견과 기도청결방법 사이의 관련성을 묘사한다.
3. 특정 환자에 적용된 기도청결방법이 적절한지 결정하기 위한 타당성과 신뢰성이 있는 검진을 적용한다.
4. 기도청결을 증진하기 위한 안전하고 효과적인 중재를 설계하고 수행한다.
5. 기도청결 기능이상이 있는 환자를 위한 검진, 예후, 치료계획, 재검진 소견을 논의하고 문서로 작성한다.
6. 환자의 보호자에게 기도청결방법을 교육한다.

기도청결기능이상은 다양한 질환에서 흔한 문제이다. 기도청결기능이상은 점액, 가래, 세포파편, 염증성 삼출액, 또는 이물질 흡입과 같은 기도를 막는 물체를 제거하지 못하는 것이다. 기도청결의 불능으로 인한 부작용에는 기도폐쇄, 염증, 감염, 무기폐(atelectasis), 비정상적인 환기·관류 관계, 동맥 혈중 가스수치변화가 있다. 기도 폐쇄는 성인인 경우 만성폐쇄성폐질환(chronic obstructive pulmonary disease, COPD)의 특징으로, 아동, 청소년, 성인인 경우 낭성섬유증(cystic fibrosis, CF)의 특징으로 나타난다.

1. 병리현상

기도청결기능이상은 여러 질환에서 발생한다. 물리치료사 치료행위지침에는 우선적 치료행위 패턴 6C(기도청결 기능이상과 관련된 환기, 호흡/가스교환, 유산소능력(aerobic capacity)/지구력 손상)로 기술되어 있다. 기도청결기능이상의 위험이 높은 환자는 3집단으로 구분할 수 있다. 첫 번째 집단은 유기질(일반적으로 담배 연기)과 무기질 먼지 같은 미립자의 만성적인 흡입으로 인한 질환자, 두 번째 집단은 감염성 질환자, 세 번째 집단은 심혈관과 정형외과적 수술과 관련된 사람이다. 또한, CF에서 나타나는 병리적인 변화, 즉 끈끈하고 많은 기관지 분비물은 기도청결의 문제를 유발한다.

2. 검진

병력

환자병력은 다음에 관한 질문이 포함되어야 한다:

직장/고용. 환자의 현재 고용상태가 기도청결 기능이상에 영향을 주는가? 연무, 먼지, 또는 다른 미립자에 노출되는가? 이런 노출이 질병을 악화시키는가?[3,4] 신체적 제한이 직무를 수행하는 능력을 제한하는가?

주거환경. 집 또는 퇴원하는 장소에서 산소, 호흡기, 또는 흡입 장비를 사용할 만한 공간이 있는가?

일반적인 건강상태. 환자가 집에서 움직일 수 있는가? 우울증이 있는가? COPD 환자에서 우울증은 흔하다.[5] 병 때문에 지역사회, 여가활동, 사회적 기능이 변하였는가?

사회적/건강습관. 담배를 피우는가? 금연을 시도한 적이 있는가? 금연 실패는 폐기능 감소와 명확히 관련이 있다.[6] 환자는 헬스에 참여하는가? 만성폐질환이 있는 환자가 장기간의 운동을 하면 기능적 상태가 호전되고 장애가 줄어든다.[7]

의학적/수술이력. 최근 병이나 입원한 적이 있는가? 재활참여를 제한할 만한 동반 질병이 있는가?

현재 상태/주요 호소. 재활중재를 통해 얻고자 하는 것이 무엇인가? 현재 치료적 중재는 무엇인가? 현재 사용하고 있는 기도청결을 위한 중재법이나 운동은 무엇인가? 환자와 보호자의 기대는 무엇인가?

기능적 상태/활동수준. 발병이전 환자의 기능적 상태는? 현재 또는 최근 직업활동 및 일상생활과 관련된 상태는?

약물. 현재 복용 중인 약물은 무엇이며 이것이 물리치료에 어떻게 영향을 주는가? 기도청결에 문제가 있는 환자는 흔히 기관지확장제(bronchodilator)와 점액분해(mucolytic) 약물을 복용한다. 기도청결과 운동 전에 복용하는 것은 치료의 효과를 높인다.[8]

임상적 검진. 가능한 모든 자료를 살펴야 한다. 폐 기능검진 결과와 동맥 혈중 가스수치는 중재강도와 중재 동안 휴식 정도를 결정하는데 도움이 된다.

계통관찰

계통관찰은 검진과 중재 동안 주의해야 할 사항이 있는지 또는 합병증을 유발할 영역이 있는지를 알아보고 정밀 검진이 필요한 부분이 있는지를 알아보기 위해 시행된다. 1장의 계통관찰을 참조하길 바란다.

검진과 측정

근육뼈대.

자세. 만성폐질환, 특히 장기간 동안 과다팽창(hyperinflation)이 있을 때 자세가 변하게 된다.[9] 따라서 자세배열에 대한 검진은 만성폐질환이 있는 모든 환자에게 수행되어야 한다(4장 참조).[10] 장기간 동안 과다팽창이 있는 환자는 여러 가지 전형적인 소견을 보이는데, 가슴근(pectoral), 목빗근(sternocleidomastoid), 목갈비근(scalene), 어깨뼈근육의 단축과 가슴의 앞과 뒤 지름의 증가를 보인다. 정상적인 가슴횡단지름은 1:2이다. 이 비율을 가슴지수(thoracic index)라 부른다. 과다팽창이 있는 경우, 가슴지수는 증가하고 종종 2:1 이상이 된다. 이를 술통형(barrel)가슴이라 부른다.[11] 과다팽창과 관련된 근육단축과 가슴지수의 증가는 일반적으로 척주뒤굽음증(kyphosis)을 유발한다. 전반적으로, 확장된 가슴우리의 뻣뻣함은 가슴움직임과 척추유연성을 줄인다. 칼돌기 수준에서 줄자를 이용한 가슴둘레의 측정은 가슴움직임을 알아보기 위해 사용된다. 골반계(pelvimeter)로 불리는 가슴밀림자(chest calipers) 역시 가슴지수를 알아보기 위해 사용된다.

관절가동범위. 만성폐질환자들은 장기간의 움직임 부족 때문에, 주요 부위 관절가동범위를 검진하는 것은 중요하다. 어깨관절과 가슴척추의 가동범위는 특히 중요한데, 가슴확장에 영향을 주기 때문이다. 또한, 만성폐질환자들은 일반적으로 잘 움직이지 않고 앉아서 생활하는 경향이 있기 때문에 다리가동범위의 감소가 있을 수 있다. 측정도구는 줄자, 각도기, 경사계 등이 사용된다.

근육수행력. 활동제한 때문에 COPD 환자들은 사지와 몸통에 근력약화가 있다.[12] COPD와 CF가 있는 환자에서 환기능력 저하가 말초 근육약화에 기인한다는 증거들이 있다.[12] 연구들은 만성폐질환이 결국 근육약화를 유발하고 지구력 저하를 유발한다고 지적하고 있다.[13] 원인에 관계없이, 만성폐질환자에서 말초근육약화는 운동 불내성과 제한을 유발한다.[14~16]

기도청결기능이상인 경우, 효과적인 기침으로 효과를 얻을 수 있다. 기침은 배근육과 가슴에 있는 날숨근육의 강한 수축으로 발생한다. 날숨근육기능은 최대 정적 날숨 압력과 최고 날숨 흐름율(26장 참조)로 알 수 있다.[17,18] 이러한 것은 아날로그 "나팔(bugle)" 힘측정계 또는 디지털 장비로 쉽게 측정될 수 있다.[19]

신경근육.

통증. 기도청결의 문제가 있는 환자에 대한 검진의 일부로서 통증평가–통증의 원인과 지각된 수준–는 중요하다. 근육뼈대계 문제로 인한 가슴벽(chest wall)의 통증은 흔하다. 통증은 일반적으로 가슴 앞쪽에 위치하고, 깊은 호흡에 의해 악화되고 촉진될 수 있다. 또한 가슴벽의 통증은 일반적으로 운동과 관련이 없다. 반대로, 심장허혈로 인한 가슴통증(가슴조임증, angina pectoris)은 운동에 의해 확실히 악화되고 턱과 팔로 통증이 방사된다. 또한 가슴신경뿌리염증이 가슴통증을 유발하지만, 피부분절에 따라 통증이 나타난다.

만일 환자가 가슴벽통증이 있다면, 통증척도(22장 참조)는 통증 정도를 측정하기 위해 사용된다. 통증일기는 통증이 일상생활에 미치는 정도를 파악하고 중재의 효과를 알아보는데 도움이 된다.

심혈관/폐

환기와 호흡/가스교환. 호흡과 관련된 잠재적인 문제에 대한 중요한 지표인 운동 자각도(rate of perceived exertion, RPE)와 호흡곤란(dyspnea)은 각각 개정된 10점 보그척도(revised 10–point Borg scale)[20]와 호흡곤란 척도로 흔히 정량화 된다. 보그 척도는 처음에 6~20점척도로 개발되었다(글상자 23–3 참조). 6점은 전혀 힘들지 않음을 의미하는 것이고 20점은 극도로 힘듦을 의미하는 것이다. 개정된 보그 척도는 0~10점 척도로서, 0점은 전혀 힘들지 않음이고 10점은 극도로 힘듦을 의미한다(글상자 32–1). 이 개정된 척도는 응급실에 온 호흡곤란 환자 400명을 대상으로 연구한 결과 타당성과 신뢰도가 있는 것으로 나타났다.[21] 또한 장시간에 걸쳐 재현성도 있는 것으로 보고되어져 왔다.[22]

호흡곤란척도는 간단한 것에서부터 복잡한 것까지 다양하게 존재한다(그림 23–3). 게다가, 호흡계 질환과 이들이 삶의 질에 미치는 영향까지 넓은 범위를 포함하고 있는 것도 있다. 통증을 측정하기 위해 사용되는 것과 비슷하게 시각유추척도(visual analogue scale, VAS)는 호흡곤란의 정도를 측정하는데 사용되고 있다(22장 참조). 호흡곤란을 한쪽 끝은 전혀 힘들지 않음이고 다른 쪽 끝은 자신이 생각하는 가장 심한 호흡곤란으로 표시된 10cm

글상자 32-1 보그 CR10척도(Borg CR-10 Scale)

지시. 당신이 인식하고 있는 힘듦 정도를 이 등급척도를 사용하여 표현한다. 힘듦이란 통증, 노력, 또는 다른 것일 수 있다. 10점 또는 "극도로 강함" – "최대"는 매우 강한 강도를 말한다. 이 척도에서 기준점수로 사용된다. 당신이 느끼는 힘듦 정도를 표현하는 것으로, 이전의 경험이나 어려운 상황과 비교하여 표현할 수 있다. "절대 최대" – (•)를 등급척도 바깥에 배치하였는데, 이는 등급척도를 넘어서는 힘듦이 있는 경우에 사용한다.

먼저 언어적 표현을 살펴라. 이후 관련된 숫자를 보라. 만일 당신의 경험 또는 느낌이 "매우 약함"이라면, 여러분은 "1"이라 말하면 된다. 만일 "중등도"라면, "3"이라고 말한다. "중등도(moderate)"는 "3"이고 이는 "중위(medium)", "평균(mean)", 또는 "중간(middle)"보다 약한 것이다. 만일 경험이 "강한(strong)" 또는 "힘듦(heavy)"이라면, "5"라고 표현한다. "강한"이란 "최대"의 50%에 해당하는 것이다. 만일 "매우 강함(very strong)"이라고 느낀다면, 6~8 사이의 수를 선택한다. 느낌이 정확히 일치하지 않으면 "1.5" 또는 "3.5" 같은 수를 선택한다. 당신의 생각이 아니라 당신의 실제 경험 또는 느낌을 표현하는 것이 중요하다. 가능하면 솔직하게 표현하고 과장하지 말아야 한다. 다음의 설명을 보고 숫자를 선택하라.

당신이 얼마나 힘들었고 얼마나 많은 노력이 필요했는지를 나타내는 적절한 숫자를 선택한다. 운동 자각은 당신이 느낀 근육피로와 힘듦 가슴통증 및 호흡곤란이 포함된 감정이다. 실제 수행된 부하가 아닌 실제 당신이 느낀 힘듦에 대해 생각하라.

1 매우 약함(very light). 자신의 보행속도로 건강한 사람이 짧은 거리를 걷는 것과 같은 느낌.

3 중등도(moderate)는 특별히 힘들지는 않지만 다소 힘든 느낌이다. 좋은 느낌이고 계속 지속하기 어려운 상황이 아니다.

5 힘듦과 지침. 하지만 도저히 지속할 수 없는 상태는 아니다. 여기에서 발휘되는 노력은 최대(maximal)의 반 정도이다.

7 아주 강함(very strong). 지속할 수 있지만 지속하면 매우 당신을 지치게 만드는 상황이다.

10 극도로 강함. 당신이 경험한 것 중 가장 힘든 상황이다.

• "절대 최대", 예를 들어 "12"이상.

질문?

0	**전혀 힘들지 않음(nothing at all)**	
0.3		
0.5	**극도로 약함(extremely weak)**	**인식만 가능(just noticeable)**
0.7		
1	**매우 약함(very weak)**	
1.5		
2	**약함(weak)**	**가벼움(light)**
2.5		
3	**중등도(moderate)**	
4		
5	**강함(strong)**	**힘듦(heavy)**
6		
7	**매우 강함(very strong)**	
8		
9		
10	**극도로 강함(extremely strong)**	**"최대(maximal)"**
11		
•	**절대 최대(absolute maximum)**	**가장 높음(highest possible)**

보그 CR10척도
Gunnar Borg 1982, 1998

"The Borg CR-10 Scale," Borg G, 2003.

직선 위에 표시할 수 있다. VAS 상 호흡곤란의 점수는 보그점수와 강한 상관이 있고[23] 다양한 운동 수준에도 적용 가능하다.[24]

호흡곤란이 포함된 신뢰성과 타당성이 있는 질병특이 측정도구는 만성호흡설문지(chronic respiratory questionnaire, CRQ)[25]와 세인트조지호흡설문지(St. George respiratory questionnaire, SGRQ)[26]이다. 두 도구는 자가기입식 설문이고 호흡문제가 일상생활에 미치는 영향을 결정하는 것이다. 두 도구는 연구에 많이 사용되어져 왔고 연구결과를 비교하는데 이용되고 있다[27](추가정보 참조).

환기와 가스교환 손상과 관련된 많은 소견들은 중재를 선택하는데 영향을 준다. 이러한 소견은 관찰, 청진(auscultation), 촉진(palpation), 타진(percussion) 같은 검진을 통해 정보를 얻을 수 있다.

관찰. 가슴검진 시 관찰은 호흡과 관련된 문제가 있는지 환자를 살펴보는 것이다. 먼저 환자의 일반적인 외모에 초점을 두어야 한다. 치료사는 비만인지 정상인지를 평가하고, 이후 자세검진을 통해 척주배열의 이상여부를 확인해야 한다. 척주뒤굽음증, 척주앞굽음증, 앞으로 기울어진 자세, 또는 직업적 자세가 있는지 살피고 기록해야 한다(그림 32-1).

사지에 대한 검진 동안 치료사는 손가락에서 니코틴 얼룩(stain), 말단곤봉(digital clubbing), 통증이 동반된 관절부종, 떨림 등을 관찰해야한다. 손가락에서 볼 수 있는 니코틴 얼룩은 무의식 환자에서 흡연의 이력을 알아보는데 중요하다. 손가락 또는 발가락의 곤봉은 심폐와 작은 창자질병과 관련이 있다.[28] 폐질병이 있는 환자에서 통증이 있고 부어 있는 관절은 뼈관절염이나 류마토이드관절염보다 거짓비대 폐 관절병증이 있음을 의미할 수 있다.[29] 만성 폐질병이 있는 환자에서 양쪽 발의 부종은 폐심장증(cor pulmonale) 또는 오른쪽 심장기능상실을 의미할 수 있다.

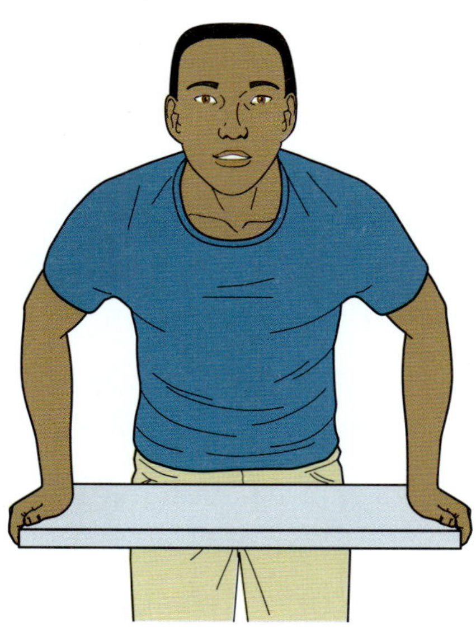

그림 32-1 앞으로 구부린 자세 또는 직업적인 자세

치료사는 환자관리에 사용되는 모든 장비에 대해 알고 있어야 한다. 예를 들어, 심장감시기, Swan-Ganz 카테터, 또는 왼쪽 심실 보조 장비의 사용은 각각 급성 심장리듬, 혈액동역학, 심장박출량에 문제가 있음을 의미한다.

머리와 목을 관찰할 때, 치료사는 호흡곤란과 산소포화도를 알아보기 위해 환자의 얼굴을 살펴야 한다. 심각한 호흡곤란이 있는 환자에서 나타나는 흔한 징후는 코를 벌렁거리거나 점막에 청색증이 있는 것이다.[30]

움직임이 없을 때에는 새가슴 또는 오목가슴 같은 선천적 결함이 있는지 살펴야 한다. 다음으로 치료사는 갈비뼈의 각과 사이공간을 관찰해야 한다. 정상인 경우, 각은 90° 이하이고, 갈비뼈는 척추뼈에 약 45°로 부착되어 있다. 갈비뼈사이공간은 앞쪽보다 뒤쪽이 넓다. 갈비뼈각이 크거나 앞쪽 갈비뼈사이공간이 큰 것은 폐의 과도팽창을 의미한다. 호흡관련 근육에 대한 관찰 시 양쪽 등세모근과 목빗근의 비대는 급성 호흡곤란과 만성 호흡곤란이 있는 환자에서 과도하게 사용한 경우에 나타난다. 그러나 실제 이러한 근육의 비대보다 척주뒤굽음증과 앞쪽 머리돌출이 있는 경우 근육비대가 있는 것처럼 나타날 수 있다.[31] 가슴 양쪽의 대칭성도 관찰해야 한다. 가슴이 움직이는 경우, 호흡수를 확인해야하는데, 성인인 경우 분당 12~20회이다. 정상적인 경우 4회 심장이 박동할 때마다 매 1회 호흡한다. 빠른호흡(tachypnea)은 환기율이 분당 20회를 넘는 경우이다. 느린호흡(bradypnea)은 환기율이 분당 10회 미만인 경우이다. 열(fever)은 호흡수를 높이는데, 매 1°F 증가마다 3~4회씩 호흡이 빨라

표 32-1 기도청결 문제가 있는 환자에서 흔히 발견되는 호흡패턴

호흡패턴	설명
무호흡	환기 없음
물고기-입(fish-mouth)	입을 벌리고 다무는 무호흡; 목 폄과 느린호흡과 연관
정상호흡	정상적인 호흡수, 깊이, 규칙적인 리듬
느린호흡	느린 호흡, 얇거나 정상적인 깊이, 규칙적인 리듬; 약물과용과 연관
빠른호흡	빠른 호흡, 얇은 깊이, 규칙적인 리듬; 제한성 폐질환과 연관
과호흡	정상적인 호흡수, 깊은 호흡, 규칙적인 리듬
체인-스트로크 호흡 (Cheyne-Stroke respiration)	호흡깊이가 깊어졌다가 이후 얇아짐, 규칙적인 리듬 중 무호흡 기간이 있음; 중병 환자와 연관
비오 호흡 (Biot's respiration)	느린 호흡수, 얇은 깊이, 무호흡 기간, 불규칙적인 리듬; 수막염 같은 중추신경계 질환과 연관
지속 흡입성	느린 호흡수, 깊은 들숨 후 무호흡, 불규칙적인 리듬; 뇌줄기 질환과 연관
긴 날숨	빠른 들숨, 느리고 긴 날숨이 있지만 정상적인 호흡수, 깊이, 규칙적인 리듬을 보임; 폐쇄성폐질환과 관련
앉아숨쉬기(orthopnea)	기립 이외의 자세에서 호흡하기 힘듦
과환기	빠른 호흡수, 깊은 호흡, 정상적인 리듬; 결국 동맥 이산화탄소 감소, 긴장; 신진대사 질환인 경우 "쿠스마울 호흡(Kussmaul breathing)"이라 불림; 또한 뇌염 같은 중추신경계질환과 연관
심리기원성 호흡곤란	정상 호흡수, 규칙적인 탄식이 있음; 불안과 연관
호흡곤란(dyspnea)	빠른 호흡수, 얇은 깊이, 규칙적인 리듬; 보조근육수축과 연관
멈춤개(doorstop)	정상 호흡수와 리듬; 제한 요인이 발생했을 때 갑자기 들숨이 중지되는 것이 특징; 가슴막염과 연관

From Irwin S, Tecklin JS: Cardiopulmonary Physical Therapy: A Guide to Practice, ed 4, Philadelphia, 2004, Elsevier Science.
CNS, Central nervous system.

진다(22장 참조).[32] 다음으로, 치료사는 들숨과 날숨 비율을 관찰해야 한다. 정상인 경우 날숨이 들숨보다 2배 길다(들숨:날숨 = 1:2). 폐쇄성폐질병인 경우, 날숨이 길어져 비율이 1:4 또는 1:5가 된다.

또한 치료사는 호흡에 관련된 소리를 검진해야 한다. 들숨동안 그렁거림(stridor)은 위쪽 기도폐쇄를 의미하고 성대문연축(laryngospasm)을 의미할 수 있다.[31] 혀가 입천장 뒤로 넘어갔을 때 발생하는 코고는 소리(stertor)는 의식이 떨어지는 환자에서 나타날 수 있다. 호흡곤란이 있는 유아에서 흔히 들리는 날숨 그렁거림은 조기 기도붕괴를 방지하기 위한 생리적 반응일 수 있다. 들숨과 날숨동안 들리는 꼴깍되는(gurgling) 소리는 큰 기도에 다량의 분비물이 있음을 의미할 수 있다. 다음으로, 치료사는 호흡주기와 깊이에 대해 관찰해야 한다. 표 32-1에 흔한 호흡패턴이 제시되어 있다.

호흡에 대한 패턴과 소리를 관찰한 후, 치료사는 호흡의 조화와 대칭성을 결정해야 한다. 정상적인 호흡과 깊은 호흡 동안 한쪽 가슴의 움직임과 다른쪽 가슴의 움직임, 배의 움직임과 가슴의 움직임을 비교해야 한다. 신경학적 질병 때문에 호흡근육 기능이상이 있는 환자는 종종 비대칭적 또는 모순적인 가슴움직임을 보인다. 모순적 움직임(paradoxical motion)은 가로막 또는 갈비뼈우리 근육이 우세적으로 손상되었을 때 발생한다. 모순적 움직임은 들숨 동안 예상되는 움직임과 반대로 움직이는 것이다.[34] 심한 COPD가 있는 만성적인 과다팽창가슴과 편평한 가로막은 결국 들숨 동안 위쪽 갈비뼈의 팽창과 동시에 아래쪽 갈비뼈가 안으로 들어가는 현상을 유발한다.[35] 호흡근육에 대한 전체적인 관찰을 통해 보조들숨 또는 날숨근육의 활동을 발견할 수 있다. 또한, 갈비뼈사이 공간에 대한 세심한 관찰은 폐 순응도(compliance) 감소와 관련된 들숨 시 당겨 들어감과 날숨폐쇄와 관련된 날숨 시 팽창을 알 수 있다.[36]

가슴에 대한 관찰은 말하기, 호흡하기, 기침하기 동안에도 지속되어야 한다. 호흡곤란과 관련된 말하기 패턴은 대화 중 파악할 수 있는데, 특히 "호흡곤란 발음"으로 알려진 발성 끊김은 호흡곤란 때문에 발생한다. "3단어 호흡곤란" 또는 "4단어 호흡곤란"처럼 호흡의 중단 없이 말할 수 있는 단어의 수로 표현된다. 대화 동안 악취가 있는 호흡은 입 또는 호흡기의 무산소감염이 있음을 의미할 수 있다.[37]

만일 환자에 기침에 대한 문제를 호소한다면, 치료사는 계속되는지, 갑자기 발생하는지, 또는 가끔 생기는지, 건조한 기침인지 아닌지, 기침이 시작하고 끝나는 상황이 어떤지를 확인해야 한다. 또한 기침이 원인에 따라 다른 특징을 보이기 때문에 수의적인 기침에 대한 검진은 환자평가에 도움이 된다. 예를 들어, COPD 환자들은 들숨이 부족하고 배근육에 의한 압박이 부족하여, 기도청결을 위한 효과적인 기침을 할 수 없다. 또한 COPD 환자들은 효율적이지 못한 기침을 자주 하기 때문에 쉽게 피로하다.

가래에 대한 관찰을 통해 매일 내뱉는 가래의 양을 측정하는 것도 필요하다. 가로막에 영향을 주는 소견에는 병적인 미만, 이전 및 최근 배 수술, 또는 영양관 삽입이 포함된다. 관찰 동안 얻은 소견은 청진을 통해 정보를 더욱 확신하는데 도움이 된다.

청진. 청진은 호흡 동안 환기되고 있는 폐부위에 대한 정보와 폐에 있는 분비물의 위치에 대한 정보를 제공한다. 환기가 불량한 부위는 호흡재훈련 또는 자세변경이 필요하고 분비물이 축적되어 있는 부위는 특수한 기도청결방법이 적용되어야 한다. 가슴 청진 동안 입을 벌리고 깊게 들여 마시고 내쉬어야 한다.

호흡소리를 묘사하는 용어는 다양하다.[38] 들숨과 날숨 동안 폐와 기도를 통해 들어오고 나가는 공기 흐름 시 발생하는 난류(turbulence)와 진동에 의해 소리가 발생한다. 정상적인 호흡소리를 4가지(기관, 기관지, 기관지폐포, 폐포)로 구분할 수 있다. 가슴 각 부위에서 각 소리가 들릴 때 정상적인 소리로 간주된다. 그러나 다른 부위에서 소리가 들릴 때, 비정상적인 소리로 간주된다. 기관소리는 파이프를 통해 바람이 부는 것 같이 소리가 크고 높은 음이 난다. 들숨에서 날숨으로 전환되는 시기에는 특유의 소리가 없다. 이러한 소리가 기관 위에서 들릴 때 정상이다. 기관소리와 비슷하지만, 좀 작은 소리로 들리는 기관지 소리는 복장뼈 위에서 들릴 때 정상이다. 다른 부위에서 들릴 때, 기관지소리는 일반적으로 폐 경화, 압축, 체액으로 가득 찬 경우, 또는 무기폐처럼 공기가 없음을 의미한다. 폐포소리는 낮은 음의 약한 소리로, 산들바람이 나뭇잎을 스치는 소리가 난다.[39] 날숨보다 들숨시 더 크고, 음이 더 높고, 더 길게 폐포소리가 나며, 기관과 기관지가 아닌 부위에서 폐포소리가 나면 정상으로 간주된다. 만일 폐포소리가 없거나 소리가 줄어들면 비정상이다. 폐포소리가 줄거나 없는 경우는 폐조직에서 환기가 불량하거나, 과도통기(hyperaeration)로 폐조직에서 폐포소리 전달이 줄어들었을 때 발생한다. 기관지폐포소리는 기관지와 폐포소리가 혼합되어 들리는 것이 특징이다. 들숨과 날숨 시 약간의 끊기는 시간이 있고, 두 시기 동안 들리는 소리의 시간과 음이 비슷하다. 이 소리는 복장뼈 각 수준의 갈비뼈복장 경계에서 들리거나 T3에서 T6 수준의 어깨뼈에서 들리면 정상이다.[40] 우발(adventitious) 호흡소리는 항상 비정상적인 소리이다. 이러한 소리는 흔히 거품소리(crackle 또는 rale)와 쌕쌕거림(wheeze 또는 rhonchi)의 2형태로 분류된다. 거품소리는 귓가에 머리카락을 문지르는 소리 같거나 또는 접시에 우유를 붓는 것과 같은 비음악적인(nonmusical) 소리이며 들숨 동안 또는 들숨 말기에 들릴 수 있다. 들숨 시 거품소리는 기립자세에 있을 때 폐 바닥에서 흔히 들리며 중력에 의해 닫힌 기도가 갑자기 열릴 때 나는 소리일 수 있는데 이는 비정상적으로 폐가 줄어들었음을 의미하는 징후일 수 있다.[41,42] 날숨 시 거품소리는 율동적이거나 또는 비율동적일 수 있다. 율동적인 거품소리는 이전에 닫힌 기도가 다시 열림을 의미할 수 있다. 비율동적인 거품소리는 일반적으로 음색이 낮고 들숨과 날숨 동안 들을 수 있다. 이것들은 큰 기도에 액체가 차 있음을 나타낸다.

쌕쌕거림은 휘파람 또는 으르렁거리는 소리 같은 음악적인(musical) 소리로 아마도 좁은 기도를 통해 빠르게 공기가 움직일 때 나는 소리이다. 음의 높이는 공기 흐름과 기도 크기에 따라 다양하며 단음(mono tone)이거나 다음(multiple tone)일 수 있고 들숨과 날숨 동안 들린다. 들숨 시 쌕쌕거림은 기관지경련 또는 이물질 흡입 같은 내적 또는 외적인 폐쇄와 기도 협착에 의해 유발되고 날숨 시 쌕쌕거림은 들숨 시 쌕쌕거림보다 흔하다.[39] 이들은 저음이고 다음으로, 붕괴되는 불안정한 기도를 나타내는 것이다. 날숨 시 쌕쌕거림은 만성 기관지염 또는 낭성섬유증 때문에 과도한 분비물이 있는 환자에서 발생하는 것처럼 넓은 범위에 기도폐쇄가 있을 때 발생한다. 날숨 시 단음의 쌕쌕거림은 공기가 붕괴된 하나의 기도에 도달하였을 때 발생한다.

폐 청진 동안 들리는 다른 유발소리는 문지르는 소리(rub)와 우두둑 소리(crunch)이다. 문지르는 소리는 거칠고, 삐걱거리는 가죽소리이다. 가슴막(pleura)의 문지르는 소리는 환기 동안 들을 수 있지만, 심장막의 문지르는 소리는 심장주기 동안 들을 수 있다. 문지르는 소리는 일반적으로 염증이 있음을 의미한다.[39] 우두둑 소리는 수축기 동안 심장막 위에서 들을 수 있는 거품소리로 세로칸(mediastinum)에 공기가 있음을 의미하는 것으로 세로칸 공기증이라 부른다.

이에 대한 이해를 가지고, 치료사는 가슴 앞, 뒤, 가쪽에 있는 기관지폐 분절의 소리와 호흡의 질, 강도, 음 등을 들어야 한다. 그림 32-2는 청진을 해야 할 부위를 보여주는 것이다. 청진을 수행하는 동안, 치료사는 병원에서 사용하는 용어로 소견을 기록하고 해석해야 한다. 모

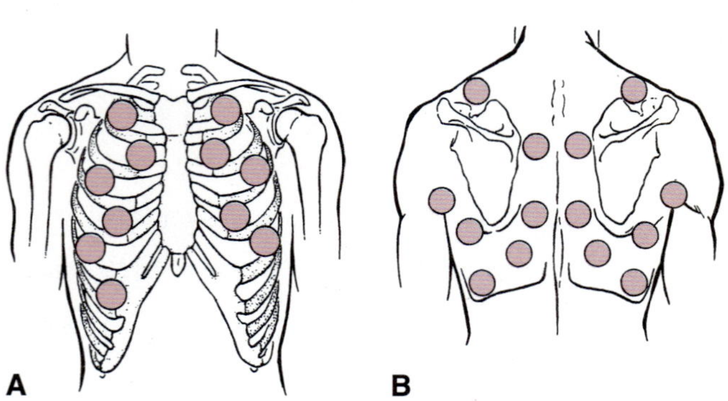

그림 32-2 가슴청진 방법. A, 앞쪽; B, 뒤쪽

From Buckingham EB: A Primer of Clinical Diagnosis, ed 2, New York, 1979, Harper & Row. In Irwin S, Tecklin JS: Cardiopulmonary Physical Therapy: A Guide to Practice, ed 4, St. Louis, 1995, Mosby.

든 기관지폐 분절에서 정상적인 호흡과 소리를 보이면 정상이다. 만일 관찰에서 이상이 없고 어떤 증상도 없다면, 더 이상의 정밀검진이 필요 없다. 만일 호흡소리가 비정상이거나 우발 소리가 들린다면, 검진소견이 비정상이지만 결론을 내리기는 힘들다. 일반적으로, 호흡소리가 없거나 약한 경우 또는 들숨 시 거품소리는 환기가 감소함을 의미한다. 들숨과 날숨 동안 거품소리는 분비물제거능력이 떨어짐을 의미한다. 단음의 양극성 쌕쌕거림은 협착 또는 기관지 평활근경련을 의미한다. 다음의 쌕쌕거림은 넓게 기도폐쇄가 있음을 의미한다. 그러나 거품소리와 쌕쌕거림 소리가 없다고 해서 급성질환이 없다고 단정할 수 없다. 왜냐하면 만성폐쇄성폐질환이 있는 환자는 과다팽창이 심해 우발 소리가 공기 때문에 들리지 않을 수 있기 때문이다. 요약하면, 청진을 통해 관찰된 소견을 확진하거나, 환기손상 또는 기도청결 손상이 있는 부위를 확인할 수 있다.

촉진. 일반적으로, 촉진(palpation)은 이전에 수집된 정보를 재확인하는 과정이다. 즉, 가슴움직임과 세로칸의 위치를 검진함으로서 들숨 동안 가슴 배의 비대칭성과 동시성 결여를 파악하는 것이다. 들숨 시 보조근육에 대한 촉진은 들숨 동안 보조근육의 활동 수준을 검진하기 위한 것이다. 목빗근(sternocleidomastoid)과 목갈비근(scalene)들은 들숨 동안 일차적인 보조근육들이다.[43] 정상적인 경우, 편안한 호흡 동안 보조근육들은 활동하지 않는다. 들숨 시 보조근육이 활성화되는 것은 호흡을 위한 일(work of breathing)이 증가함을 의미하는 것이다. 신체적 노력 또는 급성질병 같은 스트레스 상황 하에 이들 근육의 사용은 정상으로 간주되지만, 휴식 시 이들 근육의 사용은 불필요하게 호흡을 위해 동원되는 것이다. 만성폐쇄폐질환이 있는 기도청결기능이상 환자는 종종 습관적으로 불필요하게 이들 근육을 사용한다. 중재의 초점은 에너지보존을 위해 이들 근육의 사용을 줄이는 것이다.

호흡보조근육의 활동성을 촉진하기 위한 단계

1. 환자의 뒤에 선다.
2. 엄지를 환자의 가시돌기(spinous process) 위에 놓고 나머지 손가락으로 환자의 목 앞 · 가쪽에 놓는다.

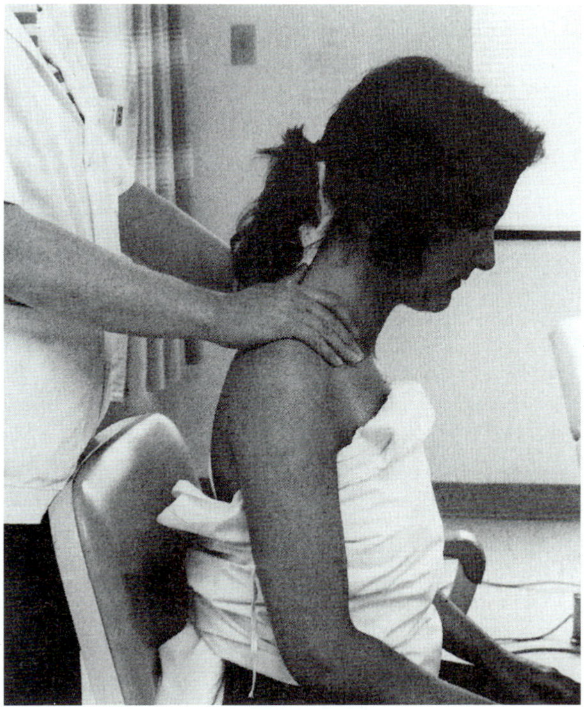

그림 32-3 목갈비근 수축에 대한 촉진

From Irwin S, Tecklin JS: Cardiopulmonary Physical Therapy: A Guide to Practice, ed 4, St. Louis, 1995, Mosby.

3. 목빗근과 목갈비근의 움직임과 활동을 느낀다(그림 32-3).
4. 적어도 두 번의 환기주기(들숨과 날숨) 동안 검진한다.

세로칸의 위치는 일반적으로 가운데 있는 기관(trachea)의 위치를 촉진함으로서 결정된다. 기관의 이동에 영향을 받아 가쪽으로 이동된 세로칸은 양쪽 가슴 사이 폐용적 또는 가슴내 압력의 차이가 있을 때 발생한다. 한쪽 폐용적이 감소할 때 세로칸은 침범된 쪽으로 이동한다. 한쪽 압력 또는 용적이 증가하면 세로칸은 반대쪽으로 이동하게 된다.

또한 안정 시와 깊은 호흡 동안 폐의 위, 중간, 아래엽의 팽창을 비교하는데 촉진(palpation)이 사용된다. 치료사는 각각의 엽에 따른 적절한 위치에 손을 대고 환자에게 깊은 호흡과 일상적인 호흡을 하도록 지시한다. 가슴 움직임에 의해 결정되는 엽의 움직임은 같은 시기에 같은 양의 움직임을 보일 때 정상이다. 촉진은 관찰 동안 의심되었던 비정상적인 가슴움직임의 위치를 확인하는데 도움이 된다. 예를 들어, 만일 관찰 동안 비대칭적인 가슴 팽창이 발견되었다면, 촉진을 통해 오른쪽 위쪽 엽에 문제가 있음을 확인할 수 있고, 또한 세로칸이 중앙에서 오른쪽으로 이동되었음을 알 수 있다. 이러한 징후는 오른쪽 위쪽 엽의 용적이 줄어들거나 왼쪽 위쪽 엽의 용적이 증가함을 의미한다.

목소리 진동음은 목소리에 의해 유발되는 진동으로 가슴벽에 전달되는데, 진동음(fremitus)을 손으로 접촉하여 감지할 수 있다. 치료사는 일상 호흡과 깊은 호흡 동안 양손을 이용하여 진동의 세기를 감지함으로써 진동음을 파악할 수 있다. 진동음이 동일한 경우 정상이다. 만일 진동음이 크거나 작으면 비정상이다. 공기가 없는 조직에서 진동이 더욱 잘 전달되기 때문에 진동음이 큰 경우는 폐에서 환기가 상실되었거나 감소됨을 의미한다.[44] 진동음이 작아진 경우는 폐에 공기가 많음을 의미한다. 즉 폐가 과다팽창 되어 공기가 많아진 것이다.[37]

나음(rhonchal fremitus)은 일상호흡 동안 감지되는 진동으로, 기도에 분비물이 있거나 난류적인 공기흐름이 있는 경우에 발생한다. 따라서 나음은 항상 비정상이다. 나음을 통해 치료사는 분비물이 있는 위치를 알 수 있고 청진 동안 호흡소리 감소의 원인을 이해할 수 있다.

또한 촉진은 가슴통증의 유형과 위치를 파악하는데 이용된다. 치료사는 촉진을 통해 통증과 관련된 특성을 파악하여 근육뼈대계 문제, 심장동맥질병, 악성 종양, 목신경뿌리압박, 가슴문증후군(thoracic outlet syndrome), 헤르페스, 또는 폐색전에 의한 통증인지를 감별하고, 이를 통해 의사와 의사소통을 원활히 할 수 있다. 자극형태와 통증 유형을 파악함으로써 가슴통증의 원인을 추정할 수 있다(표 32-2). 해부학적 구조에 통증감각의 분포를 대입하는 것은 해부학적 통증원인을 파악하는데 도움이 된다. 표 32-3은 가슴과 배구조에 대한 신경지배를 보여주는 것이다. 그림 32-4는 목과 가슴 피부분절을 묘사한 것이다.

가슴통증이 확인되면, 치료사는 이 통증의 개시시기, 특징, 기간, 강도에 대해 물어봐야 한다. 심각한 결과를 초래할 수 있기 때문에 심장질병과 연관된 가슴통증을 확인하는 것은 중요하다. 이러한 통증은 일반적으로 촉진에 의

표 32-2 가슴통증의 원인을 확인하는 지침

증상 특징	효과적인 자극	해부학적 구조
날카로운(sharp)	가벼운 접촉	피부
표층	콕 찌름	
타는 듯한(burning)	열	
명확한 위치(localize)	냉	
둔하거나 날카로운	움직임	가슴벽
중간 깊이	심부 압력	
쑤시는(aching)		
전신적으로 있는		
둔한(dull)	허혈	가슴혈관
심부	팽창	
쑤시는	근육경련	
넓은, 막연한 위치		

Adapted from Edmeads J, Billings RF: Neurological and psychological aspects of chest pain. In Levene DL (ed): Chest Pain: An Integrated Diagnostic Approach, Philadelphia, 1977, Lea and Febiger.

표 32-3 가슴과 배의 신경지배

코드분절	구조
T1-4	세로칸 구조: 심장, 대동맥, 폐혈관
T3-8	내려가는 대동맥
T4-8	식도
T3-5	기관과 기관지
T7-9	위쪽 배 내장
C5-T1	가슴벽; 위벽쪽 가슴막
T2-8	나머지 벽쪽; 위심장가슴막
T6-8	말초 가로막
C3-5	중심 가로막; 아래심장가슴막
T2-10	갈비뼈 사이 근육; 갈비뼈
C5-T1	가슴부위(pectoral) 근육
C3-4	어깨 위의 피부
T1-2	위쪽팔의 위쪽, 안쪽 면
T3-8	가슴벽에 있는 피부

Adapted from Edmeads J, Billings RF: Neurological and psychological aspects of chest pain. In Levene DL (ed): Chest Pain: An Integrated Diagnostic Approach, Philadelphia, 1977, Lea and Febiger.

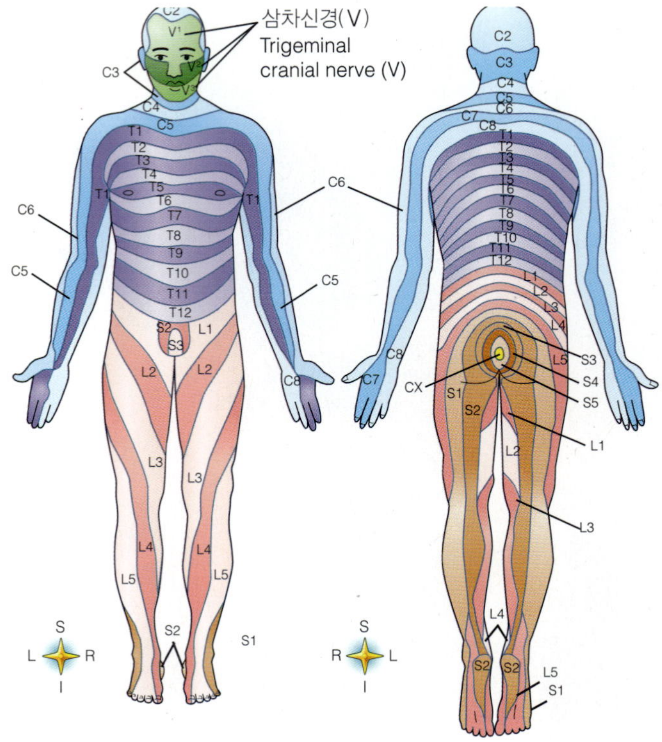

그림 32-4 척수신경의 피부분절

From Thibodeau GA, Patton KT: Anatomy and Physiology, ed 6, St. Louis, 2006, Mosby.

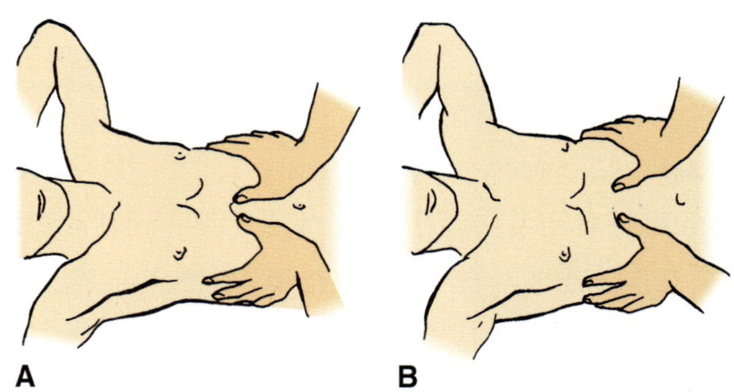

그림 32-5 가로막움직임 촉진. A, 휴식시; B, 정상적인 들숨말기

From Cherniack RM, Cherniack L, Naimark A: Respiration in Health and Disease, ed 2, Philadelphia, 1972, WB Saunders. In Irwin S, Tecklin JS: Cardiopulmonary Physical Therapy: A Guide to Practice, ed 4, St. Louis, 1995, Mosby.

해 영향을 받지 않고, 목, 턱, 왼쪽 팔, 어깨뼈 중간부위 쪽으로 무겁게 누르는 통증(crushing pain)이 방사된다.[45]

촉진검진의 마지막 단계 동안, 가로막의 움직임을 확인해야한다. 그림 32-5는 가로막 움직임을 검진하는 방법이다. 정상적인 움직임인 경우 들숨 시 갈비뼈 가장자리가 위쪽으로 움직여야 한다. 갈비뼈가 안쪽으로 움직이는 것은 만성 기도청결 기능이상과 COPD가 있는 환자에서 발생하는데, 이는 가로막이 편평해진 것과 관련이 있다.[46] 심한 과대팽창에 의해 유발된 편평해진 가로막은 길이장력 관계가 변하여 수축을 원활히 할 수 없다.

타진. 타진(percussion)은 가슴검진의 마지막 단계이다. 타진은 이전에 관찰된 폐밀도의 변화징후와 증상을 평가하고, 정상조직과 비정상조직의 밀도변화를 구별하는데 도움이 된다. 또한 타진을 통해 가로막움직임 정도를 검진할 수 있다. 타진 방법은 가슴벽에 놓여진 가운데 손가락 위를 다른 손의 손가락 끝으로 두드리는 것이다. 가운데 손가락은 갈비뼈 사이 공간에 배치되어야 한다. 타진에 의해 생성되는 소리는 타진되는 부위의 조직밀도에 영향을 받는데, 밀도가 높은 조직(공기가 적은 폐조직 또는 경화된 조직)은 둔탁한 소리가 나고 밀도가 낮은 조직(과다팽창된 폐)은 과도한 공명 또는 가죽 북 같은 소리가 난다. 타진을 통해 폐밀도를 검진할 때, 정상, 둔탁, 또는 가죽 북의 3가지 소리 중 하나를 판단해야 한다. (의사들이 구분하는 소리는 5가지이다: 가죽 북, 과도한 공명, 공명, 둔탁, 저음). 정상적인 소리는 정상적인 밀도를 가진 폐조직 주변을 타진할 때 발생한다. 둔탁한 소리는 부드럽고, 짧고, 고음이고, 천둥 같은 소리로, 공기가 적어 밀도가 높아진 폐조직에서 발생한다. 둔탁한 소리는 간부위를 타진할 때 나는 소리이다. 가죽 북소리는 크고, 저음으로, 과다팽창된 폐 같은 과도하게 공기가 찬 가슴을 두드릴 때 발생한다. 또한 가죽 북소리는 위 같이 비어있는 조직을 두드릴 때 발생한다.

정상적인 공명소리가 나는 폐는 빗장뼈(clavicle)에서 6번째 갈비뼈 앞쪽, 8번째 갈비뼈 가쪽, 10번째 갈비뼈 뒤쪽이다(그림 32-6). 그림 32-7은 정확한 타진방법을 보여준다.

정상적인 검진인 경우, 가슴 양쪽에 있는 같은 부위의 공명은 비슷하다. 게다가, 정상적인 경우, 폐의 해부학적 경계를 통해 공명이 전파된다. 농양, 종양, 폐렴, 낭종, 무기폐는 폐의 밀도를 변하게 하여, 결국 비정상적인 타진 소리를 유발한다. 폐바닥의 비정상적인 고음은 임신에서 나타나는 배의 용적이 증가한 것과 관련이 있다. 폐바닥의 비정상적인 저음은 COPD에서 전형적으로 있는 과대팽창에 의한 폐용적 증가와 관련이 있다. 폐 경계부의 이러한 변화는 타진을 통해 알 수 있다.[47]

A

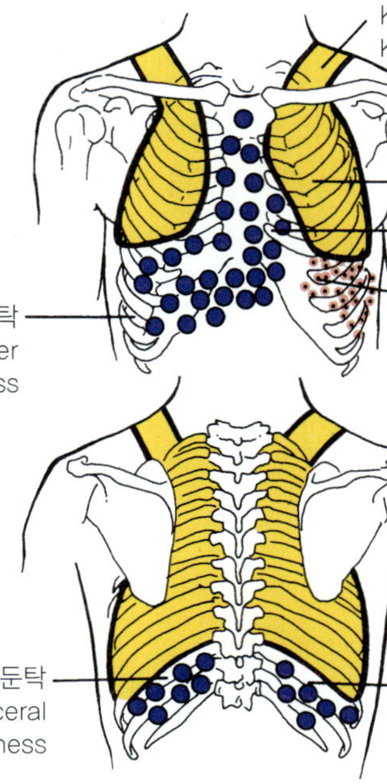

B

그림 32-6 타진 시 가슴의 정상적인 공명패턴. A, 앞쪽; B, 뒤쪽

Adapted from Irwin S, Tecklin JS: Cardiopulmonary Physical Therapy: A Guide to Practice, ed 4, St. Louis, 1995, Mosby.

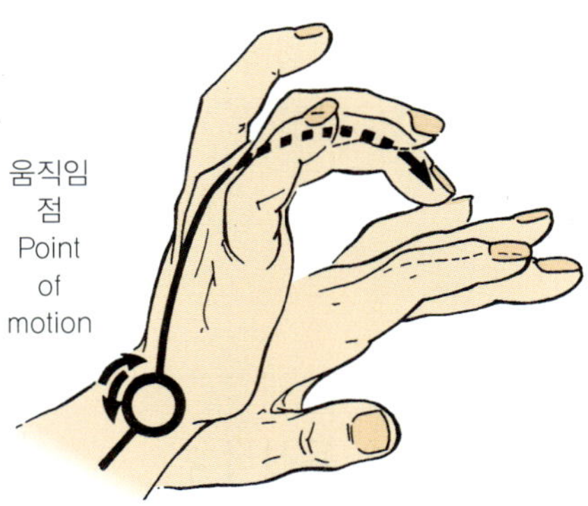

그림 32-7 타진을 위한 올바른 손의 위치

Adapted from Buckingham EB: A Primer of Clinical Diagnosis, ed 2, New York, 1979, Harper & Row.

유산소능력 및 지구력. 유산소능력과 지구력을 검진하는 목적은 (1) 환자 능력에 대한 기초선 확립, (2) 기능적인 활동 수행능력 결정, (3) 신체적 활동 증가에 따른 생리학적인 환자의 반응 예측, (4) 작업부하 증가에 따른 환자의 증상 파악 등 여러 가지이다. 표준적인 운동부하검진 동안 환자의 증상을 알 수 있는 다양한 방법들이 있다. 23장에 기술된 것처럼, 자전거, 트레드밀 같은 도구를 사용하는 동안 점진적 운동강도의 증가를 통해 환자의 유산소능력을 결정하게 된다.

기능

보조기, 예방적 및 지지장비. 기도청결기능이상을 유발하는 호흡계 문제가 있는 사람은 종종 다양한 크기의 산소탱크, 액체 산소, 산소농도기구, 벽에 부착된 산소전달장비(26장 참조) 같은 산소보충장비를 사용한다. 산소는 코삽입관 또는 얼굴마스크를 통해 전달된다. 치료사는 공급되는 산소 수준을 알아야 하고 보행훈련에 환자가 참여하는 경우 이동식 산소공급장비가 사용가능한지 파악해야 한다.

3. 평가, 진단, 예후

기도청결기능이상을 위한 치료의 결과에는 무기폐 같은 병적인 과정의 축소가 포함된다. 가장 흔히 호전되는 상해에는 동맥혈가스수준, 폐기능검진 수행력, 호흡패턴과 수, 호흡곤란 점수이다. RPE 역시 호전될 뿐만 아니라 옮겨가기, 움직임 같은 기능적인 활동도 호전된다. 가정에서 사용하는 기도청결방법에 대한 환자 및 보호자 교육으로 환자 만족도, 안전성, 건강 역시 호전된다.

4. 중재

협조, 의사소통, 문서작성

협조, 의사소통, 문서작성은 모든 환자를 위해 사용되는 중재이고 기도청결에 문제가 있는 환자인 경우 많은 다른 분야의 전문가의 중재가 필요하기 때문에 우선적 치료행위패턴을 위해 특히 중요하다. 환자는 다양한 형태의 장비 또는 여러 형태의 주거상태가 필요하고 지속적인 관리가 필요하다. 또한, 가정관리 전문가, 장비제공자, 보험사 같은 여러 기관의 협력이 필요하다. 따라서 환자와 관련된 모든 전문가들의 유기적인 협력과 의사소통이 환자관리를 위해 필요하다.

환자/의뢰인 관련 지도

이 우선적 치료행위 패턴인 경우 환자의 자가효율성을 위해 기도청결 기능이상이 있는 폐질환에 대한 교육과 훈련이 매우 중요하다.[48] 미국가슴위원회는 폐재활프로그램의 주요 4가지 요소 중 하나가 교육이라고 말하고 있으며 다음의 교육요소들이 있다:[49]

1. 폐의 구조와 기능
2. 자신의 질병에 대한 정보
3. 올바른 호흡법에 대한 지도와 참여
4. 기도청결방법
5. 호흡, 이완, 공포조절방법
6. 호흡근육훈련
7. 운동원리
8. 일상생활동작과 수단적 일상생활동작
9. 영양중재와 주의사항
10. 약물효과와 부작용
11. 심리적 중재와 스트레스, 불안, 우울증에 대한 대응전략
12. 환경적 자극제 제거
13. 금연
14. 산소원리와 적절한 산소공급장비 사용
15. 여행 및 여가활동
16. 성행위
17. 진행성 질병을 위한 계획과 임종 문제

개별적인 교육 또는 짧은 시간 연속적인 상호작용 강의를 통해 이루어진다. 비디오테이프, 디지털 비디오디스크, CD-ROM, 다양한 웹사이트들이 활용할 수 있으며 만일 필요한 경우 제공되는 정보의 양을 조절하기 위해 잘 구성된 파일을 노트북을 통해 제공받을 수 있다. 기도청결 기능이상이 있는 환자에 대한 교육의 최종 목적은 자신의 질병에 대한 기본적인 지식, 의학적 관리, 질병의 진행을 억제하는 방법을 이해하면서 삶의 질을 높이기 위한 활동과 일상적 방법을 제공하는 것이다.

기도청결방법

폐질환 또는 호흡계 상해가 있는 환자 또는 이러한 상태가 발생할 위험이 높은 사람에서 분비물 또는 이물질

을 기도에서 제거하는 치료적 중재가 기도청결방법이다. 중재에는 다양한 신체적 방법, 도수방법, 호흡방법, 장비 사용, 지도가 있다. 물리치료사, 호흡치료사, 간호사 또는 다른 전문가, 가족구성원, 또는 환자는 기도청결을 위한 방법을 적용할 수 있고 이를 통해 기도 막힘을 줄이고, 환기를 높이고, 새로운 호흡계 감염을 막을 수 있다.

비록 치료시간과 비용이 많이 들지만 의학적 전문가는 기도청결 중재를 제공하는 것이 중요하다는 것을 알아야 한다. 과거 25년간 진행된 기도청결에 대한 문헌고찰이 이루어져 왔다.[50~52] 적어도 두 영역, 물리치료와 호흡치료분야는 기도청결에 사용되는 기술에 대한 표준적인 행위를 검증하여 왔다.[2,53] 분야 간 협조를 증진하기 위한 교육이 지난 10년간 미국에서는 이루어져 왔고 교육되고 있다. "과도한 기도 분비물이 폐기능을 떨어뜨리고 사망에 이르게 할 수 있는 사실에 대해 의사들에게 교육하고 있다."[54]

기도청결은 폐질환이 있는 아동과 성인에게 보편적으로 적용되는 중재이다. 기도청결을 위한 방법은 여러 가지가 있다. 그러나 잘 설계되고, 잘 실행되고, 잘 분석된 방법을 통해 각 방법의 우위를 알아본 연구는 거의 없다. 따라서 기도청결방법의 선택은 환자의 요구, 치료사의 기술, 개인적 선호도에 의해 결정된다. 이 장에서는 각 기도청결방법에 대해 기술하겠다.

기도청결을 위한 호흡전략

강제날숨방법. 강제날숨방법(forced expiratory technique, FET)은 중간 정도의 호흡 후 강제날숨 또는 가쁜숨을 적용하는 것이다.[55] 환자에게 중간 정도의 호흡 후 목구멍근육의 수축 없이, 가쁜숨(huffing)(후두개를 닫지 않고 강하게 내뿜기)을 쉬면서 배근육을 강하게 수축하라고 지시한다. "가쁜숨"은 경련성 기침을 자극하지 않으면서 먼쪽 기관지 분비물을 이동시키고 제거시킬 수 있도록 충분히 오래 유지되어야 한다. FET의 중요한 부분은 1~2회 가쁜 숨 이후 부드럽게 가로막호흡을 하면서 이완시간(15~30초)을 갖는 것이다. 이를 통해 깊은 호흡 동안 분비물이 계속 움직일 수 있게 기도이완이 일어난다. 위쪽 기도에서 분비물이 느껴지면, 가쁜 숨 또는 기침을 통해 분비물을 제거한다.

호흡방법의 능동적 주기. 다른 분야의 전문가에게 FET가 잘못 해석되고 있는 경향이 있기 때문에, FET는 호흡방법의 능동주기(active cycle of breathing technique, ACBT)로 변형되어 사용되고 있다. ACBT는 기관지 분비물의 이동과 제거를 위해 여러 단계를 거쳐 이루어진다. FET처럼, 보호자의 도움 없이 사용가능하며, 다음의 순서로 진행된다.

- 편안하고 이완된 방법으로 호흡조절(가로막호흡이라 불림)을 15~30초간 시행한다.
- 여러 차례 가슴팽창을 시도한다(체위배액 중 하나로 인식되고 있기 때문에 필요성에 대한 이견이 있다. 일부 연구자는 날숨 동안 타진 또는 진동 적용을 권장하고 있다).
- 15~30초간 호흡조절을 반복한다.
- 가슴팽창을 반복한다.

배출해야 할 분비물이 모였다고 느껴질 때까지 호흡조절과 가슴팽창을 반복 적용한다.[56] FET와 가쁜 숨 또는 기침이 모여진 분비물을 배출하기 위해 적용된다. 다시 호흡조절과 가슴팽창을 반복한다.

자가배액. 자가배액(autogenic drainage, AD)은 혼자 할 수 있는 또 다른 기도청결법이다.[56] AD는 앉아서 수행되는 것이고, 환자는 기관지 분비물이 작은, 중간, 또는 큰 기도에 있는지를 결정해야 한다(청각, 고유감각을 통해). 이후 환자는 이들 기도에 있는 분비물을 이동시키기 위한 낮은, 중간, 높은 폐용적으로 호흡하는 방법을 배워야 한다.

자가배액의 순서

1. 환자는 조용한 방에 똑바른 자세로 앉는다.
2. 짧은 가로막호흡 후, 낮은 폐용적으로 내뿜고 정상적인 일회호흡용적(tidal volume)으로 호흡한다. 이는 AD의 "분비물 잡아떼기 단계"이다.
3. 작은 기도에 분비물이 존재한다는 느낌이 들 때, 호흡을 더 깊이하고 중간 폐용적 수준으로 호흡을 한다. 이는 "모으는

단계"이다.

4. 이 시점에서, 환자는 높은 폐용적으로 호흡한다. 환자에게 참을 수 없을 때까지 기침을 억압하라고 지시한다. "배출 단계"로서 분비물이 가운데 기도에 모이게 되고 가쁜 숨 또는 기침을 통해 분비물을 배출한다.

AD를 지지하는 사람들은 모든 형태의 폐쇄폐질환과 수술 후 치료로 적용할 수 있고 5~6세의 어린 아동에게도 교육이 가능하다고 주장한다. 이 방법이 효과적으로 사용되기 위해 적용되기 전에 많은 훈련이 필요하다. AD에 대한 최근 연구들은 환기 증진, 분비물 제거, 폐기능 증진 측면에서 ACBT와 AD를 비교하였다.[57] CF 환자에서 AD는 타진과 전통적 체위배액(도수 및 기계적 방법에서 다룸)보다 치료 동안 산소불포화를 덜 유발하였다.[59] 또 다른 연구에서, COPD 30명을 대상으로 20일간 치료 후 AD 또는 ACBT의 효과를 검증하였다. AD가 과탄산증(hypercapnia)과 산소포화도에서 더욱 좋은 효과를 보였다.[59]

기침과 가쁜숨. 기침과 가쁜숨(huffing)은 분비물을 제거하는데 효과적인 방법이고 기도청결기능이상이 있는 환자에게 매우 중요하다. 기침은 수의적이거나 반사적으로 일어날 수 있다. 반사적인 기침은 자극, 들숨, 압박, 폭발의 4단계를 거친다. 반면에 수의적인 기침은 첫 번째 단계만 없다. 효과적인 기도청결을 위해, 기침의 각 단계는 12번째 기관지 가지까지 분비물이 이동되어야 하고 기도에서 분비물을 제거할 만큼 큰 힘을 생성할 수 있어야 한다.[60]

가쁜숨은 크게 한번 들여 마신 후 잠깐 쉬었다가 짧게 내쉬는 것으로 기도청결의 한 방법이다. 기침에서 발생할 수 있는 잠재적 부작용(기관지 수축, 경련, 가슴압력이나 뇌혈류의 변화)을 줄이기 위해 가쁜숨 수행 동안 후두개는 열려 있어야 한다. 가쁜숨은 힘이 덜 든다는 생각 때문에 기침 대용으로 사용되어져 왔다. 하지만, 연구에 의하면, 가쁜숨은 기침보다 에너지가 덜 소모되지 않았다.[61]

CF 같은 근력이 온전한 환자를 대상으로 실시된 일부 연구에서는 타진과 함께 적용된 전통적인 기관지배액만큼 기침도 기도청결에 효과적이었다.[62,63] 만일 이러한 방법으로 기도청결이 불가능하다면, 기관내흡인이 필요하겠지만, 가능하다면 기침과 가쁜숨을 먼저 적용해야 한다. 왜냐하면 흡인은 기관상피를 손상시킬 수 있고 갑작스러운 저산소증(hypoxemia) 또는 미주신경을 자극하여 심장 기능이상을 유발할 수 있기 때문이다.[64,65]

기도청결을 촉진시키는 적절한 기침방법을 위해 환자는 (1) 최대들숨까지 숨을 들여 마신다; (2) 후두개를 닫는다; (3) 숨을 참으면서 가슴내압과 배압이 증가할 때까지 배근육, 샅(perineal) 및 볼기(gluteal)근육, 어깨 내림근육을 수축시킨다; (4) 후두개를 열고 강하게 숨을 내쉰다. 환자는 숨을 내쉴 때 2회 연속 기침의 수행(이중 기침. 이중 기침을 수행했을 때 효과가 있다)을 순서대로 시행해야 한다. 수술 후 기침을 위해서는 절개부위 부목이 필요하다. 배 또는 가슴 절개부의 부목을 대는 방법은 기침을 수행하면서 작은 베개를 절개부위에 놓고 누르거나 손을 절개부위 가장자리에 놓고 기침을 하는 것이다. 이러한 부목이 기침능력을 높인다는 과학적인 근거는 없지만, 관습적으로 유용한 방법이다. 다음은 기침능력을 높이기 위해 사용되는 방법이다:

1. 위치(머리를 숙이고, 팔로 지지하고, 발로 바닥을 지지하고 앞으로 기대어 앉은 자세)는 기침능력을 증진시킨다(그림 32-8).
2. 기관자극(가슴 바깥에서 적용된 진동이나 압력)은 반사적 기침을 유발할 수 있다.
3. 들숨 후 배 가운데 가해진 압력이 갑자기 제거되면 기침의 효율이 증가한다.
4. 날숨 동안 갈비뼈 가장자리에 가해진 압력은 기침의 효율을 높일 수 있다.

도수 및 기계적 방법

타진, 진동, 흔들기를 동반한 체위배액. 이 방법들은 "가슴물리치료", "체위배액(postural drainage)", "기관지배액"으로 불리며, 수십년 동안 사용된 전통적이고 전형적인 기도청결방법이다. 비록 이 방법이 다른 방법보다 낫다는 증거는 부족하지만, 고주파 가슴 압박,[66] 폐내 타진 환

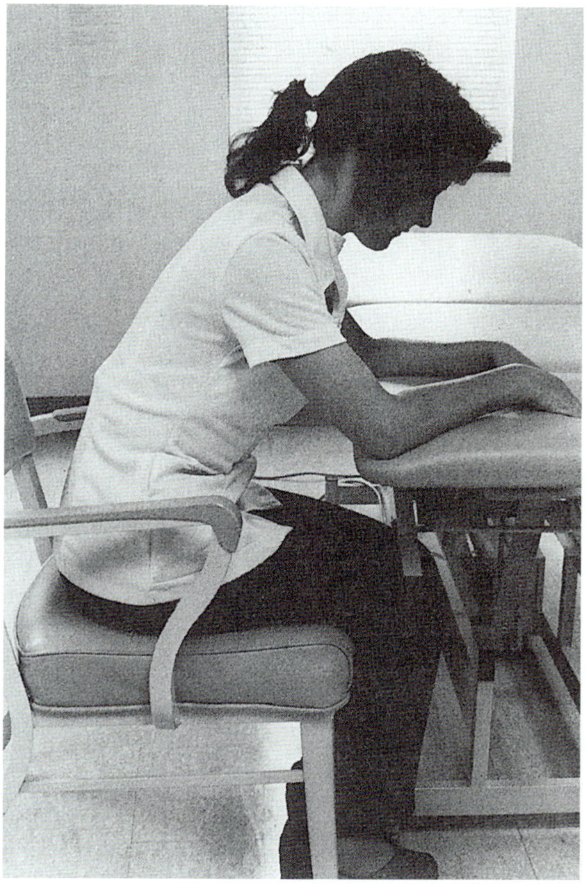

그림 32-8 효율적인 기침을 위해 추천되는 자세
From Irwin S, Tecklin JS: Cardiopulmonary Physical Therapy: A Guide to Practice, ed 4, St. Louis, 1995, Mosby.

기(intrapulmonary percussive ventilation, IPV),[67] 된떨림(flutter)장비를[68] 이용한 치료를 포함한 현대적인 기도청결방법만큼 효과적이다. 더 나아가, 아직도 많은 치료사와 간호사들이 이 방법을 임상에서 사용하고 있다. 또한 기도청결을 위한 이 방법은 특정 집단에서 표면타당도도 있다. 결과적으로, 현재 많은 분비물이 형성되는 급성 또는 만성폐문제가 있는 환자는 기도청결을 위해 이 방법이 사용되고 있다.

자세. 도수 또는 기계적인 접근을 적용하기 전에 분비물을 느슨하게 하고 이동시키기 위해, 특정 폐분절 또는 엽의 배출을 위한 적절한 자세가 필요하다. 배출되어야 할 영역이 위쪽으로 가도록 하여, 가능한 기관지에 수직이 되도록 해야 한다. 일부 사람은 이를 "케첩바닥이론"으로 설명한다. 바닥에서 케첩을 뽑아내기 위해, 뒤집어진 모양으로 두어야 한다.[69] 그림 32-9는 각 폐엽별 체위배액을 위한 자세를 보여주고 있다.

이러한 자세는 뇌압 상승, 동맥산소 감소, 심장박출량 감소, FEV1 감소, 전도기도 감소, 폐출혈, 위장역류(유아와 아동에서 흔함), 심한 호흡곤란을 포함하여 환자의 상태에 따라 변형될 수 있다. 일반적으로, 중간엽, 혀(lingula), 아래엽에 적용되는 머리를 낮추는 각을 줄이는 것이다. 심한 호흡곤란과 위장역류가 있고 뇌압이 상승된 경우, 중간, 혀, 아래엽의 배출을 위해서는 바로 누운 자세에서 시행된다. 최근 연구에 의하면, CF 환자인 경우 1살까지는 머리를 아래로 하는 자세를 피해야 하는데, 위장역류가 잘 발생하고 폐조직에 부작용을 유발하기 때문이다.[70]

타진과 진동. 흔히 "도수적 방법"이라 불리는 타진과 진동은 축적된 분비물을 느슨하게 만들기 위해 사용된다. 이 방법은 체위배액 동안 좀 더 몸쪽 기도로 분비물을 이동시키기 위해 사용하는 것이다. 일부 치료사는 강한 진동을 가하기 위해 "가슴 흔들기"를 선호한다. 타진과 진동은 체위배액으로 배출된 분비물이 있는 폐분절영역에 상응하는 가슴부위에 적용된다.

타진은 중력에 의해 배출된 분비물이 있는 부위에 2~5분간 컵 모양의 손으로 교대로 두드리는 것이다(그림 32-10). 타진은 불편한 느낌이 있지만 아프지는 않으며 불편감을 줄이기 위해 수건이나 옷 위에 적용한다.

흔히 타진 후 진동이 적용된다. 타진을 적용하기 부적절한 경우(표 32-4 참조)와 수술 후인 경우는 타진 대신 진동을 적용하는 경우도 있다. 타진이 적용된 부위에 손을 놓고 진동을 적용하며(그림 32-11) 이 때 환자는 ACBT 방법으로 여러 차례 깊은 호흡을 한다. 날숨 시, 치료사는 가슴벽에 부드럽게 진동을 적용한다. 분비물이 많은 경우 여러 차례 적용되지만, 첫 번째 진동적용이 종종 분비물과 이물질제거를 위한 기침을 자극한다.

환자의 상태에 따라 도수적 방법이 금기증이거나 조심스럽게 적용되어야 하는 경우가 있다(표 32-4). 표 32-4에 있는 사항이 항상 정확한 것은 아니다.

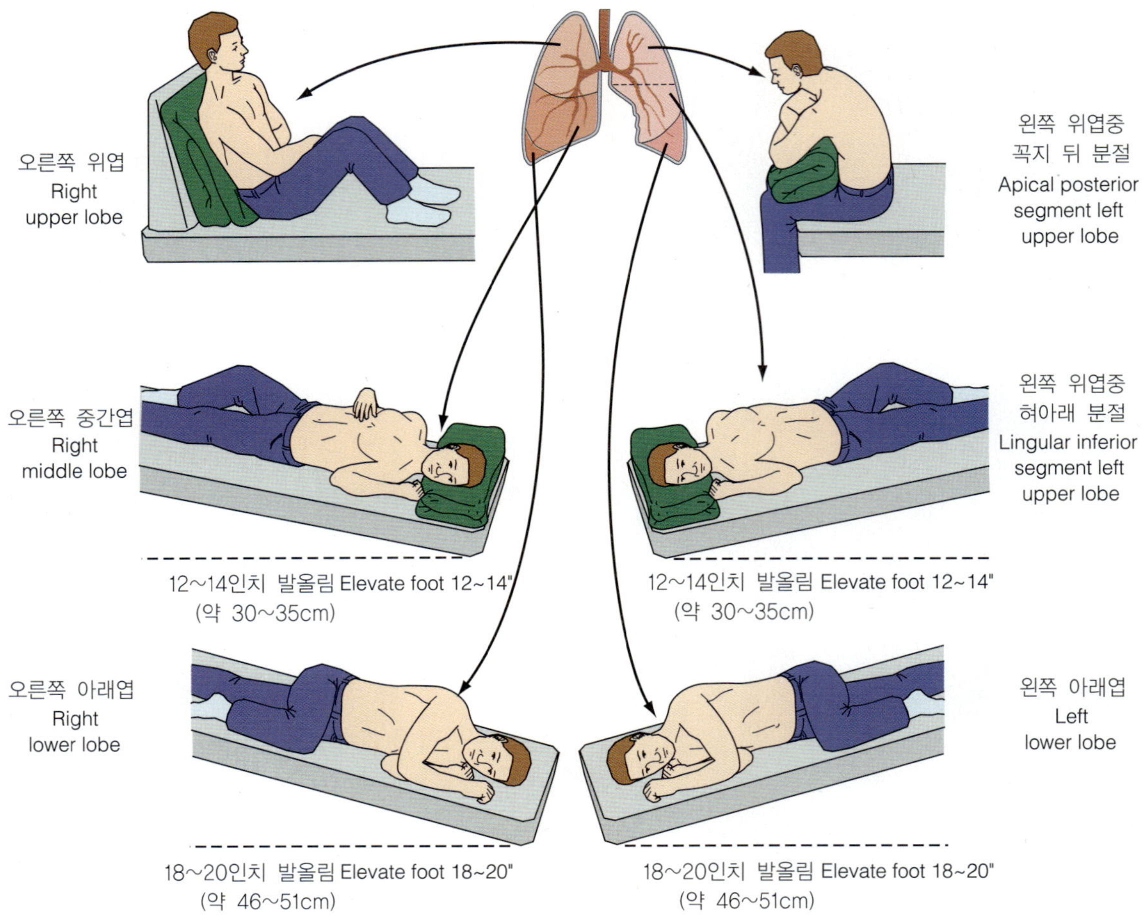

그림 32-9 폐의 각 분절을 위한 체위배액

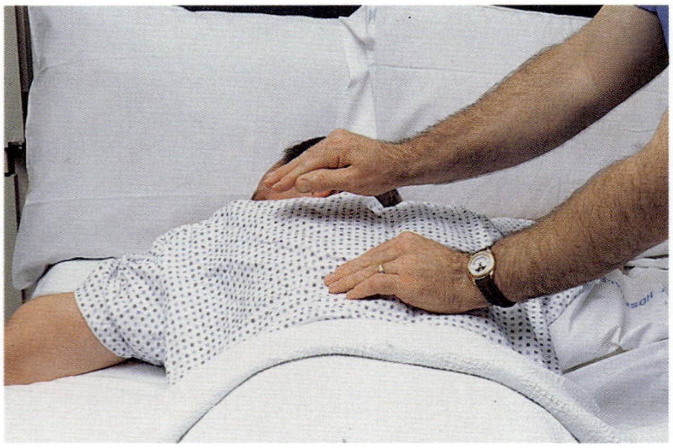

그림 32-10 가슴 타진을 위한 올바른 손의 위치

From Potter PA, Perry AG: Fundamentals of Nursing, ed 6, St. Louis, 2005, Mosby.

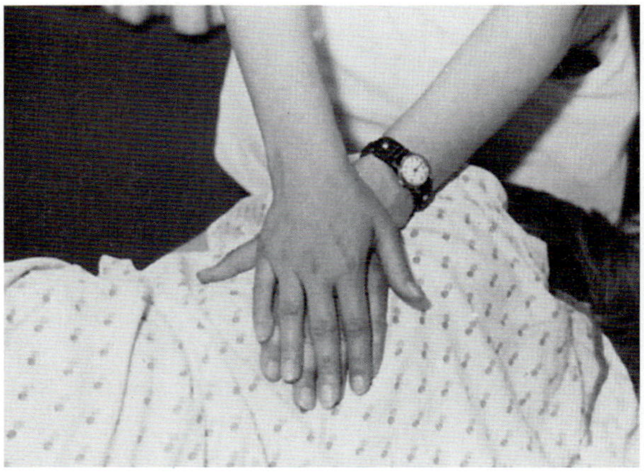

그림 32-11 가슴진동적용을 위한 올바른 손의 위치

From Frownfelter D, Dean E: Cardiovascular and Pulmonary Physical Therapy: Evidence and Practice, ed 4, St. Louis, 2006, Mosby.

기도청결을 위한 기계장비

고주파 가슴벽진동. 고주파 가슴벽진동(high-frequency chest wall oscillation, HFCWO)은 유연한 관에 의해 공기압축기와 부풀어 오르는 공기주머니인 조끼가 연결되어 있는 장비이다(그림 32-12). 압축기는 다양한 주파수로 (1~20㎐) 공기를 압축하고 조끼에 다양한 압력을 제공한

표 32-4 타진적용 시 주의가 필요한 경우

상태	특징
심혈관	가슴벽 통증 불안정한 가슴조임증 혈류역학 불안정 혈소판 수 감소 항응고 치료 불안정하거나 치사위험이 있는 리듬장애 (dysrhythmias)
근육뼈대	뼈엉성증 장기간 스테로이드제 치료 갈비연골염(costochondritis) 뼈속질염(osteomyelitis) 불완전 뼈발생(osteogenesis imperfecta) 척추융합 갈비뼈 골절 또는 동요가슴(flail chest)
폐	기관지수축 객혈 심한 호흡곤란 치료되지 않은 폐농양 공기가슴(pneumothorax) 가슴 관(tube) 제거 직후 폐렴 또는 기타 감염상태 폐색전
종양	갈비뼈 또는 척추에 있는 전이성 종양 기관지에 있는 악성종양 절개할 수 있는 종양 화학치료로 인한 뼈엉성증
기타	최근 피부이식 화상 개방성 가슴상처 가슴부위의 피부감염 머리나 등 부위에 있는 피부밑 폐공기증(emphysema) 백내장 수술 직후

다. 조끼로 들어가는 압축공기는 가슴벽에 진동을 유발한다. 개를 대상으로 HFCWO의 효과를 알아본 연구에 의하면, 공기압축은 기도에 있는 분비물에 전단력을 유발하고 기도를 통해 들어오고 나가는 공기흐름을 증가시킨다.[70] 임상연구에 의하면, HFCWO는 도수적 기관지배액만큼 단기간에 효과가 있다고 보여졌다.[66,71] Warwick과 Hansen은 CF 환자 16명을 대상으로 22개월간 HFCWO를 적용하였다. 급성 호흡악화로 입원한 50명의 CF 환자를 대상으로 HFCWO를 적용한 결과, 전통적인 체위배액과 타진을 적용한 것과 비슷한 효과를 보였다.[66] Tecklin 등은 HFCWO 적용으로 폐기능 검진, 임상적 방사선 점수, 1년 동안 병원입원 기간에서 전통적인 치료와 비슷한 결과를 보인다고 보고하였다.[72] 일반적으로 HFCWO는 2일 마다 총 30분간 다른 주파수로 적용되고, 기관지확장제와 점액분해제와 함께 사용된다.[73] 초기에는 젊은 성인 CF 환자에게 사용되었지만, 현재는 심장/폐 이식 환자와 만성신경근육질환으로 인해 호흡기능이상이 있는 모든 환자에게 적용되고 있다.

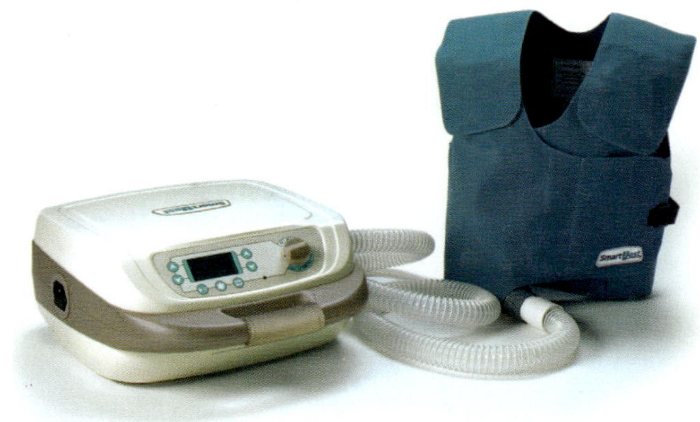

그림 32-12 고주파 가슴벽 진동(HFCWO)장비
Courtesy Electromed, Inc., New Prague, Minn.

폐내 타진 환기. 폐내 타진 환기(intrapulmonary percussive ventilation, IPV)는 고주파 폐내 타진 환기구라 불리는 장비를 사용하여 기도청결을 하는 것이다. 미리 설정된 분무기 같은 장치에서 나오는 진동과 압력이 전달되는 마우스피스를 물고 환자는 호흡을 한다. 이 장비는 11~30 Hz의 폐내 타진을 제공하며 날숨 시에 작동한다. 또한 동시에 2~8cm H_2O의 날숨 양압과 2~4㎛ 크기의 염소 연무질을 분당 1ml로 제공한다. 타진성 공기와 염수가 폐로 들어가는 동안, 들숨은 기도를 개방하고 분비물의 이동을 높인다. 비록 미국에서는 많이 사용되고 있지 않지만, 일부 자료들은 IPV의 효과를 보여준다. Newhouse 등은 IPV, 전통적인 가슴물리치료, 된떨림장비간에 가래배출의 차이가 없다고 하였다.[74] Varekojis 등은 CF 환자를 대상으로 한 연구에서 IPV, HFCWO, 전통적인 가슴 물리치료간에 가래배출의 차이가 없다고 하였다.[67] 비록 미국에서 많이 사용되고 있지 않지만, IPV는 기도청결을 위한 합리적인 대체방법이라 여겨진다.

날숨 양압. 날숨 양압(positive expiratory pressure, PEP) 호흡은 기도청결기능이상이 있는 환자에게 적용되는 또 다른 기계적인 방법이다(그림 32-13). 이 장비는 날숨 동안 양압을 적용하여 기도열림을 유지하고 기관지 몸쪽부로 분비물을 이동시키기 위한 것이다. 초기에는 PEP는 얼굴마스크를 통해 제공되었지만, 지금은 마우스피스를 통해 제공되기도 한다. 환자가 숨을 내쉴 때, PEP의 밸브는 기도에 10~20cmH_2O의 양압을 제공한다. 이 양압은 작은 기도를 안정화시키고 붕괴를 방지하여, 분비물이 먼쪽 기관지에 갇혀지는 것을 막는다. 분비물 제거를 보조할 뿐만 아니라, PEP는 기도안정화를 통해 공기포착을 줄여, Kohn구멍(폐포 사이 연결구조)과 Lambert관(호흡 세기관지 사이 연결구조)을 통한 측부 환기를 높인다. PEP를 사용할 때, 환자는 느리고 크게 숨을 들이마시고 내쉬어야 한다. 숨을 내쉴 때, 환자는 장치에서 제공되는 양압을 느끼게 될 것이다. 대부분의 PEP장비들은 호흡 시 제공되는 양압의 수치를 제공한다. 완전한 날숨 시 10~20cmH_2O의 양압이 유지되어야 한다. 10~20회 이 과정을 반복하고 이후 가쁜 숨이나 기침을 통해 축적된 분비물을 제거한다. 일부 치료사는 기관지체위배액 동안 PEP 적용을 권장하고 있다.

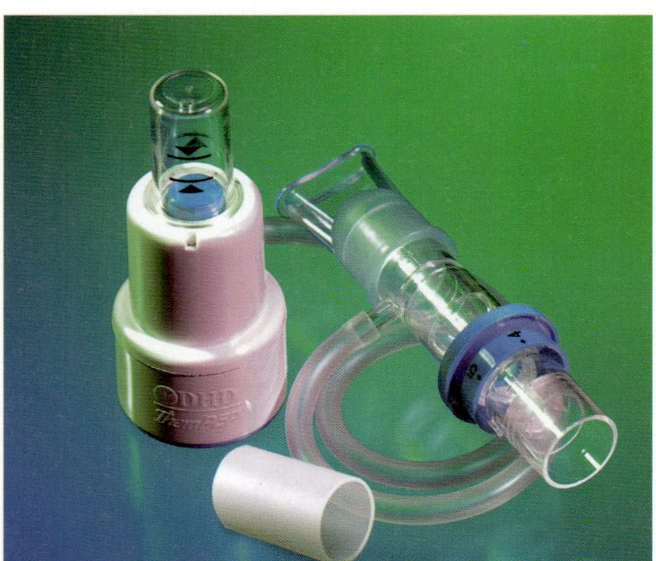

그림 32-13 날숨 양압장비
Courtesy Smiths Medical, Rockland, Mass.

PEP는 CF 환자인 경우 진동 날숨 양압과 기관지체위배액보다 더욱 효과적이라고 보고되고 있다.[75,76] PEP는 효과적이고, 비싸지 않으며, 잘 증명된 기도청결장비이다. 이 장비는 지시에 잘 따를 수 있는 사람에게 효과적이다. 그러나 신경근육 약화 또는 협응기능이상이 있는 환자에게는 효율성이 떨어진다.

PEP장비 사용

치료사는 손을 씻고 PEP장비를 조립한다.
환자는 테이블에 팔꿉을 올려놓고 똑바로 앉는다.
환자는 평소보다 크게 가로막호흡을 수행한다.
환자는 2~3초 동안 들숨을 유지한다.
환자는 기능적 잔존용량(functional reserve capacity, FRC)을 유지하면서 완전히 숨을 내쉰다. 날숨 동안 10~20cm H_2O의 양압이 유지되어야 한다.
치료사는 들숨과 날숨 시간비율이 1:3이 되도록 마우스피스 구멍을 조절한다.
환자는 10~20회 호흡을 반복한다.
이후 가쁜숨이나 기침을 시도한다.
적어도 3~4회 이 방법을 반복한다.

진동 들숨 양압. 두개의 진동 들숨 양압(vibratory positive expiratory pressure) 장비는 된떨림(Axcan-Pharma, Birmingham, Ala)(그림 32-14)과 Acapella (Smiths Medical, Rockland, Mass)(그림 32-15)이다. 각 장비는 PEP 호흡의 날숨 동안 진동을 추가로 제공한다. 된떨림장비는 금속 볼이 있는 파이프 같은 장치로, 볼이 날숨 공안 이동했다가 제자리로 돌아온다. 볼이 이동했다 제자리로 오면서 날숨 구멍을 개방했다가 막는 역할을 하여, 결국 날숨 시 진동을 제공한다. Acapella는 금속 핀으로 된 로커(rocker; 흔들리는 것)와 자석을 이용하여 공기흐름 시 진동을 유발한다. 핀과 자석 사이 거리 조절을 통해 환자의 요구에 따라 적절한 저항과 날숨

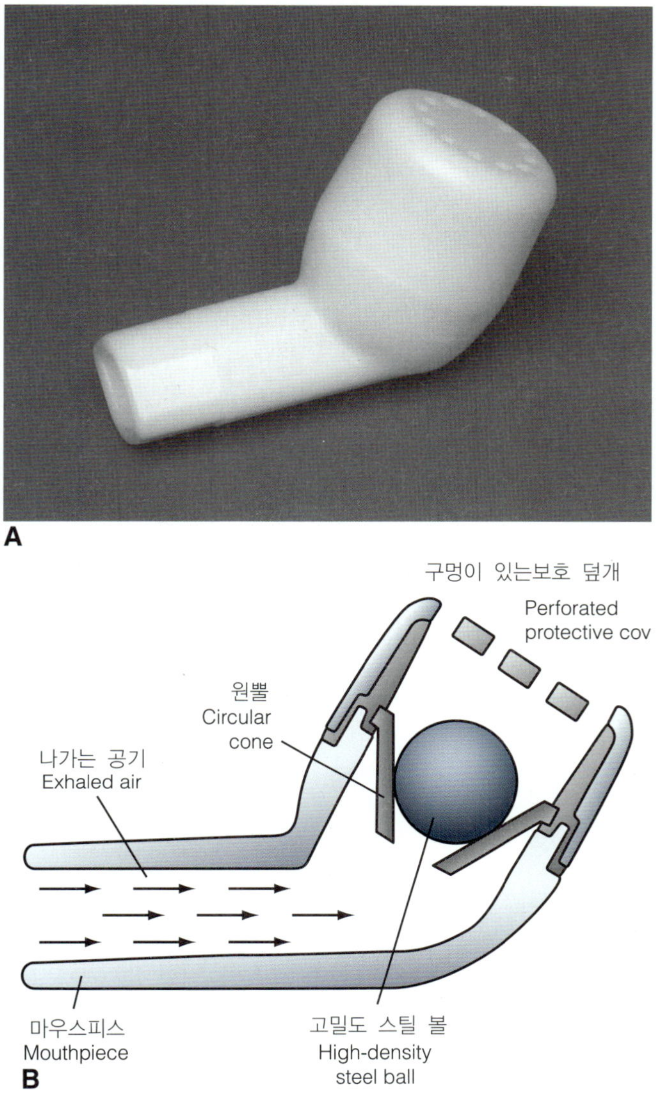

그림 32-14 된떨림장비
Courtesy Axcan Pharma, Birmingham, Ala.

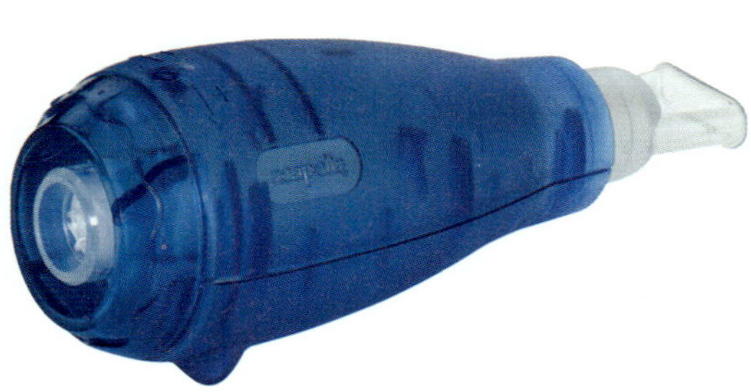

그림 32-15 Acapella 기도청결장비
Courtesy Smiths Medical, Rockland, Mass.

시간을 조절할 수 있다.

된떨림장비는 Acapella보다 더욱 기술의존적인 방법이다. 왜냐하면 된떨림장비는 중력에 대항하여 볼을 이동시켜 적절한 위치를 만들어야 하기 때문이다. 된떨림장비는 전통적인 도수 기도청결법과 비슷한 효과를 보인다. CF 환자에게 2주간 된떨림장비 또는 전통적인 가슴물리치료를 적용한 결과, 운동 내성과 폐 기능변화가 두 집단간 차이가 없었다.[77]

Volsko 등은 Acapella가 된떨림장비와 비슷한 효과를 보인다고 보고하였다.[78] 또한, Acapella는 중력에 영향을 받지 않기 때문에 어떤 각도에서도 PEP를 만들 수 있고 약한 날숨에도 사용할 수 있다.[78]

된떨림장비와 Acapella 장비 사용

치료사는 손을 씻고 PEP 장비를 조립한다.
환자는 똑바로 앉는다.
환자는 장비를 입에 물고 평소보다 크게 호흡을 한다.
환자는 2~3초 동안 들숨을 유지한다.
환자는 너무 강하지 않게 완전히 숨을 내쉰다.
환자는 한번에 훅 불지 않고 뺨을 단단하게 유지한다.
환자는 기침을 억제하면서 5~10회 들숨/날숨을 수행한다.
이후 환자는 2회 깊은 호흡을 한다.
이후 가쁜 숨이나 기침을 시도한다.
적어도 2~3회 이 방법을 반복한다.

보조장비. 수년 동안 기도청결을 위한 도수방법을 보조하기 위해 타진기구와 진동기구가 사용되어져 왔다. 이러한 장비는 CF 환자의 폐 기능변화의 분비물 제거에 사용되고 있지만, 효과는 떨어지는 편이다.[79] 이러한 장비는 압축가스 또는 전기에 의해 작동된다. 전기는 스파크를 유발할 수 있어 고농도의 산소 주변에서 폭발할 수 있기 때문에, 보충산소치료를 받고 있는 환자에서는 금기증이다.

치료적 운동

유산소 능력/지구력 또는 상태회복. 폐질병이 있는 환자는 흔히 활동으로 호흡곤란이 발생하고, 이로 인한 불편함 때문에 사회참여가 줄어들고 그 결과 환자들은 활동을 더욱 회피하게 되고 운동내성이 떨어진다. 따라서 일상생활을 수행하는 것 자체가 힘들어진다. 운동은 이런 악화주기를 깨는 중요한 중재방법이다. 신체적 활동 동안 환자의 호흡을 위한 일을 주의 깊게 살피는 것이 필요한데, 주로 살피는 것이 산소소모이다. 환자들은 예상만큼 신체적 활동을 잘 하지 못한다. 따라서 치료사는 청색증과 비정상적인 활력징후 같은 초기 피로징후를 가까이서 감시하면서 운동프로그램을 적용해야 한다.

유산소 능력과 운동내성을 증진시키는 중재방법은 다양하다. 공식적인 방법인 엄격한 운동처방에 따른 운동 또는 비공식적인 방법인 임의적인 운동 강도에서 환자의 증상과 운동 내성에 맞추어 전개하는 운동이 있다. 이런 운동을 위해 트레드밀 또는 고정식 자전거 같은 기구가 필요하거나 장애물이 없는 거리를 편안한 속도로 걸어가는 방법이 있다. 아급성기 폐질환자 또는 만성폐질환자들이 운동에 참여할 수 있고 병원환경과 집에서 적용할 수 있다. 환자는 운동 동안 실내공기 또는 산소보충을 통해 호흡을 한다. 프로그램 완성은 며칠, 몇달, 또는 더 오래 걸릴 수 있다. 산소보충을 통한 운동을 해야 하는 환자는 오른쪽 심장기능상실, 폐심장증(cor pulmonale), 실내공기 환경에서 50mmHg 이하의 동맥산소분압, 실내공기 수준에서 호흡을 하면서 운동을 할 수 없는 자, 실내공기 수준에서 신체적 활동 동안 산소포화도가 80% 이하인 자이다.[81]

유산소 운동프로그램 적용 시 환자의 안전을 위해 감시가 필요한 형태와 정도를 결정해야 한다. 비공식적인 운동방법인 경우 감시해야 할 사항에 대한 지침은 없는 상태여서 환자의 상황에 따라 결정된다. 어떤 운동 형태이든, 치료사와 환자는 성취해야 할 목표를 공유해야 하고 어떻게 진행해 나갈 것인지에 대해 서로 인식하고 있어야 한다.

운동을 중지해야 하는 사항은 다음과 같다.

- 조기심실수축
- 새로운 심방 리듬장애의 발생: 빠른맥(tachycardia), 잔떨림(fibrillation) 또는 된떨림(flutter)
- 심장차단, 2 또는 3도
- 가슴조임증(angina)
- 2mm이상의 ST분절 변화
- 연속적인 심장박동 또는 혈압 하강
- 100mmHg 이상의 이완기혈압 또는 안정 시보다 20mmHg 이상 높아진 이완기혈압
- 호흡곤란, 구역질, 피로, 현기증, 머리통증, 흐린 시야
- 참을 수 없는 근육뼈대계 통증
- 창백 또는 발한

기도청결기능이상이 있는 환자에게 운동은 운동 내성을 높이고, 호흡곤란을 줄이며, 삶의 질을 증진시킨다.[82~85] Trooster 등은 100명의 COPD 환자를 무작위로 분류하여 일반적인 의학적 치료군과 유산소운동군으로 분류하였다.[85] 6개월간 훈련 뒤, 유산소운동군이 6분 걷기검진, 최대운동수행력, 말초 및 호흡근육근력, 삶의 질에서 유의하게 향상되었다. 비록 공식적인 치료는 6개월 후 끝났지만, 18개월 후에도 유익한 이점이 많이 유지되었다.[61]

신체역학과 자세안정화훈련. 신체역학과 자세안정화 훈련은 기도청결기능이상과 COPD 환자에서 두 가지 유익한 이점이 있다. 첫 번째 이점(일반적인 신체적 부담 경감)은 자가관리와 집관리를 위한 기능적 훈련부분에서 자세히 다루겠다. 두 번째 이점은 호흡을 위한 일(work of breathing)을 줄이고 호흡곤란을 줄이기 위해 자세 안정화와 적절한 신체 위치를 사용하는 것이다. 일반적으로 앞으로 기울어진 자세는 COPD 환자에서 호흡곤란을 경감시키는 것으로 여겨진다. 앉아있는 경우, 앞으로 기울어진 자세는 COPD와 관련하여 최대들숨압력에서 중등도 이상의 제한이 있는 환자에게 효과적인 자세이다. 앞으로 기울어진 자세는 최대들숨압력을 증가시켜, 호흡곤란을 줄인다.[86] 또한, 이 자세는 공기흐름 제한이 있는 환자에서 기능적 잔존용량(FRC)을 높인다. 왜냐하면 가슴이 엎드린 자세에 있는 것과 비슷하게 되어 기능적 잔존용량(FRC)을 증가시킨다.[87] 근육뼈대의 문제 또는 호흡곤란으로 기능적인 걷기를 수행할 수 없는 사람인 경우, 기울어진 자세를 만들기 위해 높은 보행기를 사용하면, 호흡을 위한 일이 줄어들고 호흡곤란에 대한 지각이 줄어들어 원하는 활동을 수행할 수 있다(그림 32-16).

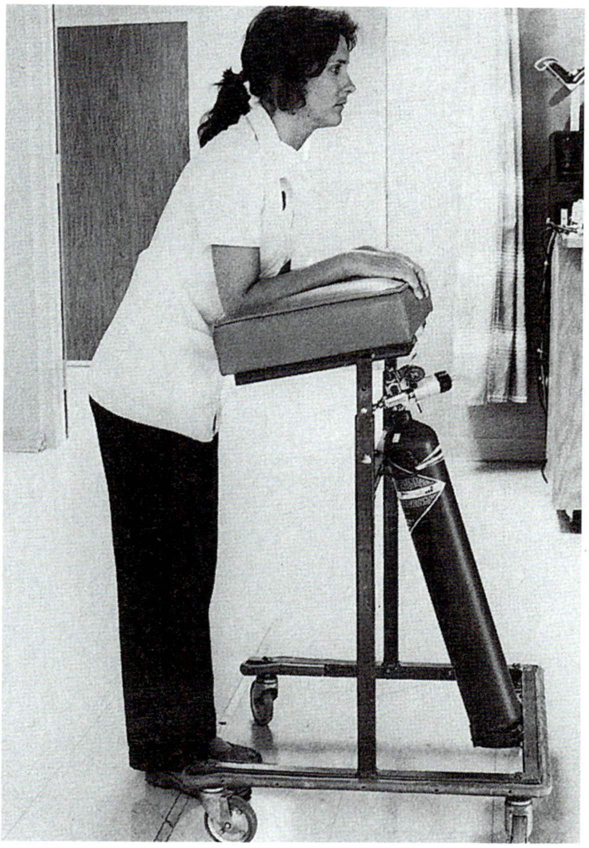

그림 32-16 높은 보행기는 선 위치에서 앞으로 기울어진 자세를 취하는데 도움이 된다.
From Irwin S, Tecklin JS: Cardiopulmonary Physical Therapy: A Guide to Practice, ed 4, St. Louis, 1995, Mosby.

유연성운동. 기도청결기능이상과 COPD 환자를 위한 유연성 증진운동에는 근육길이를 늘리는 신장운동, 가동범위 증진을 위한 운동, 관절기능을 증진하기 위한 가동술 운동이 있다. 이러한 환자에 대한 유연성운동의 효과를 증명한 연구는 거의 없다. 하지만 가슴과 어깨유연성을 증진시키고 유지하기 위한 운동이 가슴순응도(compliance)를 증진시켜 호흡능력을 높일 것이라는 것을 직관적으로 알 수 있다. 유연한 가슴일수록 가슴을 팽창시키는데 근육의 노력이 덜 필요할 것이다. 비슷하게 폐질환이 있는 환자에서 어깨유연성 증진이 가슴순응도 증진과 호흡작업의 감소를 유발할 것이다. 대부분의 COPD 환자들은 특히 호흡곤란 시기에 갈비뼈우리가 고정되고, 가슴 앞과 뒤 직경이 증가하고 과도팽창되어 있다.[88] 증거는 부족하지만, 고정된 갈비뼈우리에 대한 유연성 운동이 이점이 있을 것이라 치료사들은 여기고 있다.

폐재활을 위해 전통적인 "준비운동"의 일환으로 유연성 운동이 권장되고 있다(표 32-5). 비록 과학적인 측면에서 공식적으로 평가되지 않았지만, 폐재활프로그램으로 적용되고 있다.[89] 이러한 운동은 가슴과 어깨움직임을 유지하거나 증진시키기 위한 기본적인 운동으로 사용되고 있다.

호흡운동. 폐포환기(alveolar ventilation)를 높이기 위해, 치료사는 호흡과 관련된 근육의 활동성 또는 환기분포, 호흡 깊이, 또는 호흡수에 영향을 주기 위해 호흡운동을 교육한다. 환기와 산소화를 높이기 위해 흔히 사용되고 있는 호흡전략에는 가로막호흡운동, 오므린입술운동, 분절(segmental)호흡, 저빈도호흡, 지속성 최대들숨호흡운동이 있다. ACBT와 AD 역시 호흡전략이지만, 이전에 기술된 것처럼 기본적으로 기도청결을 위해 사용된다.

가로막호흡운동. 가로막은 들숨 시 주요하게 작용하는 근육이다. 치료는 정상적인 가로막 호흡패턴을 회복하도록 하는 것이다. 가로막호흡으로 회복하는 것이 호흡곤란을 줄이는 방법으로 여겨져 왔다.

가로막호흡운동(diaphragmatic breathing exercise)은 들숨 동안 가로막이 내려가고 날숨 동안 올라오도록 하기 위함이다. 치료사는 들숨 동안 배가 나오도록 환자에게 교육하고 날숨 동안 배근육을 수축하여 배가 들어가도록 교육한다. 가로막호흡법을 교육하는 방법은 다양하지만, 일반적인 원리는 비슷하다. 일반적으로, 1/2에서 3/4 정도 누운 편안한 자세에서 무릎과 엉덩이를 구부려 배근육과 넙다리뒤근의 이완을 유도한다. 가로막호흡운동의 순서는 다음과 같다:

가로막호흡운동
1. 배 가운데 부분에 환자의 우세 손을 놓는다.
2. 환자의 비우세 손을 복장뼈 가운데에 놓는다.
3. 코를 통해 천천히 숨을 들여 마시게 한다.
4. 들숨을 하면서 자신의 우세 손을 보게 한다.

표 32-5 폐재활을 위한 "준비운동"으로써의 유연성 운동

신체 영역	운동
목	위/아래 보기(머리 끄덕이기) 왼쪽/오른쪽 보기 왼쪽 귀를 왼쪽 어깨에 닿기 오른쪽 귀를 오른쪽 어께에 닿기
어깨와 팔	원을 그리면서 어깨 앞쪽과 뒤쪽으로 돌리기 어깨 으쓱하기 어깨 압착: 양손을 어깨에 대고 신체 앞쪽에서 팔꿈치를 닿고, 다시 뒤쪽으로 팔꿈치 밀기. 팔꿈치를 앞쪽으로 모을 때 숨을 내쉬고, 뒤쪽으로 모을 때 숨을 들여 마신다. 팔 들기: 숨을 들여 마시면서 팔을 머리 위로 들어올리고, 숨을 내쉬면서 팔을 내린다. 팔 벌리기: 숨을 들여 마시면서 팔을 머리 위로 벌리고, 숨을 내쉬면서 팔을 내린다. 팔로 원 그리기: 팔을 편 채로 어깨 높이까지 들고 천천히 원을 그린다. 이후 반대로 원을 그린다(만약 호흡곤란이 있으면 팔을 조금 내려서 원을 그린다).
몸통	몸통돌림: 팔을 앞으로 편 자세에서 천천히 오른쪽으로 돌린다. 이후 반대로 돌린다. 이 동작 동안 엉덩이는 움직이지 말아야 한다. 옆으로 굽히기(왼쪽/오른쪽): 팔을 머리 위로 들고 천천히 몸통을 반대쪽으로 굽힌다. 몸을 굽힐 때 숨을 내쉬고 펼 때 들여 마신다.
다리	벽에 기대고 내려오기: 벽에 엉덩이를 대고 어깨는 힘을 뺀다. 천천히 엉덩이를 내린다. 엉덩이 높이가 무릎보다 높게 되도록 유지한다. 적어도 2분까지 유지시간을 점차 증가시킨다. 엉덩이 구부리기: 다리를 높게 든다. 발가락 두드리기. 장딴지/가자미근육 신장: 한 발자국 정도 떨어진 위치에서 벽을 보고 선다. 어깨높이 수준에서 팔을 뻗어 벽에 기댄다. 장딴지근육이 신장되도록 무릎을 편 채로 천천히 몸을 벽쪽으로 움직인다.
일반적 지시	각 운동은 3~5회 반복하고 점차 7~10회로 증가시킨다. 10회 반복 후, 팔에 1파운드 무게를 추가하여 운동을 시행한다. 운동 동안 오므린입술운동을 수행한다. 코로 숨을 들여 마시고 오므린입술을 통해 숨을 내쉬어야 하며 숨을 참지 않도록 해야 한다.

5. 들숨 동안 자신의 우세 손이 점차 올라오도록 교육한다.
6. 비우세 손아래 부위에서 과도한 움직임이 발생하지 않도록 주의를 준다.
7. 숨을 들여 마시기 전에 자신의 우세 손에 대항 힘(counterforce)을 가한다.
8. 숨을 들여 마시는 동안 점차 대항 힘을 줄이도록 교육한다.
9. 치료사의 도움 없이 올바르게 운동을 수행할 수 있을 때까지 연습한다.
10. 점차 청각, 시각, 촉각적 되먹임을 줄여 난이도를 높여 나간다. 이후 앉은 자세, 선 자세, 걷기 같은 다양한 위치에서 이 운동을 수행한다.

또한 가로막호흡운동은 불필요한 근육활동을 제거하기 위해 이완운동과 병행하여 적용되고 있다. 특히 들숨 동안 과도하게 근육을 사용하는 경우에 적용된다. 과거에, 가로막의 근력을 높이기 위해 배 위에 저항을 가하는 운동을 수행하였지만, 이 개념은 과학적으로 증명되지 않고 있다.[90]

가로막호흡운동의 효율성에 대한 평가는 과거 수십 년 동안 검증되어져 왔다. 최근 Cahalin 등은 체계적인 고찰을 통해 "가로막호흡을 묘사하거나 교육하기 위해 사용된 조작적 정의와 방법이 연구마다 서로 다르다"고 지적하였다.[91] 효과검증을 위해 사용된 결과에는 환기, COPD 증상의 심각성, 가슴움직임, 다양한 폐기능검진이 있었다. COPD 환자뿐만 아니라 정상인도 가로막호흡운동을 통해 일회호흡량이 증가하였고, 좋은 가슴벽 생체역학을 보여 아래엽에서 환기가 증가하였고, 일부 모순적인 가슴벽 움직임을 개선할 수 있었다.[92~95] 그러나 진행된 COPD 환자인 경우 가슴벽의 협응이 떨어지고, 호흡곤란이 증가하고, 호흡효율이 떨어져, 이러한 방법의 적용에 대한 의문이 발생하고 있다.[96,97] 폐기능, 호흡율과 동맥혈가스에 대한 가로막호흡의 효과는 좀 더 나은 편이다. Sergysels 등은 안정 시와 자전거 타는 동안 중등도의 COPD 환자에게 저빈도와 강한 일회호흡량으로 가로막호흡운동의 효과를 검증하였다. 그 결과, 동맥산소분압, 최대산소섭취, 폐활량과 전체 폐용량, 확산능력이 증가하였다.[98] Vitacca 등의 연구에서, 비록 가로막호흡운동으로 호흡곤란이 증가하고 가슴벽 기능손상이 있었지만, 결국 혈중 산소포화도가 증가하였다.[97] 중재의 효과를 높이기 위해 가로막호흡운동에 대한 연구가 지속되고 있고 임상적으로 사용되고 있다. 가로막 호흡운동의 객관적 및 잠재적 결과가 표 32-6에 요약되어 있다.

오므린 입술호흡운동. 오므린 입술(pulsed-lip breathing) 호흡운동은 기도청결기능이상이 있는 환자에서 환기와 산소화 증진 및 호흡증상 경감을 위해 사용된다.[99] 오므린 입술호흡운동은 수동적으로 배출하거나, 길게 내쉬기 위해 배근육을 수축하는 방법이 있다.[101] 현재는 강하게 날숨을 쉬는 것보다 수동적으로 날숨을 하는 것을 권장하고 있다. 수동적 날숨을 통한 오므린 입술호흡운동은 다음과 같이 수행된다:

오므린 입술호흡운동

1. 환자는 편안한 자세를 취한다.
2. 손을 환자의 배 가운데 놓고 날숨 동안의 활동을 느낀다.
3. 코를 통해 천천히 숨을 들여 마시게 한다.
4. 날숨 전에 오므린 입술을 만들도록 환자에게 교육한다.
5. 배근육수축을 하지 않으면서 천천히 오므린 입술을 통해 숨을 내쉰다.
6. 배근육수축이 감지되면 즉시 날숨을 중단한다.
7. 점차 환자에게 자신의 손을 대고 오므린 입술호흡운동을 하도록 하고 선 위치와 운동 동안에도 이 호흡법을 수행하도록 한다.

표 32-6	가로막호흡운동의 객관적 및 잠재적 결과
치료적 목적	호흡곤란 경감 호흡을 위한 일 경감 수술 후 폐합병증 경감
생리적 목적	환기 증진 산소화 증진
잠재적 결과	보조근육작용 제거 호흡율 감소 일회환기량 증가 환기분포 증가 수술 후 치료필요성 감소

Thomas 등은 COPD 환자에서 오므린 입술호흡운동이 호흡수 감소, 일회호흡량 증가, 폐포환기 증가를 유발하고 이전에 환기가 되지 않았던 부위에서도 환기가 되도록 하는 효과가 있다고 하였다.[102] 또한 Mueller 등은 COPD 환자에서 오므린 입술호흡운동이 안정 시와 운동 시에 환기와 산소화를 증진시킨다고 하였다.[100] COPD 환자를 대상으로 이루어진 여러 연구에서, 이 호흡법이 증상을 개선할 뿐만 아니라 환기와 관련된 객관적인 수치와 운동내성과 효율성을 증진시킨다고 보고하였다.[103~105]

삽관을 한 COPD 환자에서 외적인 날숨 저항을 제공하는 것은 가스교환 또는 호흡패턴 개선에 도움이 되지 않고 삽관을 하지 않은 COPD 환자에서만 효과가 있었다.[106]

연구들은 환자에 따라 오므린 입술호흡운동의 효과를 설명하려 했지만 성공하지 못하였다. 한 이론에 따르면, 오므린 입술호흡운동은 날숨 동안 약간의 저항을 기도내에 양압을 증가시키고 작은 세기관지 개방을 유지하여 폐조직의 붕괴를 방지하는데 도움이 된다. 또한 적어도 오므린 입술호흡운동은 호흡수를 줄이고 일회호흡량을 증진하기 때문에, 호흡곤란이 있는 환자에게 치료사들은 오므린 입술호흡운동을 권장해야 한다.

분절호흡운동. 국소적인 팽창호흡이라 불리는 분절호흡(segmental breathing)은 기도청결기능이상이 있는 환자에서 환기와 산소화를 높이기 위한 또 다른 호흡법이다. 이 운동은 손상된 폐 영역에 해당하는 가슴의 움직임을 증진시켜 들어온 공기를 특정 영역으로 이동시킬 수 있다고 가정하고 있다. 이 중재는 가슴막 체액의 축적을 방지하고, 무기폐의 가능성을 줄이고, 기관기관지 분비물 축적을 줄이고, 모순호흡(paradoxical breathing)을 줄이고, 조절되지 않은 호흡과 관련된 공포를 줄이고, 가슴벽 운동성을 높이기 위해 권장되어져 왔다.[107] 국소적인 폐 팽창을 높이기 위해서, 환기 증진을 요하는 특정 부위의 가슴에 손을 이용한 반대압력(counterpressure)을 적용한다.

분절호흡운동

1. 손상된 부위에 표시를 한다.
2. 치료를 요하는 분절 또는 기관지폐 분절에 해당하는 가슴벽에 손을 배치한다(예: 팽창이 되기를 원하는 부위).
3. 환자의 날숨 말기에 팽창되기 원하는 부위에 압력을 가한다(양쪽 가슴에 동일한 압력을 가한다).
4. 입을 통해 깊게 숨을 들여 마시도록 환자에게 지시하고 "공기가 접촉하고 있는 손쪽으로 오도록 노력하라"라고 말한다.
5. 환자가 숨을 들여 마심에 따라 가해진 압력을 점차 줄인다(들숨 말기에 압력은 가하지 않은 채 가슴에 접촉만 하고 있어야 한다).
6. 들숨 후 2~3초 동안 숨을 참으라고 지시한다.
7. 환자에게 숨을 내쉬도록 지시한다.
8. 올바르게 이 방법을 수행할 때까지 반복한다.
9. 자신의 손이나 벨트를 사용하여 환자 스스로 이 방법을 수행할 수 있도록 전개한다.

분절호흡법의 효과에 대한 평가는 기본적인 가정(원하는 부위로 공기가 이동할 것이다)이 맞는지에 대한 것부터 시작한다. 공기폐가 있는 환자를 대상으로 가쪽 바닥팽창 운동(lateral basal expansion exercise)에 대한 한 연구에서는 분절호흡으로 국소적인 환기가 증가하지 않는다.[108] 폐의 분절팽창에 문제가 있는 환자를 대상으로 이루어진 또 다른 연구에서도 환기분포의 변화가 없었지만, 환자가 옆으로 누운 경우 환기와 혈류가 증가하였다.[109] 분절호흡과 관련된 효과에 대한 증거는 부족하지만, 국소적인 가슴벽 움직임의 개선으로 호흡기능이 개선되는 것은 명확하다.

지속성 최대호흡운동. 최대들숨이 약 3초 동안 지속되는 동안 호흡운동은 산소화 증진과 관련이 있다.[111] 현재, 지속적인 최대들숨은 ACBT의 일부로서 흔히 적용되고 있고 기도청결기능이상이 있는 경우에 사용되고 있다.

이완운동방법. 이완운동과 훈련은 위식도역류, 화학치료 후 메스꺼움, 자폐증에서 행동적인 문제, 경도의 고혈압 같은 다양한 질병을 보조치료로써 사용되고 있다. 그러나 많은 일화적인 보고가 있지만, 특히 천식 환자인 경우 이완운동을 통한 폐 관련 효과에 대한 자료가 거의 없다.[112] 호흡전력과 최면술과 병행하여 수행되는 이완 기법들은 호흡곤란이 있는 아동에서 일부 증상을 호전시키는 것으로 보고되고 있다.[113] 이완기법은 종종 신체에서 불필요한 근육수축을 줄이기 위해 사용되고 있다. 전통적인 방법에서는 근육수축 이후 이완을 유도하지만, 최근에는 원하는 효과를 성취하기 위해 시각적 상상을 이용한다.

근력, 파워, 지구력훈련. 유산소효과를 위한 지구력 훈련은 수년 동안 폐 재활프로그램에 사용되어져 왔다. 근력 증진과 증상 완화를 위한 근력강화 및 저항운동은 만성 기도청결기능이상이 있는 환자에서 신체적 기능을 높이기 위해 최근에 적용되고 있다. 최근 연구에 의하면, COPD 환자에서 말초근육약화는 여러 요인에서 기인하는 것 같다.[114] 요인에는 비사용으로 인한 위축, 영양결핍, 장기간 고탄산증과 저산소혈증, 무산소스테로이드 수준 감소, 코르티코스테로이드 사용으로 인한 근육병증이 있다. 같은 나이대의 사람과 비교하여 COPD 환자들은 특히 다리에서 근력약화를 보인다.[95] 비록 근육기능이상이 환자마다 다르지만, 중등도 이상의 COPD 환자들은 20~30%의 넙다리근 약화를 보였다. 이런 환자들은 지구력 역시 떨어진다. 이러한 결핍은 운동능력과 기능을 제한할 수 있다.[12,115,116]

기도청결기능이상이 있는 환자에서 근력강화훈련이 유익하며 포괄적인 가슴물리치료의 일부로 포함되어야 한다는 증거들이 증가하고 있다. 이러한 환자에서 근력강화의 효과는 근력, 지구력, 기능, 운동내성 증진 및 호흡곤란 경감이다.[117~120] 비록 여러 효과들이 있지만, 환자의 삶

표 32-7 기도청결 기능이상이 있는 환자를 위한 저항운동프로그램의 특징

빈도	주 2~3회 주요 큰 근육을 훈련한다. 운동이 수행되는 장소에 따라 달리한다: 집, 외래, 입원, 기타 장소
강도	1 RM의 50~60% 내에서 안전하게 시작한다. 1세트 당 10회 반복하고, 처음에는 1세트만 시행한다. 강도는 환자의 운동수행 정도에 따라 달리한다. 각 세트 당 휴식시간을 준다.
형태	다양한 형태의 저항운동이 있다 - 운동테이블, 도르래(pulley), 모래주머니 등. 운동은 상하지 및 몸통의 큰 근육에 초점을 둔다. 운동 흥미를 유발하기 위해 등척성, 원심성, 구심성, 등속성 등 다양한 형태의 운동을 실시한다.
시간	10~12주의 운동기간이 권장된다.
진행	저항을 점차 늘리고 반복회수를 점차 늘린다.

ACSM, American College of Sports Medicine.

의 질에 미치는 효과는 아직 의문이 있다.[121,122] 근력강화훈련이 삶의 질과 관련된 상해를 호전시킨다는 증거들이 있기 때문에, 기도청결기능이상이 있는 환자를 위한 포괄적인 중재프로그램에 저항운동뿐만 아니라 지구력훈련도 포함해야 한다. 기도청결기능이상이 있는 환자를 위한 저항운동프로그램은 표 32-7과 같다.[123]

자가관리, 집관리, 지역사회, 여가활동을 위한 기능적 훈련. 기도청결기능이상이 있는 환자에서 일상생활동작 향상과 기능적인 훈련프로그램에 관한 직접적인 증거는 거의 없다. 그러나 트레드밀 또는 고정식 자전거, 또는 고전적인 체조를 이용한 신체재활 프로그램이 기능적 수행력과 전반적인 건강상태를 호전시킨다는 것은 분명하다.[124]

여러 연구들이 기도청결기능이상이 있는 환자를 위한 일상생활동작 자세를 개발하기 위해 노력하여 왔다. Manchester 호흡일상생활동작 설문지와 London 가슴일상생활동작척도가 예이다.[125,126] 한 연구는 폐재활프로그램 적용 후, 신체적 기능의 증진을 알아보기 위해 Manchester 호흡일상생활동작 설문지와 SF-36을 적용하였다.[127] 신경근육 또는 근육뼈대계 결핍이 있는 환자는 기능적인 독립성을 회복하기 위해 과제적응과 새로운 전략을 배우지만, COPD 환자들은 기존의 기능적 기술을 이용하여 자신의 호흡곤란과 질병을 극복하기 위한 것이다. 이러한 자가관리 기술이 상실되는 것은 아니지만, 수년에 걸친 호흡곤란과 신체적 활동의 감소로 점차 소실되고 있다. 재학습되고 환경수정작업이 필요한 기능적인 과제는 다음과 같다.

- 침상운동성과 옮겨가기: 옮겨가기 판과 머리위에 설치된 밧줄(trapeze bar)이용하기
- 씻기, 빗질하기, 옷 입기 같은 자가관리: 높은 변기 이용하기, 긴 손잡이 빗, 목욕의자
- 집안 일: 긴 손잡이 도구
- 에너지보존 활동: 복잡하거나 어려운 일 세분화하기, 전동 이동수단 이용하기
- 손상예방: 보행기, 난간이용하기

도구와 장비

집, 직장, 또는 지역사회에서 이용할 수 있는 다양한 산소공급기와 전달장비가 있다. 산소는 다양한 크기의 가스통에 의해 공급될 수 있다. 가스통은 재충전할 수 있으며 일반적으로 크기가 크다. 그러나 최근 기술이 발달하여 액체산소통과 산소농축기 같은 작은 장비들이 개발되고 있다(그림 32-17). 이러한 장비들은 사용 정도에 따라 다르지만, 여러 시간 동안 산소를 공급할 수 있다. 액체산소가 수년 동안 집에서 이용되어져 온 것처럼 집에서는 큰 저장기를 일반적으로 사용하고, 야외활동을 위해 배낭 크기의 이동식 저장기를 사용할 수 있다. 산소농축기는 실내 공기에서 산소를 추출하여 저장하는 기구이다. 이러

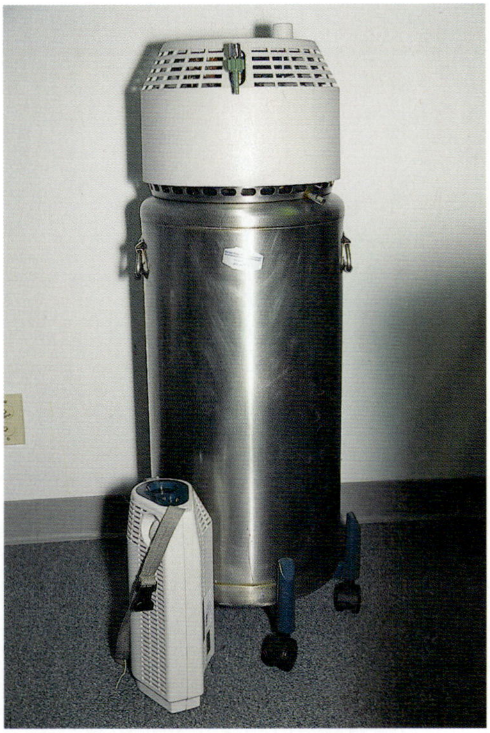

그림 32-17 고정식 및 이동식 액체산소통

From Potter PA, Perry AG: Fundamentals of Nursing, ed 6, St. Louis, 2005, Mosby.

한 기구는 집이나 집 주변에서 사용할 수 있지만, 지역사회에서 사용하기에는 너무 크다.

산소는 공급기에서 나와 연결장치를 통해 환자에게 공급된다. 산소공급줄은 코를 통하거나 기관지절개를 통해 연결된다. 또한 산소마스크를 코와 입에 대고 사용할 수 있다. 때때로, 이들 연결장치는 고농축의 산소를 제공하는 저장기를 가지고 있다. 가장 흔히 사용되는 장치는 코삽입관이다(그림 32-18).

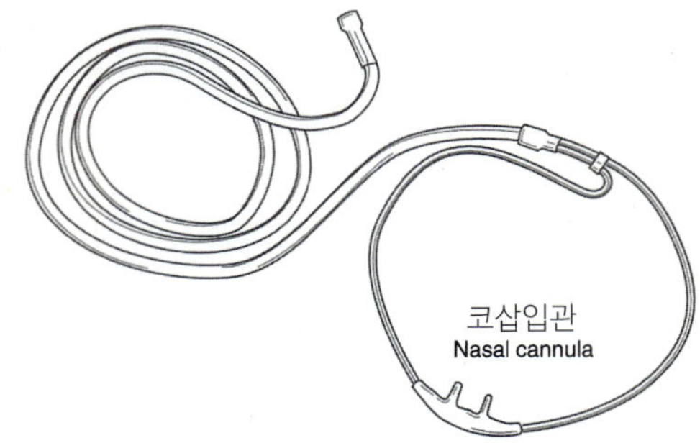

그림 32-18 산소를 전달하는 코삽입관

From Hillegass EA, Sadowsky HS: Essentials of Cardiopulmonary Physical Therapy, ed 2, Philadelphia, 2001, Saunders.

기계적 환기구는 급성질병의 진행, 외상, 또는 수술 후 같은 급성 또는 만성호흡기능부전이 발생하였을 때 기도청결기능이상이 있는 환자에게 사용된다(26장 참조). 표 32-8에 기계적 환기구의 기본적인 작동 유형이 제시되어 있다. 기도청결기능이상이 있는 환자가 기계적 환기구를 사용할 때, 환기와 관련된 변수를 관찰하는 것은 중요하다. 호흡전략과 재학습이 이루어지는 경우 특히 중요하다. 특정 호흡전략에 기계적 환기구의 일부 유형이 맞지 않을 수 있다.

지팡이와 보행기 같은 보조장비는 안정성과 보행을 위해 사용될 수 있다.[2] 기도청결기능이상이 있는 환자에게 추천할 때, 치료사는 보조장비를 사용하지 않고 걸을 때보다 보조장비를 사용하는 것이 산소요구도가 높아짐을 알아야 한다.[128] 장비 결정에서 비용문제도 고려해야 한다.[129] 바퀴가 있는 보행기는 기도청결기능이상이 있는 환자에게 유용하다. 지역사회에서 이동할 때는 보행기에 작은 바구니를 장착하여 산소공급기를 가지고 다니는 것도 필요하다. 또한 실외 이동을 위해 전동 스쿠터를 이용하는 것도 유익한 방법이다.

표 32-8 기계적 환기구의 기본적인 작동 유형

유형	설명
조절(control)	호흡수가 미리 설정되어 있고 기계적인 호흡 또는 자발적인 호흡을 시작할 수 없다.
보조(assist)	환자가 기계적인 호흡을 시작할 수 있지만 호흡수가 미리 설정되어 있지 않다.
보조 조절(assist-control)	호흡수가 미리 설정되어 있고 부가적인 기계적 호흡을 시작할 수 있다.
간헐적 강제환기(intermittent mandatory ventilation)	호흡수가 미리 설정되어 있고 환기구를 통해 자발적인 호흡을 시작할 수 있다.

··· 사례연구 32-1 ···

1. 만성기관지염(chronic bronchitis)

1) 검진

(1) 환자병력

NT는 66세의 여성이고 오랫동안 만성기관지염을 앓고 있었다. 그녀는 급성호흡곤란으로 병원에 입원하였고 급성박테리아 폐렴진단을 받았다. 이전에 호흡 재활프로그램에 NT가 참여하였기 때문에, 물리치료상담이 필요하였다. 그녀는 1년에 110갑의 담배를 피웠다. 식사준비와 수단적 일상생활동작 수행 시 지친다고 호소하였다. 폐질병이외에 다른 중요한 수술 및 의학적 이력이 없고, 최근 척추에서 뼈엉성증을 진단받았는데, 이는 약물사용으로 인한 합병증이었다. 최근 항생제, 기관지확장제, 코트티코스테로이드제를 복용하고 있었다. 입원 시 혈중 동맥가스는 pH: 7.33, Paco2: 45, 중탄산염: 20, 염기초가: -4이었다. 이러한 수치는 분당 2l의 산소공급이 필요함을 보여주는 것이다. 호흡곤란 때문에 폐기능검진은 의뢰되지 않았지만, 이러한 수치는 폐쇄성 결함으로 인해 과다팽창과 잔기용적이 증가함을 보여주는 것이다.

(2) 계통관찰

심장박동수는 100bpm, 호흡수 24회/분, 혈압은 130/85mmHg이었다.

(3) 검진과 측정

❶ 근육뼈대

자세. NT는 머리와 어깨가 앞쪽으로 돌출되어 있고 가슴척주뒤굽음증이 있었다.

관절가동범위. 능동적 가동범위는 거의 정상범위 내에 있었다.

근육수행력. 다리에서 약간의 근력약화가 있었다.

❷ 심혈관/폐

순환. NT는 발에 약간의 부종이 있었다.

❸ 가슴검진

관찰. NT는 빠른맥, 코 벌렁거림, 호흡보조근육사용, 긴 날숨(들숨 1: 날숨 4)이 있는 호흡곤란을 보였다. 입주변 청색증, 먼쪽 곤봉손가락, 기침 시 진하고 노란색의 가래가 있었지만 출혈은 없었다. 가슴은 대칭적이었다.

촉진. NT는 가슴움직임이 적었으며 특히 오른쪽 가슴의 움직임이 적었다. 세로칸의 이동은 보이지 않았다. 성대 진동음은 오른쪽 아래에 있는 뒤쪽과 가쪽 가슴에서 증가하였다. 일부 쌕쌕거리는 진동음이 같은 부위에서 촉진되었다. 성대 진동음이 크게 느껴지는 부위에서 타진 시 둔탁한 소리가 나타났다.

청진. 오른쪽 아래에 있는 뒤쪽과 가쪽 가슴에서 기관지와 기관지폐포 소리를 제외하고, 폐를 통해 먼 호흡소리가 들렸다. 난잡한 거품소리와 저음의 쌕쌕거리는 소리가 오른쪽에서 들렸다. 이러한 소리 중 일부는 폐를 통해 산발적으로 들렸다. 이러한 소견은 폐가 과대팽창되고 오른쪽 아래엽에서 경화와 점액분비물이 증가함을 알려주는 것이다.

유산소 능력 및 지구력검진. NT는 지역사회 활동 동안 피로가 쉽게 발생하였고 일상생활에 제한이 있었다. 이는 추가적인 검진이 필요함을 암시하는 것이다. NT는 6분 걷기검진을 실시하였다. 그녀는 이 검진을 완수하지 못하였다. 그녀는 2분당 100발자국을 걸었지만 피로 때문에 지속하지 못하였다. 미국가슴학회 호흡곤란척도 상 4점이었다. 또한 6분 걷기검진 말기에 그녀는 보그척도 상 9/10이라고 하였다.

❹ 피부

입술과 손톱 주변에 청색증이 있고 일부 손가락에서 곤봉손가락(clubbing finger)을 보였다.

2) 평가, 진단, 예후

이 경우는 만성질병의 급성악화에 의한 것이다. 검진에서 많은 상해가 발견되었음에도 불구하고 NT의 기능적 호전을 기대할 수 있는 수준이었다.

검진소견에 의하면, 우선적 치료행위 유형 6C(기도청결 기능이상과 관련된 환기, 가스교환, 유산소 · 지구력 손상) 또는 6F(호흡기능상실과 관련된 환기와 가스교환

손상)이다. 호흡기능상실을 위한 의학적 진단기준은 Pco2 ≥50mmHg이기 때문에 이 환자는 6C에 해당한다.

(1) 목표

1. NT는 독립적으로 일상생활동작과 수단적 일상생활동작을 수행할 수 있다.
2. NT는 신체적 악화 위험 없이 일부 지역사회 활동을 재개할 수 있다.
3. 외래 환자 중재프로그램과 가정프로그램을 통해, 재발위험을 줄이고 질병관리능력을 향상시킬 수 있다.
4. NT는 전반적인 건강상태가 호전되고 의료비용을 줄일 수 있다.
5. NT는 자신감 회복과 삶의 질이 향상될 것이다.

3) 중재

(1) 기도청결기법

NT는 입원 동안 기관지체위배액, 타진, 진동치료를 받았다. NT는 혼자 살기 때문에, 독립적으로 기도청결 기법을 수행하는 것이 필요하다. 그녀에게 적절한 AD 사용법을 교육하였다. 그녀가 적절히 사용하고 있는지를 확인하기 위해 3주 동안 관찰하였다.

(2) 치료적 운동

NT가 물리치료실로 올 수 있을 때까지 침상에서 고정식 자전거를 사용하여 유산소훈련을 실시하였다. 이후 그녀는 트레드밀 보행을 시작하였다. 병원 퇴원 시까지 운동 동안 산소보충을 하였다. 외래 물리치료 동안 트레드밀 운동과 집에서 걷기를 지속하였다. 약해진 다리근력을 강화하기 위해 격일로 저항운동을 실시하였다.

저항운동과 격일로 유연성 운동을 실시하였다. 이러한 운동의 목적은 가슴과 척추운동성 증진 및 척주뒤굽음증을 줄이기 위함이었다. 가로막호흡운동과 더불어 이완운동을 실시하였다. 이러한 운동의 목적은 호흡곤란에 대한 두려움을 줄이고 호흡 동안 보조근육사용을 억제하기 위함이었다.

요약

이 장은 COPD와 CF 같은 기도청결기능이상이 있는 환자에 초점을 두고 있다. 기술된 기술과 원리는 기도청결 기능이상이 있는 환자에게 적용될 수 있다. 기본적인 가슴검진방법(관찰, 촉진, 타진, 청진)이 기술되어져 있다. 중재에는 근력강화, 유산소 능력, 호흡재훈련이 포함되어 있다.

추가정보

Useful Forms

Dyspnea Scale

Chronic Respiratory Disease Questionnaire (CRQ): www.atsqol.org/sections/instruments/ae/pages/crq.html

St. George's Respiratory Questionnaire: www.atsqol.org/sections/instruments/pt/pages/george.html

Books

Irwin S, Tecklin JS (eds): Cardiopulmonary Physical Therapy: A Guide to Practice, ed 4, Philadelphia, 2004, Elsevier.

Burton GG, Hodgkin JE, Ward JJ (eds): Respiratory Care: A Guide to Practice, ed 4, St. Louis, 1997, Mosby-Yearbook.

Wilkins RL, Stoller JK: Egan's Fundamentals of Respiratory Care, ed 7, Philadelphia, 2004, Elsevier.

Web Sites

American Thoracic Society: www.thoracic.org/

American College of Chest Physicians: www.chestnet.org/

American Lung Association: www.lungusa.org/

Pulmonary Breath Sounds: http://jan.ucc.nau.edu/~daa/heartlung/breathsounds/contents.html

용어

유산소 능력(aerobic capacity): 최대산소섭취에 대한 또 다른 용어. 최대운동 동안 섭취되는 최고 산소량

폐포환기(alveolar ventilation): 분당 폐포에서 신체 바깥으로 나가는 가스의 부피

무기폐(atelectasis): 불량한 폐의 팽창 또는 완전한 기도의 폐쇄로 인해 발생하는 폐포 붕괴

동맥폐포 산소차이(arterial-alveolar oxygen difference): 동맥에 있는 산소분압과 폐포에 있는 산소분압의 차이

청진(auscultation): 청진기에서 들리는 소리

기관지확장제(bronchodilator): 기관지 근육경련을 줄이는 약물

거품소리(crackle): 귓가에 머리카락을 문지르는 소리 같거나 또는 접시에 우유를 붓는 것과 같은 비음악적인(nonmusical) 소리이다. 중력에 의해 닫힌 기도가 갑자기 열릴 때 나는 소리이다. 날숨 시 이 소리는 큰 기도에 액체가 있음을 의미한다.

호흡곤란(dyspnea): 호흡곤란. 주관적인 숨쉬기 힘듦

고탄산혈증(hypercarpnia): 혈액에 이산화탄소농도가 높아짐

저산소혈증(hypoxemia): 혈액에 산소농도가 떨어짐

점액분해제(mucolytic): 점액의 점성을 줄이는 약물

모순호흡(paradoxical breathing): 들숨 시 배가 안으로 날숨 시 배가 바깥으로 움직이는 것

가슴지수(thoracic index): 가슴의 가로 직경과 앞뒤 직경의 비율

일회호흡량(tidal volume): 규칙적인 호흡 동안 1회 호흡 시 들어오고 나가는 공기량

쌕쌕거림(wheeze): 좁아진 기도를 통해 빠른 속도가 공기가 이동할 때 만들어지는 휘바람 같은 소리

참고문헌

1. American Medical Association: International Classification of Diseases: Clinical Modification, ninth revision, Chicago, 2000, AMA.
2. American Physical Therapy Association: Guide to Physical Therapist Practice, second edition, Phys Ther 81(1):S114-S1115, 2001.
3. Chan-Yeung M, Enarson DA, Kennedy SM: Impact of grain dust on respiratory health, Am Rev Respir Dis 145:476-487, 1992.
4. Sydbom A, Blomberg A, Parnia S, et al: Health effects of diesel exhaust emissions, Eur Respir J 17(4):733-746, 2001.
5. de Godoy DV, de Godoy RF: A randomized controlled trial of the effect of psychotherapy on anxiety and depression in chronic obstructive pulmonary disease, Arch Phys Med Rehabil 84(8):1154-1157, 2003.
6. Pelkonen M, Notkola IL, Tukiainen H, et al: Smoking cessation, decline in pulmonary function and total mortality: A 30 year follow up study among the Finnish cohorts of the Seven Countries Study, Thorax 56(9):703-707, 2001.
7. Berry MJ, Rejeski WJ, Adair NE, et al: A randomized, controlled trial comparing long-term and short-term exercise in patients with chronic obstructive pulmonary disease, J Cardiopulm Rehabil 23(1):60-68, 2003.
8. Tecklin JS, Holsclaw DS: Bronchial drainage with aerosol medications in cystic fibrosis, Phys Ther 56(9):999-1003, 1976.
9. Cassart M, Gevenois PA, Estenne M: Rib cage dimensions in hyperinflated patients with severe chronic obstructive pulmonary disease, Am J Respir Crit Care Med 154:800-805, 1996.
10. Posture: Alignment and Muscle Balance. In Kendall FP, McCreary EK, Provance PG (eds): Muscles, Testing and Function, ed 4; Philadelphia, 1993, Lippincott, Williams & Wilkins.
11. Malasanos L, Barkauskas V, Stoltenberg-Allen K: Health Assessment, ed 4, St. Louis, 1990, Mosby.
12. Gosselink R, Troosters T, Decramer M: Peripheral muscle weakness contributes to exercise limitation in COPD, Am J Respir Crit Care Med 153(3):976-980, 1996.
13. Koechlin C, Couillard A, Simar D, et al: Does oxidative stress alter quadriceps endurance in chronic obstructive pulmonary disease? Am J Respir Crit Care Med 169:1022-1027, 2004.
14. Storer TW: Exercise in chronic pulmonary disease: Resistance exercise prescription, Med Sci Sports Exerc 33(7 suppl):S680-692, 2001.
15. Moser C, Tirakitsoontorn P, Nussbaum E, et al: Peripheral muscle weakness and exercise capacity in children with cystic fibrosis, Am J Respir Crit Care Med 159:748-754, 2000.
16. Bernard S, LeBlanc P, Whitton F, et al: Peripheral muscle weakness in patients with chronic obstructive pulmonary disease, Am J Respir Crit Care Med 158:629-634, 1998.
17. Black LF, Hyatt RE: Maximal respiratory pressures: normal values and relationship to age and sex, Am Rev Respir Dis 99:696-702, 1969.
18. Wang AY, Jaeger RJ, Yarkony GM, et al: Cough in spinal cord injured patients: the relationship between motor level and peak expiratory flow, Spinal Cord 35:299-302, 1997.
19. Sobush DC, Dunning M 3rd: Assessing maximal static ventilatory muscle pressures using the "bugle" dynamometer. Suggestion from the field, Phys Ther 64:1689-1690, 1984.
20. Borg G: Psychophysical bases of perceived exertion, Med Sci Sports Exerc 14(5):377-381, 1982.
21. Kendrick KR, Baxi SC, Smith RM: Usefulness of the modified 0-10 Borg scale in assessing the degree of dyspnea in patients with COPD and asthma, J Emerg Nurs 26(3):216-222, 2000.
22. Wilson RC, Jones PW: Long-term reproducibility of Borg scale estimates of breathlessness during exercise, Clin Sci (London) 80:309-312, 1991.
23. Wilson RC, Jones PW: A comparison of the visual analog scale and the modified Borg scale for the measurement of dyspnea during exercise, Clin Sci 76:277-282, 1989.
24. Muza SR, Silverman MT, Gilmore GC, et al: Comparison of scales used to quantitate the sense of effort to breathe in patients with chronic obstructive pulmonary disease, Am Rev Respir Dis 141:909-913, 1990.
25. Guyatt GH, Berman LB, Townsend M, et al: A measure of quality of life for clinical trials in chronic lung disease, Thorax 42(10):773-778, 1987.
26. Jones PW, Quirk FH, Baveystock CM, et al: A self-complete measure of health status for chronic airflow limitation. The St George's Respiratory Questionnaire, Am Rev Respir Dis 145(6):1321-1327, 1992.
27. Carrieri-Kohlman V, Stulbarg MS: Dyspnea: Assessment and management. In Hodgkin JE, Celli BR, Connors GL: Pulmonary Rehabilitation, ed 3, Philadelphia, 2000, Lippincott Williams & Wilkins.
28. Myers KA, Farquhar DR: The rational clinical examination. Does this patient have clubbing? JAMA 286(3):341-347, 2001.
29. May T, Rabaud C, Amiel C, et al: Hypertrophic pulmonary osteoarthropathy associated with granulomatous Pneumocystis carinii pneumonia in AIDS, Scand J Infect Dis 25(6):771-773, 1993.
30. Tecklin JS: The patient with airway clearance dysfunction. In Irwin S, Tecklin JS (eds): Cardiopulmonary Physical Therapy: A Guide to Practice, ed 4, St. Louis, 2004, Mosby.
31. Peche R, Estenne M, Gevenois PA, et al: Sternomastoid muscle size and strength in patients with severe chronic obstructive pulmonary disease, Am J Respir Crit Care Med 153(1):422-425, 1996.
32. Gadomski AM, Permutt T, Stanton B: Correcting respiratory rate for the presence of fever, J Clin Epidemiol 47(9):1043-1049, 1994.
33. Hassan WU, Henderson AF: Cough and stridor: Who should investigate the patient? J Laryngol Otol 107(7):639, 1993.
34. Estenne M, De Troyer A: Relationship between respiratory muscle electromyogram and rib cage motion in tetraplegia, Am Rev Respir Dis 132:53-59, 1985.
35. Gilmartin JJ, Gibson GJ: Mechanisms of paradoxical rib cage motion in patients with obstructive pulmonary disease, Am Rev Respir Dis 134:683-687, 1986.
36. Burnside JW: Adam's Physical Diagnosis, ed 15, Baltimore, 1974, Williams & Wilkins.
37. Turck M: Foul breath and a productive cough, Hosp Pract 20(5A):50, 1985.
38. Pulmonary terms and symbols. A report of the ACCP-STS Joint Committee on Pulmonary Nomenclature, Chest 67(5):583-593, 1975.
39. Lehrer S: Understanding Lung Sounds, Philadelphia, 1984, WB Saunders.
40. Murray JF: Physical examination. In Murray JF, Nadel JA: Textbook of Respiratory Medicine, ed 3, Philadelphia, 2000, WB Saunders.
41. Forgacs P: Lung sounds, Br J Dis Chest 63:1, 1969.
42. Nath AR, Capel LH: Inspiratory crackles and mechanical events of breathing, Thorax 29:695, 1974.
43. Campbell EJM: Accessory muscles. In Campbell EJM, Agostini E; Davis JN (eds): The Respiratory Muscles, ed 2, Philadelphia, 1970, WB Saunders.
44. Seidel HM, Ball JW, Dains JE, et al: Mosby's Guide to Physical Examination, ed 2, St. Louis, 1991, Mosby-Yearbook.
45. Irwin S: Cardiac disease and pathophysiology. In Irwin S, Tecklin JS (eds): Cardiopulmonary Physical Therapy: A Guide to Practice, ed 4, St. Louis, 2004, Mosby.
46. Laghi F, Tobin MJ: Disorders of the respiratory muscles, Am J Respir Crit Care Med 168(1):10-48, 2003.
47. Yernault JC, Bohanda AB: Chest percussion, Eur Respir J 8:1756-1760, 1995.
48. Lorig KL, Sobel DS, Stewart AL, et al: Evidence suggesting that a chronic disease self-management program can improve health status while reducing hospitalization: A randomized trial, Med Care 37:5-14, 1999.
49. Pulmonary rehabilitation—1999. American Thoracic Society, Am J Respir Crit Care Med 159:1666-1682, 1999.
50. Proceedings of the Conference on the Scientific Basis of Respiratory Therapy, Am Rev Respir Dis 110:1-204, 1974.

51. Williams MT: Chest physiotherapy and cystic fibrosis. Why is the most effective form of treatment still unclear? Chest 106:1872-1882, 1994.
52. Thomas J, Cook DJ, Brooks D: Chest physical therapy management of patients with cystic fibrosis. A meta-analysis, Am J Respir Crit Care Med 151:846-850, 1995.
53. AARC Clinical Practice Guidelines: Postural drainage therapy, Respir Care 12:1418-1426, 1991.
54. Murray JF: The ketchup bottle method, N Engl J Med 300:1155-1157, 1979.
55. Pryor JA, Webber BA, Hodson ME, et al: Evaluation of the forced expiratory technique as an adjunct to postural drainage in treatment of cystic fibrosis, BMJ 2(6187):417-418, 1979.
56. Dab I, Alexander F: The mechanism of autogenic drainage studied with flow volume curves, Monogr Paediatr 10:50-53, 1979.
57. Miller S, Hall DO, Clayton CB, et al: Chest physiotherapy in cystic fibrosis: a comparative study of autogenic drainage and the active cycle of breathing techniques with postural drainage, Thorax 50(2):165-169, 1995.
58. Giles DR, Wagener JS, Accurso FJ, et al: Short-term effects of postural drainage with clapping vs autogenic drainage on oxygen saturation and sputum recovery in patients with cystic fibrosis, Chest 108(4):952-954, 1995.
59. Savci S, Ince DI, Arikan H: A comparison of autogenic drainage and the active cycle of breathing techniques in patients with chronic obstructive pulmonary diseases, J Cardiopulm Rehabil 20(1):37-43, 2000.
60. Scherer PW: Mucus transport by cough, Chest 80(6 suppl):830-833, 1981.
61. Pontifex E, Williams MT, Lunn R, et al: The effect of huffing and directed coughing on energy expenditure in young asymptomatic subjects, Aust J Physiother 48(3):209-213, 2002.
62. de Boeck C, Zinman R: Cough versus chest physiotherapy. A comparison of the acute effects on pulmonary function in patients with cystic fibrosis, Am Rev Respir Dis 129(1):182-184, 1984.
63. Rossman CM, Waldes R, Sampson D, et al: Effect of chest physiotherapy on the removal of mucus in patients with cystic fibrosis, Am Rev Respir Dis 126(1):131-135, 1982.
64. Chulay M: Arterial blood gas changes with a hyperinflation and hyperoxygenation suctioning intervention in critically ill patients, Heart Lung 17:654-661, 1988.
65. Mathias CJ: Bradycardia and cardiac arrest during tracheal suction–mechanisms in tetraplegic patients, Eur J Intensive Care Med 2(4):147-156, 1976.
66. Arens R, Gozal D, Omlin KJ, et al: Comparison of high frequency chest compression and conventional chest physiotherapy in hospitalized patients with cystic fibrosis, Am J Respir Crit Care Med 150:1154, 1994.
67. Varekojis SM, Douce FH, Flucke RL, et al: A comparison of the therapeutic effectiveness of and preference for postural drainage and percussion, intrapulmonary percussive ventilation, and high-frequency chest wall compression in hospitalized cystic fibrosis patients, Respir Care 48(1):32-28, 2003.
68. Homnick DM, Anderson K, Marks JH: Comparison of the flutter device to standard chest physiotherapy in hospitalized patients with cystic fibrosis: A pilot study, Chest 114(4):993-997, 1998.
69. Murray JF: The ketchup-bottle method, N Engl J Med 300(20):1155-1157, 1979.
70. King M, Zidulka A, Phillips JM, et al: Tracheal mucus clearance in high-frequency oscillation: Effect of peak flow bias, Eur Respir J 3:6-13, 1990.
71. Warwick WJ, Hansen LG: The long-term effect of high-frequency chest compression therapy on pulmonary complications of cystic fibrosis, Pediatr Pulmonol 11:265, 1991.
72. Tecklin JS, Clayton R, Scanlin T: High frequency chest wall oscillation vs. traditional chest physical therapy in cystic fibrosis—a large one-year, controlled study, 14th Annual North American Cystic Fibrosis Conference, November 11, 2000, Baltimore, Md.
73. Chambers C, Klous D, Nantel N, et al: Does high-frequency chest compression (HFCC) during aerosol therapy affect lung deposition? Am J Respir Crit Care Med 157(suppl 3):A131, 1998.
74. Newhouse PA, White F, Marks JH, et al: The intrapulmonary percussive ventilator and flutter device compared to standard chest physiotherapy in patients with cystic fibrosis, Clin Pediatr 37:427-432, 1998.
75. McIlwaine PM, Wong LT, Peacock D, et al: Long-term comparative trial of conventional postural drainage and percussion versus positive expiratory pressure physiotherapy in the treatment of cystic fibrosis, J Pediatr 131:570-574, 1997.
76. McIlwaine PM, Wong LT, Peacock D, et al: Long-term comparative trial of positive expiratory pressure versus oscillating positive expiratory pressure (flutter) physiotherapy in the treatment of cystic fibrosis, J Pediatr 138:845-850, 2001.
77. Gondor M, Nixon PA, Mutich R, et al: Comparison of Flutter device and chest physical therapy in the treatment of cystic fibrosis pulmonary exacerbation, Pediatr Pulmonol 28:255-260, 1999.
78. Volsko TA, DiFiore J, Chatburn RL: Performance comparison of two oscillating positive expiratory pressure devices: Acapella versus flutter, Respir Care 48(2):132-130, 2003.
79. Maxwell M, Redmond A: Comparative trial of manual and mechanical percussion technique with gravity-assisted bronchial drainage in patients with cystic fibrosis, Arch Dis Child 54(7):542-544, 1979.
80. Garrod R, Paul EA, Wedzicha JA: Supplemental oxygen during pulmonary rehabilitation in patients with COPD with exercise hypoxemia, Thorax 55:539-543, 2000.
81. Soguel Schenkel N, Burdet L, de Muralt B, et al: Oxygen saturation during daily activities in chronic obstructive pulmonary disease, Eur Respir J 9:2584-2589, 1996.
82. Foglio K, Bianchi L, Bruletti G, et al: Long-term effectiveness of pulmonary rehabilitation in patients with chronic airway obstruction, Eur Respir J 131:125-132, 1999.
83. Goldstein RS, Gort EH, Stubbing D, et al: Randomised controlled trial of respiratory rehabilitation, Lancet 344:1394-1397, 1994.
84. Berry MJ, Rejeski WJ, Adair NE, et al: Exercise rehabilitation and chronic obstructive pulmonary disease stage, Am J Respir Crit Care Med 160:1248-1253, 1999.
85. Troosters T, Gosselink R, Decramer M: Short- and long-term effects of outpatient rehabilitation in patients with chronic obstructive pulmonary disease: A randomized trial, Am J Med 109(3):207-212, 2000.
86. O'Neill S, McCarthy DS: Postural relief of dyspnea in severe chronic airflow limitation: Relationship to respiratory muscle strength, Thorax 38:595-600, 1983.
87. Numa AH, Hammer J, Newth CJ: Effect of prone and supine positions on functional residual capacity, oxygenation, and respiratory mechanics in ventilated infants and children, Am J Respir Crit Care Med 156:1185-1189, 1999.
88. Filippelli M, Duranti R, Gigliotti F, et al: Overall contribution of chest wall hyperinflation to breathlessness in asthma, Chest 124(6):2164-2170, 2003.
89. Hilling L, Smith J: Pulmonary rehabilitation. In Irwin S, Tecklin JS (eds): Cardiopulmonary Physical Therapy, ed 3, St. Louis, 1995, Mosby.
90. Merrick J, Axen K: Inspiratory muscle function following abdominal weight exercises in healthy subjects, Phys Ther 61(5):651-656, 1981.
91. Cahalin LP, Braga M, Matsuo Y, et al: Efficacy of diaphragmatic breathing in person with chronic obstructive pulmonary disease: A review of the literature, J Cardiopulm Rehabil 22:7-21, 2002.
92. Sackner MA, Silva G, Banks JM, et al: Distribution of ventilation during diaphragmatic breathing in obstructive lung disease, Am Rev Respir Dis 109:331-337, 1974.
93. Brach BB, Chao RP, Sgroi ML, et al: 133Xenon washout patterns during diaphragmatic breathing. Studies in normal subjects and patients with chronic obstructive pulmonary disease, Chest 71:735-739, 1977.
94. Sackner MA, Gonzalez HF, Jenouri G, et al: Effects of abdominal and thoracic breathing on breathing pattern components in normal subjects and in patients with chronic obstructive pulmonary disease, Am Rev Respir Dis 130(4):584-587, 1984.
95. Sackner MA, Gonzalez HF, Rodriguez M, et al: Assessment of asynchronous and paradoxic motion between rib cage and abdomen in normal subjects and in patients with chronic obstructive pulmonary disease, Am Rev Respir Dis 130:588-593, 1984.
96. Gosselink RA, Wagenaar RC, Rijswijk H, et al: Diaphragmatic breathing reduces efficiency of breathing in patients with chronic obstructive pulmonary disease, Am J Respir Crit Care Med 151:1136-1142, 1995.
97. Vitacca M, Clini E, Bianchi L, et al: Acute effects of deep diaphragmatic breathing in COPD patients with chronic respiratory insufficiency, Eur Respir J 11:408-415, 1998.
98. Sergysels R, DeCoster A, Degre S, et al: Functional evaluation of a physical rehabilitation program including breathing exercises and bicycle training in chronic obstructive lung disease, Respiration 38:105-111, 1979.
99. Schutz K: Muscular exercise in the treatment of bronchial asthma, NY J Med 55:635, 1935.
100. Mueller RE, Petty TL, Filley GF: Ventilation and arterial blood gas changes induced by pursed lips breathing, J Appl Physiol 28:784, 1970.
101. Westreich N, Paguyo N, Cohen S, et al: Breathing retraining: Mount Sinai Hospital emphysema-chronic bronchitis clinic, Minn Med 53:621-622, 1970.
102. Thoman RL, Stoker GL, Ross JC: The efficacy of pursed lips breathing in patients with chronic obstructive pulmonary disease, Am Rev Respir Dis 93:100-106, 1966.
103. Casciari RJ, Fairshter RD, Harrison A: Effects of breathing retraining in patients with chronic obstructive pulmonary disease, Chest 79:393-398, 1981.
104. Bianchi R, Gigliotti F, Romagnoli I, et al: Chest wall kinematics and breathlessness during pursed-lip breathing in patients with COPD. Chest 125(2):459-465. 2004.
105. Dechman G, Wilson CR: Evidence underlying breathing retraining in people with stable chronic obstructive pulmonary disease, Phys Ther 84(12):1189-

1197, 2004.
106. Lourens MS, van den Berg B, Hoogsteden HC, et al: Effect of expiratory resistance on gas-exchange and breathing pattern in chronic obstructive pulmonary disease (COPD) patients being weaned from the ventilator, Acta Anaesthesiol Scand 45:1155-1161, 2001.
107. Watts N: Improvement of breathing patterns, Phys Ther 48(6):563-576, 1968.
108. Campbell EJM, Friend J: Action of breathing exercise in pulmonary emphysema, Lancet 19:325, 1955.
109. Martin DJ, Ripley H, Reynolds J, et al: Chest physiotherapy and the distribution of ventilation, Chest 69:174-178, 1976.
110. Cappello M, De Troyer A: On the respiratory function of the ribs, J Appl Physiol 92(4):1642-1646, 2002.
111. Ward RJ, Danziger F, Bonica JJ, et al: An evaluation of postoperative respiratory maneuvers, Surg Gynecol Obstet 123:51-54, 1976.
112. Erskine-Milliss J, Schonell M: Relaxation therapy in asthma: A critical review, Psychosom Med 43:365-372, 1981.
113. Anbar RD: Self-hypnosis for management of chronic dyspnea in pediatric patients, Pediatrics 107(2):E21, 2001.
114. Bernard S, LeBlanc P, Whittom F, et al: Peripheral muscle weakness in patients with chronic obstructive pulmonary disease, Am J Respir Crit Care Med 158:629-634, 1998.
115. Hamilton AL, Killian KJ, Summers E, et al: Muscle strength, symptom intensity, and exercise capacity in patients with cardiorespiratory disorders, Am J Respir Crit Care Med 152:2021-2031, 1995.
116. Mador MJ, Bozkanat E: Skeletal muscle dysfunction in chronic obstructive pulmonary disease, Respir Res 2(4):216-224, 2001.
117. O'Donnell DE, McGuire M, Samis L, et al: General exercise training improves ventilatory and peripheral muscle strength and endurance in chronic airflow limitation, Am J Respir Crit Care Med 157:1489-1497, 1997.
118. Mador MJ, Kufel TJ, Pineda LA, et al: Effect of pulmonary rehabilitation on quadriceps fatigability during exercise, Am J Respir Crit Care Med 163(4):930-935, 2001.
119. Spruit MA, Gosselink R, Troosters T, et al: Resistance versus endurance training in patients with COPD and peripheral muscle weakness, Eur Respir J 19(6):1072-1078, 2002.
120. Casaburi R, Bhasin S, Cosentino L, et al: Effects of testosterone and resistance training in men with chronic obstructive pulmonary disease, Am J Respir Crit Care Med 15:870-878, 2004.
121. Bernard S, Whittom F, Leblanc P, et al: Aerobic and strength training in patients with chronic obstructive pulmonary disease, Am J Respir Crit Care Med 159:896-901, 1999.
122. Mador MJ, Bozkanat E, Aggarwal A, et al: Endurance and strength training in patients with COPD, Chest 125(6):2036-2045, 2004.
123. Storer TW: Pulmonary rehabilitation: Resistance exercise prescription, Med Sci Sports Exerc 33(7 suppl):S690-692, 2001.
124. Normandin EA, McCusker C, Connors M: An evaluation of two approaches to exercise conditioning in pulmonary rehabilitation, Chest 12:1085-1091, 2002.
125. Yohannes AM, Roomi J, Winn S, et al: The Manchester Respiratory Activities of Daily Living questionnaire: Development, reliability, validity, and responsiveness to pulmonary rehabilitation, J Am Geriatr Soc 48:1496-1500, 2000.
126. Garrod R, Bestall JC, Paul EA, et al: Development and validation of a standardized measure of activity of daily living in patients with severe COPD: The London Chest Activity of Daily Living scale (LCADL), Respir Med 94:589-596, 2000.
127. Camp PG, Appleton J, Reid WD: Quality of life after pulmonary rehabilitation: assessing change using quantitative and qualitative methods, Phys Ther 80:986-995, 2000.
128. Bhambhani YN, Clarkson HM, Gomes PS: Axillary crutch walking: effects of three training programs, Arch Phys Med Rehabil 71(7):484-489, 1990.
129. Holder CG, Haskvitz EM, Weltman A: The effects of assistive devices on the oxygen cost, cardiovascular stress, and perception of non-weight-bearing ambulation, JOSPT 18:537-542, 1993.

제 33 장

울혈성 심장기능상실

Congestive Heart Failure

학습개요

목적

병리현상

심장기능상실의 분류 / 심장기능상실이 운동불내성에 미치는 특징

검진

병력 / 계통관찰 / 검진과 측정

평가, 진단, 예후

중재

유산소운동 / 저항훈련 / 간격훈련 / 심장기능상실의 운동안정성 / 심장기능상실 환자를 위한 운동처방 / 심장이식 / 기계적 보조장비

사례연구

요약

추가정보

용어

참고문헌

학습목표

이 장을 읽은 후, 다음의 사항을 할 수 있어야 한다.

1. 심장기능상실을 정의하고 재활중재의 의미를 이해한다.
2. 심장기능상실의 원인과 병리를 이해한다.
3. 심장기능상실에 대한 분류체계를 기술한다.
4. 심장기능상실을 진단하기 위한 검진절차를 이해한다.
5. 심장기능상실이 있는 환자를 위한 검진과 평가를 수행한다.
6. 효과적인 재활중재를 적용한다.
7. 프로그램에 대한 환자의 반응에 따라 운동처방을 수정한다.
8. 치료결과를 측정하기 위한 방법을 수행한다.

미국에서 5백만 명이 심장기능상실이 있고, 매년 새롭게 진단받는 사람이 약 55만 명이다.[1] 미국의료보험센터에 의하면, 가장 흔한 입원원인이고, 매년 25만 명이 이로 인해 사망한다.[1] 급성 재활센터, 외래, 또는 요양시설 등에 근무하는 치료사는 항상 심장기능상실이 있는 환자를 만나게 될 것이다. 심장기능상실의 특징은 활동내성 감소, 기능저하, 부종이다. 심장기능상실이 있는 환자는 물리치료를 통해 효과를 볼 수 있다.

심장기능상실은 신체에 요구에 맞는 혈액을 공급하는 능력이 점차 떨어지는 진행성 질병이다. 과거, 울혈심장기능상실은 심장기능상실과 활동부하에 따른 증상과 징후를 보이는 환자에게 사용되었다. 그러나 현재 많은 심장기능상실 환자들이 부종 없이 활동내성이 감소한다는 것을 우리는 알고 있다. 따라서 1990년대 이후 이러한 증상과 징후를 보이는 환자에 대한 혼돈을 줄이기 위해 심장기능상실(heart failure)이란 용어를 흔히 사용하고 있다.

최근까지, 심장기능상실에 대한 연구는 심장기능상실 진단을 받은 환자를 대상으로 증상과 징후를 줄이고 사망률을 줄이기 위해 노력하여 왔다. 또한 몇몇 연구들이 심장기능상실의 위험을 줄이거나 예방하기 위해 진행되었다. 뉴욕심장협회, 미국심장학대학, 미국심장협회는 4단계로 심장기능상실을 분류하는 지침을 개발하였다(표 33-5 참조). 또한 각 단계별 중재를 제시하였다.[2] 이 장은 심장기능상실의 단계별 검진, 평가, 중재에 대해 다루겠다.

1. 병리현상

심장기능상실은 혈액을 뿜어내는 능력이 떨어져 발생하는 임상적인 증후군이다. 심장기능상실로 진행하는 다양한 질병들이 있다. 심장기능상실의 구조적인 원인에는 심장근육(myocardium), 심장막(pericardium), 심장내막(endocardium), 또는 큰혈관질환이 있다. 또한 심장기능상실은 판막질병, 심장동맥질병, 고혈압, 심장근육병증(cardiomyopathy), 알코올 또는 약물남용, 심장근육염에 의해 유발될 수 있다.[2]

고혈압은 말초동맥혈압과 저항을 높여, 심장이 혈액을 뿜어내기 어렵게 만들어 심장의 후부하(afterload)를 높인다. 제한성, 비대성, 또는 확장성 심장근육병증 역시 심장기능상실을 유발한다. 제한성 심장근육병증(restrictive cardiomyopathy)인 경우, 비정상적인 심장근육의 침윤 때문에 심실이 굳어진다. 심장근육이 굳어지면 심장이 혈액을 채우기 위해 늘어나거나 뿜어내는 능력이 떨어진다. 제한성 심장근육병증의 원인에는 아밀로이드증(amyloidosis), 사르코이드증(sarcoidosis), 혈색소침착증(hemochromatosis)이 있다. 비대성 심장근육병증(hypertrophic cardiomyopathy)은 심장근육세포의 비정상적인 성장과 배열로 심장벽이 두꺼워지는 것이 특징이다. 심장벽이 두꺼워지면 심실의 크기가 줄어들고, 혈액을 채우거나 뿜어내는 능력이 감소한다. 확장성 심장근육병증(dilated cardiomyopathy)은 심장의 확장으로 심장근육이 늘어나고 얇아지는 것이 특징이고, 혈액을 많이 채울 수 있지만 뿜어내는 능력이 떨어진다. 그림 33-1에 여러 형태의 심장근육병증이 제시되어 있다.

심장기능상실의 분류

심장기능상실은 여러 체계로 분류될 수 있다. 일반적으로는 수축기 심장기능(혈액 뿜어내기) 또는 이완기 심장기능(혈액 채우기)의 손상에 따라 분류된다. 수축기 심장기능상실은 허혈성 또는 비허혈성 같은 원인에 따라 세부적으로 분류된다. 비록 모든 형태의 심장기능상실의 징후와 증상이 비슷하지만, 분류에 따라 관리형태가 달라진다.[3]

심장기능상실은 심장초음파검진(echocardiography) 또는 왼쪽 심실의 박출계수(ejection fraction, EF)가 되는 일차 지표를 알아보는 심장기능방사선검진(multiplegated acquisition scanning, MUGA)을 통해 정량화할 수 있다.[4] 왼쪽 심실의 EF는 각 심장수축 후 말기이완용적(end-diastolic volume; 이완 말기, 왼쪽 심실이 가득 찼을 때 혈액량)에서 빠져나가는 혈액의 양이다. 정상적인 EF는 55~65%이다. 수축기 기능이상(systolic dysfunction)

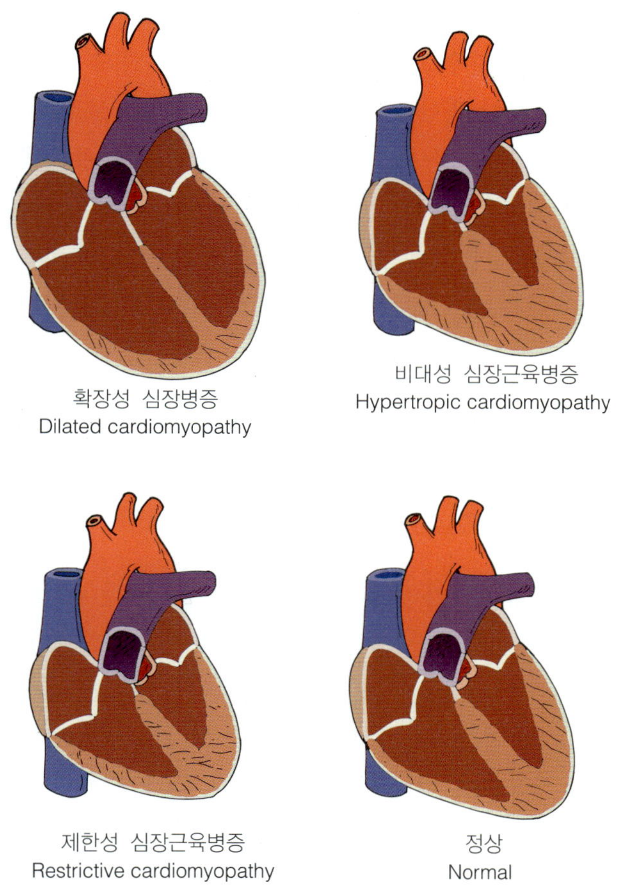

그림 33-1 정상 심장과 심장근육병증의 형태

은 EF가 40% 미만인 경우이다. 반대로, 이완기 기능이상(diastolic dysfunction)은 EF가 정상이지만 혈액 채움이 줄어드는 것이다.[4] 수축기 기능이상은 EF가 줄어들기 때문에 심장초음파를 통해 쉽게 파악할 수 있다. 수축기 기능이상 및 이완기 심장기능상실은 피로, 호흡곤란(dyspnea), 운동내성 감소 같은 비슷한 증상을 보인다.

이전에 언급하였듯이, 수축기 기능이상은 허혈성 또는 비허혈성으로 분류된다. 허혈성 심장기능상실(ischemic heart failure)은 심장동맥으로 혈액흐름이 부족하여 심장근육이 파괴되는 것이다. 허혈성 심장기능상실은 심장근육 경색을 동반할 수도 있다. 심장기능상실을 진단받은 환자 중 50~70%는 허혈성 수축기 기능이상이다.[5] 비허혈성 심장기능상실은 심장동맥질병 이외의 다른 원인에 의한 것이다. 원인에는 고혈압, 알코올 남용, 판막질병, 바이러스 또는 다른 감염질병이 있다. 또한 비허혈성 수축기 심장기능상실은 임신과 약물과 연관이 있으며 원인불명인 경우도 있다. 허혈성 심장기능상실은 당뇨병과 같은 동반질환이 있기 때문에 비허혈성 심장기능상실보다 예후가 나쁘다.[6]

심장기능상실 중 20~70%는 이완성 기능이상이 있고, 정상적인 왼쪽 심실 EF를 보인다.[7~9] 이완성 기능이상이 있는 환자들은 수축기 기능이상이 있는 경우에 비해 여성, 노인, 비만인 경우에 흔히 나타나고 혈압이 높고 심장동맥질병은 흔하지 않다.[9] 이완성 기능이상인 경우, 심장 벽이 두꺼워지거나, 뻣뻣해지거나, 또는 이완이 되지 않아 혈액을 채우지 못한다. 노화로 인해 심장의 탄력성이 떨어지면, 심장근육이 뻣뻣해진다.[10,11] 이완기 심장기능상실은 심장기능상실의 증상에 대한 가능한 다른 원인을 제외한 경우에 일반적으로 발견된다.

심장기능상실이 운동불내성에 미치는 특징

원인 또는 분류에 관계없이, 심장기능상실은 신체의 요구에 맞는 혈액을 공급할 수 없는 것이다. 심장기능상실의 특징은 운동내성 감소이다. 운동에 대한 정상적인 반응은 심장, 폐, 혈관, 근육뼈대계를 포함한 다양한 계통의 조화를 필요로 한다. 운동 동안, 일회박출량(stroke volume)과 심장박동수를 곱한 것인 심장박출량(cardiac output)은 안정 시보다 4~6배 증가해야 한다. 심장기능상실이 있는 환자는 운동 동안 정상보다 1/2배 정도 증가한다.[12]

심장기능상실에서 중추혈액동역학적 특성은 운동불내성에 영향을 준다. 심장 내의 비정상적인 압력, 왼쪽 심실 EF 감소, 심장박출량 감소, 폐모세혈관쐐기압 증가가 있다. 비록 EF 감소가 수축기 심장기능이상의 진단 기준이지만, 운동내성은 EF와 연관성이 적다.[13] 비슷한 EF를 가진 환자라도 기능적 상해와 운동불내성의 정도가 다양하다. 더욱이, 약물이 중추혈액동역학적인 요소를 빠르게 호전시키지만, 운동내성은 몇 주에서 몇 달까지 호전되지 않는다. 심장기능상실 환자에서 중추적 요인 하나만으로 운동불내성이 유발되지 않기 때문에 많은 연구자들은 다른 기전들을 밝혀내기 위해 연구하여 왔다. 교감성 및 다른 신경호르몬 조절 기전의 변화뿐만 아니라 골격근육, 폐와 혈관 기능 같은 수많은 말초요소들이 심장기능상실이 있는 환자에서 운동불내성에 영향을 준다.

심장기능상실 환자에서 보이는 저혈압은 교감신경계를 활성화시켜, 안정 시 빠른맥, 심장박동수 변동 감소, 말초확장 감소를 유발시킨다. 심장기능상실이 있는 환자에서 나타나는 노르에피네프린농도의 증가는 심장기능상실이 교감신경계 활성화와 관련이 있음을 보여주는 증거이다.[14,15] 적은 심장박출량을 보상하기 위해 심장기능상실 환자들은 교감신경계를 활성화시켜 심장박동수를 증가시킴으로써 심장박출량을 높이고, 혈관수축을 통해 혈압을 높인다. 그러나 장기간의 교감신경계 활성화는 혈액흐름에 대한 저항을 증가시켜 점차 심장기능상실을 악화시킨다.

레닌-앤지오텐신-알도스테론계통(renin-angiotension-aldosterone system) 역시 심장기능상실인 경우 활성화된다. 이것은 안지오테신 Ⅱ형성을 높여 심장박동수 증가, 심장의 혈액 채우기 감소, 심장동맥의 수축과 말초혈관의 저항을 높인다.

또한 심장기능상실이 있는 환자는 혈관확장이 손상된다. 왜냐하면 혈관조직의 나트륨과 체액의 증가, 만성혈관악화상태, 말초와 심장동맥혈관의 내피기능이상으로 인해 혈관이 뻣뻣하게 되기 때문이다.

초기보고에 의하면, 심장기능상실이 있는 환자들은 심장박출량의 감소로 인해 근육으로 가는 혈액이 줄어들어 골격근육의 이상이 유발된다고 하였다. 그러나 심장박출량과 근육으로 가는 혈액량을 늘리는 약물을 투여하여도 심장기능상실이 있는 환자의 근육수행력은 나아지지 않았다.[16,17] 이러한 연구들은 근육의 신진대사 변화, 근육위축, 혈액부족, 느린 근육섬유에서 빠른 근육섬유로의 형태전환 같은 여러 형태의 근육 비정상이 운동내성에 영향을 준다는 것을 보여준다.[18~20]

폐 이상 역시 심장기능상실이 있는 환자의 운동내성에 영향을 준다. 심장기능상실이 있는 환자는 폐기능검진에서 비정상적인 소견을 보이고, 가장 흔한 증상 중 하나가 활동에 따른 호흡곤란이다.[21] 이러한 징후와 증상은 심장이식 후 정상으로 돌아온다. 이러한 변화의 기본적인 기전은 밝혀지지 않고 있다. 말초근육과 비슷하게 호흡근육의 변화 역시 영향을 준다. 또한, 호흡 동안 보조근육의 사용이 증가하며[22] 호흡변화는 심장 방의 압력 증가에 일부 기여한다. 그러나 압력 증가와 운동내성 사이 관련성은 적었다.[23] 유산소운동프로그램을 완수한 후, 심장기능상실이 있는 환자는 호흡곤란 감소와 최대산소섭취율이 23% 증가하였지만 심장 방의 압력변화는 없었다.[23]

2. 검진

심장기능상실이 있는 환자에 대한 검진에는 포괄적인 병력조사, 계통관찰, 적절한 검진과 측정이 포함된다. 다른 재활진단처럼, 환자의 요구에 따라 검진을 해야 한다. 나이, 사회적 이력, 만성 또는 급성심장기능상실의 진단, 처음 심장기능상실 진단 후 경과시간, 다른 의학적 상태, 환자의 목적에 맞추어 검진을 시행해야 한다.

병력

입원 또는 외래 환자차트를 통한 포괄적인 환자병력뿐만 아니라 환자 또는 가족에 대한 직접적인 면담을 통해 병력에 대한 정보를 수집해야 한다. 나이, 성별, 인종 같은 일반적인 인구학적 정보 역시 중요하다. 심장기능상실은 진행성 질병이고, 의학적 처치에 대한 주변사람의 지지가 없으면 악화되는 것이 특징이다.

직업에 대한 정보도 중요한데, 계단 오르기, 물건 나르기, 극한의 온도에서 작업하기 같은 직무와 직업활동이 심장기능상실이 있는 환자에게 영향을 주기 때문이다. 심장기능상실이 있는 환자들이 사용가능한 보조도구의 접근성을 파악하기 위해 집 환경과 구조 역시 조사되어야 한다. 유용한 장비에는 전동휠체어, 산소전달장비, 운동장비, 목욕실 보조장비, 심장박동수 또는 혈압을 측정하는 장비 등이 있다. 약물, 식이요법, 운동, 흡연, 알코올 등에 대한 정보수집도 필요하다.

의학적 및 수술 이력, 현재 사용 중인 약물, 임상적 검

표 33-1 심장기능상실치료에 사용되는 약물

약물분류	예	효과	부작용	운동영향
ACE억제제	Benazepril(Lotensin) Enalapril(Vasotec) Lisinopril(Zestril) Quinapril(Accupril)	혈압하강 및 혈관확장 촉진	지속적인 기침, 피부발진, 맛에 대한 감각 변화, 신장 기능이상, 칼슘농도 증가, 기립정체(orthostasis)	저혈압과 부정맥 관찰
ARB	Candesartan(Atacand) Irbesartan(Avapro) Losartan(Cozaar) Valsartan(Diovan)	혈압하강 및 혈관확장 촉진	발진, 얼굴부종, 신장 기능 이상, 칼슘농도 증가, 기립 정체	저혈압과 부정맥 관찰
항부정맥제	Amiodarone(Cordarone, Pacerone) Sotalol(Betapcae)	심장 잔떨림과 된떨림 같은 심장부정맥 방지	갑상샘 기능이상, 위장관 문제, 폐 섬유증, 실조 간 기능이상	장기 사용으로 폐기능이상, 협응 감소, 떨림발생
항응고제	Warfarin(Coumadin) Enoxaparin(Lovenox)	피덩이형성 방지	코피, 타박상, 잇몸 출혈	출혈에 대한 국제표준비율을 감시
베타-차단제	Carvedilol(Coreg) Metoprolol(Lopressor, Troprol XL)	심장근육요구 감소	피로, 근력약화, 성기능 약화, 쌕쌕거림과 느린맥, 기립정체	운동에 대한 심장반응이 둔함. 느린맥 감시
디지탈리스 제제	Digoxin(Digitek, Lanoxin)	심장수축력 증가	식욕억제, 구토/설사, 머리통증, 시각결함, 불규칙적인 리듬	부정맥 감시
칼슘	Potassium chloride (K-Dur, Klor-Con)	칼슘농도를 내리기 위해 이뇨제와 함께 사용	메스꺼움, 설사, 드물지만 비정상적인 심장박동	부정맥 감시
혈관확장제	Isosorbide dinitrate (Isordil) Isosorbide mononitrate (Im역 ISOMO) Nitroglycerin	혈관확장 및 심장부하 감소	머리통증, 얼굴홍조, 심장 두근거림, 코 울혈, 관절 통증, 발진, 기립정체	저혈압 감시
수축촉진제	Milrinone(Primacor)	심장부하 감소	심실부정맥, 저혈압, 칼슘농도 감소	저혈압과 부정맥 관찰
이뇨제	Bumetandie(Bumex) Furosemide(Lasix) Spironolactone (Aldactone) Hydrochlothiazide	말초/폐에 부종 감소	잦은 소변, 신장 기능이상, 칼슘농도 변화, 기립정체	칼슘농도변화에 따른 저혈압과 부정맥 관찰

ACE, Angiotensin-converting enzyme; BP, blood pressure; INR, international normalized ratio; GI, gastrointestinal; ARBs, angiotensin-receptor blockers.

진에 대한 정보도 기록해야 한다. 표 33-1에는 심장기능상실이 있는 환자들이 흔히 사용하는 약물의 효과와 부작용이 제시되어져 있다. 흔한 임상적 검진에는 심장초음파검진, 심장카테터삽입술(heart catheterization), 운동부하검진, 검진실검진(laboratory test), 심전도검진, 방사선 영상이 있다. 또한 치료사들은 심장박동기와 심장잔떨림제거기를 사용하고 있는지 어떻게 설정되었는지를 파악해야 하고 이들이 재활에 영향을 주는지를 알아야 한다. 또한 최근 심장 부정맥이 있었는지도 파악해야 한다.

마지막으로, 현재 기능적 상태, 주요 불평, 증상들을 충분히 살피고 기록해야 한다. 치료사들은 전형적인 심장기능상실의 증상이 있는지를 파악해야 한다. 증상은 피로, 호흡곤란, 운동 및 활동내성 감소와 말초 부종, 이러한 증상을 유발하는 활동과 시간, 얼마나 오랫동안 증상이 지속되는지, 어떻게 증상이 완화되는지. 심장기능상실이 있는 환자에서 흔한 징후와 증상은 글상자 33-1에 제시되어 있다.

계통관찰

계통관찰은 검진과 중재 동안 주의해야 할 사항이 있는지 또는 합병증을 유발할 영역이 있는지를 알아보고 정밀 검진이 필요한 부분이 있는지를 알아보기 위해 시행된다. 1장의 계통관찰을 참조하길 바란다.

검진과 측정

근육뼈대. 근육뼈대계 검진과 측정에는 관절가동범위, 유연성, 자세배열, 관절통합성 및 운동성(4장 참조)이 있다. 심장기능상실과 관련된 인체계측학적 특징은 신체질량지수(body mass index, BMI)이다. BMI는 자신의 키와 체중으로 계산하는 것이다. BMI에 대한 계산식과 해석방법은 표 33-2에 제시되어 있다.

글상자 33-1 심장기능상실이 있는 환자에서 흔한 징후와 증상

- 호흡곤란
- 피로
- 모순적 야간호흡
- 말초부종
- 목정맥팽창
- 거품소리(crackle)
- 비정상적인 심장소리(S3, S4)
- 복수(ascites)/간울혈/간비대
- 기능적 운동능력 감소
- 가슴조임증(angina)
- 신장기능불충분/기능상실
- 저혈압
- 앉아 숨쉬기(orthopnea)
- 빠른맥

표 33-2 신체질량지수 계산과 분류

신체질량지수 = 체중(kg) / 키(m²)

분류	신체질량지수(kg/m²)
저체중	<18.5
정상	18.5~24.9
과체중	25~29.9
비만의 분류	
I	30~34.9
II	35~39.9
III	>40

Adapted from Arch Intern Med 158:1855-1867, 1998.

신경근육. 신경근육을 위한 검진과 측정은 일반적으로 반사와 감각통합성 검진과 운동기능이 있다. 이러한 검진은 심장기능상실이 있는 환자에게 적용되지 않는다. 그러나 이러한 환자에 대한 각성, 집중, 인지를 위한 신경근육 검진이 중요하다.

각성, 집중, 인지. 최근 연구에 의하면, 심장기능상실은 어느 정도 인지기능이상과 관련을 보인다. 심장기능상실이 있는 68명의 환자를 대상으로 신경심리검진을 이용한 연구에서, 30%가 4영역 이상에서 결함을 보였고 단지 9%만이 정상이었다.[24] 또 다른 연구에서, 질병이 없는 노인집단, 심장동맥질병집단, 심장기능상실집단을 대상으로 신경심리검진을 실시하였다. 그 결과, 검진부분 중 4~7개 부분에서 심장기능상실이 있는 집단이 인지결함을 보였다.[25] 검진 핵심영역은 언어적 학습과 집중이었다. 또 다른 연구에 의하면, 기억력, 집중력, 문제해결, 운동반응 영역에서 큰 결함을 보였다.[26] 심장기능상실 환자에서 인지결함은 대뇌 경색 또는 대뇌 관류저하에 의해 유발되는 것으로 여겨진다. 비록 심장기능상실 환자에서 인지기능이상을 측정하기 위해 권장되는 특정 검진은 없지만,[27] 치료사들은 인지결함의 가능성을 인식하고 적절하게 중재방법을 조정하는 것이 필요하다.

표 33-3 가슴조임증 척도

단계	설명
1	가슴조임증 발생; 약하지만 환자가 잘 알고 일상적인 불편감 또는 가슴조임
2	중간 정도 통증, 심히 불편하지만 참을 수 있는 수준
3	환자가 운동을 중지해야 하는 수준의 심한 가슴조임 통증
4	참을 수 없는 가슴통증; 환자가 느끼는 가장 심한 통증

From Allred EN, Bleecker ER, Chaitman BR, et al: Environ Health Perspect 91:89–132, 1991; Allred EN, Bleecker ER, Chaitman BR, et al: N Engl J Med 321:1426–1432, 1989.

통증. 활동과 휴식 동안 통증 정도와 위치를 파악하기 위해 일반적인 시각유추척도(visual analogue scale)가 사용된다(22장 참조). 심장기능상실 환자인 경우는 특히 기능적 활동을 제한하는 가슴조임증과 호흡곤란의 증상을 측정해야 한다. 가슴조임증은 1~4단계로 측정된다(표 33-3). 허혈성 심장질병인 경우, 2단계를 초과하는 운동을 해서는 안 된다. 호흡곤란은 0~3등급으로 매겨진 호흡곤란지수(dyspnea index)로 측정된다(표 33-4). 호흡곤란지수는 1~15까지 큰 소리로 세는 동안 필요한 호흡수이다. 재활중재 동안 2등급을 넘어서서는 안 된다.

심혈관/폐

심장기능상실이 있는 환자를 위한 대부분의 검진과 측정은 순환과 유산소 능력에 대한 것이다. 이전에 언급하였듯이, 혈관, 근육뼈대, 폐, 심장, 혈액동역학적 이상으로 인해 심장기능상실의 임상적 증상이 나타나고 말초와 폐부종(pulmonary edema), 호흡곤란, 앉아 숨쉬기(orthopnea; 바로 누운 자세에서 호흡곤란), 목정맥팽창(jugular venous distension, JVD), 비정상적인 심장소리, 운동불내성이 유발된다. 체액축적, 목정맥팽창, 심장박동수와 혈압, 심장과 폐소리를 측정하여 재검진 시와 비교하는 기초자료로 사용하고 치료에 대한 환자반응의 객관적인 지표로 사용해야 한다.[28]

표 33-4 호흡곤란지수

단계	설명
0	한번에 1~15까지 큰 소리로 셀 수 있다.
1	1회 호흡으로 1~15까지 큰 소리로 셀 수 있다.
2	2회 호흡으로 1~15까지 큰 소리로 셀 수 있다.
3	3회 호흡으로 1~15까지 큰 소리로 셀 수 있다.

From Watchie J: Cardiopulmonary Physical Therapy: A Clinical Manual, Philadelphia, 1995, WB Saunders.

순환

체액축적. 심장이 혈관을 통해 체액을 적절히 뿜어내지 못할 때, 체액은 말초, 중추, 또는 폐에 축적된다. 따라서 체액축적에 대한 평가는 심장기능상실의 치료효과와 질병 심각성을 파악하는데 사용된다. 체액상태는 체중 관찰, 목정맥팽창관찰, 폐와 말초부종 여부를 통해 평가된다. 체중 측정으로 체액변화를 쉽게 파악할 수 있어, 심장기능상실 관리지침에는 매일 체중 측정을 권장하고 있다. 3일 동안 3파운드(약 1.3kg) 이상의 체중변화는 체액축적이 있음을 나타내는 것이다.

목정맥압. 목정맥압은 목정맥에 혈액이 존재하는 것이다. 심장기능상실이 있는 환자가 적절히 심장으로부터 혈액을 뿜어내지 못할 때, 혈액이 정맥에 축적되어 목정맥압이 상승한다. 목정맥압은 환자를 45° 눕힌 자세에서 목빗근(sternoclaviculomastoid)에 의해 목정맥이 눌리는 것을 막기 위해 목을 약간 돌리고[29] 안쪽과 바깥쪽 목정맥

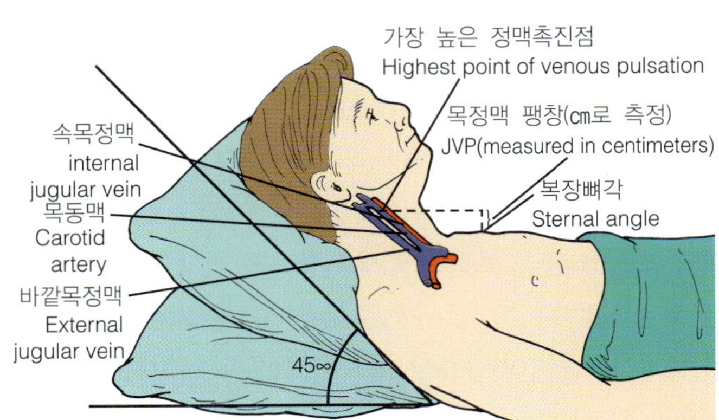

그림 33-2 목정맥압력측정

Redrawn from Seidel HM: Mosby's Guide to Physical Examination, ed 5, St. Louis, 2003, Mosby. In Frownfelter D, Dean E: Cardiovascular and Pulmonary Physical Therapy: Evidence and Practice, ed 4, St. Louis, 2006, Mosby.

의 맥박의 특성과 높이를 관찰하여 평가할 수 있다(그림 33-2). 복장뼈각(sternal angle) 위에서 느껴지는 맥박은 평균 오른쪽 심방압력(right atrial pressure)으로 추정한다.[29,30] 복장뼈각에서 3~4㎝부위가 정상 높이이고, 4~5㎝이상인 경우는 목정맥팽창으로, 오른쪽 심방압력이 높아지고, 체액이 축적된 것이다.

심장기능상실 환자 50명을 대상으로 실시된 연구에서, 목정맥압은 왼쪽 심실기능손상에 대한 특이성(90%)이 높았지만 민감성(30%)이 낮았다.[28] 또한, 2,569명의 심장기능상실 환자를 대상으로 실시된 연구 결과, 목정맥압 상승이 있는 환자는 목정맥압 상승이 없는 환자에 비해 입원율과 사망률이 높았다.[30] 이러한 소견은 심장기능상실 환자를 위한 감시와 예후를 결정하는데 목정맥압이 중요함을 보여주는 것이다.

심장박동수와 리듬. 비록 심장박동수는 계통관찰 동안 평가되지만, 심장기능상실 환자에서 심장박동수와 리듬은 환자의 생리적 상태와 예후의 지표로써 중요하고 활동에 기초한 중재 동안 환자의 내성을 예측하는데 필요하다(22장 참조). 휴식 시 분당 100회 이상 뛰는 빠른맥(tachycardia)은 심장기능상실 환자가 심장박출량을 유지하기 위해 흔히 사용하는 보상전략이다. 다른 원인 없이 나타나는 휴식 시 빠른맥은 심실의 기능부족으로 인한 교감신경계의 활성화 때문이다.

비정상적인 심장리듬은 부정맥(arrhythmia)이라 불리며 심장기능상실 환자의 예후에 대한 정보를 제공한다.[31] Framingham 연구에 의하면, 심장기능상실인 경우 갑자기 사망하는 비율이 9배 정도 높다. 심장기능상실 환자의 사망 중 약 50%는 부정맥에 의한 것이고, 특히 가장 흔한 것은 빠른 심실부정맥이다. 심장잔떨림(fibrillation)과 된떨림(flutter)을 포함한 심방부정맥은 심장기능상실 환자 중 10~30%이고, 발생률은 심장기능상실의 정도에 따라 다르다.[32] 따라서 치료사가 심장리듬을 감시하는 것은 중요하고, 가능하다면 원격측정기를 이용하여 운동 전과 후에도 감시를 해야 한다.

급사와 부정맥의 위험 때문에, 많은 심장기능상실 환자들은 심장박동기와 심장잔떨림제거기를 이용한다. 심장잔떨림제거기는 빠른 심장리듬을 감지하고 중지시킨다. 임상의는 필요에 따라 중재를 조정하고 장비설정을 결정해야 한다. 만일 운동 동안 설정된 역치를 초과한다면 심장잔떨림제거기의 부적절한 작동이 발생할 위험이 있다. 중재 동안 발생하는 부적절한 방전을 방지하기 위해 치료사는 심장잔떨림제동기의 활성화 위치를 결정해야 한다.

혈압. 계통적 관류를 평가하기 위해 혈압이 사용된다(22장 참조). 휴식 시와 중재 후 혈압을 측정해야 하고 만일 어떤 증상이라도 나타나면 혈압을 측정해야 한다. 심장기능상실의 기본적인 병리현상과 치료를 위해 사용되는 약물은 저혈압을 유발할 수 있다. 이러한 환자에게 혈압조절의 목적은 정상보다 내리는 것이지만, 사람마다 다르고, 환자의 내성에 따라 달라진다. 확장성 심장근육병증 환자들은 증상 없이 80~90mmHg까지 수축기혈압을 견딜 수 있다. 그러나 임상의들은 차갑고 축축한 사지; 특히 눕거나 앉은 자세에서 일어날 때 현기증 호소; 피로; 흐릿한 시각을 포함한 저혈압불내성의 징후와 증상을 감시해야 한다.

심장소리. 청진기를 가지고 가슴벽에 대고 심장소리를 들을 수 있다. 심장소리는 일반적으로 심장판막이 닫히는 것으로 정상과 비정상이 있다. 첫 번째 심장소리(S1)는 이첨판과 삼첨판이 닫힐 때 나는 소리이고 청진기 막 부위를 심장꼭지(apex of heart)에 놓았을 때 가장 잘 들린다. 두 번째 심장소리(S2)는 대동맥과 폐 판막이 닫힐 때 나는 소리이고 2번째 갈비뼈사이 공간에 청진기 막 부위를 놓았을 때 가장 잘 들린다. S1과 S2는 함께 작용하여 "럭-둔(lub-dub)" 같은 소리가 난다.

세 번째 심장소리(S3)는 정상이거나(생리적) 비정상(병리적)일 수 있다. 생리적 S3은 가끔 아동과 젊은 성인에서 들리지만, 30세 이상의 성인에서 들리는 S3은 병리적인 것이고 흔히 심장기능상실이 있는 노인에서 들린다. 병리적 S3은 흔히 심장기능상실의 초기 징후이다. 만일 소리가 난다면, S3은 S2 직후에 들리며 빠르게 심실 채움이 발생하는 시기와 일치한다. 부드럽고 저주파수의 소리가 들리고 청진기 벨(bell) 부위를 가슴벽 위에 가볍게 놓았을 때 들린다.[29] S3에 대한 측정자간 일치도는 중등도 이하이고, 특이성과 민감성은 양호 이상이다(민감성 51%, 특이성 90%).[33] 비정상적인 심장소리와 목정맥팽창이 있는 경우는 심장기능상실로 인한 입원 및 사망과 관련이 있다.[30]

네 번째 심장소리(S4)는 비정상적인 심장소리로써 S1 직전에 들리고 심방압력 증가 또는 심실두께 증가로 인한 심실 채움의 저항이 증가함을 나타내는 것이다. S4는 심장근육 경색 또는 쇼크를 의미할 수 있다.

표 33-5 심장기능상실에 대한 뉴욕심장협회 분류체계

뉴욕심장협회 분류	설명
I	일상적인 활동 시 증상 없음
II	일상적인 활동 시 증상 있음
III	일상적인 활동보다 약한 활동 시 증상
IV	휴식 시 증상

Data from The Criteria Committee of the New York Heart Association: Nomenclature and Criteria for the Diagnosis of the Heart and Great Vessels, ed 6, Boston, 1964, Little Brown.

유산소 능력 및 지구력

폐소리. 가슴청진으로 폐소리를 평가할 수 있다(24장 참조). 거품소리(crackle)는 귓가에 머리카락을 문지르는 소리 같거나 또는 접시에 우유를 붓는 것과 같은 비음악적인(nonmusical) 소리이다. 이는 급성악화 또는 심장기능상실의 발병 때문에 폐에서 체액 과부하가 있음을 나타내는 것이다. 운동 시작 시 거품소리가 없다가 나중에 거품소리가 난다면 즉시 중재를 중지해야 한다. 그러나 거품소리는 심장기능상실에서 특정 징후를 의미하거나 민감한 것은 아니다. 적절한 의학적 관리가 있는 경우, 심한 심장기능상실이 있는 환자라도 거품소리는 존재하지 않는데, 이는 폐에 체액이 축적되지 않기 때문이다. 거품소리는 특히 무기폐 같은 다른 폐문제로 인해 발생할 수 있다. 따라서 심장기능상실이 있는 경우 체액상태를 평가하기 위해, 폐에 대한 청진과 더불어 말초부종과 체중측정 같은 다른 검진도 실시되어야 한다.

다양한 유산소 능력과 지구력측정이 심장기능상실의 정도와 진행을 알아보기 위해 사용된다. 여기에는 뉴욕심장협회(New York Heart Association) 분류체계(classification system), 임상적 운동부하검진, 6분 걷기 검진이 있다.

뉴욕심장협회 분류체계. 뉴욕심장협회 분류체계는 안정 시와 활동 시 증상 정도에 따라 심장기능상실 환자를 4단계 중 하나로 분류하는 간단하고 폭넓게 사용되고 있는 도구이다. 초기 단계의 심장기능상실은 휴식 시와 활동 시 증상이 없고 적절한 심장기능이 있는 상태이다. 질병이 진행될수록, 활동에 따른 신체요구에 맞는 심장기능을 유지할 수 없게 되고 임상적 징후와 증상이 나타난다. 뉴욕심장협회 분류체계는 심장기능상실 환자에서 치료의 효과를 예견하고 감시하기 위해 의사들이 가장 흔히 사용하는 것이다.[34] 이 분류체계에서는 I에서 IV단계까지 분류하는데, IV단계로 갈수록 심각한 상태이다(표 33-5). 이 체계는 환자가 호소하는 징후와 증상에 근거한 것이다.

뉴욕심장협회 분류체계는 사망률을 예측하는 능력에 대해 검증되어져 왔다. 뉴욕심장협회 분류 I과 II에 해당하는 환자의 1년 후 사망률은 10~15%이고, III에 해당하는 경우 15~20%이고, IV에 해당하는 경우 20~50%이다.[35]

뉴욕심장협회 분류체계는 환자가 호소하는 증상과 징후만을 고려하고 각 단계별 중재방향을 제시하지 않기 때문에 종종 비판을 받고 있다.[2] 의료적 중재를 선택하는데 사용될 수 있게 환자를 A~D 중 하나로 분류한다(그림 33-3). A 단계에는 왼쪽 심실기능이상이 발달할 위험이 높은 환자가 포함되고, 위험요인 수정의 주요 중재 초점이다. B 단계에는 증상이 없는 왼쪽 심실 기능이상이 있는 환자가 포함되고, 예방이 주요 중재 초점이다. C 단계에는 증상이 있는 왼쪽 심실기능이상 환자가 포함되고, 증상완화와 질병의 진행을 느리게 하기 위해 약물과 의학적 중재가 적용된다. D 단계는 불응적 심장기능상실이 진행된 상태이다. 특수 약물과 수술적 방법이 적용된다. 증상이 있으면서 C 또는 D 단계로 접어든 경우, A 또는 B 단계로 호전될 수 없다. 즉, 증상은 약물로 조절되지만, 병의 진행은 계속된다.

운동부하검진. 유산소 능력과 지구력을 평가하는 표준

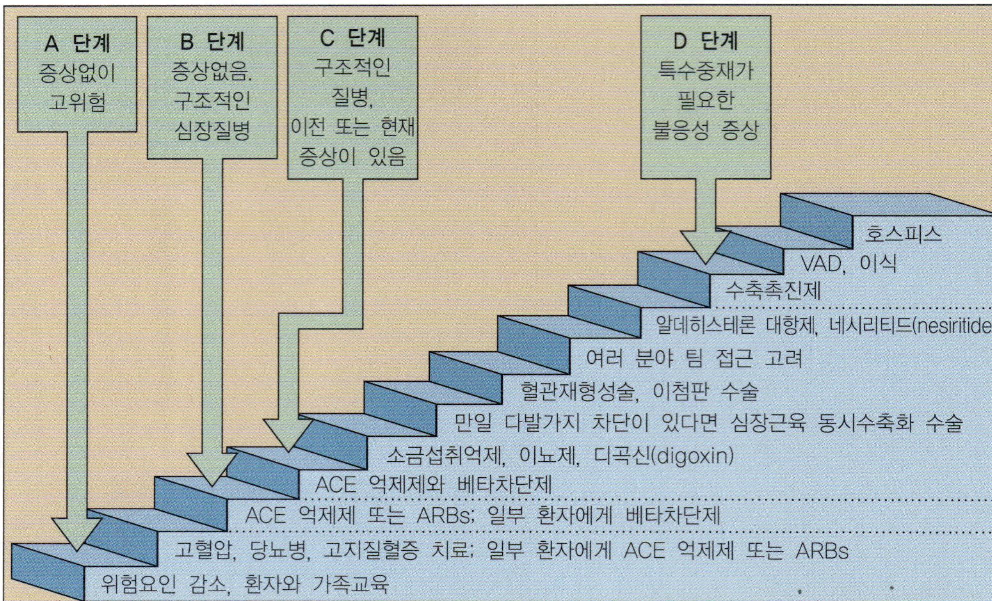

심장기능상실의 단계와 수축기 심장기능상실 환자를 위한 치료 선택

A 단계인 환자는 심장기능상실 위험이 높지만 구조적인 심장질병이나 심장기능상실의 증상이 없다. 여기에는 고혈압, 당뇨, 심장혈관질병, 이전에 심장독성약물에 노출된 경우, 또는 심장근육병증의 가족력이 있는 경우가 해당된다. **B 단계**인 환자는 구조적인 심장질병이 있지만 심장기능상실의 증상이 없다. 여기에는 왼쪽 심실 비대, 이전의 심장근육 경색, 왼쪽 심실 수축기 기능이상, 또는 판막심장질병이 있는 경우, 또는 뉴욕심장협회 분류 Ⅰ에 해당하는 환자들이 포함된다. **C 단계**인 환자는 구조적인 심장질병이 있고 현재 또는 이전에 심장기능상실의 증상이 있는 경우이다. 포함되는 증상에는 뉴욕심장협회 분류 Ⅱ, Ⅲ, 또는Ⅳ에서 나타나는 것들이다. **D 단계**인 환자는 최대 의학적 치료에도 불구하고 휴식 시 심장기능상실의 불응성 증상이 나타난다. 특수 중재 또는 호스피스 관리가 필요하다. 모든 환자들이 뉴욕심장협회 분류 Ⅳ의 증상을 보인다.

그림 33-3 심장기능상실이 있는 환자를 위한 단계와 치료 선택. angiotensin receptor blocks, ARBs. ventricular assist device, VAD. angiotensin-coverting enzymes, ACE *Redrawn from Jessup M, Brozena S: N Engl J Med 348(20):2007-2018, 2003.*

적인 방법이 운동부하검진(exercise testing)이다. 운동부하검진은 고정식 자전거 또는 트레드밀을 사용하고 최대, 증상제한, 또는 최대하 수준까지 지속적으로 운동부하량을 높인다. 휴식 동안, 환자의 심장리듬과 심장박동수, 혈압, 징후와 증상을 면면히 감시한다. 글상자 33-2에 제시된 지침에 따라 검진을 중지한다(23장 참조).[36] 운동부하검진을 통해 얻은 정보는 환자를 기능적으로 분류하고 신진대사등가(metabolic equivalents, METs), 최고심장박동수, 또는 최대산소소모율에 따라 운동처방을 하는데 사용된다.

운동부하검진을 통해 얻어진 기능적 능력의 측정방법 중 하나가 MET 수준이다. 1 MET는 3.5ml/kg/min의 산소로 건강한 성인의 휴식 시 산소소모율(oxygen consumption rate, Vo_2)이다. MET는 체중에 무관하며 특정 활동을 위해 요구되는 에너지를 평가하기 위해 또

글상자 33-2 심장 환자에서 운동부하검진 중지 적응증

- 기초선보다 >10mmHg 수축기혈압 감소
- 중등도 이상의 가슴조임증(가슴조임척도 상 3 또는 4 정도)
- 실조(ataxia), 현기증, 또는 거의 실신
- 청색증 또는 창백
- 환자가 원하는 경우
- 지속적인 심실 빠른맥
- 진단적 Q파 없이 ST 분절의 상승 >1mm
- 기술적 문제로 ECG 또는 혈압을 측정할 수 없는 경우

From Gibbons RA, Balady GJ, Beasley JW, et al: J Am Coll Cardiol 30:260-315, 1997.
BP, Blood pressure; ECG, electrocardiogram.

표 33-6 일상생활동작을 위한 신진대사 등가 수준

활동	MET 수준
앉기	1~2
먹기	1~2
옷 입기	2~3
용변활동	2~3
씻기/샤워	2~4
2mph로 평지 걷기	2~3
3mph로 평지 걷기	3~4
계단 오르기	4~7
성행위	3~5
눈 치우기	6~7
진공청소기 이용하기	3~4
설거지	2~3
정원관리	2~4
세차	6~7

Adapted from Ainsworth BE, Haskell WL, Leon AS, et al: Med Sci Sports Exerc 25:71–80, 1993.
MET, Metabolic equivalent(신진대사등가).

표 33-7 유산소능력에 따른 심장기능상실 환자를 위한 Weber 기능적 분류

분류	산소소모율(ml/㎏/min)	기능적 능력 악화
A	>20	경도(mild) 또는 없음
B	16~20	경도에서 중등도(moderate)
C	10~15	중등도에서 중증도(severe)
D	<10	중증도

Data from Weber KT, Kinasewitz GT, Janicki JS, et al: Circulation 65:1213–1223, 1982.
$\dot{V}o_2$, Maximal oxygen uptake(최고산소소모율).

는 운동처방을 위해 사용된다. 다양한 활동에 따른 에너지지출(MET 수준)은 잘 정리되어 있다.[37,38] 흔한 일상생활동작에 따른 MET 수준은 표 33-6에 정리되어 있다. MET 수준이 높을수록 에너지와 산소요구가 높아진다. 표 33-6에 근거하여 환자에게 안전한 활동과 작업을 권장할 수 있다. 5METs 미만인 환자는 5METs 이상인 환자에 비해 예후가 나쁘다.[37,38] 대부분의 일상생활동작은 5METs 미만이다.

기능적 능력에 대한 부가적인 정보를 제공하기 위해 환기적 가스교환 역시 측정된다. 최고산소소모율, 무산소역치(anaerobic threshold, AT), 기타 환기변수를 포함한 가스교환에 대한 측정은 운동처방을 위한 지침, 예후, 중재를 위해 사용된다. 최고산소소모율은 운동부하검진 동안 섭취된 최고산소소모율이다. 최고산소소모율은 심장기능상실이 있는 환자에서 사망률과 이환율을 알려주는 강한 예측인자이다.[39~41] 산소소모율은 표 33-7처럼 심장기능상실이 있는 환자를 기능적으로 분류하는 객관적인 측정치(뉴욕심장협회에서 사용하는 주관적인 분류와 대조적)로 사용되어져 왔다.[42] 또한 최고산소소모율과 무산소역치는 심장이식의 시점을 평가하는데 사용되고 있다.[41,43] 산소소모에 대한 측정은 신뢰할만하고 재현성이 있으며 기능적 능력을 정확히 평가할 수 있어, 환자의 증상이 폐 때문인지 심장 때문인지를 구별하는데 사용된다.[41~43] 그러나 이러한 형태의 검진은 비싼 장비와 전문가를 필요로 하기 때문에 보편적으로 사용하기에 제한이 있다.

6분 걷기검진. 6분 걷기검진은 최대하 운동능력을 평가하기 위해 사용되는 간단한 임상적 도구이다. 이 도구는 기초선과 중재효과를 문서로 작성하는데 유용하다. 6분 걷기검진은 빠르게 측정할 수 있고 장비가 많이 필요하지 않고, 환자가 잘 견딜 수 있기 때문에 많이 사용된다. 6분 걷기검진을 위해, 환자는 가능한 빠르게 6분 동안 걷는다. 미국가슴학회는 이 검진을 수행하는 방법, 적용 환자, 해석방법에 대한 지침을 발표하였다.[44] 이 검진은 중등도 이상의 심장기능상실 환자에게 유용하며, 또한 신경학적 또는 정형학적 제한이 있는 사람과 노인 환자에게 안전하게 실시할 수 있다.

처음에는 운동부하검진과 비교를 통해 6분 걷기검진의 유용성을 평가하였다. 심장기능상실이 있는 환자에서 최고 산소소모율과 6분 검진 걷기 시 거리 사이에 상관성이 있었다.[45~47] 또한 6분 걷기검진은 입원율과 사망률의 독립요인으로 보고되고 있다.[48,49] 541명의 안정적인 심장기능상실이 있는 환자에서, 6분 걷기검진 시 200m 미만을 걷는 환자는 32개월 추적한 결과 심장기능이 악화되어 사망률이 높은 것으로 나타났다.[50] 6분 걷기검진 시

300m 미만을 걷는 진행된 심장기능상실(EF 20%±6%)이 있는 45명의 환자들은 6개월 이내에 기계적 장비보조의 필요성과 사망률이 높게 나타났다.[45] 6분 걷기검진은 심장기능상실이 있는 환자에게 쉽게 적용할 수 있고 재현성이 높다.[51] 하지만 이 도구는 운동부하검진뿐만 아니라 뉴욕심장협회 등급 Ⅱ와 Ⅲ을 구별하지 못한다. 또한 임상적인 운동부하검진보다 변화에 민감하지 못하다.[52]

심장기능상실 환자를 위한 의학적 검진

여러 의학적인 검진은 심장기능상실 환자의 심장기능에 대한 유용한 정보를 제공한다. 여기에서는 간략히 이들 검진의 이용과 해석에 대해 기술하겠다.

심장초음파검진은 실시간 심장의 영상을 만들기 위해 초음파를 사용하는 것이다. 이 검진은 심장 방의 크기, 심장벽의 두께, 판막모양과 기능, EF, 심장 방내의 상대적인 압력, 벽 움직임에 대한 정보를 제공한다. EF는 심장초음파검진을 통해 쉽게 파악될 수 있기 때문에, 수축기 심장기능상실의 진행정도를 알아보기 위해 이 검진을 종종 사용한다. 이완기 심장기능상실이 있는 환자의 EF는 정상이라는 것을 기억하라. 수축기 심장기능상실이 진행됨에 따라, 심해진 증상과 EF 30% 미만, 판막역류, 심실두께, 오른쪽 심실기능이상 같은 다른 변수들이 좀 더 질병의 진행 정도를 파악하는데 유용한 정보가 된다.[4]

카테터(catheter)는 심장과 혈관의 압력을 측정하기 위해 사용된다. 오른쪽과 왼쪽 심장카테터삽입(heart catheterization)은 폐동맥압력과 폐모세혈관쐐기압을 포함한 혈액동역학 및 심장기능에 대한 정보를 제공하며, 이 정보는 심장기능상실 환자의 예후를 알아보는데 사용되고 있다.[53] 중환자실에서 삽입된 폐동맥카테터는 약물과 운동중재에 대한 반응을 알아보기 위해 오랫동안 남겨두는 경우가 있다. 오른쪽 심실채움의 지표인 오른쪽 심방 압력은 2~8mmHg가 정상이다. 폐혈관저항의 지표인 폐동맥압력은 15~30/4~12mmHg가 정상이다.

기능

자가관리와 집관리. 삶의 질 측정은 자신의 삶에 질병이 미치는 영향을 알아보기 위해 종종 사용된다. 심장기능상실 환자의 삶의 질을 알아보기 위해 2가지 질병특이측정(Minnesota Living with Heart Failure Questionnaire, LHFQ와 Kansas City Cardiomyopathy Questionnaire, KCCQ)이 사용되고 있다. LHFQ는 심장기능상실의 영향에 대한 환자의 인식을 평가하기 위해 개발된 것이다.[54] 이 설문은 0(없음)에서 5점(매우 많이) 척도로 되어 있고 21개의 문항으로 되어 있다. 최대 점수는 105점이다. 신체영역에는 호흡곤란과 피로에 관한 8개 항목이 있고,[55] 감정영역 5개 항목이 있다. 이 설문은 신뢰성(측정자간 신뢰도=0.93)과 타당성이 있는 것으로 보고되고 있다.[55] 그러나 중등도 이상(뉴욕심장협회 Ⅱ와 Ⅲ)의 심장기능상실이 있는 환자를 잘 분별하지 못한다는 제한점이 있다.[56,57]

LHFQ의 제한점이 있기 때문에, KCCQ가 개발되었다.[58] 8개영역(신체적 상태, 증상, 증상 안정성, 사회적 제한, 자가효능성, 삶의 질, 기능적 상태, 임상적 종합)에 23개의 세부항목이 있다. 뉴욕심장협회 등급 Ⅰ-Ⅳ에 해당하는 129명을 대상으로 실시된 연구에서, LHFQ보다 환자의 변화에 더욱 민감하게 반응하였다.[58] 따라서 이 설문은 심장기능상실이 있는 환자에서 중재효과에 따른 삶의 질을 평가하는데 유용하다. KCCQ의 내용은 이 책에 있는 CD를 참조하라.

3. 평가, 진단, 예후

대부분의 환자는 우선적 치료행위 패턴 6D(심혈관 펌프 기능이상 또는 기능상실과 관련된 유산소능력/지구력 손상)로, 심폐측정 및 검진에서 비정상적인 소견을 보인다. 지침(guide)에 따르면,[59] 심혈관 펌프기능이상 패턴에 속하는 환자 중 80%는 6~12주간 훈련을 통해(3~30회 방문) 유산소능력과 지구력 증진, 집과 지역사회환경에서 최적의 기능수준을 유지할 수 있을 것이다.[59] 심혈관 펌프기능상실이 있는 환자는 8~16주간 훈련(14~44회 방문)이 필요할 것이다.[59]

4. 중재

심장기능상실이 있는 환자를 위한 주요 의학적 중재는 체액 균형, 심장 전부하(preload), 후부하(afterload), 수축력을 최적화하는 약물이다. 최근, 심장이식과 왼쪽 심실보조장비이식 같은 수술이 심한 심장기능상실이 있는 환자에게 유용한 것으로 보고되고 있다. 적절한 의료 처치와 함께 병행한 적절한 운동은 만성심장기능상실 환자의 기능, 증상, 삶의 질을 향상시킬 수 있다. 운동은 말초적 요인들의 변화를 이끌어 낼 수 있는데, 이는 왼쪽 심실 기능의 변화에 의한 것이라기 보다는 운동에 대한 지구력 향상 때문이다. 기능과 증상의 향상은 점진적 운동검진(graded exercise test)에 의해 결정된 최대산소소모율의 40~70%의 강도로 매주 지속적으로 3회 이상 실시하였을 때 나타날 수 있는 것으로 보고되고 있다.

과거에는 심장기능상실 환자의 경우 이미 발생한 심장기능의 상실에 추가적인 부담으로 더욱 악화될 것을 염려하여 운동을 하지 않았다. 또한 침상안정이 추천되곤 하였는데, 이는 바로 누운 자세가 신장의 혈류흐름을 증진시키고 계통적 혈관저항을 감소시켜 이뇨작용을 증진시키고 심장에 부담을 줄인다는 가설 때문이다.[64] 그러나 심부정맥혈전, 폐 색전, 피부파괴, 근육위축, 상태악화 같은 비활동으로 인한 위험이 있어 침상안정에 대해 고려가 다시 이루어졌다. 더욱이 최근 연구들은 운동이 이러한 환자에게 많은 이점이 있다고 제시하고 있다.

운동 동안, 심장은 심장박동수와 일회박출량을 증가시켜 심장박출량을 유지한다. 심장기능이 좋은 사람인 경우, 운동초기에 일회박출량을 증가시켜 심장박출량을 높이고 이후 점진적으로 심장박동수를 증가시킨다.[65] 운동이 지속될 때, 더 이상 일회심장박출량은 증가하지 않고 심장박동수를 증가시켜 필요한 심장박출량을 유지하게 된다. 심장기능상실이 있는 경우, 적절한 심장박출량을 유지하지 못해 운동이 제한을 받는다. 왜냐하면 일회심장박출량과 심장박동수가 감소하기 때문이다. EF 감소의 결과로 휴식 시 일회심장박출량이 감소된 환자들은 운동에 따른 일회심장박출량의 반응이 떨어진다. 또한 심장기능상실이 있는 환자들은 일회심장박출량 감소를 보상하기 위해 휴식 시 심장박동수가 높아 운동부하에 따라 심장박동수를 높일 수 없다. 휴식 시 높은 심장박동수와 운동 시 낮은 최고심장박동수는 실질적으로 예비심장박동수를 제한시킨다. 일회심장박출량과 심장박동수의 제한은 결국 심장기능상실이 있는 환자에서 최대운동능력을 떨어뜨린다.[66] 표 33-8은 심장기능상실이 없는 사람과 있는 사람의 운동반응을 요약한 것이다.

또한 가스교환의 변화는 운동내성을 떨어뜨린다. 폐 내의 체액축적은 결국 비정상적인 가스교환을 유발하고 호흡곤란의 원인이 된다. 또한 심장기능상실이 있는 환자는

표 33-8 심장기능상실이 없는 사람과 있는 사람의 운동에 대한 반응

측정	심장기능상실이 없는 사람	심장기능상실이 있는 사람
심장박출량	최대 운동 시 휴식 시보다 4~6배 증가	심장기능상실이 없는 사람의 50% 미만으로 증가
심장박동수	최대 운동 시 2~4배 직선적으로 증가	운동요구에 따라 심장박동수가 직선적으로 증가하지 않음. 즉 운동반응이 떨어짐
일회심장박출량	20~50% 증가, 최대 운동 시 적어도 100ml 증가	휴식 시 일회심장박출량 감소 운동으로 최고 일회심장박출량이 50~65ml 증가
심장수축력	수축력 증가	수축력 변화 없음
최대산소소모율	최고산소소모율이 평균 30~40ml/kg/min.	최고산소소모율이 평균 10~20ml/kg/min
혈압	수축기혈압 증가, 이완기 혈압 약간 변화	수축기 및 이완기혈압 약간 변화
말초혈관확장	혈관확장으로 말초저항 감소	혈관확장 없음

Adapted from Pina IL, Apstein CS, Balady GJ, et al: Circulation 107(8):1210–1225, 2003.
Vo_2, Maximal oxygen uptake(최고산소소모율); BP, blood pressure(혈압).

교감신경의 활성 때문에 휴식 시 혈관수축이 더욱 잘 유발되고, 이로 인해 근육까지 산소를 전달하는 능력이 더욱 떨어진다. 심장박출량 감소와 더불어 산소추출능력의 감소는 일을 하고 있는 근육으로 산소전달능력을 떨어뜨린다. 또한, 근육섬유크기 감소와 근육섬유형태의 변화를 포함한 골격근육의 변화는 운동 동안 조기에 피로를 느끼게 만드는 원인이 된다.[67]

심장기능상실 환자의 운동내성을 높이기 위해 다양한 약물이 사용되고 있지만, 이들의 효과는 제한적이다.[15,68~70] 따라서 연구자들은 유산소운동 같은 대체방법을 연구하여 왔다. 이런 연구들은 초점은 심장기능상실 환자를 위한 적절한 운동프로그램을 확립하는 것이다.

유산소운동

유산소운동(aerobic exercise)은 큰 근육의 율동적인 수축과 유산소 신진대사율이 증가하는 지속적인 활동을 말한다. 심장근육경색 후 환자를 위한 심장재활에 사용되는 기본적인 운동형태가 유산소운동이기 때문에, 유산소운동은 심장기능상실 환자의 기능 최적화를 위한 가장 먼저 연구되어져 왔다. 유산소운동의 잠재적 이점은 운동 동안 일회심장박출량, 심장박동수, 심장박출량 같은 중추혈액동역학적 변수 호전과 휴식 시 심장부하 감소이다. 잠재적인 말초적 호전에는 근육으로 산소전달능력 증진, 근육의 산소추출능력 증진, 골격근육섬유의 기능 증진이 있다.[71]

여러 요인이 운동내성을 제한하기 때문에 심장기능상실 환자를 위한 운동처방은 힘들다. 초기, 운동연구들은 심하지 않은 심장기능상실 환자(뉴욕심장협회 등급 I과 II)를 중심으로 이루어 졌다. 심한 환자인 경우 부작용이 염려되었기 때문이다.[63] 최근, 연구들은 왼쪽 심실기능이 심하게 떨어진 환자(뉴욕심장협회 등급 III과 IV)들을 대상으로 효과를 검증하고 있다.[12]

심장기능상실 환자에서 운동훈련의 효과를 알아본 최초의 무작위연구는 1996년에 발표되었다.[60] 40명의 남성 심장기능상실 환자는 무작위로 보편적치료군과 보편적 치료와 운동을 추가한 군으로 할당하고 6개월간 추적하였다. 운동은 1회 43분, 주 3회, 24주간 실시되었다. 각 운동은 5분간 준비운동, 11분간 본 운동(트레드밀, 고정식 자전거, 팔운동기), 5분간 마무리운동으로 구성되었다. 첫 2주는 예비 심박동수의 60% 강도로 운동을 시작하였고, 이후 예비 심장박동수의 80% 강도로 운동을 수행하였다(22장 예비 심장박동수 참조). 30%의 중도탈락에도 불구하고, 운동집단은 최고산소소모율, 운동내성, 최고 파워가 향상되었다.[60] 이러한 연구는 심장기능상실 환자에서 중등도 강도의 운동의 효과와 안정성을 보여주는 것이다.

이후 여러 연구들이 유산소운동의 이점뿐만 아니라 좀 더 세밀한 운동방법들을 조사하여 왔다. 예를 들어, 유럽에서 실시된 연구, 만성심장기능상실 환자 134명을 대상으로 실시된 연구는 운동기간과 형태에 따른 효과를 평가하였다. 이들은 환자를 두 집단으로 분류하였다. 한 집단은 자전거를 이용한 운동을 20분간 하였고, 다른 집단은 체조와 20분간 자전거운동과 더불어 추가적으로 트레드밀 운동을 실시하였다.[72] 주 4~5일, 평균 8주간(범위 6~16주)운동을 실시한 결과, 모든 대상자들은 훈련효과를 보였고, 최고산소소모율이 평균 13% 증가하였고 운동시간이 17% 증가하였다. 그러나 추가적인 운동을 한 집단과 오랫동안 운동을 지속한 집단에서 더욱 호전이 많았다. 이는 운동을 많이 할수록 효과가 더욱 좋음을 보여주는 것이다.

또 다른 무작위연구는 심장기능상실 환자를 대상으로 짧게 구성된 운동들의 효과를 검증하였다. 대상자는 심장기능상실이 있는 7명의 남성이었다. 첫 주간은 감독 하에 10분간 고정식 자전거운동을 실시하였다. 이후 2주간은 최대산소소모율의 70% 강도로 20분간 독립적으로 자전거운동을 실시하였다. 그 결과, 뉴욕심장협회 등급, 운동시간, 운동능력, 왼쪽 심실의 EF(평균 30~35% 향상)가 유의하게 향상되었다.[73] 이 연구는 30~40분간 운동을 할 수 없는 환자인 경우 짧게 운동을 실시하는 것도 효과가 있음을 보여주는 것이다.

EF가 유의하게 증진되지 않은 연구도 있었다. 경도에서 중등도 심장기능상실 환자 49명을 대상으로 최고산소소모율의 80% 강도로 90초간 고정식 자전거운동, 이후

30초 휴식을 취하는 운동을 적용하였다. 처음에는 주 2회 15분간 실시하고 점차 주 3회 20분 동안 4개월간 적용하였다. 부작용은 없었고 운동능력과 왼쪽 심실기능이 향상되었지만, EF는 기초선보다 유의하게 증가하지 않았다.[74]

수많은 연구들은 운동이 삶의 질에 미치는 영향뿐만 아니라 운동수행력과 생리적 특성에 미치는 영향을 평가하기 위해 수행되었다. Belardinelli 등은 중등도 강도의 운동군과 운동을 하지 않는 대조군으로 99명의 환자를 분류하였다.[62] 운동군은 8주간 최고산소소모율의 60% 강도로 주 3일, 1일 40분간 고정식 자전거운동을 실시하였다. 부작용은 없었고 운동군은 삶의 질이 높아지고 사망률이 낮아지고, 재입원 수가 줄어들었다. 이 연구는 심장기능상실 환자에서 운동훈련의 장기효과를 보여준 연구이다.

운동에 따른 우울증과 삶의 질에 대한 연구도 진행되어져 왔다.[74~76] Afzal 등은 유산소운동을 기본으로 한 심장재활프로그램을 적용한 결과 환자들의 자가관리 활동성, 우울증과 불안, 호흡곤란, 안녕상태가 호전됨을 보고하였다.[75] 51명의 만성심장기능상실 환자를 대상으로 운동프로그램을 적용한 결과, 질병특이 삶의 질과 신체적 수행력이 호전됨을 보고한 연구도 있다.[76]

많은 환자들이 감독 하에 운동에 참여하나 운동장비를 이용할 수 없기 때문에, 여러 연구들이 이러한 자원을 활용하지 않는 상태에서 운동의 효과를 검증하여왔다. 평균 EF가 27±8.8%인 79명의 환자를 대상으로 일반적인 치료 또는 12주 동안 가정에서 걷기 운동프로그램을 적용한 결과, 최대산소소모율과 자가보고식 기능변화는 없었다; 그러나 6분 걷기거리는 증가하였다.[77] 삶의 질과 운동능력에 가정운동프로그램의 영향을 알아보기 위해 40명의 환자를 일반적인 치료군과 일반적인 치료와 더불어 저항운동 및 걷기 운동프로그램을 실시한 군을 비교한 결과, 최대산소소모율은 변화가 없었지만, 자가보고식 피로, 감정적인 기능이 향상되었다.[78] 비록 이러한 연구에서, 동원된 사람의 수가 적고 이점이 적었지만 가정운동프로그램이 안전함을 보여주는 증거이다.[77,78]

심장기능상실이 있는 환자에서 유산소운동이 얼마나 기능과 최대산소소모율을 증진시키는지는 불확실하다. 일부 연구에서는 최고심장박동수가 증가하여 유산소능력이 증가한다고 설명하고 있는데, 훈련받은 집단에서 최고산소소모율 증가 중 46%가 심장박동수 증가가 기여한 것이었다.[60] 다른 연구에서는 최고산소산모율 증가는 일회심장박출량 증가와 다리에 공급되는 혈류량의 증가에 기인한 것이라고 하였다.[79] 다른 연구자들은 운동에 의한 유산소능력의 증가는 계통적 혈관저항 감소에 의한 것이라고 가정하고 있다.[80~83] 비록 심장기능상실 환자에서 운동 이점의 기전은 좀 더 밝혀져야겠지만, 현재의 증거들은 심장기능상실 환자에서 유산소운동은 안전하며 운동능력 및 삶의 질을 높인다.

저항훈련

심장기능상실 환자에서 유산소운동의 이점이 있음에도 불구하고, 특히 저항운동 같은 형태의 운동이 심실의 크기를 증가시키는지에 대한 관심이 있다. 이 관심은 혈압상승이 심장의 후부하를 증가시켜 왼쪽 심실의 확장을 유발한다는데 근거하고 있다. 저항훈련이 혈압상승을 유발하기 때문에, 여러 운동형태 중 저항운동에 대한 관심이 크다. 근력과 파워 증가와 균형 증진 같은 저항운동의 이점이 있지만, 대부분의 연구자는 심장 후부하를 증가시키기 때문에 등척성 저항운동을 피해야 한다는데 동의하고 있다. 그러나 피로 증가와 호흡곤란 같은 심장기능상실의 징후 또는 증상을 환자근처에서 관찰하면서 중등도 이하의 저항운동이 심장기능상실 환자에게 적용되고 있다.[84]

여러 연구들이 심장기능상실 환자에서 저항운동의 효과를 평가하여 왔다. Delagardele 등은 20명의 심장기능상실 환자를 대상으로 40분간 유산소운동 또는 유산소운동과 저항운동을 조합한 경우를 연구하였다.[85] 유산소운동 집단은 자전거 운동기를 사용하였고, 운동을 조합한 집단은 20분간 자전거 운동과 20분간 1RM의 60% 강도로 3세트 30회 반복저항운동을 시행하였다. 두 집단 모두 근력이 증가하였고 집단간 차이는 없었다. 왼쪽 심실 EF도 유의한 차이가 없었다(조합운동집단 초기 26.7%에서 3개월 후 31.6%로 증가, 유산소운동집단 초기 30.7%에서 3개월 후 27.2%).[85] 또 다른 비슷한 연구에서는 팔

운동기를 이용한 저항훈련으로 왼쪽 심실의 기능이 향상되는 결과를 보였다.[86]

비록 이러한 연구들은 유산소운동과 함께 실시된 중등도 강도의 저항운동이 심장기능상실 환자에서 안전하지만, 장기적인 효과를 검증하지 않았기 때문에 좀 더 연구가 필요하다.

간격훈련

간격훈련(interval training)은 짧은 시간 운동 후 휴식을 취하며 반복적으로 시행하는 것이다. 간격훈련은 심장에 과도한 스트레스를 유발하지 않고 항정상태 운동보다 더욱 근육이 많은 일을 할 수 있게 한다. 최고산소소모율의 70% 강도로 30초 운동과 60초 휴식을 취하는 간격훈련은 같은 강도의 항정상태운동보다 압력형성율(rate of pressure product)이 낮고, 운동자각도(rate of perceived exertion)가 낮았으며, 혈장 카테콜라민(catecholamine) 수준이 높았다.[87] 이런 형태의 운동은 심장기능상실 환자에게 안전감을 제공한다.

간격훈련은 고정식 자전거 또는 트레드밀을 이용하여 수행할 수 있고, 전체 15~30분 동안 15초/60초, 10초/60초, 또는 30초/60초 같은 다양한 운동 휴식비율로 적용할 수 있다.[88,89] 간격훈련은 운동시간을 늘리거나 휴식시간을 줄임으로써 점차 운동강도를 높일 수 있다.

Meyer 등은 심장기능상실 환자에서 안전하게 최고산소소모율을 높일 수 있다고 하였다.[90] 심한 심장기능상실(EF=21±1%)이 있는 환자 18명을 대상으로, 3주간 주 5회, 고정식 자전거 15분과 트레드밀 10분을 적용하였다. 최고작업부하의 50% 수준(정확한 산소섭취를 추정하기 위해 일정하게 작업부하를 높이는 최대하 운동검진을 통해[91])에서 30초 운동과 60초 휴식을 실시하였다. 환자들은 운동을 잘 견디어 냈으며, 어떤 부작용 없이 최고산소소모율을 12.2±0.7에서 14.6±0.7ml/kg/min ($p<0.001$)까지 향상되었다.[90] 이 연구는 30~60초의 운동 휴식비율이 안전하고 심장부담을 최소화하면서 운동능력을 높일 수 있다고 권장한다.

심장기능상실의 운동안정성

운동이 심장기능상실 환자에게 도움이 된다는 증거가 있음에도 불구하고, 운동의 안전성에 대한 문제는 여전히 존재한다. 표준적인 외래 심장 환자 프로그램인 경우, 관찰 연구에 의하면 운동으로 인한 심혈관 합병증 발생율이 시간당 60,000명 중 한명이다.[92] 20편의 연구(467명의 환자)를 대상으로 운동훈련의 영향을 알아본 고찰을 통해, 미국심장협회는 단지 19명에서 심장기능 악화, 심실 빠른맥, 심방잔떨림, 저혈압, 탈진 같은 부작용이 발생했지만 사망한 경우는 없었고 하였다.[93] 심장기능상실 환자에게 위험을 유발하는 가장 중요한 요인은 환자 나이, 운동강도, 허혈성 심장질병의 존재였다.

이 고찰에 근거하여, 미국심장협회는 심장기능상실 환자를 위한 표준적인 운동검진과 훈련을 개발하였다.[93] 최근 권장사항에서, 악화시기를 제외하고 활동성과 운동내성을 높이기 위해 유산소운동이 권장되지만, 중노동이나 탈진적인 스포츠를 피하기를 제안하고 있다.[94] 비록 미국심장협회의 위험층화체계가 뉴욕심장협회 등급 Ⅰ에서 Ⅲ에 해당하는 심장기능상실 환자에서 운동강도조절에 도움이 되는 일부 지침을 제공하고 있지만,[93~95] 어떤 단체에서도 이 환자들을 위한 특별한 운동지침을 제공하지 못하고 있다.

심장기능상실 환자를 위한 운동처방

심장기능상실 환자를 위한 안전한 운동처방을 위해, 안전하게 운동을 수행할 수 있는지를 결정해야 한다. 대상부전(decompensation) 심장기능상실이 있는 환자는 운동을 하지 말아야 한다. 대상부전 심장기능상실의 징후는 거품소리의 발생, 폐부종이 악화되는 징후, 심실부정맥, 조절되지 않는 심방잔떨림, 느린맥, 증상이 있는 저혈압, 호흡곤란과 휴식 시 피로감이다. 심장기능상실 환자를 위한 절대적 및 상대적 운동 금기증은 글상자 33-3에 제시되어져 있다.

심장기능상실의 복잡성 때문에, 운동처방을 위한 통일된 지침은 없다. 미국심장협회지침은 개인별 운동처방, 기초적인 기능적 상태 고려, 신체평가를 통한 소견, 포괄

글상자 33-3 심장기능상실 환자를 위한 절대적 및 상대적 금기증

- 수축기 혈압 >240mmHg 또는 이완기혈압 >110mmHg
- 기초선보다 10mmHg 이상 수축기 혈압 하강
- 가슴조임증 척도 상 2점 초과하는 가슴조임증
- 호흡곤란지수 상 2점 이상의 호흡곤란
- 창백, 과도한 피로, 또는 정신혼란 같은 악화되는 기능상실의 증상
- 2 또는 3도 심장차단, 심실부정맥, 급성ST분절 변화, 왼쪽 또는 오른쪽 다발가지 차단, 조절되지 않는 심장 잔떨림 같은 심전도 비정상
- 휴식 시 수축기 혈압 <80mmHg
- 운동에 대한 심장박동수 반응이 떨어짐
- 삽입된 심장잔떨림제거기 흥분역치에 가까운 심장박동수 상승
- 새로이 발생한 거품소리
- 새로이 발생한 S3 심장소리
- 보고 척도 >13 (6~20척도에서)

Adapted from American College of Sports Medicine: ACSM's Guidelines for Exercise Testing and Prescription, Baltimore, 2000, Williams & Wilkins.
BP, Blood pressure; ECG, electrocardiogram; HR, heart rate; ICD, implanted cardiac defibrillator; RPE, rate of perceived exertion.

적인 문헌고찰을 권장하고 있다. 심장기능상실 환자를 위한 운동처방을 할 때, 운동형태, 강도, 기간, 빈도를 결정해야 한다. 다음은 심장기능상실 환자를 위한 운동처방 시 고려해야 하는 사항이다.

운동형태. 운동형태(mode)는 시행될 활동의 유형을 말한다. 최소한, 운동처방에는 유산소운동이 일부 포함되어야 한다. 운동에는 걷기 또는 자전거 타기 같은 유산소운동이 먼저 포함되어야 한다. 자전거 운동법은 쉽게 적용할 수 있고, 운동부하가 적으며, 동적 균형이 떨어지는 환자도 안전하게 수행할 수 있다는 장점이 있다. 환경적인 변인이 있기 때문에 실외 자전거 운동은 뉴욕심장협회 등급 Ⅰ과 Ⅱ에 해당하는 환자에게 적절하고 Ⅲ과 Ⅳ에 해당하는 환자에게는 부적절하다.[63] 비록 강력한 증거는 존재하지 않지만, 뒤로 기울어지는 자전거는 정맥회귀를 높여 폐부종을 높이고 가로막의 움직임을 제한하여 운동내성을 떨어뜨리기 때문에 권장되지 않는다.[96]

속도를 쉽게 변경할 수 있기 때문에 심장기능상실 환자들은 걷는 운동이 적절하다. 적어도 13ml/kg/min의 최고산소소모율이 되는 환자는 3.7마일(시속 약 6km) 속도에서 걸을 수 있으며, 8ml/kg/min의 산소소모율이 되는 환자는 1.9마일(시속 약 3km) 의 속도에서 걷는 운동을 할 수 있다.[97] Quell 등은 활기찬 걷기가 심장기능상실 환자에서 훈련효과를 높인다고 하였다.[98] 조깅은 일반적으로 권장되지 않는다. 왜냐하면 느린 속도의 조깅이라도 20ml/kg/min 이상의 최고산소소모율이 되어야 가능하기 때문이다.[63]

운동빈도와 시간. 심장기능상실이 있는 환자에 대한 대부분의 연구에서, 대상자는 주 3~5회 1일 10~60분 동안 운동을 하였다. 심장기능상실이 있는 환자인 경우 치료사는 가까이서 운동 동안과 후에 어떤 운동불내성의 징후가 있는지 감시해야 하고 필요에 따라 운동빈도와 기간을 조절해야 한다. 증상이나 징후가 있는 경우는 운동간 휴식시간을 길게 하거나 점차적으로 주 3~5회로 늘려야 하고 운동시간도 점진적으로 늘려야 한다.

운동빈도와 시간은 환자의 기능적 수준과 상해수준에 맞추어 개별적으로 설정되어야 한다. 미국스포츠의학대학은 3METs 이하의 기능적 능력이 있는 사람 매일 5~10분간 운동을 지속할 수 있고, 3~5METs 수준의 사람은 1일 2회 각 15분 동안 운동을 지속할 수 있고 5Mets 이상인 사람은 주 3~5회, 1회 20~30분간 운동을 지속할 수 있다고 하였다.[36] 간격훈련 역시 지속적인 운동을 할 수 없는 사람에게 사용될 수 있다.

모든 환자, 특히 심장질환이 있는 환자를 위한 운동처방에는 항상 준비운동과 마무리운동이 포함되어야 한다. 준비운동은 기능적 능력의 25~50% 수준 정도에서 간헐적 또는 지속적으로 5~10분간 시행되는 유산소운동이다. 이 시기에는 근육뼈대계 손상위험을 줄이기 위해 신장운동을 수행할 수 있다. 특히 상태가 악화된 환자에게 적절하다.[99,100] 심장질환 환자인 경우, 적절한 준비운동이 측부혈관을 열고 혈관경련을 방지하고 위험부위로부터 혈류재분배를 통해 심장근육허혈증 위험을 줄일 수 있을 것

이다. 준비운동 후, 목표운동까지 점진적으로 운동강도를 높인다. 마무리운동은 준비운동과 비슷하다. 마무리운동은 운동이전수준으로 혈압과 심장박동수를 회복시킨다. 또한 이 운동은 정맥회귀를 높이고 운동 후 저혈압의 위험을 줄일 것이다.[101] 적절한 마무리운동을 시행하지 않고 갑자기 운동을 멈추는 경우, 심장으로 많은 양의 혈액이 돌아와 심장 흥분성을 높여 결국 심장기능상실에서 부정맥의 위험을 높일 것으로 여겨진다.

운동강도. 다른 사람들처럼, 심장기능상실 환자에서 유산소운동의 강도는 최고산소소모율, 최고심장박동수, 또는 보그 RPE 척도에 따라 처방된다(글상자 23-3 참조). 일반적으로, 심장기능상실 환자는 최고산소소모율의 40~70% 또는 호흡곤란이나 가슴조임증 증상이 유발되지 않는 수준인 분당 10회 심장이 뛰는 강도에서 초기에 잘 견딘다. 운동에 따른 비정상적인 심장박동수와 심장기능상실 환자에서 흔히 사용되는 베타차단치료 때문에, 심장박동수를 이용한 운동강도의 결정은 힘들다. 따라서 심장기능상실 환자의 운동강도를 설정하기 위해 보그RPE 척도가 종종 사용된다. 보그 RPE척도의 범위는 6~20이고 심장박동수와 직선적인 관계를 보인다.[102] 보그 RPE척도 상 11~14("약함"에서 "약간 힘듦")는 최고산소소모율의 40~ 70%에 해당하는 심장박동수이고 일반적 심장기능상실 환자에게 적절한 강도이다.[102]

비록 많은 연구들이 운동부하검진에 의해 결정된 심장예비박동수 또는 최고산소소모율에 따라 운동강도를 설정하지만, 임상치료사들은 운동부하검진의 결과에 따라 강도를 설정하지 않는다. 이러한 상황에서 개별적인 임상적 판단과 함께 적용되는 보그 RPE척도는 운동강도를 설정하는데 가장 유용하다.

운동전개. 운동전개는 기초적인 환자의 기능상태, 운동내성, 활력징후 반응, 주관적인 불편함에 달려있다. 초기에 낮은 운동능력을 가진 환자는 높은 기능적 능력을 가진 사람보다 초기전개가 일반적으로 빠르다. 훈련은 초기 단계, 증진 단계, 유지 단계를 고려해야 한다.[36] 처음 단계에서 다음 단계로의 전개는 환자가 획득하는 운동강도와 시간에 달려 있다. 표 33-9에 세 단계에 대한 자세한 내용이 제시되어 있다. 운동은 점진적으로 전개되어야 하는데, 처음에는 시간, 빈도, 마지막으로 강도를 조절한다.

표 33-9 심장기능상실 환자를 위한 운동전개*

단계	강도	시간**
초기	낮은 수준, 최고산소소모율의 40~50%	10~15분
증진	강도 증가를 위한 일차목표, 최고산소소모율의 50~70%	15~30분
유지	강도 유지를 위한 일차목표, 최고산소소모율의 70%	30~35분

Data from American College of Sports Medicine: ACSM's Guidelines for exercise testing and prescription, Baltimore, 2000, Williams & Wilkins.
**운동진도는 처음에는 시간, 빈도, 강도 순이다.*
***준비운동과 마무리운동은 포함하지 않는다.*
$\dot{V}O_2$, Maximal oxygen uptake(최고산소소모율).

심장이식

심장이식은 약물치료에 불응하는 말기심장기능상실 환자에게 적용될 수 있다. 이식을 위한 적응증은 뉴욕심장협회 등급 Ⅲ 또는 Ⅳ, 2.0L/min/㎡ 이하의 심장지수, 14ml/kg/min 미만의 운동능력, 70세 미만, 적절한 심리적 지지가 있는 경우이다. 금기증은 활성 패혈증, 심장기능부족, 진행성 물질남용, 심한 폐질병, 심한 말초혈관질병 또는 심혈관질병, 악성 종양, 인간면역결핍바이러스 감염, 병적인 비만, 불변의 폐저혈압(pulmonary hypotension), 조절되지 않는 당뇨병이다.[103]

심장이식은 최후의 방법이다. 왜냐하면 좋은 결과를 보이지만, 합병증이 있고 공여자를 찾기 힘들기 때문이다. 미국의 경우 심장이식을 기다리는 환자가 4,500명이지만, 심장이식을 받은 사람은 매년 2,500명이다. 즉 심장이식을 기다리는 환자 중 30%는 이식을 받지 못하고 사망한다. 심장기능상실 후 1년 생존율은 86%이고 5년 이상 생존율은 75%이다. 미국의 경우 질병의 심각성과 대기시간에 따라 차례대로 심장이식을 받고 있다.

심장이식의 방법은 대정맥(vena cava), 대동맥, 폐동맥에서 연결을 하는 정중 복장절개술(median sternotomy)

을 이용하여 시행된다. 수술 직후 관리는 다른 수술방법과 비슷하고 일반적으로 6~8주간 복장(sternal) 주의사항을 따르게 한다(글상자 33-4). 그러나 심장의 미주신경 탈지배와 항면역제의 부작용은 기능과 운동내성을 떨어뜨린다. 심장이식 후 심장박출량은 일반인의 약 20~30%에 해당한다. 휴식 시 혈압이 일반적으로 상승하고, 운동에 따른 수축기 혈압이 더 높아진다. 최고산소소모율은 같은 나이대의 사람보다 떨어진다(일반적으로 70~ 80%).[104]

운동훈련은 포괄적인 관리계획의 일부로써 추천된다. 심장이식 환자를 위한 운동처방을 할 때, 심장이 탈신경지배화되어 있어 반응이 힘들다는 것을 명심해야 한다. 미주신경으로부터 정보입력 상실로 인해 이식수술을 받은 환자는 휴식 시 심장박동수가 상승한다. 이들은 운동 시작 시 심장박동수가 거의 변하지 않는다. 운동이 지속되면 점차 올라가지만 이식을 받지 않은 사람보다 최대 운동 동안 최고심장박동수의 상승 폭이 약간 낮다(그림 33-4). 이러한 비정상적인 심장박동수 반응 때문에, 심장이식 환자에서 심장박동수를 이용한 운동강도의 설정은 적합하지 않고, 보그 RPE 척도 상 12~14 수준에서 운동을 수행하는 것이 적절하다.

심장이식 후 일부 환자에게 면역억제제를 사용하기 때문에 뼈밀도 상실과 뼈엉성증의 위험이 높아진다. 따라서 체중지지뿐만 아니라 저항운동이 필요하다(3장 참조). 수술 후 복장뼈가 치유되는 시기인 6~8주에 시작되는 외래 심장재활은 운동내성과 삶의 질을 높이는 것으로 보고되고 있다.[71,105]

글상자 33-4 복장(sternal) 주의사항*

- 10파운드(약 4.5kg) 초과하여 들지 않음
- 동시에 양손을 머리 위로 들지 않음
- 동시에 양손을 등 뒤로 하지 않음
- 6~8주간 운전을 하지 않음
- 5~10파운드(약 2.2~4.5kg) 초과하여 밀거나 당기지 않음
- 부목 기침전략을 사용

*Sternal precautions are facility dependent, and the reader is referred to the policies of the specific institution for further details.

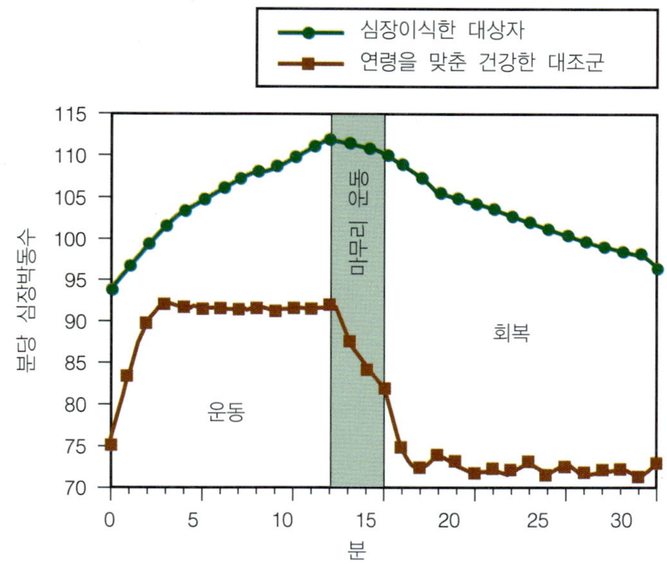

그림 33-4 심장이식 환자와 같은 나이대의 건강한 사람 운동에 대한 심장박동수 반응

기계적 보조장비

기계적인 보조장비는 심장기능상실 환자를 위해 일시적 또는 영구적으로 사용되는 장비를 말한다. 여기에는 대동맥내 풍선펌프(intraaortic balloon pumps, IABPs), 심실보조장비(ventricular assist devices, VADs), 심폐우회장비(cardiopulmonary bypass machines, CPBs)가 있다. 심실보조장비는 오른쪽 또는 왼쪽 또는 둘 다를 지지해주는 역할을 한다(그림 33-5). 심실보조장비의 적응증은 심장이식의 중간 단계 또는 마지막 치료로써, 심장 수술 후 또는 급성 심장근육경색 후 회복기이다. 기계적 보조 장비는 약물치료에도 불구하고 신체기관으로 혈액을 충분히 보내지 못할 때 삽입된다. 최근 미국식품약물청은 마지막 치료로써 심실보조장비를 허용하였다. 즉 환자는 영구히 이 장비를 삽입한 채 생활을 하는 것이다. 이전에는 이 장비를 심장이식 전 단계로써만 인정하였다. 따라서 치료사들은 이 장비를 장착한 환자들을 여러 상황에서 만나게 될 것이다.

다른 형태의 심장 수술과 더불어 정중 복장절개술을 이용해 심실보조장비가 삽입된다. 비록 여러 기관들이 6~8주간 복장 주의사항을 따르고 있지만(글상자 33-4), 왼쪽 심실보조장비를 장착한 환자에게 조기 움직임이 기능을 높인다는 연구가 있다.[106] 또한 왼쪽 심실보조장비는 심

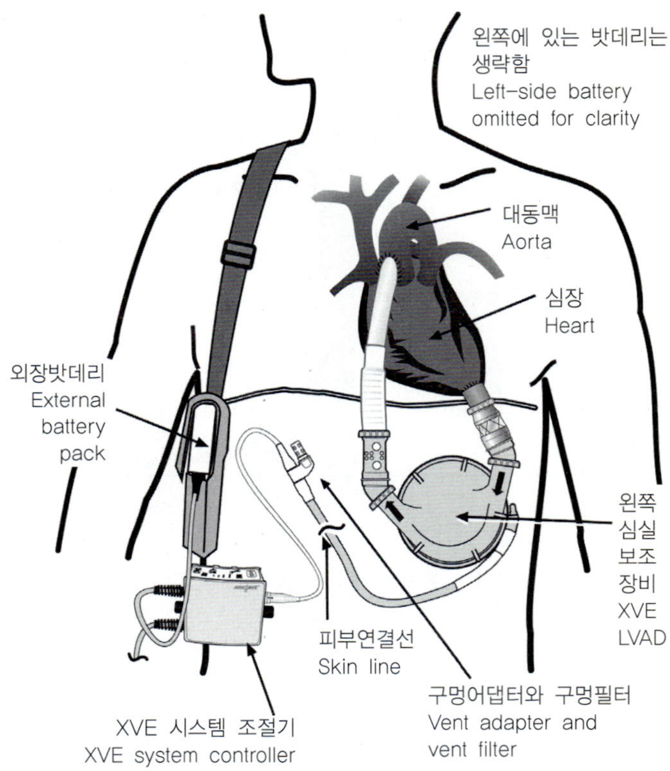

그림 33-5 심실보조장비(VAD)

장기능상실 환자에서 기능적인 운동내성을 증진시킨다. 왼쪽 심실보조장비를 삽입한 환자와 심장기능상실 환자를 대상으로 최대하 운동내성을 비교한 연구에서, 왼쪽 심실보조장비를 장착한 환자들이 더욱 잘 걸었다.[107] 비슷한 연구에서도 왼쪽 심실보조장비를 장착한 환자들의 최고산소소모율이 높았고 휴식 시 혈액동역학적 변수도 좋았다.[108]

··· 사례연구 33-1 ···

1. 뉴욕심장협회 등급 III 심장기능상실

1) 검진

(1) 환자병력

AT는 58세의 남자이고, 2일 동안 체중이 6파운드(약 2.7kg) 늘고 호흡곤란이 있어 입원하고 있다. 병력에는 원인불명 확장성 심장근육병증, 당뇨병, 고혈압, 고콜레스테롤혈증이 있다. 또한 2년 전에 심장잔떨림제거기를 삽입하였다. AT는 이뇨, 오른쪽 심장카테터삽입, 새로운 약물 적용 가능성을 알아보기 위해 응급실로 입원하였다. 물리치료 상담이 요청되었다. 심장상태 때문에 장애가 있었지만 입원 전까지 일상생활동작을 독립적으로 수행할 수 있었다. 그는 종종 호흡곤란이 있었다고 호소하였다. 심장잔떨림제거기의 역치는 185bpm이었고, 한번 작동하였다으며 작동 이전에 시력이 흐려졌다. 복용약물은 Lanoxin(digoxin), Lasix (furosemide), Coumadin(warfarin), Novolog (insulin), Cordarone(amiodarone), Zestril(lisinopril), Klonopin (clonazepam), Aldactone(spironolactone), Coreg(carvedilol)이다.

(2) 의학적 검진결과

❶ **심장초음파:** 중등도 이상의 이첨판과 삼첨판의 역류와 왼쪽 심실 EF=15%.

❷ **오른쪽 심장카테터삽입술:** 오른쪽 심방압력 20 mmHg, 오른쪽 심실압력 52/20mmHg, 폐동맥압 54/28mmHg, 폐모세혈관쐐기압 20mmHg, 심장박출량 4.63L/min, 심장지수 2.18.

(3) 계통관찰

심장박동수는 100bpm, 호흡수 28회/분, 혈압은 90/50mmHg이었다.

(4) 검진과 측정

❶ **근육뼈대:** 팔과 다리의 근력과 가동범위는 정상범위이었다.

인체계측학적 특성. 신체질량지수 28.

❷ **신경근육:** 정적 및 동적 균형은 대체적으로 정상. 가벼운 접촉감각도 정상이었다.

통증. 통증 수준은 0/10. 가슴조임증의 증상이 없었다.

❸ **심혈관/폐**

순환. 목정맥팽창이 복장각에서 약 4㎝위에서 발견되었다.

심장박동수는 100bpm이었고, 불규칙적인 리듬이 있었다(심방잔떨림). 양발에서 2+오목부종이 있었다. 심장청진 시 부드러운 S4와 정상적인 S1과 S2가 들렸다. S3는 들리지 않았다. 실내에서 산소포화도는 99%이었다.

환기와 가스교환. 청진 시 폐는 깨끗하였고 휴식 시 호흡곤란 등급은 1이었다.

유산소 능력과 지구력. 6분 걷기검진: 검진 동안 1분간 휴식을 취하였으며, 총 850발자국을 걸음. 심장박동수의 범위는 100~130bpm, 혈압은 92/50mmHg에서 110/55 mmHg이었다. 보그척도에서 휴식 시 8/20, 운동 시 13/20이었다.

❹ 기능

자가관리와 집관리. 옮겨가기와 침상운동성은 독립적이었고, 실내에서 200발자국 걷는 동안 감독이 필요하였다. 미네소타 LHFQ를 이용한 삶의 질 점수는 20이었다.

2) 평가, 진단, 예후

AT는 뉴욕심장협회 등급 Ⅲ, 미국심장협회 단계 C로 결정되었다. 그는 과체중이었다. 또한 수축성 심장기능상실 답게 EF가 낮았으며, 비정상적인 오른쪽 심장카테터 삽입 수치를 보였고, 심장기능상실과 일치되는 징후 또는 증상을 보였다. AT는 유산소능력의 손상, 심장기능상실에서 보이는 활동반응증상, 운동강도 증가에 따른 비정상적인 반응, 일상생활동작 내성 감소를 보였다.

AT는 우선적 치료행위 패턴 6D(심혈관 펌프 기능이상과 관련된 유산소 능력 저하)이다. 치료계획에는 6~12회 동안 안전하게 유산소 능력과 기능적인 활동을 증진하기 위해 점진적인 유산소운동, 저항훈련, 환자교육이 포함될 것이다.

(1) 목표

1. 환자는 운동 동안 독립적으로 자가감시를 할 수 있을 것이다.
2. 환자는 적절한 활력징후를 보이면서 유산소운동을 20분간 수행할 수 있다.
3. 환자는 독립적으로 가정운동프로그램을 시행할 수 있다.
4. 환자는 보그 RPE척도(6~20) 상 13미만에서 모든 일상생활동작을 수행할 수 있다.

3) 중재

(1) 1회(입원 3일째)

활력징후, RPE, 호흡곤란지수를 감시하면서 200발자국 걷기.

초기 측정: HR 100bpm이었고, 리듬이 불규칙적이었다. 혈압은 90/50mmHg, 보그 RPE 척도 상 6, 호흡곤란지수 1이었다.

걷기 직후 측정: HR 115bpm이었고, 리듬이 불규칙적이었다. 혈압은 78/30mmHg, 보그 RPE척도 상 8, 호흡곤란지수 2이었다. 환자는 현기증을 호소하였다.

걷기 5분 후 측정수치는 걷기 직후와 차이가 없었다.

AT는 운동 시 수축기와 이완기혈압이 감소하였기 때문에 운동을 중지하고 병실로 돌아갔다. 간호사와 주치의에게 이런 반응에 대해 알려주었고, 이뇨로 인한 혈량저하때문인 것으로 추정되었다. 복용약물 조정을 하였다.

(2) 2회(입원 4일째)

활력징후, RPE, 호흡곤란지수를 감시하면서 200발자국 걷기.

초기 측정: HR 100bpm이었고, 리듬이 불규칙적이었다. 혈압은 90/50mmHg, 보그 RPE척도 상 8, 호흡곤란지수 1이었다.

활력징후에서 나타나듯이 걷기에 대한 좋은 내성을 보였기 때문에, 의자에 앉아 있는 동안 발목펌프, 모든 운동 동안 3파운드(약 1.3kg) 무게의 모래주머니를 달고 무릎 펴기와 엉덩이 굽히기 30회 반복으로 구성된 준비운동을 교육하였다. 또한 1파운드(약 0.4kg) 아령을 들고 팔꿉 굽히기와 어깨 밀기운동을 30회 반복하였다. 준비운동 후 측정 수치는 HR 105bpm이었고, 혈압은 88/50mmHg, 보그 RPE 척도 상 8, 호흡곤란지수 1이었다.

준비운동에 대한 내성이 있는 것으로 보였기 때문에, 이러한 준비운동 후 트레드밀에서 걷기운동을 실시하였다. 트레드밀의 속도는 5분간 1.2마일(시속 약 1.9km), 이후 5분간 1.5마일(시속 약 2.4km)까지 점진적으로 올라갔다. 5분 동안 1.2마일의 속도에서 점차 속도를 줄이는 마무리운동을 적용하였다. 이 활동 동안 최대 RPE는 13으로, 1.5마일의 속도로 5분간 걷기 끝에서 나타났다.

트레드밀 걷기 직후 측정: HR 110bpm이었고, 혈압은 90/50 mmHg, 호흡곤란지수 2이었다.

(3) 3회(퇴원까지)

퇴원 시까지 주 3회 빈도로 치료는 계속되었다. 트레드밀 걷기 운동을 점차 전개하였는데, 처음 시간을 증가하고 속도를 높였고, 항상 보그 RPE척도 상 13 미만을 유지하였다. 이 운동프로그램을 수행하는 동안, AT는 보그 RPE 척도와 호흡곤란지수의 사용방법에 대해 지속적으로 교육하였고, 퇴원 시 가정에서도 사용하도록 하였다.

요약

심장기능상실은 신체요구에 맞는 혈액을 심장이 펌프하지 못해 발생하는 진행성 질병이다. 심장기능상실이 있는 환자는 흔히 일상생활동작과 운동에서 불내성을 보인다. 심장기능상실은 수축기 또는 이완기 기능이상으로 분류되는데, 나타나는 증상은 피로, 호흡곤란, 운동내성 감소로 두 유형이 비슷하다. 뉴욕심장협회의 분류체계와 미국심장협회의 심장기능상실지침은 심장기능상실의 심각성 정도를 분류하는데 사용되고, 또한 기능적 제한과 의학적 치료중재의 지침이 된다. 심장초음파검진과 오른쪽 및 왼쪽 심장 카테타삽입술 같은 진단적 검진은 심장기능상실 환자에 대한 더 많은 정보를 제공한다. 치료사는 말초부종과 목정맥팽창측정, 폐와 심장에 대한 청진, 기초선 · 운동 동안 · 활동 후 활력징후 측정, 운동내성에 대한 측정 등의 포괄적인 검진을 수행해야 한다. 운동내성은 6분 걷기검진으로 쉽게 알아볼 수 있는데, 신뢰할만하고 예후에 대한 정보를 제공한다. 자가보고식 기능 역시 질병특이 삶의 질을 정량화하는데 사용된다(미네소타 LHFQ, KCCQ).

여러 요인이 운동내성을 제한함에도 불구하고, 운동훈련은 심장기능상실 환자에서 안전하고 효과적이다. 이러한 환자들은 유산소, 저항, 간격훈련이 포함된 개별화된 운동프로그램이 필요하다. 유산소운동은 가장 연구가 많이 이루어진 운동형태로, 운동능력, 삶의 질, 피로와 호흡곤란에 이점이 있다. 지금 이루어지고 있는 연구는 운동이 사망률에 미치는 영향이다.

약물적인 치료로 더 이상 심장박출량을 적절히 유지하지 못할 때, 환자는 심장이식 또는 심실보조장비를 위해 의뢰된다. 임상가들은 거부반응의 증상과 징후를 인지하고 있어야 하고 보조장비의 작동 기전에 대해 잘 알고 있어야 한다.

추가정보

Useful Forms

6-Minute Walk Test (6MWT)
Kansas City Cardiomyopathy Questionnaire (KCCQ)
Living with Heart Failure (LHFQ): www.mlhfq.org/_dnld/mlhfq_questionnaire.org

Books

American College of Sports Medicine: ACSM's Guidelines for Exercise Testing and Prescription, Baltimore, 2000, Williams & Wilkins.
Jessup MLL, Loh E (eds): Heart Failure: A Clinicians' Guide to Ambulatory Diagnosis and Treatment (Contemporary Cardiology), Totowa, NJ, 2003, Humana Press.

Web Sites

Heart Failure Society of America: www.hfsa.org
American Heart Association: www.americanheart.org

용어

유산소운동(aerobic exercise): 유산소 신진대사를 증진시키고 큰 근육을 사용하는 율동적이고 지속적인 운동
아밀로이드증(amyloidosis): 조직과 기관에 아밀로이드가 축적되는 질병
무산소 역치(anaerobic threshold): 운동부하검진을 통해 알 수 있는 간접적인 지구력 측정. 운동 동안 더 이상 젖산을 완화시키지 못하는 시점이다.
심장박출량(cardiac output): 일회박출량과 심장박동수를 곱

한 것으로, 심장이 뿜어내는 혈액량이다. ℓ/min으로 표시된다.

심장근육병증(cardiomyopathy): 결국 심장기능상실을 유발하는 심장근육의 질병

카테콜라민(catecholamine): 부신샘의 속질에서 분비되는 화학물질로 에피네프린과 노르에피네프린이 포함된다.

거품소리(crackle): 귓가에 머리카락을 문지르는 소리 같거나 또는 접시에 우유를 붓는 것과 같은 비음악적인(nonmusical) 소리로, 폐의 먼쪽 기도에 액체가 있음을 의미한다.

이완기(diastole): 심장펌프주기 중 혈액이 채워지도록 심장근육이 이완하는 시기

이완성 기능이상(diastolic dysfunction): 혈액을 받아들이는 심장능력이 떨어진 것

확장성 심장근육병증(dilated cardiomyopathy): 심실이 확장되는 심장근육의 질병

호흡곤란(dyspnea): 숨이 차는 것

심장초음파검진(echocardiogrphy): 심장의 구조와 기능을 평가하기 위해 초음파를 사용하는 진단적 검진

박출계수(ejection fraction): 각 심장수축 후 말기이완 용적에서 빠져나가는 혈액의 양이다.

말기이완 용적(end-diastolic volume): 이완 말기, 왼쪽 심실이 가득 찼을 때 혈액량

심장카테터삽입술(heart catheterization): 투시기를 사용하여 시행되는 것으로, 압력을 측정하고/또는 심장동맥과 심장혈관을 평가하기 위해 심장의 왼쪽 또는 오른쪽으로 카테터를 삽입하는 것

심장기능상실(heart failure): 이전에는 울혈성 심장기능상실로 불림. 신체요구에 맞는 혈액을 심장이 펌프하지 못함.

비대성 심장근육병증(hypertrophic cardiomyopathy): 심장근육질병으로, 결국 왼쪽 심실이 과도하게 두꺼워진다.

허혈성 심장기능상실(ischemic heart failure): 심장근육으로 혈액공급이 원활하지 않아 발생하는 심장기능상실

목정맥팽창(jugular venous distention): 체액 과부하로 목정맥이 팽창되거나 늘어나는 것

정중 복장절개술(median sternotomy): 복장뼈 가운데를 절개하는 수술

신진대사등가(metabolic equivalent): 휴식 시 필요한 에너지 양으로, 3.5ml/㎏/min의 산소가 필요하다.

심장근육(myocardium): 심장의 근육

뉴욕심장협회 분류체계(New York Heart Association classification system): 기능적인 활동에서 주관적인 제한에 따라 심장기능상실 환자를 분류하는데 사용하는 체계

앉아 숨쉬기(orthopnea): 누워서 숨쉬기 힘듦.

산소소모율(oxygen consumption rate): 활동 동안 소모되는 산소의 양으로, 운동검진으로 측정된다.

폐부종(pulmonary edema): 폐에 과도한 체액의 축적

폐고혈압(pulmonary hypertension): 비정상적으로 상승된 폐동맥 압력

운동자각도(rate of perceived exertion, RPE): 운동 강도에 대한 주관적인 등급

압력형성률(rate of pressure product): 심장박동수와 수축기 혈압을 곱한 것으로, 심장근육의 산소요구 지수이다.

제한성 심장근육병증(restrictive cardiomyopathy): 심실이 섬유화되는 심장근육질병으로, 이완성 기능이상을 유발한다.

오른쪽 심장압력(right atrial pressure): 오른쪽 심장에 있는 혈액의 압력

S1: 첫 번째 심장소리로, 이첨판과 삼첨판이 닫힐 때 나는 소리

S2: 두 번째 심장소리로, 대동맥과 폐 판막이 닫힐 때 나는 소리

S3: 세 번째 심장소리로, 심방으로 빠르게 혈액이 채워질 때 발생하는 진동에 의해 발생된다. 가끔 아동과 젊은 성인에서 들리고 심장기능상실이 있는 노인에서 들린다.

S4: 네 번째 심장소리로, 심장기능상실이 있는 환자에서 들리는 비정상적인 심장소리이다. 불량한 심실 유연함이 있음을 나타낸다.

사르코이드증(sarcoidosis): 조직과 기관에 결절이 있는 것이 특징인 질병

일회박출량(stroke volume): 각 심장 수축마다 왼쪽 심실을 통해 분출되어 나오는 혈액량

수축기 기능이상(systolic dysfunction): 혈액을 분출하는 심장능력의 상실

참고문헌

1. American Heart Association: Heart Disease and Stroke Statistics-2003 Update, Dallas, 2002, The Association.
2. Hunt SA, Baker DW, Chin MH, et al: ACC/AHA Guidelines for the Evaluation and Management of Chronic Heart Failure in the Adult: Endorsed by the Heart Failure Society of America, Circulation 104(24):2996-3007, 2001.
3. Connolly K: New directions in heart failure management, Nurse Pract 25(7):23, 27-28, 31-24, 42-23, 2000.
4. Echeverria HH, Bilsker MS, Myerburg RJ, et al: Congestive heart failure: Echocardiographic insights, Am J Med 75(5):750-755, 1983.
5. Gheorghiade M, Bonow RO: Chronic heart failure in the United States: A manifestation of coronary artery disease, Circulation 27 97(3):282-289, 1998.
6. Dries DL, Sweitzer NK, Drazner MH, et al: Prognostic impact of diabetes mellitus in patients with heart failure according to the etiology of left ventricular systolic dysfunction, J Am Coll Cardiol 38(2):421-428, 2001.
7. Tecce MA, Pennington JA, Segal BL, Jessup ML: Heart failure: Clinical implications of systolic and diastolic dysfunction, Geriatrics 54(8):24-33, 1999.
8. Kessler KM: Heart failure with normal systolic function. Update of prevalence, differential diagnosis, prognosis, and therapy, Arch Intern Med 148(10):2109-2111, 1988.
9. Hogg K, Swedberg K, McMurray J: Heart failure with preserved left ventricular systolic function; epidemiology, clinical characteristics, and prognosis, J Am Coll Cardiol 43(3):317-327, 2004.
10. Mendes LA, Davidoff R, Cupples LA, et al: Congestive heart failure in patients with coronary artery disease: the gender paradox, Am Heart J 134:207-212, 1997.
11. Davie AP, Francis CM, Caruana L, et al: The prevalence of left ventricular diastolic filling abnormalities in patients with suspected heart failure, Eur Heart J 18(6):981-984, 1997.
12. Pina IL, Apstein CS, Balady GJ, et al: Exercise and heart failure: A statement from the American Heart Association Committee on exercise,

rehabilitation, and prevention, Circulation 107(8):1210-1225, 2003.
13. Mancini DM, Eisen H, Kussmaul W, et al: Value of peak exercise oxygen consumption for optimal timing of cardiac transplantation in ambulatory patients with heart failure, Circulation 83(3):778-786, 1991.
14. Leclerc KM, Levy WC: The role of norepinephrine in exercise impairment in congestive heart failure, Congest Heart Fail 9(1):33-28, 2003.
15. Mancini DM, LeJemtel TH, Factor S, et al: Central and peripheral components of cardiac failure, Am J Med 28 80(2B):2-13, 1986.
16. Kataoka T, Keteyian SJ, Marks CR, et al: Exercise training in a patient with congestive heart failure on continuous dobutamine, Med Sci Sports Exerc 26(6):678-681, 1994.
17. Mancini DM, Schwartz M, Ferraro N, et al: Effect of dobutamine on skeletal muscle metabolism in patients with congestive heart failure, Am J Cardiol 65(16):1121-1126, 1990.
18. Clark A, Volterrani M, Swan JW, et al: Leg blood flow, metabolism and exercise capacity in chronic stable heart failure, Int J Cardiol 55(2):127-135, 1996.
19. Clark AL, Poole-Wilson PA, Coats AJ: Exercise limitation in chronic heart failure: central role of the periphery, J Am Coll Cardiol 28(5):1092-1102, 1996.
20. Okita K, Yonezawa K, Nishijima H, et al: Skeletal muscle metabolism limits exercise capacity in patients with chronic heart failure, Circulation 98(18):1886-1891, 1998.
21. Braith RW, Limacher MC, Staples ED, et al: Blood gas dynamics at the onset of exercise in heart transplant recipients, Chest 03(6):1692-1698, 1993.
22. Mancini DM, Henson D, LaManca J, et al: Respiratory muscle function and dyspnea in patients with chronic congestive heart failure, Circulation 86(3):909-918, 1992.
23. Sullivan MJ, Higginbotham MB, Cobb FR: Exercise training in chronic heart failure delays ventilatory anaerobic threshold and improves submaximal exercise performance, Circulation 79(2):324-329, 1989.
24. Callegari S, Majani G, Giardini A, et al: Relationship between cognitive impairment and clinical status in chronic heart failure patients, Monaldi Arch Chest Dis 58(1):19-25, 2002.
25. Trojano L, Antonelli Incalzi R, Acanfora D, et al: Cognitive impairment: a key feature of congestive heart failure in the elderly, J Neurol 250(12):1456-1463, 2003.
26. Bennett SJ, Sauve MJ: Cognitive deficits in patients with heart failure: a review of the literature, J Cardiovasc Nurs 18(3):219-242, 2003.
27. Riegel B, Bennett JA, Davis A, et al: Cognitive impairment in heart failure: Issues of measurement and etiology, Am J Crit Care 11(6):520-528, 2002.
28. Stevenson LW, Perloff JK: The limited reliability of physical signs for estimating hemodynamics in chronic heart failure, JAMA 261(6):884-888, 1989.
29. Perloff JK: The jugular venous pulse and third heart sound in patients with heart failure, N Engl J Med 345(8):612-614, 2001.
30. Drazner MH, Rame JE, Stevenson LW, et al: Prognostic importance of elevated jugular venous pressure and a third heart sound in patients with heart failure, N Engl J Med 345(8):574-581, 2001.
31. Stevenson WG, Stevenson LW, Middlekauff HR, et al: Improving survival for patients with atrial fibrillation and advanced heart failure, J Am Coll Cardiol 28(6):1458-1463, 1996.
32. Maisel WH, Stevenson LW: Atrial fibrillation in heart failure: Epidemiology, pathophysiology, and rationale for therapy, Am J Cardiol 91(6A):2D-8D, 2003.
33. Patel R, Bushnell DL, Sobotka PA: Implications of an audible third heart sound in evaluating cardiac function, West J Med 158(6):606-609, 1993.
34. The Criteria Committee of the New York Heart Association: Nomenclature and Criteria for the Diagnosis of the Heart and Great Vessels, ed 6, Boston, 1964, Little, Brown.
35. Uretsky BF, Sheahan RG: Primary prevention of sudden cardiac death in heart failure: will the solution be shocking? J Am Coll Cardiol 30(7):1589-1597, 1997.
36. American College of Sports Medicine: ACSM's Guidelines for Exercise Testing and prescription, Baltimore, 2000, Williams & Wilkins.
37. Ainsworth BE, Haskell WL, Leon AS, et al: Compendium of physical activities: classification of energy costs of human physical activities, Med Sci Sports Exerc 25(1):71-80, 1993.
38. Ainsworth BE, Haskell WL, Whitt MC, et al: Compendium of physical activities: an update of activity codes and MET intensities, Med Sci Sports Exerc 32(9 suppl):S498-504, 2000.
39. Arena R, Humphrey R: Comparison of ventilatory expired gas parameters used to predict hospitalization in patients with heart failure, Am Heart J Mar 143(3):427-432, 2002.
40. Arena R, Myers J, Aslam SS, et al: Peak VO2 and VE/VCO2 slope in patients with heart failure: a prognostic comparison, Am Heart J 147(2):354-360, 2004.
41. Osada N, Chaitman BR, Miller LW, et al: Cardiopulmonary exercise testing identifies low risk patients with heart failure and severely impaired exercise capacity considered for heart transplantation, J Am Coll Cardiol 31(3):577-582, 1998.
42. Weber KT, Kinasewitz GT, Janicki JS, et al: Oxygen utilization and ventilation during exercise in patients with chronic cardiac failure, Circulation 65(6):1213-1223, 1982.
43. Myers J, Gullestad L, Vagelos R, et al: Cardiopulmonary exercise testing and prognosis in severe heart failure: 14 mL/kg/min revisited, Am Heart J 139:78-84, 2000.
44. ATS statement: Guidelines for the six-minute walk test, Am J Respir Crit Care Med 166(1):111-117, 2002.
45. Cahalin LP, Mathier MA, Semigran MJ, et al: The six-minute walk test predicts peak oxygen uptake and survival in patients with advanced heart failure, Chest 110(2):333-332, 1996.
46. Peeters P, Mets T: The 6-minute walk as an appropriate exercise test in elderly patients with chronic heart failure, J Gerontol A Biol Sci Med Sci 51(4):M147-151, 1996.
47. Faggiano P, D'Aloia A, Gualeni A, et al: Assessment of oxygen uptake during the 6-minute walking test in patients with heart failure: Preliminary experience with a portable device, Am Heart J 134(2 Pt 1):203-206, 1997.
48. Bittner V, Weiner DH, Yusuf S, et al: Prediction of mortality and morbidity with a 6-minute walk test in patients with left ventricular dysfunction. SOLVD Investigators, JAMA 270(14):1702-1707, 1993.
49. Shah MR, Hasselblad V, Gheorghiade M, et al: Prognostic usefulness of the six-minute walk in patients with advanced congestive heart failure secondary to ischemic or nonischemic cardiomyopathy, Am J Cardiol 88(9):987-993, 2001.
50. Curtis JP, Rathore SS, Wang Y, et al: The association of 6-minute walk performance and outcomes in stable outpatients with heart failure, J Card Fail 10(1):9-14, 2004.
51. Riley M, McParland J, Stanford CF, et al: Oxygen consumption during corridor walk testing in chronic cardiac failure, Eur Heart J 13(6):789-793, 1992.
52. Lucas C, Stevenson LW, Johnson W, et al: The 6-min walk and peak oxygen consumption in advanced heart failure: Aerobic capacity and survival, Am Heart J 138:618-624. 1999.
53. Jessup MLL, Loh E (eds): Heart Failure: A Clinicians' Guide to Ambulatory Diagnosis and Treatment (Contemporary Cardiology), Totowa, NJ, 2003, Humana Press.
54. Rector TS, Cohn JN: Assessment of patient outcome with the Minnesota Living with Heart Failure questionnaire: Reliability and validity during a randomized, double-blind, placebo-controlled trial of pimobendan. Pimobendan Multicenter Research Group, Am Heart J 124(4):1017-1025, 1992.
55. Rector TS, Kubo SH, Cohn JN: Validity of the Minnesota Living with Heart Failure questionnaire as a measure of therapeutic response to enalapril or placebo, Am J Cardiol 71(12):1106-1107, 1993.
56. Packer M, Colucci WS, Sackner-Bernstein JD, et al: Double-blind, placebo-controlled study of the effects of carvedilol in patients with moderate to severe heart failure. The PRECISE Trial. Prospective Randomized Evaluation of Carvedilol on Symptoms and Exercise, Circulation 94(11):2793-2799, 1996.
57. Colucci WS, Packer M, Bristow MR, et al: Carvedilol inhibits clinical progression in patients with mild symptoms of heart failure. US Carvedilol Heart Failure Study Group, Circulation 94(11):2800-2806, 1996.
58. Green CP, Porter CB, Bresnahan DR, et al: Development and evaluation of the Kansas City Cardiomyopathy Questionnaire: A new health status measure for heart failure, J Am Coll Cardiol 35(5):1245-1255, 2000.
59. American Physical Therapy Association: Guide to Physical Therapist Practice, ed 2, Alexandria, Va, 2001, American Physical Therapy Association.
60. Keteyian SJ, Levine AB, Brawner CA, et al: Exercise training in patients with heart failure. A randomized, controlled trial, Ann Intern Med 124(12):1051-1057, 1996.
61. Hambrecht R, Niebauer J, Fiehn E, et al: Physical training in stable chronic heart failure: effects on cardiorespiratory fitness and ultrastructural abnormalities of leg muscles, J Am Coll Cardiol 25(6):1239-1249, 1995.
62. Belardinelli R, Georgiou D, Cianci G, et al: Randomized, controlled trial of long-term moderate exercise training in chronic heart failure: Effects on functional capacity, quality of life, and clinical outcome, Circulation 99(9):1173-1182, 1999.
63. Meyer K: Exercise training in heart failure: Recommendations based on current research, Med Sci Sports Exerc 33(4):533-531, 2001.
64. Pashkow FJD, Dafoe WA (ed): Clinical Cardiac Rehabilitation: A Cardiologist's Guide, ed 2, Baltimore, 1999, Williams & Wilkins.
65. Sullivan MJ, Knight JD, Higginbotham MB, et al: Relation between central and peripheral hemodynamics during exercise in patients with chronic heart failure. Muscle blood flow is reduced with maintenance of arterial perfusion pressure, Circulation 80(4):769-781, 1989.
66. White M, Yanowitz F, Gilbert EM, et al: Role of beta-adrenergic receptor downregulation in the peak exercise response in patients with heart failure

due to idiopathic dilated cardiomyopathy, Am J Cardiol 76(17):1271-1276, 1995.

67. Mancini DM, Walter G, Reichek N, et al: Contribution of skeletal muscle atrophy to exercise intolerance and altered muscle metabolism in heart failure, Circulation 85(4):1364-1373, 1992.
68. Davies SW, Lipkin DP: Exercise physiology and the role of the periphery in cardiac failure, Curr Opin Cardiol 7(3):389-396, 1992.
69. Coats AJ: Exercise and heart failure, Cardiol Clin 19(3):517-524, 2001.
70. Cohen-Solal A, Logeart D, Guiti C, et al: Cardiac and peripheral responses to exercise in patients with chronic heart failure, Eur Heart J 20(13):931-945, 1999.
71. Stewart KJ, Badenhop D, Brubaker PH, et al: Cardiac rehabilitation following percutaneous revascularization, heart transplant, heart valve surgery, and chronic heart failure, Chest 123(6):2104-2111, 2003.
72. Experience from controlled trials of physical training in chronic heart failure. Protocol and patient factors in effectiveness in the improvement in exercise tolerance. European Heart Failure Training Group, Eur Heart J 19(3):466-475, 1998.
73. Hambrecht R, Gielen S, Linke A, et al: Effects of exercise training on left ventricular function and peripheral resistance in patients with chronic heart failure: A randomized trial, JAMA 283(23):3095-3101, 2000.
74. Willenheimer R, Erhardt L, Cline C, et al: Exercise training in heart failure improves quality of life and exercise capacity, Eur Heart J 19(5):774-781, 1998.
75. Afzal A, Brawner CA, Keteyian SJ: Exercise training in heart failure, Prog Cardiovasc Dis 41(3):175-190, 1998.
76. Meyer K, Laederach-Hofmann K: Effects of a comprehensive rehabilitation program on quality of life in patients with chronic heart failure, Prog Cardiovasc Nurs 18(4):169-176, 2003.
77. Oka RK, De Marco T, Haskell WL, et al: Impact of a home-based walking and resistance training program on quality of life in patients with heart failure, Am J Cardiol 85(3):365-369, 2000.
78. Corvera-Tindel T, Doering LV, Woo MA, et al: Effects of a home walking exercise program on functional status and symptoms in heart failure, Am Heart J 147(2):339-346, 2004.
79. Sullivan MJ, Higginbotham MB, Cobb FR: Exercise training in patients with severe left ventricular dysfunction: Hemodynamic and metabolic effects, Circulation 78(3):506-515, 1988.
80. Gielen S, Erbs S, Schuler G, et al: Exercise training and endothelial dysfunction in coronary artery disease and chronic heart failure. From molecular biology to clinical benefits, Minerva Cardioangiol 50(2):95-106, 2002.
81. Johnson W, Lucas C, Stevenson LW, et al: Effect of intensive therapy for heart failure on the vasodilator response to exercise, J Am Coll Cardiol 33(3):743-749, 1999.
82. Linke A, Schoene N, Gielen S, et al: Endothelial dysfunction in patients with chronic heart failure: Systemic effects of lower-limb exercise training, J Am Coll Cardiol 37(2):392-397, 2001.
83. Wilson JR, Frey MJ, Mancini DM, et al: Sympathetic vasoconstriction during exercise in ambulatory patients with left ventricular failure, Circulation 79(5):1021-1027, 1989.
84. Effron MB: Effects of resistive training on left ventricular function, Med Sci Sports Exerc 21(6):694-697, 1989.
85. Delagardelle C, Feiereisen P, Autier P, et al: Strength/endurance training versus endurance training in congestive heart failure, Med Sci Sports Exerc 34(12):1868-1872, 2002.
86. Karlsdottir AE, Foster C, Porcari JP, et al: Hemodynamic responses during aerobic and resistance exercise, J Cardiopulm Rehabil 22(3):170-177, 2002.
87. Meyer K, Samek L, Schwaibold M, et al: Physical responses to different modes of interval exercise in patients with chronic heart failure-application to exercise training, Eur Heart J 17(7):1040-1047, 1996.
88. Meyer K, Samek L, Schwaibold M, et al: Interval training in patients with severe chronic heart failure: analysis and recommendations for exercise procedures, Med Sci Sports Exerc 29(3):306-312, 1997.
89. Braith RW, Welsch MA, Feigenbaum MS, et al: Neuroendocrine activation in heart failure is modified by endurance exercise training, J Am Coll Cardiol 34(4):1170-1175, 1999.
90. Meyer K, Foster C, Georgakopoulos N, et al: Comparison of left ventricular function during interval versus steady-state exercise training in patients with chronic congestive heart failure, Am J Cardiol 82(11):1382-1387, 1998.
91. Myers J, Buchanan N, Walsh D, et al: Comparison of the ramp versus standard exercise protocols, J Am Coll Cardiol 17(6):1334-1342, 1991.
92. Pollock ML, Franklin BA, Balady GJ, et al: AHA Science Advisory. Resistance exercise in individuals with and without cardiovascular disease: benefits, rationale, safety, and prescription, Circulation 101(7):828-833, 2000.
93. Fletcher GF, Balady GJ, Amsterdam EA, et al: Exercise standards for testing and training: a statement for healthcare professionals from the American Heart Association, Circulation 104(14):1694-1740, 2001.
94. Consensus recommendations for the management of chronic heart failure. On behalf of the membership of the advisory council to improve outcomes nationwide in heart failure, Am J Cardiol 83(2A):1A-38A, 1999.
95. Moser DKR: Improving Outcomes in Heart Failure, Rockville, Md, 2001, Aspen.
96. Humphrey R, Bartels MN: Exercise, cardiovascular disease, and chronic heart failure, Arch Phys Med Rehabil 82(suppl 1):S76-81, 2001.
97. Franklin BA, Pamatmat A, Johnson S, et al: Metabolic cost of extremely slow walking in cardiac patients: implications for exercise testing and training, Arch Phys Med Rehabil 64(11):564-565, 1983.
98. Quell KJ, Porcari JP, Franklin BA, et al: Is brisk walking an adequate aerobic training stimulus for cardiac patients? Chest 122(5):1852-1856, 2002.
99. Thacker SB, Gilchrist J, Stroup DF, et al: The impact of stretching on sports injury risk: a systematic review of the literature, Med Sci Sports Exerc 36(3):371-378, 2004.
100. Hart LE: Effects of stretching on muscle soreness and risk of injury: A meta-analysis, Clin J Sport Med 13(5):321-322, 2003.
101. Dimsdale JE, Hartley LH, Guiney T, et al: Postexercise peril. Plasma catecholamines and exercise, JAMA 251(5):630-632, 1984.
102. Borg GA: Psychophysical bases of perceived exertion, Med Sci Sports Exerc 14(5):377-381, 1982.
103. Spann JC, Van Meter C: Cardiac transplantation, Surg Clin North Am 78(5):679-690, 1998.
104. Marzo KP, Wilson JR, Mancini DM: Effects of cardiac transplantation on ventilatory response to exercise, Am J Cardiol 69(5):547-553, 1992.
105. Kavanagh T: Physical training in heart transplant recipients, J Cardiovasc Risk 3(2):154-159, 1996.
106. Morrone TM, Buck LA, Catanese KA, et al: Early progressive mobilization of left ventricular assist devices is safe and optimizes recovery before heart transplantation, J Heart Lung Transplant 15(4):423-429, 1996.
107. Foray A, Williams D, Reemtsma K, et al: Assessment of submaximal exercise capacity in patients with left ventricular assist devices, Circulation 94(9 suppl):II222-226, 1996.
108. Mancini D, Goldsmith R, Levin H, et al: Comparison of exercise performance in patients with chronic severe heart failure versus left ventricular assist devices, Circulation 98(12):1178-1183, 1998.

제 34 장

호흡기능상실

Respiratory Failure

학습개요

목적

병리현상

호흡계 해부학 / 호흡계 생리학 / 호흡기능상실의 병태생리

검진

병력 / 계통관찰 / 검진과 측정

평가, 진단, 예후

중재

호흡기능상실에 대한 의학적 관리 / 재활중재

사례연구

요약

추가정보

용어

참고문헌

학습목표

이 장을 읽은 후, 다음의 사항을 할 수 있어야 한다.

1. 호흡기능상실의 유병률과 발생률, 이것이 미치는 경제적 영향에 대해 기술한다.
2. 환기와 호흡과 관련된 정상적인 생리과정을 기술한다.
3. 호흡불충분과 기능상실을 유발하는 병태생리적 과정을 기술한다.
4. 호흡기능상실의 형태를 구분한다.
5. 호흡기능상실과 관련된 흔한 질병과 진단을 확인한다.
6. 호흡기능상실의 잠재적인 합병증과 재활과 기능적 능력에 미치는 영향을 기술한다.
7. 호흡기능상실 환자를 위한 신뢰할만하고 타당성이 있는 측정 및 검진을 사용한다.
8. 호흡기능상실 환자를 위한 재활중재를 적용하고 이들 중재의 기전을 이해한다.

호흡기능상실은 폐내 가스교환의 감소 또는 폐 안과 밖으로 가스움직임이 감소되기 때문에 대기 중 공기와 순환하는 혈액 사이에 가스교환의 상해로 인해 발생된다.[1] 인체로부터 산소를 전달하고 이산화탄소를 배출하기 위한 숨쉬기(breathing)는 여러 단계의 생리적 과정을 거친다. 적절한 혈액가스를 효율적으로 유지하는 것은 생존을 위해 중요하고 일상생활에 필요한 에너지를 제공한다. 숨쉬기를 통해, 폐는 폐포(alveoli)라 알려진 종말기도를 통해 혈액과 대기 중의 가스교환을 한다. 숨쉬기는 환기(ventilation)와 호흡(respiration) 두 과정이 연결되어 있다. 호흡은 폐포공기 공간과 혈액 사이 가스교환이 일어나는 과정이고, 환기는 폐 안과 밖으로 공기가 이동하는 것이다. 이러한 과정은 산소공급과 이산화탄소 같은 신진대사 산물을 제거하는데 필요한 것이다. 신체는 산소와 이산화탄소를 수송하는 심혈관계능력과 이산화탄소를 생성하고 제거하면서 산소를 추출하고 이용하는 능력에 의존한다. 호흡과 심혈관계, 산소추출 및 이용능력은 산소운반계에 포함된다(그림 34-1). 호흡불충분과 이후 발생하는 기능상실은 신체의 신진대사적 요구에 반응하여 안정적인 가스교환을 유지하지 못할 때 발생하는 것으로, 결국 부적절한 산소공급 또는 부적절한 이산화탄소 제거를 유발한다.

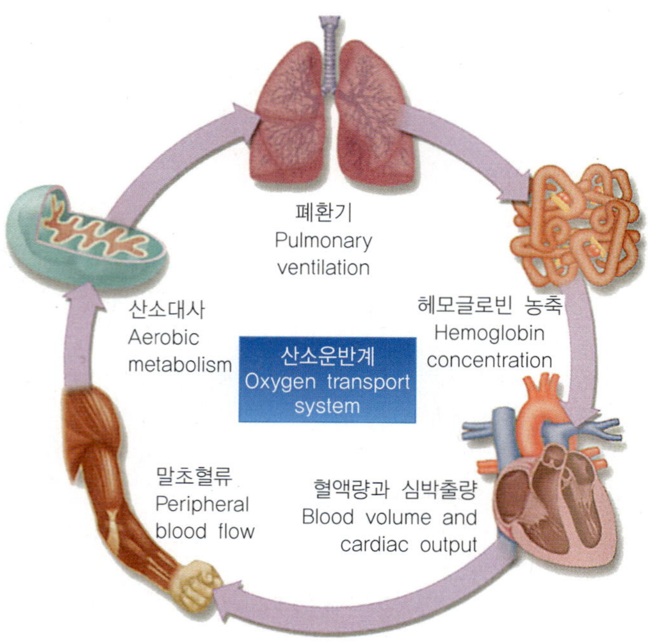

그림 34-1 산소운반계. 산소를 공급하고 이산화탄소를 제거한다.
From McArdle WD, Katch FI, Katch VL: Exercise Physiology: Energy, Nutrition, and Human Performance, ed 5, Philadelphia, 2001, Lippincott, Williams & Wilkins.

호흡기능상실은 흔하고 심각한 건강 문제이다. 급성호흡기능상실은 아동에서 전체 사망률의 58%를 차지하는 것으로 알려지고 있다.[2] 성인인 경우, 호흡기능상실은 일반적으로 급성호흡곤란증후군(acute respiratory distress syndrome, ARDS) 또는 만성폐쇄폐질환(chronic obstructive pulmonary diseas, COPD) 때문이다. ARDS의 발생률은 100,000명당 1.5~17.9명이고 미국에는 COPD 환자가 거의 2,400만 명이 있다.[3] COPD는 미국에서 4번째 주요 사망원인이고 2020년에는 3번째 사망원인이 될 것으로 추정된다. 또한 COPD는 2020년에 세계에서 주요 장애원인 중 3번째가 될 것으로 추정되고 있다.[4] 호흡기능상실이 흔해짐에 따라, 호흡기능상실의 합병증과 관련된 비용을 줄이고 삶의 질을 높이며 상실된 기능을 회복하는데 도움을 제공하는 재활전문가의 역할이 증가될 것이다. 호흡기능상실은 질병, 상태, 또는 과정으로 인한 상태이다. 일반적으로, 호흡기능상실은 기도, 폐조직, 또는 뼈대, 근육, 호흡계의 신경요소의 질환으로 유발된다. 기본적인 병리현상에 관계없이, 재활전문가는 현실적인 목표와 중재방법을 설정하기 위해 기능적인 제한 정도를 평가해야 한다. 글상자 34-1은 호흡기능상실과 관련된 흔한 진단목록이다.[5]

이 장에서 제시되는 것은 우선적 치료행위 패턴 6E(환기 펌프 기능이상 또는 기능상실과 관련된 환기와 호흡 · 가스교환 손상) 및 6F(호흡기능상실과 관련된 환기, 호흡 · 가스교환 손상)이다. 우선적 치료행위 유형 6G(신생아에서 나타나는 호흡기능상실과 관련된 환기, 호흡 · 가스교환, 유산소 능력 · 지구력 손상)는 포함되지 않았다. 왜냐하면 흔한 상황이 아니기 때문이다. 그러나 성인에게 적용되는 정보가 유아에게도 적용될 수 있다.

1. 병리현상

산소운반계가 효과적으로 기능을 발휘하기 위해서는 그

글상자 34-1 호흡기능상실과 관련된 진단 (ICD-9 코드)

회색질척수염(poliomyelitis, 045)	폐공기증 (emphysema, 492)
낭성섬유증 (cystic fibrosis, 277.0)	천식(asthma, 493)
파킨슨병(332)	기관지확장증 (bronchoectasis, 494)
헌팅톤무도병(333.4)	공기가슴증 (pneumothorax, 512)
척수소뇌 질병(334)	폐부종(514)
근육위축가쪽경화증(335.20)	기타 폐 침범 상태(517)
다발경화증(340)	염증성 폐 섬유화(515)
사지마비(344.00)	폐의 기타 질환(518)
길리안-바레증후군(357.00)	급성호흡기능상실(518.81)
바이러스 폐렴(480)	가로막(diaphragm) 질환(519.4)
근디스트로피 (muscular dystrophy, 359.1)	척추 만곡(737)
박테리아 폐렴(482)	화상(941~949)
만성기관지염(491)	

국제 질병 분류 ICD-9, international classification of disease, ninth reversion.*

림 34-1에 있는 각 요소들이 적절하게 작동해야 한다. 비록 한 요소에서의 작은 결함은 다른 요소에서 보상될 수 있지만, 결함이 커지거나 장기화되면 보상이 힘들어지고 기능상실이 발생한다. 활동은 산소운반계의 요구를 증가시키기 때문에, 재활전문가는 환자의 활동 수준이나 움직임 강도를 조절함으로써 저하된 산소운반계가 보상될 수 있게 해야 한다.

호흡계 해부학

호흡계는 뼈대요소, 근육요소, 폐와 기도, 신경조절중추의 4가지 요소로 구성되어 있다.

호흡계의 뼈대요소. 뼈대요소에는 가슴을 형성하는 등뼈, 복장뼈(sternum), 갈비뼈가 있다(그림 34-2). 가슴은 폐, 심장, 주요 혈관을 보호하고 있다. 또한 호흡에 관련된 근육이 부착되어 있고 가슴확장이 일어날 수 있다. 갈비뼈우리의 윗부분은 아랫부분보다 움직임이 적다. 적절한 환기를 위해, 가슴과 폐는 앞-뒤, 좌-우, 안-바깥 모든 방향으로 확장되어야 한다. 이를 위해서는 갈비뼈의 운동성이 필요하다. 갈비뼈 또는 폐의 확장성 제한은 호흡계의 부하를 높이고, 기도로 공기가 이동되는 것이 줄어들고, 간접적으로 호흡근육의 피로와 기능상실을 유발할 수 있다.

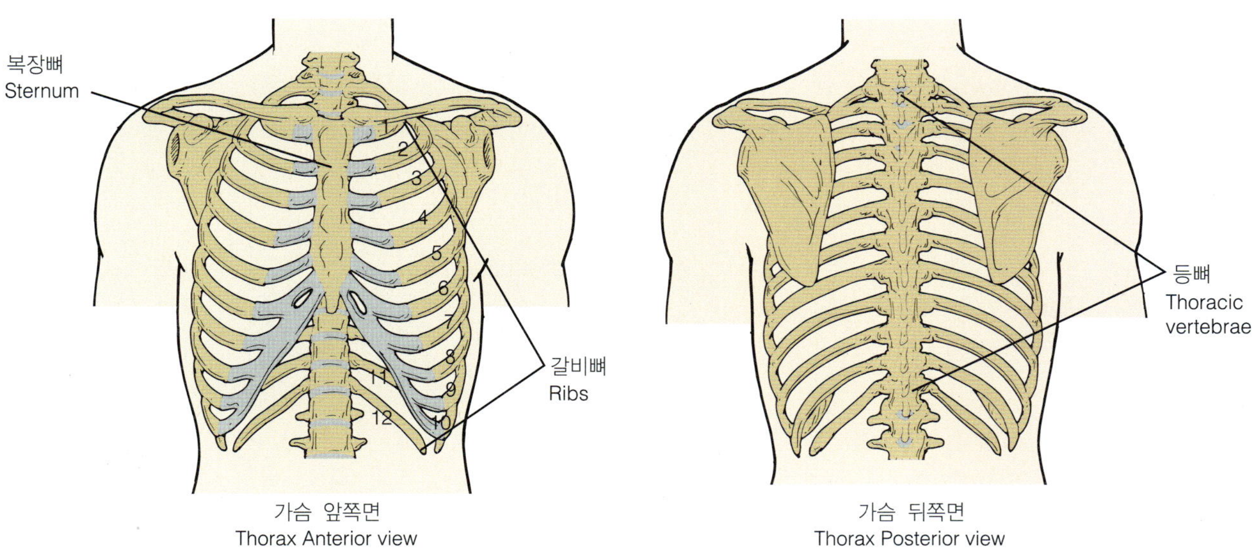

그림 34-2 호흡계의 뼈대요소

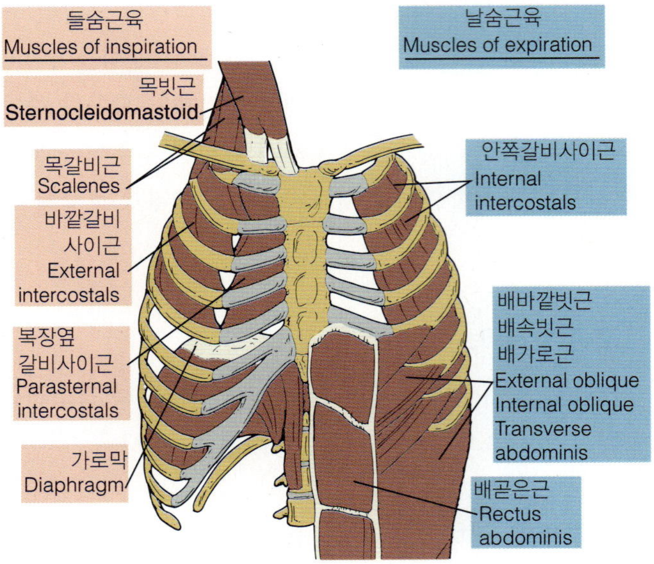

그림 34-3 호흡계의 근육요소

호흡계의 근육요소. 호흡계의 근육요소에는 주요 숨쉬기 근육, 가로막과 환기를 위한 보조근육으로 구성되어 있다(그림 34-3). 이러한 근육이 수축하면 음압이 발생하여 기도로 공기가 들어온다. 만일 가로막 작용이 부족하면 보조근육들이 도움을 준다. 가슴에 붙은 근육들은 환기를 위해 보조근육으로 작용한다. 그림 34-3과 표 34-1에 제시된 것처럼 보조근육은 들숨과 날숨 시 작용한다.

가로막(diaphragm)은 신경뿌리 C3, 4, 5로 구성된 가로막신경에 의해 신경지배를 받는다. 가로막은 L3 위쪽, 갈비뼈우리 아래쪽 면, 복장뼈의 칼돌기(xiphoid process)에서 시작한다. 섬유들은 둥근 원형을 만들면서 온중앙힘줄(common central tendon)에서 끝난다. 가로막은 3차원 공간에서 수축하는 것으로, 뼈에서 시작하지만 뼈에서

표 34-1 호흡근육

	잇는곳	닿는곳	신경지배
들숨근육			
가로막	칼돌기 아래 6 갈비연골 허리척추의 앞쪽 표면	중심 힘줄	가로막 신경(C3~C5)
바깥갈비사이근	위쪽갈비뼈의 아래가장자리 근육섬유는 아래안쪽으로 주행	아래갈비뼈의 위쪽가장자리	T1~T12
위쪽등세모근	위쪽목덜미선의 안쪽부분	날개뼈의 먼쪽$\frac{1}{3}$	척수더부신경(CN XI)
목빗근	빗장뼈의 안쪽$\frac{1}{3}$과 복장뼈 자루	꼭지돌기	척수더부신경(CN XI)
목갈비근	C3~C7의 가로돌기	첫번째와 두번째 갈비뼈	C4~C8
앞톱니근	위쪽 8번 갈비뼈까지	날개뼈의 안쪽가장자리	긴가슴신경(C5~7)
큰가슴근	빗장뼈와 복장뼈	위팔뼈의 결절사이고랑의 가쪽선	안쪽과 가쪽 가슴신경(C5~T1)
작은가슴근육	갈비뼈 2~4 또는 3~5	날개뼈의 부리돌기	안쪽과 가쪽 가슴신경(C5,T1)
배근			T5~L1
넓은등근	T6~T12의 가시돌기, 위쪽 엉치뼈와 엉덩뼈능선	위팔뼈의 결절사이고랑	가슴등신경, C6~C8
날숨근육			
배근			T5~L1
안쪽갈비사이근	위쪽 갈비뼈의 아래가장자리 근섬유는 아래가쪽으로 주행	아래갈비뼈의 위쪽가장자리	T1~12

Data from Clarkson H: Musculoskeletal Assessment: Joint ROM and Manual Muscle Strength, ed 2, Philadelphia, 2000, Lippincott Williams & Wilkins.
CN, Cranial nerve.

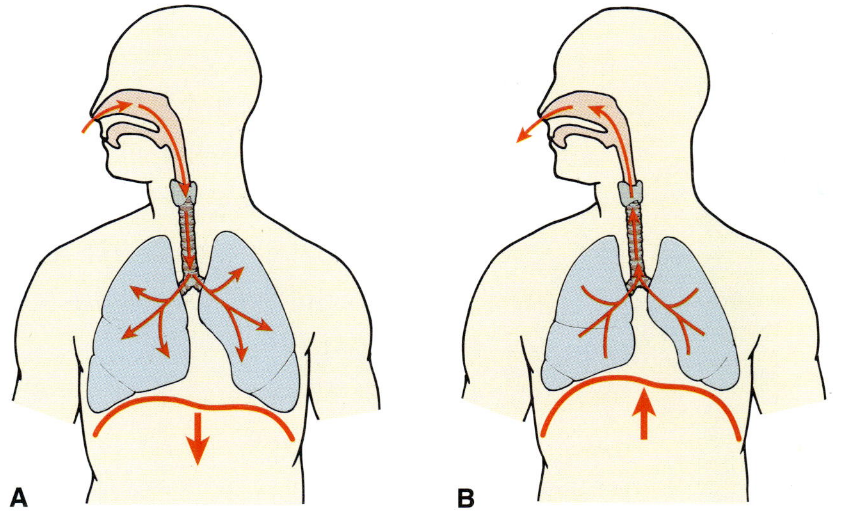

그림 34-4 가로막은 주요 호흡근육이다. A, 가로막수축 시 내려간다(들숨); B, 가로막이완 시 올라간다(날숨).

끝나지 않는다. 안정 시 가로막은 길이장력관계를 적절히 유지하여 수축 효율성을 높이기 위해 돔모양으로 올라가 있다. 폐공기증 같은 일부 질병에서, 안정 시 가로막의 위치가 아래로 내려와 있기 때문에 역학적인 이점이 떨어져 수축능력이 감소한다.[6] 또한 가로막의 위치는 사람마다 다양하고 나이, 체중, 가슴용적에 영향을 받는다.[7] 가로막이 수축하면 편평해지면서 내려오게 되며(그림 34-4), 가슴용적이 커지면서 공기가 들어올 수 있게 음압이 형성된다. 가로막은 기본적으로 피로에 잘 견디는 느린 수축섬유로 되어 있고, 또한 힘을 내는 빠른 섬유도 함께 존재한다.[8] 이러한 구성에 의해 가로막은 항상 수축할 수 있는 능력이 있으며, 필요시 강한 힘을 낼 수도 있다.

가로막이 수축을 시작하면, 편평해지면서 아래로 내려오고, 공기가 폐로 들어오면서 눈으로 관찰될 만큼 배가 튀어 나온다.[9] 가로막수축이 더욱 진행되면 배 내부에 있는 장기에 도달할 때까지 가로막이 내려온다. 이 시점에서, 온중앙힘줄은 "고정되거나" 움직이지 않는다. 가로막수축이 더욱 더 진행되면, 가로막이 갈비뼈를 잡아당겨 갈비뼈우리 아래 면이 눈에 보일 정도로 확장된다. 최대 폐확장을 위해, 호흡 보조근육들이 가슴 위쪽부분을 확장시킨다. 들숨동안 움직임 순서대로 나열하면, 먼저 배가 올라오고, 가쪽 갈비뼈확장, 가슴 위쪽 부분의 확장이 어느 정도 발생한다. 이는 모두 적절한 폐활량을 위해 필요한 것이다.[9] 들숨비율과 숨쉬기 조절은 폐 속으로 이동하는 공기에 영향을 줄 수 있다. 조절된 느린 숨쉬기는 더 깊게 기도로 공기를 운반할 수 있다.[10,11]

폐와 기도. 호흡기관인 폐는 가슴 내에 위치하고 있다.

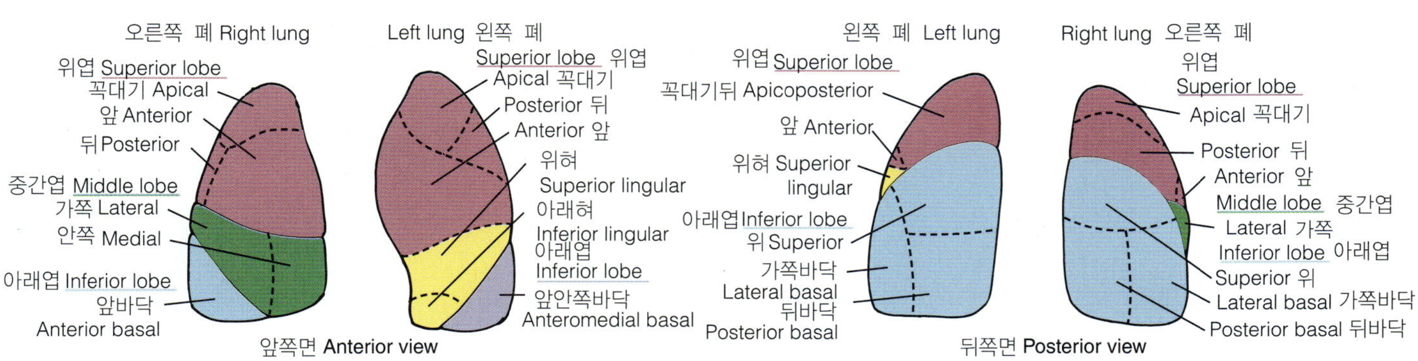

그림 34-5 폐의 엽과 분절

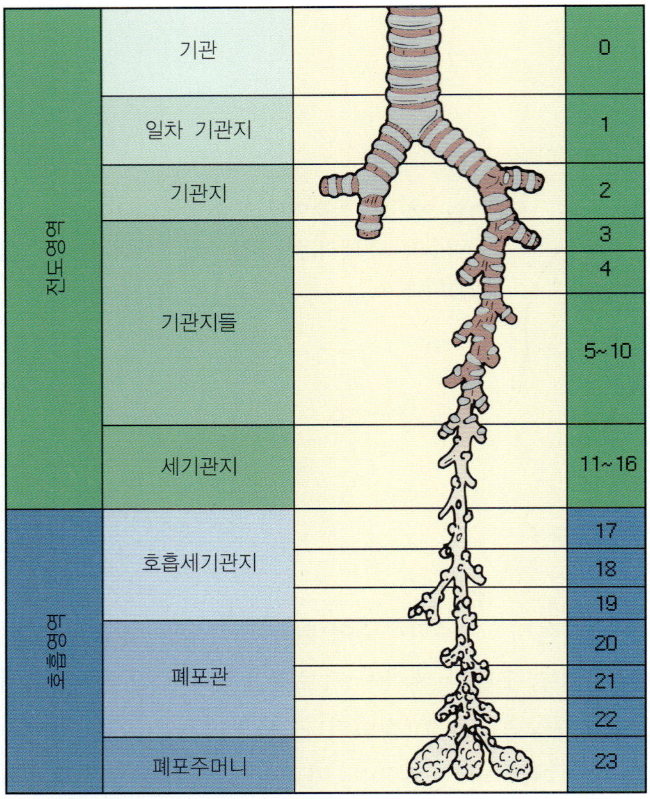

그림 34-6 기도 가지들. 기관에서 16번째 가지까지 전도영역이고 호흡영역은 17번째가지 이후부터이다.

오른쪽과 왼쪽 폐는 각각 엽(lobe)과 분절(segment)로 나뉘어 진다(그림 34-5). 기관(trachea)을 통해 들어온 공기는 T3 가시돌기(뒤쪽)와 복장뼈각(sternal angel)(앞쪽)이 있는 위치에서 왼쪽과 오른쪽 기관지(bronchus)로 들어간다. 이후 공기는 더 작은 엽기관지, 분절기관지로 이동하고, 가스교환이 일어나는 폐포까지 연결된 세기관지(bronchiole)로 이동한다(그림 34-6). 23~25개 수준의 가지들이 존재한다. 17번째 가지 아래의 기관은 오로지 호흡기도(respiratory airway)로 작용한다. 전도기도(conducting airway)에서는 가스교환이 발생하지 않는다. 가스교환이 일어나는 호흡기도는 17번째 가지 이후부터 거의 시작된다. 이러한 기도의 특징은 폐포가 있는 것이고, 심부로 갈수록 폐포의 수가 증가한다. 기도는 기본적으로 후두개와 기능적인 기침에 의해 보호되고 있다. 이들은 점액을 제거하고 이물질을 제거하는데 중요하다(24장 참조).

호흡계 생리학

숨쉬기의 신경조절. 숨쉬기는 폐포환기(alveolar ventilation)를 촉진하기 위한 것이고 수의적 및 불수의적 조절을 받는다. 호흡중추는 뇌줄기에 있는 다리뇌(pons)와 숨뇌(medulla)에 있다. 운동겉질, 말초의 화학수용기, 근육뼈대계 및 폐의 기계수용기로부터의 정보는 신체 신진대사 요구에 반응하여 숨쉬기 깊이와 빈도를 조절하는 호흡근육을 조정한다.[13]

대부분의 숨쉬기는 불수의적인 것이고 기계수용기와 화학수용기에 반응하는 것이다. 안정 시, 숨쉬기는 기본적으로 화학적인 조절에 의해 이루어진다.[13] 중추와 말초 화학수용기는 각각 이산화탄소와 산소의 농도를 감지하고, 호흡을 결정한다. 혈액에 있는 이산화탄소의 농도를 감지하는 중추 화학수용기가 숨쉬기를 유도하는 일차적인 기관이다. 이산화탄소 농도가 높아짐에 따라, 이산화탄소를 배출하기 위한 환기 증가를 유도한다. 이 기전은 종종 숨쉬기를 위한 고탄산유도(hypercapnic drive)로 표현된다. 말초 화학수용기는 대동맥활과 온목동맥(common carotid artery)에 위치하고 혈중 산소농도에 반응한다. 만일 산소농도가 정상보다 떨어지면, 이 수용기는 환기를 증가시킨다. 이것은 고탄산유도를 보조하는 것으로 종종 저산소유도 또는 이차적인 유도로 표현된다.

화학수용기와 더불어, 폐와 근육뼈대에 있는 기계수용기는 전반적인 호흡패턴을 조절하기 위해 신장 또는 움직임에 반응한다. 들숨용량에 폐가 가까워지면, 기계수용기는 들숨을 억제하고 날숨을 촉진하여 폐가 과도하게 신장되지 않도록 한다. 근육뼈대에 있는 기계수용기는 운동 초기 단계에서 숨쉬기를 자극하는 역할을 수행하는 것으로 여겨진다.

기도와 폐혈관은 자율신경성 조절을 받는다. 교감신경 활성화는 기도확장과 분비물생성 억제를 유발하지만, 부교감신경 활성화는 반대 효과가 있다. 폐혈관은 기본적으로 산소농도에 영향을 받고 산소농도가 떨어지면 수축한다. 이 현상은 저산소 혈관수축으로 알려져 있다.[14]

이러한 불수의적인 숨쉬기 조절과 더불어, 숨쉬기는 운동겉질에 의한 수의적인 조절을 받는다. 이 형태의 조절은 노래 부르기, 생일 촛불 끄기 같은 불기, 물 속에 들어가기 전 깊은 호흡, 운동 중에도 어느 정도 일어난다.

폐기능검진과 폐용량. 환기펌프계는 기도를 통해 들어오고 나가는 공기량과 공기흐름 정도를 조절한다. 폐용적(lung volume), 용량(capacity), 흐름율(flow rate)의 정상적인 수치는 표 34-2에 제시되어 있고, 용적과 용량은 그림 34-7에 제시되어 있다. 폐용량은 둘 또는 그 이상의 용적의 합이다. 폐용적과 용량은 신체 크기, 성별, 키, 체중에 따라 다양하고 병리현상에 의해 줄어든다. 줄어든 폐용적과 용량은 종종 제한성 폐질환과 관련이 있다.

기도 기능을 평가하기 위해 흔히 사용되는 측정은 강제폐활량(forced vital capacity, FVC), 1초 동안의 강제날숨용적(forced expiratory volume in 1 second, FEV_1), 강제중간날숨유량(forced midexpiratory flow, $FEF_{25\sim75\%}$)이다. FVC는 최대들숨과 날숨 동안 움직이는 공기의 용적이다. FVC를 측정하기 위해, 환자는 측정장비 또는 폐활량측정기를 입에 물고 최대들숨을 한 후 폐가 완전히 빈 느낌이 들 때까지 최대로 날숨을 쉰다. 강하게 숨쉬기를 하는 동안 움직이는 공기 용적이 FVC이다. FEV_1은 1초 동안 시행되는 FVC를 말하며 큰 기도를 통해 움직이는 공기를 나타내는 것이다. $FEF_{25\sim75\%}$는 FVC를 수행하는 동안 날숨 중간부분의 공기흐름 정도이며 직경이 작은 기도에 의해 영향을 받는다. 공기흐름의 감소는 종종 폐쇄폐질환과 관련이 있다.

동맥폐포 산소 차이. 동맥과 폐포 내에 있는 공기 사이의 산소농도 차이를 동맥폐포 산소차이(arterial-alveolar oxygen difference)라 부르고, 약어로 PAO_2-PaO_2라 표현한다. 이 수치는 폐에서 적절한 가스교환이 발생하였는지를 나타내는 것이다. 만일 폐순환계와 폐포 사이 확산이 손상되면 PAO_2-PaO_2는 커지고 적은 산소가 폐포를 통해 혈액으로 이동한다. 정상적인 PAO_2-PaO_2는 20mmHg이지만, 아동은 10mmHg로 낮을 수 있고, 노인은 30mmHg로 높을 수 있다.[15]

환기와 관류. 환기($\dot{V}$)는 대기에서 들어오고 폐에서 나가는 공기의 움직임이고 폐로 공기를 빨아들이는 힘을 생성하는 호흡근육의 능력에 달려있다. 분당 환기(minute

표 34-2 환기와 관련된 폐용적

용적	정의	성인 정상 수치
일회호흡량(TV)	숨쉬기 시 들어오거나 나가는 용적	600~500㎖
들숨잔존용적(IRV)	일회 들숨 후 최대로 들어 마실 수 있는 공기용적	3,000~1,900㎖
날숨잔존용적(ERV)	일회 날숨 후 최대로 내쉴 수 있는 공기용적	1,200~800㎖
전체 폐용량(TLC)	최대들숨 말기에 폐에 있는 공기용적	6,000~4,200㎖
잔기용적(RV)	최대날숨 후 폐에 있는 공기용적	1,200~1,000㎖ (20~25% TLC)
폐활량(VC)	최대들숨에서 최대날숨까지 공기용적	4,800~3,200㎖
들숨용량(IC)	일회 날숨에서 최대들숨까지 공기용적	3,600~2,400㎖
기능잔존용량(FRC)	일회 날숨 후 폐에 있는 공기용적	2,400~1,800㎖ (40~50% TLC)
강제폐활량(FVC)	최대들숨에서 최대날숨까지 강제로 내쉬는 공기용적	4,800~3,200㎖
흐름	**정의**	**성인 정상 수치**
FEV1	강제폐용량방법으로 1초 동안 내쉬는 공기용적	75~80% FVC
FEV1/FVC 비율		0.75~0.80
최고 날숨율(PEF)	FVC 수행 동안 도달되는 최고공기흐름	9~10ℓ /sec

폐용적과 용량. 전체폐용량(total lung capacity, TLC); 폐용량(vital capacity, VC); 잔존용량(reserve capacity, RC) 들숨용량(inspiratory capacity, IC); 기능적 잔기용량(functional residual capacity, FRC) 들숨잔존용적(inspiratory reserve volume, IRV); 일회호흡량(tidal volume, TV); 날숨잔존용적(expiratory reserve volume, ERV); 최고날숨율(peak expiratory flow, PEF).

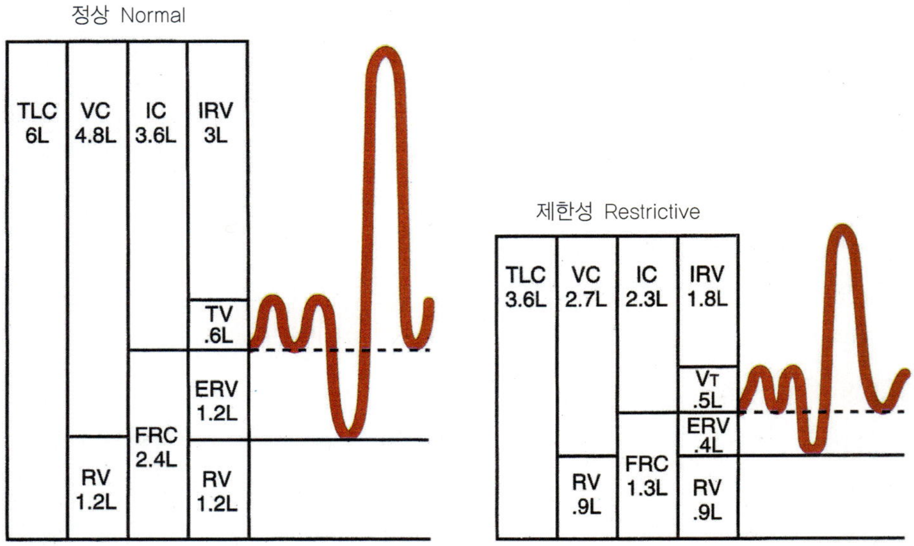

그림 34-7 폐용적과 용량. 전체폐용량(total lung capacity, TLC); 폐활량(vital capacity, VC); 잔존용량(reserve capacity, RC) 들숨용적(inspiratory capacity, IC); 기능잔기용량(functional residual capacity, FRC) 들숨예비량(inspiratory reserve volume, IRV); 일회호흡량(tidal volume, TV); 날숨예비량(expiratory reserve volume, ERV).

ventilation, MV)는 1분 동안 움직이는 공기량이고 L/min으로 측정된다. MV는 일회호흡량에 호흡수를 곱한 것이다.

MV=TV×RR

여기에서 MV=분당 환기이고, TV=일회호흡량, RR=분당 호흡수이다.

최대수의적 환기(maximal voluntary ventilation, MVV)는 개인의 최대 MV이고 유산소능력에 영향을 주며, 모든 산소운반계에 의해 영향을 받는다. MVV는 폐기능검진으로 측정된다. MVV는 최대유산소용량까지 도달하지 않고 폐기능이상 있을 때만 유산소능력을 제한하는 요인이 된다. 폐기능장애가 있는 환자는 운동 또는 활동 동안 MVV에 도달할 수 있다.[16] MV가 자신의 MVV의 50%에 도달할 때, 이들은 호흡곤란을 느낀다.[17] MVV의 70%에서 호흡근육은 피로가 시작되고, MVV의 90%에서는 단시간 호흡을 유지할 수 있다.[18] 환기잔기(MVV-MV)는 만성폐쇄성폐질환 환자의 예후와 관련이 있다.[19] 비록 재활전문가들이 이러한 수치를 항상 정확히 측정할 수 없지만, 이러한 개념은 호흡문제가 있는 환자를 치료할 때, 운동 강도를 선택할 때 고려해야 한다.

폐관류(Q)는 폐를 통해 흐르는 혈액량이다. 폐포관류(alveolar perfusion)는 가스교환에 참여하는 폐포까지 도달하는 유일한 혈액이기 때문에 호흡에 가장 큰 영향을 준다. 폐순환은 심혈관계의 통합성과 상태에 기본적으로 영향을 받는다. 울혈심장기능상실(congestive heart failure), 폐색전, 고혈압 같은 상태는 폐관류를 줄일 수 있어 호흡을 방해한다.

환기와 관류가 폐에 동일하게 영향을 주는 것은 아니다.[20~23] 기립자세에 있을 때, 중력에 의해 폐 아랫부분에서 관류가 더욱 잘 되고 폐 윗부분에서 환기가 더욱 잘 된다.[24] 따라서, 영향을 받는 부분이 덜 부풀어 오르기 때문에, 이들은 확장 가능성이 매우 커진다(예: 잔존용량이 커짐). 따라서 만일 환기가 정상 수준을 넘어서 증가되면, 부가적인 환기는 아래쪽에서 발생할 것이다.

환기와 관류의 균형

환기(ventilation)와 관류(perfusion)는 충분한 가스교환과 호흡을 위해 균형(matching)을 이루어야 하며 정상적인 관류는 환기 비율은 0.6에서 3.0이다. 비율이 떨어지면 폐 아랫부분에서 관류가 높고 환기가 적음을 의미하는 것이고, 비율이 높으면 폐 윗부분에서 환기가 많고 관류가 떨어짐을 의미하는 것이다.[25] 적절한 가스교환은 관류:환기 비율이 1인 것이다. 기립 위치에서, 이것은 폐의 중간 영역에서 발생한다. 폐에서 환기와 관류의 전반적인 분포는 정상적인 상황에서 폐 내 적절한 가스교환을 유발하는 환기 대 관류 균형을 이룬다. 관류와 환기 불균형은 가스교환을 떨어뜨리고 폐기능을 제한하며, 관류 또는 환기 손상에 의해 유발될 수 있다.

죽은 공간(dead space)은 폐 내에서 호흡에 참여하지 않는 영역을 말한다. 죽은 공간은 해부학적 또는 생리학적으로 정상적인 부분이다. 해부학적 죽은 공간은 전도기도(예: 기관과 기관지) 같은 환기 대 관류 비율이 높은 정상적인 영역이다. 이 영역은 가스교환에 참여하지 않는다. 생리학적 또는 병리현상적인 죽은 공간은 질병과정 또는 비정상적인 상태로 인해 호흡에 참여하지 않는 영역을 말하며 관류에 문제가 발생하는 것이다. 예를 들어, 생리적 죽은 공간은 폐색전이 발생하여 혈액흐름을 차단해, 폐포 관류가 안 되는 것이다.

폐단락(pulmonary shunt)인 경우, 관류가 환기보다 크다. 이는 폐의 아랫부분에서 정상적으로 발생할 수 있고 또한 병적인 상태에서도 발생할 수 있다. 폐단락의 예는 무기폐(atalectasis; 기도붕괴) 또는 경화(분비물로 폐포가 채워짐)이다. 이러한 상태는 환기를 감소시키지만 관류를 감소시키지는 않는다.

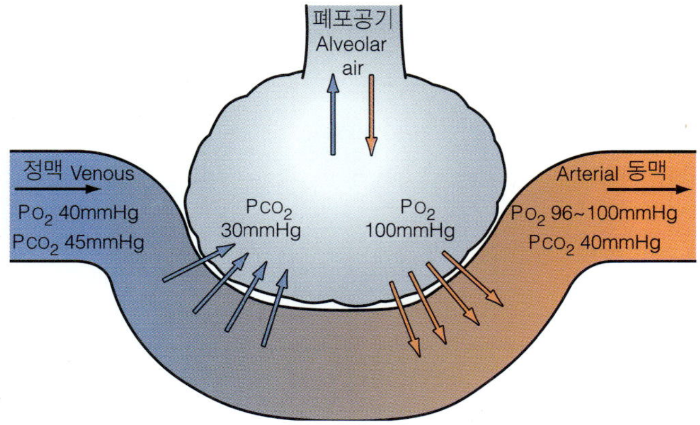

그림 34-8 폐포에서 확산을 통한 가스교환

호흡. 호흡(respiration)은 대기와 조직 사이에 가스교환이 이루어지는 과정이다. 이 과정에서 산소의 섭취와 이산화탄소의 배출이 일어나는데, 폐포에서 확산을 통해 발생한다. 폐에서 확산에 영향을 주는 4가지 요인은 가스분압, 가스교환을 위한 표면영역, 막의 두께, 시간이다. 산소와 이산화탄소의 분압은 가스교환과 확산을 유발하는 힘이 된다(그림 34-8). 가스분압은 평형을 이룰 때까지 높은 분압에서 낮은 분압으로 확산한다. 동맥혈가스에서 이 부분에 대해 자세히 다루겠다.

표면영역은 공기와 혈액이 접촉하는 폐포막의 면적이다. 폐포의 면적은 기도 중 가장 큰 것으로 남성인 경우 118m^2, 여성인 경우 91m^{2}이고, 농구장의 약 $\frac{1}{4}$에 해당한다.[26,27] 호흡에 관여하는 전체 폐포 표면은 폐포의 크기와 수에 달려 있고 환기의 양과 질병유무에 영향을 받는다. 폐포막은 단층의 내피세포로 구성되어 있고, 가스교환이 일어나도록, 매우 얇은 막으로 되어 있다. 질병 또는 점액이 있으면, 호흡에 참여하는 폐포의 수가 줄어들거나 폐포막이 두꺼워질 수 있다. 폐렴은 환기에 관여하는 폐포의 수를 줄일 수 있고 폐공기증(emphysema)은 폐포벽을 손상시켜 폐포면적을 줄일 수 있다. 이 둘은 결국 가스교환을 손상시키고 호흡기능손상을 유발할 것이다.

확산에 영향을 주는 마지막 요소는 폐포와 접촉하는 가스의 시간이다. 가스분압, 폐포의 표면영역, 또는 폐포막의 두께 변화는 확산시간을 증가시킴으로 보상될 수 있다.

동맥혈가스. 동맥혈가스분석은 산소분압(partial pressure of O_2, Pao_2), 이산화탄소분압(partial pressure of CO_2, $Paco_2$), 중탄산염(HCO_3)의 수준, 동맥혈의 pH를 측정하는 것으로, 기본적으로 호흡과 환기상태, 전반적인 신체 생리학적 상태를 보여주는 것이다. 정상적인 경우, 산소공급과 요구가 균형을 이루고 이산화탄소 생성과 배출이 균형을 이룬다. 동맥혈가스의 정상적인 범위는 표 34-3에 요약되어 있다. 동맥혈가스가 정상이 되기 위해서는 모든 수치가 정상범위 내에 있어야 한다.

숨쉬기는 기본적으로 Pao_2 ,pH, $Paco_2$에 영향을 받는다. 부적절한 환기(저환기)는 호흡을 제한하여 $Paco_2$를 높이고 Pao_2를 떨어뜨린다. $Paco_2$의 증가는 pH를 떨어뜨리고 혈액이 더욱 산성으로 되게 만든다. 과환기는 $Paco_2$를 떨어뜨린다. $Paco_2$의 감소는 pH를 올리고 혈액이 더욱 알칼리성으로 되게 만든다. 과환기는 일반적으로 Pao_2에 유의한 영향을 주지 않는다. 왜냐하면 정상 시 이 수

표 34-3 정상적인 동맥혈가스 및 흔한 비정상

	pH	$Paco_2$(mmHg)	Pao_2(mmHg)	HCO_3(mEq/L)
정상	7.35~7.45	35~45	>80	22~26
호흡산증	<7.35	>45	>80	22~26
호흡알칼리증	>7.45	<45	>80	22~26
신진대사산증	<7.35	35~45	>80	>26
신진대사알칼리증	>7.45	35~45	>80	<22

치는 최고에 가깝고 더 이상 올라가지 않기 때문이다.

숨쉬기 일. 숨쉬기 일(work of breathing, WOB)은 신체 신진대사 요구에 맞게 충분한 환기와 호흡을 유발하기 위해 호흡근육이 사용하는 산소소비 또는 에너지양이다. 정상적인 안정 시, WOB는 최대산소섭취의 5%이다.[28] 폐에 문제가 있는 사람의 경우, WOB는 최대산소섭취의 50%를 초과하고, 에너지보존과 운동능력이 떨어지고, 보상을 위해 다른 기관에 부담을 주게 된다.[29,30]

WOB는 다양한 요인에 영향을 받는다. 첫 번째 요인은 신체의 신진대사 요구이다. 신체가 에너지를 더 많이 요구할수록, 적절한 환기를 제공하기 위해 WOB는 커진다. 또한 WOB는 기도를 통해 들어오고 나가는 공기흐름의 저항을 극복하고 적절한 폐용적을 유지하기 위해 얼마나 큰 힘으로 호흡근육이 작용해야 하는지에 영향을 받는다. WOB의 마지막 결정요인은 호흡근육이 힘을 내야 하는 빈도, 즉 호흡수이다. WOB는 얼마나 어렵게, 얼마나 빨리 호흡근육이 수축해야 하는지에 영향을 받는다. 다양한 질병으로 인한 환기 대 관류 불균형과 확산의 손상은 호흡계의 비효율성을 유발할 수 있고, WOB를 증가시킬 것이다.[29~31]

기도저항. 기도저항은 기도에서 공기흐름에 반하는 힘이다. 기도저항은 기도 길이와 직경에 달려 있고, Poiseuille의 법칙에 따라 다음과 같이 표현된다.

$$R = 8\ell\ n/\pi r^4$$

여기에서, R = 저항, ℓ =기도 길이, n=가스점도, r=기도직경이다.

저항은 직경의 4^2에 반비례하기 때문에 직경의 변화는 저항에 크게 영향을 준다. 예를 들어, 만일 천식의 결과로 기관지수축 또는 점액으로 기도폐쇄가 발생하면 기도저항은 크게 증가한다. 이 경우, 호흡근육은 저항을 극복하기 위해 더 많은 에너지를 사용해야 한다.

탄력성. 탄력성(elasticity)은 날숨 동안 폐와 가슴벽이 수동적으로 되돌아오거나 공기를 빼는 능력이다. 안정 시 날숨은 수동적으로 발생하기 때문에, 에너지를 소모하지 않아 WOB에 영향을 주지 않는다. 부풀어 오른 풍선의 주둥이를 놓을 때처럼 폐와 가슴벽의 탄성은 어떤 외적인 힘없이도 수동적으로 다시 원상태로 돌아온다. 폐의 탄력성이 떨어지면 수동적인 날숨이 줄어든다. 이 경우, 날숨을 보조하는 근육이 동원되기 때문에 적절한 환기유지와 과도한 환기를 방지하기 위해 에너지소모가 발생하게 된다. 이러한 결과는 WOB를 증가시키고, 결국 호흡근육의 피로를 유발하거나 적절한 호흡유지를 힘들게 한다.

천식으로 인한 기관지수축 같이 기도저항이 증가하면, 수동적인 탄성은 이 저항을 극복할만한 충분한 힘을 발휘하지 못하게 된다. 이 경우, 호흡보조근육이 완전한 날숨을 위해 동원될 수 있다. 근육활동의 증가는 WOB를 증가시킨다. 공기가 빠져나가지 않고 죽은 공간에 머물게 되면 호흡에 참여하는 산소가 줄어들게 되고 에너지소모만 증가하게 된다.

순응도. 폐의 순응도(compliance)는 압력변화의 단위당 폐용적의 변화이고, 표준적인 순응도 곡선은 그림 34-9와 같다. 폐의 순응도는 들숨 동안 폐의 확장에 영향을

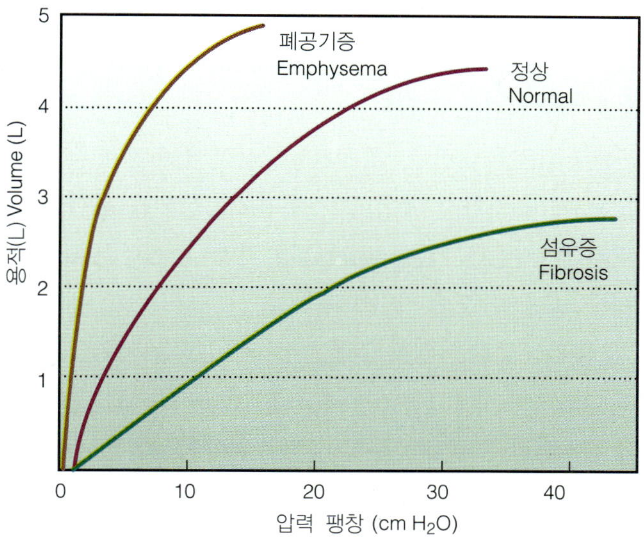

그림 34-9 압력변화의 단위당 폐용적의 변화에 대한 폐의 순응도이다.

준다. 조직의 순응도가 떨어지면, 확장에 대한 저항이 커진다. 풍선을 불어본 사람은 이 개념을 이해할 것이다. 처음에는 풍선의 순응도가 낮기 때문에 공기를 불어 넣기가 힘들다. 따라서 풍선을 불기 위해서는 많은 에너지가 필요하다. 효율적인 환기를 위해서는 폐와 가슴벽의 유연함이 필요하다. 만일 폐 또는 가슴벽의 순응도가 떨어지면 호흡근육들이 더욱 많은 일을 해야 하기 때문에, WOB가 증가한다.

수많은 근육뼈대, 신경학적, 폐 상태는 폐 또는 가슴벽 확장에 영향을 준다. 예를 들어, 심한 척주옆굽음증은 가슴확장에 영향을 주어 폐의 확장을 방해한다. 뇌혈관발작 같은 신경학적인 상태는 몸통근육의 경직을 증가시켜 가슴벽확장을 방해한다.[31,32] 또한 가슴확장은 호흡근육마비를 유발하는 신경학적 상태에 의해 제한될 수 있다.[33] 예를 들어, 상위 목척수손상인 경우는 호흡근육이 마비되어 공기를 폐 속으로 끌어들일 수 없어 가슴벽과 폐의 확장이 제한을 받는다.[34]

표면장력. 표면장력(surface tension)이란 용어는 액체와 기체 사이 또는 액체와 액체 사이에서 발생하는 응집력을 말한다.[35] 폐 내에서, 이것은 폐포막과 기도 사이에서 발생한다. 표면장력의 증가는 폐포 내의 응집력을 높이고, 폐포들을 서로 잡아당긴다. 폐포세포들은 폐 확장을 위해 필요한 에너지를 줄이기 위해 기도에서 표면장력을 줄이는 표면활성제(surfactant)라 불리는 특수액체를 생성한다.[36] 표면장력이 증가하면, 폐를 확장하기 위해 더욱 많은 에너지가 필요하다. 이는 미숙아에서 보이는 호흡곤란증후군에서 나타나는데, 제태기간 36주까지 태아는 표면장력을 줄이기 위한 성숙한 표면활성제를 생성하지 못한다.[36] 결과적으로 WOB가 증가하여 대부분의 유아는 호흡보조도구가 필요하다.

호흡기능상실의 병태생리

호흡기능상실은 요구되는 신진대사에 맞는 적절한 가스교환을 할 수 없는 상태를 말한다. 많은 요인들이 가스교환에 영향을 주지만, 일차적인 요인으로 환기, 확산, 관류를 들 수 있다. 환기는 매번 환기를 지속하고 필요에 따라 반응하기 위해 충분한 힘을 생성하는 호흡근육이 필요하다. 만일 WOB가 자신의 능력을 초과하면, 피로가 발생하고 결국 호흡기능상실이 발생할 것이다. 비록 근육이 충분한 힘을 발휘해도, 폐와 기도의 질병은 이런 노력을 무용지물로 만들 수 있다. 호흡기능상실은 저환기, 환기 대 관류의 불균형, 비정상적인 확산, 또는 이러한 요인의 조합에 의해 발생한다.[37~39]

저환기. 저환기(hypoventilation)는 환기가 줄어들거나 부적절한 경우를 말한다. 많은 요인들이 저환기에 영향을 준다. 그러나 일차적인 요인은 중추신경계 압박, 신경학적 질병, 또는 호흡근육의 질환이다.[33,37]

정상적인 경우, 산소공급과 수요 사이와 이산화탄소 생성과 배출 사이의 균형을 이루고 있다. 일회호흡량은 전도기도에 있는 죽은 공간의 공기량을 초과하기 때문에 공기들이 폐포에 도달하여 가스교환이 발생한다. 일회호흡량이 떨어지는 저환기인 경우는 폐포 환기가 줄어들어 가스교환이 적게 발생한다. 정상범위 내의 산소와 이산화탄소 농도를 유지하지 못하는 가스교환이 발생하면, 호흡불충분과 잠재적인 기능상실이 있음을 의미하는 것이다.

환기 대 관류 불균형. 환기와 관류의 불균형(환기 대 관류 불균형)은 호흡기능상실 또는 부적절한 가스교환의 흔한 원인이 된다. 이전에 언급하였듯이, 환기 대 관류 균형은 폐 내에 있는 공기와 혈액흐름의 분배에 의해 결정된다. 질병과 신체위치를 포함한 많은 요인들이 환기 대 관류 비율에 영향을 주고 죽은 공간의 증가 또는 지름길 영역을 유발한다.[20~22,37,40] 환기 대 관류 불균형은 손상된 폐 부분에서 가스교환이 원활히 이루어지지 않게 만들고 산소와 이산화탄소농도의 균형을 유지하는 능력을 떨어뜨린다.

환기 대 관류 불균형이 폐의 일부에서 발생하는 경우에, 신체는 환기 대 관류 균형을 유지하기 위해 폐 내의 환기를 증가시키거나 관류를 재분배함으로써 보상할 수 있다. 저산소성 혈관수축은 호흡을 보존하기 위해 환기 대 관류 불균형을 최소화하기 위한 생리학적인 반사이다.[14] 또한 저환기가 발생하는 부분의 반응으로, 신체는 균형을 이루는 관류와 환기를 유지하기 위해 혈관수축을 통해 이 부분으로 가는 관류를 줄여 가스교환을 유지한다. 호흡상해가 있는 경우 이를 보상하기 위해 많은 에너지를 소모하면서 산소운반계의 심혈관요소가 보상작용하는 것이 한 예이다. 이런 보상작용은 효과적으로 정상범위 내에 산소와 이산화탄소 수준을 유지할 수 있다. 만일 보상이 이루어지지 않으면, 이산화탄소 농도가 올라가 호흡수 증가를 유발할 것이다. 이는 WOB를 증가시키고 결과적으로 호흡기능상실을 유발할 수 있다.

비정상적인 확산. 가스교환은 폐포 수준에서 확산에 의해 발생하고 폐포의 면적, 산소와 이산화탄소의 분압, 폐포벽의 두께, 시간에 달려있다. 각 요소의 개별적인 확산 비정상은 환기 대 관류 불균형보다 호흡기능상실에 영향을 많이 주는 것은 아니나 확산의 손상은 결국 환기 대 관류 불균형을 유발한다.[37] 부적절한 확산은 가스교환을 방해함으로서 WOB를 증가시킨다. 호흡근육약화 같은 비정상적인 조건이 있는 경우, 신체는 추가적인 WOB를 유지할 수 없고 결국 호흡기능상실이 발생할 것이다.

호흡기능상실의 분류. 부적절한 호흡이 있는 경우, 산소농도는 감소하고(저산소증, hypoxia) 이산화탄소농도는 증가한다(고탄산혈증, hypercapnia). 이산화탄소 증가는 혈중 pH를 내린다. 호흡기능상실이 있으면 모든 동맥혈가스에서 변화가 발생한다. 호흡기능상실을 위한 동맥혈가스의 기준은 Pao_2 60mmHg 미만, $Paco_2$ 50mmHg 이상, 또는 pH 7.3 미만이다.[37,38]

호흡기능상실은 일차 저산소성(Ⅰ형) 또는 일차 고탄산성(Ⅱ형)으로 분류된다. 저산소성 호흡기능상실인 경우 Pao_2가 낮고 $Paco_2$가 정상이거나 정상범위에 있는 것이 특징이지만, 고탄산성 호흡기능상실은 $Paco_2$가 올라간 것이 특징이고, 저산소증을 동반할 수도 있다.[38]

또한 호흡기능상실은 급성 또는 만성으로 분류될 수 있다. 급성호흡기능상실은 단 시간(몇 분에서 몇 시간) 내에 발생하지만, 만성호흡기능상실은 장시간(며칠에서 몇 달)에 걸쳐 유발되는 것이다. 환자의 병력은 호흡기능상실을 판단하는데 도움이 되고, 동맥혈가스분석은 급성과 만성고탄산 호흡기능상실을 구별하는데 도움이 된다. 급성고탄산 호흡기능상실인 경우, 이산화탄소 농도가 올라가고, 동맥의 pH가 떨어진다. 시간이 경과함에 따라, 신장은 pH를 정상으로 되돌리기 위해 중탄산염(HCO_3)을 보유함으로써 이 변화에 대응하게 된다. 따라서 급성고탄산 호흡기능상실인 경우, $Paco_2$는 높아지고 pH가 낮아지지만, 만성 고탄산성 호흡기능상실인 경우는 $Paco_2$가 올라가고 pH가 정상이다. 저산소성호흡기능상실은 동맥혈가스분석으로 확인할 수 없다. 왜냐하면 Pao_2가 pH에 영향을 주지 않기 때문이다. 적혈구 증가증(polycythemia) 같은 장기간 저산소증을 의미하는 임상적인 지표의 존재 여부와 환자병력으로 만성저산소혈증과 급성저산소혈증을 감별한다.

급성호흡기능상실인 경우 산소요구의 증가에 의해 상태가 악화되므로 활동에 제한이 있기 때문에 급성과 만성호흡기능상실을 구별하는 것은 중요하다. 그러나 조기 움직임, 자세취하기, 호흡운동은 환기를 증가시키고, 환기 대 관류의 균형을 증진시키고, 호흡유도를 자극함으로서 이러한 환자에게 도움이 된다. 만성호흡기능상실 환자 또는 기능상실이 발생할 위험이 높은 환자인 경우, 재활 중재는 호흡효율성을 높이고 근력과 유산소훈련을 통한 전반적인 컨디션을 증진시키는데 중점을 두어야 한다(23장 참조).

2. 검진

병력

삽관이 없거나 무의식 상태가 아닌 경우에 병력은 환자를 통해 직접 알 수 있다. 또한 환자에 대한 의료기록, 보호자, 다른 건강전문가로부터 병력에 대한 정보를 수집할 수 있다. 호흡기능상실을 유발하는 일차 및 이차적인 원인, 활동 내성과 산소보충의 필요성을 포함한 호흡기능에 대한 환자의 이전 수준, 호흡기능 저하의 경과 과정에 대해 확인하는 것이 필요하다. 또한 약물이 환자의 호흡 상태에 영향을 주는지, 이전에 환자가 우울증과 불안감을 경험했는지, 당뇨병 또는 신경학적 질환이 있었는지를 확인해야 한다.

계통관찰

계통관찰은 검진과 중재 동안 주의해야 할 사항이 있는지 또는 합병증을 유발할 영역이 있는지를 알아보고 정밀 검진이 필요한 부분이 있는지를 알아보기 위해 시행된다.

호흡기능상실이 있는 경우 계통관찰로 의식여부와 지시에 따라 움직일 수 있는지를 알아봐야 한다. 의료기록에 대한 관찰을 통해 심장초음파, 심전도, 심장효소, 심장카테터 같은 심혈관검진이 결과, 동맥혈가스 수치, 활력징후를 확인해야 한다.

검진과 측정

근육뼈대. 호흡기능상실이 있는 환자를 위한 근육뼈대계 검진과 측정은 기능적 및 운동훈련전개와 기립위치에서 활동을 준비하기 위해 팔·다리의 관절가동범위측정, 근력과 지구력, 관절통합성과 운동성이다.

신경근육. 호흡기능상실이 있는 환자를 위한 신경근육계 검진과 측정은 인지(예: 집중력과 각성), 반사, 감각, 협응, 운동기능(예: 운동조절과 학습), 균형, 통증이다. 호흡기능상실이 없는 환자에게 적용되는 모든 신경근육계의 검진과 측정이 호흡기능상실이 있는 환자에게도 적용된다.

피부. 침상생활을 주로 하는 호흡기능상실 환자인 경우 피부에 대한 검진이 이루어져야 한다(28장 참조).

심혈관/폐

호흡기설정과 산소요구. 호흡기를 착용하는 환자인 경우, 다른 검진과 측정을 수행하기 전에 호흡기설정과 산소요구를 확인해야 한다. 그림 34-10은 전형적인 호흡기 설정에 대해 보여주고 있다. 이 그림에서 오른쪽에서 왼쪽으로 갈수록 환기보조가 더욱 필요하고 호흡능력이 떨어지는 것이다. 비슷하게, 좀 더 많은 산소를 보충받는 환자는 산소전달능력이 떨어지고 산소보충에 더욱 의존함을 의미하는 것이다. 산소보충은 기계적 환기를 통해 제공되고 흡기산소 퍼센트란 용어로 표현된다. 높은 비율의 흡기산소를 받는 환자는 산소전달능력이 떨어지고 추가적인 산소공급이 더욱 필요한 경우이다.

동맥혈가스, 산소포화도, 비침습적인 이산화탄소 측정. 이전에 언급하였듯이, 동맥혈가스의 측정은 산소전달과 호흡능력을 알아보기 위해 사용된다.[41~43] 표 34-3은 흔한 혈가스의 비정상을 보여주는 것이다. 동맥혈가스를 해석할 때, 먼저 pH가 7(산증)보다 큰지 작은지를 확인해야 한다.[40] 호흡기능상실에서 흔히 발생하는 저환기로 인한 일차 호흡산증인 경우, pH는 낮고 $Paco_2$가 높아진다.

22장에서 자세히 다루어졌지만, 산소포화도의 측정 역시 산소전달과 호흡능력에 대한 정보를 제공한다. 산소포화도는 적혈구와 포화되고 있는 산소의 양이다. 정상적인 산소포화도는 95% 이상이고, 약간 저산소혈증은 산소포화도가 90~ 95%이고 중등도는 80~90%이고, 심한 저산소혈증은 75~80% 미만이다.[42~44] 산소포화도는 동맥혈가

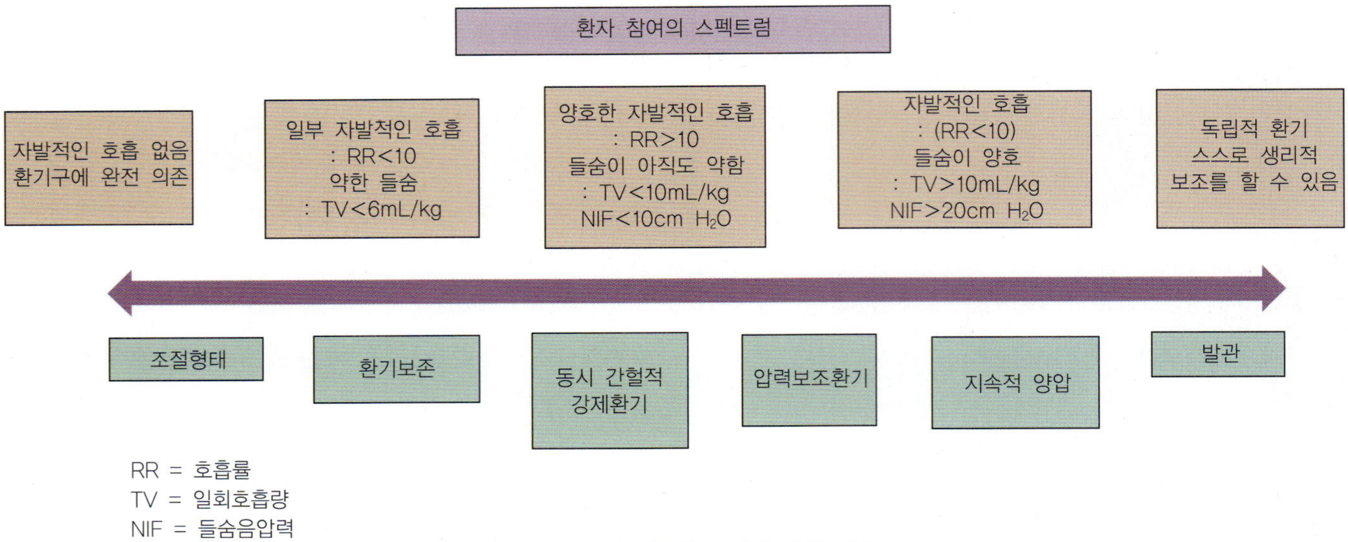

그림 34-10 호흡기 설정에 대한 개요

스의 요소로써 간헐적으로 측정되거나 맥박산소측정기를 통해 지속적 또는 간헐적으로 측정될 수 있다(22장 참조).

이산화탄소농도는 폐포환기에 대한 정보를 제공한다. 이산화탄소농도는 동맥혈가스를 통해 알 수 있고, 비록 정확성이 떨어지지만 유아 또는 아동인 경우 피부를 통해서도 측정될 수 있다.[44,45]

심장과 폐에 대한 청진. 호흡기능상실이 있는 환자에게 심장과 폐에 대한 청진이 수행되어야 한다. 가슴청진과 다른 검진들은 24장에서 다루어졌다. 이 검진의 정확성과 신뢰도가 좋은 편은 아니지만, 모든 건강전문가들이 사용하고 있는 표준적인 측정이다. 가슴청진을 통해 일부 심장 또는 폐질환을 알 수 있고, 폐 분비물의 존재여부와 분비물 제거가 제대로 되었는지를 확인하는데 사용될 수 있다.

가슴벽과 배움직임. 호흡기능상실이 있는 환자에게 가슴벽과 배움직임에 대한 검진이 수행되어야 한다. 이 검진에는 관찰, 촉진, 가슴확장에 대한 측정이 있다.

관찰. 호흡패턴에 대한 관찰은 위쪽 가슴움직임(칼돌기 윗부분)과 아래쪽 가슴움직임(칼돌기 아랫부분)을 비교하여 살펴야 하고 위와 아랫부분의 동시적인 움직임이 있는지 살펴야 한다.

촉진. 들숨과 날숨 동안 위쪽과 아래쪽 가슴의 움직임은 촉진을 통해 평가해야 한다. 치료사는 환자가 호흡하는 동안 손을 위쪽과 아래쪽에 배치하여 저운동성 또는 과운동성을 평가해야 하고 호흡패턴의 시기와 협응을 살펴야 한다. 또한 양쪽 어깨뼈 사이의 폐 바닥부위와 어깨에 손을 배치하여 가슴벽의 움직임을 살펴야 한다.

가슴확장의 측정. 각각 다른 가슴부분에서 확장 정도를 측정하기 위해 줄자가 사용된다. 가슴벽 중 위, 중간, 아래부위의 확장은 각각 복장뼈각(sternal angel)이 있는 부위(두 번째 갈비뼈와 복장뼈가 만나는 부위), 칼돌기, 칼돌기와 배꼽 사이 중간부위에서 측정된다. 갈비뼈의 양동이손잡이(bucket-handle) 움직임은 칼돌기와 배꼽 사이에 중간부위의 가슴확장과 관련이 있다. 하지만 갈비뼈의 펌프손잡이(pump-handle) 움직임은 복장뼈각과 칼돌기 사이의 가슴확장과 관련이 있다.

가슴확장의 정확성을 높이기 위해서는 해부학적 표시점(특히 칼돌기와 배꼽 사이의 중간부위)에 표시를 한 후 줄자를 이용하여 측정해야 한다. 줄자를 측정부위에 댄 후 환자에게 정상적인(최대가 아님) 들숨과 날숨을 하도록 요구한다. 날숨 전에 줄자를 댄 후 날숨 끝에서 가슴둘레를 측정한다.

정상적인 호흡 동안 가슴벽의 움직임 거리는 cm 또는 인치로 기록한다. 또한 최대들숨 동안에도 같은 방법으로 측정한다.

호흡유도체적변동기록법(plethysmography)은 가슴확장과 위와 아래 가슴벽확장의 관계를 평가하기 위해 사용된다.[46] 유도체적변동기록법은 전기선이 부착된 두개의 탄력성 띠를 젖꼭지와 배꼽에 배치하여 가슴벽의 움직임 정도를 측정하여 기록하는 것이다. 유도체적변동기록법은 호흡패턴을 평가하는데 사용될 뿐만 아니라 수면무호흡증을 측정하는데 사용된다. 따라서 중환자실과 수면실험실에서 흔히 사용된다.

호흡근력과 지구력. 호흡근육의 약화는 호흡기능상실의 심각성과 예후에 영향을 준다. 또한 비정상적인 호흡패턴을 유발하므로 중재방법을 선택하는데 지침이 된다. 호흡근육의 근력을 평가하기 위해 여러 방법이 사용되는데, 도수근력검진, 최대들숨압력(maximal inspiratory pressure, MIP)과 최대날숨압력(maximal expiratory pressure, MEP), 배 위에 추를 올려 저항을 증가시키는 방법이 사용되고 있다.

도수근력검진은 가로막에 대한 실제적인 도수저항을 가하는 것이 불가능하기 때문에 수행하기 힘들고 호흡보조근육의 근력과 이들이 호흡에 미치는 영향을 정량화하기 힘들다. 그러나 이전에 언급되었던 가로막움직임을 검진하기 위해 사용된 여러 방법이 들숨 동안 도수저항을 적용하는데 이용될 수 있다. 저항을 가하기 위해 (1) 양쪽 아래 갈비뼈의 아랫부위를 손끝으로 민다, (2) 양쪽 아래 갈비뼈의 양동이손잡이 움직임, (3) 들숨 동안 배가 나오는 움직임에 대해 저항을 가하여 가로막에 대한 저항검진을 할 수 있다. 그러나 여러 방법이 사용되고 있음에도 불구하고 신뢰도, 타당도, 특이성, 민감성이 보고된 방법은 없다.

MIP와 MEP의 측정은 최근에 흔히 사용되는 방법으로, MIP와 MEP를 측정하기 위해 여러 장비들이 사용되고 있다. 대부분의 장비들은 정확하고 신뢰할 수 있는 측정치를 제공한다. 또한 호흡기를 착용하고 있는 환자는 자동적으로 MIP와 MEP가 측정된다. 이러한 장비의 작동원리는 비슷한데, 최대들숨 동안 음압을 측정하고 최대날숨 동안 양압을 측정하여 ㎝ H_2O단위로 표시된다.

MIP와 MEP는 환자에게 빠르게 숨을 들여 마시고 날숨 동안 가능한 강하게 내쉬게 한 후(잔존용적과 비슷) 빠르게 내쉬고 들숨 동안 가능한 강하게 들여 마시게(전체 폐용량) 환자에게 지시하여 측정된다. 만일 환자가 호흡기를 착용하고 있다면, 손잡이가 있는 측정기를 기관내관(endotracheal tube, ETT) 또는 기관절개술(tracheostomy)에 부착하여 측정하거나 호흡기 자체에서 측정되는 자료를 이용할 수 있다. 측정의 정확성을 높이기 위해 환자가 강하게 호흡을 하도록 격려하고 장비를 적정 위치에 장착하는 것이 중요하다.

호흡근육의 지구력은 호흡기능상실이 있는 환자의 배 위에 점진적으로 추를 올림으로써 측정될 수 있다. 가장 흔한 방법은 MVV의 70~85%에 달하는 호흡저항에서 얼마나 오래 호흡을 유지하는가를 알아보는 것이다. 또한 들숨근육지구력은 MIP의 20~30%부하에서 시작하여 매 2분마다 점진적으로 부하를 20%씩 증가시켜, 더 이상 환자가 2분간 호흡을 지속할 수 없는 시점을 알아봄으로써 측정될 수 있다.[47] 비슷하게 MIP의 90%에 해당하는 부하로 시작하여 5%씩 부하를 줄여 10분 이상 지속할 수 있는 부하까지 측정하는 방법도 사용될 수 있다. 이러한 검진 동안, 말기 일회호흡산소와 이산화탄소 포화 수준, 들숨근육사용, 호흡곤란 정도들을 관찰하여, 이산화탄소농도가 비정상적이거나, 모순호흡패턴이 발생하거나, 환자가 심한 호흡곤란(개정된 보고 척도≥7/10)을 호소하는 경우 검진을 중지한다. 이 방법을 이용하는 환기근육의 지구력측정은 안전하고, 신뢰할 만하지만, 호흡기가 장착된 환자에서 이런 검진법을 검증한 연구는 거의 없다.

기능. 호흡기능상실이 있는 환자에 대한 기능적 검진과 측정에는 침상운동성, 옮겨가기 능력, 앉기 능력, 서기 능력, 보행 능력, 일상생활동작에 대한 측정이 있다. 호흡기능상실이 있는 환자는 종종 삽관이나 호흡기를 장착하고 있는 경우가 있지만, 다른 환자에게 적용되는 기능적 검진과 측정이 적용될 수 있다. 적절하게 재활중재를 진행하기 위해 이러한 검진과 측정을 중재프로그램에 포함시키는 것이 필요하다.

3. 평가, 진단, 예후

검진 동안 수집된 정보는 환자의 기능적인 상태를 알려주고 평가, 진단, 예후, 중재방향을 설정하는데 이용된다. 초기 물리치료의 목적은 침상안정으로 인한 이차적인 합병증을 예방하는 것이지만, 장기간 호흡기를 필요로 하는 환자에 대한 최종 물리치료의 목적은 운동성 감소의 최소화, 독립성 극대화, 호흡기제거를 촉진하는 것이다.

재활관리와 호흡기를 사용하고 있는 호흡기능상실 환자의 결과는 글상자 34-2에 나열되어 있다. 여기에는 바라는 결과와 바라지 않는 결과가 있다.[48~61] 연속적인 검진과 평가, 환자 감시는 환자의 호전을 위해 필요하다.[49~61] 중요한 것은 운동훈련을 수행했을 때 바라는 결과가 더욱 많이 유발된다는 것이다.[49~71] 호흡기를 장착하는 경우 WOB가 증가하기 때문에, 관을 제거한 다음 WOB를 재평가하는 것이 필요하다.[72,73]

4. 중재

호흡기능상실에 대한 의학적 관리

호흡기능상실이 있는 환자에 대한 의학적 관리는 기능상실을 유발하는 질병을 치료하거나 원인이 제거되지 않을 때 환기와 호흡을 유지하도록 보조해주는 것이다. 여기에서는 질병 치료를 통한 호흡기능상실에 대해서는 다루지 않고, 호흡기와 산소보충 등에 대해 다루겠다.

산소보충. 산소보충(supplemental O_2)은 환자가 충분한 산소섭취가 되지만 독립적으로 환기를 유지하기 위한 충분한 WOB를 수행하지 못할 때 적용된다. 산소보충은 다양한 방법으로 다양한 양이 투여된다.

산소전달원. 모든 산소전달체계는 공급원과 공급기계로 구성되어 있다. 산소는 산소가스통 형태 또는 액체형태의 이동식 저장소에 의해 공급될 수 있다. 병원에서, 환자는 벽에 고정된 산소공급기로부터 산소를 제공받고, 혼돈을 피하기 위해 모든 산소통은 녹색으로 표시되어 있다.

글상자 34-2 호흡기를 착용한 환자에게 나타날 수 있는 가능한 결과

바라지 않는 결과	바라는 결과*
1. 감염	1. 호흡기능상실이 해결되어 생명연장
2. 상태악화와 근력약화	2. 폐, 심혈관, 기관계통의 기능향상
3. 심혈관 및 폐기능의 변화	3. 조기 호흡기제거
4. 무산소 신진대사에 더욱 의존	4. 운동능력과 기능적 활동 증진
5. 불량한 영양상태	5. 심리적 기능 증진
6. 불안/정신병	6. 운동훈련 적응
7. 우울	가. 근육뼈대 및 심장근육기능 증진
8. 뼈엉성증	나. 안정 시 심장박동수와 혈압 떨어짐
9. 정신적 기능이상	다. 심혈관의 부담 감소
10. 고혈압/저혈압	라. 최고산소섭취 증가
11. 기도삽관 또는 기관절개술 후 생리적 기능이상	마. 근육질량 증가
12. 호흡기 의존	바. 체중과 체지방 감소
	사. 운동 동안 심장박동수 반응 증가
	아. 지질과 혈당 증가
	자. 뼈광물상실 감소

*대부분의 바라는 결과는 단지 운동훈련으로 성취될 수 있다.

이동식 산소가스통에서 전달되는 산소량은 크기, 차있는 압력(psi로 표시), 흐르는 비율에 따라 달라진다. 산소통은 문자로 표시되어 있는데, E로 표시된 산소통의 부피는 700L이고, H는 7,000L이다. 산소가 가득 차 있는 경우 2,200 psi이다.[29] 산소가 전달되는 량은 다음의 공식에 따른다:[28]

T=〔P×k〕/흐름율(flow rate)

여기에서,
T=남아있는 시간(분
P=압력(psi)
k=E형인 경우 0.28, H형인 경우 3.14
흐름율=L/분

액체인 경우, 이용이 가능한 산소는 무게로 표시된다. 무게는 가스부피로 전환될 수 있는데, 액체 산소 1L는 2.5 파운드로 860L의 산소가스를 만든다. 액체인 경우 주입되는 산소의 양은 다음과 같은 순서에 따른다.

1. 남아있는 액체가스의 무게 결정:
   액체산소의 무게(파운드) =
   현재 액체 통의 무게(파운드) – 빈 액체 통의 무게 (파운드)
2. 무게로 가스부피 계산:
   남아 있는 가스부피(L) =
   $\frac{\text{액체산소의 무게(파운드)} \times 860}{\text{2.5(파운드/L)}}$
3. 남아 있는 시간:
   남아 있는 시간(분) =
   $\frac{\text{남아 있는 가스부피(L)}}{\text{흐름율(L/분)}}$

산소전달기구. 산소는 일반적으로 코삽입관(nasal canula) 또는 얼굴마스크를 통해 환자에게 공급되며 코삽입관이 가장 흔히 사용된다. 이 장비를 통해 환자에게 공급되는 산소양은 환자의 호흡율, 깊이, 호흡패턴뿐만 아니라 산소농도와 장비의 공급율에 의해 영향을 받는다.

표 34-4 산소전달장비에 의해 제공되는 산소

장비	흐름율(L/분)	Fio_2(%)
코삽입관	1~6	22~44
단순마스크	5~10	35~55
벤튜리마스크	원하는 Fio_2에 따라 설정	24~55
산소호흡기마스크	원하는 Fio_2에 따라 설정	60~90
무산소호흡기마스크	6~10	60~100

이 기구는 분당 6L의 산소를 1/16 흐름율로 24~44%의 산소를 공급하며 한쪽 끝이 환자의 코에 부착되고 다른 끝이 산소공급기에 부착된 코프롱(nasal prong)으로 구성되어 있다. 코 점막의 건조를 줄이기 위해 가습기와 함께 분당 3L이상의 흐름율로 사용된다.

만일 코삽입관에 의해 산소포화도가 적절하게 유지되지 않거나 흐름율이 6L 이상 필요한 경우 얼굴마스크를 고려해야 한다. 얼굴마스크는 다양한 흐름율과 산소농도를 제공할 수 있다. 가장 흔히 사용되는 마스크는 단순마스크(simple mask), 벤튜리(venturi)마스크, 산소호흡기마스크, 무산소호흡기마스크이다. 이러한 마스크의 산소농도와 공급되는 흐름율은 표 34-4에 제시되어 있다.

산소용량. 용량 또는 전달되는 산소량은 흐름율(일반적으로 L/분) 또는 산소농도로 표시된다. 산소농도는 들어오는 산소 퍼센트(Fio_2)로 표시된다. Fio_2는 21%(방안 공기의 산소농도)에서 100%까지 장비에 따라 다르다. 코삽입관을 통해 산소가 전달될 때 농도는 L/분으로 일정하지만, 얼굴마스크로 공급될 때 장비에 따라 다르다. 코삽입관을 이용할 때, 추정되는 Fio_2는 다음의 공식에 따른다.

Fio_2=(분당 흐름율×4)+20

이 공식은 코삽입관에서 얼굴마스크 또는 다른 장비로 대체할 때 용량을 유지하기 위해 사용된다.

산소는 약물이다. 산소는 약물처럼 식품안전청에서 분류한다. 따라서 공급되는 산소는 응급상황을 제외하고 의사에 의해 처방된다. 응급상황이 아닌 경우, 재활전문가는 환자의 활동수준 또는 운동 강도를 조정하거나 의사의 처방범위 내에서 산소요구를 조정해야 한다.

기계적 환기. 필요한 WOB를 독립적으로 유지할 수 없는 호흡불충분 또는 기능상실이 있는 환자는 호흡기의 사용이 필요할 수 있다. 호흡기 착용이 필요한 경우는 급성 호흡기능상실, 위급한 호흡기능상실, 기도보호가 필요한 경우, 분비물 관리, 위쪽 기도막힘, 마비 또는 진정상태이다.[38] 호흡기는 대부분 중환자실에서 사용된다. 그러나 장기간 호흡기가 필요할 것이라 추정되는 경우는 여러 상황(재활병동 또는 가정)에서도 처방된다.

호흡기는 환자의 호흡펌프기능을 대신하는 기구이다. 산소보충은 산소포화도를 유지하기 위해 기계적 보조도구와 연계되어 투입된다. 호흡기 설계는 수년에 걸쳐 발전하여, 생리학적 환기를 흉내내게 되었다. 하지만 호흡기를 통한 호흡 시 다양한 농도의 산소를 폐 속으로 양압을 통해 밀어 넣게 된다. 정상적인 호흡인 경우 음압에 의해 공기가 폐로 들어오게 된다. 이런 차이가 합병증을 유발할 수 있다.

호흡기를 이용하는 환자를 검진할 때, 재활전문가는 삽관방법, 환기방법, 호흡율, 일회호흡량, 날숨끝양압(positive end expiratory pressure, PEEP) 정도, 압력지지(pressure support), Fio_2를 알아야 한다. 이 정보는 호흡장비로부터 알 수 있고 호흡기에 의해 제공되는 지지 정도를 알게 해준다.

삽관방법. 삽관방법은 환자에게 호흡기가 연결되는 방법으로 코인두 기도, 입인두 기도, 기관내관(endotracheal tube, ETT), 또는 기관절개술(tracheostomy)의 4가지 기본적인 형태가 있다. 처음 두 가지는 응급상황과 중환자실에서 짧은 시간 동안 사용되지만, 재활병동에서는 거의 사용되지 않는 것이다. 나머지 두 가지는 장기간 호흡기가 필요한 환자에게 주로 적용된다.

일반적으로 ETT 삽관은 짧은 기간 동안 사용하는 것이다(그림 34-11). 표준적인 ETT는 길고 유연한 관으로, 입을 통해 기관에 삽입된다. 관의 먼쪽 끝부분은 기관이 왼쪽과 오른쪽 기관지로 갈라지기 직전 지점인 기관용골(carina)부위에 놓이게 된다. ETT의 먼쪽 끝부분에 부착된 커프(cuff)는 입을 통해 기관으로 들어가고 관의 위치를 고정하기 위해 부풀어 오르고 호흡통로를 유지하며, 위쪽 기도를 통해 빠져 나오지 못하게 되어 있다. 몸쪽 끝부분은 환자의 입에 위치하며 호흡기와 연결되어 있다. 이 모든 연결고리를 환기구 회로(ventilator circuit)라 부른다. 환자의 나이와 크기에 따라 ETT는 다양하다.

환자가 ETT를 삽관하고 있을 때, 치료사는 운동 동안 호흡기와 단절되거나 입 속으로 밀려들어갈 수 있기 때문에 연결여부를 확인해야 한다. 관의 올바른 위치를 육안으로 식별할 수 있게 표시되어 있다. 치료사는 치료를 시작하기 전, 동안, 또는 후에 환자의 치아위치에 있는 식별표시 또는 다른 표시를 먼저 확인해야 한다. 만일 ETT가 이동한 것으로 의심된다면, 즉시 의사, 간호사, 또는 호흡전문가에게 알려야 한다.

기관절개술은 호흡기를 장기간 착용해야 되는 경우에

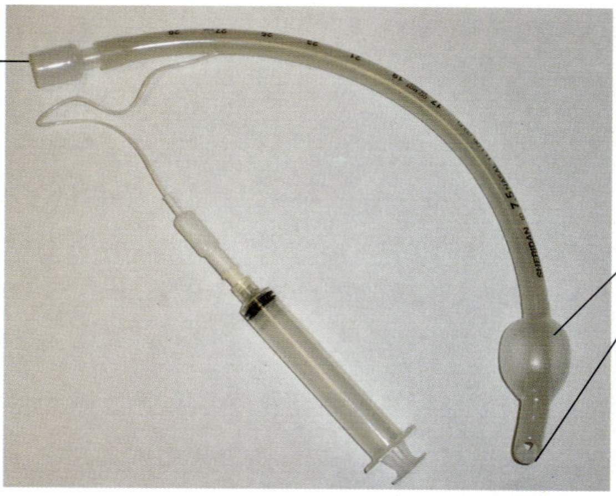

그림 34-11 기관내관(ETT)

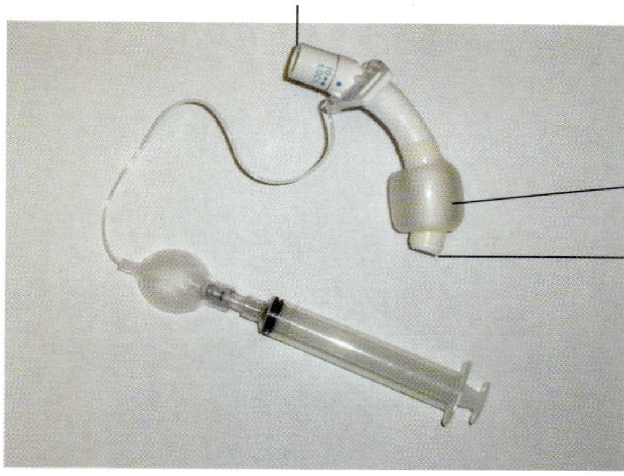

그림 34-12 기관창냄술 관

적용되며 목정맥패임(jugular notch)위치 즉, 성문(glottis)과 성대 아래에 구멍을 뚫어 관을 배치하는 것이다. 기관절개술에 사용되는 관은 크기와 형태가 다양하다(그림 34-12). 만일 관이 단단히 고정되지 않으면 기능적인 기침과 말하기를 방해하고 공기가 위쪽 기도로 이동하게 된다. 관의 먼쪽부위 끝은 커프가 있거나 없을 수도 있고, 몸쪽부분 끝은 호흡회로에 연결되어 있다.

일부 환자는 관을 제거하고 기관절개술구멍을 손가락으로 막아주면 말을 할 수 있다. 재활전문가는 환자가 말할 능력이 있는지에 대해 의사 또는 언어치료사와 상담을 해야 한다. 그러나 말을 촉진하기 위해 기관절개술 구멍을 막을 경우 커프의 공기가 빠질 수 있다.

환기방법. 환기방법은 호흡기와 환자가 호흡을 시작할 수 있는지, WOB의 능력에 따라 달라진다(그림 34-10 참조). 요즘 호흡기는 다양한 환기방법을 선택할 수 있게 되어 있다.

환기조절, 환기보조, 조절보조. 환기조절이 있는 호흡기는 FiO_2, 호흡수, 각 호흡마다 양과 압력 같은 모든 형태의 환기를 조절할 수 있다. 완전히 마비된 경우에도 WOB를 수행하는 호흡기에 의해 숨을 쉴 수 있다. 환기보조인 경우, 환자는 호흡리듬과 수를 조절한다. 환기보조인 경우, 환자가 호흡을 시작하여 음압이 감지되면 미리 설정된 호흡량, 압력, 또는 흐름율로 작동하게 된다. 이 경우는 환자는 능동적으로 호흡을 시작하지만, 대부분의 WOB는 호흡기에 의해 이루어진다. 만일 환자가 호흡을 시작하지 못하면, 호흡기는 작동하지 않을 것이다. 조절보조인 경우는 환기조절과 환기보조형태가 혼합된 것으로, 미리 설정된 공기량 또는 압력으로 환자의 호흡불충분 정도에 따라 작동한다. 만일 환자가 미리 결정된 범위 내에서 호흡을 시작하지 못하더라도, 호흡기는 작동한다. 환기방법에 따라 다소 차이가 있지만, 대부분의 환기형태에서 WOB는 환기구에 의해 이루어진다.

동시 간헐적 강제환기. 동시 간헐적 강제환기(synchronized intermittent mandatory ventilation, SIMV)형태는 환자의 호흡주기에 맞춘 빈도와 호흡량과 압력 설정으로 호흡을 유도하는 것이다. 비록 이 형태는 호흡수를 설정할 수 있지만, 만일 환자에 의해 시작된 호흡이 최소호흡기 설정에 도달하지 않을 때 강제적인 호흡이 유도되고, 만일 환자가 숨을 내쉬면 작동되지 않는다. 이 형태인 경우, 설정된 호흡수, 압력, 호흡량에 따라 환자와 호흡기가 WOB에 다양하게 영향을 준다. 호흡기의 최소 설정(예: 호흡수, 압력, 호흡량 등)을 높게 하면 환자는 능동적으로 호흡을 하지 못하고 호흡기에 의존하게 된다.

지속적인 양압. 지속적인 양압인 경우, 환자는 호흡수, 리듬, 호흡량을 조절하고, 호흡기는 전반적인 WOB를 줄이기 위해 들숨과 날숨 동안 양압을 유지한다. 호흡기에 의해 제공되는 보조의 양은 호흡기에 설정된 압력에 달려있다. 이 형태는 호흡기를 제거했을 때 흔히 사용된다. 즉 환자가 독립적으로 호흡이 가능하지만 긴 관에 의한 호흡저항을 극복하는데 충분한 보조를 제공하기 위해 사용된다.

기타 환기설정. 정상적인 환기와 호흡을 흉내내기 위해, 적절한 보조를 제공하기 위한 다양한 요인이 설정되어야 한다. 추가적인 설정에는 일회호흡량, 날숨끝양압(positive end-expiratory pressure, PEEP) 정도, 압력지지(pressure support), FiO_2가 포함된다.

분당 환기를 최대로 하기 위해 호흡수와 일회호흡량에 대한 정상적인 생리적인 조작과 비슷하도록 환자의 생리적 요구에 맞추어 호흡수와 일회호흡량은 다양한 방법으로 조합되어 설정된다.

압력지지는 기도 속으로 공기를 밀어 넣는 압력의 정도를 말한다. 압력지지는 환자의 생리적 문제와 요구에 따라 달라진다. 일반적으로, 압력은 폐손상을 방지하기 위해 가능한 낮게 설정되어 있다. 과도한 압력으로 인한 손상을 압력손상(barotrauma)이라 부른다.

PEEP는 날숨끝의 기도압력이고 정상적인 경우 약 5 ㎝ H_2O이다. 이 압력은 기능적 잔존용량(FRV)를 유지하기 위해 필요하고 기도붕괴를 방지한다. 비록 환기와 산소포화도의 요구에 따라 다르지만, 일반적으로 호흡기는 5㎝ H_2O로 설정되어 있다.

들어오는 공기에서 산소의 양은 Fio_2로 설정되고, 21%(실내공기 수준)에서 100%(순수 산소)까지 다양하다.

호흡기의 합병증. 기계적 환기와 관련된 대부분의 합병증은 삽관(intubation) 동안 또는 양압환기의 결과로 발생한다. ETT 삽입 동안, 기관후두손상이 있을 수 있다. 환자가 거친 목소리, 기침, 지속적인 가래생성, 또는 객혈(hemoptysis)이 있을 때 발관(extubation) 후 명확히 드러난다. 약 2%는 기관지에 있는 돌출된 동맥이 인공호흡기 적용 동안 손상될 수 있고 이로 인해 생명을 위협하는 출혈이 발생할 수 있다.[74]

양압은 폐포의 과도한 확장을 유발할 수 있기 때문에 압력외상을 유발할 수 있다. 양압은 액체가 폐와 기도로 유입되도록 만들 수 있다. 압력외상의 발생률은 4~48%이고, 산소포화도를 유지하기 위해 높은 압력이 필요한 급성호흡곤란증후군(ARDS)에서 발생률이 높다.[75] 압력외상은 환기능력을 저해하는 폐의 섬유화를 유발한다.

또한 양압은 폐포파열의 결과로 발생하는 공기가슴증(pneumothorax)의 원인이다. 폐포가 파열되었을 때 공기는 폐에서 빠져나와 가슴막공간(pleural space)에 갇혀질 수 있다. 이 갇혀진 공기는 폐확장을 방해하고, 심한 경우 폐붕괴를 유발한다.

장시간 사용하는 경우, ETT의 먼쪽 끝부위에 있는 커프 또는 기관절개튜브(tracheotomy tube)가 기관괴사를 유발할 수 있다. 또한 인공호흡기 착용은 가래생성을 유발하고 폐렴의 위험을 높여 호흡기능상실을 악화시킨다.[76]

기계적 환기의 합병증이 폐계통에만 한정되는 것은 아니다. 심혈관계통의 합병증에는 폐고혈압, 심장박출량 감소, 저혈압, 심장리듬장애가 있다. 또한 부동, 근력상실, 가동범위 감소, 위생과 영양의 문제로 인해 압박궤양 역시 흔히 발생한다.

장기호흡기 착용의 가장 큰 문제는 환기근육 자체에 대한 문제이다. 호흡기는 환기근육을 보조하기 위해 사용된다. 그러나 이러한 근육의 보조가 비사용에 의한 위축을 가속화하고 호흡기를 제거했을 때 환기를 유지할 만한 근력과 지구력을 가지지 못하게 한다. 따라서 호흡기를 제거할 때 점진적으로 근력과 지구력을 증진시키는 것이 좋다.[75,77,78]

호흡기제거. 호흡기제거는 환자가 자발적으로 호흡할 수 있을 때까지 점진적으로 환기지지를 줄이는 과정이 필요하다. 호흡기능상실을 유발한 원인이 해결되거나 필요한 근력과 지구력이 생겼을 때 호흡기제거를 시행한다. 제거할 때, 안정 시 호흡에 요구되는 에너지는 운동능력을 위협할 수 있다. 정상적인 경우, 최대에너지의 5%만이 안정 시에 호흡을 위해 사용되고, 나머지 95%는 일상생활과 운동을 위한 잠재에너지로 이용된다. 호흡기를 제거했을 때, 호흡을 위해 더 많은 에너지가 소모되고 다른 활동을 위한 에너지가 줄어들게 된다. 재활전문가는 적절한 결과를 위해 활동 수준을 감시하고 선택하는 것이 필요하다.

호흡기를 제거하는 과정은 의사, 병원, 환자상태에 따라 다양하다. 많은 병원들은 "제거 프로토콜"을 가지고 있다. 또한 제거를 위한 근거중심 연구문헌들이 있다.[78] 제거는 환자가 제거기준에 합당하게 호흡을 할 수 있는 징후가 있을 때 일반적으로 진행된다. 제거기준의 예는 92%의 산소포화도를 유지, Fio_2가 40~50%미만, 호흡수가 35회 미만, 일회호흡량에 대한 호흡수 비율이 100회/분/리터, 호흡곤란의 징후가 없음 등이다.[38] 이러한 징후가 있을 때, 호흡기지지 없는 호흡을 시도한다. 만일 환자가 장기간 삽관을 한 경우, 환자가 24시간 동안 독립적으로 호흡을 할 수 있을 때까지 점진적으로 호흡기제거 시간을 늘리고, 이 시점에서 발관을 한다. 만일 호흡기제거시도

3개월 후에도 발관을 하지 못하는 경우, 호흡기의존 환자로 간주된다.

비침습적 호흡기. 비침습적 호흡기는 ETT를 이용하지 않는 환기보조방법이다. 이러한 형태는 일반적으로 얼굴 마스크를 이용한다. 연구에 의하면, 중환자실에서 비침습적 호흡기의 적용하는 것은 삽관 또는 재삽관의 필요성을 줄일 수 있고 COPD가 있는 외래 환자인 경우 비침습적 방법을 적용받는 환자가 그렇지 않은 환자보다 운동능력이 좋았다.[62~69] COPD가 있는 환자에서 비침습적 호흡기의 효과를 알아본 메타분석(전체 15편의 연구 중 7편이 기준에 적합)에 의하면, 이 방법이 운동 동안 호흡곤란을 줄이고 운동시간의 증가를 시켰다.[65] 연구자들은 시간에 따라 환자의 훈련적응능력이 촉진되어 이러한 결과가 나타났다고 가정하였다.[65] COPD 14명을 대상으로 비침습적 호흡기의 장기 효과를 알아본 결과, 비침습적 호흡기를 적용한 7명에서 최고산소섭취율이 증가하였고 환기보조의 요구가 줄어들었다.[66] 또 다른 연구에서도 비침습적 호흡기 적용 결과 운동시간과 최고 작업부하능력이 향상되었다고 하였다.[68]

재활중재

호흡기 기술이 발달함에 따라 인간의 생존율이 높아지고 호흡기에 의존하는 인구가 급격히 증가하고 있다. 호흡기에 의존하는 환자는 여러가지 약물의 사용, 부착된 장비, 근력약화 등의 이유로 움직임에 제한이 생긴다. 중환자실에 장기간 있는 경우 기능능력이 감소하게 되며 장기간 호흡기에 의존하는 환자는 사망률이 높고, 비용이 증가하고, 기능적 결과가 나쁘다. 호흡기능상실이 있는 환자를 위한 재활중재는 일반적으로 중환자실에서부터 시작되고 조기 움직임과 이동에 중점을 둔다. 집으로 퇴원하기 전, 재활프로그램을 통해 유익한 효과를 얻게 될 것이다.

분비물제거를 위한 보조방법과 자세취하기. 최적의 결과를 성취하기 위해 다양한 신체위치의 사용은 호흡기를 착용하고 있는 환자에게 적용되어져 왔다. 적절한 자세의 기본적인 목표는 폐합병증을 줄이고 피부파괴를 줄이며 적절한 심혈관 및 폐기능을 증진하기 위함이다. 폐용적 증진, 환기 대 관류 균형 증진, 호흡작업 증진, 심혈관기능 증진(심장박동수와 혈압), 부종조절, 점액섬모청소(mucocilary clearness)능력 증진을 통해 여러 자세가 필요하다.[48~51,53] 이러한 목표는 다양한 자세를 통해 이루어진다(표 34-5).

표 34-5 기계적 환기를 하는 환자의 적절한 결과를 유발하기 위한 자세*

자세	잠재적 결과
바로 누운 자세	중력영향때문에 척수손상 환자에게 중요한 자세
1/4 누운 자세	심혈관과 폐기능의 변화 촉진
옆으로 누운 자세	심혈관과 폐기능의 큰 변화 촉진
1/4 엎드린 자세	심혈관과 폐기능의 변화 촉진
엎드린 자세	심혈관과 폐기능의 큰 변화 촉진
Trendelenburg 자세	심혈관과 폐기능의 매우 큰 변화 촉진
역 Trendelenburg	심혈관과 폐기능의 매우 큰 변화 촉진 자세
Semi-Fowler 자세	보다 정상적인 심혈관과 폐기능 달성
Fowler 자세	보다 정상적인 심혈관과 폐기능 달성
연속 회전	심혈관과 폐기능의 지속적인 변화 촉진
기립 자세	적절한 심혈관과 폐기능을 위해 필요한 자세

** 이러한 자세에 움직일 수 있는 환자는 적절한 피부상태유지와 더욱 좋은 결과를 보임.*

엎드린 자세는 호흡기를 착용하고 있는 급성호흡곤란증후군 환자에서 부종관리 및 환기 대 관류 균형과 기능적 잔기용량을 가장 효과적으로 촉진한다.[48~51,53] 기능적인 활동 동안 자세와 비슷한 기립자세는 폐용적을 증진시키고 호흡 일을 감소시키는 효과가 있다.[48~51,53] 그러나 호흡기를 착용하고 있는 모든 환자가 엎드린 자세나 기립자세를 취할 수 있는 것은 아니다. 따라서 다른 자세가 적용될 수 있다. 오른쪽과 왼쪽 옆으로 누운 자세를 교대로 취하는 것은 환기 대 관류 균형과 폐의 위쪽부분에 있는 가래를 제거하는데 도움이 된다. 또한 체위배액법은 심혈관과 폐기능을 증진시킬 수 있다.[48~51,53]

호흡기능상실 및 신경계/근육뼈대계 질환으로 호흡기

표 34-6 전통적인 가래제거기법

기법	방법
깊은 호흡	환자에게 깊게 호흡하도록 지시하거나 호흡기나 엠부주머니(Ambu bag)를 이용해 일회호흡량을 증가시킨다.
타진법	가래가 머물러 있는 부위에 컵 모양으로 손을 만들어 가볍게 두드린다. 케첩을 이동시키는 것과 같이 가볍게 두드리면 가래가 이동하게 된다. 타진은 3~5분 동안 들숨과 날숨 시 계속 적용된다.
진동	날숨 동안 정체된 가래가 있는 가슴 위에 진동을 적용한다.
흔들기	날숨 동안 정체된 가래가 있는 가슴 위에 강한 흔들기를 적용한다.
기침	정체된 가래의 이동성을 위해 기침을 촉진시키거나 자극하는 다양한 방법을 적용한다.
"음"하기	성문의 닫음 없이 정체된 가래의 이동성을 높이는 기법. 환자에게 최대로 들어 마신 후 날숨 동안 "음"소리가 나게 나가는 공기량을 조절하게 한다.
흡입	가볍게 용골(carina)부위에 압박을 가한 후 ETT 또는 기관창냄술이 있는 부위 속으로 카테터를 넣어 기침을 자극하고 가래를 흡입한다. 흡입 전과 후에 종종 과산소화를 시행한다.

를 사용하는 환자는 구축과 압박궤양을 방지하기 위한 자세프로그램으로 유익한 효과를 얻을 수 있다. 적절한 자세프로그램은 효과를 높이기 위해 환자, 간호사, 보호자에게 교육하는 것이 필요하고 자세를 묘사한 정보를 이들에게 제공하는 것도 필요하다.[49,53]

24장에 기술된 전통적인 가래제거기법들은 혼자 능동적인 움직임을 못하거나 다른 자세를 취하기 어려운 환자에게 유용하다. 표 34-6은 여러가지 전통적인 가래제거기법들을 제시한 것이다. 아마도 가장 중요한 기법은 깊은 호흡 후 기침을 수행하는 것이다. 기침에 대한 교육, 기침보조, 또는 강하게 바람을 내뿜는 행동을 통해 기침능력을 촉진시키는 것은 가래제거와 산소이동능력을 증진시킨다.[52,54,55]

또한 호흡기를 이용해 호흡을 하는 환자는 호흡 보조기법의 사용능력이 향상되어야 한다. 이 접근법은 특정 위치에서 손을 이용하여 가슴운동성을 높이는 것이다(표 34-7). 호흡 보조기법의 효과에 대한 근거는 부족한 편이다. 호흡 보조기법은 호흡명령중추와 호흡근육방추 및 고유수용성 활동 사이의 신경학적 교류에 기초하여 신경반사적인 기전을 통해 환기를 높이기 위해 고안된 것이다.[56]

기능적 훈련 및 운동훈련. 호흡기의 보조를 받는 호흡기능상실 환자에서 기능적 및 운동훈련의 효과를 알아본 연구는 적은 편이다.[48~51,53] 따라서 이런 형태의 중재에 대한 지지는 전문가의 의견과 건강한 성인과 환자를 대상으로 수행된 운동의 효과에서 추정된 것이다(글상자 34-3). 최근 급성 환자(호흡기를 사용하는 환자 포함)에서 운동과 가동술의 효과를 포괄적으로 살펴본 후 중환자실 환자를 위한 운동진행과 안정성에 대한 지침이 제시되었다.[61] 중환자실에 있는 환자를 위한 일차 검진영역에는 의학적 배경, 심혈관 고려사항, 폐 고려사항이 있다. 각 영역 아래에 추가적인 검진과 관리기술이 제시되어 있다. 호흡영역에 관한 기술과 관리에는 산소화, 고탄산혈증, 호흡패턴, 기계적 환기의 특성이 있다. (1) 산소화, 고탄산혈증, 호흡패턴이 상대적으로 정상인 경우, (2) 운동 동안 좀 더 지지해주는 환기형태(압력조절 환기구 또는 SIMV)를 견딜 수 있는 경우, (3) 환자의 정신상태가 명료하고 명령을 따를 수 있는 경우, (4) 호흡기 제거 상황에서 가동술이 심혈관 또는 호흡계에 과도한 부담을 유발하지 않는 경우에 호흡기를 착용한 환자에게 적절한 가동술을 고려할 수 있다.[61]

허용할 수 있는 있는 범위 내의 산소화, 고탄산혈증, 호흡패턴을 보이는 경우 운동훈련의 상대적인 적응증/금기증을 고려해야 한다. 추가적인 지지를 할 수 있는 환기형태를 이용하더라도 안정 시 높은 수준의 환기보조를 받는 환자인 경우는 운동 동안 상태가 악화될 수 있다. 따라서 안정 시 환기보조 수준이 낮아질 때까지 움직임훈련을 연기하거나 최소화하는 것이 필요하다(글상자 34-4).[61]

표 34-7 호흡 보조기법

요소	목적	방법
갈비뼈우리의 움직임 보조를 통한 날숨 촉진	1. 날숨흐름과 용적 증진을 통한 날숨보조 2. 동적인 과도팽창 감소 3. 가슴움직임 증가	손을 가슴에 놓고, 날숨 동안 갈비뼈우리의 움직임 방향, 즉 아래와 안쪽방향으로 가볍게 대각선으로 압력을 가한다. 느리게 수행한다.
갈비뼈우리의 탄력성을 이용한 들숨 촉진	1. 가슴내압 감소를 통한 들숨보조 2. 들숨과 날숨의 흐름과 용적 증가 3. 양쪽 또는 한쪽 폐 전체(먼쪽에서 몸쪽) 환기 증진 4. 동적인 과도팽창 감소 5. 가래를 부드럽게 만듦 6. 기침자극	손을 환자의 가슴에 놓고 날숨 말기 또는 들숨 초기에 대각선 방향으로 부드럽게 압박을 가한다. 이후 손을 빨리 뗀다. 가슴압박 후 손을 제거하는 것은 들숨 동안 가슴벽의 탄력성 회귀를 이용하고 갈비뼈의 양동이손잡이움직임을 촉진하고 기타 가슴움직임을 촉진한다.
갈비뼈근육의 빠른 신장을 통한 갈비우리 올림	1. 가슴내압 감소를 통한 들숨보조 2. 들숨과 날숨흐름과 용적 증가 3. 먼쪽 폐부위 환기 증진	손을 가슴에 놓고 들숨 동안 부드럽게 대각선 방향으로 진동움직임을 제공한다.
갈비뼈우리의 움직임 보조	1. 가슴내압 감소를 통한 들숨보조 2. 들숨과 날숨흐름과 용적 증가 3. 가슴운동성 증가	손가락 끝으로 갈비뼈 사이 공간에 놓고 들숨 동안 부드럽게 갈비뼈를 바깥쪽으로 당긴다.
갈비뼈우리 올림을 위한 몸통 폄	1. 가슴내압 감소를 통한 들숨보조 2. 들숨과 날숨흐름과 용적 증가 3. 바닥 폐부위 환기 증진	환자가 바로 누운 상태에서, 손 또는 수건을 가슴 또는 허리부위에 놓고, 들숨 동안 몸통을 편다.
흔들기와 마사지	1. 가슴내압 변경을 통한 들숨과 날숨보조 2. 들숨과 날숨흐름과 용적 증가 3. 바닥 폐부위 환기 증진 4. 동적인 과도팽창 감소 5. 가래 부드럽게 만듦 6. 기침자극 7. 환자 이완	손을 가슴에 놓고 들숨 동안 (1) 가슴의 수평면으로 부드럽게 끓는다. (2) 가슴부위를 가볍게 마사지해준다.
기침보조 또는 가로막 신장 같은 기타 기법	1. 기침 보조 2. 위에 나열된 다양한 효과를 만들기 위해 가로막의 강한 수축 유발	기침을 보조하기 위해, 손을 가슴에 놓고 부드럽게 가슴을 누른다. 가로막을 늘리기 위해, 날숨 말기에 배를 부드럽게 압박(안쪽 위 방향으로)을 가하면 가로막의 수축이 향상될 수 있다.

호흡기를 착용하고 있는 호흡기능상실 환자를 대상으로 운동훈련의 효과를 알아본 연구는 한 편이 있다.[70] 이 연구에는 만성폐쇄폐질환자와 급성호흡기능상실이 있는 80명의 환자가 참여하였고, 61명이 침습적 기계적 환기구를 사용하였고 19명이 비침습적 환기구를 사용하였다. 환자는 호흡재활군과 의학적인 치료군(20명)으로 무작위로 분류되었다. 호흡재활프로그램에는 수동적인 가동술, 호흡 및 다리 근력강화에 그 목적이 있고, 일부 환자는 트레드밀에서 걷기를 수행하였다. 비록 두군 모두 증상이 호전되었지만, 호흡재활군은 6분 걷기와 최대 들숨이 더욱 향상되었다.[70]

전반적으로, 운동은 입원기간 단축, 호흡기제거시기, 건강에 대한 자신감을 높인다.

들숨근육훈련. 들숨근육훈련(inspiratory muscle training, IMT)은 들숨 시 저항을 제공하는 기구를 이용

글상자 34-3 기능적인 훈련 및 운동훈련 방법과 결과

방법	기대되는 결과*
수동적 관절가동범위/신장	관절가동범위 유지 및 증진
능동적 관절가동범위†	관절가동범위/근력 유지 및 증진
저항운동	관절가동범위/근력 유지 및 증진
침상 움직임 훈련‡	근력/지구력 유지 및 증진
옮겨가기 훈련	생리적 및 기능적 활동 증진
앉기	생리적 및 기능적 활동 증진
자가관리	생리적 및 기능적 활동 증진
서기	생리적 및 기능적 활동 증진
균형과 협응	생리적 및 기능적 활동 증진
걷기	생리적 및 기능적 활동 증진

* 모든 기능적 및 운동훈련은 혈전색전증의 위험을 줄이는 잠재성이 있다. 서기보다 앉기를 먼저 수행하여 환자가 똑바른 자세를 경험하게 하고 기립성 저혈압 발생을 줄인다. 앉은 자세 또는 선 자세에서 능동적 관절가동범위 운동은 기립성 저혈압을 줄일 수 있다.

† 능동적인 관절가동범위운동과 함께 전기자극(35Hz, 맥동기간 350㎲, 25분; 1일 2회, 주 5일)을 적용하는 것은 호흡기를 착용하고 있는 환자의 말초 호흡근육 저긴장성을 줄이는데 도움이 된다.11

‡ 다음의 사항을 확인하면서 안전하게 수행해야 한다: (1) 환자에게 적용된 모든 관이나 줄이 제 위치에 있는지, 잘 연결되어 있는지 살핀다. (2) 적절한 도구를 사용한다(예: 베개, 사이트, 미끄러짐 판 등) (3) 중환자실 담당간호사의 도움을 받는다.

글상자 34-4 기능적 운동 및 운동훈련 연기를 위한 판단기준

1. 어지러움 또는 발한과 관련된 저혈압
2. 심한 참을 수 없는 호흡곤란
3. 산소보충 시 90% 미만의 산소포화도
4. 심한 가슴통증 또는 불편감
5. 심한 피로
6. 환자가 중지하기를 원할 때

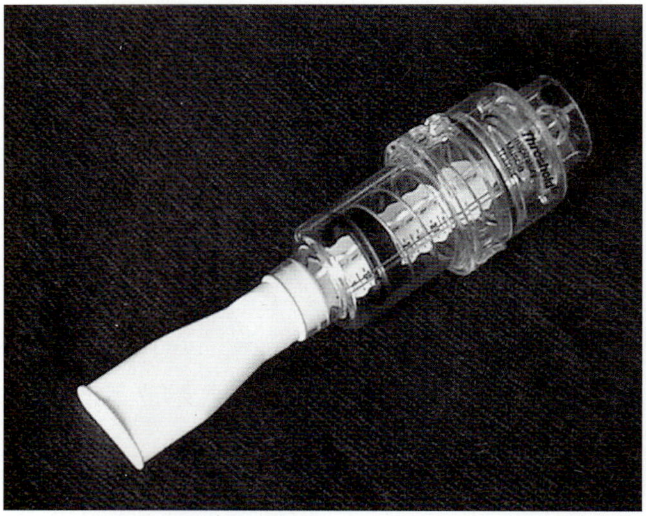

그림 34-13 들숨근육훈련기

하는 운동이다(그림 34-13).[79~83] 만일 기계적 환기구를 사용하지 않는다면, 환자는 마우스피스를 입에 물고 호흡을 한다. 만일 기계적 환기구를 이용한다면, IMT 장비는 환기구 관으로 사용될 수 있다.[86] 이런 형태의 훈련은 다른 근육에서 수행되는 것과 같은 원리로 들숨근육의 근력과 지구력을 증진하기 위한 것이다(5장 참조). 들숨근육근력과 지구력 증진은 호흡기능상실 환자의 기능을 높이고 기계적 환기를 조기에 제거할 수 있게 만든다.[84,85]

많은 연구들이 IMT의 효과를 평가하여 왔다(표 34-8).[79~87] 전반적으로, 이러한 연구들은 IMT가 폐기능을 높이고, 최대들숨압력을 증진시키고, 호흡기제거시간을 단축시키는 효과가 있다고 하였다.[79~87] 그러나 IMT 후 일부 환자에서 실신을 동반한 느린맥박을 보이는 환자와 저산소증을 보이는 환자도 있었다.[82,83] 따라서 IMT가 호흡기를 이용하는 환자에게 유익한 점이 있지만, 치료 동안 심장박동수와 산소포화도를 감시하는 것이 필요하다. IMT를 적용한 연구들이 서로 다른 프로토콜을 사용하고 사용되는 장비에도 차이가 있기 때문에, 이상적인 프로토콜 또는 장비에 대해 아직 결정되지 않고 있다. 일부 연구에서는 IMT만 사용되었지만, 다른 연구에서는 IMT와 다른 치료들(운동, 자세와 기관확장제 등)이 함께 적용되었다. 임상에서 사용되는 IMT 프로토콜도 다양하다. IMT 장비를 이용한 권장되는 프로토콜은 글상자 34-5에 제시되어 있다.

행동중재. 행동적, 감정적, 심리적 문제는 호흡기를 착용한 많은 환자에게 영향을 준다. 호흡기에 의존하여 침상에 있어 움직임이 많이 제한되고 이로 인한 심리적인 스트레스가 높아, 결국 공포와 분노 및 적대감 같은 감정적 및 행동적인 문제가 발생한다.[88] 장기간 호흡기를 착용한 경험이 있는 환자를 대상으로 조사한 결과, 환자들은 중환자실에 있었던 모든 일을 기억하고 있으며, ETT를

표 34-8 호흡기를 착용한 환자의 들숨근육훈련에 관한 연구

저자/연구형태/명	진단/실험중재/훈련기간(일)	측정변수	결과
Belman[79]/PE/2	호흡기능상실이 있는 COPD: 15분 동안 등탄산 과호흡(가능한 경우), 호흡기의 들숨 선을 통해 100% 이산화탄소와 Bear Ⅰ 호흡기의 우회 모드 이용, 1일 3~6회 적용(3일과 5일).	VE, TV 말기 이산화탄소, MSVC	두 명 모두 등탄산 과호흡 3~5일 후 성공적으로 호흡기를 제거했으며, 훈련 동안 VE가 증가하였고 탈관 후 MSVC가 증가.
Aldrich와 Karpel[80]/PE/4	CHF, COPD, 폐렴, 유방암: 5~15분 동안 MIP의 15~20%수준에서 P-반사를 통한 IMT, IMT를 30분 수행할 때까지 점차 5~10분 늘려감. 주 2회 호흡기제거시도(10~24일).	MIP, VC, RR, ABGs	4명 중 3명은 성공적으로 호흡기제거가 되었고 평균 38~45㎝ H_2O까지 MIP가 증가. 호흡기를 제거하지 못한 환자는 저체중이고, MIP, VC, 또는 T-piece에 대한 내성 증진이 없음.
Abelson과 Brewer[81]/PE/4	1명의 COPD와 3명의 목척수손상: 15분 동안 이전에 결정된 TV수준에서 P-반사 이용한 IMT, 1일 2회 적용하고 점차 저항 높임(21~71일)	IMT 저항수준, VC, MIP, 동기	IMT, VC, MIP가 증가하고 성공적으로 호흡기 제거가 이루어 졌으며 동기도 향상됨.
Aldrich 등[82] /PE/27	SCI, 원인불명 신경병증, 길리안-바레 증후군, COPD: 저항조절기 이용한 RIMT, P-반사, 점차 저항 증가. IRT 동안 2~10회 MV 적용(10~46일).	RR, VC, T-piece 내성시간	12명은 호흡기 제거, 10명은 실패, 5명은 밤에만 호흡기 착용. 폐질환보다 신경근육질환자가 더욱 향상됨; 호흡기 제거하지못한 10명 중 6명은 IRT 동안 호전징후를 보임; 10명 중 8명은 폐렴으로 사망. 호흡기 제거 환자 중 1명과 야간 호흡기 착용 환자 중 1명 사망.
Bruton[83]/PE/27	수술 후, 급성에서 만성COPD, 급성호흡기능상실, 급성신장기능상실, 외상 후: 바로 누운자세에서 몸통 45° 올림, TIRE 장비를 이용해 측정순간까지 지속적인 MV 형태 이용. 잔기용적까지 내쉬게 한 후 가능한 최대들숨을 수행하도록 지시. 측정 전, 저산소증을 줄이기 위해 1~2분 동안 100%산소 공급.	SIMP, 최고 MIP	발관의 성공여부를 SMIP로 측정. 발관 성공집단과 실패 집단 사이 SMIP와 최고 MIP에서 유의한 차이 보이고 실패한 집단과 시도되지 못한 집단 사이 차이 없음. 발관 결과와 환기 원인 사이 관련성 없음.
Martin 등[84] /PE/10	COPD, MI, CABG 후, 사지마비, 이자염, Wegener 육아종증: 4~20㎝ H_2O 범위의 IMT 동안 PEP IMT, 20㎝ H_2O 미만 범위에서 역치 IMT 적용, 1일 18~30회, 5~7일/주, 환자머리 30° 올림. Borg RPE 적용하여 강도조절. 자발적인 호흡기간을 점차 늘려감(10~144일).	자발적인 호흡 동안 IMT 저항과 시간	10명 중 9명이 성공적으로 호흡기 제거. 1명은 고령이고 폐렴이 있어 자발적인 호흡을 견딜 수 없었음. 평균 IMT 저항은 7~18㎝ H_2O 증가됨.
Gutierrez 등[85] /PE/7	외상으로 인한 목척수마비: 뒤집어진 자세, 기관지 흡입, 기관확장제, 일시적 폐 과팽창유도, 삽입관 속에서 기관지 관 제거를 먼저 수행함; 저항을 이	PImax, PImax, VC환기 지구력 시간, 호흡기 제거시간	다리 사지마비 환자인 경우, PImax가 75%, PEmax 71%, VC 59% 증가, 호흡기 지구력 91.6% 증가, 5명 중 4명은 성공적으로 호흡기 제거. 상위 사지마비인 경우, 자발적인 호

표 34-8 호흡기를 착용한 환자의 들숨근육훈련에 관한 연구(계속)

저자/연구형태/명	진단/실험중재/훈련기간(일)	측정변수	결과
	용한 들숨과 날숨훈련(상위 사지마비: 30~60일, 다리사지마비: 365~455일)		흡능력이 증가; 두 집단 모두 근력, VC, 호흡기제거에 대한 인내가 증가.
Sprague와 Hopkins[86]/PE/6	수술 후 방사선 치료와 화학치료를 받는 목척추 종양: 각 호흡마다 일정한 저항을 주고 공기흐름율이 독립적으로 작동하는 역치 IMT 적용; UBT를 이용해 저항을 점차 증가(9~28일)	MIP, RR, 산소포화도, Borg RPE, 훈련 압력($cm\ H_2O$)	호흡기제거 실패로 진단받은 6명 모두 성공적으로 호흡기제거가 되었고 MIP가 증가함. 그러나 IST로부터 얻은 이점이 무엇인지 밝혀지지 않음. 가능한 이유:(1) 들숨근육펌프실패, (2) 호흡기법 표준화, (3) IST 이후 기본적인 UBT 적용, (4) 비특이성 훈련효과.
Liaw 등[87]/TE/20	급성완전목척수마비: 실험군은 15~20분 동안 들숨근육강화기(Diemloding Healthcare)를 이용한 훈련을 받음, 1일 2회, 6주간 주 7일(42일)	폐활량계, 폐용적검진, MIP, MEP, Borg RPE	두 집단 모두 폐관련 변수가 호전됨. 하지만 RIMT 집단에서 TLC, 예상 TLC%, 분당환기, 예측 FEV1%, Borg RPE 더욱 향상됨.

PE, 실험 전(pre-experimental); COPD, 만성폐쇄폐질환(chronic obstructive pulmonary disease), VE, 환기구발관(ventilator extubation); MSVC, 최대지속환기용량(maximal sustained ventilatory capacity); CHF, 울혈심장기능상실(congestive heart failure); RR, 호흡률(respiratory rate), VC, 폐활량(vital capacity); ABG, 동맥혈중가스(arterial blood gases); IME, 들숨근육지구력(inspiratory muscle endurance); TV, 일회호흡적(tidal volume); MV, 기계적 환기(mechanical ventilation); RIMT, 저항성 들숨근육훈련(resistive inspiratory muscle training); IRT, 들숨저항훈련(inspiratory resistance training); SMIP, 지속성 최대들숨압력(sustained maximal inspiratory pressure); TIRE, 점진적 호흡지구력검진(test of incremental respiratory endurance); MI, 심장근육경색(myocardial infarction); CABG, 심장동맥우회술(coronary artery bypass graft); PEP, 날숨양압(positive expiratory pressure); RPE, 인식된 노력척도(rating of perceived exertion); SCI, 척수손상(spinal cord injury); PImax, 최대들숨압력(maximal inspiratory pressure); PEmax, 최대날숨압력(maximal expiratory pressure); UBT, 보조 없는 호흡시도(unassisted breathing trial); IST, 들숨근육훈련(inspiratory muscle training); TE, 진짜 실험군(true experimental); MEP, 최대날숨압력(maximum expiratory pressure); TLC, 전체폐용량(total lung capacity); FEV1, 1초 동안 강체날숨용적(forced expiratory volume in 1 second); MIP, 최대들숨압력maximum inspiratory pressure);

기억하고 있었다.[89] 대부분의 기억은 좋지 않은 것으로, 통증, 공포, 불안, 수면부족, 긴장감, 의사소통 어려움, 조절상실, 악몽, 외로움이었다.

여러 연구들은 이완 생체되먹임치료가 호흡기 착용시간을 단축한다고 지적하였다.[90~93] 이 효과는 호흡수와 들숨 후 1초간 차단압력을 줄여 신경학적 호흡유도를 줄이는 것이다. 호흡저항에 대한 되먹임을 제공하면서 IMT를 실시한 2편의 연구가 있었다.[79,83] 되먹임 역시 호흡기제거 시간을 단축하는 효과가 있었다. 게다가, 이전에 언급된 기능적 운동과 운동훈련 역시 고유감각, 시각, 일반 감각을 제공함으로써 환자의 심리적 "안녕상태"를 호전시켰다. 조기 호흡기제거는 환자와 가족에게 중환자실에 대한 경험을 호전시킬 수 있다.

그림 34-14는 호흡기를 착용하고 있는 호흡기능상실 환자를 위한 심리적 및 행동적 가설 흐름도를 보여주는 것이다. 이 흐름도는 여러 연구를 참조하여 설계된 것이다.[94~98] 이 흐름도 맨 위에 나열되어 있는 사항 중 하나 이상이 존재하면 잠재적인 심리적 또는 행동적인 문제가 있음을 의미한다. 문제가 있는 경우 오른쪽 흐름도에 따라 적절한 조치는 환자의 문제를 호전시키는데 도움이 된다. 그러나 초기에는 문제가 없을 수도 있고, 운동 중에만 문제가 나타나는 경우도 있을 것이다. 이때는 왼쪽 흐름도에 따라 진행하는 것이 필요하다. 운동 중 물리치료사들이 환자의 심리적 및 행동적 문제를 인식할 수 있도록 교육하는 것이 필요하다.

··· 사례연구 34-1 ···

1. 폐쇄 세기관지 기질화 폐렴(bronchiolitis obliterans organizing pneumonia)

1) 검진

(1) 환자병력

DN은 42세의 여성이고, 폐쇄 세기관지 기질화 폐렴으

글상자 34-5 들숨근육훈련방법

1. 호흡기를 착용한 경우 MIP, MEP, FEV_1, FVC, TV, 호흡기 착용하지 않은 경우 MIP에 대한 기초선(baseline)을 확보한다.
2. 환자를 앉은 자세 또는 바로 누운 자세에 놓는다. 만일 환자가 누운 자세에 있다면, 약 45° 머리부위를 올린다. 환자의 다리와 팔이 이완되게 한다.
3. 측정된 환자의 기초선 IMT의 50%로 IMT를 설정한다.
4. 필요한 경우, 들숨을 촉진하기 위해 날숨 말기 환자의 배 부위(배꼽과 위쪽 가슴 수준)에 안쪽 및 위쪽 방향으로 부드럽게 빠른 신장을 적용한다.
5. 들숨 동안 느껴지는 저항을 환자가 극복할 수 있게 말로 환자를 격려하고, 가능한 폐에 있는 공기를 내뿜게 유도한다.
6. 들숨 동안 저항이 느껴지더라도 가능한 정상적인 호흡을 하도록 지도한다.
7. 4~6세트 동안 8회 반복한다. 만일 피로하면 중지한다.
8. 각 세트 사이 환자는 휴식을 취하고 훈련이 다시 시작될 때까지 만일 필요하다면 기계적 환기구의 저항훈련 형태를 중지시킨다.
9. 환자의 노력을 평가하기 위해 RPE를 사용한다. 0은 호흡에 전혀 힘들지 않음을 의미하는 것이고, 10은 호흡하는데 가장 힘듦을 의미하는 것이다. 각 세트 후, 환자는 RPE를 기록한다. 만일 RPE가 1~5 사이 이면 저항을 1~2㎝ H_2O 올린다. 만일 RPE가 6~8이면 저항을 변경하지 않는다. 만일 RPE가 9~10이면 저항을 1~2㎝ H_2O 내린다.

MIP, 최대들숨압력maximum inspiratory pressure); MEP, 최대날숨압력(maximum expiratory pressure); FEV1, 1초 동안 강체날숨용적(forced expiratory volume in 1 second); FVC, 강제폐활량(forced vital capacity); TV, 일회호흡량(tiadal volume); IMT, 들숨근육훈련(inspiratory muscle training); RPE, 인식된 노력척도(rating of perceived exertion).

로 입원하였다. 같은 날 그녀는 양쪽 폐 이식 수술을 받았다. 수술 직후, 폐렴으로 인해 저산소성 호흡기능상실이 발생하였고 호흡기를 착용하였다. DN은 예전부터 폐쇄 세기관지 기질화 폐렴이 있어 왔고 점진적으로 숨쉬기와 일상생활동작이 어려워졌다. 과거 동안 10회 입원한 적이 있고 마지막 2회는 각 3주간 입원하였다. 과거병력에는 고혈압, 스테로이드 약물 사용으로 인한 쿠싱증후군(Cushing syndrome), 뼈엉성증, 등뼈의 뼈 감소성 골절이 있었다. DN은 수술 5일 후 물리치료실로 의뢰되었다. DN이 말을 할 수 없기 때문에, 필요한 정보는 의학적 기록을 통해 얻었다. 또한 주치의와 간호사를 통해 환자 상태에 대한 정보를 얻었다. 그녀가 복용 중인 약물은 SoluMedrol, CellCept, Prograf, Vancomycin, Bactrim, Zithromax, Levaquin, Metoprolol, Epivir, Acyclovir, Prevacid, Ambien이었다. 또한 Fentanyl(통증), Benadryl(가려움), Lorazepam(불안), Reglan과 Zofran(메스꺼움)의 약물이 필요한 상태였다.

(2) 계통관찰

심장박동수는 93bpm, 호흡수 23회/분, 혈압은 146/97mmHg이었고, 산소포화도는 92%이었다.

❶ 환기구 설정

SIMV: 8회/분

TV: 450㎖

PS: 15㎝ H_2O

FiO2: 0.6

PEEP: 8㎝ H_2O

❷ 동맥혈가스

pH: 7.45, Pco_2: 40mmHg, Po_2: 65mmHg, 산소포화도: 93%, 염기 초과: 4mEq/L, HCO_3:27.9

❸ 가슴사진

양쪽 바닥 폐실질 침윤

(3) 검진과 측정

❶ 근육뼈대

관절가동범위. 능동적 가동범위는 거의 정상범위 내에 있었다.

❷ 근력: 양쪽 엉덩이의 근력 2/5를 제외하고, 사지의 근력은 적어도 3/5이었다. 최근 수술을 하였기 때문에 도수저항검진은 실시되지 않았다. 최대들숨과 날숨근육의 근

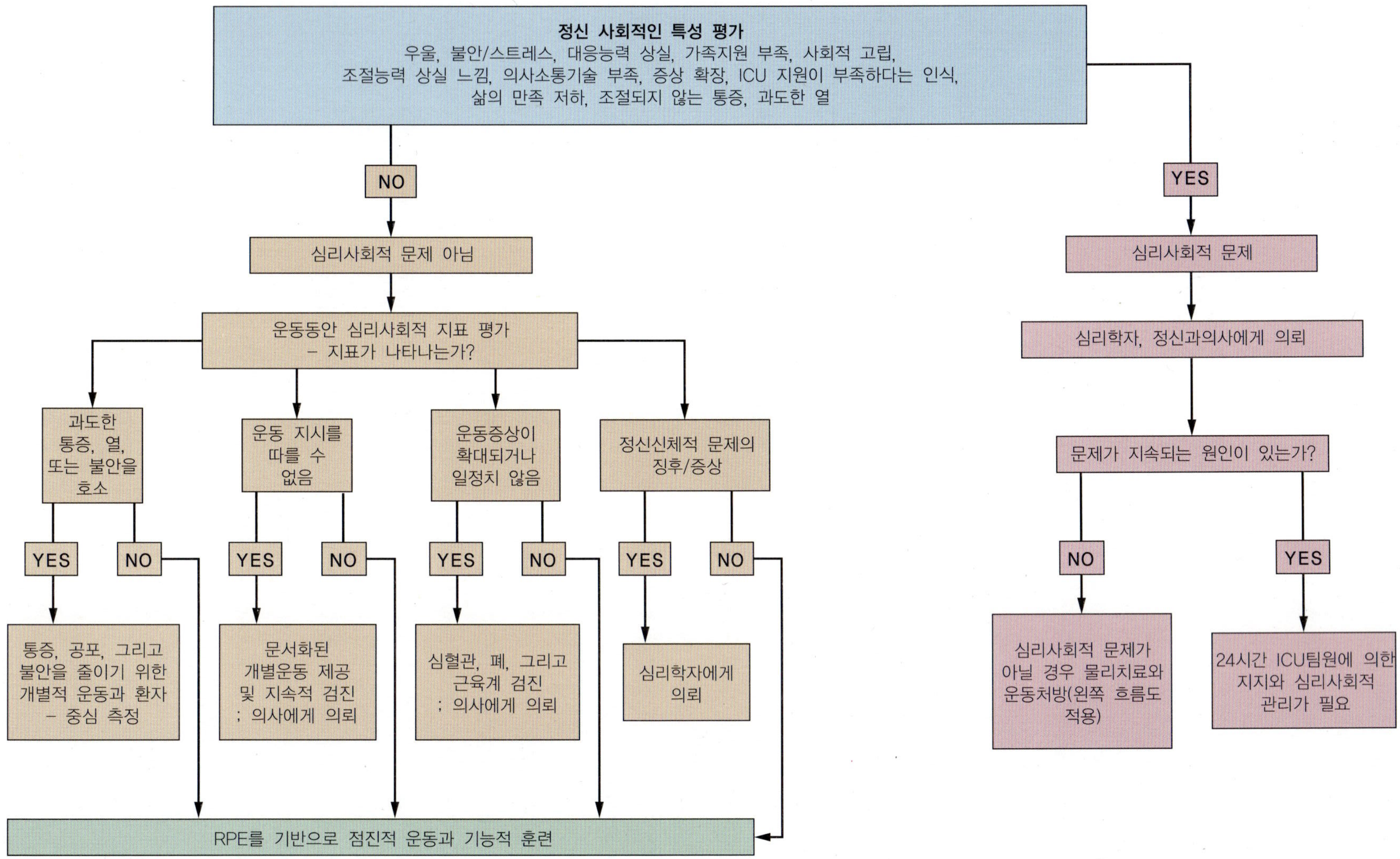

그림 34-14 호흡기를 착용하고 있는 환자를 위한 심리적 및 행동적 흐름도

력은 평가되지 않았다.

❸ 신경근육

감각. 사지에서 가벼운 접촉과 심부 압력에 대한 감각이 정상이었다.

❹ 기능

기능적 움직임. 바로 누운 자세에서 앉기는 최대보조, 옆으로 구르기는 최대보조, 설 수 없고, 침상에서 휠체어 옮겨가기는 최대보조.

일상생활동작. 모든 동작이 의존적이었다.

2) 평가, 진단, 예후

DN은 다음의 상해가 있었다.

- 환기 저하
- 가스교환 저하
- 근육수행력 저하
- 유산소능력 저하

기능적 제한은 다음과 같다.

- 독립적으로 침상움직임(bed mobility)과 옮겨가기(transfer)를 할 수 없음
- 보행불능
- 일상생활동작을 수행하지 못함

물리치료진단은 우선적 치료행위 패턴 6F(호흡기능상실과 관련된 환기, 호흡, 유산소능력, 지구력 감소)이다.

DN은 최근 폐이식의 결과로 여러 가지 기능적 제한이 있고 기계적 환기가 필요한 상태이다. 폐질환 때문에 수술 이전에 오랫동안 좌식생활을 하여 왔다. 현재 의학상태와 합병증이 있기 때문에, 포괄적인 입원재활중재가 필요한 상태이다. 의학적 상태가 호전되면 보조 없이 보행하고 일상생활동작을 수행할 수 있을 것으로 기대된다.

(1) 목표

DN은 ETT 삽관 때문에 말을 할 수 없고 치료계획과 물리치료 목표에 적극적으로 참여할 수 없다. 물리치료 목표와 치료계획은 매 2~3주마다 재수정할 것이다.

2주 동안 성취되어야 할 단기목표는 다음과 같다.

1. 중등도 보조 하에 누운 자세에서 앉기를 할 수 있다.
2. 최대 보조 하에 앉은 자세에서 서기를 할 수 있다.
3. 중등도 보조 하에 보행기를 이용해 20~30발자국 이동할 수 있다.

중환자실 퇴원을 위한 재활 기준

1. 독립적인 침상움직임과 옮겨가기
2. 적절한 보조 도구 이용한 독립적인 보행
3. 500발자국 이상 이동하기
4. 기본적인 일상생활동작 수행

물리치료 계획에 다음의 사항이 포함된다.

1. 자세취하기와 보조 기법
2. 기능적 및 운동훈련
3. 들숨근육훈련
4. 행동 되먹임
5. 다리 중점으로 근력강화
6. 침상움직임 활동
7. 옮겨가기 훈련
8. 보행기를 이용한 점진적 서기와 보행훈련
9. 기계적 환기구 제거

초기에는 매일 치료한다. 견딜 수 있는 범위 내에서 매일 2회로 치료 빈도를 높인다.

3) 중재

물리치료 전, 항상 환기설정과 활력징후를 알아야 하고 환자의 상태에 대해 간호사와 논의해야 한다. 산소포화도, 심장박동수, 호흡수, 혈압 같은 활력징후를 지속적으로 감시해야 하고 물리치료에 대한 내성을 결정하는 지표로 사용해야 한다. 물리치료 중 보충되는 산소는 90% 이상의 산소포화도를 유지해야 한다. 물리치료와 환기구 제거 프로그램의 조화를 위해 호흡치료사 및 주치의와 정기적인 논의를 해야 한다. 각 물리치료 동안 체중지지, 기립 자세, 침상에서 이동, 보행훈련에 중점을 두어야 한다. 또한 물리치료 후, 잔존하는 가래제거를 위한 배액과 심혈관기능을 높이고 WOB를 줄이기 위한 자세를 취하도

록 해야 한다.

탄력밴드를 이용한 다리근력강화는 초기 물리치료평가 후 즉시 시행되었다. 초기에 DN은 3세트로 10회 반복할 수 있었고, 50회 반복까지 점차 증가하였다. 운동성 훈련을 위해 바로 누운 자세에서 침상 가장자리로 옮겨 앉기를 점진적으로 수행하였다. DN에게 침상 가장자리에 앉도록 격려하고 이 자세에서 다리운동, 몸통조절, 지지 없이 앉기, 일상생활동작(칫솔질하기, 머리 빗기 등)을 병행하도록 하였다. 보조 하에 보행기를 이용한 서기는 초기평가의 일부이며 기본적 일상생활로써 수행되었다. DN이 선 자세를 유지할 수 있을 때, 보행 전 활동을 시작하였다. 즉, 보행기를 잡고 체중이동, 한발 앞과 옆으로 내기 활동을 시작하였다. 수술 14일 후, 장기간 기계적 환기가 필요하였기 때문에 기관창냄술을 받았다. 호흡수 증가, 산소포화도 감소, 심한 피로 등의 이유로 DN은 보행활동을 하는데 제한이 있었다.

주치의와의 상담에서, 활동 증가에 따른 내성을 높이기 위해 환기보조와 산소보충을 높이기로 결정하였으며 물리치료 동안 환기설정은 압력지지(PS)는 15㎝ H_2O, Fio_2는 60%, PEEP는 5㎝ H_2O로 변경되었다. 또한 환자는 가벼운 IMT를 시작하도록 결정되었다.

수술 16일 후, 30초 동안 7㎝ H_2O에서 IMT를 시작하였지만, RPE가 9/10이었다. 따라서 IMT를 중지하였고, DN의 환기설정은 PS 15㎝ H_2O, Fio_2는 60%, PEEP 5㎝ H_2O가 되었다. 높은 RPE의 원인 중 일부는 불안 때문이었다. 따라서 다음 IMT 동안 생체되먹임훈련을 제공하였다. IMT 전에, 거울을 환자 앞에 배치하여 들숨과 날숨 동안 자신의 배와 가슴을 관찰하도록 지시하였다. 그녀는 호흡 동안 배와 가슴을 관찰하였고 호흡조절이 되고 있음에 흥분하였다. 그녀는 RPE가 6/10 수준에서 2분간 IMT를 수행할 수 있었다.

수술 17일 후, 재평가가 이루어졌고 성취되어야 할 목표는 설정되지 않았다. 이는 호흡기능상실, 울혈심장기능상실을 유발하는 일시적 심장근육기능이상, 신장불충분, 장기 침상생활로 인한 근력약화 같은 의학적 문제 때문이다. 초기 설정된 목표대로 지속적으로 물리치료를 시행하였다. 이 시기, DN의 IMT는 거울을 이용한 생체되먹임과 함께 지속적으로 진행되었다. RPE 4/10 수준에서 2분간 10㎝ H_2O에서 IMT를 수행하였고, 이후 4분간 RPE 6/10 수준에서 IMT를 수행하였다. 환자가 편안하게 10분간 IMT를 수행할 때까지 점진적으로 진행되었다. IMT 동안 환자는 거울을 통해 배와 가슴 움직임을 지속적으로 관찰하였다.

수술 18일 후, 이동식 환기구를 이용하여 보행훈련을 시작하였다. 18일에 보행거리가 30발자국에서 22일에 80발자국으로 증가하였다. 여러 차례 보행훈련 후, 주치의는 간헐적 IMT를 호흡기를 이용하여 자발적인 호흡을 하도록 결정하였다. 이제 환자는 전반적이 근력과 지구력이 증가하였고, 환기지지 없는 상황에서 보행활동의 내성에 대해 평가하였다. 수술 23일 후, 환기보조 없이 90발자국을 걸을 수 있었다. 이 시점에서, 환자에 대한 보조는 줄었고 보행패턴이 향상되었으며, 물리치료의 초점은 보행거리를 늘리는 것으로 전개되었다. 환자는 더 이상 거울을 이용한 생체되먹임 훈련이 필요 없었으며, 환기보조를 줄이면서 5~10분 동안 12~16㎝ H_2O 수준에서 매일 수차례 연습을 하였다.

수술 33일 후 DN에 대해 재평가가 수행되었고 치료목적이 성취되었다. 그녀의 새로운 목표는 중환자실 퇴원을 위한 재활기준이었다. 수술 후 35일에, DN은 팔근력 증가에 관심을 보였다. 2파운드 무게의 머리 위 도르래 시스템이 장착되었고, 환자는 독립적으로 수행하였다. 수술 37일 후, 48시간 동안 환기구를 멈춘 상태에서 원격측정장치를 착용하는 병실로 전원하였다. 수술 후 40일과 41일 후, 1일 2회 치료를 받았으며 보행활동을 지속하였다. 43일 후 기관절개술이 제거되었고 필요에 따라 코삽입관을 이용한 산소공급을 받았다. 48일 후 DN은 퇴원하였고 외래물리치료실로 의뢰되었다.

(1) 결과

병원퇴원 시, DN은 독립적인 침상움직임, 옮겨가기, 일상생활, 보행기를 이용한 550발자국 보행이 가능하였다.

요약

호흡계의 기본적인 기능은 신체에 산소를 공급하고 이산화탄소를 배출하는 것이다. 호흡계는 근육뼈대 펌프계, 즉 가스교환단위, 신경조절중추로 구분된다. 호흡기능상실은 가스교환을 위한 신체요구에 호흡계가 부합하지 못하는 상태이다. 호흡기능상실이 발생할 때, 동맥 이산화탄소농도는 증가하고 산소농도는 감소할 것이다. 많은 병들이 호흡기능상실을 유발할 수 있지만, 기능상실을 유발하는 생리적인 기전은 (1) 확산이상, (2) 저환기, (3) 환기대 관류 불균형이다.[37]

호흡기능상실은 혈중 가스 이상에 따라 Ⅰ형(저산소) 또는 Ⅱ형(고탄산)으로 구분된다. 환자는 만성호흡기능상실 또는 급성호흡기능상실을 경험할 수 있다. 의학적인 관리는 일반적으로 보조하는 역할을 한다(예: 기계적인 환기, 산소보충). 이 장은 기계적 환기를 사용하는 환자를 위한 재활중재에 중점을 두고 있다.

기계적 환기가 필요한 호흡기능상실 환자의 재활은 좀 더 많은 연구가 필요하다. 제한된 많은 연구는 호흡기능상실이 있는 환자의 재활을 검진하였다. 가장 흔히 사용 중인 방법은 IMT와 생체되먹임 접근이다. IMT를 이용하여 기계적 환기를 제거한 환자는 근력, 지구력, 폐기능이 일부 호전되었고, 특히 중요한 것은 기계적 환기를 제거할 수 있다는 것이다. 재활에 사용 중인 중재의 효과를 증명하는 연구는 부족하지만, 자세취하기, 보조 기법, 기능적 및 운동훈련의 생리학적 근거는 명백하다.

추가정보

Books

DeTurk W, Cahalin L: Cardiovascular and Pulmonary Physical Therapy: An Evidence-based Approach, 2004, McGraw-Hill.

Irwin S, Tecklin JS (eds): Cardiopulmonary Physical Therapy: A Guide to Practice, ed 4, Philadelphia, 2004, Elsevier.

Web Sites

American Association for Respiratory Care: www.aarc.org

Cardiovascular and Pulmonary Section of the American Physical Therapy Association: www.cardiopt.org

American Thoracic Society: www.thoracic.org

용어

폐포관류(alveolar perfusion): 폐포와 만나고 호흡에 참여하는 혈액량

폐포환기(alveolar ventilation): 폐포와 만나고 호흡에 참여하는 공기량

폐포(alveoli): 가스교환이 발생하는 폐의 먼쪽 종말주머니

동맥 폐포 산소차이(arterial-alveolar oxygen difference): 동맥에 있는 산소분압과 폐포에 있는 산소분압의 차이

무기폐(atelectsis): 폐의 분비 또는 기도붕괴로 공기가 기도로 움직일 수없고 가스교환이 발생하지 않음.

순응도(compliance): 폐와 가슴벽의 확장정도에 대한 측정치

전도기도(conducting airway): 폐포까지 공기전달을 위한 폐의 기도. 폐포가 없기 때문에 가스교환은 없음.

죽은 공간(dead space): 호흡에 참여하지 않는 폐 내에 있는 공기

탄력성(elasticity): 변형된 모양이 원 상태로 되돌아 올려는 능력

객혈(hemoptysis): 피가 나옴.

고탄산혈증(hypercarpnia): 혈액에 이산화탄소농도가 높아짐

저산소증(hypoxia): 혈액에 산소농도가 떨어짐

최대수의적인 환기(maximal voluntary ventilation): 1분 동안 기도를 통해 들어오고 나가는 최대공기량. 최대 호흡율과 폐활량에 의해 결정

분당 환기(minute ventilation): 1분 동안 폐로 들어오고 나가는 공기량

공기가슴(pneumothorax): 가슴막 공간에 있는 공기

폐단락(pulmonary shunt): 호흡에 참여하지 않고 폐를 통해 흐르는 혈액

호흡(respiration): 대기권의 공기와 폐 모세혈관바닥 사이 가스교환 과정

호흡기도(respiratory airway): 폐포가 있어 가스교환이 발생하는 기관지세기관지 가지에 있는 기도

표면활성제(surfactant): 기도의 표면장력을 줄이기 위해 폐포에서 분비되는 물질

기관절개술(tracheostomy): 인공기도를 만들기 위해 기관에 대한 수술적 절제

환기(ventilation): 기도를 통한 공기 흐름

숨쉬기 일(work of breathing): 호흡에 사용되는 에너지

참고문헌

1. Beers MH, Berknow R (ed): The Merck Manual of Diagnosis and Therapy, ed 17, New York, 1999, John S. Wiley.
2. Karande S, Murkey R, Ahuja S, et al: Clinical profile and outcome of acute respiratory failure, Ind J Pediatr 70:865-869, 2003.
3. Atabai K, Matthay MA: The pulmonary physician in critical care. 5: Acute lung injury and the acute respiratory distress syndrome: Definitions and epidemiology, Thorax 57(5):452-458. 2002.
4. Roche N, Huchon G: Epidemiology of chronic obstructive disease, Rev Prat 54(13):1408-1413, 2004.
5. American Physical Therapy Association: Guide to Physical Therapist Practice, second edition, Phys Ther 81(1):9-746, 2001.
6. Ruel M, Deslauriers J, Maltais F: The diaphragm in emphysema, Chest Surg Clin N Am 8:381-399, 1998.
7. Suwatanapongched T, Gierada DS, Slone RM, et al: Variation in diaphragm position and shape in adults with normal pulmonary function, Chest 123(6):2019-2027, 2003.
8. Polla B, D'Antona G, Bottinelli R, et al: Respiratory muscle fibers: Specialization and plasticity, Thorax 59(9):808-817, 2004.
9. Poole DC, Sexton WL, Farkas GA, et al: Diaphragm structure and function in health and disease, Med Sci Sports Exerc 29(6):738-754, 1997.
10. Laube BL, Jashnani R, Dalby RN, et al: Targeting aerosol deposition in patients with cystic fibrosis: Effects of alterations in particle size and inspiratory flow rate, Chest 118(4):1069-1076, 2000.
11. Brand P, Friemel I, Meyer T, et al: Total deposition of therapeutic particles during spontaneous and controlled inhalations, J Pharm Sci 89(6):724-731, 2000.
12. Houtmeyers E, Gosselink R, Gayan-Ramirez G, et al: Regulation of mucociliary clearance in health and disease, Eur Respir J 13(5):1177-1188, 1999.
13. McArdle WD, Katch FI, Katch VL: Exercise Physiology: Energy, Nutrition, and Human Performance, ed 5, Philadelphia, 2001, Lippincott Williams & Wilkins.
14. Moudgil R, Michelakis ED, Archer SL: Hypoxic pulmonary vasoconstriction, J Appl Physiol 98(1):390-403, 2005.
15. Dean E: Preferred practice patterns in cardiopulmonary physical therapy: A guide to physiologic measures, Cardiopulm Phys Ther 10(4):124-134, 1999.
16. Blackie SP, McElvaney NG, Wilcox PG, et al: Normal values and ranges for ventilation and breathing pattern at maximal exercise, Chest 100(1):136-142, 1991.
17. Rampulla C, Baiocchi S, Dacosta E, et al: Dyspnea on exercise. Pathophysiologic mechanisms, Chest 101:248S-252S, 1992.
18. Hamnegard CH, Wragg S, Kyroussis D, et al: Diaphragm fatigue following maximal ventilation in man, Eur Respir J 9:241-247, 1996.
19. Beachey WD, Olson DE: Quantifying ventilatory reserve to predict respiratory failure in exacerbations of COPD, Chest 97(5):1086-1091, 1990.
20. Moriya E, Kawakami K, Sudoh M, et al: The effect of body position on ventilation and perfusion in the lung, Physiologist 30(1 suppl):S60-61, 1987.
21. Dean E: Effect of body position on pulmonary function, Phys Ther 65(5):613-618, 1985.
22. Kim MJ, Hwang HJ, Song HH: A randomized trial on the effects of body positions on lung function with acute respiratory failure patients, Int J Nurs Stud 39(5):549-555, 2002.
23. Ross J, Dean E, Abboud RT: The effect of postural drainage positioning on ventilation homogeneity in healthy subjects, Phys Ther 72(11):794-799, 1992.
24. Norton LC, Conforti CG: The effects of body position on oxygenation, Heart Lung 14(1):45-52, 1985.
25. Wagner PD, Laravuso RB, Uhl PR, et al: Continuous distributions of ventilation-perfusion ratios in normal subjects breathing air and 100 per-cent O2, J Clin Invest 54(1):54-68, 1974.
26. Colebatch HJ, Ng CK: Estimating alveolar surface area during life, Respir Physiol 88(1-2):163-170, 1992.
27. Hansen JE, Ampaya EP: Human air space shapes, sizes, areas, and volumes, J Appl Physiol 38:990-995, 1975.
28. Hillegass E, Sadowsky HS (ed): Essentials of Cardiopulmonary Physical Therapy, ed 2, Philadelphia. 2001, WB Saunders.
29. Aliverti A, Macklem PT: How and why exercise is impaired in COPD, Respiration 68(3):229-239, 2001.
30. Bell SC, Saunders MJ, Elborn JS, et al: Resting energy expenditure and oxygen cost of breathing in patients with cystic fibrosis, Thorax 51(2):134-131, 1996.
31. Haas A, Rusk HA, Pelosof H, et al: Respiratory function in hemiplegic patients, Arch Phys Med Rehabil 48(4):174-179, 1967.
32. Narain S, Puckree T: Pulmonary function in hemiplegia, Int J Rehabil Res 25(1):57-59, 2002.
33. Laghi F, Tobin MJ: Disorders of the respiratory muscles, Am J Respir Crit Care Med 168(1):10-48, 2003.
34. Winslow C, Rozovsky J: Effect of spinal cord injury on the respiratory system, Am J Phys Med Rehabil 82(10):803-814, 2003.
35. Taber's Cyclopedic Medical Dictionary, ed 17, Philadelphia, 2005, FA Davis.
36. Scanlan C, Spearman CB, Sheldon RL (eds): Egan's Fundamentals of Respiratory Care, ed 5, Philadelphia, 1990, Mosby.
37. Greene KE, Peters JI: Pathophysiology of acute respiratory failure, Clin Chest Med 15(1):1-12, 1994.
38. Markou NK, Myrianthefs PM, Baltopoulos GJ: Respiratory failure: An overview, Crit Care Nurs Q 27(4):353-379, 2004.
39. Raju P, Manthous CA: The pathogenesis of respiratory failure: An overview, Respir Care Clin N Am 6(2):195-212, 2000.
40. Wagner PD, et al: Ventilation-perfusion inequality in chronic obstructive pulmonary disease, J Clin Invest 59(2):203-216, 1977.
41. Shapiro B, Peruzzi W, Kozelowski-Templin R: Clinical Application of Blood Gases, ed 5, St. Louis, 1994, Mosby-Year Book.
42. Williams AJ: ABC of oxygen: assessing and interpreting arterial blood gases and acid-base balance, BMJ 317(7167):1213-1216, 1998.
43. Andrews JL Jr, Copeland BE, Salah RM, et al: Arterial blood gas standards for healthy young nonsmoking subjects, Am J Clin Pathol 75(6):773-780, 1981.
44. McBride DS Jr, Johnson JO, Tobias JD: Noninvasive carbon dioxide monitoring during neurosurgical procedures in adults: End-tidal versus transcutaneous techniques, South Med J 95(8):870-874, 2002.
45. Stock MC: Noninvasive carbon dioxide monitoring, Crit Care Clin 4(3):511-526, 1988.
46. Cohn MA, Rao S, Broudy M, et al: The respiratory inductive plethysmograph: A new non-invasive monitor of respiration, Bull Eur Physiopathol Respir 18(4):643-658, 1982.
47. Martyn JB, Moreno RH, Pare PD, et al: Measurement of inspiratory muscle performance with incremental threshold loading, Am Rev Respir Dis 135(4):919-923, 1987.
48. Dean E, Ross J: Discordance between cardiopulmonary physiology and physical therapy. Toward a rational basis for practice [see comment], Chest 101(6):1694-1698, 1992.
49. Ciesla ND: Chest physical therapy for patients in the intensive care unit, Phys Ther 76(6):609-625, 1996.
50. Paratz J: Haemodynamic stability of the ventilated intensive care patient: A review, Aust J Physiother 38:167-172, 1992.
51. Dean E: Oxygen transport: A physiologically-based conceptual framework for the practice of cardiopulmonary physiotherapy, Physiotherapy 80(6):347-355, 1994.
52. Jaeger RJ, Turba RM, Yarkony GM, et al: Cough in spinal cord injured patients: Comparison of three methods to produce cough [see comment], Arch Phys Med Rehabil 74(12):1358-1361, 1993.
53. Stiller K: Physiotherapy in intensive care: Towards an evidence-based practice, Chest 118(6):1801-1813, 2000.
54. Braun SR, Giovannoni R, O'Connor M: Improving the cough in patients with spinal cord injury, Am J Phys Med 63(1):1-10, 1984.
55. Bach JR: Mechanical insufflation-exsufflation. Comparison of peak expiratory flows with manually assisted and unassisted coughing techniques, Chest 104(5):1553-1562, 1993.
56. Puckree T, Cerny F, Bishop B: Does intercostal stretch alter breathing pattern and respiratory muscle activity in conscious adults? Physiotherapy 88(2):89-97, 2002.
57. Vianello A, Corrado A, Arcaro G, et al: Mechanical insufflation-exsufflation improves outcomes for neuromuscular disease patients with respiratory tract infections, Am J Phys Med Rehabil 84(2):83-88; 89-91, 2005.
58. Winck JC, Goncalves MR, Lourenco C, et al: Effects of mechanical insufflation-exsufflation on respiratory parameters for patients with chronic airway secretion encumbrance, Chest 126(3):774-780, 2004.
59. Sancho J, Servera E, Diaz J, et al: Efficacy of mechanical insufflation-exsufflation in medically stable patients with amyotrophic lateral sclerosis, Chest 125(4):1400-1405, 2004.
60. Sancho J, Servera E, Vergara P, et al: Mechanical insufflation-exsufflation vs. tracheal suctioning via tracheostomy tubes for patients with amyotrophic lateral sclerosis, Am J Phys Med Rehabil 82(10):750-753, 2003.
61. Stiller K, Phillips A: Safety aspects of mobilizing acutely ill patients, Physiother Theory Pract 19: 239-257, 2003.
62. Ceriana P, Delmastro M, Rampulla C, et al: Demographics and clinical outcomes of patients admitted to a respiratory intensive care unit located in a rehabilitation center [see comment], Respir Care 48(7):670-676, 2003.
63. Nava S, Confalonieri M, Rampulla C: Intermediate respiratory intensive care units in Europe: A European perspective [see comment], Thorax 53(9):798-802, 1998.
64. Nava S, Evangelisti I, Rampulla C, et al: Human and financial costs of noninvasive mechanical ventilation in patients affected by COPD and acute respiratory failure, Chest 111(6):1631-1638, 1997.
65. van't Hul A, Kwakkel G, Gosselink R: The acute effects of noninvasive ventilatory support during exercise on exercise endurance and dyspnea in

patients with chronic obstructive pulmonary disease: A systematic review, J Cardiopulm Rehabil 22(4):290-297, 2002.
66. Costes F, Agresti A, Court-Fortune I, et al: Noninvasive ventilation during exercise training improves exercise tolerance in patients with chronic obstructive pulmonary disease, J Cardiopulm Rehabil 23(4):307-313, 2003.
67. Bianchi L, Foglio K, Pagani M, et al: Effects of proportional assist ventilation on exercise tolerance in COPD patients with chronic hypercapnia, Eur Respir J 11(2):422-427, 1998.
68. Johnson JE, Gavin DJ, Adams-Dramiga S: Effects of training with heliox and noninvasive positive pressure ventilation on exercise ability in patients with severe COPD, Chest 122(2):464-472, 2002.
69. Soo Hoo GW: Nonpharmacologic adjuncts to training during pulmonary rehabilitation: the role of supplemental oxygen and noninvasive ventilation, J Rehabil Res Devel 40:81-97, 2003.
70. Nava S: Rehabilitation of patients admitted to a respiratory ICU, Arch Phys Med Rehab 79(7):849-854, 1998.
71. Zanotti E, Felicetti G, Maini M, et al: Peripheral muscle strength training in bed-bound patients with COPD receiving mechanical ventilation: Effect of electrical stimulation [see comment], Chest 124(1):292-296, 2003.
72. Ishaaya AM, Nathan SD, Belman MJ: Work of breathing after extubation, Chest 107(1):204-209, 1995.
73. Kaplan J, Schuster D: Physiological consequences of tracheal intubation, Clin Chest Med 12:425-432, 1991.
74. Pingleton SK: Complications of acute respiratory failure, Am Rev Respir Dis, 137(6):1463-1493, 1988.
75. Hussain SN, Vassilakopoulos T: Ventilator-induced cachexia, Am J Respir Crit Care Med 166:1307-1308, 2002.
76. Sassoon CS: Ventilator-associated diaphragmatic dysfunction, Am J Respir Crit Care Med 166:1017-1018, 2002.
77. Hendra K, Celli B: Physiologic responses to long-term ventilation, Respir Care Clin N Am 8(3): 447-462, 2002.
78. MacIntyre NR, Cook DJ, Ely EW Jr, et al: Evidence-based guidelines for weaning and discontinuing ventilatory support: A collective task force facilitated by the American College of Chest Physicians, the American Association for Respiratory Care, and the American College of Critical Care Medicine, Chest 120(6 Suppl):375S-395S, 2001.
79. Belman MJ: Respiratory failure treated by ventilatory muscle training (VMT). A report of two cases, Eur J Respir Dis 62(6):391-395, 1981.
80. Aldrich TK, Karpel JP: Inspiratory muscle resistive training in respiratory failure, Am Rev Respir Dis 131(3):461-462, 1985.
81. Abelson H, Brewer K: Inspiratory muscle training in the mechanically ventilated patient, Physiother Canada 39(5):305-307, 1987.
82. Aldrich TK, Karpel JP, Uhrlass RM, et al: Weaning from mechanical ventilation: Adjunctive use of inspiratory muscle resistive training, Crit Care Med 17(2):143-147, 1989.
83. Bruton A: A pilot study to investigate any relationship between sustained maximal inspiratory pressure and extubation outcome, Heart Lung 31(2):141-149, 2002.
84. Martin AD, Davenport PD, Franceschi AC, et al: Use of inspiratory muscle strength training to facilitate ventilator weaning: a series of 10 consecutive patients, Chest 122(1):192-196, 2002.
85. Gutierrez CJ, Harrow J, Haines F: Using an evidence-based protocol to guide rehabilitation and weaning of ventilator-dependent cervical spinal cord injury patients, J Rehabil Res Devel 40(5):99-110, 2003.
86. Sprague SS, Hopkins PD: Use of inspiratory strength training to wean six patients who were ventilator-dependent, Phys Ther 83(2):171-181, 2003.
87. Liaw M, Lin MC, Cheng PT, et al: Resistive inspiratory muscle training: its effectiveness in patients with acute complete cervical cord injury, Arch Phys Med Rehabil 81(6):752-756, 2000.
88. Gale J, O'Shannick G: Psychiatric aspects of respiratory treatment and pulmonary intensive care unit, Adv Psychosom Med 14:93-108, 1985.
89. Rotondi AJ, Chelluri L, Sirio C, et al: Patients' recollections of stressful experiences while receiving prolonged mechanical ventilation in an intensive care unit [see comment], Crit Care Med 30(4):746-752, 2002.
90. Holliday JE, Hyers TM: The reduction of weaning time from mechanical ventilation using tidal volume and relaxation biofeedback, Am Rev Resp Dis 141(5 Pt 1):1214-1220, 1990.
91. Yarnal JR, Herrell DW, Sivak ED: Routine use of biofeedback in weaning patients from mechanical ventilation, Chest 79(1):127, 1981.
92. Corson JA, Grant JL, Moulton DP, et al: Use of biofeedback in weaning paralyzed patients from respirators, Chest 76:543-545, 1979.
93. Holliday J, Shapiro M, Durham R: Optimization of P100 for reducing ventilator weaning time using tidal volume and relaxation feedback, Am Rev Respir Dis 143:A684, 1991.
94. Green T, Gidron Y, Friger M, et al: Relative-assessed psychological factors predict sedation requirement in critically ill patients, Psychosom Med 67(2):295-300, 2005.
95. Douglas SL, Daly BJ: Caregiving and long-term mechanical ventilation [comment], Chest 126(4):1387-1388, 2004.
96. Johnson P: Reclaiming the everyday world: How long-term ventilated patients in critical care seek to gain aspects of power and control over their environment, Intensive Crit Care Nurs 20:190-199, 2004.
97. Hewitt-Taylor J: Children who require long-term ventilation: Staff education and training, Intensive Crit Care Nurs 20(2):93-102, 2004.
98. Chlan LL: Description of anxiety levels by individual differences and clinical factors in patients receiving mechanical ventilatory support, Heart Lung 32(4):275-282, 2003.

제 35 장

림프계 질환

Lymphatic System Disorders

학습개요

목적

림프순환계

림프순환계의 해부학 / 림프순환계의 생리학

병리현상

림프부종

검진

병력 / 계통관찰 / 검진과 측정

평가, 진단, 예후

중재

교육 / 중재방법 / 운동

사례연구

추가정보

용어

참고문헌

학습목표

이 장을 읽은 후, 다음의 사항을 할 수 있어야 한다.

1. 림프계의 해부학과 생리학을 이해한다.
2. 림프부종의 결과와 관련된 병리현상에 의한 위험요인을 토의한다.
3. 림프부종 환자의 검진을 위한 최상의 방법과 도구를 적용한다.
4. 림프부종 환자의 평가와 진단을 위해 어떻게 장애모형과 물리치료사 치료행위지침이 사용되는지를 이해한다.
5. 림프부종 환자를 위한 근거중심 중재를 적용한다.

치료사는 림프계(lymphatic system)의 질환을 포함한 다양한 질환을 치료한다. 이 장은 물리치료사 치료행위지침[1]에서 우선적 치료행위 패턴 6H(림프계 질환과 관련된 순환과 인체계측 측면의 손상)로 분류되는 림프질환이 있는 환자를 위한 재활에 대해 토의할 것이다. 림프계의 해부학과 생리학, 림프계 질환의 분류, 그리고 림프계 장애가 있는 환자들을 위한 검진, 평가, 중재에 대한 토의를 통해, 이 장은 림프질환의 감별과 효과적인 검진방법을 제공할 것이다. 림프계는 면역기능을 포함하지만, 여기에서는 주로 림프부종(lymphedema; 림프순환의 기능이상에 의해 유발)에 대해 다룰 것이다.

림프부종이 있는 환자는 2억5천만명으로 추정된다.[2] 사상충에 의해 림프계가 감염되는 질병인 사상충증(filariasis)은 림프부종의 가장 흔한 원인이다. 세계보건기구는 1억2천만명이 림프사상충증이 있는 것으로 추정하고 있다.[3] 그러나 미국에서는 대개 원인불명이고 유방암 수술 또는 방사선 치료 후 발생한다.[2] 이들 중 10~40%는 같은 쪽 팔에서 림프부종이 발생하고 있다.[2]

비록 작은창자 침범을 제외하고 림프부종이 수명에 영향을 거의 주지 않지만, 만일 조절되지 않거나 치료되지 않는다면, 운동성과 활동성 감소, 감염이 쉬워져 삶의 질에 영향을 준다.[4] 팔에 림프부종이 있는 사람 중 30%는 어깨 · 팔 기능이 감소하는 것으로 추정된다.[5~8]

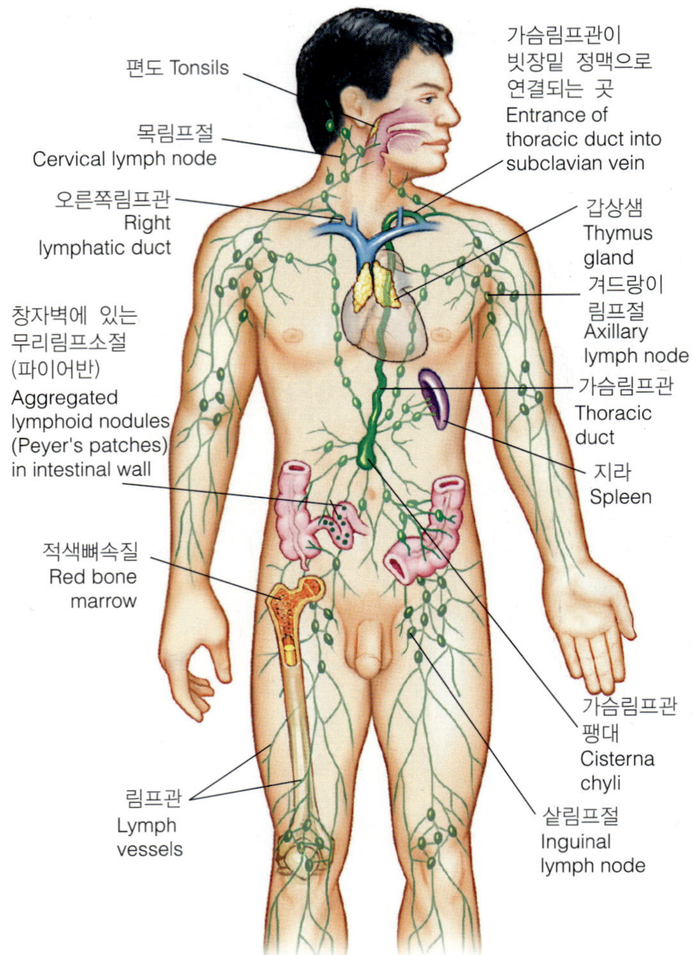

그림 35-1 림프계

From Thibodeau GA, Patton KT: Anatomy and Physiology, ed 6, St. Louis, 2006, Mosby.

1. 림프순환계

림프계는 2가지 주요 기능이 있다. 체액의 균형을 유지하기 위해 말초에서 정맥계로 림프를 수송하고 감염으로부터 신체를 보호하는 면역기능을 가지고 있다. 림프계는 림프(예: 림프액), 림프관(lymphatic vessel), 림프절(lymph node), 지라(spleen), 가슴샘(thymus), 편도(tonsil)로 이루어진 림프기관(lymphatic organ)으로 구성되어 있다(그림 35-1).[9]

림프(lymph)는 혈장에서 만들어진 액체이며 동맥에서부터 모세혈관으로 들어간다. 혈액이 모세혈관으로 들어갈 때, 세포사이 체액 중 일부는 순환계로 들어간다. 체액 중 약 90%는 다리에 있는 정맥계로 재흡수된다. 나머지 약 10%는 정맥계로 재흡수되지 않는 큰분자 단백질이다. 이 체액과 단백질은 림프형태로 림프계를 통해 순환계로 되돌아간다.[9]

림프는 기본적으로 단백질, 면역세포, 지방(창자림프에 있는 것으로 암죽(chyle)으로 알려짐), 폐기물을 함유하고 있다. 림프는 사이질 체액(interstitial fluid)으로부터 이물질을 제거함으로써 신체를 보호한다. 림프조직(절과 기관)은 포식세포, B와 T-림프구, 혈장세포, 그물세포를 함유하고 있다. 이물질은 전형적으로 림프에 의해 제거되고 림프계는 세포대사의 정상적인 산물과 과도한 체액을

표 35-1 림프와 혈액순환의 차이

	림프	혈액
방향	한 방향	순환
흐름	1~2ℓ/일	약 5ℓ/분
펌프기전	림프몸통의 내적인 수축	분출펌프(심장), 장딴지근육(이차 심장)
연속성	체액의 연속성이 없음	연속성 있음
압박에 대한 의존성	없음	정맥압이 높아짐
폐쇄효과	고단백질 체액의 축적(>1.5g/dℓ)	저단백질 체액의 축적(<1/0g/dℓ)

처리한다.[9,10]

비록 림프계는 신체주변의 체액을 수송하지만 표 35-1에 제시된 것처럼 여러 면에서 혈액순환계와는 구별된다.[10,11]

림프는 표층과 심층조직을 향해 있는 림프특이 모세관을 통해 흐른다. 단백질이 풍부한 림프는 림프요소를 생성하고 걸려내는 림프절로 모인다. 림프절은 특히 면역작용이 필요할 때 림프구를 생성하고, 림프의 단백질 양을 조절한다. 일반적으로 림프관 주변 군집 또는 사슬에 위치하고 있는 650개의 림프절이 있다(그림 35-1). 림프절의 크기는 매우 다양하다. 정상상태인 경우 몇 mm에서 1~2cm이지만, 질병이 있거나 활성화 되었을 때 8cm 이상으로 커지는 경우도 있다.[9]

림프절의 바깥쪽은 섬유피막이 있고, 안쪽은 속질(medulla)을 감싸고 있는 겉질(cortex)이 있다(그림 35-2). 겉질은 속질보다 밀도가 높고 두개의 층으로 구분된다. 바깥쪽 겉질은 B-림프구, 가지돌기 그물세포, 포식세포를 함유하고 있으며, 안쪽 겉질은 T-림프구와 손가락돌기 그물세포를 함유하고 있다. 림프절의 모든 영역은 면역반응 시 활성화되고, 세포파편, 바이러스, 박테리아를 파괴하고 제거한다.[9,11]

림프는 내적 및 외적 펌프기전에 의해 신체를 통해 흐른다. 내적 펌프는 림프관의 자발적인 수축에 의한 것이다. 만일 내적 펌프가 손상되면, 림프순환은 림프관을 압박하는 뼈대근육(외적 펌프)에 의존하게 된다. 동맥 맥박, 호흡, 마사지는 림프흐름에 약간의 영향을 준다.[10] 림프순환은 한 방향으로 진행되는데, 사이질에서 혈액순환계로 체액이 움직인다.[11]

지라와 가슴샘은 면역기능을 지지한다. 지라는 일부 림

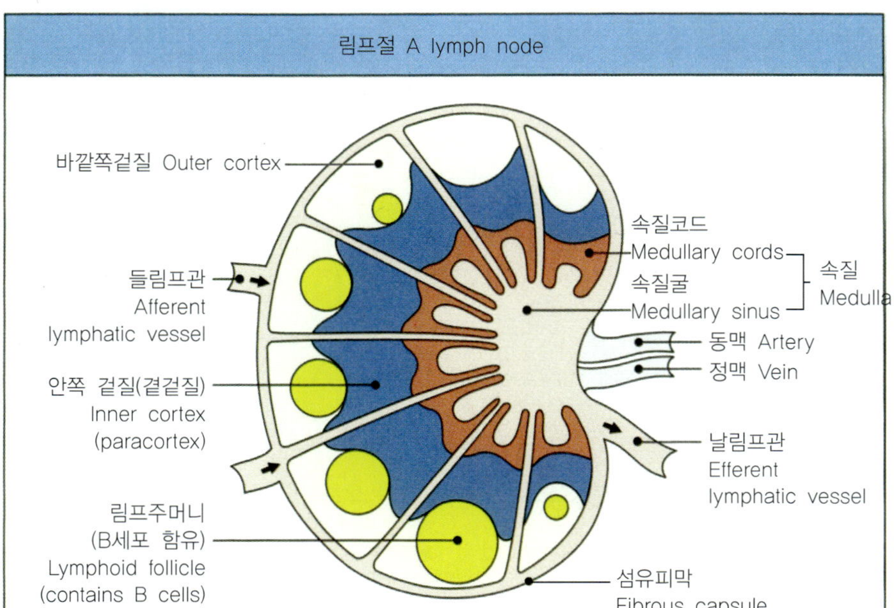

그림 35-2 림프절

From Janeway C: Immunobiology, ed 5, New York, 2001, Garland Science.

프구를 생성하고 결손 적혈구와 혈액 기원 병원체를 파괴한다. 가슴샘은 성인 초기까지 T-림프구를 유전적으로 생성하기 때문에 일차적인 중추 림프기관 중 하나로 분류된다. 이러한 T-림프구는 호르몬 면역반응에 참여하고 다른 림프기관발달을 촉진시킨다. 머리와 목부위로부터 림프액을 모으는 수집기가 편도바닥에 위치하고 있다.[9,12]

림프순환계의 해부학

림프순환계는 림프관과 림프절로 구성된다. 림프관은 표층(또한 피부밑 또는 근막바깥으로 알려짐)과 심층체계로 되어 있다. 표층체계는 피부와 피부밑을, 심층체계는 사지, 근육, 뼈, 관절, 내장으로부터 림프를 배출한다. 관통 관은 두 체계를 연결하고 심층체계에서 표층체계로 림프를 전달한다.[9,13,14]

표층 림프순환체계는 먼쪽에 있는 좁은 관인 림프모세관에서 시작한다. 이것들은 한 층이고 내피세포로 구성되고, 판막이 없다. 모세관이외의 모든 관은 판막이 있어 역류를 방지한다. 모세관은 표피아래 사이질에서 시작하는 예비수집기(precollector)로 연결된다. 예비수집기는 중간크기의 관이고, 안쪽이 내피로 구성되고 자율신경계에 의해 조절되는 2층의 민무늬근으로 둘러싸여져 있다. 예비수집기는 수집기(collector)로 알려진 굵은 관으로 연결된다. 수집기는 여러 가지로 되어 있고 영역별 림프절로 림프를 수송한다. 림프는 림프절에서 더 굵은 림프몸통으로 전달된다.[9]

모세관→예삐수집기→수집기→림프절→림프몸통
= 표층 림프순환계

심층 림프관은 근막아래에서 정맥과 함께 동맥에 평행하게 주행하고 있고, 오른쪽 위쪽 사분면과 얼굴을 제외하고 모든 신체의 내장, 근육, 뼈, 관절로부터 림프를 수송한다. 이러한 관들은 표층 수집기보다 넓은 것을 제외하고 거의 비슷한 심층 림프 수집기로 연결된다. 이후 수집기는 림프절과 연결되고 림프몸통으로 연결되기 전에 표층체계와 만나게 된다.[9,13,14] 만일 심층 순환의 관 또는 절이 제거되면, 모든 표층 순환을 통해 이동될 것이다. 이로 인해 울혈, 체액유출, 부종이 유발될 것이다.[9]

신체 중 아래부위의 림프는 배 안쪽 허리부위에 있는 확장된 관인 가슴림프관팽대(cisterna chyli)로 모인다. 가슴림프관팽대는 배동맥의 오른쪽에 위치하며 길이가 약 6cm정도이고 12번째 등뼈 수준에서 좁아져 가슴림프관(thoracic duct)이 된다. 오른쪽 위쪽 사분위를 제외한 나머지 신체의 림프는 좀 더 머리쪽에서 가슴림프관으로 들어간다. 가슴림프관은 왼쪽 빗장밑(subclavian)정맥으로 림프를 수송한다. 오른쪽 위쪽 사분면에 있는 림프는 오른쪽림프관(right lymphatic duct)으로 연결되고 이후 오른쪽빗장밑정맥으로 연결된다(그림 35-3).

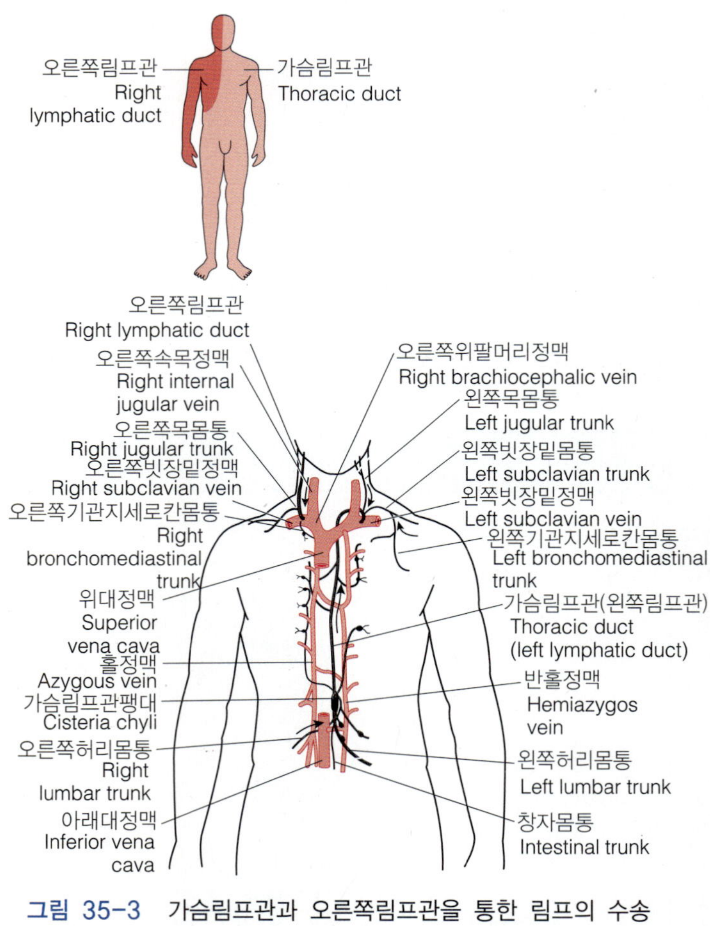

그림 35-3 가슴림프관과 오른쪽림프관을 통한 림프의 수송

From Casley-Smith JR, Casley-Smith JR: Modern Treatment for Lymphoedema, ed 5, Adelaide, Australia, 1997, Lymphoedema Association of Australia. Inset from Goodman CC, Boissonnault WG, Fuller KS: Pathology: Implications for the Physical Therapist, 2e, Philadelphia, 2003, Saunders.

림프순환계의 생리학

림프계의 일차적인 목적은 사이질 체액과 성분을 다시 정맥으로 되돌려보내는 것이다. 모세관과 사이질의 정수압과 아교질 삼투압의 균형은 이러한 과정을 가능하도록 만든다.[15]

림프모세관을 형성하는 내피세포는 "교대피판(swinging flap)"을 형성하기 위해 겹쳐져 있다(그림 35-4). 사이질의 정수압이 모세관의 정수압을 초과할 때 피판은 열리고 체액이 림프모세관으로 들어가게 된다. 이것은 채움시기(filling phase)로 알려져 있다.[16] 사이질 압력과 모세관 압력이 같아지면, 교대피판은 닫히고 림프모세관은 판막을 개방하여 림프가 예비수집기로 이동하도록 만든다. 이를 비움시기(emptying phase)라 부른다.[16] 단백질이 풍부한 림프가 예비수집기에 채워지면, 내적 및 외적 펌프기전에 의해 림프가 최종 목적지인 정맥계로 이동하게 된다.

2. 병리현상

해부학적으로, 생리학적으로 제대로 기능을 수행할 때, 림프순환계는 사이질 체액과 큰 분자물질의 양을 어느 정도 조절할 수 있는데, 이는 말초에서 중추 정맥계로 수송하기 위해 필요하다. 측부가지가 늘어나거나 림프 정맥연결과 림프 림프연결이 많아질수록 수송능력이 증가하고, 더 많은 포식세포를 생성하여 더 많은 혈장 단백질을 조절할 수 있다. 만일 림프계에 과부하가 발생하거나 손상으로 조절능력이 떨어지면, 체액과 물질들은 사이질에 축적되어 림프부종을 유발한다. 축적된 체액에 있는 단백질이 부패하면, 만성염증과 세포증식이 발생할 수 있다.

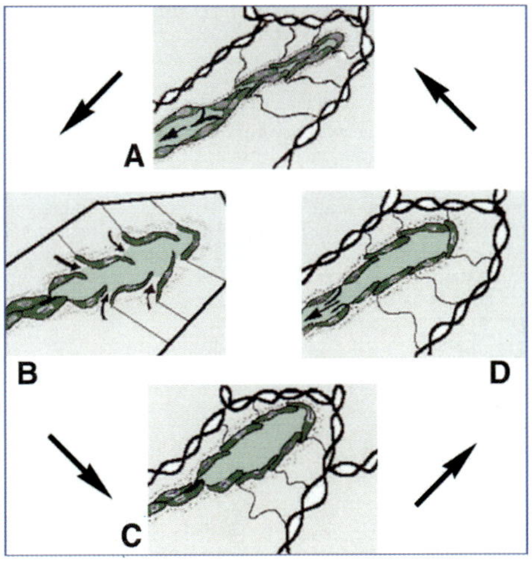

그림 35-4 림프형성. A, 초기 림프관은 비워져 있고 좁아져 있음. B, 채움시기. C, 초기 림프관이 림프로 채워짐. D, 초기 림프관의 압력에 의해 판막이 열리고 림프가 전수집기로 이동

Földi/Földi/Kubik: Lehrbuch der Lymphologie, 6th edition © Elsevier GmbH, Urban & Fischer Verlag München.

림프부종

림프부종은 림프의 부하가 림프순환계의 능력을 초과할 때 발생하는 림프수송기능이상의 증상이다. 림프부종은 단백질이 많은 액체가 축적되기 때문에 물렁조직이 부풀어 오른다.

이것이 발생하면, 림프부종은 더욱 커지게 되는데, 이는 사이질 내에 축적된 초기 거대분자들이 사이질 삼투압(oncotic pressure)을 증가시켜 관 속의 체액을 더욱 사이질쪽으로 이동하게 만든다. 장시간 부종과 단백질이 존재하면 염증과 섬유증식이 발생하고 물렁조직(물렁조직염 cellulitis)주변과 림프관(림프관염 lymphangitis)의 국소 감염이 발생하기 쉬워진다. 게다가, 판막 무력증과 영구적 림프관 확장을 유발하여 울혈이 더욱 가중된다(그

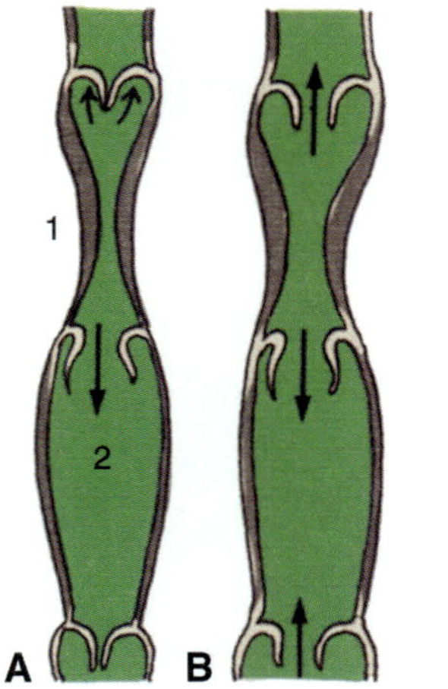

그림 35-5 판막의 구조와 기능. A, 정상 기능. B, 판막불충분과 역류가 있는 림프관 확장

Földi/Földi/Kubik: Lehrbuch der Lymphologie, 6th edition © Elsevier GmbH, Urban & Fischer Verlag München.

림 35-5). 림프부종은 사지에서 흔히 발생하지만 얼굴, 목, 배, 성기에서도 발생한다.

림프부종은 원인에 따라 일차(특발성으로 알려짐) 또는 이차로 구분된다.[4]

일차 림프부종. 일차 림프부종은 림프관 또는 림프절의 기형에 의해 일반적으로 발생하는 양성(benign)상태이다. 림프관 또는 림프절 중 어떤 부위는 무형성, 과형성, 또는 저형성될 수 있다.[4] 일차 림프부종은 선천성(출생 시 존재)이거나, 출생 후 발생하지만 35세 이전에 나타나는 조발림프부종(lymphedema praecox), 또는 35세 이후 발생하는 지연림프부종(lymphedema tardum)일 수 있다. 지연림프부종은 근육뼈대계 손상, 국소 감염, 또는 선천적으로 해부학적 질병소인이 있는 사람이 벌레에 물려 국소 염증이 발생하였을 때 나타나는 일차 양성상태이다. 그러나 성인에서 발생하는 림프부종은 흔히 악성과 관련된 이차 림프부종이다.[4]

이차 림프부종. 이차 림프부종은 어떤 해부학적 기형 없이 발생하는 림프부종이다. 이차 림프부종은 어느 나이에서나 발생할 수 있고 림프흐름을 차단하는 악성 종양, 정상적인 림프흐름 주변 조직의 손상 또는 골절 같은 외상성 손상, 또는 사상충증(림프절과 관을 파괴하는 사상충 감염)에 의해 유발될 수 있다. 의원(iatrogenic)림프부종은 특히 유방암 같은 종양치료를 위한 림프절 제거 또는 방사선치료 같은 의학적 중재의 결과로 발생할 수 있다.[4] 선천성 이차 림프부종은 양수에서 비정상적으로 떠다니는 털이 손가락, 발가락, 또는 성기를 감아 림프흐름을 방해하여 발생할 수 있다.[4]

기타 흔하지 않은 이차 림프부종에는 지혈대 적용으로 정맥과 림프의 울혈을 유발하는 인공림프부종이 있다. 어떤 경우에는 이로 인해 사지에서 염증반응이 일어나고 울혈이 더욱 가중되는 경우도 있다.

림프부종의 단계. 만일 림프부종이 치료되지 않는다면, 다음의 단계에 따라 악화될 것이다.

0단계. 0단계(잠복기/증상발현 전) 림프부종은 림프수송능력이 감소되는 것이 특징이다. 이 단계 동안, 정상보다 30% 이상 체액이 사이질에 있고, 환자는 침범된 다리에서 불편함과 통증을 느낀다. 하지만 부피변화는 없다.

I 단계. 이 시기 림프부종(가역성 림프부종)은 부피변화가 있고 단백질이 풍부한 부종이 발생한다. 림프부종은 물렁조직을 물렁하게 만들고, 손가락으로 피부를 눌렀다가 제거해도 수 분간 들어가 있는 상태를 보이는 오목부종(pitting edema)이 발생한다. 이 시기 부종은 가역성이다. 저녁에는 부종이 눈으로 보이고 만질 수 있지만, 자고 나거나 다리를 올려놓으면 완벽하게 사라진다. 활동, 열, 습도는 I 단계 부종을 악화시키는 원인이 될 수 있다. 손등 또는 발등에서 두꺼워진 피부를 잡아 들 수 없는 것으로 정의되는 Stemmer 징후는 없거나 경계 수준 정도에 있다(그림 35-6).[17]

II 단계. II 단계 림프부종(자발적인 가역성이 없는 림프부종)은 부피 증가를 보이고, 단백질이 풍부한 체액이 조직섬유증으로 대치되고, Stemmer 징후가 나타난다. 피부가 두꺼워질 수 있고, 림프가 움직이지 않기 때문에 감염의 위험이 높아진다. 조직이 단단해지고 림프액으로 많이 차 있고 사이질 섬유화가 되기 때문에 I 단계보다 오목을 유발하기 힘들다.[17]

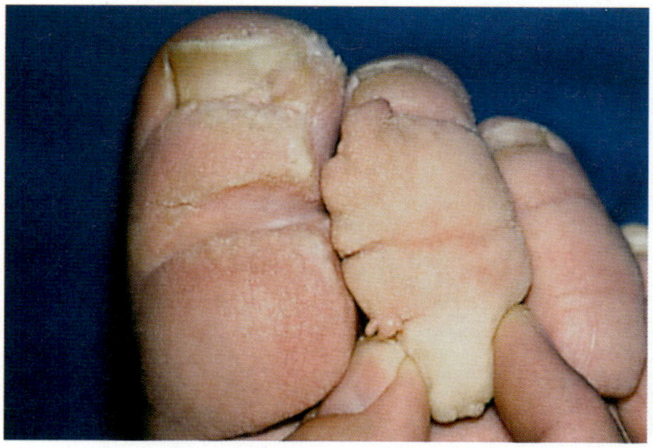

그림 35-6 Stemmer 징후

From Browse N, Burnand K, Mortimer P: Diseases of the Lymphatics, London, 2003, Arnold.

Ⅲ단계. Ⅲ단계 림프부종(림프정체성 코끼리피부병)은 피부밑섬유경화증(subcutaneous fibrosclerosis)과 과다각화증(hyperkeratosis; 피부 바깥층이 두꺼워짐)과 유두종증(papillomatosis)을 포함한 심한 피부변화가 특징이다. 모든가 그런 것이 아니지만 대부분의 Ⅲ단계 림프부종은 Ⅱ단계 림프부종보다 더욱 붓는다.[17,18] 등급은 병리적 및 해부학적 요인에 근거하기 때문에, 부피가 큰 것이 더욱 악화된 상태를 의미하는 것은 아니다.

림프부종의 단계는 순서대로 전개되지만, 기간은 다양하고 마지막 단계까지 진행되지 않을 수 있다. 전형적으로, 림프부종에 의해 조직변화가 발생하고 만성으로 될수록 결합조직의 증식, 아교질섬유 증식, 지방조직 축적, 섬유성 변화가 발생한다.[16] 또한 일차와 이차 림프부종에 의해 이차적인 피부변화가 발생하는데, 물렁조직염, 과다각화증, 진균감염이 발생할 수 있다(그림 35-7).

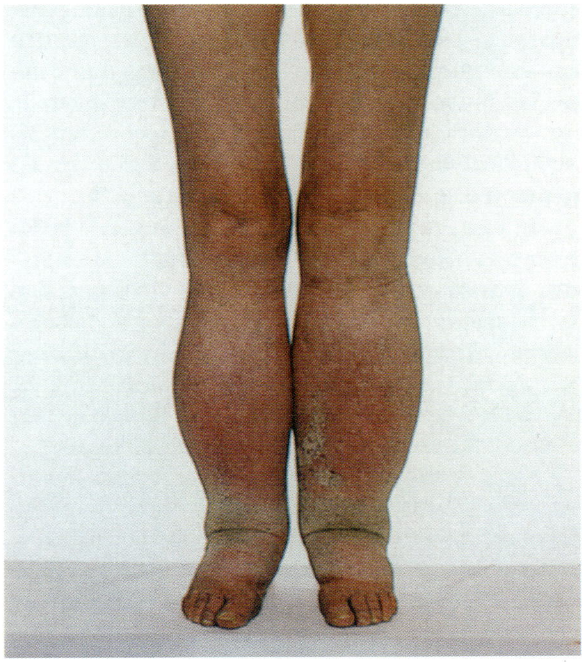

그림 35-7 피부가 두꺼워지고 과다각화증이 발생한 다리의 부종
From Browse N, Burnand K, Mortimer P: Diseases of the Lymphatics, London, 2003, Arnold.

3. 검진

병력

림프부종 환자의 병력에는 나이, 성별, 거주지역 같이 림프부종의 원인과 예후에 영향을 줄 수 있는 인구학적 정보가 포함되어야 한다. 또한, 종양 같은 의학적 이력에 대해서도 조사해야 한다. 부종은 림프기능이상 이외의 다른 원인에 의해서도 발생할 수 있기 때문에, 말초혈관, 가슴샘, 또는 심장질환뿐만 아니라 수술이나 외상에 대한 정도를 수집해야 한다.

환자 부종의 진행, 속성, 심각성 또한 다루어져야 한다. 즉, 환자가 처음 증상을 느꼈을 때 느낌, 또는 어떤 징후와 증상이 악화되고 있는지를 파악해야 한다. 만일 부종이 있다면 얼마나 심각한지, 휴식이나 자고 나면 부종이 없어지는지, 통증, 피부변화, 또는 감염이 있는지를 파악해야 한다.

마지막으로, 림프부종에 의한 기능적 제한 정도뿐만 아니라 증상을 줄이기 위해 환자가 사용한 중재의 효과와 특성에 관해 확인해야 한다.

계통관찰

계통관찰은 검진과 중재 동안 주의해야 할 사항이 있는지 또는 합병증을 유발할 영역이 있는지를 알아보고 정밀 검진이 필요한 부분이 있는지를 알아보기 위해 시행된다. 1장의 계통관찰을 참조한다.

검진과 측정

근육뼈대

인체계측학적 특징. 부종은 림프부종의 가장 특징적인 징후이다. 일반적으로 부종을 측정하는 방법은 부피측정기로 물의 이동을 측정하거나(그림 18-10 참조) 줄자를 이용하여 둘레를 측정하는 방법이 있다.[19] 측정결과는 건측과 비교하여 해석해야 한다.

부피측정기를 이용하는 경우, 항상 같은 높이의 물을 동일 환자에게 적용하고, 물 속에서 움직임을 최대한 자제해야 한다. 부피측정기에 물을 가득 붓고 환자는 반지 같은 보석류를 제거하고 물에 사지를 담근다. 팔인 경우 가운데손가락과 집게손가락이 측정기 안쪽 면에 닿을 때까지 물에 담그고, 다리인 경우 발 안쪽 면과 뒤꿈치가 측정기 면에 닿을 때까지 담근다. 18장에 이러한 측정법의 신뢰도와 타당도에 대한 내용이 들어있다.

줄자를 이용한 둘레측정 역시 부종을 측정하고 비교하기 위해 사용된다. 신뢰도를 높이기 위해서 항상 일정한 해부학적 표시점을 기준으로 같은 위치에서 측정을 해야 한다.

두 측정법 모두 신뢰성이 있지만,[20,21] 두 측정법간 수치는 상호교환이 안 된다.[22] 따라서 치료사는 부피를 측정할 때 한 가지 방법만 사용하여 부피변화를 비교해야 한다.

관절가동범위. 모든 주요 관절에 대한 관절가동범위를 확인해야 한다.

근육수행력. 림프부종이 비사용을 유발하기 때문에 일반적으로 근력약화가 있다. 따라서 도수근력검진을 통해 근력을 검진해야 한다. 등속성 기구나 다른 도구를 이용한 검진은 일반적으로 적절하지 않다.

신경근육

통증. 활동과 휴식 동안 통증 정도와 위치를 파악하기 위해 일반적인 시각유추척도(visual analogue scale)가 사용된다(22장 참조).

감각통합성. 저린 감각 또는 무감각 같은 감각변화가 있는지, 또는 당뇨병, 말초혈관질환 같은 의학적 질환과 관련된 이차적인 감각 변화가 있는지를 검진해야 한다.

심혈관/폐

순환. 의사들은 림프순환의 문제 및 해부학적 검진을 위해 여러 방법을 사용한다. 여기에는 림프관조영술(lymphangiography), 림프섬광조영술(lymphoscintigraphy), 전산화단층촬영술, 자기공명영상촬영술, 도플러 초음파(Doppler ultrasound)가 있다.

림프관조영술은 손 또는 발을 통해 조영제를 주입하여 림프관과 림프절을 검진하는 방사선적 방법이다. 이 방법은 림프계의 문제와 해부학적 구조를 검진하는 표준방법이었지만, 조영제가 림프내피의 염증, 흉터, 위축, 심지어 관 폐쇄를 유발할 수 있기 때문에 지금은 더 이상 사용되지 않고 있다.

림프섬광조영술은 림프조직을 손상시키지 않는 방사성핵종(radionuclide) 조영제를 사용하기 때문에 림프관조영술 대신 많이 사용되고 있다. 손가락 또는 발가락을 통해 방사성핵종 조영제를 주입하여 림프관의 구조와 림프흐름을 검진한다. 또한 이 기법을 통해 관 폐쇄의 심각성 및 림프흐름 방향을 알아볼 수 있다.

전산단층촬영술과 자기공명영상촬영술은 림프절의 구조를 알아보기 위해 종종 사용된다. 그러나 이러한 기법은 비싸고 림프순환에 대한 정보를 거의 제공하지 못하기 때문에, 악성종양이 의심되거나 조직주변의 영상이 필요한 경우에만 사용된다.

정맥의 혈액흐름을 평가하기 위해 사용되는 도플러초음파는 종종 림프관의 흐름을 알아보기 위해 사용되고 심부정맥혈전이 다리에서 부종의 원인인지 알아보기 위해 사용된다.

피부

피부통합성. 관찰과 촉진을 통해 피부를 상태를 확인해야 한다. 림프부종의 초기 단계인 경우, 피부가 두꺼워지고 물렁해진다. 림프부종이 진행되면 피부가 주름, 각질, 과다각화증, 유두종증, 섬유화가 발생한다.

기능

보행, 이동움직임, 균형. 다리에 림프부종이 발생하면, 근력약화, 관절가동범위 감소, 보행 및 균형 손상이 발생할 수 있기 때문에 여기에 대해 평가를 해야 한다(13장과 32장 참조)(그림 35-8).

4. 평가, 진단, 예후

진단을 이끌어 내기 위해 검진동안 수집한 모든 정보를 치료사는 통합해야 한다. 지침(guide)[1]에 따라 우선적 치

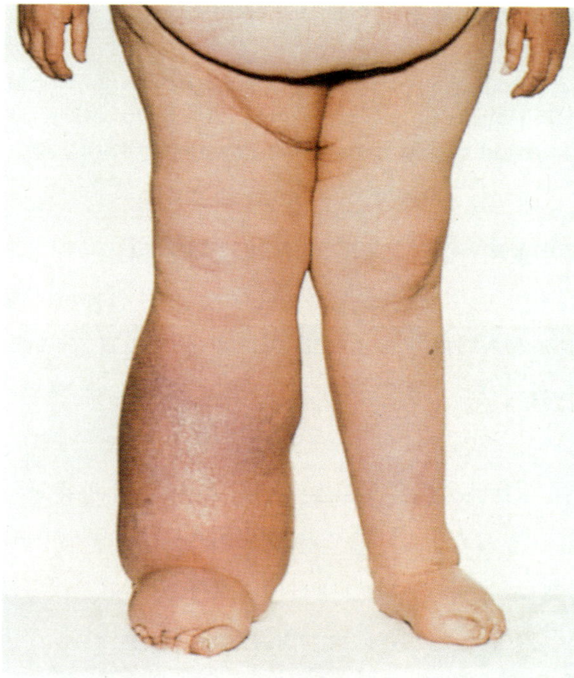

그림 35-8 보행을 방해하는 림프부종

From Browse N, Burnand K, Mortimer P: Diseases of the Lymphatics, London, 2003, Arnold.

료행위 패턴 6H(림프계 질환과 관련된 순환과 인체계측학적 차원에서 손상)가 있는 사람은 전형적으로 부종, 피부 통합성 문제, 통증, 옷 입기 같은 기능적 과제를 수행하는데 일부 제한이 있다. 지침에 따르면, 환자 중 80%는 1~8주간 5~24회의 치료를 통해 집, 지역사회, 여가활동에서 기능유지와 순환 및 인체계측학적 문제가 해결될 것으로 기대된다. 치료횟수는 자원의 접근성과 이용성, 중재순응, 나이, 심각성과 만성상태, 동반질병, 상해 수준, 기능적 독립성 감소, 주거환경, 전반적 건강상태, 심리 및 사회경제적 요인, 사회적 지지 정도에 따라 다르다.

5. 중재

림프부종이 있는 환자를 위한 중재는 몸쪽부로 림프액 흐름을 유도하기 위해 교육과 여러 중재방법이 사용된다. 권장되는 중재방법에는 도수접근법, 압박, 운동이 있다. 모든 림프액이 사이질에서 최종적으로 심혈관 순환계로 들어오기 때문에, 림프부종치료를 시작하기 전 치료사는 심폐계의 잠재적인 위험을 인식하고 있어야 한다. 심장질환이 있거나 의심이 되는 환자는 림프액이 심장부하를 가중하기 때문에 치료로 인한 부정적인 결과를 보일 위험이 크다. 더 나아가, 콩팥은 순환계로부터 과도한 체액을 제거하는데 기여하기 때문에, 콩팥기능이 떨어진 환자는 부종치료로 인해 과부하를 받을 수 있다. 만일 치료가 시작되었다면, 심장 또는 콩팥에 과부하가 되는지 감시해야 한다. 호흡곤란, 가슴통증, 또는 발한 같은 새로운 증상이나 콩팥기능이 악화됨을 보여주는 검진수치가 나타나면, 치료를 중지하고 의사에게 의뢰해야 한다.

림프부종 치료에서 주의해야 할 의학적 상태는 감염, 피덩어리, 또는 침범된 사지에 악성종양이 있는 것이고, 이런 환자에게 압박 또는 도수치료를 시행하지 말아야 한다. 왜냐하면 심장이나 폐 같은 다른 장기로 순환계를 통해 문제가 전파될 수 있기 때문이다.

교육

림프부종이 있는 환자는 상태악화와 감염 같은 여러 합병증이 발생할 위험이 높다. 따라서 림프부종이 있는 환자는 다음의 주의사항을 교육받아야 한다.[23] 대부분의 환자들은 비가역성의 해부학적 변화가 발생하기 때문에, 평생 동안 이러한 주의상황을 감시해야 한다.

- 침범된 사지에서 혈압측정을 하지 말아야 한다.
- 침범된 사지에서 주사바늘을 이용한 혈액채취를 하지 말아야 한다.
- 크기에 관계없이 침범된 사지에 있는 모든 상처는 즉시 치료되어야 한다.
- 항상 침범된 사지의 손과 발을 외상과 화상으로부터 보호해야 한다.
- 꽉 조이는 보석과 옷을 피해야 한다.
- 신체 국소부위의 과열 또는 체온상승을 피해야 한다.
- 무거운 물건 들기를 피해야 하며 어깨에 무거운 가방을 매지 않는다.

위 사항은 언어, 작은 책자 등을 통해 환자를 교육할 수 있다.

중재방법

림프부종의 치료는 어렵고, 비싸며, 시간이 오래 걸린다. 최상의 결과를 위해 여러 분야에서 팀을 이루어 접근하는 것이 필요하다.[24~28] 림프부종의 관리방법에는 수술 및 약물 중재, 도수 중재가 있다.

수술중재. 림프부종을 위한 수술에는 일반적으로 두 가지 형태가 있다. 과도한 체액과 조직을 제거하는 수술과 림프순환을 증진하는 생리적 수술이 있다. 체액과 조직을 줄이는 수술은 감염과 상처치유 지연과 같은 부작용이 있기 때문에 잘 적용되지 않는다.[29,30] 비록 생리적 수술은 부작용이 없지만, 효과가 제한적이다.

약물중재. 림프부종관리를 위해 다양한 약물중재가 제시되어져 왔다. 쿠마린(coumarin; 1,2-benzopyrone 또는 5,6-benzo-alpha-pyrone)이 침범된 사지에서 포식세포의 수를 증가시키고 포식세포가 단백질분해작용을 자극함으로서 림프부종이 줄어든다는 일부 연구가 있어 1980년대에 널리 사용되었다.[31] 하지만 일부 연구에서만 효과가 증명되었고[32,33] 치료받은 사람 중 6%가 간기능이 떨어지는 부작용이 있기[34] 때문에 이 약물은 사용이 중지되었다. 쿠마린의 장기효과에 대한 정보는 없다. 항생제는 물렁조직염과 림프관염 같은 림프부종과 관련된 감염을 치료하기 위해 사용되고 있다. 일부 연구자는 림프부종과 관련된 체액정체를 치료하기 위해 이뇨제를 사용한다. 하지만 체액이 관 속에 있는 것이 아니기 때문에 일반적으로 효과가 없다.

도수중재. 비록 림프부종을 위해 다양한 도수치료들이 권장되고 있지만, 현재 가장 지지받고 있는 방법은 완벽한 울혈제거 물리치료(complete decongestive physical therapy, CDPT)이다. 이 방법은 두 단계로 구분된다.

집중시기로 알려진 첫 번째 단계에는 세심한 피부관리, 도수림프배출(manual lymph drainage, MLD), 붕대법, 붕대를 적용한 상태의 운동이 있다. 이 시기 동안 치료는 4~6주간 1일 2회 적용되는 것이 바람직하다. 이 시기 말기에, 부종이 조절되면 환자는 압박옷을 착용해야 한다.

자가관리시기로 알려진 두 번째 단계에서, 환자는 자신이 피부관리와 도수림프배출법을 적용하고, 낮에는 압박옷을 밤에는 압박붕대를 착용한다. 이 시기 동안, 환자는 압박붕대 또는 압박옷을 착용한 채 운동을 시행한다.

세심한 피부관리는 CDPT의 초석이 된다. 피부 유연성을 유지하기 위해 연화제와 pH가 낮은 로션을 적용하고 청결을 유지한다.[36~38] 진균과 박테리아 성장과 감염을 피하기 위해 특히 주름이 있는 부위를 건조하게 유지하는 것이 필요하다.[39~43]

도수림프배출법은 림프부종을 줄이기 위해 사용되는 마사지이다. 도수림프배출법은 효과가 발표된 후 1990년대 미국에서 유행하였다.[44] 마사지치료사인 Vodder는 커진 림프절을 줄이기 위해 마사지를 적용한 첫 번째 사람이었다.[45] Michael과 Ethel Földi가 이 방법을 배우고 사용하고 있다.[46~48]

도수림프배출법은 림프와 사이질 체액의 움직임을 증가시키기 위한 것이다. 도수림프배출법에서 사용되는 기본적인 손 위치는 림프계의 기능과 해부학에 기초하고 있다. 이 기법은 수차례의 쓰다듬기(stroke), 짜기(pumping), 퍼내기(scooping), 회전식 쓰다듬기(rotary stroke)를 조합하여 적용한다. 각각의 쓰다듬기는 압력을 부드럽게 높이고 내린다. 쓰다듬기는 적어도 1초간 지속되어야 하고 5~7회 반복된다. 또한, 림프흐름 방향으로 적용한다. 수술, 외상, 또는 방사선에 의해 울혈 또는 폐쇄가 있을 때, 쓰다듬기는 온전한 림프경로를 향해 적용된다. 림프관이 정맥계로 이어지는 부위인 정맥 각 부위에 가까운 몸쪽 부부터 먼저 적용하고 이후 점차 먼쪽부로 내려가면서 적용한다. 일반적으로 치료시간은 40~90분이다. 도수림프배출법은 급성콩팥감염 또는 기능부전이 있는 환자, 심장기능부전, 심부정맥혈전, 또는 임신으로 인한 부종이 있는 환자에게 적용되지 않는다.

도수림프배출법의 효과를 검증한 대부분의 연구들은 유방암치료로 인해 발생한 이차 림프부종 환자를 대상으로 시행되어져 왔다(표 35-2). 전반적으로, 도수림프배출법은 부종, 통증, 불편감 등을 감소시키는 효과를 보였다.

표 35-2 도수림프배출법의 효과를 평가한 연구들

연구 설계	증거수준	대상자(명)	결과/중재	결론
질적 설계[49]	III	3주간 도수림프배출법을 암 관련 림프부종이 있는 사람(6)	면접이 수행됨	도수림프배출치료에 대한 반응, 도수림프배출치료 중 이완 경험, 사용한 자원을 확인
단면적 연구[7]	III	유방암 치료받은 사람(148)	부종 증가, 무감각, 통증, 또는 기능 감소에 대해 물음. 통증과 어깨기능은 10점 척도로 측정.	무감각 63%, 부종 35%, 통증 40%, 어깨기능 감소 30%
단면적 연구[50]	III	40명의 림프부종 환자와 림프부종치료 의사10명 (50)	림프부종을 위해 받은 치료와 관련 지식을 조사.	여성 중 60%는 건강관리자로부터 소책자를 통해 정보를 얻음. 대부분의 환자는 다양한 치료를 받음.
무작위통제연구[51]	I	암센터에서 림프부종치료를 받은 사람(31)	A집단: 3주간 도수림프배출치료 받고 이후 6주간 치료 중단, 이후 3주간 간단한 붕대법 적용. B집단: 3주간 간단한 붕대법 이후 6주간 치료 중단, 이후 3주간 도수림프배출법 적용.	도수림프배출법은 부피와 진피의 두께 줄임. 간단한 붕대법은 부피 축소효과 없음. 도수림프배출법은 침범 사지의 통증, 감정적 기능을 호전시킴.
단일사례연구[52]	III	유방절제 후 왼쪽 팔에 림프부종이 있는 60세 여성(1)	8주간 주 3회 치료. 첫 4주는 도수림프배출법을 이용한 울혈제거 물리치료를 받았고, 나머지 4주는 도수림프배출법 적용 없이 울혈제거 물리치료를 받음.	도수배출법이 이용된 경우 부종이 많이 감소되고 기능이 증진됨.

MLD, Manual lymphatic drainage(도수림프배출); SLD, simple lymphatic drainage(단순림프배출); CDPT, complete decongestive physical therapy(울혈제게 물리치료).

도수림프배출법이 압박옷, 붕대, 운동, 피부관리와 함께 적용되었을 때 가장 효과적이다. 불행히도, 도수림프배출법에 대한 연구의 질이 낮은 편이다(Ⅲ등급 이하). 치료에 권장되기 위한 근거를 제공하기 위해 연구의 질을 높이는 것이 필요하다.

압박

공기압박펌프. 압박은 내부 쪽으로 압력을 제공할 수 있는 장비를 이용하여 적용된다. 림프부종이 있는 사지를 치료하기 위해 다양한 공기압박장비들이 사용될 수 있다.[53] 공기압박펌프가 사지 둘레와 불편감을 줄이고 기능을 증진시키는 긍정적인 효과를 보인다고 보고되고 있다.[54~61] 그러나 림프부종을 위해 공기압박을 사용하는 것에 대해 논쟁이 있고, 어떤 연구자는 공기압박이 림프부종과 관련된 섬유화를 가속시키고 비효율적이라고 주장한다.[62~64] Segers 등은 장비에서 제공되는 압력이 정확하지 않고 압력 정도가 효과에 영향을 줄 수 있기 때문에 압박치료에 대한 논쟁이 있다고 한다.[65]

공기압박장비는 하나의 구획으로 된 슬리브(sleeve)만 이용하는 것도 있지만, 여러 개의 구획으로 된 슬리브를 이용하여 먼쪽에서 몸쪽으로 순서대로 부풀어 오르는 장비도 있다.[66] 여러 개의 구획으로 된 슬리브는 체액을 몸쪽으로 이동시킬 수 있기 때문에 좀 더 효과적이다. 비록 슬리브 형태에 따른 효과를 비교한 연구는 없지만, 림프부종 환자에서 여러 개의 구획으로 된 슬리브를 이용하는 경우 효과가 있다는 연구가 있다.[55]

추천되는 공기압박치료는 30초간 압박 후 팔인 경우 5초간 휴식 또는 다리인 경우 10초간 휴식기를 갖는 것이다. 압력은 팔인 경우 45mmHg, 다리인 경우 60mmHg가 적절하고 휴식기에 0mmHg가 되게 한다.[66] 치료시간은 20분으로 하고, 신경압박으로 인한 부작용이 없는 살펴야 한다. 만일 부작용이 없다면, 매일 10분씩 치료시간을 늘려 최대 1시간까지 적용한다.[66]

공기압박펌프를 적용하는 경우 많은 주의사항이 있다. 주의사항은 다음과 같다.

- 치료부위의 감각 감소
- 치료 후 통증, 붉어짐, 무감각, 또는 저린 감각
- 치료 후 또는 동안 림프관의 확장.
- 슬리브 몸쪽에서 부종 증가
- 피부질감의 변화

만일 치료 동안 이러한 사항이 발생하면 치료를 변경하거나 중단한다.

공기압박펌프치료의 금기증은 다음과 같다.[63,68,69]

- 위팔얼기 병변
- 방사선치료를 동반한 근치유방 수술
- 양쪽 유방절제술
- 골반 수술 후, 다리의 몸쪽부위가 붓는 경우
- 일차 림프부종
- 배 또는 성기에 부종이 있는 경우
- 치료 전 림프관이 확장된 경우
- 다리 발목 위팔 지수(ankle brachial index) <0.8 (29장 참조)
- 심부정맥혈전이 의심되는 경우
- 사지의 감염
- 사지의 악성 종양 또는 몸쪽부위를 치료하는 경우
- 주변 조직에서 활성 종양으로 방사선치료를 하는 경우
- 콩팥 또는 심장 불충분
- 조절되지 않는 고혈압

압박붕대. 압박붕대는 잘 늘어나지 않는 붕대를 사용하여 휴식 시에 작은 압력을, 활동 시에 보다 큰 압력을 제공한다. 좀 더 잘 늘어나는 붕대는 적용 초기와 휴식 시 압력이 좀 더 커진다. 활동 시 압력은 압박붕대 안의 근육이 능동적 수축의 결과로서 팽창시키려고 노력할때 산출되는 압력이다. 능동적인 근육수축은 붕대로 감긴 조직의 압력을 높인다. 잘 늘어나지 않는 붕대는 근육이 수축할 때 발생하는 활동 시 압력이 더욱 높아진다.

압박붕대에 의해 발생하는 압력의 정도는 mmHg로 표현된다. 압박붕대는 몸쪽보다 먼쪽에 더 많은 압력을 주어야 한다. 똑같은 압력을 유지하면서 붕대를 감싼다. Laplace의 법칙(압력=장력/반경)에 따라, 만일 장력이 일정하면 반경이 큰 붕대를 적용할 때, 즉 발에서 발목, 장딴지 순으로 감으면 먼쪽보다 몸쪽의 압력이 줄어들게 되며 이는 체액이 먼쪽에서 몸쪽으로 움직이도록 만든다. 붕대는 같은 압력으로 적용되어야 하고, 겹쳐지거나 헐거워지지 않도록 해야 한다.

임상적으로, 한 겹 또는 여러 겹의 붕대가 사용되는데 여러 겹의 붕대는 형태에 따라 다양한 장점이 있다. 어떤 것은 휴식 시 압력이 높고, 어떤 것은 활동 시 압력이 높다(그림 35-9). 탄력성이 없는 여러 겹의 붕대는 낮은 휴식 시 압력과 활동 시 높은 압력을 제공한다.[69] 여러 겹의 붕대는 피부변화를 되돌리고, 림프유출(개방된 피부부위에서 흘러나오는 호박색깔의 체액)을 억제하고, 섬유화된 부위를 부드럽게 만드는 것으로 보고되고 있다. 그러나 무작위 실험을 통한 이러한 효과를 증명한 연구는 아직 없다.[69]

압박옷. 압박옷(compression garment)은 압박치료를 위해 사용되는데, 림프부종을 줄이는 효과가 있다고 보고되고 있다.[68,71] 압박옷은 다양한 압력으로 신체부위별로 적용될 수 있다.

가장 가벼운 압박옷은 수술적 항색전스타킹이다. 이 압박옷은 17mmHg까지 압력을 제공할 수 있으며, 움직이지 못하는 환자의 색전 또는 혈전을 방지하는데 사용되지만 림프부종에는 적절하지 않다.[70] 부종치료를 위한 압박스타킹은 압력정도에 따라 4가지 형태로 분류된다. 비록 권장되는 압력은 다양하지만, 팔인 경우 30mmHg, 다리인 경우 80mmHg가 적절하다.[24,62,67,71~73] 압력에 따른 4가지 형태는 표 35-3에 제시되어져 있다.

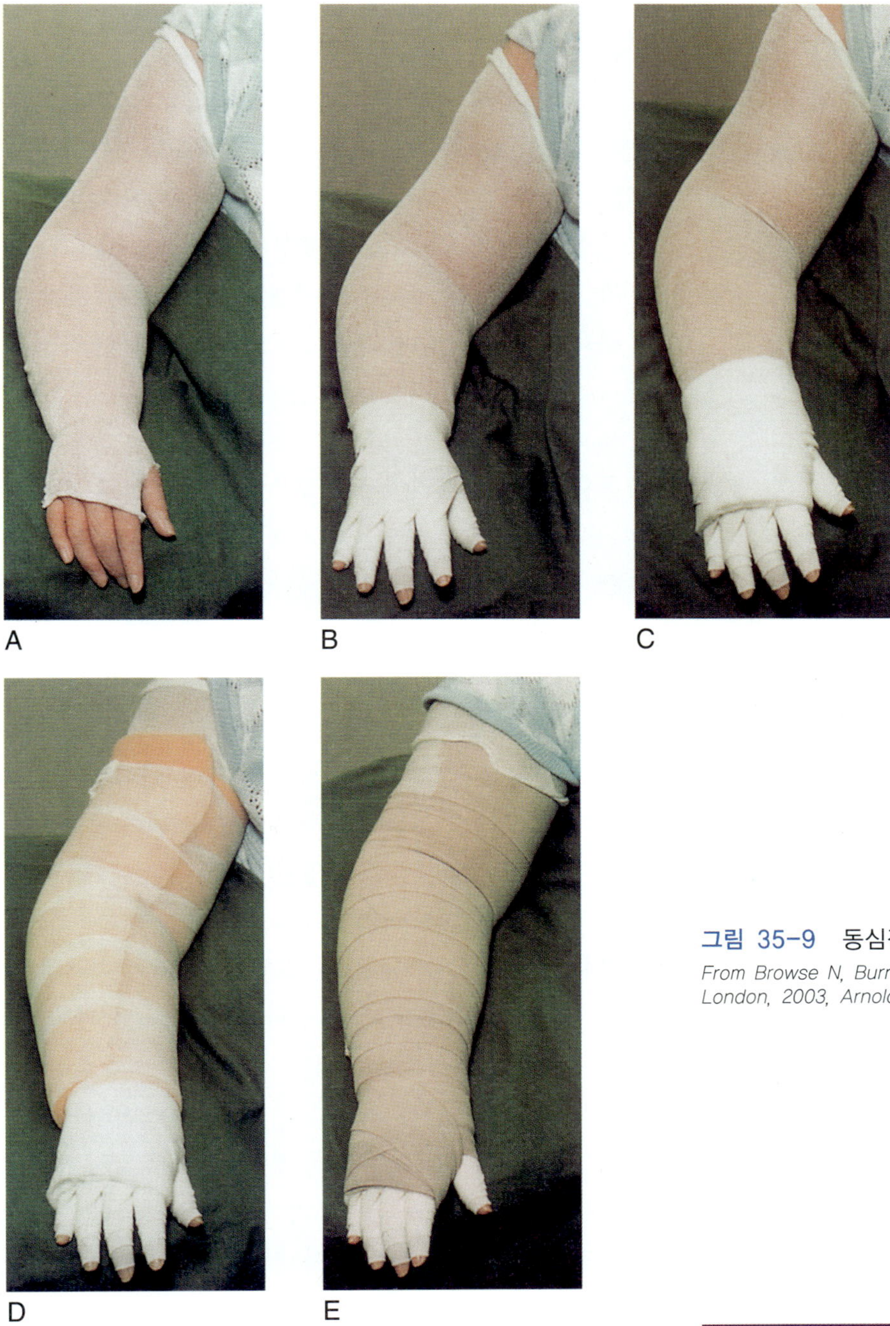

그림 35-9 동심적(concentrical)으로 적용된 붕대
From Browse N, Burnand K, Mortimer P: Diseases of the Lymphatics, London, 2003, Arnold.

운동

운동은 CDPT의 또 다른 필수 요인이다. 운동은 근육을 수축시켜 체액을 몸쪽부위로 이동시키기 때문에 림프부종을 줄일 것으로 생각된다.[74] 또한 운동은 림프관수축을 높이고, 림프순환을 증진시키고, 깊은 호흡을 증진시켜 가슴림프관(thoracic duct)으로 체액을 수송하고, 사이질 정수압을 정상화시킬 수 있다.[35,75~79] 더 나아가, 운동

표 35-3 압박옷

압박분류	압박정도	제공되는 압력
항색전	매우 약한	17mmHg까지
1	약한	18~21mmHg
2	중간	23~32mmHg
3	강한	34~46mmHg
4	매우 강한	>49mmHg

Földi/Földi/Kubik: Lehrbuch der Lymphologie, 6th edition © Elsevier GmbH, Urban & Fischer Verlag München.

은 관절가동범위 감소를 줄이고 비사용에 의한 위축을 방지할 수 있다.[74] 침범된 사지에 대한 초기운동은 압박붕대를 적용한 후 수행되어야 하며[80] 림프부종이 감소해도 압박붕대를 적용하고 운동을 지속해야 한다. 림프부종을 위한 운동은 먼저 신장운동을 한 후 근력강화, 지구력, 협응활동뿐만 아니라 호흡운동을 실시한다.[28,69,78,81,82]

··· 사례연구 35-1 ···

1. 이차 림프부종의 I단계 초기

1) 검진

(1) 환자병력

JS는 65세의 비만 남성으로, 심장동맥우회술을 받은 3주 후 외래 심장재활을 위해 의뢰되었다. 그는 말초혈관질병, 인슐린 의존 당뇨병, 고콜레스테롤혈증, 고지질혈증, 고혈압을 가지고 있다. 4개월 전 오른쪽 다리의 넙다리-오금 우회술을 받은 적이 있다. 그는 최근 다리, 배, 음낭에서 부종이 발생하였다. 다리의 부종은 다리를 올리면 점차 줄어들지만 다리를 내리면 바로 다시 생겼다. 또한 JS는 왼쪽 종아리 안쪽에 치유되지 않은 상처가 있는데, 3년 전에 발생한 것으로 보전적인 치료로 치유가 되지 않는 상태이다. JS는 심장기능상실이 없기 때문에, 그의 주치의는 두렁(saphenous)정맥 제거로 림프관에 과부하가 발생하여 이차 림프부종이 발생한 것으로 생각하였고, 관리를 위해 치료사에게 의뢰하였다. 현재 복용중인 약물은 인슐린, metoprolol(베타-차단제), lisinopril(안지오텐신전환효소억제제)이다.

(2) 계통관찰

심장박동수는 68회이고 혈압은 160/90mmHg이었다. 키는 5피트 9인치(약 175cm)이고 몸무게는 260파운드(약 118cm)이다.

(3) 검진과 측정

❶ 근육뼈대

인체계측학적 측정. 부종은 양쪽 다리에 있었다. 양쪽 발목 둘레는 15인치(약 38cm)이었고 무릎 둘레는 25인치(약 63cm)이었다. Stemmer 징후가 양쪽에서 나타났다.

관절가동범위. 발목과 무릎에서 수동 및 능동관절가동범위가 제한되었고 몸통과 엉덩관절가동범위는 양호하였다.

근육수행력. 팔의 근력은 4-/5이고 다리는 4/5를 보였다.

❷ 신경근육

통증. 허리와 다리에서 통증은 5/10이었고 휴식과 다리 거상 시 통증이 줄어든다고 하였다.

❸ 심혈관/폐

순환. 발의 맥박과 발톱바닥의 모세혈관 채움(capillary refill)이 감소하였다.

❹ 피부

피부 통합성. 다리 먼쪽부에서 오목이 쉽게 유발되었다. 양쪽 다리의 피부는 단단하고 빛났다. 왼쪽 종아리 안쪽 부위를 제외하고 감염은 없었다.

❺ 기능

보행, 이동움직임, 균형. 동적 및 정적 앉은 자세와 선 자세 균형은 양호(fair)하였다. 다리부종과 근력약화, 비만 때문에 오리걸음을 보였다.

자가관리 및 집관리. 배, 음낭, 다리부종으로 옷 입기, 화장실 이용, 앉기가 힘들었다. 에너지소모가 많기 때문에 옮겨가기(transfer) 동안 보조가 필요한 상태였다.

보조 및 적응도구. 보행 시 일자형 지팡이를 사용하였다.

2) 평가, 진단, 예후

부종, 피부통합성 손상, 통증, 기능적 과제수행의 제한이 존재하는 것으로 보아 우선적 치료행위 패턴 6H(림프계 질환과 관련된 순환과 인체계측적 손상)에 해당한다. 그는 치료시작에 대해 두려움이 있었고 적절한 치료를 위해 노력이 필요하다는 것을 이해하고 있었다.

(1) 목표

JS는 다리와 허리통증 감소, 욕조와 샤워기로 이동하는 능력 증가, 정상적인 방법으로 옷 입기, 다리부피 감소를 원한다.

(2) 예후

JS는 8주간 집중적인 CDPT를 통해 부종 감소와 기능 증진이 될 것이다.

(3) 치료계획

압박, 도수림프배출, 심혈관상태 증진운동.

3) 중재

JS는 세심한 피부관리, 도수림프배출, 압박붕대와 운동을 포함한 치료를 8주간 주 3회 받았다. 치료 사이 스스로 붕대를 적용하였으며 가정운동프로그램도 수행하였다. 8주말 말기부종이 안정되었을 때, 낮 동안 발가락이 개방된 다리 압박옷을 착용하게 하였고 밤 동안 붕대를 적용하도록 교육하였다.

추가정보

Lymphedema Therapist Training Programs

• Academy of Lymphatic Studies
Web site: www.acols.com
Home office: Sebastian, FL
Telephone: 772-589-3355
Fax: 772-589-0306

• Boris-Lasinski School
Home office: Woodbury, Long Island, NY
Telephone: 516-364-2200
Fax: 516-364-1844

• Casley-Smith Courses in the United States
Home office: Decatur, GA
Telephone: 404-377-9883 ext 2
Fax: 404-377-9336
E-mail: CLTcourses@cs.com

• Dr. Vodder School–North America
Web site: www.vodderschool.com
Home Office: Victoria, British Columbia, Canada
Telephone: 250-598-9862 or 800-522-9862
Fax: 250-598-9841

• Klose Training & Consulting, LLC
Web site: www.klosetraining.com
Home office: Red Bank, NJ
Telephone: 732-530-7888 or 866-621-7888
Fax: 732-530-2802

• The Lymphedema Consultants
Home office: Pittsburgh, PA
Telephone: 412-364-3720
Fax: 412-364-3119
E-mail: tlc.consultants@verizon.net

• The Norton School of Lymphatic Therapy
Web site: www.nortonschool.com
Home office: Red Bank, NJ
Telephone: 732-842-4414 or 866-445-9674 (44LYMPH)
Fax: 732-842-5299

• The Upledger Institute
Web site: www.upledger.com
Home office: Palm Beach Gardens, FL
Telephone: 561-622-4334
Fax: 561-622-4771

Lymphedema-Related Links

Lymphology Association of North America (LANA): www.clt-lana.org/
International Society of Lymphology: www.u.arizona.edu/~witte/ISL.htm
Updated ISL Consensus Document: www.u.arizona.edu/~witte/2003consensus.pdf
Lymphedema Association of Quebec: www3.sympatico.ca/rachelp
Lymphovenous Canada: www.lymphovenous-canada.com
The Lymphatic Research Foundation: www.lymphaticresearch.org
Nederlands Lymfoedeem Netwerk: www.lymfoedeem.nl
Dutch Lymphedema Physiotherapist Association: www.nvfl.nl
Lymphoedema Association of Australia: www.lymphoedema.org.au
British Lymphology Society: www.lymphoedema.org
Lymphedema Organization of Sweden: http://user.tninet.se/~kwn630i/index.html

Breast Cancer–Related Links

The Susan G. Komen Breast Cancer Foundation: www.komen.org
National Breast Cancer Coalition: www.natlbcc.org
NABCO: www.nabco.org
Y-Me: www.y-me.org
The Breast Cancer Alliance: www.breastcanceralliance.org
Community Breast Health Project: www-med.stanford.edu/CBHP
Breast Cancer Answers: www.canceranswers.org

Primary Lymphedema–Related Links

National Association for Rare Disorders (NORD): www.rarediseases.org
University of Pittsburgh, Department of Human Genetics: www.pitt.edu/AFShome/g/e/genetics/public/html/lymph/

용어

물렁조직염(cellulitis): 피부와 피부밑 조직의 확산적 급성염증.

암죽(chyle): 대부분 유화지방으로 구성되어 있으며, 작은창자에 의해 섭취되는 탁한 액체. 암죽은 정맥계로 수송되기 위해 작은창자에서 림프계로 이동한다.

사상충증(filariasis): 림프채널을 차단하는 사상충에 의해 유발되는 질병

과다각화증(hyperkeratosis): 정상적인 사용, 유전질환, 또는 만성 염증에 의해 피부 바깥층이 두꺼워지는 상태

림프(lymph): 전신의 조직에서 모아진 체액으로 림프관을 통해 수송된다. 림프에 있는 대부분의 세포는 림프구이다.

림프절(lymph node): 림프관을 따라 위치하고 있는 작은 콩 모양의 세포체. 림프절은 림프구와 단핵세포를 생산한다. 이들은 박테리아 같은 물질을 걸러내는 역할을 한다.

림프관조영술(lymphangiography): 조영제 주입 후 림프샘과 림프관에 대한 방사선 검진

림프관염 (lymphangitis): 하나 이상의 림프관의 염증

림프관(lymphatic duct): 림프를 혈관으로 전달하는 마지막 림프관

림프계(lymphatic system): 림프를 수송하는 관과 감염원에 대항하는 세포를 생성하고 저장하는 조직과 기관(뼈속질, 지라, 가슴샘, 림프절 포함)

림프관(lymphatic vessel): 림프를 면역기관과 혈액으로 수송하기 위한 광범위의 그물망

림프부종(lymphedema): 물렁조직에 림프가 축적되어 부종이 발생하는 질환

피부밑섬유경화증(subcutaneous fibrosclerosis): 섬유성 조직의 비정상적인 형성으로 유발되는 것으로 피부 아래가 단단해지는 것

참고문헌

1. American Physical Therapy Association: Guide to Physical Therapist Practice, second edition, Phys Ther 81:9-744, 2001.
2. Humble CA: Lymphedema: Incidence, pathophysiology, management, and nursing care, Oncol Nurs Forum 22(10):1503-1509, 1995.
3. World Health Organization: Sixth meeting of the Technical Advisory Group on the global elimination of lymphatic filariasis, Geneva, Switzerland, 20-23 September 2005, Weekly Epidemiol Rec 80(46):401-408, 2005.
4. Földi M, Földi E: Lymphostatic diseases. In Földi M, Földi E, Kubik S: Textbook of Lymphology for Physicians and Lymphedema Therapists, Munich, 2003, Urban & Fischer.
5. Andersen L, Hojris I, Erlandsen M, et al: Treatment of breast-cancer-related lymphedema with or without manual lymphatic drainage, Acta Oncologica 39(3):399-405, 2000.
6. Johansson K, Albersson M, Ingvar C, et al: Effects of compression bandaging with or without manual lymph drainage treatment in patients with postoperative arm lymphedema, Lymphology 32:103-110, 1999.
7. Bosompra K, Ashikaga T, O'Brien P, et al: Swelling, numbness, pain, and their relationship to arm function among breast cancer survivors: A disablement process model perspective, Breast J 8(6):338-348, 2002.
8. Velanovich V, Szymanski W: Quality of life of breast cancer patients with lymphedema, Am J Surg 177:184-188, 1999.
9. Kubik S: Anatomy of the lymphatic system. In Földi M, Földi E, Kubik S: Textbook of Lymphology for Physicians and Lymphedema Therapists, Munich, 2003, Urban & Fischer.
10. Levick JR, McHale N: The physiology of lymph production and propulsion. In Browse N, Burnand K, Mortimer P: Diseases of the Lymphatics, London, 2003, Arnold.
11. Guyton AC, Hall JE: Textbook of Medical Physiology, ed 11, Philadelphia, 2005, WB Saunders.
12. Kaiserling E: Lymphatic tissue and its vessel systems. In Földi M, Földi E, Kubik S: Textbook of Lymphology for Physicians and Lymphedema Therapists, Munich, 2003, Urban & Fischer.
13. Weissleder H, Schuchhardt C: Anatomy fundamentals. In Weissleder H, Schuchhardt C: Lymphedema Diagnosis and Therapy, ed 3, Köln, 2001, Viavital Verlag.
14. Kelly DG: A Primer on Lymphedema, Upper Saddle River, NJ, 2002, Prentice Hall.
15. Weissleder H, Schuchhardt C: Physiology fundamentals. In Weissleder H, Schuchhardt C: Lymphedema Diagnosis and Therapy, ed 3, Köln, 2001, Viavital Verlag.
16. Földi M, Földi E: Physiology and pathophysiology of the lymphatic system. In Földi M, Földi E, Kubik S: Textbook of Lymphology for Physicians and Lymphedema Therapists, Munich, 2003, Urban & Fischer.
17. Weissleder H: Examination methods. In Weissleder H, Schuchhardt C: Lymphedema Diagnosis and Therapy, ed 3, Köln, 2001, Viavital Verlag.
18. Weissleder H, Schuchhardt C: Pathophysiology fundamentals. In Weissleder H, Schuchhardt C: Lymphedema Diagnosis and Therapy, ed 3, Köln, 2001, Viavital Verlag.
19. DeVore GL, Hamilton GF: Volume measure of the severely injured hand, Am J Occup Ther 22:16-18, 1968.
20. Waylett-Rendell J, Seibly DS: A study of the accuracy of a commercially available volumeter, J Hand Ther 4:10-13, 1991.
21. Whitnet SL, Mattocks L, Irrgang JJ, et al: Reliability of lower extremity girth measurements and right- and left-side differences, J Sports Rehabil 4:108-115, 1995.
22. Karges JR, Mark BE, Stikeleather SJ, et al: Concurrent validity of upper extremity volume estimates: Comparison of calculated volume derived from girth measurements and water displacement volume, Phys Ther 83:134-145, 2003.
23. Goodman CC: The cardiovascular system. In Goodman CC, Boissonault WG: Pathology: Implications for the Physical Therapist, Philadelphia, 1998, WB Saunders.
24. Grabois M: Breast cancer. Postmastectomy lymphedema. State of the art review, Phys Med Rehabil Rev 8:267-277, 1994.
25. Brennan MJ: Lymphedema following the surgical treatment of breast cancer: A review of pathophysiology and treatment, J Pain Symp Manage 7(2):110-116, 1992.
26. Levinson SF: Rehabilitation of the patient with cancer or human immunodeficiency virus. In Dellisa JA (ed): Rehabilitation Medicine Principles and Practice, ed 2, Philadelphia, 1993, JB Lippincott.
27. Nelson PA: Rehabilitation of patients with lymphedema. In Kottke FJ, Lehmann JF (eds): Krusen's Handbook of Physical Medicine and Rehabilitation, ed 4, Philadelphia, 1990, WB Saunders.
28. Brennan MJ, Depomopolo RW, Garden FH: Focused review: Postmastectomy lymphedema, Arch Phys Med Rehabil 77:S74-80, 1996.
29. Savage RC: The surgical management of lymphedema (review), Surg Gynecol Obstet 160(3):283-290, 1985.
30. Savage RC: The surgical management of lymphedema (review), Surg Gynecol Obstet 159(5):501-508, 1984.
31. Pillar NV, Morgan RG, Casley-Smith JR: A double-blind, cross-over trial of 0-(beta-hydroxy-ethyl)-rutoside (benzopyrene) in the treatment of the arms and legs, Br J Plast Surg 41(1):20-27, 1988.
32. Casley-Smith JR, Morgan RG, Piller NB: Treatment of lymphedema of the arms and legs with 5,6-benzo-[alpha]-pyrone, N Engl J Med 329(16):1158-1163, 1993.
33. Loprinzi CL, Sloan J, Kugler J: Lack of effect of coumarin in women with lymphedema after treatment for breast cancer, N Engl J Med 340:346-350, 1999.
34. Loprinzi CL, Sloan J, Kugler J: Coumarin-induced hepatotoxicity, J Clin Oncol 15(9):3167-3168, 1997.
35. Garden FH, Gillis TA: Principles of cancer rehabilitation. In Braddon RL (ed): Physical Medicine and Rehabilitation, Philadelphia, 1996, WB Saunders.
36. Földi E, Földi M, Weissleder H: Conservative treatment of lymphedema of the limbs, Angiology 36(3):171-180, 1985.
37. Mallon EC, Ryan TJ: Lymphedema and wound healing, Clin Dermatol 12:89-93, 1994.
38. Ko D, Lerner R, Klose G, et al: Effective treatment of lymphedema of the extremities, Arch Surg 133:452-458, 1998.
39. Ohkuma M: Cellulitis seen in lymphedema. In Nishi M, Uchino S, Yabuki S

(eds): Progress in Lymphology XII, Amsterdam, 1990, Elsevier.
40. Ohkuma M: Mycotic infection in lymphedema. In Cluzan RV, Pecking AP, Lokiec FM (eds): Progress in Lymphology XIII, Amsterdam, 1992, Elsevier.
41. Thiadens SRJ: A study of infection in 353 lymphedema patients and antibiotic therapy. In Cluzan RV, Pecking AP, Lokiec FM (eds): Progress in Lymphology XIII, Amsterdam, 1992, Elsevier.
42. Olszewski WL, Jamal S, Dworczynski A, et al: Bacteriological studies of skin, tissue and fluid and lymph in filial lymphedema, Lymphology 27(suppl):345-348, 1994.
43. Bedna K, Svestkova S: Incidence rate of recurrent erysipelas in our lymphoedema patients, Lymphology 27(suppl):519-522, 1994.
44. Boris M, Weindorf S, Lasinkski S, et al: Persistence of lymphedema reduction after noninvasive complex lymphedema therapy, Oncology 11:99, 1997.
45. Wittlinger H: Textbook of Dr. Vodder's Manual Lymph Drainage, vol 1, ed 4, Brussels, 1992, Haug International.
46. Földi E: Comprehensive lymphedema treatment center, Lymphology 27:505-507, 1994.
47. Anonymous: The diagnosis and treatment of peripheral lymphedema, Lymphology 28:113-117, 1995.
48. Földi M: Treatment of lymphedema, Lymphology 27:1-5, 1994.
49. Woods M: The experience of manual lymph drainage as an aspect of treatment for lymphoedema, Int J Palliat Nurs 9(8):336-342, 2003.
50. Paskett ED, Stark N: Lymphedema: Knowledge, treatment, and impact among breast cancer survivors, Breast J 6(6):373-378, 2000.
51. Williams AF, Vadgama A, Franks PJ, et al: A randomized controlled crossover study of manual lymphatic drainage therapy in women with breast cancer related lymphoedema, Eur J Cancer Care 11:254-261, 2002.
52. Aldridge R, Clifft J: Effect of manual lymphatic drainage on edema and function in a patient with postmastectomy lymphedema, J Sec Women's Health 26(1):25-33, 2002.
53. Swedborg I: Effects of treatment with an elastic sleeve and intermittent pneumatic compression in postmastectomy patients with lymphedema of the arm, Scand J Rehab Med 9:131, 1984.
54. Bunce IH, Mirolo BR, Hennessey JM, et al: Post-mastectomy lymphedema treatment and measurement, Med J Aust 161(2):125-128, 1994.
55. Klein MJ, Alexander MA, Wright JM, et al: Treatment of adult lower extremity lymphedema with the Wright linear pump: Statistical analysis of a clinical trial, Arch Phys Med Rehabil 69:202-206, 1998.
56. Kim-Sing C, Basco VE: Postmastectomy lymphedema treated with the Wright linear pump, Can J Surg 5:368-370, 1987.
57. Pappas CJ, O'Donnell TF Jr: Long-term results of compression treatment for lymphedema, J Vasc Surg 16(4):555-562, 1992.
58. Richmand DM, O'Donnell TR Jr, Zelikovzki A: Sequential pneumatic compression for lymphedema: A controlled trial, Arch Surg 120(10):11116-11119, 1995.
59. Zanolla R, Monzeglio C, Balzarini A, et al: Evaluation of the results of three different methods of postmastectomy lymphedema treatment, J Surg Oncol 26(3):210-213, 1984.
60. Brorson H, Svensson H: Liposuction combined with controlled compression therapy reduces arm lymphedema more effectively than controlled compression therapy alone, Plast Recon Surg 102:1058-1067, 1998.
61. Szuba A, Achalu R, Rockson SG: Decongestive lymphatic therapy for patients with breast carcinoma-associated lymphedema: A randomized, prospective study of a role for adjunctive intermittent pneumatic compression, Cancer 95:2260-2267, 2002.
62. Földi E, Földi M, Clodius L: The lymphedema chaos: A lancet, Ann Plast Surg 22:505-515, 1989.
63. American College of Sports Medicine: Guidelines for Exercise Testing and Prescription, Philadelphia, 1991, Lea and Febiger.
64. Boris M, Weindorf S, Lasinski B, et al: Lymphedema reduction by noninvasive complex lymphedema therapy, Oncology 9:95-106, 1994.
65. Segers P, Belgrado JP, Leduc A, et al: Excessive pressure in multichambered cuffs used for sequential compression therapy, Phys Ther (82):1000-1008, 2002.
66. Kelly DG: Other intervention options. In Kelly DG (ed): A Primer on Lymphedema, Upper Saddle River, NJ, 2002, Prentice Hall.
67. Casley-Smith JR, Casley-Smith JR: Modern treatment of lymphedema I complex physical therapy: The first 200 Australian limbs, Aust J Dermatol 33(2):61-68, 1992.
68. Bertelli G, Venturini M, Forno G, et al: An analysis of prognostic factors in response to conservative treatment of postmastectomy lymphedema, Surg Gynecol Obstet 455-460, 1992.
69. Badger CMA, Peacock JL, Mortimer PS: A randomized controlled, parallel-group clinical trial comparing multi-layer bandaging followed by hosiery versus hosiery alone in the treatment of lymphedema of the limb, Cancer 88:2832-2837, 2000.
70. Asmussen PD, Strössenreuther RHK: Compression therapy. In Földi M, Földi E, Kubik S: Textbook of Lymphology for Physicians and Lymphedema Therapists, Munich, 2003, Urban & Fischer.
71. Johnson G, Kupper C, Farrar DJ, et al: Graded compression stockings, Arch Surg 117:69-72, 1982.
72. Casley-Smith JR: Modern treatment of lymphedema, Mod Med Aust 70-83, 1992.
73. Ohkuma M: Lymphedema treated by microwave and elastic dressing, Int J Dermatol 31(9):660-663, 1992.
74. Strössenreuther RHK: Decongestive kinesiotherapy, respiratory therapy, physiotherapy and other physical therapy techniques. In Földi M, Földi E, Kubik S: Textbook of Lymphology for Physicians and Lymphedema Therapists, Munich, 2003, Urban & Fischer.
75. Casley-Smith JR: Varying total tissue pressures and the concentration of initial lymphatic lymph, Microvasc Res 25:369-379, 1983.
76. Leduc O, Peeters A, Borgeois P, et al: Scintigraphic demonstration of its efficacy on colloidal protein reabsorption during muscle activity, Progress in Lymphology XII, Amsterdam, 1990, Elsevier.
77. Weissleder H, Schuchhaardt C: Lymphedema Diagnosis and Therapy, ed 2, Bonn, 1997, Kagerer.
78. Lerner R: What's new in lymphedema therapy in America? Int J Angiol 7:191-196, 1998.
79. Wittlinger H: Textbook of Dr. Vodder's Manual Lymphatic Drainage II, Heidelberg, Germany, 1989, Karl R. Hang Publishers.
80. Kelly DG: Complete decongestive therapy: A five part intervention on lymphedema. In Kelly DG (ed): A Primer on Lymphedema, Upper Saddle River, NJ, 2002, Prentice Hall.
81. Hutzschenreuter P, Brummer H: Lymphangiomotoricity and tissue pressure, Z Lymphol 10(2):55-57, 1986 (article in German).
82. Földi M: Are there enigmas concerning the pathophysiology of lymphedema after breast cancer treatment? NLN Newsletter 10(4):1-4, 1998.

INDEX

한글

ㄱ

ㄴ

ㄷ

ㄹ

ㅁ

ㅂ

ㅅ

ㅇ

ㅈ

ㅊ

ㅋ

ㅌ

ㅍ

ㅎ

기타

영문

A

B

C

D

E

F

G

H

Q

R

S

T

U

V

W

X

Z